天津市医学重点学科（专科）建设项目资助
（TJYXZDXK-070C）

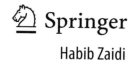

Habib Zaidi

小动物分子成像
设备和应用

Molecular Imaging of Small Animals
Instrumentation and Applications

U0339468

主　编　〔瑞士〕哈比卜·扎伊迪
主　审　张雪宁
主　译　郭　琪　李彤巍　李　雪　赵　阳

天津出版传媒集团
天津科技翻译出版有限公司

著作权合同登记号：图字：02-2015-95

图书在版编目(CIP)数据

小动物分子成像：设备和应用 /（瑞士）哈比卜·
扎伊迪(Habib Zaidi)主编；郭琪等主译. —天津：天津
科技翻译出版有限公司,2022.12
　　书名原文：Molecular Imaging of Small Animals:
Instrumentation and Applications
　　ISBN 978-7-5433-4196-8

　　Ⅰ.①小…　Ⅱ.①哈…　②郭…　Ⅲ.①动物疾病-影
像诊断　Ⅳ.①R854.4

中国版本图书馆 CIP 数据核字(2021)第 259386 号

授权单位：Springer Science + Business Media
出　　　版：天津科技翻译出版有限公司
出 版 人：刘子媛
地　　　址：天津市南开区白堤路 244 号
邮政编码：300192
电　　　话：022-87894896
传　　　真：022-87893237
网　　　址：www.tsttpc.com
印　　　刷：天津新华印务有限公司
发　　　行：全国新华书店
版本记录：710mm×1000mm　16 开本　42 印张　840 千字
　　　　　　2022 年 12 月第 1 版　2022 年 12 月第 1 次印刷
　　　　　　定价：218.00 元

（如发现印装问题，可与出版社调换）

主译简介

郭　琪　医学博士,副主任医师,毕业于天津医科大学。长期从事临床影像诊断工作,擅长腹部疾病,尤其是泌尿系统肿瘤的影像诊断。主要研究方向为可视化纳米探针的构建及其对恶性肿瘤的成像、治疗及疗效监测,以及各类新型对比剂在影像诊断学中的基础应用研究。主持并参与多项研究课题,包括国家自然科学基金项目、天津市自然科学基金项目、天津市科学技术计划项目、天津市卫生局(现为天津市卫生健康委员会)重点攻关项目、天津市教委科研计划项目等。并以第一作者或共同第一作者在国内外专业核心期刊发表论著数篇;参与翻译及编写影像学著作数部。

李彤巍　医学硕士,主治医师,毕业于天津医科大学。天津医科大学第二医院医学影像科医师。专注医学影像与核医学 10 余年。擅长全身各系统的影像诊断。主要研究方向为泌尿系统肿瘤的影像学诊断、膀胱少见疾病的影像学诊断,以及前列腺癌靶向诊疗、各类新型磁共振对比剂及纳米药物研发等。获国家专利 1 项,在国内外专业核心期刊发表文章 2 篇,主编或参编学术著作 10 余部。现任中华放射学会磁共振学组委员,天津市医学影像技术研究会放射分会委员,天津医学会放射学分会青年委员。

李　雪　工学博士,讲师,助理研究员,毕业于天津大学。主要从事可视化纳米功能分子探针的构建及其在恶性肿瘤、动脉粥样硬化引起的急性脑卒中、心肌梗死等重大疾病的靶向治疗、影像学诊断、疗效监测等方面的基础及应用研究。主持并参与多项研究课题,包括国家自然科学基金青年项目、国家自然科学基金面上项目、天津市自然科学基金研究项目、天津市科学技术计划项目、天津市卫生局(现为天津市卫生健康委员会)重点攻关项目等。在 *ACS Applied Materials & Interfaces*,*Nanomedicine: Nanotechnology, Biology and Medicine*,*Journal of Materials Chemistry B, European Radiology* 等国际知名刊物以第一作者及通讯作者发表 SCI 论文 13 篇。

赵　阳　医学博士,主任医师,副教授,博士生导师,美国麻省医学院博士后,天津市特聘教授青年学者。擅长泌尿系统疑难疾病的影像诊断;主要研究方向为前列腺癌靶向诊疗、各类新型磁共振对比剂及纳米药物研发、泌尿系统肿瘤的免疫治疗及可视化监测等。主持国家自然科学基金重大研究计划、面上项目等,2020 年入选天津市杰出青年科学基金;近年来, 在 *Advanced Material*,*Angew*,*Nanoletter*,*Cell* 等国际知名刊物发表 SCI 论文 10 余篇;撰写分子影像学专著 1 部。现任中华放射学会磁共振学组青年委员会委员,中国医学装备协会磁共振应用专业委员会青年委员会委员,神经、骨肌学组秘书,中西医结合协会泌尿外科分会转化学组委员,天津市医学影像技术研究会放射分会委员,天津医学会放射学分会青年委员。

译者名单

主　审　张雪宁

主　译　郭　琪　李彤巍　李　雪　赵　阳

译　者　(按姓氏笔画排序)

丁　升　王　静　王嘉慧　王凌玮　刘　爽

刘梁生　安　然　李　江　李京津　吴梦琳

忻西子　张　骐　张恩龙　武明豪　武鑫宏

赵飞翔　赵云晴　赵训晓　郝剑文　姜　雯

郭　燕　贾荣荣　曹　琳　梁　硕　寇亚芬

彭　景　彭期臻　富　彦

主编简介

哈比卜·扎伊迪博士　日内瓦大学医院 PET 仪器和神经影像实验室首席物理学家和负责人,日内瓦大学医学院教员,格罗宁根大学医学中心(荷兰)医学物理学教授,法国国家电子和电子应用学院(法国 ENSEA)客座教授,曾获日内瓦大学医学物理学博士学位及特许任教资格。

扎伊迪博士在教授医学物理学和医学影像学的本科和研究生课程以外,还积极参与前沿的跨学科生物医学研究,为临床诊断开发影像解决方案。其研究中心研究领域包括利用蒙特卡洛方法建立核医学成像系统模型,剂量学,发射层析成像中的图像校正、重建和量化技术,分子脑成像中的统计图像分析,以及最近关于专用高分辨率 PET 和 PET-MRI 扫描仪的新设计。扎伊迪博士曾担任 7 本同行评审期刊的特邀编辑,并担任《英国放射学杂志》副主编,担任《医学物理学》《国际生物医学影像杂志》《核医学通信》《生物医学计算机方法和程序》等期刊的副主编和编辑委员会成员,并担任一些医学影像领先期刊的科学评审员。扎伊迪博士不仅是 IEEE 的高级成员,也是国际医学物理组织(IOMP)驻世界卫生组织(WHO)的联络代表,此外还加入了几个国际医学物理和核医学组织。他参与了对欧洲和国际资助组织的研究计划的评估,并以科学委员会成员的身份参加国际研讨会和顶级会议。扎伊迪博士在定量 PET 成像领域的学术成就得到了同行和整个医学影像界的认可,曾获得多种奖项和荣誉,包括 2003 年 IEEE 核医学和影像科学技术委员会颁发的青年研究者医学影像科学奖;2004 年核医学学会颁发的 Mark Tetalman 纪念奖;2007 年国际纯粹物理和应用物理联盟(IUPAP)颁发的生物物理学青年科学家奖,2010 年科威特科学基金会颁发的享有盛誉的科威特应用科学奖(被称为"中东诺贝尔奖",$100 000),表彰其在生物医学技术方面的杰出成就;2013 年美国医学物理学家协会(AAPM)颁发的 John S. Laughlin 青年科学家奖;2013 年印度核医学协会颁发的 Vikram Sarabhai 演说奖。扎伊迪博士是多个国际会议的受邀演讲者,撰写了 400 多篇文章,包括约 180 篇同行评审的期刊文章、会议论文和书籍章节,并且是 3 本教科书(包括本书在内)的主编。

电子邮件:habib.zaidi@hcuge.ch;网址:http://pinlab.hcuge.ch/

编者名单

Abass Alavi Division of Research, Department of Radiology, University of Pennsylvania, Philadelphia, PA, USA

Carina Mari Aparici Department of Radiology & Biomedical Imaging, San Francisco and Nuclear Medicine Service, San Francisco Veterans Affairs Medical Center, University of California, San Francisco, CA, USA

Nicola Belcari Dipartimento di Fisica, Università di Pisa, and INFN Sezione di Pisa, Pisa, Italy

Andrew M. Blamire Newcastle Magnetic Resonance Centre, Newcastle University, Newcastle upon Tyne, UK

Cindy Casteels Nuclear Medicine Department, Leuven University Hospital, Leuven, Belgium

Xiaoyuan Chen National Institute of Biomedical Imaging and Bioengineering (NIBIB), National Institutes of Health (NIH), Bethesda, MD, USA

June-key Chung Department of Nuclear Medicine, Cancer Research Institute, Tumor Micro-environment Global Core Research Center, College of Medicine, Seoul National University, Seoul, South Korea

Eri F.J. de Vries Department of Nuclear Medicine and Molecular Imaging, University of Groningen, University Medical Centre Groningen, Groningen, The Netherlands

Alberto Del Guerra Dipartimento di Fisica, Università di Pisa, and INFN Sezione di Pisa, Pisa, Italy

Filippo Galli Nuclear Medicine Unit, II Faculty of Medicine and Surgery, 'Sapienza' University of Rome, St. Andrea Hospital, Rome, Italy

Andrew L. Goertzen Department of Radiology, University of Manitoba, Winnipeg, MB, Canada

Joo Hyun Kang Molecular Imaging Research Center, Korea Institute of Radiological and Medical Science, Seoul, South Korea

Keon Wook Kang Department of Nuclear Medicine, Cancer Research Institute, College of Medicine, Seoul National University, Seoul, South Korea

Institute of Radiation Medicine, Medical Research Center, Seoul National University, Seoul, South Korea

Peter L. Kench Faculty of Health Sciences, Brain and Mind Research Institute, University of Sydney, Sydney, NSW, Australia

Craig S. Levin Departments of Radiology, and by courtesy, Physics, Electrical Engineering, and Bioengineering; Molecular Imaging Instrumentation Laboratory (MIIL); Stanford Molecular Imaging Scholars (SMIS) Program; Stanford Center for Innovation in In-Vivo Imaging (SCI3); Molecular Imaging Program at Stanford (MIPS); Division of Nuclear Medicine, Stanford University School of Medicine, Stanford, CA, USA

Tom K. Lewellen Department of Radiology, University of Washington, Seattle, WA, USA

Jianyu Lin Department of Electrical and Computer Engineering, Curtin University, Perth, WA, Australia

Yongjian Liu Mallinckrodt Institute of Radiology, Washington University School of Medicine, St. Louis, MO, USA

Eckart Lorenz Max Planck Institute for Physics, Munich, Germany

Eidg. Technische Hochschule, Zurich, Switzerland

Yujie Lu Center for Molecular Imaging, Institute of Molecular Medicine, University of Texas Health, Science Center at Houston, Houston, TX, USA

Gaurav Malviya Department of Nuclear Medicine and Molecular Imaging, University of Groningen, University Medical Centre Groningen, Groningen, The Netherlands

Ravi Marfatia Cardiovascular Molecular Imaging Laboratory, Yale University School of Medicine, New Haven, CT, USA

Dirk Meier Integrated Detector Electronics AS, Fornebu, Norway

Steven R. Meikle Faculty of Health Sciences, School of Medical Radiation Sciences, University of Sydney, Sydney, NSW, Australia

Robert Miyaoka Department of Radiology, University of Washington, Seattle, WA, USA

Gang Niu National Institute of Biomedical Imaging and Bioengineering (NIBIB), NIH, Bethesda, MD, USA

Bradley E. Patt Gamma Medica-Ideas (USA), Northridge, CA, USA

Jörg Peter Division of Medical Physics in Radiology, German Cancer Research Center (DKFZ), Heidelberg, Germany

Marybeth A. Pysz Departments of Radiology and MIPS, Stanford University, Stanford, CA, USA

Bosky Ravindranath Biomedical Engineering Department, SUNY Stony Brook, Stony Brook, NY, USA

Mallinckrodt Institute of Radiology, Washington University School of Medicine, St. Louis, MO, USA

Dieter Renker Paul Scherrer Institute, Villigen, Switzerland

Erik L. Ritman Department of Physiology and Biomedical Engineering, Mayo Clinic College of Medicine, Rochester, MN, USA

Paolo Russo Dipartimento di Fisica, Università di Napoli Federico II, and INFN Sezione di Napoli, Napoli, Italy

Mehran M. Sadeghi Cardiovascular Molecular Imaging Laboratory, Yale University School of Medicine, New Haven, CT, USA

David Schlyer Biosciences Department, Brookhaven National Laboratory, Upton, NY, USA

Youngho Seo UCSF Physics Research Laboratory, Department of Radiology & Biomedical Imaging, University of California, San Francisco, CA, USA

Alberto Signore Nuclear Medicine Unit, II Faculty of Medicine and Surgery, 'Sapienza' University of Rome, St. Andrea Hospital, Rome, Italy

Department of Nuclear Medicine and Molecular Imaging, University of Groningen, University Medical Centre Groningen, Groningen, The Netherlands

Virginia Ch. Spanoudaki Department of Radiology, Molecular Imaging Program at Stanford (MIPS), Massachusetts Institute of Technology, Massachusetts, CA, USA

The David Koch Institute for Integrative Cancer Research, Massachusetts Institute of Technology, Cambridge, MA, USA

David B. Stout Department of Molecular and Medical Pharmacology, University of California, Los Angeles, CA, USA

Sina Tavakoli Cardiovascular Molecular Imaging Laboratory, Yale University School of Medicine, New Haven, CT, USA

Koen Van Laere Division of Nuclear Medicine, Leuven University Hospital, Leuven, Belgium

Douglas J. Wagenaar Gamma Medica-Ideas (USA), Northridge, CA, USA

Ge Wang Biomedical Imaging Cluster, Center for Biotechnology and Interdisciplinary Studies, Department of Biomedical Engineering, Rensselaer Polytechnic Institute, Troy, NY, USA

Jürgen K. Willmann Departments of Radiology and MIPS, Stanford University, Stanford, CA, USA

Hyewon Youn Department of Nuclear Medicine, Cancer Research Institute, Tumor Micro-environment Global Core Research Center, College of Medicine, Seoul National University, Seoul, South Korea

Cancer Imaging Center, Seoul National University Hospital, Seoul, South Korea

Habib Zaidi Department of Radiology & Medical Informatics, Geneva University Hospital, Geneva, Switzerland

Pat Zanzonico Department of Medical Physics, Memorial Sloan Kettering Cancer Center, New York, NY, USA

中文版序言

分子影像学是分子生物学技术和现代医学影像学相结合产生的新型学科,是医学影像学发展史上的又一个里程碑。它是对活体状态下的生物学过程进行细胞和分子水平的定性和定量的可视化研究,有望在分子水平发现疾病。

分子影像学不仅是基础研究中具有诸多优势的重要技术手段,而且将成为基础研究成果转化到临床应用的重要桥梁。本书作者 Habib Zaidi 博士及其团队以小动物为例,详细介绍了临床前分子成像技术的设备、方法和原理,以及目前小动物分子成像的应用范围及前景,可为教学、科研提供相关技术参考。

本书是为了使各位读者不仅能解读影像,更重要的是理解如何得到和优化这些影像,要知其然,也要知其所以然,进而可以跟上并推动分子影像学技术的发展。

在这本译著出版之际,我谨代表天津医科大学第二医院向这本书的主译、主审及各位参译专家表示祝贺,也向支持本书翻译工作的所有专家表示诚挚的感谢。同时,我也相信这本译著将为推动我国分子影像学知识的普及和推广做出贡献。

天津医科大学第二医院院长

中文版前言

1999 年，美国哈佛大学的 Ralph Weissleder 教授提出了分子影像学 (molecular imaging) 的概念，即应用影像学方法，对活体状态下的生物过程进行细胞和分子水平的定性和定量研究。分子影像学的诞生，得益于分子生物学和细胞生物学的发展、转基因动物模型的使用、新型成像药物和高特异性探针的应用，以及小动物成像设备的进步。

传统成像大多依赖于疾病状态下肉眼可见的身体、生理和代谢变化，而非疾病的特异性分子事件；分子成像则是针对特异性细胞、基因和分子的表达或相互作用过程，以及多种分子事件进行成像。分子成像能够追踪靶细胞并从分子病理水平评估疾病发展，在药物和基因治疗过程中对同一动物或患者进行跟踪观察，从分子和细胞水平对疗效进行成像。这种从非特异性成像到特异性成像的变化，对了解疾病生物学和疾病的早期检测、定性、评估和治疗具有重要的意义。对同一研究个体进行长时间反复跟踪成像，既可以增强数据可比性，避免个体差异对试验结果的影响，又无须处死模型动物，节省了大笔科研费用。分子成像还能够反映细胞或基因表达的空间和时间分布，从而了解活体动物体内的相关生物学过程、特异性基因功能和相互作用。在转基因动物、动物基因打靶和制药研究过程中，分子成像能够对动物的性状进行跟踪检测，对表型进行直接观测和定量分析。在药物开发方面，分子成像更是具有划时代的意义。统计结果显示，很多临床药物研究由于安全问题而被迫终止，导致了大量资金浪费，分子成像技术可以使药物的临床前研究得到传统成像无法获取的分子和基因水平数据，有助于解决这一问题，为新药研究模式带来重大变革。

近几年小动物成像技术的发展日新月异，国家教委先后批准部分高等医学院校设立分子影像学学科及实验室，有鉴于此，我们决定翻译出版 *Molecular Imaging of Small Animals* 一书。本书共 25 章，分别探讨了小动物成像技术的设备、相关原理、实验设计考虑、各种设备的实验设计思路、分子影像示踪剂的选择及原理、图像配准、多模态成像设备的方法及原理、小动物成像的应用。我们希望本书能够使医学工作者对于基础研究,尤其是放射学工作者不熟悉的新兴交叉学科研究及其向临床转化的途径有一个系统、全面的了解。

在此,我们首先要感谢原著作者团队所做的大量工作,并向翻译过程中天津科技翻译出版有限公司各位编辑老师的热情帮助和具体指导致以衷心谢意。最后,书中难免有错误或不足之处,恳请广大读者不吝批评指正,为本书的修订提供参考。

目　录

第 1 章
小动物成像的闪烁体探测器

Tom K. Lewellen, Robert Miyaoka

1 引言

高能量光子检测(即 γ 线或 X 线)是小动物成像的主要工具之一。外部辐射源(如 X 线计算机断层扫描——CT) 和内部辐射源 (如单光子发射计算机断层扫描——SPECT,以及正电子发射计算机断层——PET)的成像系统已常规应用于临床前研究,且在商业化应用和研究型实验室均得到积极发展。在所有应用条件下,检测过程均需要将光子携带的能量转换成某种形式的电信号。此外,能量转换需要高效进行,并能提供能量沉积量的信息(即通过光子所携带能量的数量来分类事件)。对于成像系统,探测器还必须提供空间位置信息(例如,光子在探测器中相互作用的点)。本章我们将不涉及光学照明系统,仅关注 X 线和 γ 线技术。

对于内部辐射源,通常我们处理放射性标记化合物的目的,是在活体内标记分子的成像分布。此外,这种用于获得代谢信息的成像最近由 Cherry[1]总结在一篇综述文章中。如何用放射性核素标记感兴趣分子的细节超出了本章的范围,但是有大量临床和研究实验室都在日常使用这种标记化合物。用于成像的放射性核素分为两大类:β 和正电子发射体。正电子发射体(如 ^{18}F,^{15}O,^{14}N,^{11}C,^{82}Rb 等),是一个正电子由核素的衰变发射,并行进较短距离,直到它与电子一起湮灭。这时产生两个 511KeV 的 γ 线。我们常采用成对的湮灭电子(检测巧合)进行成像。一些较重的正电子发射核素(如 ^{124}I,^{94}Tc)也常与其他通过衰变子核发射的 γ 线有关。这些子 γ 线常不用于成像,并且在检测系

T.K. Lewellen (✉) • R. Miyaoka
Department of Radiology, University of Washington, Seattle, WA 98195, USA
e-mail: tkldog@u.washingtons.edu; rmiyaoka@u.washington.edu

H. Zaidi (ed.), *Molecular Imaging of Small Animals: Instrumentation and Applications*,
DOI 10.1007/978-1-4939-0894-3_1, © Springer Science+Business Media New York 2014

统方面呈现为不必要的事件。重要的事实是,对于正电子成像,我们希望优化探测器系统,用于 511KeV 成像。

各式各样的 β 发射器被采用。一些较为常见的成像分子包括 ^{99m}Tc、^{131}I、^{111}In、^{201}TI、^{123}I 和 ^{67}Ga。γ 线的能量范围从少于 80KeV 到超过 300KeV,所有均来自 β 衰变的子体核素。一些衰变放出一个以上的 γ 线能量(例如,^{67}Ga 具有用于成像的三个主要 γ 线:93KeV、185KeV 和 300KeV)。因此,β 发射探测器必须能够探测到一定能量范围内的 γ 线(相对于在正电子衰变产生的湮没辐射,通常被称为单光子发射体)。单光子和巧合探测系统中,探测器以单一脉冲模式运行,即每个事件被记录为一个单独的事件并测量其能量沉积。

X 线探测器,尤其是 CT 探测器,可以探测到 X 线管产生的 30~120KeV 的光子。对于大多数应用,通常需要一个大的光子通量,以实现所需的小的衰减系数之差的测量统计信息。因此,大多数 CT 扫描仪操作探测器在当前的模式并不测量以事件为基础的能量沉积。现在正在努力开发高通量检测系统,可以提供某种程度的能量区分,但目前还没有实现商业化。

有许多类型的技术可应用于光子检测。有各种类型的气体、固态及闪烁器系统已在文献中进行了描述(如[2–12])。然而,大多数基于 X 线或 γ 线检测临床成像系统使用的是闪烁体。闪烁体可提供范围广泛的具体成像方案,性价比高。本章我们将对闪烁体的基础知识及与其使用相关的基本检测性能进行回顾。

2   闪烁体的基本概念

闪烁体的基本概念是它们将在光学区域检测到的 X 线或 γ 线的能量转换为大量的光子。晶格中的电子作为光子在闪烁体相互作用,被激发到高能态。如果材料具有兴奋和基态之间的适当的带隙,闪烁光产生。对于许多无机闪烁体,要求杂质原子"激活"闪烁,即杂质原子提供了支持光产生的额外的能量水平。除了光产生,也有许多其他重要的物理性能,它们决定着闪烁体对小动物的 X 线和核医学应用中的效能。这些基本性能的描述如下。

2.1   能量分辨率

闪烁器的能量分辨率是由全宽度能量频谱的最大值的一半能量光谱的峰值信道分割的光峰决定的,如图 1.1。在这个例子中,由 Ge-68 产生的 511keV 的光子探测器系统的能量分辨率为 15%(全宽度最大值的一半——FWHM)。请注意,根据被检测的光子的能量,能量分辨率会有变化。检测的更高能量光子产生的闪烁体,反过来会提高光的收集量的统计。探测器系统的能量分辨率很重要,因为更好的能量分辨率可以提

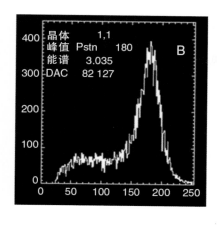

图 1.1　使用 BGO 晶体的 PET 块状探测器中晶体 Ge-68 能量谱的例子。X 轴是相对信号编号(能量单位未校准)。

高对于成像物体的真散射事件(例如,期望事件的图像形成)和康普顿散射事件(例如,影响定量和减少对比度,即不希望的事件)的区分度。

闪烁体的内在能量分辨率主要是由每能量沉积在闪烁体产生的光的数量决定的,但也会受到闪烁体[27]的非比例性反应和不均匀性的影响[27]。还有其他物理效应有助于探测器组件的总能量分辨率,这些包括折射晶体的折射率(见后文描述),用于将光信号转换成电信号的感光体的光子检测效率,以及与光传感器相关联的电子噪声。因此,一个探测器组件的能量分辨率取决于两个闪烁体的特性和光感受器的物理特性。主要变量是如何将感光体的光子的检测效率与闪烁体的发射波长相匹配。该特性和光传感器的性能将在第 3 章详述。

2.2　制动功率(检测效率)

光子检测效率是测量有多少未散射光子能被闪烁体检测到。制动功率取决于晶体的光电截面和康普顿截面,其中光电截面主要取决于材料的有效 Z,康普顿截面取决于材料的密度。理想情况下的光子会在第一相互作用下进行光电吸收。然而,通常很多情况下并非如此。例如,碘化钠在 140.5KeV 的第一相互作用约 80% 将是光电,然而在 511keV 时,所有常见用于小动物 PET 成像系统大多数的第一相互作用是在康普顿截面。对于 511keV 的检测,主闪烁器目前使用的是 BGO 和镥类材料。而镥基于闪烁体比 BGO 具有更高的密度,对于 511KeV 光子来说,BGO 因其更高的有效 Z 具有更好的整体制动力。

闪烁体制动对于小动物成像系统尤为重要。这是因为非常细小的结构常需要成像,且大量微量活性将被吸收在这些结构里。相比人体全身成像,小动物成像过程中每个像素的放射性浓度需要成千倍更高的因素以达到相同的图像品质。虽然人类和小动物之间的衰减差异有利于小动物成像,但仍需要有非常高的检测效率的小动物成像系统。对于单光子成像来说,对 ^{99m}Tc 的检测效率是相当高的,因其低能量光子和 X 线对 ^{125}I 的检测效果是极佳的。

　　在高分辨率成像系统——尤其是小动物系统中,视差的问题是很重要的。视差是指一个 γ 线进入一种晶体,通过它在邻近晶体或探测区域进行交互的现象(图 1.2)。减小直径环视差的一种方法是使用短晶体(可能长度<10mm),这样如果 γ 线穿过第一晶体,它将在交互之前退出探测环。然而,这会导致达不到理想的灵敏度。因此,许多团队正在研究具有交互深度(DOI)能力的探测器,以估计探测器阵列中第一次相互作用的点(保持高的空间分辨率,同时提高较长结晶的灵敏度)。在具备其他所有所需参数的条件下,致密闪烁体(具有高光电截面)将是理想的 DOI 应用。

2.3　速度

　　晶体的速度是指在闪烁体产生的光的衰减常数。衰减时间短主要有两个很重要的原因。首先探测器计数率的能力依赖于闪烁体光衰减常数。衰减时间越短,探测器计数率的能力越高(少的堆积信号是由于两个事件重叠并从闪烁体扭曲光输出)。基于镥的闪烁体有着相对较短的衰减时间,非常适合与 PET 成像相关的更高的光通量。因为准直器一般用于单光子成像,计数率的要求通常比应用于 PET 成像大幅降低。对于使用 NaI(T1)或 BGO 的探测器系统,需要实现更高的计数率,有脉冲缩短的技术(即脉冲尾部剪裁或脉冲尾部外推),以促进在这些较长的衰减时间的闪烁体中更高的计数率的

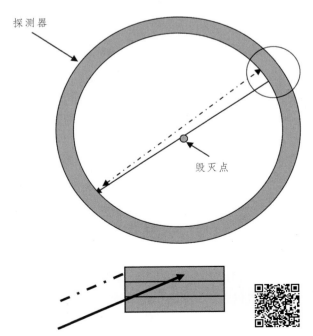

图 1.2　视差错误图示。γ 线(实线)贯通所示第一晶体,且在第二晶体中相互作用。没有交互深度信息,探测电子将回应为错误的线(虚线)。该图下部是盘旋探测器环部分的放大图。

能力。

影响闪烁体的光衰减时间的第二次执行变量是探测器的定时分辨率。在一般情况下,更短的衰减时间相当于更好的定时分辨率。大多数情况下都是这样,因为第一次检测到事件时,衰减时间越短,初始脉冲串的光子就越大。虽然对于小动物 PET 成像应用不是关键的,巧合定时对于限制随机事件的收集仍很重要。

2.4　物理特性

物理特性是指可能影响生产和制造成本的闪烁体的特性。这些属性包括闪烁体的硬度、晶体是否具有裂隙平面,以及闪烁体是否为吸湿性的。闪烁体的硬度及其是否具有裂隙平面直接影响材料的机械加工性能。在一般情况下,不管是加工成小的离散晶体或更大的单片式结构,具有裂隙平面的闪烁体制造更加困难,且造价更昂贵。

闪烁体具有吸湿性,在两个方面影响探测器系统的设计。首先,它们必须被封装,以防止湿气到达闪烁体。这增加了探测器组件的成本;第二,由于包装的原因,它们能够影响探测器的敛集率(实际可用于检测光子的探测器组件的表面区域的数量)。

2.5　折射率

折射率主要影响光量,它是从闪烁体中提取的。高折射率有利于将光线从高的横截面调至合适的长宽比;然而,这也使得从闪烁体提取光更具挑战性。匹配闪烁体折射率、光耦合胶和光传感器的窗口可优化采光效率。遗憾的是,目前使用的所有闪烁体均有折射率,使光线收集更具挑战性。

2.6　光输出

光输出反映的是闪烁体将探测到的光子或 X 线沉积的能量化为光的效率。闪烁体的光输出影响探测器的能量分辨率、空间分辨率和定时分辨率。在一般情况下,高光输出的能量分辨率更好。这几乎总是如此;然而,对于具有非比例的光输出的闪烁体(例如,镥基材料),能量分辨率不如预期的好。

在一般情况下,闪烁体具有更高的光输出,也能提供更好的空间分辨率。经常在伽马照相机中使用单片式结晶,是因为有更多的光降低了测量信号的噪声并提高了定位算法的准确性。对于离散晶体探测器,更高的光输出可以促进解码更多或更小的晶体横截面。较小横截面的结晶可为探测器得出更好的固有空间分辨率。

光输出也影响 PET 探测器巧合定时分辨率。光输出和衰减时间相结合影响定时分辨率。这是因为定时分辨率受到脉冲上升沿的斜率(即脉冲起始的光子通量)的强烈影响。短的衰减时间加上高的光输出使闪烁体可产生脉冲的上升沿的最陡斜率。

2.7　峰值波长

闪烁体所产生的光的波长在光收集效率方面具有显著影响。这既是指能够进入光感受器的光量，也是指光传感器对闪烁体产生的光的量子效率。紫外线(UV)波长的光更难以收集，并且需要特殊的石英窗的光传感器进行信号处理。蓝色光可很好地匹配双碱光电阴极的量子效率，而绿色和较长波长光可更好地匹配硅基光电二极管。正如在第3章所描述的，不同光电传感器的量子效率的广泛变化取决于光的波长，因此能够对有效光输出产生显著影响。

2.8　制造并发症

制造并发症是影响闪烁体成本的因素。三个主要的变量是闪烁体原料的成本、闪烁体熔融温度、生长过程(也可能影响提拉速度，即闪烁体材料的生长速度)的产量。当然，吸湿闪烁体需要在制造过程中采用其他处理措施(如干燥盒组装)，但这类闪烁体早已批量生产。

2.9　余光

一个 γ 线或 X 线在与晶体相互作用之后，有一段时间闪烁光仍在产生，即由所述相互作用过程返回到基态激发的电子。许多闪烁体有这些受激电子，一般需要很长的时间才能回到基态，这段时间内光输出量较低。在某些闪烁体，这些较长的衰减时间可为数毫秒甚至数小时之久。高计数率(或高通量)的应用中，余光可导致估算沉积在闪烁体的能量产生误差。

2.10　辐射硬度

辐射硬度是指长时间暴露于辐射对闪烁体产生的损害。这种损害往往表现在闪烁体的光学透明性(光学透光)。对于大多数成像应用，辐射损伤不是一个问题。然而对于一些特殊的应用，如输入光成像系统，选用闪烁体应考虑潜在的辐射损伤效应。大多数设计师考虑闪烁体的"辐射硬度"，如果为剂量 10 000 灰色没有可测量的效果。一旦闪烁体从高辐射环境中移开，大多数这样的效果(放射性除外)，将至少部分地被逆转。

3　闪烁体基本的几何形状

大多数成像系统使用的闪烁体均为两个基本的几何形状之一：像素式设计和单片探测器设计。

在像素式设计中,各个闪烁体或阵列被切分成许多段(图 1.3),由光电传感器读出。早期的 PET 系统[13-17]用的是每闪烁晶体 1 光电倍增管(PMT)。这种设计有几处局限。对于高空间分辨率,需要使用小晶体,而现有的光电倍增管过大,使用非常小的晶体难以形成全环;也很难或不可能形成多环系统。对于大量的晶体,这种设计也导致了大量的电子信道和光电倍增管,从而增加了系统的成本。这导致如图 1.3b 所示的几何形状,其中可见结晶的块(或分段块)组成大的光敏粗阵列。然后通过测量光到达每个光电传感器的数量来解码该阵列。在许多设计中,通过改变如图 1.3a 所示晶体之间的接口或改变如图 1.3b 所示的块状物的锯切深度,可以部分控制光敏器之间共享的光量。所得的信号可以产生"晶体地图",很像如图 1.4 所描绘使用 6×6 阵列 BGO 晶体探测器块的二维地图晶体。4 个光电倍增管被放置在晶体中的矩形图案 $\left[\begin{array}{c|c} A & B \\ \hline C & D \end{array}\right]$。为了形成比值 x 和 y,对整个方块顶部的两个光电倍增管进行求和$(A+B)$,并对两个光电倍增管沿着左侧求和$(A+C)$,作为两个分子;将所有 4 个 PMTS 的信号相加作为分母,得到两个比率$(x=\dfrac{A+B}{A+B+C+D};y=\dfrac{A+C}{A+B+C+D})$。

然后,该电子装置可通过确定哪个区域事件对应于在晶体地图的位置,将事件分配到晶体。随着光电传感器(见第 3 章)和电子设备的进步,如现场可编程门阵列(FPGA)和专用集成电路(ASIC),我们现在可以选择回到一对一耦合小间距的固态光电传感器阵列,其中每个光电传感器被直接耦接至数组中的单晶体。

选择使用剪切块还是离散晶体取决于许多因素,包括制造成本、包装分量和晶体大小。当晶体间距和尺寸变得更小(例如,在小动物扫描仪中使用的那些)时,通常从包

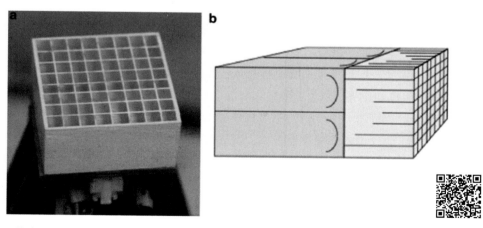

图 1.3 像素式探测器。(a)安装在 GM-APD 阵列上单个晶体的排列。(b)图示为安装在一组 PNT 上的被锯成段的晶体。

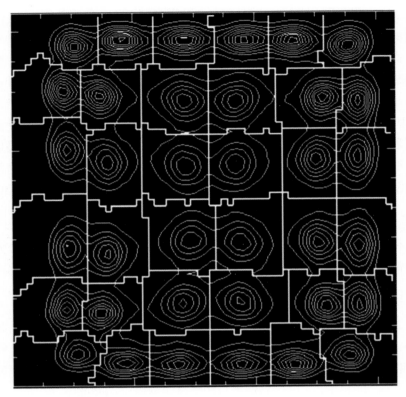

图 1.4   由 4 个光电倍增管(PMT)组成的一个 6×6 BGO 晶体阵列的二维地图晶体。相对光输出由非线性曲线表示。"直"线表示哪些地区将被分配到每个晶体的位置。

装分量和整体制造的便利性来看,最好使用离散晶体。

　　另一种方法是使用"片砖"单晶体,并通过分析晶体内的事件光分布来解码事件位置。该方法同样应用于 Anger 相机,并且已被应用于使用晶体模块的 NaI(T1)PET 系统[30]。图 1.5 所示为具有相对小的单块晶体的探测器模块(50mm×50mm)。之前,一个事件在 Anger 相机的位置,通过计算所发出的光的质心来确定;$X = \sum (x_i * S_i) / \sum (S_i)$,其中 x_i 是第 i 个 PMT 相关的权重,S_i 是集成的光电倍增管的信号。最近,研究人员已经使用统计估算技术来确定事件位置,甚至包括估计事件在单片板内的深度[2,18-20]。

　　无论选择何种设计,都会存在一些因素影响性能。其中一个问题是分辨率的损失,及我们已经提及的视差(深度的相互作用,见图 1.6a)。在像素式探测器(图 1.6a),有利于空间分辨率的其他因素包括有限的结晶宽度、探测器阵列内散射 (一个以上的光源),以及与检测的光量相关的统计不确定性。如图 1.6b 所示,类似的因素限制了单片探测器的分辨率。

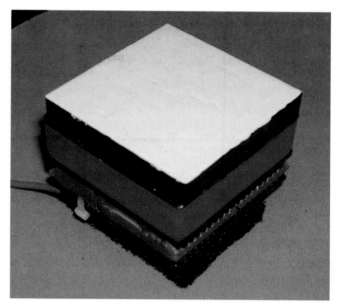

图 1.5　图示为安装在滨松 8×8 阳极 PMT 上的单片晶体块（50mm×50mm）。

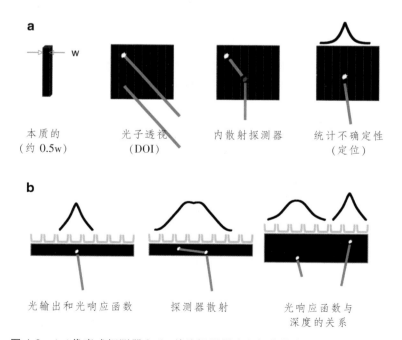

图 1.6　(a)像素式探测器和(b)单片探测器中空间分辨率损失的一些原因。

可能会影响探测器性能的其他因素包括脉冲堆积(在检测到第二个事件之前光已经完全从之前的事件消除),以及在同一探测器陈列中由于康普顿散射而产生的多种伽马射线相互作用。

正电子发射断层扫描(PET)、单光子发射计算机断层扫描(SPECT),以及平面成像均基于一次进行一个检测的事件(脉冲计数),并倾向于强调有关能源的属性分辨率、灵敏度和快速定时探测器的设计。计算 X 线断层扫描(CT)最常测量的是 X 线通量,而不执行事件逐事件探测。这样的检测系统依靠整合通量率,往往强调灵敏度和低余光。

4　闪烁体类型

对于 PET、SPECT 和 CT 中的 X 线和 γ 线,康普顿散射和光电吸收是探测器材料中初级辐射的最常见的相互作用。理想的探测器应具有足够大的光电截面和足够高的密度以确保所有的相互作用为单一事件(光电吸收)。现实生活中的探测器一般为康普顿和光电事件的混合(尽管这种混合高度依赖于初级辐射的能量)。闪烁体是一类探测器,其材料存储的能量通过 X 线和 γ 线转换成可见光[21]。初级辐射在闪烁体内激发电子。通常初级辐射电离原子通过康普顿散射和光电作用产生倍增效应(传入的 X 线/γ 线产生瀑布样的受激电子)。最终受激电子被激发并在此过程中发出可见光或近可见光光子。因此,单个传入 X 线/γ 线产生大量可见光光子,可通过光电传感器检测到。

闪烁体通常可以分为两大类——有机和无机。有机闪烁体是烃类化合物[6],通过分子激发产生光。通常在去激发过程中,主要的荧光化合物在紫外(UV)区激发光。第二种化合物常加入该混合物中,应用于大多数光电传感器中,使 UV 光转变为可见光。这些化合物能用作溶解放射性示踪剂的液体(通常是 β 发射体,如氚),并通过光电传感器产生闪烁光,但此应用不在本书范围内,因为这种计数器用于样品计数而非成像。这些有机闪烁化合物也可用于制作(聚合)塑料,可作为固体探测器材料,常称为塑料闪烁体。这类闪烁体具有易于加工或铸造成各种形状和大小的优点,并已广泛应用于高能物理应用的大面积探测器。它也可以合成到光纤内制成闪烁光纤。塑料闪烁体常具有良好的光输出[25%~30%的 NaI(TI)]及非常快的上升和下降时间(上升时间 1ns 或更短)。它们已经成为众多快速定时测量的标准参考探测器。各种各样的塑料闪烁体已针对不同的应用进行了优化(例如,快速定时、中子检测等)。圣-戈班(一家主要的商业闪烁体公司)列出了超过 24 种塑料闪烁体的配置。

塑料闪烁体已应用于或被建议应用于 PET 的某些应用,例如,束检测系统对高能辐射治疗的应用、飞行时间扫描仪的设计、替代探测器解码方案和小动物 PET 扫描仪[22-26]。这些闪烁体内的低 Z 材料产生 X 线和 γ 线探测通过康普顿相互作用支配。低光电截面和低密度导致制动能力低,不是理想的成像应用。因此,塑料闪烁体尚未应用于大多数成像系统的设计。

无机闪烁体已作为大多数成像系统设计中的主要探测器使用。这些材料的闪烁是由于晶格效应,而不像有机闪烁体是由分子影响的。无机材料通常特征在于具有电子化合价(结合在晶格点)和传导束(晶体间自由移动)。初级辐射相互作用时前面提及的离子化过程使电子从价带移动到传导带。当电子移动回到价带(释放能力)时,许多电子在传导带和价带之间的间隙经过捕获中心。这些捕获(或活化)中心在一系列步骤中使电子返回到价带,在每个过渡中释放光子[27]。良好闪烁体生产的一部分是创建激活中心,以电子去激发在可激发光区域和控制去激发发生的比率(闪烁体的光衰减时间)。表 1.1 列出了许多闪烁体在扫描系统中已考虑应用的一些主要性能。

4.1　闪烁体成像的特征和应用

4.1.1　NaI(Tl)

NaI(Tl)是由 Hal Anger[28]开发,首次应用于 γ 照相机的闪烁体材料。它具有由 ^{99m}Tc 发射的成像 140.5KeV 光子的突出性能,是最常用的放射性同位素的核医学成像。NaI(Tl)单光子成像的三个最重要的物理特性包括高光输出、优异的检测效率(包括在 140.5KeV 的光电截面),以及相对较低的成本。另外,NaI(Tl)能成为支持大面积成像探测器制造的大晶体。NaI(Tl)的光输出是其他无机闪烁体材料通常被比较的参考。NaI(Tl)对于成像的主要限制有三点。首先,它是吸湿的。因此它必须被装在气密封的包装里。这限制了它成像系统的效能,需要一个数组或较小尺寸的环状探测器模块;但这不是大面积探测器的严重缺陷,如应用于临床核医学 γ 照相机。第二,相比其他列

表 1.1　成像系统设计中采用的无机闪烁体的一些性能

	NaI(Tl)	BaF$_2$	BGO	LSO	GSO	LYSO	LaBr$_3$	LFS	LuYAP	LuI$_3$
有效原子序数(Z)	51	54	74	66	59	60	47	63	65	60
线性衰减系数(cm^{-1})	0.34	0.44	0.92	0.87	0.62	0.86	0.47	0.82	0.9	约 0.56
密度(g/cm^3)	3.67	4.89	7.13	7.4	6.7	7.1	5.3	7.3	8.34	5.6
折射率	1.85	——	2.15	1.82	1.85	1.81	1.88	1.78	1.95	?
光输出(k/MeV)	41	2(6)*	7	26	10	26	60	26	5	76
峰值波长(nm)	410	220	480	420	430	420	370	430	365	470
衰减常数	230	0.8	300	40	65	41	18	35	18	30
吸水	是	轻度	否	否	否	否	否	否	否	是

* 快(慢)光组件输出。

? 出版时仍未知。

出的闪烁体材料,NaI(TI)还具有相对较长的衰减时间。再次,这不是临床核医学成像的主要限制。虽然开发创新方法来扩展大面积 NaI(TI)探测器的计数率能力,这种探测器可以带来基于 PET 成像系统 NaI(TI)的发展[29,30],对 PET 成像的新型闪烁体材料最优性能的发现(如在 511KeV 更好的检测效率和更好的同时定时特性),导致基于 PET 成像系统的临床 NaI(TI)的终止。最后,NaI(TI)确实具有较长的衰减组件,它可引起在高通量率探测器信号的基线移位。同样,这通常不是 γ 照相机成像的问题,因为在基线移位发生之前,脉冲堆积影响常使获取的能量光谱失真。如上所述,NaI(TI)具有应用于临床核医学成像的优异性能,且至今仍然是用于单光子成像应用中最常见的探测器材料。由于其成本相对较低和能量分辨性能优良,NaI(TI)也常用于计数器和光谱探测器。

4.1.2 BGO

NaI(TI)已成为单光子成像照相机选择的闪烁体材料,而多年来 BGO(发现于1973 年[31])是应用于人体全身临床 PET 系统的闪烁体材料。这主要是由于 BGO 优异的制动力(即高的有效原子序数和材料密度)。即使 LSO 比 BGO 更致密,但 BGO 具有可转化为更好光电截面的较高的有效原子序数,因此 BGO 在 511KeV 处具有较好的检测效率。在人体全身 PET 发展的数十年间,大多数系统通过成像系统瞄准在两个维度获取数据。准直隔膜用来减少与 PET 成像相关的有害随机和散乱巧合。随机和散射事件由于准直隔膜的限制,2D PET 成像最重要的物理性能是与检测效能相关的。而BGO 有相当长的衰减时间,因为隔片也显著减少了探测器的光子通量,所以对于 2D PET 成像探测器来说,死机时间不是问题。另外,其设计特点有助于通过采用相对紧凑探测器模块减少死机时间。BGO 光输出也在列出的闪烁体的末端。低光输出影响能量分辨率和探测器模块的解码能力。由于低光输出,BGO 不是 140.5KeVγ 照相机成像的最佳选择。不过,随着现代 BGO 晶体的进步,超过 20%的探测器能量分辨率可在511KeV 获得,这就能够具有相对良好的识别力来对抗分散事件。进一步使用标准探测器的设计,8×8 BGO 晶体阵列可以精确地采用一个 2×2 阵列的光电倍增管来进行解码。采用四分仪共享探测器设计甚至更高的解码效率,可以采用 BGO 晶体和标准的光电倍增管来实现。BGO 的折射率为 2.15,这比许多其他上市闪烁体更难提取光。这是由晶体内部反射,晶体耦合到光学传感器的光学树脂之间的折射率不匹配所导致的。BGO 比较坚固,易于切割加工。因此 BGO 的主要限制是其相对低的光输出和相对长的衰减时间。而这些弱点在 2D PET 成像系统中不显著,当进入 3D PET 数据采集模式(即在视野中缺乏准直隔片时)变得棘手。同时,采用现代 BGO PET 成像系统可以在三维数据采集模式下工作,BGO 的性能最适于 2D PET 成像。

4.1.3　LSO,LYSO,LFS,LuAP

1992 年 LSO 的发展[32]由于其高密度、高光输出和快速衰减时间而备受期待。在 LSO 引入之后,具有相似物理特性的基于镥的闪烁体被开发。这些闪烁体包括 LYSO、LFS、LuAP[33]和 LuYAP。而基于镥的闪烁体可用来替代 BGO。临床上,全身 BGO PET 系统由于其较好的检测效率和低成本而继续使用。另一个理由是基于镥的闪烁体具有非比例的光输出, 因此由早期模型系统获得的能量分辨能力比 BGO 系统获得的仅有稍稍改善。因此基于此系统的散射分数与 BGO 系统的相似。但是作为镥闪烁体的发展过程有所进步, 光输出特性也得到了加强, 目前这一代基于 LYSO 的 PET 系统报告在 511KeV 12%能量分辨率(即与 BGO 约 18%能量分辨率相比)。LuAP 由于其相对较低的光输出和发射波长尚未显示对扫描器设计具有重大影响(表 1.1)。作为 LuAP 的替代,晶体开发人员已经提出 LuYAP 比 LuAP 具有更高的光输出(例如,约 12 000 光子/MeV)。

加强的能量分辨率有助于提高基于镥的探测器系统的性能,主要原因是目前对基于镥的闪烁体的显著兴趣为时间飞跃 PET 成像的潜力。对于非时间飞跃的 PET,探测事件定位于两个同时探测器的线性回应。时间飞跃的另一方面,探测事件定位于两个同时探测器的线性回应的片段。时间飞跃信息带来重构图像信噪比的改善。这也已经在图像中显示出对比度的改善[34-36]。闪烁体可达到的重合定时分辨率与衰减时间和闪烁体的光输出相关。因此, 基于镥的闪烁体在时间飞跃 PET 探测器具有突出的重要性。20 世纪 80 年代出现的首个商用时间飞跃 PET 系统由飞利浦医疗系统开发并作为 Gemini TF64 销售[37]。通用电气医疗和西门子医疗系统在评估系统具有时间飞跃的 PET 样机。

另外,作为人全身 TOF PET 系统现用探测器材料,基于镥闪烁体也是大多数临床前 PET 成像液晶材料的选择。这主要是由于镥闪烁体的高光输出所致。高光输出可解码设施非常小的横截面离散晶体阵列。对于镥闪烁体相同的 PMT 组件可以正确解码与离散 BGO 晶体。

虽然镥闪烁体是很好的 PET 成像探测器, 但是还没有找到太多的实用单光子探测器的应用程序。这是因为发现约 2%的镥在自然界中属放射性。这造成镥闪烁体背景计数率。已经证明,临床前 PET 成像系统也可以用于临床前针孔 SPECT 成像系统,对作为单光子成像探测器的镥闪烁体还没有发现极大兴趣点。

4.1.4　GSO

GSO 是在发现 LSO 之前,引入 BGO 之后发展起来的闪烁体。它具有许多良好性能,但是不具有对 PET 成像的显著性能优势的任何一项突出性能。作为 PET 探测器材料，在镥闪烁体当前普遍使用 GSO 具有很多的兴趣点。GSO 一个非常有趣的特点就是虽然它产生的光比 LSO 少，但其探测器具有更好的能量分辨率。这是用于三维全身 PET 成像的优点，因为更好的能量分辨率意味着针对散射事件的分辨能力。这是在开发 LSO 的数十年间一个较大的优势。正如前面提到的，镥闪烁体能量分辨率在发展过程中不断得到了改善。

4.1.5　YAP

20 世纪 90 年代推出了具有非常良好的光输出的 YAP。高光输出允许非常小横截面晶体的解码。YAP 的主要缺点是其具有非常差的光电截面。因其较差的光电截面，其高分辨模式电子拒绝事件在 511KeV 光峰沉积能量，因为它非常有可能在晶体阵列中有至少两个相互作用。晶体阵列中的多个相互作用导致空间分辨率的扩大。

4.1.6　CsI(TI)

CsI(TI)可作为单光子 γ 照相探测器的离散晶体或 X 线成像系统的薄膜层。作为独立晶体闪烁体，CsI(TI)具有超越常用单光子成像 NaI(TI)的许多物理特性。它比 NaI(TI)更密集、更亮。另外它仅略微吸湿。另一方面，它的衰减时间显著加长，其产生的光峰值波长（即 540nm）不能很好地匹配光电倍增管的量子效率。为了规避这些弱点，基于探测器系统的离散 CsI(TI)晶体分别连接到硅 PIN 光电二极管。这种设计避开了 CsI(TI)的两个主要缺点。通过个别耦合晶体硅 PIN 光电二极管阵列，由于数据信道的大量数据，非常少的有效空载时间与探测器系统有关。虽然光电倍增管没有对 540nm 波长光非常敏感，硅 PIN 光电二极管具有在该波长非常好的检测效率。这里设计的关键是光电二极管具有足够高的信号噪声，它们可在室温下（或接近室温）操作。

第二种方法是 CsI(TI)可作为成像仪器做 X 线成像系统的薄膜层。这将在后文（第 4.2 节）做进一步说明。

有许多研究人员开发出了新的闪烁体。近年来，新材料的研究已普遍集中于 TOF 更高的闪烁体（快速定时、高光输出）。目前面临的挑战是找到一种高性能闪烁体，同时拥有比目前正在使用的"传统"闪烁体更好的制动。实例包括 $LaBr_3$[38]和 LuI_3[39]。这两种闪烁体的一些性能列于表 1.1 中。$LaBr_3$ 已应用于至少一种 TOF 扫描仪[40]，但 TOF 目前并不用于小动物扫描中，因为要改善大多数临床前应用的图像，需要比目前能达到的时间分辨率高一到两个数量级。对于小动物成像，大多数应用系统设计人员正在寻找高的光输出和高的制动力。如前面所说，高的光输出有助于探测器解码和提取信息，如深度的相互作用。这样的要求下做出的闪烁体如 LuI_3，其具有高的光输出和高的有效原子序数（表 1.1）。然而，线性衰减系数并不像镥化合物或 BGO 那样高——使它不那么有吸引力。研究在继续寻找理想的探测器[41-44]。没有一个闪烁体具有完美的分辨率，但目前可用的晶体和陶瓷为成像系统设计者提供了广泛的选择。

4.2　CT 成像的闪烁探测器

有三种类型的闪烁探测器已应用于小动物 CT 成像系统。小动物 CT 成像常用的闪烁体是 CsI(TI)。采用薄膜沉积技术,CsI(TI)可成为微柱状薄膜结构。当在阵列中检测到 X 线时,闪烁光能被引导沿着微柱状结构来到透镜耦合 CCD 照相机。其他读取装置包括无定型硅光电二极管阵列、CMOS 阵列或 X 线片。其他薄膜闪烁器包括钇铝石榴石(YAG)和镥铝石榴石(LuAG),两者都掺杂有铈(Ce)。另外一种常用于 CT 探测器的闪烁体是 CdWO$_4$。由于它们的结构特性,CsI(TI)绝大部分已应用于锥束几何结构系统,同时 CdWO$_4$ 已应用于扇形束系统。已应用于 CT 成像的第二种类型闪烁体是陶瓷闪烁探测器。这包括不同版本的氧硫化钆,Gd$_2$O$_2$S(GOS)及掺杂不同材料(如 Pr、Ce 和 F)Y$_{1.34}$Gd$_{0.60}$O$_3$:(Eu,Pr)$_{0.06}$(YGO)。通过使用这些陶瓷闪烁体,可具有良好的光率和低余辉[45]。此外,近来采用 PET 和 CT 同样的闪烁探测器[48]。第一个测试是使用离散晶体 LSO 闪烁体阵列,其中的晶体元素被独立配对连接到雪崩式光电二极管(APD)[46,47]。因为 PET 和 CT 光子通量之间的巨大差异,探测器模块需要有非常高的计数率能力。这是由各个晶体读取能力支撑的。因为探测器以光子技术模式而不是通量模式运行,要产生一张图像需要较少的 X 线光子。光子计数 CT 探测器的概念仍然处于研究之中。在寻找其他有潜力的 X 线光子计数闪烁体的研究中 [48],最佳性能的闪烁体是 GSO:Ce、BGO 和 LaBr$_3$。

5　总结

长期以来,闪烁体的应用主要停留在高能光子探测器。这是由于在探测效率和(或)成本优势方面,它们自身具备的优势多于其他大多数探测器材料。虽然半导体材料也应用于光子检测,不使用闪烁体(如 CdTI、CZT、本征锗[5])的条件下而把光子能量直接转换成电流脉冲,闪烁体以其活跃、易于掌握的探测器设计,提供了广泛的性能参数范围。目前仍在做出相当大的努力以发现接近于理想的闪烁体(即致密、高光电截面、非吸湿性、高的光输出、快的衰减时间和成本低)。而完美的材料仍没有发现,本章中所描述的为当前系统设计人员的选择,并且在小动物分子成像仪系统的闪烁体的极限性能中,许多新的化合物的确为后续发展提供了相当大的希望。

致谢：笔者对百忙中抽空撰写这一章节的华盛顿大学核医学物理组的所有成员,以及他们的洞察力和辛勤工作表示感谢,这让我们实验室工作探测器和扫描仪数十年持续发展。我们还要感谢在探测器和电子学研究中提供支持的美国国立卫生研究院、美国能源部、通用电气医疗系统、飞利浦医疗系统、Altera 和 Zecotek 光子学研究。

参考文献

1. Cherry, S.R.: "In vivo molecular and genomic imaging: new challenges for imaging physics.", *Phys. Med. Biol.* **49**, pp. R13-48 (2004).

2. Maas, M.C., Schaart, D.R., van der Lann, D.J., Bruyndonckx, P., Lemaitre, C., Beekman, F.J., van Ekjk, C.W.E.: "Monolithic scintillator PET detectors with intrinsic depth-of-interaction correction", *Phys. Med. Biol.* **54**, pp. 1893 - 908 (2009)

3. Eriksson, L., Melcher, C.L., Eriksson, M., Rothfuss, H., Grazioso, R., Aykac, M.: "Design considerations of phoswich detectors for high resolution positron emission tomography", *IEEE Trans. Nucl. Sci.* **56**, pp. 182 - 8 (2009)

4. Ueno, Y., Morimoto, Y., Tsuchiya, K., Yanagita, N., Kojima, S., Ishitsu, T., Kitaguchi, H., Kubo, N., Zhao, S., Tamaki, N., Amemiya, K.: "Basic performance test of a prototype PET scanner using CdTe semiconductor detectors", *IEEE Trans. Nucl. Sci.* **56**, pp. 24 - 8 (2009)

5. Lewellen, T.K.: "Recent Developments in PET detector technology", *Phys. Med. Biol.* **53**, pp. R287-R317 (2008)

6. Leroy, C.: "Review of radiation detectors", *AIP Conf. Proc.* **958**, pp. 92 - 100 (2007)

7. D'Ambrosio, C., Anulli, F., Bencivenni, G., Domenici, D., Felici, G., Morone, M.C., Murtas, F.: "A hybrid parallel plate gas Counter for medical imaging", *Nucl. Instrum. Methods Phys. Res. A, Accel. Spectrom. Detect. Assoc. Equip.* **572**, pp. 244 - 5 (2007).

8. Couceiro, M., Blanco, A., Ferreira Nuno, C., Ferreira Marques, R., Fonte, P., Lope, L.: "RPC-PET: Status and perspectives", *Nucl. Instrum. Methods Phys. Res. A, Accel. Spectrom. Detect. Assoc. Equip.* **580**, pp. 915 - 918 (2007).

9. Hadong, K., Cirignano, L., Dokhale, P., Bennett, P., Stickel, J.R., Mitchell, G.S., Cherry, S.R., Squillante, M., Shah, K.: "CdTe orthogonal strip detector for small animal PET", *IEEE Nuclear Science Symposium and Medical Imaging Conference Record*, pp. 3827 - 3830 (2007)

10. Boston, H.C., Boston, A.J., Cooper, R.J., Cresswell, J., Grint, A.N., Mather, A.R., Nolan, P.J., Scraggs, D.P., Turk, G., Hall, C.J., Lazarus, I., Berry, A., Beveridge, T., Gillam, J., Lewis, R.: "Characterization of the SmartPET planar Germanium detectors", *Nucl. Instrum. Methods Phys. Res. A, Accel. Spectrom. Detect. Assoc. Equip.* **579**, pp. 104 - 107 (2007).

11. Arnaud, D., Olivier, M., Francoise, M., Guillaume, M., Loick, V.: "CdZnTe detectors for small field of view positron emission tomographic imaging", *Nucl. Instrum. Methods Phys. Res. A, Accel. Spectrom. Detect. Assoc. Equip.* **571**, pp. 465 - 470 (2007).

12. Doke, T., Kikuchi, J., Nishikido, F.: "Time-of-flight positron emission tomography using liquid xenon scintillation", *Nucl. Instrum. Methods Phys. Res. A, Accel. Spectrom. Detect. Assoc. Equip.* **569**, pp. 863 - 71 (2006).

13. Burnham, C., Bradshaw, J., Kaufman, D., Chesler, D., Brownell, G.L.: "One dimensional scintillation cameras for positron ECT ring detectors", *IEEE Trans Nucl. Sci.* **NS-28**, pp. 109-113 (1981)

14. Hoffman, E.J., Phelps, M.E., Huang, S.C., Kuhl, D.E.: "A new tomograph for quantitative positron emission computed tomography of the Brain", *IEEE Trans. Nucl. Sci.* **NS-28**, pp. 99-103 (1981)

15. Ter-Pogossian, M.M., Ficke, D.C., Yamamoto, M., Hood Sr., J.T.: "Super PETT I: a positron emission tomograph utilizing photon time-of-flight information", *IEEE Trans. Med. Imag.* **MI-1**, pp. 179-186 (1982)

16. Hoffman, E.J., Ricci, A.R., van der Stee, L.M.A.M., Phelps, M.E.: "ECAT III--basic design considerations", *IEEE Trans. Nucl. Sci.* **NS-30**, pp. 729-733 (1983)

17. Moses, W.W., Derenzo, S.E., Geyer, A.B., Huesman, R.H., Uber, D.C.: "The tuning algorithms used by the Donner 600 crystal tomograph", *IEEE Trans. Nucl. Sci.* **36**, pp. 1025-1029 (1989)

18. Joung, J., Miyaoka, R.S., Kohlmyer, S.G., Lewellen, T.K.: "ML based positioning algorithms for scintillation cameras", *IEEE Nuclear Science Symposium and Medical Imaging Conference* pp. 1455-1459 (1999)

19. Milster, T.D., Selberg, L.A., Barrett, H.H., Landesman, A.L., Seacat III, R.H.: "Digital position estimation for the modular scintillation camera", *IEEE Trans. Nucl. Sci.* **NS-32**, pp. 748-752

(1985)

20. Miyaoka, R.S., Sung-Kwan, J., Kisung, L.: "Detector light response modeling for a thick continuous slab detector", *J. Nucl. Sci. Technol.* **45**, pp. 634 - 638 (2008)

21. Cherry, S.R., Sorenson, J.A., Phelps, M.E.: *Physics in Nuclear Medicine* (Saunders, Orlando, 2003)

22. Braem, A., Chesi, E., Joram, C., Rudge, A., Seguinot, J., Weilhammer, P., De, L., R., Nappi, E., Lustermann, W., Schinzel, D., Johnson, I., Renker, D., Albrecht, S.: "Wavelength shifter strips and G-APD arrays for the read-out of the z-coordinate in axial PET modules", *Nucl. Instrum. Methods Phys. Res. A, Accel. Spectrom. Detect. Assoc. Equip.* **586**, pp. 300 - 308 (2008).

23. Chaney, R.C., Fenyves, E.J., Nelson, G., Anderson, J.A., Antich, P.P., Atac, M.: "Application of scintillating fiber gamma ray detectors for medical imaging", *Proc. SPIE - Int. Soc. Opt. Eng.* **1737**, pp. 37 - 40 (1993)

24. Fernando, J.L., Xiong, R., Nguyen, T., Anderson, J.A., Arbique, G., Challa, S., Constantinescu, A., Fenyves, E.J., Kulkarni, P.V., Raheja, A., Thambi, G., Antich, P.P.: "Small animal PET imager built with plastic scintillating fibers", *Proc. SPIE - Int. Soc. Opt. Eng.* **2551**, pp. 102 - 127 (1995)

25. Kulkarni, P.V., Anderson, J.A., Antich, P.P., Prior, J.O., Zhang, Y., Fernando, J., Constantinescu, A., Goomer, N.C., Parkey, R.W., Fenyves, E., Chaney, R.C., Srivastava, S.C., Mausner, L.F.: "New approaches in medical imaging using plastic scintillating detectors", *Nucl. Instrum. Methods Phys. Res. B, Beam Interact. Mater. At.* **B79(1-4)**, pp. 921 - 925 (1993).

26. McIntyre, J.A., Allen, R.D., Aguiar, J., Paulson, J.T.: "A positron emission tomograph designed for 3/4 mm resolution", *IEEE Trans. Nucl. Sci.* **42(4)**, pp. 1102 - 1106 (1995)

27. Moszynski, M.: "Inorganic scintillation detectors in gamma-ray spectrometry", *Nucl. Instrum. Methods Phys. Res. A, Accel. Spectrom. Detect. Assoc. Equip.* **505**, pp. 101-110 (2003).

28. H.O. Anger, in *Instrumentation in Nuclear Medicine*, edited by Hine, G.J. (Academic Press, New York, 1967), Chap. 19.

29. Karp, J.S., Mankoff, D.A., Muehllehner, G.: "A positron-sensitive detector for use in positron emission tomography", *Nucl. Instr. Meth. Phys. Res.* **A273**, pp. 891-897 (1988)

30. Muehllehner, G., Karp, J.S., Mankoff, D.A., Beerbohm, D., Ordonez, C.E.: "Design and performance of a new positron tomograph", *IEEE Trans Nucl. Sci.* **35**, pp. 670-674 (1988)

31. Weber, M.J., Monchamp, R.R.: "Luminescence of Bi4Ge3O12: Spectral and decay properties", *J. Appl. Phys.* **44**, pp. 5495 - 9 (1973)

32. Melcher, C.L., Schweitzer, J.S.: "Cerium-doped lutetium oxyorthosilicate: a fast, efficient new scintillator", *IEEE Trans. Nucl. Sci.* **39(4)**, pp. 502 - 5 (1992)

33. van Eijk, C.W.E.: "Inorganic scintillators in medical imaging", *Phys. Med. Biol.* **47**, pp. 85 - 106 (2002)

34. Surti, S., Karp, J.S., Daube-Witherspoon, M., Wener, M.: "Investigation of image quality and NEC in a TOF capable PET scanner.", *IEEE Nuclear Science Symposium and Medical Imaging Conference*, pp 4032-4037 (2004)

35. Surti, S., Karp, S., Popescu, L.M., Daube-Witherspoon, E., Werner, M.: "Investigation of time-of-flight benefit for fully 3-DPET", *IEEE Trans. Med. Imaging* **25**, pp. 529 - 38 (2006)

36. Manjeshwar, R.M., Yiping, S., Jansen, F.P.: "Image quality improvements with time-of-flight positron emission tomography for molecular imaging", *IEEE International Conference on Acoustics, Speech, and Signal Processing* **Vol. 5**, pp. 853 - 6 (2005)

37. Surti, S., Kuhn, A., ME, W., Perkins, A.E., Kolthammer, J., Karp, J.S.: "Performance of Philips Gemini TF PET/CT scanner with special consideration for its time-of-flight imaging capabilities", *J Nucl. Med.* **46**, pp. 471-480 (2007)

38. van Loef, E.V.D., Dorenbos, P., van Eijk, C.W.E., Kramer, K., Gudel, H.U.: "High-energy-resolution scintillator: Ce3+ activated LaBr3", *Appl. Phys. Lett.* **79**, pp. 1573 - 5 (2001)

39. Birowosuto, M.D., Dorenbos, P., van Eijk, C.W.E., Kramer, K.W., Gudel, H.U.: "Scintillation properties of LuI3:Ce3+-high light yield scintillators", *IEEE Trans. Nucl. Sci.* **52**, pp. 1114 - 18 (2005)

40. Kuhn, A., Surti, S., Karp, J.S., Newcomer, F.M., VanBerg, R., Muehllehner, G.: "Performance assessment of pixelated LaBr3 detector modules for TOF PET.", *IEEE Nuclear Science Symposium and Medical Imaging Conference*, pp 3402-3406 (2004)

41. Porter-Chapman, Y.D., Bourret-Courchesne, E.D., Bizarri, G.A., Weber, M.J., Derenzo, S.E.:

"Scintillation and luminescence properties of undoped and cerium-doped LiGdCl4 and NaGdCl4", *IEEE Trans. Nucl. Sci.* **56**, pp. 881 - 6 (2009)

42. Derenzo, S.E., Boswell, M.S., Bourret-Courchesne, E., Boutchko, R., Budinger, T.F., Canning, A., Hanrahan, S.M., Janecek, M., Qiyu, P., Porter-Chapman, Y., Powell, J.D., Ramsey, C.A., Taylor, S.E., Lin-Wang, W., Weber, M.J., Wilson, D.S.: "Design and implementation of a facility for discovering new scintillator materials", *IEEE Trans. Nucl. Sci.* **55**, pp. 1458 - 63 (2008)

43. Hawrami, R., Batra, A.K., Aggarwal, M.D., Roy, U.N., Groza, M., Cui, Y., Burger, A., Cherepy, N., Niedermayr, T., Payne, S.A.: "New scintillator materials (K2CeBr5 and Cs2CeBr5)", *J. Cryst. Growth* **310**, pp. 2099 - 102 (2008)

44. Van Loef, E.V., Yimin, W., Glodo, J., Brecher, C., Lempick, A., Shah, K.S.: "Recent advances in ceramic scintillators", *Nuclear Radiation Detection Materials,* pp. 87 - 94 (2008)

45. Van Eijk, C.W.E.: "Inorganic scintillators in medical imaging detectors", *Nucl. Instrum. Methods Phys. Res. A, Accel. Spectrom. Detect. Assoc. Equip.* **509**, pp. 17-25 (2003).

46. Berard, P., Pepin, C.M., Rouleay, D., Cadorette, J., Lecomte, R.: "CT acquisition using PET detectors and electronics", *IEEE Trans. Nucl. Sci.* **52**, pp. 634-637 (2005)

47. A. Nassalski, M. Moszynski, T. Szczesniak, D. Wolski, T. Batsch, The Road to the common PET/CT Detector, IEEE Trans Nucl. Sci. vol. 54, no. 3, pp. 1459-63, 2007

48. Nassalski, A., Kapusta, M., Batsch, T., Wolski, D., Mockel, D., Enghardt, W., Moszynski, M.: "Comparative study of scintillators for PET/CT detectors", *IEEE Trans. Nucl. Sci* **54**, pp. 3-10 (2007)

第 2 章
用于小动物成像的固体探测器

Paolo Russo, Alberto Del Guerra

1 引言

最初开发用于高能物理应用的半导体探测器技术，在 X 线和 γ 线医学成像应用的高性能系统中有独特作用，包括小动物成像。使用单光子发射计算机断层扫描(SPECT)对小动物成像要求小型探测器除了具有合适的辐射准直器，还具有超高空间分辨率、高能量分辨率和良好的探测效率。小动物 SPECT 扫描目前最常用的技术是带有光电倍增管读出器的闪烁体系统，但它只能在一定程度上保障这样的总体性能。另一方面，相比闪烁体探测器，半导体探测器可以提供在典型放射性核素能量下的能量分辨率约两倍的增益、内在空间分辨率大于两倍的增益和相当的内在探测效率，虽然通常是在缩小的视野中。此外，其密度对设计小动物"个性化"微型扫描仪至关重要。小动物 SPECT 半导体扫描仪的另一个特性是，当 SPECT 扫描与低分辨率 X 线 CT 扫描仪联合用于成像时，准探测器技术可以用 γ 线成像和 X 线成像。微 PET 系统对高空间分辨率、高灵敏度的要求越来越高，半导体探测器技术将成为高性能 PET 扫描仪未来的选择。

本章参照最常用技术，说明了像素和微带半导体探测器应用于小动物成像的基本技术，涉及 CdTe、CdZnTe(CZT)和 Si 半导体。除了液态氮冷却 Ge 特别应用于超高分辨率的正电子发射断层扫描(PET)小动物扫描仪，CdTe、CdZnTe 和 Si 常温半导体探测

P. Russo (✉)
Dipartimento di Fisica, Università di Napoli Federico II,
and INFN Sezione di Napoli, Napoli, Italy
e-mail: Paolo.Russo@na.infn.it

A. Del Guerra
Dipartimento di Fisica, Università di Pisa, and INFN Sezione di Pisa, Pisa, Italy
e-mail: alberto.delguerra@df.unipi.it

器技术仍然处于早期阶段，但越来越受到关注。本章介绍了半导体 SPECT、SPECT/CT 扫描仪及用于小动物成像的半导体 PET 扫描仪的开发实例。除了简单说明这些系统，本章重点将放在对于它们的技术描述。

为了说明半导体探测器在 MicroSPEC 和 microPET 小动物成像领域的应用，下面列出了探测器的物理特性的简要大纲。基本术语、相关数据和基本技术将用图解说明。

1.1　辐射半导体探测器的基本原理

X 线和 γ 线半导体探测器用于放射学和核医学诊断的能量范围（从数十到数百千电子伏），通过将相互作用的光子的能量转换成一定数量的电子-空穴(e-h)对并运送到相应的电集，然后记录这个电阻（图 2.1）。一旦在半导体基片发生光电或康普顿效应，就可以产生一个高能电子。这种事件的发生率决定探测器的量子效率。材料中的这种高能电子失去能量通过产生光子和高能量电子-空穴(e-h)对，这些电子和空穴接着产生光子或产生次级电子-空穴(e-h)对，直到能量最终耗完，该过程中它们重组辐射或通过光子激发产生[1]。

半导体探测器在读出电路产生信号时收集电子和空穴。因为生成电荷的一部分被困在半导体内或其他地方，而不能在收集电极产生电信号，所以电荷收集效率(CCE)不能得到统一。这种情况发生在如含有杂质的复合半导体探测器、晶体缺陷、俘获中心等情况下。每个相互作用的光子在探测器内释放的能量与产生的电子-空穴对的数量成正比：对半导体而言，电子-空穴对的创造能量为 3~5eV/电子-空穴对（表 2.1），而 NaI:Tl 闪烁体材料是 13eV/电子-空穴对。这意味着在半导体探测器中产生大信号，例

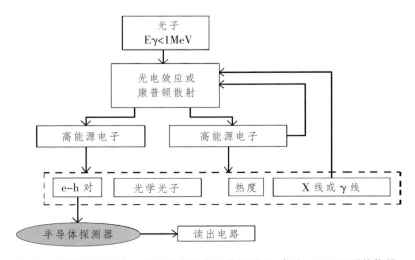

图 2.1　探测器材料中 γ 线的非弹性交互作用图示，高达 1MeV 以下的能量。

表 2.1　一些利用 X 线和 γ 线成像的半导体的物理特性[2]

	材料			
	Si	CdTe	$Cd_{0.9}Zn_{0.1}Te$	Ge
原子序数(s)	14	48;52	48;30;52	32
有效原子序数	14	50	49.1	32
密度(g/cm³)	2.33	5.85	5.78	5.33
能带隙，$E_g(eV)$	1.12	1.44	1.572	0.67
电子迁移率，$\mu_e(cm^2/Vs)$	1400	1100	1000	3900
电子寿命，$\tau_e(s)$	>10^{-3}	3×10^{-6}	3×10^{-6}	>10^{-3}
空穴迁移率，$\mu_h(cm^2/Vs)$	480	100	50~80	1900
空穴寿命，$\tau_h(s)$	2×10^{-3}	2×10^{-6}	10^{-6}	10^{-3}
$\mu_e\tau_e(cm^2/V)$	>1	3.3×10^{-3}	$(3\sim5)\times10^{-3}$	>1
$\mu_h\tau_h(cm^2/V)$	1	2×10^{-4}	5×10^{-5}	>1
电子空穴对产能(eV/e-h 对)	3.62	4.43	4.64	2.95
介电常数	11.7	11	10.9	16
电阻率(Ωcm)@ 20℃	<10^4	10^9	3×10^{10}	50

如，CdTe 100-keV 的光子可以生成平均 23 000 个电子-空穴对，所以，即使低效运输和俘获电子和空穴电荷，电信号也可以放大，产生相互作用。因此，探测器暗(泄漏)电流必须保持低水平，射频感应信号可与探测器噪声分开。

　　在低-暗的电流条件下有两种运行基本方案，采用二极管结构(交叉点)或电阻模式。在第一个方案(图 2.2，图示为高电阻率 n-型 Si 晶片情况)中，p-n 结的实现是通过在掺杂探测器基底一侧植入以单探测器元素或多探头元素(条、像素)的 p⁺区域，在另一侧植入 n⁺区域。这种二极管结构是反向偏置的：这样一来，正向偏压操作可以很大程度上减少外部电路的暗电流。

1.2　半导体探测器的电荷生成和运动

　　应用合适的高反向偏置电压(随着基片厚度的平方增加)可以使耗损(有效)区域扩展到整个探测器。一旦完全耗尽，可以更进一步增加偏置电压(击穿前)，从而增加电荷载体的偏移范围的电场强(E)。另外，面垒(反向偏置)二极管结构的激发通过一侧与金属半导体(肖特基二极管)的阳极接触，另一侧与低阻抗("欧姆"或"注入")金属半导体接触(图 2.3)。CdTe 常温复合半导体是这种结构，其用铟(或钛/铟)做阳极电极(在 In/CdTe 接触面形成高肖特基势垒)，铂做阴极电极；或者创建 p-n 结。第二方案(图 2.3)，光导操作可通过探测器基质的两侧存储欧姆接触实现(如在 Pt/CdTe/Pt 探测

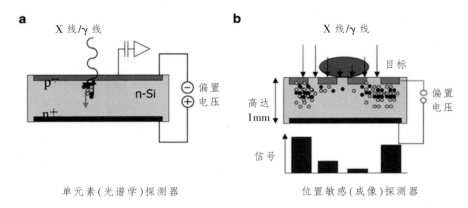

图2.2 用于光学（单一元素，a）或成像应用（b）的 Si p-n 结探测器的基本构造，该图说明了由 X 线和 γ 线的相互作用产生的电子-空穴对的生成、漂移和收集过程。

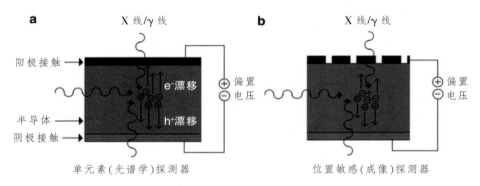

图2.3 用于光学（单一元素，a）或分段接触电极的成像应用（b）的辐射探测器成像，也可以在装有电阻或与肖特基接触的半导体基板上实现。如光子的路径所示，可以从正面、背面或侧面辐照。

器）。辐照几何体通常是头对头，起自阴极，但也可以使用侧面辐照（图2.3），例如，用薄的探测器达到更高的相互作用深度和保证良好的横向分辨率。应用高偏置电压保证 E 值（如，$10^3 \sim 10^4 \text{V/cm}$），因此，辐射的相互作用产生了电荷载体的高漂移速度（$v_e = \mu_e \cdot E$；$v_h = \mu_h \cdot E$，μ_e 和 μ_h 电迁移率分别对应电子和空穴）。然后，为了保持光导探测器的电流漏电低，半导体探测器基质必须有一个高体积电阻率（如，$10^8 \sim 10^{10} \ \Omega\text{cm}$）（表2.1）。信号输出一侧的电压极性的选择决定电荷载体的类型（电子或空穴），取决于它们不同的电迁移率 μ_e 和 μ_h，以及各自的寿命 τ_e 和 τ_h。

由于晶体缺陷相对应的半导体的禁带区电子能级的存在，在漂移过程中一些电子和空穴被困于这些能级，复合半导体（如 CdTe、CdZnTe）的 τ_e、τ_h 减少到能级（$\approx \mu s$）等级低于 Si 和 Ge（$\approx ms$）（表2.1）。通常情况下，电子的电荷传输参数（μ，τ），明显高于空穴,这些低(μ_h,τ_h)值导致空穴俘获和电荷损失。电子和空穴之间这种不对称的载波传输导致收集电极阳极与阴极对感应电荷脉和冲波形的依赖,分别在相互作用的深度 z 和半导体探测器有效厚度 L。如果相互作用发生在近阴极($z \approx 0$),空穴运动对电荷信号的作用甚微。阴极的交互深度 $0 \ll z < L$,电荷脉冲形状取决于空穴。如果从阴极空穴漂移距离 z,比俘获之前的平均距离 $\lambda_h = v_h \cdot \tau_h = \mu_h \cdot \tau_h \cdot E$ 长,那么在阳极感应电荷信号 Q_{anode} 的 CCE 降低,根据以下赫克特关系(q 是元电荷,N_0 是光子在深度 z 相互作用产生的电子–空穴对的数量):

$$CCE = \frac{Q_{anode}}{qN_0} = \frac{\mu_e \tau_e E}{L}\left(1 - e^{-(L-z)/\mu_e\tau_e E}\right) + \frac{\mu_h \tau_h E}{L}\left(1 - e^{-z/\mu_h\tau_h E}\right) \tag{2.1}$$

由于低 $\mu_h \cdot \tau_h$ 值,上面的公式表明,如果探测器厚度 $L > \mu_h \cdot \tau_h \cdot E$,收集电荷 Q_{anode} 小于依赖互动深度 z 的变量 qN_0。这意味着由于 γ 线光电吸收,峰值谱形状在低能量侧出现了一个峰(谷)。例如,对于 CdTe,根据表 2.1 中的数据和上面的公式,偏置在 $-100V$ 的 1mm 厚度的探测器在距离阳极 0.1mm 处交互作用 CCE 约为 82%,在探测器中约为 94%,在距离阴极 0.1mm 处约为 99%。由于这些原因,阴极辐射的 γ 线和阳极收集的电荷信号(连续或像素化)是首选,电子主要形成信号。Barrett 等[3]表示 γ 线探测器的半导体阵列表明空穴俘获的效果取决于像素的大小 ω 与探测器厚度 L 的比值,对于小像素($\omega \ll L$),电荷载体从阳极移动到距离 ω 的过程对像素信号的作用最大。如果接触像素阳极,电子对信号作用最大,俘获的电子比空穴少,从而保留 CCE 和能量分辨率。在室温的情况下半导体如 CdTe 或 CdZnTe,这种所谓的"小像素效应"支持阳极像素和阴极辐射(连续电极)的探测器的使用。然而,考虑到探测器厚度,像素不应该太小,因为电荷扩散相邻的像素("电荷分享")会造成部分或全部光谱信息损失。能量达 511keV 时,长宽比 L/ω 的中间值(如 $L/\omega \approx 4$~5)可以提供更好的能量分辨率。例如,75μm 像素的 CdTe 阵列探测器在 750μm 厚度($L/\omega = 10$)能量分辨率很差(根据 60keV 时模拟[4]),55μm 像素的 CdTe 阵列探测器在 1mm 厚度($L/\omega = 18$)根本没有光谱分辨率[5];5mm 厚 CdTe 探测器有一个至少 4% 的能量分辨率在 140keV,$L/\omega = 4$[6]。对高深度比像素探测器,综合来自相邻像素子阵列的模拟信号可恢复能量分辨率,同时保留空间分辨率。

1.3　从半导体到半绝缘性探测器

高电阻率化合物半导体如 CdTe、半绝缘体 GaAs 和整流接触及欧姆接触 CdZnTe 由于其大的能带隙>1.4eV(表 2.1),可以实现室温操作与低漏电流。因为探测器级复合半导体晶体(如 CdTe)在生长过程中会出现杂质而使晶体的电阻率减少,在晶体生长过程中掺杂合适的原子(例如,在 CdTe:Cl 中使用 Cl)用于电补偿这些杂质。因此,晶体产生半绝缘性。例如,如果所有的杂质都完全补偿($n_i \approx n \approx p$),那么可以计算体积电阻率 ρ_i[7]:

$$\rho_i = \frac{1}{qn_i(\mu_e + \mu_h)} \tag{2.2}$$

n_i 是本征载流子浓度,n 和 p 分别是自由电子和空穴的平衡浓度。室温下,对于 $Cd_{0.9}Zn_{0.1}Te$,上述公式可以推导出电阻率大小达 4×10^{10} Ωcm(即这个量级高于 CdTe 的电阻率)。

2 基于成像探测器的半导体

2.1 半导体与基于探测器的闪烁体

半导体材料常温下用于 X 线和 γ 线直接检测成像系统的基片,已应用于小动物成像(10~150keV),与传统的间接探测系统(闪烁体晶体位置灵敏度光探测装置)相比,其性能至少在一些图像质量参数上更好。从原理角度来说,直接和间接检测模式之间存在相似(图 2.4),都可以在室温下操作。在间接探测系统中,γ 线在荧光体/闪烁体层被吸收,能量转换成一定比例的可见光或紫外光光子,紧接着产生初级光电子和电子–空穴对。闪烁体中光电子向晶体表面等效全向迁移。然后,这个光信号由光电探测

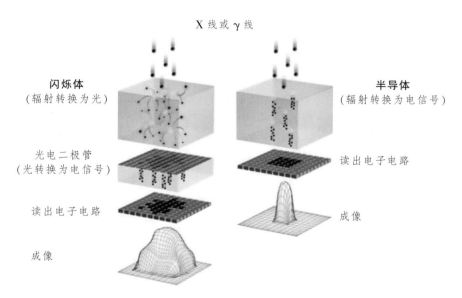

图 2.4 基于闪烁体和半导体的成像系统的转换过程示意图(Adapted from [15])。

器读出,光电探测器可将光子放大转换为一个强烈的电流。在直接探测系统中,γ 线光子在(半导体)探测器中相互作用,以一定比例的电子-空穴对的形式产生信号;在一个强烈的外加电场作用下,这些载流子分离并迁移到相应的电极,这种漂移产生的电流由集成放大器整流并转换成电压脉冲。光电探测器+间接探测系统的读出电路体积较大,如光电倍增管(PMT),这使直接探测系统很紧密,虽然这种情况也可以转变[如非常紧密的间接探测系统采用一层薄的闪烁体耦合到电荷耦合装置(CCD)]。当把统计起伏和转换过程考虑在内,总放大增益以及信号损失过程中的效率这两个方案出现定量差异。这些均会影响决定探测器的能量分辨率,γ 线系统中能量分辨率是人类成像和小动物成像、同位素标识和散射抑制的重要的光谱参数。上述差异简要地说明了半导体探测器与闪烁体探测器应用于 γ 线小动物成像的优缺点。

在闪烁体光学探测方案中,存在光信号损失,因为在一个连续的或像素化闪烁体晶体中,不可能将闪烁光只运输到光电探测器表面的晶体一侧。事实上,针状结构闪烁体比如 CsI:Tl,可实现这种向输出表面的光引导,但是在这种情况下吸收厚度通常仅限于一毫米的一小部分,因此,它们的使用也仅限于低能量 γ 线。到达另一个闪烁体表面的光或是被吸收(如通过黑处理,以避免由于光反射造成的位置评估失真),或是被反射(如通过反射处理)增加光的输出。此外,当输出光信号传输到光电探测器窗口时存在光损失,因为两个光学表面之间的耦合通常是与失真反射和表面边界处的光损失有关。光从相互作用点到光电探测器窗口的运输效率据保守估计是 0.75。

与之类似,半导体探测器在漂移过程中会发生电荷损失,当电子或空穴被困在晶体缺陷、不均匀区域和俘获中心,即使使用高强度电场也会造成电极的 CCE 不统一。对 Si 来说,CCE 可以接近 1,但对于室温半导体化合物可保守估计 CCE≈0.9。对于闪烁体来说,转换过程的低效性(包括在光电探测器的光电阴极创建给定数量的光电子)决定整体能量分辨率。材料中辐射产生的电子-空穴对的数量波动情况取决于其分布,分布的方差通过法诺因子 F 与产生的电子-空穴对的平均数量成正比。对于 NaI:Tl 来说,100keV 时相互作用的光子产生 7500 个电子-空穴对。这些载流子通过激发和辐射去激发产生效率约为 0.54 的光子,即生成约 4000 个光子,但只有 3000 个到达光电阴极(75%的光接收效率),并转换为 600 光电子(假设光电阴极量子效率为 20%)。这意味着对于 NaI:Tl 在读出光电探测器中创建一个光电子大约需要 13 个电子-空穴对。对于高光产闪烁体如 LaBr$_3$:Ce(6300 光子/100keV)和 CsI:Tl(6600 光子/100keV)在 100keV 相互作用的光子在光电阴极约产生 1000 个光电子。所有导致生成有用光电子信号低效性的这些因素是相互独立的,并最终决定法诺因子 $F≈1$(即泊松统计应用)用于闪烁体探测器的光电子生成过程。另一方面,半导体探测器中 γ 线能量转换成光电子信号的整体效率提高了。晶体硅的转换因子是 28 000 电子-空穴对/100keV 光子,

CdTe 的转换因子是 22 600 电子–空穴对/100keV 光子。在室温下 Si 和半导体(如 CdTe、CdZnTe、GaAs)在 γ 线能量的 F 接近 0.10 ± 0.04[8]。这意味着信号生成过程的波动符合亚泊松分布。因此,LaBr$_3$:Ce 闪烁体在 662keV 的能量分辨率已经达到 2.6%~2.9%[9],而 CdTe 相应为 0.9%[10]。在 140keV、5mm 厚的 LaBr$_3$:Ce 持续晶体,耦合到平板位敏 PMT,显示能量分辨率是 9%。在 140keV、5mm 厚 CdZnTe 探测器的能量分辨率在 3.6%[11]和 6%[12]之间,性能也依赖于读出电子。对 X 线固有探测效率 η 和在零空间频率的探测量子效率[DQE(0)]而言,分析信号转换增益 G 和法诺因子 F 也有助于区分间接和直接检测系统之间的差异。直接探测系统可以表示为(如[13]):

$$DQE(0) = \frac{\eta}{1+\left(\dfrac{F}{G}\right)} \cong \eta \tag{2.3}$$

括号里的值接近于零,因为对于半导体探测器 F 接近零,而 G 很大。对于间接探测系统,考虑第一转换阶段(闪烁体)以及从可见光子到电荷的第二转换阶段,上述表达公式应修改成相应的参数 F_2 和 G_2,因此:

$$DQE(0) = \frac{\eta}{1+\left(\dfrac{F_1}{G_1}\right)+\left(\dfrac{F_2}{G_1 G_2}\right)} \cong \eta \tag{2.4}$$

考虑到这些因素之后,对于闪烁体,近似认为 $F_1 \approx 1$,$G \gg G_1$,$G_1 \gg$,$G_1 G_2 \gg 1$。可以得出这样的结论:在定量的基础上,半导体或闪烁体探测器用于 γ 线成像的 DQE(0)不同,更多是因为其固有探测效率 η,而不是它们的工作原理。

单 γ 线闪烁体微弱的光信号需要通过读出光电探测器(如 PMT)高增益放大(使用高电压≈kV),而来自单 γ 线的电荷(电子或空穴)在半导体中可以在较低电压(≈0.1kV)和低增益下收集。这些是半导体系统的更多实际优势。

2.2　半导体探测器的探测效率

低 Z 和低密度的半导体探测器(如 Si)(表 2.1 和表 2.2,图 2.5)对于高能 γ 线(如 140keV)的 η 非常低,这是由于闪烁体的晶体厚度(几毫米)使其有效厚度非常有限(通常≤1mm)。这个主要限制使硅探测器在低能 X 线或 γ 线应用的成像探测器 (如 ^{125}I、microCT)中可以发挥作用,这种成熟的探测器技术可为活体成像提供高的固有空间分辨率。另一方面,对于 511keV 高能 PET 成像,薄层低 Z 探测器的侧面辐照几何能够达到很大的衰减长度。相反,高 Z 和高密度半导体探测器(如 CdTe、CdZnTe)(表 2.1 和表 2.2)可提供比相同厚度的闪烁体探测器更高的吸收率(图 2.6)。然而,对于直接探测成像的应用程序,这些化合物半导体探测器的有效基片厚度限制在几毫米,而闪烁体晶体厚度在高能 γ 线时足以提供高的吸收率(图 2.6)。另一方面,闪烁体层厚度的增加

表 2.2　光子截面(线性衰减系数)用于小动物成像的半导体探测器的能量特征

材料	能量(keV)	康普顿(cm⁻¹)	光电(cm⁻¹)	总衰减(cm⁻¹)	平均自由程(mm)
Si	27.5	0.347	3.542	4.241	2.4
Si	140.5	0.310	0.020	0.350	28.6
Si	511	0.200	4.1×10^{-4}	0.202	49.5
CdTe	27.5	0.570	154.4	159.7	0.06
CdTe	140.5	0.614	3.223	4.148	2.4
CdTe	511	0.415	0.091	0.534	18.7
CdZnTe	27.5	0.570	150.3	155.5	0.06
CdZnTe	140.5	0.613	3.052	3.965	2.52
CdZnTe	511	0.413	0.086	0.525	19.0
Ge	511	0.402	0.018	0.433	23.1
BGO	511	0.509	0.396	0.963	10.4

为做对比,$Bi_4Ge_3O_{12}$(BGO)闪烁体晶体在 511keV 的截面数据也被报告(Data from [14])。

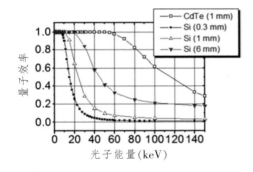

图 2.5　Si(分别为 0.3mm、1mm 和 6mm 厚度)和 CdTe(1mm 厚度)探测器的量子效率(Calculated with XCOM data from [14])。

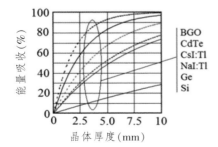

图 2.6　不同厚度的闪烁体和半导体在 50keV 的辐射能量吸收比较(Adapted from [15])。

增加了光传播,降低了在间接探测系统的固有空间分辨率。

半导体探测器的固有空间分辨率取决于横向电荷传播,由于大多数漂移电荷的收集发生在近集电极,可通过电极配置和高电场的应用控制传播。这意味着在半导体探测器,可以优化像素尺寸,在技术允许下尽可能小,或小到物理限制尺寸(如小像素效应,横向电荷扩散,由于光子荧光或康普顿散射达到电荷共享),而对于闪烁体探测器来说,空间分辨率与吸收厚度及吸收率呈负相关。

2.3　混合像素探测器

"混合探测器"这一术语就表明它是由半导体 X 线或 γ 线辐射探测器(传感器)与用于读取信号的微电子电路耦合的组合体。这些探测器最初因高能物理应用而被开发[16](图 2.7)。因此,与单片探测器不同,单片探测器的传感器和读出函数是在相同的半导体基板上实现的,而混合探测器可以单独优化辐射探测的效率和信号处理的性能,因为这两个函数是在两个独立的半导体基板上实现的,属性完全不同。例如,用于信号放大和识别及信号处理的数字逻辑的模拟(微)电子通常是在低电阻率的硅晶片上实现的,而用于实现辐射探测器的半导体基板可以是,如高电阻率硅,Si:Li,GaAs 晶膜,半绝缘性 GaAs、CdTe、CdZnTe。这些半导体探测器有一个大的带隙,通常在室温下工作,但适度的冷却也能用于减少探测器泄漏电流和控制相关读取电子的热负荷。

对于成像应用,像素几何或微带几何已经应用于探测器。混合像素探测器的辐射

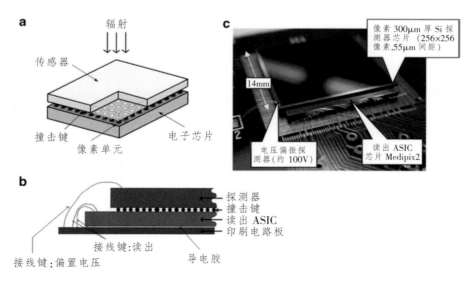

图 2.7　(a)混合像素探测器的组合。(b)探测器连接组合。(c)图示为在印刷电路板上的混合像素探测器(Medipix2)[17]。

场由探测器要素即像素通过 2D 矩阵排列进行空间组合,半导体传感器是逐像素地连接到像素读出集成电路,*ad hoc* 设计的(应用特定集成电路,ASIC)[18],其几何模式与像素探测器相匹配。高密度互联通常使用凸点焊接技术,也就是像素和电子区之间插入微($\approx$10μm)金属凸点(金、铟、锡)[19](图 2.8 和图 2.9)。依据探测器阵列能否良好接触,凸点焊接的成品率通常> 95%,也可能>99.9%,同样的高产出率见于像素探测器接点技术(图 2.10)。

凸点焊接可在高温(如焊料焊接的温度在 400~180°C 的范围)或在"冷"条件下(如80°C)实现。倒装铟焊接技术,通常一个凸点定位在两个晶片(传感器和读出芯片)的特定焊盘上,为了建立机械和电气连接,然后用每个芯片几十牛顿的力将这两个晶片压在一起[20]。焊接技术的选择还取决于半导体基板的温度要求。例如,CdZnTe 探测器阵列对高温暴露敏感,因此进行焊接的温度范围是 60~150°C[21]。读取芯片外部连接到读出器接口通常是用微细超声线焊。这种成像探测器的一侧有一个连续电极(辐射发生处),另一侧有一个像素电极结构(图 2.11)。

混合探测器的每个像素可对应于二极管结构的结点(如图 2.11,在像素一侧形成

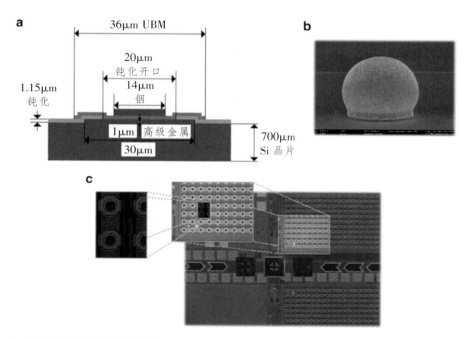

图 2.8　高密度铟凸点焊接的例子:Medipix2 混合像素探测器凸点焊接到 700μm 厚的硅像素探测器与 55μm 间距像素。(a)探测器像素结构,36μm 方形凸点金属化(UBM)堆积在探测器和 ASIC 基板。(b)14μm 铟点的电子扫描显微图像。(c)ASIC 基板模式显示,逐次放大,像素矩阵阵列和像素结合区(Courtesy of Z. Vykydal,IEAP,CTU,Prague)。

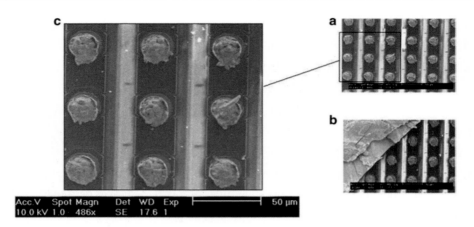

图 2.9　(a)混合像素探测器的电镜扫描图像,显示了 ASIC 电路上每 55μm 一个铟凸点。(b)混合后,传感器(1mm 厚 CdTe 探测器)的一部分被强力(刮削组件)移除了。(c)凸点的放大图像(Courtesy of E. Manach,CEA–LIST,Saclay,France)。

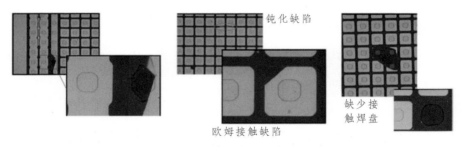

图 2.10　半导体像素探测器(CdTe,欧姆接触)的显微图像,55μm 的方形像素,与读出 ASIC 连接之前,显示了各种类型的触点的局部缺陷。有这种缺陷触点情况的矩阵阵列显示只有 10^{-4}(Courtesy of J. Ludwig, Freiburg University, Germany)。

p-n 结),或探测器在光导(欧姆)模式下工作。通过在这两个电极之间应用偏置电压,形成一个活跃区作为结点探测器耗尽层或作为整个半导体基板,应用于电阻探测器。探测器活跃区 γ 线光子的相互作用产生电子–空穴对,并由高强度电场足够快地分离电子–空穴对,以防止再结合。然后电荷漂移发生在相应电极,在漂移过程的最后可以在像素一侧收集到一个感生电荷(电子或空穴,这取决于电压极性)。

选择合适的偏置电压极性,以便收集在电荷俘获和脱离效应、晶格缺陷、不同的电子和空穴迁移率及横向电荷扩散存在的条件下,在半导体基板表现出最好的运输特性(图 2.12)。确定像素坐标(s)可以识别交互位置,而总收集电荷显示光子能量的信息,这与像素(s)内储存的能量成正比。由单光子聚集或许多相互作用的光子产生的电荷

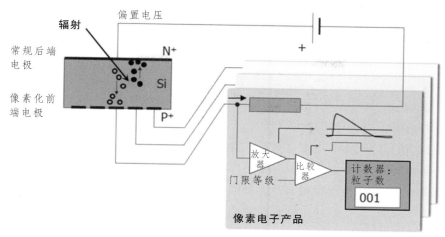

图 2.11　该图解释了混合像素探测器在单光子计数的工作原理。单探测器像素显示为在高电阻率 Si 基板的 p-n 结。辐射产生的电子–空穴对在传感器活跃区域漂移，在外加电场作用下全部电荷达到像素电极由像素单元电子器采集和处理。每一个空穴（如该图）或电子的收集依赖于偏置电压极性。信号通过一个电荷敏感放大器，计算的相互作用事件（光子）的数量，其水平与设置的阈值水平相比，信号高于阈值（Courtesy of J. Jakubek, IEAP, CTU, Prague）。

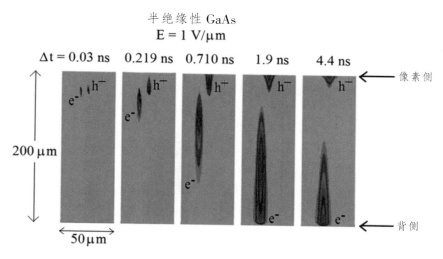

图 2.12　在半绝缘性 GaAs 像素探测器，模拟 42 keV 光子相互作用产生的 10 000 个电子–空穴对的空间分布的时间演变图。200μm 厚探测器偏置在 200 V 与像素一侧连接（采集孔）。50μm 厚像素探测器，电荷产生应发生在像素侧表面下 25μm 深处，在两个相邻像素的中心。为了便于显示，电子云（e⁻）与空洞云（h⁺）横向略分开。这 5 个图显示了从 0.03ns 到 4.4ns，在距离创建时间的不同时间间隔 Δt，e⁻ 和 h⁺云分别向集电极和阴极漂移，通过电子扩散也发生横向和纵向传播。e⁻和 h⁺的分布灰度表明在半导体内载体浓度（Data from [28], reproduced with permission）。

而产生的信号在每个像素电极被处理。

　　混合探测器可在电流模式或光子计数模式下工作。在单光子计数(读出芯片中的像素电子在曝光过程中能够快速识别和处理每一个相互作用的光子),每个单元的读出电路可能包括一个电荷敏感的前置放大器、一个单级或多级鉴频器、一个计数器或一组计数器(图2.11)。矩阵级别整体鉴频器通常是可以设置的以便适合所有像素,而像素级的精密调节的这个阈值在读出ASIC时是通用的,以弥补单元扩增的微小差异。整体阈值可以通过将混合像素探测器连接到数字采集系统的电子接口调整。只需一个鉴频器级别,在图像曝光结束时图像矩阵读出器包含的光子储存总数,在每个像素其能量高于阈值。通常设置这个能量阈值略高于系统噪声。每个像素有两个鉴别器阈值可用,可以根据它们的能量识别单光子设置能量窗口,如核医学放射性核素示踪剂的γ线成像要求放射性核素识别和组织散射抑制。因为每个像素可用多个计数器和多阈值,多能("彩色")单光子成像是可行的(如[22]),这就为光子计数设计增加了光谱性能。

　　在电流模式下,由读出电极收集的信号是源于在曝光时间内所有光子在探测器像素中相互作用的总感生电流。这种模式通常用于高强度辐射领域,例如,X线计算机断层扫描成像。

2.4　微条成像探测器

　　微条成像探测器是最初开发用于高能物理学,后来用于医学成像的数字X线摄影[23-25]和数字放射自显影法[26,27],其使用仅几分之一毫米厚的半导体基板(如Si、CdTe、CdZnTe、GaAs、HgI$_2$)。在微条探测器中组合电极放置在又薄($\approx 10{\sim}20\mu m$)又长(如3~6cm)的金属接点带上。这些带是p-n结或肖特基势垒带状二极管,并作为电荷集电极用于底层探测器结构(图2.13)。

　　对于Cd(Zn)Te,欧姆接触以及金属-半导体阻隔物可在探测器的一侧或两侧实现。下面简述微条成像探测器的工作原理。为了实现1D探测器,仅探测器的一侧(接点侧)配备n平行微条,另一侧则布满均一触点。外部偏置下,辐射感应电荷(电子和空穴)移向各自集电极,并在接点侧,单极性电荷只在一个或几个邻带收集。这就使1D探测器获得了光子相互作用的坐标位置信息。在2D(双侧)微条探测器,背面(欧姆)接触也配置了m平行微条,但与结点侧的n微条垂直。

　　欧姆微条收集单极性电荷载流子(在反向偏置的微条探测器为电子),并提供一个1D位置信息。电荷漂移运动通常持续几纳秒(ns)。通过分析信号在结点侧和电阻侧的时间一致性,一侧的坐标(X)可以(电子联机或通过软件,脱机在列表模式获得)与另一侧的正交坐标(Y)配对,在光子相互作用点的坐标(X,Y)显示一次计数。这允许重建n×m图像矩阵的每一个"像素"内相互作用的光子数量。如果相邻微条之间电荷共享,

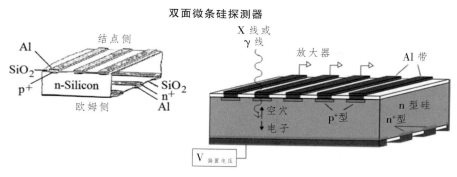

图 2.13　双面微条硅探测器的原理图,显示利用 2D 光子计数装置的操作原理。在结点侧一个高电阻率 n 型硅基板,植入 p^+ 带形成一系列平行结点;在背面(欧姆侧)植入 n^+ 平行带,与另一组活动带正相交。铝接触沉积在与读出电路的电气连接的平行条上。

将在几个邻带产生域上信号,电荷中心的推导(条电荷信号的空间加权总和)允许空间分辨率提高超过带距 ω(mm)固有限制,达到 $(2.35/\sqrt{12})\cdot\omega$(mm FWHM),应用于条之间辐照位置的均匀分布。

3　SPECT 和 PET 小动物扫描仪的成像要求

3.1　MicroSPECT

　　^{99m}Tc 和 ^{125}I 是小动物 SPECT 成像的基本放射性核素[1]。后者最近受到关注,因其能发射低能 X 线(27.5keV 和 31.0keV,总发射概率 $\approx$90%)和 γ 线(35.5keV),这允许使用小光圈的准直器,提供高的系统空间分辨率[29],但也要处理低 Z(如 Si:Li)[30]或薄的(如 1mm CdTe)[31]半导体探测器的检测效率。对于小动物器官的成像和放射性分布的量化,必须要考虑到组织散射和衰减,因为两种放射性核素的不同光子能量决定了不同场景。事实上,在 27.5keV 康普顿和光电子衰减系数在水中具有可比性,然而在 140keV,与散射相比光电吸收可以忽略(图 2.14c,表 2.3)。

　　蒙特卡罗模拟试验[32]表明,在半径几厘米的水箱,用小鼠模型,散射量与初始量的比率(SPR)在 ^{125}I 可高达 30%,^{99m}Tc 为 10%(图 2.14 b)。总衰减可以确定在模型中心的重建活动被低估了 25%(^{99m}Tc)~50%(^{125}I)(图 2.14a)。

　　因此,高能量分辨率作为散射抑制的一种方法,在低光子能量时比在 140keV 更值得关注,在注射小鼠体内的 SPR 值预计将低于 10%。

　　与闪烁体探测器不同,使用 ^{125}I 源时半导体探测器可提供良好的能量分辨率。然

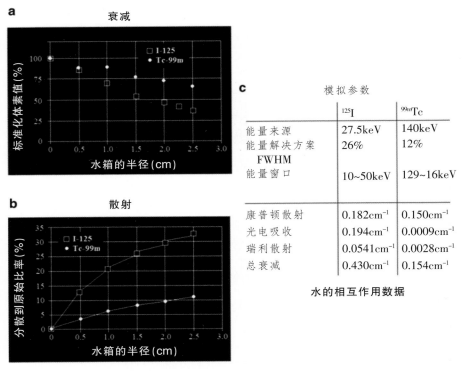

图 2.14　(a)^{125}I 源(开放场)或 ^{99m}Tc 源(填充场)的放射活性水平与水箱半径的模拟函数,在水箱中源是轴向的。源是一个半径 2mm 的放射性球体。数据显示,由于光子的衰减,重建的放射性会被低估。(b)在同一几何结构,^{125}I 的模拟散射量与初始量的比例明显高于 ^{99m}Tc 的。模拟中使用的参数和相互作用数据在表中显示(c)(Data from [32], reproduced with permission)。

表 2.3　用于小动物成像的特征能量在水中的光子横截面(线性衰减系数)(Data from [14])

能量(keV)	康普顿(cm⁻¹)	光电子(cm⁻¹)	Rayleigh(cm⁻¹)	总衰减(cm⁻¹)
27.5	1.82×10^{-1}	1.94×10^{-1}	5.41×10^{-2}	4.30×10^{-1}
140.5	1.50×10^{-1}	9.05×10^{-4}	2.77×10^{-3}	1.54×10^{-1}
511	9.58×10^{-2}	1.78×10^{-5}	2.15×10^{-4}	9.60×10^{-2}

而,在 $\approx$ 30keV 组织康普顿很难辨别,因为散射光子能量过于接近原始光子能量。另一方面,在低数率小动物成像中组织散射的实际影响是任务相依性(依赖于观察者),在小视野(FOV)、低注入性的小器官成像,系统的灵敏度会发挥更重要的作用。通过利用信号多路复用(如多孔光阑)和(或)多头复合探测器结构,可以恢复半导体探测器 SPECT 的系统灵敏度。作为第一个解决方案的例子,图 2.15 显示了用高分辨率 CdTe

像素探测器 [125]I 小鼠甲状腺体内成像的一个平面,先后耦合到一个 0.1mm 孔的平行孔准直器,或 0.3mm 孔或与 70μm 大小的 460 孔编码掩模。在此,0.3mm 的孔相比编码掩模的计数率提高了两个数量级,还提供了亚毫米的空间分辨率。

半导体阵列探测器的一个突出特点是,原则上它们可用于 SPECT 和 X 线计算机断层扫描(CT)小动物成像。事实上,除了在具备高通量 X 线成像能力的电流模式下工作,Si、CdTe 和 CdZnTe 像素探测器已经可以在单光子计数下工作,它们也可同时用于低计数率 γ 线成像和高计数率 X 线(微)CT。例如,由 AJAT Oy Ltd.(Espoo,芬兰)制造的 γ 线和 X 线 CdTe 摄像机,在厚 0.75mm 的基板有 0.25mm×0.5mm 像素的 44mm×44mm 敏感区域[4],或 Medipix2 协同 Si[33]或 CdTe[34,35]像素探测器用于 X 线成像及 γ 线成像[6,36]。这些半导体探测器为结合 X 线/γ 线的 SPECT/CT 半导体小动物成像系统提供了一个有用的空间分辨率。

3.2　MicroPET

高性能小动物 PET 成像有两个基本要求:高灵敏度和高空间分辨率。目前商业系统使用的是 1~2mm FWHM 分辨率和 2%~7% 灵敏度(见第 6 节)。microPET 的空间分辨率受限于正电子发射和湮没的基本过程,减少探测器几何学的限制(探测器尺寸和交互作用的深度)和探测器物理性质(探测器内部散射和多元相互作用)可以提高空间分辨率。半导体扫描仪可以提供亚毫米级分辨率,但希望其灵敏度可同样提高,靶向性活体检测技术在 0.1~1mm³ 活跃区有 20% 的灵敏度。高灵敏度来自高立体角覆盖、高探测效率和所有交互事件的有效应用。提高灵敏度的一个经典策略是,高密度探测器

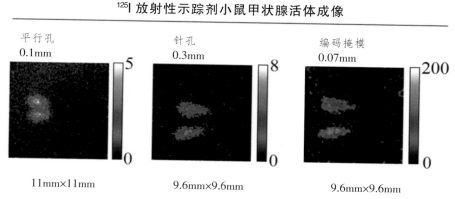

图 2.15　准直器孔径多路复用提高敏感性和高空间分辨率的例子。[125]I 放射性示踪剂小鼠甲状腺活体成像,使用相同的 CdTe 探测器(1mm 厚,55μm 像素间距)连接到一个平行孔准直器或 0.3mm 小孔或 70μm 大小的 460 孔编码掩模。每个图像的曝光时间固定为 20 min。编码掩模图像经过一双像素内核的中值滤波。

材料应该围绕着动物的身体和在 511keV 时充分的吸收厚度。一堆薄的(半导体)探测器可能是一种有效的解决方案。511keV 半导体探测器中的 γ 平均自由路径,CdTe 和 CZT 是 18~19mm,Ge 是 23.1mm,Si 是 49.5mm,BGO 晶体是 10.4mm(表 2.2)。这些数据表明,对于 CdTe、CZT 和 Ge,≈20mm 厚吸收层的探测器可以提供足够的灵敏度,对于 Si 是 ≈50mm。为半导体晶体 PET 小鼠成像提供充分的照射野覆盖率,探测器的轴向 FOV≈40mm,横断面 FOV≈50mm。

如 3.1 节所述,小动物成像不一定需要精确测定通过动物身体传输的光子的能量,因为组织相互作用体积非常有限,康普顿散射在小动物身体的相关性随着光子能量的增加而减少(表 2.3),以及能够模型化。PET 能量在 511keV 时在水中的康普顿散射截面是 140keV 时的 64%,以下是与图 2.14 相关的讨论。散射量与原始量的比率在小动物估计不到 10%,其重要性不如在临床 PET。这意味着在小动物 PET 成像,光子计数(没有能源信息)可能是一个合适的采集策略。因此,511keV 光子在探测器材料的能量沉积的光谱分析可能不需要确定完整的能量峰。PET 探测器通常用这种信号分析,如果光子沉积在探测器材料中的能量高于给定的高阈值(如 350keV),这些光子将被计数。如果探测器的康普顿相互作用被用于事件辨识,那么低 Z 半导体可以起作用。例如,在 511keV,对于 BGO 闪烁体,Si 的康普顿截面是总衰减系数的 53%,而康普顿分数是 99%(表 2.2)。此外,与相似厚度的高 Z 闪烁体晶体相比,在低 Z 材料多个非相干散射的概率较低,这意味着对于 511keV 入射光子,单康普顿相互作用事件比例较大。因此,识别(第一个)康普顿相互作用的位置有助于确定两个反向的 511keV 光子的逃逸路线,其精度比在闪烁体中多元互动时更大。

4　CdTe 和 CdZnTe 半导体探测器

CdTe:Cl 单晶体通常在铸块内用移动加热方法(THM)使其增长,直径达 75~100mm:这可以将晶片切成 50mm×50mm,由此可以得到通常 1mm 厚、25mm×25mm 的成像探测器[37]。在这样的晶体可以实现电阻或肖特基接触,从而制造一个欧姆型(光敏)探测器或肖特基型探测器(图 2.16)。

配备欧姆接触的 CdTe 探测器反映出长时间的稳定性和较好的能量分辨率(在 122keV 8%~9%),而肖特基接触的 CdTe 探测器表现出较高的能量分辨率(在 122keV 4%~5%)和较高的计数率能力(图 2.16)。反应的稳定性指的是所谓的"极化"现象,观测肖特基 CdTe 探测器时,在应用探测器偏置电压后不久,能量分辨率降低,光峰频道减少,这个过程可持续几个小时。在高偏置电压下工作,并且定期打断偏置电压,有助于减少极化效应[37]。

CdTe 二极管探测器与有可比性厚度的 CdZnTe 探测器相比泄漏电流更小,因此可以使用更高的偏置电压,这就使得 CdTe 与 CdZnTe 相比,电荷传输性能更好,从而能量分辨率更高。在 22keV,一个 3mm×3mm×1mm 的商用 CdTe 二极管探测器的分辨率,可与在 0.43keV 时一样好[10](见图 2.16)。

CdTe 和 CdZnTe 半导体探测器可用于装配结构紧凑和重量轻的 γ 相机。然而,生产大量具有良好光谱质量的半导体晶体是困难且昂贵的,典型的探测器阵列可以实现体积增加到侧边 20~30mm,厚度 1~2mm。像素大小约 1mm 但层厚值不到几分之一毫米已经可以实现,层厚 ≈50μm 是可行的。通过在小动物周围装配一些探头,有限的敏感区可具有大的 FOV 和提高系统灵敏度。一些组织已经开发出用于小动物平面和 SPECT 成像的基于厚 CdTe 或 CdZnTe 半导体探测器的小型 γ 相机,用合适的准直仪和单头单位以及多头探测器围绕在小动物周围。一个单探测器单元可能是小矩阵探测器的拼接(如 4×4):该方法允许使用厚探测器基板(如 5mm 厚),不过通常是小尺寸像素(如 1.6mm×1.6mm)[12]。基于 CdTe 或 CdZnTe 基板的像素探测器的阵列矩阵可能多达 48×48[38]或 64×64 在 380μm 层厚[39],120×80 在 130μm 层厚[40],256×256 在 55μm 层厚[5](表2.4)。

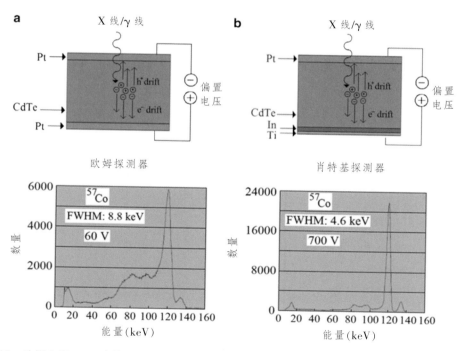

图 2.16 欧姆方案。(a)肖特基型。(b)CdTe 探测器和 1mm 厚 4mm×4mm 单元素探测器的相应典型光谱性能[37]。

表 2.4　用于 γ 线成像的一些 CdTe 和 CdZnTe 探测器的特征(基板厚度 L,像素间距 ω,长宽比 L/ω,在 122keV 的能量分辨率 $\Delta E/E$)

材料	L(mm)	ω(mm)	L/ω	$\Delta E/E$(%)	参考文献
CdTe	0.5	0.675	0.7	7.3	[41]
CdTe	0.75	0.5	1.5	3.9	[4]
CdTe	1	0.055	18.2	–	[5]
CdTe	1	0.35	2.9	2.5	[42]
CdTe	1.2	1.4	0.9	4	[43]
CdTe	1.5	0.38	3.9	–	[44]
CdTe	2	3.07	0.7	5	[45]
CdTe	5	1.4	3.6	7.8[a]	[46]
CdZnTe	2	0.38	5.3	10[a]	[38,39,47,48]
CdZnTe	3	0.5	6.0	4.7	[21]
CdZnTe	5	2	2.5	3~4	[49]
CdZnTe	5	2.46	2.0	–	[50]
CdZnTe	5	2.1	2.4	4.5[a]	[51,52]
CdZnTe	5	1.8	2.8	3.6[a]	[53]
CdZnTe	5	1.6	3.1	4.4	[54]
CdZnTe	6	4.5	1.3	6.5	[55]

[a] 在 140keV。

5　小动物成像的半导体 SPECT 扫描仪

本节讲述一些设计用于小动物 SPECT 成像的半导体探测器实验扫描仪,目的是为探测器技术评估提供有用的技术参数。

5.1　美国亚利桑那大学 SPECT/CT 系统

美国亚利桑那大学小组(伽马射线成像中心,CGRI)研发了亚毫米层厚的 CdZnTe 探测器阵列用于 γ 线成像,主要致力于研发 380μm 层厚 64×64 探测器阵列[38,39,44,47,56,57]。2002 年已经研制出了含有一个这样的探头的标准 SPECT 系统,用于小动物成像(结合 CT 探头用于双模态 SPECT/CT 成像)[44,47],目前用于 ^{99m}Tc 小鼠成像研究(图 2.17)。其空间分辨率是 1~2mm[44]。25mm×25mm×1.5mm CdZnTe 探测器[44],或者 25mm×25mm×2mm CdZnTe 探测器[47]一侧是不连续的,在像素间距 50μm 的 330μm 方形像素经金接触电极,而另一边是连续的金触点。相对于像素侧的处于负极−140V,连续电极在此收集的

美国亚利桑那大学 SPECT/CT 系统

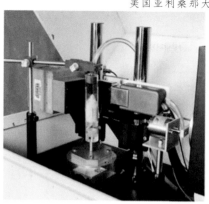
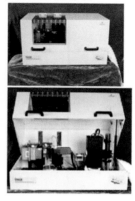
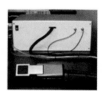

CdZnTe 探测器
64×64 像素
380μm 层厚

图 2.17　图示为美国亚利桑那大学中心研制的用于 γ 线成像的双模态 SPECT/CT 系统[60]，基于 CdZnTe 混合像素探测器。探测器头（右）也用于点成像。

电荷是由电子引起的。丙烯酸老鼠夹（直径 1 英寸的管——编者注：1 英寸 ≈2.54 厘米）是垂直的。聚缩醛(Delrin™)喷嘴用于进一步控制小动物，以及连接到气体麻醉的管。像素探测器由铟凸点与读出 ASIC 相接。系统安装在一个光学台，并包含在一个有 1.5mm 铅屏蔽的 79mm×48mm×46mm 的铝外壳中。这是一个结构紧凑的成像系统，其基本设计思路是可靠性、操作简单且实现和维护的成本低。自 2002 年以来已应用于各种鼠成像研究，如表 2.5 所示。

表 2.5　在美国亚利桑那州采用小动物 SPECT/CT 系统已经完成或正在进行的项目[58]

研究项目	放射性示踪剂
小鼠肺腺瘤	^{99m}Tc-sestamibi，葡萄糖酸酯，去甲肾上腺素
小鼠淋巴水肿模型	^{99m}Tc-硫黄胶体
小鼠骨转移的检测	^{99m}Tc-MDP
小鼠应变仪固定的股骨成像	^{99m}Tc-MDP
神经母细胞瘤骨转移	^{99m}Tc-MDP
葡萄糖酸酯在肿瘤中的摄取机制	^{99m}Tc-葡萄糖酸酯
^{99m}Tc-VIP 的肿瘤靶向性	^{99m}Tc-VIP-紫杉醇
肿瘤细胞凋亡成像	^{99m}Tc-C2A-GST
小鼠及大鼠肺动态 SPECT 显像	^{99m}Tc-MAA
小鼠骨转移显像	^{99m}Tc-MDP
肿瘤葡萄糖摄取	^{99m}Tc-ECDG

5.2　美国亚利桑那大学 SemiSPECT 系统

美国亚利桑那大学 CGRI 小组将组合 SPECT/CT 系统进展为 SemiSPECT 小动物 SPECT 系统(图 2.18)[48,59]。这是一个非常复杂的高性能小动物 SPECT 成像仪,有 8 个紧凑的 CdZnTe 探测器探头,每个置于偏置电压在 $-180\ V$ 的 27mm×27mm×2mm 基板(每个 64×64 像素,380μm 层间距,≈2mm 厚度)。这个探测器在 140keV±15% 光峰的探测吸收效率是 31%,在 30~200keV 的全能量范围是 54%。为了减少泄漏电流,探测器探头通常在 $-10℃$ 至 $+10℃$ 范围被冷却,这样也消除了读出 ASIC 所产生的热量。每个阵列的读出帧率达 1000 fps。圆柱形 FOV 直径 32mm×高度 32mm,FOV 中心放大率 $m=0.8$。扫描仪配备 8 个 0.5mm 孔径的孔(在 140keV 0.77mm 为有效直径),在 FOV 中心提供一个 1.80mm 的可计算的平面分辨率和 $5×10^{-5}$ 的系统灵敏度。在 140keV 单探测头的能量分辨率是 10%,通过对 3×3 阵列的相邻像素信号求和得出。1.45mm FWHM 的分辨率已有报道[48]。利用 SemiSPECT 正在小动物上进行的项目包括 ^{99m}Tc-葡萄糖酸酯用于人类肺癌异种移植和 ^{99m}Tc-四氟化酶、^{99m}Tc-葡萄糖酸酯用于小鼠心肌梗死模型[58]。

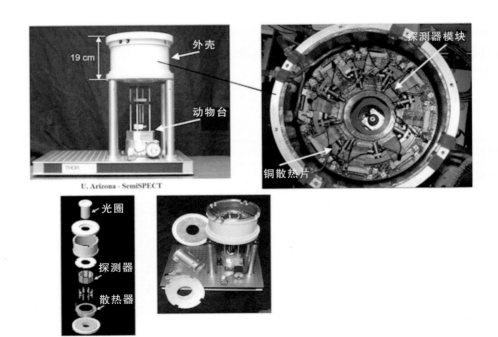

图 2.18　图示为美国亚利桑那大学 CGRI 小组研发的小动物 SPECT 系统 SemiSPECT[48,60]。该系统基于 8 个 CdZnTe 半导体探测器模块,每个模块是 27mm×27mm×2mm 和 64×64 像素。

5.3　范德比尔特(Vanderbilt)大学 SiliSPECT 系统

范德比尔特大学(美国田纳西州纳什维尔)小组,与亚利桑那大学和宾夕法尼亚大学合作,设计并实现了一个基于双面硅微条探测器的小动物扫描仪,用于 ^{125}I SPECT 成像[61-66]。这是一个半导体基板的高分辨率静止成像仪,采用聚焦多孔准直仪用于小型物体成像(直径 10~15mm),如老鼠的大脑,直径在 20~30mm(图 2.19)。SiliSPECT 系统是高度专业化的成像系统之一,显然为次优参数(硅探测器探测效率低、小孔径孔的几何效率低,FOV 小, 高图像多路复用), 其优势为专注于专业成像, 如分辨率达 0.1mm 的小鼠大脑 β 淀粉样蛋白斑块的体内成像[66]。这些系统将来可能会大量研发,因为每个小动物成像都有自己的特点,需要专业的硬件和软件匹配。

SiliSPECT 硅探测器的(全耗尽)有效厚度是 1mm,从 0.3mm 厚的基板开始试验;条距是 59μm 和探测器条是 1024(J 侧)+1024(Ω 侧),60.4mm×60.4mm 的等效敏感区。使用两个堆叠探测器(图 2.20)可以提高检测效率,1mm 厚的单硅探测器在 30keV 还不到 29%(图 2.5)。在列表模式下采集和读出的电路中,J 侧和 Ω 侧微条之间一致性的

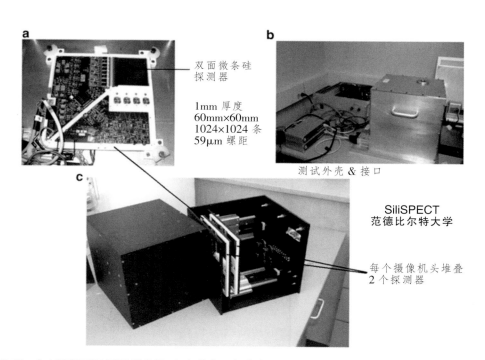

图 2.19　(a)SiliSPECT 探测器的平面,由范德比尔特大学制造的基于双面微条硅探测器的小动物扫描仪。图中显示了模半导体探测器块,读出 ASCI 和数据采集电子。(b)用于储存探测器探头和接口连接的实验室试验装置。(c)SiliSPECT 样机图,由两个探头定位在 90°,每个探头包含两个堆叠探测器平面([67,68], reproduced with permission)。

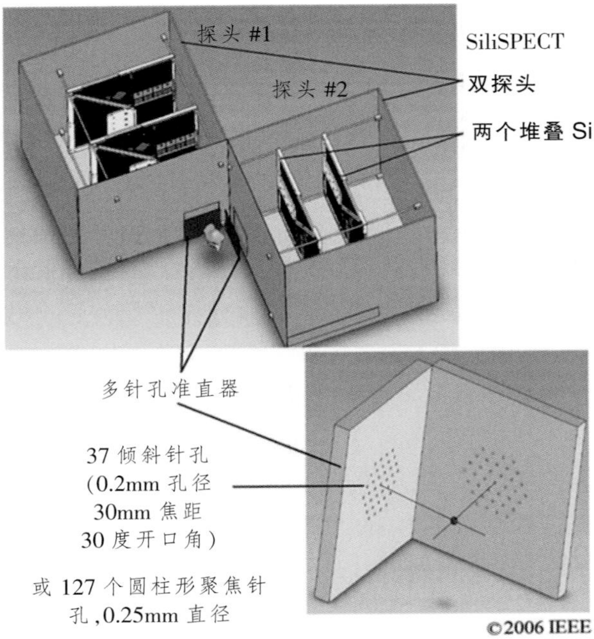

图 2.20 SiliSPECT 系统示意图。显示两个探测头，每个探头由两个堆叠的硅微条探测器组成，并与小孔准直器的多针孔聚焦阵列相耦合。

时间标志是在 40 MHz 时钟频率：条数、事件时间和事件 ADC 值，存储在探测器两面的两个单独列表中，同步事件以约 300 ns 的分辨率离线恢复[67]。大量近距离孔径成像使像面可产生大量多路复用，因此图像质量参数（灵敏度、空间分辨率、噪声、信噪比）与几何参数（孔形状、孔径、在准直器平面上的方向和位置、物距）之间的简单关系无关。这些关系中包括由于 γ 线穿过孔径的不确定性引起的射线方向的不确定性。此外，成像性能取决于成像任务。蒙特卡罗模拟试验表明，SiliSPECT 用小接收角度（30°）的刀形小孔，或圆柱形小孔，聚焦对准 FOV 中心，使用 127 个聚焦小孔（每个直径 0.25mm）的探测器探头，系统的灵敏度可达到 0.07%~0.08%[68]。已报道的固有分辨率（59μm）是条间距[62]，系统灵敏度可达到 0.27mm FWHM[61]。SiliSPECT 项目正在研究中，小鼠大脑的体内 SPECT 成像也将成为可能。

5.4　那不勒斯大学和意大利国家核物理研究院 MediSPECT 系统

　　MediSPECT 小动物扫描仪是那不勒斯大学和意大利国家核物理研究院发明的，是放射性核素/光学荧光反射综合成像系统（MediSPECT/FRI）的 SPECT 部分[36,69-71]（图 2.21），主要致力于放射性核素亚基的研发。MediSPECT 是基于混合了经焊料焊接（AJAT，芬兰）Medipix2 单光子计数 ASIC[72]的 CdTe 探测器（1mm 厚基片）[34]，是由欧洲 Medipix2 合作研发的[34,73-75]（图 2.22 和图 2.23a）。该半导体探测器是一个 CdTe:Cl 像素

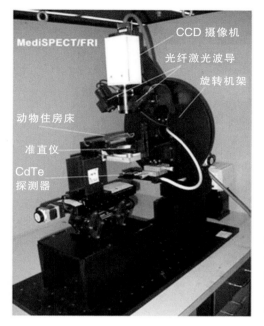

图 2.21　MediSPECT/FRI 扫描仪示意图，结合了 SPECT 和平面光学成像。荧光反射成像部分是基于一个冷却的黑白 CCD 相机、光纤光引导的卤素灯、激发/荧光过滤器。SPECT 扫描基于 Medipix2 系列的 CdTe 混合像素探测器，与高分辨率孔、平行孔或编码孔径掩模准直器耦合。

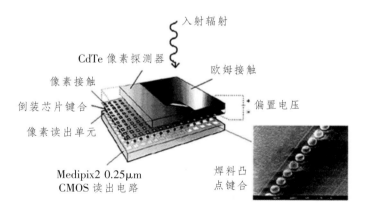

图 2.22　如图所示，MediSPECT 是基于由 CdTe 像素探测器（1mm 厚，两侧是欧姆接触）组成的混合像素探测器和一个 Medipix2 输出 ASIC（55μm 方孔）。

探测器，由 ACRORAD（日本）用移动加热法按客户指定规格制造（图 2.23b）。该探测器两侧都有铂欧姆接触，其厚度为 1mm。面对 Medipix2 读出芯片侧的接触面像素化为矩阵阵列，矩阵阵列为 45μm 侧 256×256 平方像素，10μm 像素间距和 55μm 间距的矩阵阵列（图 2.23b），有 14.08mm×14.08mm 的敏感区。该探测器在−100 V 偏置电压的光电导模式下操作（探测器泄漏电流 0.5μA），决定像素侧的电子收集。Medipix2 单元大

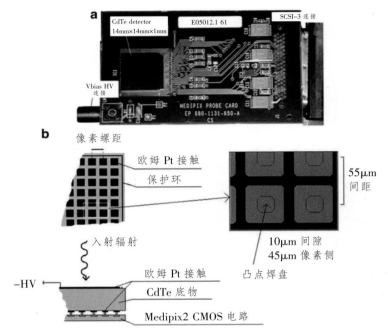

图 2.23 (a)混合 Medipix2 CMOS 输出 ASIC 的 CdTe 像素探测器的印刷电路板,其在 MediSPECT 扫描仪中被采用。(b)MediSPECT 扫描仪的 CdTe 像素探测器的示意图。

小是 55μm×55μm,它包含一个电荷敏感性前置放大器、双阈值鉴别器和一个 13 位的伪随机计数器。Medipix2 光子计数微电子电路的计数线性度可达 330 kHz/cm²[75],而串行输出接口读出帧频通常可以最高设置为每秒几帧(fps),虽然这个串行接口已达到 50 fps[76],且已有报道帧速率高达 500 Hz。这种混合元素探测器在室温下的暗计数率为 $8×10^{-3}$ cps/mm²[5]。用专用串行电子接口和软件接口连接个人计算机,以便从 Medipix2 ASIC 读取数据流并显示 256×256×13 位原始图像。

Medipix2 读取 ASIC 有两个检测阈值,它可以在一个窗口通过计数所有与能量相互作用的光子辨别光子能量。此功能有一个共同的基本要求是 γ 相机,其中在注入的放射性核素的主光峰附近选择光子能量可以有效地抑制组织康普顿散射。对康普顿散射的抑制通常对 99mTc(140keV)成像很重要,因为在组织中康普顿散射比光电吸收有优势。例如,小鼠 125I 成像中,X 线和 γ 线的低能量发射峰(27.5、31.0、35.5keV)增加了组织中光电活动的比例,但散射线–初级射线比(SPR)甚至比其在 140keV 高,如第 3 节所示,所以原则上康普顿抑制策略与 125I 成像相关。另一方面,由于有限的组织吸收长度(几厘米),整体图像的康普顿散射模糊效应对于小鼠成像意义不大。

如图 2.24(99mTc)和图 2.25(125I)所示,其中由注射过的小鼠或 PMMA 模型发射的

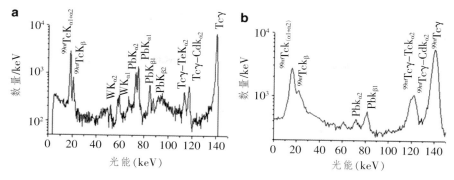

图 2.24 （a）小鼠注射 99mTc 放射性示踪剂后身体辐射脉冲幅度谱，用 XR–100T–CdTe 1mm 厚的探测器（Amptek，贝德福德，马萨诸塞州，美国）测得。可识别的光电峰，源于来自放射性核素、钨准直器和小鼠的铅屏蔽的初级或散射辐射，逃出峰源于 CdTe 探测器基片的相互作用。140keV 的光电峰宽 1.3keV FWHM。（b）相同的光谱装置已被用于记录 PMMA（Lucite）模型的 99mTc 辐射，所以源与探测器之间有 4cm 的丙烯酸。140keV 的光电峰宽 5.6keV FWHM。对于能量依赖性 CdTe 的检测效率，光谱没有校正。

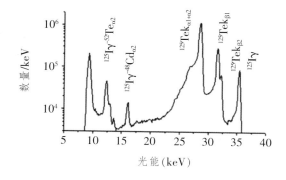

图 2.25 在直径 26mm 的 PMMA 圆柱体模型内，125I 从直径 1mm 的细管源发出的辐射脉冲幅度谱，通过 1mm 厚的 CdTe 二极管探测器（XR–100 T–CdTe，Amptek）测得。主光电峰和逃出峰可被识别；在 35.5keV 测量的能量分辨率为 0.42keV。虽然出现一些拖尾峰，康普顿散射效果是有限的，仅在 27.5keV 主光峰上明显。

辐射 CdTe–探测器光谱显示，样品中康普顿散射的影响是有限的。然而，MediSPECT CdTe 混合像素探测器具有细间距（55μm），由于光电子范围再加上第一个相互作用点短距离内的荧光辐射被吸收，所以在探测器中相互作用的单个 140keV γ 线将其能量存储在一个以上的像素中。这种"电荷共享"效应限制了细间距像素探测器的极限空间分辨率。根据对这种特定的 CdTe 混合探测器的广泛研究[34,77-79]，平均来说，单个 122keV γ 线的能量储存在 55μm 间距的 2.1 个探测器像素中。这意味着能量储存或许在两个或更多的像素之间，因此光谱信息不保存在像素中。为此，MediSPECT 扫描仪中采用的 Medipix2 CdTe 探测器是以大约 20keV 的单一低能量检测阈值运行的，因此能够对能量高于该阈值的所有相互作用的光子进行计数。

根据[32]的模拟，对于小动物(4~5cm 厚)^{125}I 成像，这种光谱缺陷可能会更明显，这是由于康普顿散射的相关性所导致(见图 2.14)。然而，小鼠甲状腺活体 ^{125}I 成像表明，平面显像的空间分辨率已下降到 ≈0.1mm[31]，而 SPECT 显像分辨率降到亚毫米级(见后文)。与之相似，^{99m}Tc 在 5cm 厚的 Lucite 模型的显像可以观察到，仅使用一个单一低能阈值并不能降低空间分辨率(图 2.26)[5]，与[32]模拟研究报道一致。

这种混合像素探测器具有 1.98cm^2 的敏感区，由于间距 55μm 的探测器像素，探测器在 122keV 的固有空间分辨率约为 0.1mm，在 122keV 的固有探测效率为 45%[5]。该探测器值得注意的是，空间带宽效率的结果[1]作为一个品质因数(FOM=探测面积×探测效率/像素面积)在 122keV 为：

$$FOM = \frac{(14.08\,mm \cdot 14.08\,mm) \cdot 0.45}{(0.055\,mm \cdot 0.055\,mm)} \approx 30000 \tag{2.5}$$

这是一个明显高于临床相机(≈20000)的值。一旦加上高分辨率针孔或编码孔径准直器[31]，可以在 FOV 范围和空间分辨率之间做出权衡，从而选择适当的几何设置来成像(图 2.27)。然而由于探测器敏感区有限，为了达到亚毫米级的空间分辨率，FOV 被限制在 ≈20mm 或更低，因此这种扫描仪是最适合小动物(小鼠)器官的专业成像工具，如小鼠脑、心脏、甲状腺，或用在移植于小鼠体内的实体瘤。

初步结合荧光和放射性核素显像实验已有报道 (图 2.28)，但主要的研究焦点是 SPECT 系统的开发。MediSPECT 放大应用针孔准直器时有一个范围 2.4~29mm 的平面

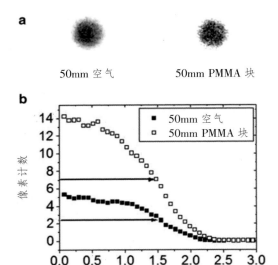

图 2.26　(a)57Co(122keV)点状放射性源的平面图像，由 20keV 阈值的 Medipix2 CdTe 混合像素探测器测得，探测器和源之间是空气或者插入的一个 50mm 厚的 PMMA 块。(b)点状源图像的径向位置，表明康普顿散射效应在 50mm PMMA 衰减但有限；事实上，半幅值半宽度(箭头所示)的两个径向位置是一样的。

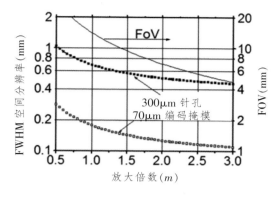

图 2.27　在 MediSPECT 扫描仪的 CdTe 探测器元件的平面成像中计算出的空间分辨率和 FOV，装有孔径 300μm 孔或者一侧有 70μm 480 个方孔的 NTHT 编码孔径掩模。

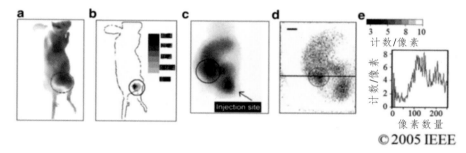

©2005 IEEE

图 2.28　图示为注射 74 MBq ^{99m}TcO4$^-$和血卟啉荧光标记的荷瘤小鼠(肿瘤区成圆形)。(a)可见光图像；(b)在小鼠的轮廓上叠加绿光激发的红色荧光的图像；(c)用临床针孔伽马相机获得的小鼠整体的图像；(d)用 MediSPECT/FRI 扫描仪的 Medipix2 CdTe 混合像素探测器获得的平面图(195×293 像素，47mm×71mm，放大倍数=0.45，1mm 孔径)；(e)横贯(d)显示的肿瘤水平线计数图。Medipix2 图像是由两个部分重叠的图像组成的(Data from [36])。

FOV，应用编码孔径掩模的范围是 6.3~24.3mm。该准直装置可承载不同类型的纯钨准直器[如 0.3mm、0.4mm 或 1mm 孔径的边缘锋利的针孔，100μm 圆孔的平行孔准直器，两个 NTHT(无两孔接触)MURA(均匀修正的冗余阵列)70μm 或 80μm 孔的编码孔径掩模]。

在 MediSPECT 中，利用 70μm 孔的编码孔径掩模(NTHT 掩模，开/关位置的 62×62 矩阵阵列，460 个孔)显示出 0.1~0.2mm 范围内的深亚毫米系统平面分辨率。这样的孔径尺寸只能用 ≈0.1mm 厚的薄金属(钨)箔实现，所以这种编码掩模只能用低能放射性核素如 ^{125}I。这种类型的准直器可以维持高空间分辨率(与单孔径大小有关)，同时提供高的几何探测效率，达到由一个与单孔孔径相同的针孔的灵敏度所能达到的最大值，乘以掩模中孔径的数目。在平面成像中，通过图像平面上单孔径的源的投影重叠而产生的原图像(一种称为多路复用的情况)，由线性分析代码脱机解码。SPECT 成像通过一个特定的 3D OS–EM 算法重建图像，这种算法在每个迭代步骤中处理来自所有投影的多路复用数据,而不是从每个投影中解码数据进行重建。MediSPECT 已应用于小鼠<1mm FWHM 的甲状腺叶的活体成像(图 2.29 和图 2.30)。^{125}I 的灵敏度为 1.6×10^{-4}[70]。

5.5　飞利浦医疗系统的 SOLSTICE 系统

飞利浦医疗系统(美国俄亥俄州克利夫兰市)的研究团队开发了一种半导体 γ 相机(SOLSTICE,小型电子固态成像仪)[11,53]。它预期应用于 ^{99m}Tc 小动物 SPECT 成像[80](图 2.31)。SOLSTICE 采用了一系列装有 5mm 厚基片的 CdZnTe 探测器。SOLSTICE 相

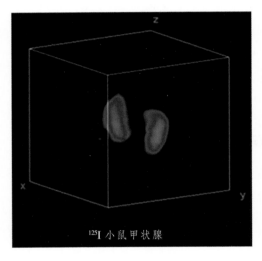

图 2.29　小鼠甲状腺 ^{125}I SPECT 容积再现图像,由装有 300μm 孔径的 MediSPECT CdTe 扫描仪获取(放大 1.47 倍,^{125}I 注射活性 31.8 MBq)。采集参数:5°幅度 72 视图,曝光时间 1min/视图。OS-EM 重建参数:313 像素及各向同性像素尺寸 450μm,15 次迭代和 5 次迭代。图像 FOV=14mm×14mm×14mm。

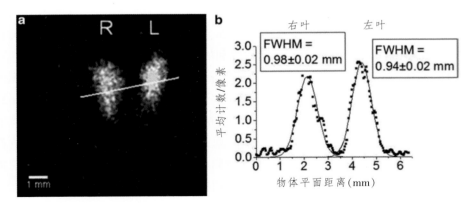

图 2.30　(a)小鼠甲状腺注射 ^{125}I 的平面图像,由装有 300μm 针孔的 MediSPECT 扫描仪获取(放大 1.47;FOV=9.6mm×9.6mm)。原始图像已由两像素 FWHM 的一高斯核低通量过滤。注射活性水平=31.8 MBq,采集时间=20 min,(b)沿(a)中图像线的轮廓表明甲状腺叶的尺寸<1mm FWHM。

机耦合了一个旋转板条准直器来提高灵敏度(图 2.31a),使准直器分辨率与半导体探测器间距相匹配。

　　该照相机的 FOV 为 345mm(图 2.31a,b 中的 L)。该设计要求在 140keV 有优良的能量分辨率(4%~5%以下)和高空间分辨率(几毫米)。狭缝相机探测器轴绕探测器的轴线旋转,以便它创建 3D 放射性分布的一维投影(射线图)。然后,相机绕小动物旋转提供 SPECT 成像。基本上,这样的配置需要以微条探测器形式的线性探测器阵列,而且已经测试了 1.8mm 间距的 192 像素的 CZT 探测器条带[80]。由于一维 γ 线是必须准直的,W/Pb 准直器可用相对密集的板条(1.5mm)来匹配探测器的间距,以及足够高度(40mm)以提供良好的空间分辨率。CZT 探测器的性能研究表明,采用亚像素能产生更高的能量分辨率。每个晶体(14.4mm×14.4mm)的阳极侧(相对于阴极辐射侧)分割成 4×8 像素的矩阵阵列,像素尺寸是 1.5mm×3.3mm,像素间间隙是 0.3mm。

　　已报道 88 CZT 晶体测试,负偏置电压在 275~420V 的范围。在阵列上的平均能量分辨率在 122keV 达到 3.6%,一般低于设计参数在 140keV 时 5%的能量分辨率[11]。在 10cm 距离时,设计平面的空间分辨率为 5mm FWHM。已有报道[81]应用于小动物成像,其分辨率低于 2.5mm,与具有超高分辨率平行孔准直器的"常规 NaI 探测器"相比,具有更高的能量及空间分辨率。SOLSTICE/CZT 相机的优异能量分辨率 (3.8%在 140keV)允许在大鼠的模型和体内进行双同位素 ^{99m}Tc(140keV)和 ^{125}I(159keV)成像测试[81]。

5.6　LBNL 的 Si:Li 系统

　　LBNL 设计了一套用于 ^{125}I 小鼠体内成像的高分辨率 SPECT 系统,该系统基于厚的 Si:Li 探测器[30](图 2.32)。锂漂移硅(Si:Li)晶体可以通过漂移锂清除硅中的杂质来制备,从而获得一个较厚的(例如,1cm)的"内在"硅块状基板。在 LBNL 设计中,使用在

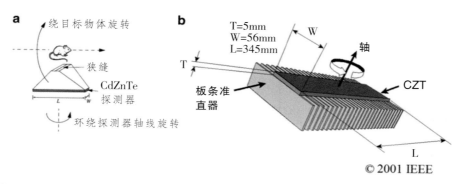

图 2.31　(a)SOLSTICE 小动物 SPECT 成像采集系统(Adapted from [80], with permission)。(b)CdZnTe 探测器和 SOLSTICE 半导体伽马照相机的板条准直器的示意图(Adapted from [11], with permission)。

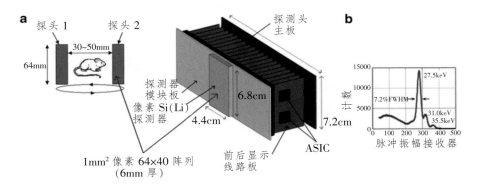

图 2.32　(a)劳伦斯伯克利国家实验室(LBNL)设计的小动物 ^{125}I SPECT 系统的结构图,其采用 Si:Li 像素探测器。(b)对于 ^{125}I,Si:Li 探测器的最佳光谱性能(7.2%在 27.5keV)(Adapted from [82])。

6mm 厚基片上的探测器阵列(像素间距为 50~100μm,1mm 间距,64×40 平方像素),在室温下操作,1mm×1mm×6mm 立体像素仅有约几个纳安(nA)的泄漏电流。6mm 的探测器厚度在 ^{125}I 能源时产生的固有检测效率≈90%(图 2.5)。两个这样的探测器模块绕小动物旋转进行 SPECT 成像。已有报道, 在 27.5keV 能量分辨率为 8.5%FWHM (在 27.5keV 最好的结果是 7.2%FWHM, 图 2.32b), 重新设计的 64 通道读取器 CMOS ASIC 的能量分辨率预测是 15%。

5.7　Gamma Medica–Ideas 系统

Gamma Medica–Ideas(加拿大/挪威/美国)的研究组与加利福尼亚大学尔湾分校和约翰斯·霍普金斯大学的研究组合作,开发了一种基于 CZT 的伽马相机,它是一个可兼容磁共振成像的小动物扫描仪[54]。该系统是基于像素化的 5mm 厚的 CZT 晶体模块,在施加到顶部(非像素化)接触点的–500 V 偏压下运行,具有 1.6mm 间距的 16×16 像素,以及关联的电子读出器。每个探测器模块耦合到一个孔径 0.5~2mm 的针孔。通过采用柔性线路板,8 个模块可以组装成一个紧凑的"环"围绕着小动物,约 30mm FOV。几个"环"的模块可以堆叠,以便覆盖一个较大的轴向 FOV。据报道[54],在 122keV 能量分辨率为 5.4keV。

6　应用于小动物 PET 的半导体探测器

有两个主要问题关系着小动物 PET 的图像质量:灵敏度和空间分辨率[83]。如 ^{18}F 成像,在最先进的系统,扫描仪的灵敏度目前范围是 1%~7%,空间分辨率是 1mm 以上,不到 2mm(见图 2.35)。然而,小动物 PET 成像的基本极限空间分辨率(与湮没 γ 线的正电子射程和非共线性有关)约为 1/4mm FWHM,这是通过将水中 ^{18}F 正电子射程(0.10mm FWHM,非高斯分布)的部分与光子非共线性(100mm 的环直径为0.22mm,高斯分布)的部分进行正交求和而估算的[84]。大多数扫描仪基于闪烁体探测器技术,并且内在的空间分辨率与晶体中单个元素的横向尺寸(目前约 1mm)有关。由于制造困难,进一步减小闪烁晶体上像素的尺寸是不太可能实现的;此外,有小截面的闪烁体探测器像素在读出侧产生的光输出会减少:这显著降低了能量分辨率和位置识别。因此,为了达到一个亚毫米级的空间分辨率,几个小组开始致力于研发一种新的小动物 PET 扫描仪,其基于室温半导体探测器,包括 CdTe 和 CdZnTe[85],同样也包括 Si 和 Ge。事实上,对于最常用的 PET 示踪剂如 ^{18}F 和 ^{11}C,模拟结果显示,在确定高分辨率系统的空间分辨率时,晶体宽度是优于非共线性和正电子距离效应的主要参数。这种半导体探测器在很久以前就已应用于 PET(如[86]),特别是因为它们的巧合时间特性[87,88],当时闪烁体技术还比较局限。小动物 PET 包含小直径(几厘米)的探测器环,这有助于减少探测器像素大小对扫描仪的固有空间分辨率的影响。

这种像素或微条探测器的固有分辨率最终仅取决于像素间距,这种像素间距(正如我们在小动物 SPECT 扫描仪所见到的)可以小于 1mm,从而有望提高基于半导体的小动物 PET 扫描仪的固有亚毫米级的空间分辨率。选择的半导体探测器 (因其 511keV 光子时的高衰减)通常是 CdTe 和 CdZnTe(表 2.2)。这样的探测器每面的尺寸可为 2~3cm,通过侧面照射(平面横向场设置)可以得到足够的探测效率,因此利用 2~3cm 衰减长度:对于 CdTe 探测器,这相当于在 511keV 时有 65%~80% 的固有探测效率。这种情况是指 γ 线入射到探测器侧面;在这种情况下,在探测器晶体上交互深度(DOI)的信息对于源位测定不是必需的。当 γ 线入射到探测器表面之一,在离轴源定位中出现了不确定性,就需要 DOI 信息了。如果一堆这样的半导体探测器组装成一个"探测器块",并作为固定架 PET 环的基本单位,那么空间分辨率的提高与晶体分割的高水平相关,且与每个堆层的 DOI 数据相关,与探测器平面的致密堆积相关。最近正在 CdZnTe 中研究这种解决方案[89],不过,具有共面栅电极几何结构的单个大型 CZT 探测器(15mm×15mm×7.5mm)也已经进行了测试[90]。

为了说明具有超高空间分辨率的半导体小动物 PET 扫描仪的研发技术细节,以下将说明以下几个 Si、CdTe、CdZnTe 和 Gede 半导体探测器的实验过程。

6.1　意大利费拉里大学 SiliPET 系统

如本章 3.2 节所描述的,低 Z 半导体可用于小动物 PET 扫描仪,其检测方法是探测器康普顿相互作用的位置识别。对于 4cm 厚的 Si,单个康普顿交互事件的效率可以达到52%[91]。基于这些考虑,意大利费拉里大学的医学物理组提出了研发一种基于双面微条硅探测器的小动物 PET 扫描仪(SiliPET)[92]。在 SiliPET 中,为了达到合适的固有检测效率,使用了一堆 40 个 1mm 厚的硅板探测器(图.2.33 和图 2.34),对于一般入射光子 40mm 硅的总吸收厚度,在 511keV 时在硅里接近于平均自由轨道(49.5mm)(表 2.2)。事实上,这种对于小动物 PET 中光子检测的创新方法,对于闪烁体扫描仪有一些优势,有望同时实现一个非常高的空间分辨率(低于 1mm)及高灵敏度(百分之几)。实际上,当硅微条探测器以盒状排列在小动物周围时(图 2.33a),硅微条探测器可以做得足够大(例如,在 SiliPET 中 60mm×60mm)以覆盖一个大的立体角,从而提高扫描仪的灵敏度。此外,硅探测器间距可以足够小(例如,在 SiliPET 中为 0.5mm),使得固

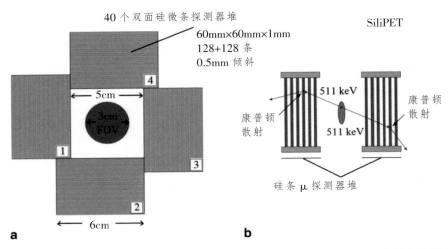

图 2.33　SiliPET 小动物 PET 扫描仪的结构,基于双面微条硅探测器堆。(a)四个扫描仪堆排列成盒状围绕小动物 FOV 的几何形状俯视图。(b)光子相互作用原理图,以四堆中的两个康普顿散射的检测为例。

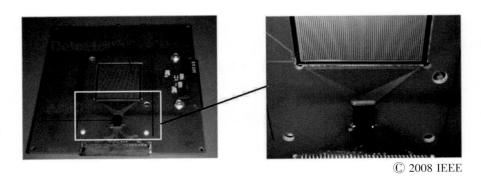

© 2008 IEEE

图 2.34　SiliPET 扫描仪的单个探测器平面(双面硅条探测器,1mm 厚,0.5mm 倾斜),耦合到一个商业 VATAGP2.5 128 通道模拟 ASIC(Ideas),用于读出条信号(Adapted from [95])。

有位置分辨率足以一次性识别在单个探测器平面内(首次)康普顿事件的平面位置(图 2.33b)。事实上,在硅中 511keV 光子的康普顿反冲电子范围平均为 0.34mm,最大为 0.57mm。

首次交互事件的位置的第三坐标取决于探测器平面在探测器堆中的位置:对于薄的探测器基板(例如,在 SiliPET 中 1mm),在这种深度交互事件坐标的分辨率高(相对于在 SiliPET 中 40mm 厚的探测器堆)。对于事件识别,在 SiliPET 扫描器的设计中设置的条信号分析的等效阈值为 50keV。另一个优点是降低了采集和读出电子的复杂性,因为没有能量信息被记录和处理。意大利米兰理工大学正在进行用于扫描仪快速定时测量的 ASIC 读出器的设计与研发[93];第一次测量给出了 16.5ns 的时间分辨率[94]。意大利特伦托 ITC-Bruno Kessler 基金会(FBK-irst)设计并研发了双面硅条探测器,已经首先测试了 30mm×30mm 的 0.5mm 间距和 1mm 或 1.5mm 厚度的样机[95]。

总的来说,上述 SiliPET 扫描仪设计的特征有望提供:①确定交互事件位置的高精度;②在探测器中通过确定交互事件的深度来减少视差误差;③高立体角覆盖和④对相关电子读出器的简化。完全 SiliPET 扫描仪正在实现过程中,样机设置的实验室测试已有报道[94]。用蒙特卡洛法评估其基本性能,在直径为 3cm 的水模体中心有一点状 ^{18}F 源,SiliPET 显示出固有空间分辨率为 0.52mm FWHM,系统中心的灵敏度为 5.1%[91,92]。SiliPET 的这种潜在性能代表着小动物 PET 扫描仪的一个重大技术进展(图 2.35)。

6.2　日本东北大学系统

日本东北大学(日本仙台)的一个研究组[96]提出并开展了基于肖特基 CdTe 探测器阵列的小动物 PET 扫描仪[97,98]。使用市售的薄(0.5mm)CdTe 肖特基型探测器[PT(阴

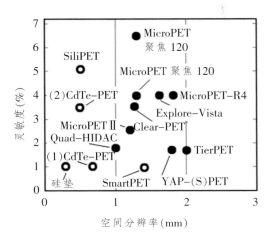

图 2.35　几种闪烁体探测器和半导体探测器的小动物 PET 扫描仪的性能比较,空间分辨率低于 2mm。CdTe-PET(1)是指 6.2 节描述的日本东北大学扫描仪,CdTe-PET(2)是指 6.3 节描述的加利福尼亚大学扫描仪。硅垫是指 6.7 节描述的 CIMA 合作系统(Modified with inclusion of semiconductor data, from original data provided by courtesy of G. Zavattini, Ferrara University, Italy)。

极)/CdTe/In(阳极)]的最初动机,是其在高反向偏置电压(200 V)工作时具有高能量分辨率及低噪声。511keV γ 线的合适吸收长度可通过激发探测器的侧面得到,即垂直于探测器内电场方向。此外,薄的探测器(≈1mm)可以(相对地)确保在短时间内电荷载流到达。因此,采集电极的传输时间较短,通过在 300~400V/mm 或更高的应用电场下工作,信号上升时间得到改善。例如,在电极之间 1mm 距离上偏置电压为 400 V 的情况下, 表 2.1 中的 CdTe 的数据提供了估算, 电子和空穴的最大传输时间分别是 23ns 和 250ns。

在一份初步报告中[96],两个研发探测器单元,每个单元由 8 个探测器组成,分割成 4 个探测器(5.0mm×5.0mm×0.5mm)的两个阵列,它们之间的间距为 2.4mm。第二阵列的 4 个探测器放置在第一阵列的后面, 所以, 实际上在半径方向的衰减长度是 5.0+5.0mm;对于 CdTe 来说,这个总厚度使在 511keV 时的内在探测效率为 41%。另外,相对于第一阵列,第二阵列以 0.6mm 横向阶梯平移,以便有利于两个探测器之间的(横轴)间隙区域的采样。两个相对的探测器元件以 10cm 间距放置并同时读出,中心是一个旋转的直径 0.6mm 的 ^{22}Na 源,能够以 0.9mm FWHM 分辨率解析源,从而证明了小动物 PET 扫描仪亚毫米分辨率的原理。

下一个技术步骤是演示具有适当探测器多样性的阵列探测器。32 肖特基探测器阵列由 8 个 CdTe 晶体组成;在每个晶体上,通过将读出阳极电极分割成 4 条而产生 4 个探测器。这种 32 通道的 CdTe 阵列,单通道尺寸为 1.2mm×1.15mm×4.5mm,间距为 1.4mm(图 2.36)。

在符合系统中,中心处有一个直径 0.6mm 的旋转 ^{22}Na 源,两个距离为 10cm 的探测器阵列在 700V 偏置电压下显示出时间为 13ns,分辨率为 1mm[96]。基于这种探测器阵列,实现了旋转机架设置(图 2.37),在 511keV 和 5ns FWHM 的时间分辨率下,其能

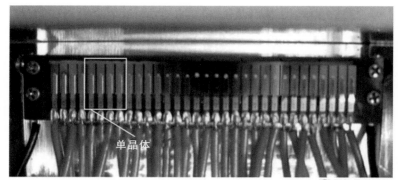

单晶体

©2006 IEEE

图 2.36　日本东北大学 PET 扫描仪样机 32 通道 CdTe 探测器阵列,由 8 个分段阳极晶体组成;单通道尺寸为 1.2mm×1.15mm×4.5mm(Adapted from [97])。

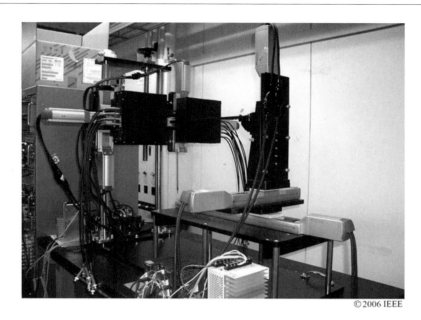

©2006 IEEE

图 2.37　日本东北大学一个双回转头框架 PET 扫描仪样机(From [97])。

量分辨率为 3% FWHM[97]。该演示器显示有 [18]F 模型的 1.0mm(包括 0.5mm 源直径)的恒定总分辨率,探测器头之间的距离为 50~150mm,从而表明了其用于小鼠和大鼠成像的潜在性能。

　　这个样机的潜力表现在有一个固定架的超高分辨率的 PET 扫描仪,该机架由一个环形结构的 10 个探测器头组成,有直径 64mm(横轴)和长度 26mm(轴向)的 FOV(图 2.38a)[98]。完整的前端和电子读出器已实现:这 10 个"探测器桶"的每一个由一个探测器块和 ASIC 放大器单元组成。探测器块有 16 个堆叠的探测器单元。每个探测器单元由 16 肖特基 CdTe 探测器的两个线性阵列组成,一个阵列位于堆叠的同一平面上并放在前阵列的后面,横向移动 0.6mm。

　　每个 ASIC 包含 32 个电荷灵敏前置放大器,并连接到来自一个探测器的 32 条信号线,16 个 ASIC 都包含在一个探测器桶中(图 2.38b)。10 个基于 FPGA 的数字处理板分别连接 10 个探测器桶:它们通过时间标记到达的 100 MHz 时钟的 γ 线(20 ns 时间符合窗),处理来自 ASIC 放大器单元的阈值以上(215keV)的信号。堆叠探测器单元包括两个线性阵列的 CdTe 条形探测器,每个长度 19.7mm,阵列的单个探测器尺寸为 1.1mm×1mm×5mm,长度在沿横轴面的径切方向(图 2.39)。阵列的间距是 1.2mm。在肖特基(In/CdTe)面上通过 0.1mm 宽、0.2mm 深和 5mm 长的轨道,分开探测器阵列中的每个单元。

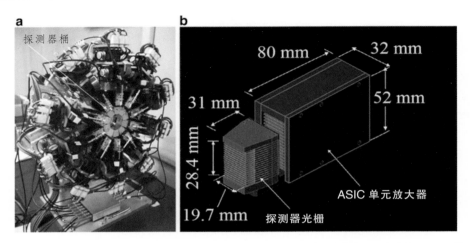

图 2.38　(a)日本东北大学的小动物 PET 扫描仪,由 10 个 CdTe 探测器头、一个直径 64mm 的 FOV 组成。(b)探测器桶(Adapted from [98], reproduced with permission)。

　　两个探测器阵列的排列位移为探测器间距的一半,允许在 1.2mm 的横向距离中记录多达 3 个响应交叉线,并确定探测器中的相互作用深度。使用直径 0.5mm 的 ^{22}Na 源测试显示,在 FOV 中心的切向分辨率为 0.74mm FWHM(图 2.35);用该扫描仪进行的小鼠和大鼠体内前期测试显示了高分辨率性能(图 2.40)[98]。16 层 1.2mm×1.15mm× 10mm 探测器阵列的模拟灵敏度是 1%[97]。

　　在日本东北大学 PET 小动物扫描仪的开发研究中,肖特基 CdTe 探测器的位置分辨率的更好表现为实现了所谓的(一维)位置敏感 CdTe 探测器,即肖特基器件 (In/CdTe/Pt),它给出了 γ 线在垂直于外加电场方向上相互作用的单一坐标。研究发现,如果 In 接触面电阻足够,可以记录在阳极接收到信号 S_{In} 和从后方的 Pt 阴极接收到信号 S_{Pt} 的比值,其幅度取决于入射电离辐射相互作用的位置[99](图 2.41)。

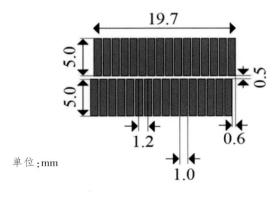

单位:mm

图 2.39　日本东北大学小动物 PET 扫描仪的 16 个 CdTe 肖特基探测器的双探测器阵列的设计图 (Adapted from [98], reproduced with permission)。

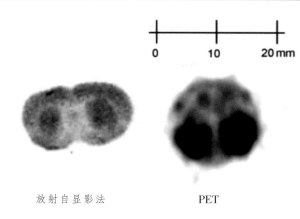

图 2.40　日本东北大学小动物 PET 扫描仪的第一只小鼠扫描图：小鼠大脑的横轴图像与小鼠死后脑切片的数字放射显影相比。这只小鼠注射的是 44.4MBq ^{18}F–FDG（Adapted from [98]，reproduced with permission）。

放射自显影法　　　　　　PET

增加在 In 接触端表面的电阻，是通过减小 In 电极的厚度（例如，40 nm 的厚度在 In 电极表面上以 10mm 距离接触的两个 Au 丝之间产生一个 150 kΩ 的电阻），从而实现"电阻电极"的配置[99]。然后，下一技术步骤是在电阻电极的表面上放置几个读出电极，从而得出入射电离辐射相互作用位置的二维坐标：日本东北大学小组最近报告了 6 个读出电极的合适排列（图 2.41c），有助于线性地恢复探测器表面的相互作用的位置的 x–y 坐标[100]。

6.3　美国加州大学戴维斯分校和 RMD 系统

当从侧面照射时，即垂直于由偏置电压决定的外加电场，薄的半导体探测器可以显示出良好的横向分辨率（由有源基板的厚度决定）和足够的固有探测效率（由探测器表面的宽度决定）。然后，探测器的一维位置灵敏度允许获得 DOI 信息。在前文介绍的日本东北大学 PET 扫描仪中，已经使用了单边微条 CdTe 探测器，并布置了这些探测器的线性阵列。美国加州大学戴维斯分校设计小动物 PET 扫描仪时，与辐射监测设备

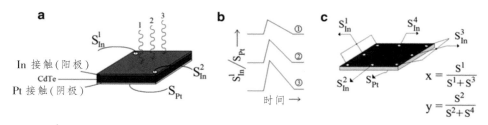

图 2.41　(a)电阻阳极肖特基 CdTe 探测器的工作原理示意图。从阳极侧的信号 S^1 或 S^2 到阴极侧信号 S_{Pt} 的比有一个振幅(b)，这取决于辐射的相互作用的位置（例如，1、2、3）。(c)通过放置若干个读出电极在 In 阳极上，可以恢复该表面电极上的相互作用位置的 x–y 坐标。

公司(美国马萨诸塞州沃特敦市)合作,基本的探测器元件是 20mm×20mm×0.5mm 的双面(正交)CdTe 条形探测器,配有欧姆(Pt)触点,由 ACRORAD 制造(图 2.42)。

在这种辐照几何结构中,沿着入射 γ 线方向,轴向分辨率与宽 0.4mm 的 40 个接触条带的 0.5mm 间距有关,DOI 信息由间距 2.5mm 和宽 2.0mm 的 8 个正交条带提供。将 20mm 的吸收长度与 511KeV 下 CdTe 的 18.7mm γ 线的平均自由程进行比较(表 2.2)。初步测试表明,在 511keV 下的能量分辨率为 3%,符合时间分辨率(相对于耦合到 PMT 的 LSO 闪烁体)小于 11ns,记录在宽 0.4mm、长 20mm 的探测器条带上[101](图 2.43)。

二维 FWHM 位置分辨率被发现与条间距值相等 (分别是 2.5mm、0.5mm)。两个 CdTe 探测器元件在时间符合测量中,在能量阈值 350keV 时,时间分辨率为 8ns[102]。设计了一个 20mm×20mm×24mm 的探测器块,由 40 个这样的探测器元件堆叠而成,两个这样的探测器块被耦合以增加 16 个内环直径为 5.8cm 的探测器块的轴向管理 (图 2.44)。这样的扫描仪具有 3.4% 的灵敏度[102](图 2.35)。鉴于其复杂性,它代表了探测器组装、互连、数据采集和处理的主要技术挑战。不过在小动物 PET 成像中,这些挑战也是半导体探测器与闪烁体探测器在亚毫米级空间分辨率和高灵敏度方面的主要竞争潜力。

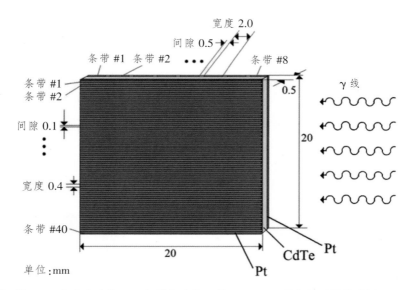

图 2.42 加利福尼亚大学小动物 PET 扫描仪中使用的双面 CdTe 微条探测器设计图。20mm×20mm×0.5mm 的探测器沿着入射 γ 线的方向有 40 个间距 0.5mm 的条带,8 个间距 2.5mm 的正交条带用于提供 DOI 信息(From data in [101])。

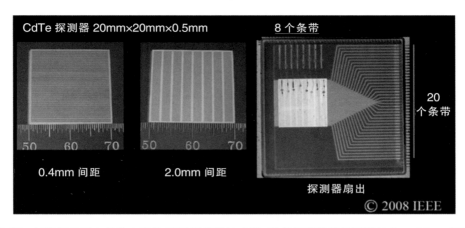

图 2.43　加利福尼亚大学的小动物 PET 扫描仪的 CdTe 微条探测器元件视图（Adapted from [102]）。

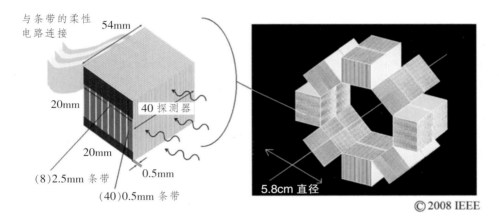

图 2.44　加利福尼亚大学的 CdTe PET 小动物扫描仪的探测器组块和机架（Adapted from [102]）。

6.4　日立公司和北海道大学系统

鉴于三维 PET 扫描仪人脑成像是使用 CdTe 探测器实现的，日立公司（日本茨城县）的小组与北海道大学（日本札幌）合作制作了基于 6 堆 CdTe 探测器的 PET 扫描仪[103]的单层样机，可用于小动物（如大鼠）成像。每个探测器模块是由 4 个晶体堆叠而成，每个晶体尺寸为 1.0mm×7.5mm×4.0mm，由 96 个探测器模块组成的 6 个探测器单元并排构成单层环（图 2.45）。

一个探测器通道由两个在切线方向间距 2.3mm（厚 1+1mm，间隙+0.3mm）的相邻晶体，以及两个在径向方向间距 17.5mm（厚 7.5+7.5mm，间隙+2.5mm）的晶体构成。在

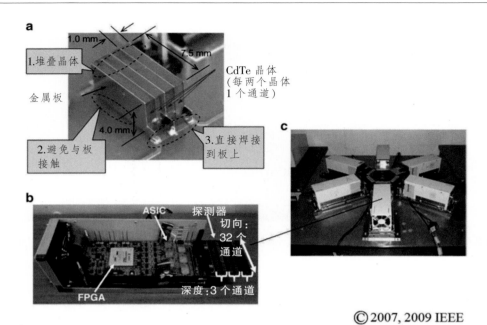

图 2.45 (a)CdTe 探测器模块由 4 个晶体和两个通道组成,(b) 探测器单元具有 32×3 个探测器通道,(c)由日立公司和北海道大学开发的 PET 扫描仪样机的单层环(内径 82mm)(From [103,104])。

测试中, 时间分辨率为 6.0~6.8nm FWHM (阈值 450keV), 能量分辨率为 4.1%~5.4% FWHM,空间分辨率为 2.6mm FWHM。

6.5 利物浦大学 SmartPET 系统

在分析基于闪烁体的人体成像 PET 系统中的图像模糊时, 利物浦大学的研究小组发现,利用其中一条或两条共线 511keV γ 线的散射,需要非常高的能量分辨率来排除背景事件和改善图像质量。因此,他们提出使用高纯度锗(HPGe)平面探测器进行 PET 成像[105,106],因为它们具有出色的光谱特性,并且其检测特性接近于 511keV 的 CdTe(表 2.1 和表 2.2)。为了研究这项技术,在 2003 年开始的一项为期 5 年的硬件/软件研究的框架内,他们制作了一个可作为小动物 PET 扫描仪(SmartPET)的演示器(图 2.46),但这已经应用于康普顿成像配置[107]。SmartPET 原型是一种双头旋转龙门系统,基于一对双面高纯度锗带探测器。p 型锗(Ge)晶体为 74mm×74mm×20mm,有效体积为 60mm×60mm×20mm;一个 7mm 宽的保护环环绕着两个探测器表面上的有效表面。外触点每侧分成 12 个条带,间距为 5mm,因此定义了 5mm×5mm×20mm 的等效体积。条带由一侧的 p+AC 耦合触点(49.82mm 宽和 0.18mm 条带间隙)和相对侧的正交 DC 耦合 n+触点(49.70mm 宽和 0.30mm 条带间隙)定义(图 2.46a),两个探测器平面之间的

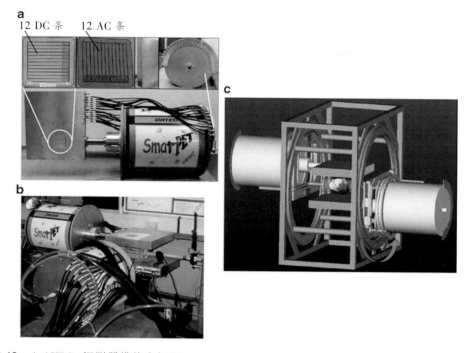

图 2.46　(a)HPGe 探测器模块由间距 5mm 的 12+12 个正交条的双面微条探测器(60mm×60mm× 20mm)组成。(b)SmartPET 的两个探头和(c)双探头旋转机架,该小动物 PET 扫描仪由利物浦大学开发。大缸是 72 h 杜瓦瓶,用于探测器的液氮低温冷却(From [108])。

间距为 130mm(图 2.46b,c);探测器的工作偏置电压为−1800 V。这种探测器的原始空间分辨率等于(等效于)探测器像素,即探测器平面上为 5mm 和垂直于扫描器轴方向上为 20mm,这意味着没有 DOI 信息。另一方面,AC 条带和 DC 条带上的电荷信号的脉冲形状分析(PSA)允许恢复更高的固有空间分辨率[109]。使用 PSA 技术改善横向空间分辨率,源于对击中条带和相邻条带上的 e–h 载流子漂移活动所引起的电荷信号的分析。当像素条被相互作用的伽马射线击中时,左侧和右侧条带中信号波形下的区域根据 5mm 宽条带上的相互作用的实际位置而变化:通过评估在两个区域值之间存在的不对称参数,表明横向位置分辨率为 1mm[109]。关于 DOI 信息,脉冲形状上升时间的事件分析取决于探测器表面下方的相互作用深度,这表明远离探测器边缘,它线性地取决于事件的 DOI 信息,因此可以重建相互作用的深度[110]。单像素事件的上升时间分布可以分为 5 个区域,从而使沿 20mm 探测器深度有约 4mm 的粗略分辨率[109]。

　　定时分辨率约为 10ns[106,111],并且 122keV 的初步测试表明,SmartPET 探测器的能量分辨率<1.5keV FWHM[106],尽管在利物浦集团的后续工作中,HPGe 探测器出色的能量辨别力,对于扫描仪的整体表现似乎不是决定性因素。关于检测灵敏度,测量 FOV

中心的 ^{22}Na 源且无全能事件恢复分析，双头 SmartPET 原型显示出 0.99% 的绝对灵敏度；通过将数据分析限制为单个像素事件，该值降低至 0.12%，对于单个像素光峰事件，该值降低至 0.001%[112]。这表明，对于显著的灵敏度，必须考虑所有交互事件。在数据分析的事件选择阶段，通过接收一个或两个探测器头每次交互记录一次或两次命中条带的事件，SmartPET 原型显示，对于 FOV 中心的点状 ^{22}Na 源，统计重建的分辨率为 1.4mm FWHM，分析重建算法的分辨率为 2.7mm FWHM。

6.6 CEA–Leti CZT 系统

CEA–Leti（法国格勒诺布尔）的团队一直致力于实现基于 CdZnTe 探测器的 PET 扫描仪。由于 CdTe 的电阻率较高和不存在极化效应，促使他们选择 CZT 作为其 PET 原型的适合材料。首次实验测试显示，探测器模块由 0.9mm 厚的双面 CZT 微条探测器阵列组成，沿其长度照射边缘，长度为 20mm，面积为 16mm×16mm，阳极间距为 1mm，阴极侧面间距为 4mm（用于 DOI 测量）（图 2.47a）[113]。探测器平面由两个 20mm 长的阵列制成，一个置于另一个之后，总衰减厚度为 40mm，每个阵列由 16 个 16mm×20mm×0.9mm 的条形探测器组成，带有 0.1mm 厚的分离聚酰亚胺板（图 2.47b）。巧合时间测试在两个 CZT 探测器构成的平面几何结构中，分辨率为 2.6ns FWHM，并且使用 CZT 探测器和快速 BaF_2 闪烁体，在 500 V 偏置偏压下对阳极信号提供 2.1ns FWHM[89]。

6.7 CIMA 合作组硅垫系统

医用计算机成像（CIMA）合作组织[114]开发了一种硅探测器小动物 PET 扫描仪的双头样机，用作常规闪烁体探测器小动物 PET 扫描仪[115]的高分辨率插件。位于 BGO 探测器环内部的硅探测器环（图 2.48c），由 1mm 厚的硅二极管探测器（p⁺–n 结在垫板触点，且 n–n⁺触点在背面）与 512 个垫组成的 32×16 阵列触点构成（图 2.48a）。双金属层用于将垫板连接到 128 通道读出 ASIC。内环设计用于康普顿散射 511keV 的光子：事实上，大多数事件要么是闪烁体中的直接吸收相互作用，要么是低 Z 半导体探测器中的单康普顿散射事件，随后在闪烁体探测器吸收（图 2.48c）。这引出了 Si–Si 交互、Si–BGO 交互、BGO–BGO 同步交互之间的区别。由于康普顿反冲电子的短距离，硅探测器中的单次散射事件可以通过高空间分辨率定位；那么，这个探测器的本体空间分辨率将仅由垫的尺寸决定。同样，前文所述的其他半导体 PET 扫描仪，实现一堆这样的薄探测器（图 2.48b，从侧面或正面照射），可提供具有高分辨率 DOI 信息的轴向场强覆盖[117]。

双头前端硅探测器（间隔 170mm）模型和 4 个 BGO 探测器（不具有位置敏感性）已经成功组装了一种样机（图 2.48b 所示的硅探测器头），这种样机具有 ^{18}F 源性能[118]。在 FOV 的中心位置，Si–Si 交互事件的空间分辨率测量为 0.98mm FWHM，不同于

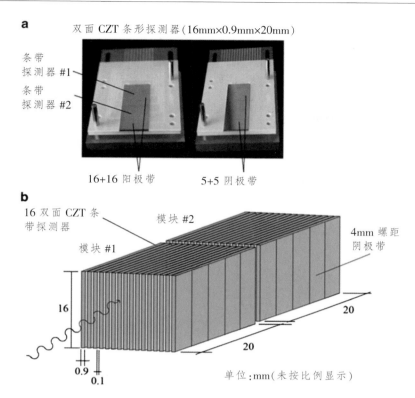

图 2.47　(a)CEA-Leti 为 microPET 制造的 CZT 正交条带探测器的阳极和阴极侧视图。两个探测器一个接一个地放置在同一平面内,以便沿着探测器长度将衰减厚度加倍到 40mm,用于伽马射线入射边缘。(b)16 个探测器平面堆叠在其间,其间有 0.1mm 塑料片,用于实现 16mm×16mm×40mm 有效体积的探测器块(adapted from [114])。

1.04mm FWHM 理论值(包括光子非共线提供的 0.374mm FWHM,正电子范围和源规模提供的 0.254mm FWHM)。这就表明具有较小尺寸的硅探测器将大大提高 Si-Si 交互事件的整体空间分辨率(例如,0.34mm FWHM 用于 0.3mm×0.3mm 垫[115])。用内径为 1.1mm 的 ^{18}F 线源, 分辨率为 1.45mm FWHM, 其分辨率均匀性可在距中心 20mm 的 FOV 上实现[117]。Si-Si 交互事件对于系统的灵敏度仅为 ≈1%,但考虑到 Si-BGO 复合事件其灵敏度可提高到 9%,其对应的系统分辨率为 1mm FWHM[115]。

7　总结

　　大多数商用小动物 SPECT 和 PET 成像系统是基于耦合到位置灵敏的光电倍增管的闪烁体探测器。对于改进性能的要求(主要在空间分辨率方面),使微条或像素半导

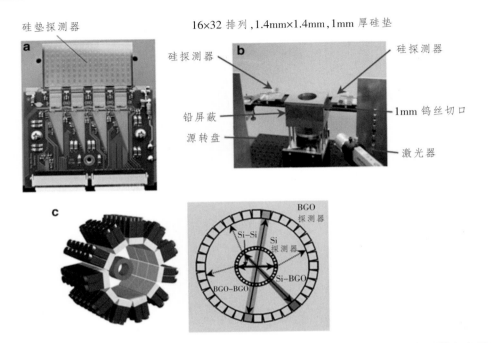

图 2.48   CIMA 合作设计了一种小型动物 PET 扫描仪(**c**),它基于传统的 BGO 环形探测器和内部硅垫探测器。(**a**)图示为一个这样的探测器,而在(**b**)中是硅垫探测器的双头原型设置的照片,其中激光器用于探测器对准[117]。

体探测器应用于 X 线和 γ 线中。紧凑的具有高空间分辨率、高能量分辨率的探测器元件现在已装配在 MicroSPEC(表 2.6)和 microPET(表 2.7)扫描仪中。

这种探测器的读出电极细分的技术进步使这种元件组装成为可能,间距值远低于 1mm。半导体探测器的潜在缺点是薄探测器基板在中等(140keV)和高等(511keV)γ 线能量下量子效率有限,这可以通过使用侧面照射几何来解决。这也可以解决半导体探测器有限的有效区(一侧几厘米)的问题;实际上,对于小动物成像,可以在小动物周围布置有限数量的密集探测器,从它们的侧面照射,从而得到足够的 FOV 覆盖范围。良好的光谱性能(通常比基于闪烁体的探测器更好)可以通过改进材料的制造及电接触技术来实现,从而允许使用高的偏置电压。半导体成像探测器的改进和技术创新的主要潜力是在 microPET 领域,在这一领域高灵敏度(4%~5%)和高分辨率(≈0.5mm),以及与半导体 microCT 的集成已经是可行的。只要可以大量生产,基于半导体 SPECT/CT 和 PET/CT 系统可能有助于降低这种临床前系统的终端用户的价格,成本也是阻碍有电离辐射的小动物成像系统推广的主要限制之一。

表 2.6　半导体小动物 SPECT 样机的性能(^{99m}Tc 成像的灵敏度和空间分辨率,模拟或测量)比较

系统	技术	灵敏度(%)	空间分辨率(mm)	参考文献
亚利桑那大学 SPECT/CT	CdZnTe 像素	$1×10^{-3}$	1~2	[44,47]
SemiSPECT	CdZnTe 像素	$5×10^{-3}$	1.45	[48,59]
SiliSPECT	Si 硅基微条	$(7~8)×10^{-2}$	0.27	[61,68]
MediSPECT	CdTe 像素	$1.6×10^{-2}$	<1	[31,69,70]
SOLSTICE	CdZnTe 微条	NA	<2.5	[11,53,81,82]
LBNL	Si:Li 像素	$1.8×10^{-2}$	1.6	[30]

对于 MediSPECT 和 LBNL,^{125}I 成像数据已报道(NA,不适用)。

表 2.7　半导体小动物 PET 样机的性能(灵敏度和空间分辨率,模拟或测量)比较

系统	技术	灵敏度(%)	空间分辨率(mm)	参考文献
SiliPET	硅条带	5.1	0.52	[91-95]
日本东北大学	CdTe 条带	1	0.74	[96-100]
加州大学戴维斯分校	CdTe 条带	3.4	0.5	[101,102]
北海道大学	CdTe	NA	2.6	[103,104]
SmartPET	HPGe 条带	0.99	1.4	[105-112]
CEA-Leti	CdZnTe 条带	NA	<1	[89,113]
CIMA Si-pad	硅垫	1	0.34	[114-118]

NA,不适用。

参考文献

1. Barrett HH and Hunter WCJ (2005) Detectors for small-animal SPECT I. In: Kupinski MA and Barrett HH (eds.), Small animal SPECT imaging, pp. 26–27. Springer, Heidelberg.
2. (eV Products 2009) http://www.evproducts.com/material_prop.pdf (accessed May 2009).
3. Barrett HH, Eskin JD, and Barber HB (1995) Charge transport in arrays of semiconductor gamma-ray detectors. Phys Rev Lett 5: 156–159.
4. Spartiotis K, Leppänen A, Pantsar T, Pyyhtiä J, Laukka P, Muukkonen K, Maännistö O, Kinnari J, and Schulman T 2005 A photon counting CdTe gamma- and x-ray camera. Nucl Instrum Methods Phys Res A **550**: 267–277.
5. Russo P, Mettivier G, Pani R, Pellegrini R, Cinti MN, and Bennati P (2009) Imaging performance comparison between a LaBr₃:Ce scintillator based and a CdTe semiconductor based photon counting compact gamma camera. Med Phys 36: 1298–1317.
6. Guerra P, Santos A, and Darambara DG (2009) An investigation of performance characteristics of a pixellated room-temperature semiconductor detector for medical imaging. J Phys D: Appl Phys 42: 175101.
7. Prokesch M and Szeles C (2006) Accurate measurements of electrical bulk resistivity and surface leakage current of CdZnTe radiation detector crystals. J Appl Phys 100: 014503.
8. Devanathan R, Corrales LR, Gao F, and Weber WJ (2006) Signal variance in gamma-ray

detectors—A review. Nucl Instrum Methods Phys Res A **565**: 637–649.

9. "BrilLanCe™380 scintillation material," Technical Data Sheet (2007) (available online at websitehttp://www.detectors.saint-gobain.com/Media/Documents/S0000000000000001004/SGC_BrilLanCe_380_data_sheet.pdf) (accessed May 2009).

10. AMPTEK website (http://www.amptek.com/CdTe.html) (accessed May 2009).

11. Gagnon D, Zeng GL, Links JM, Griesmer JJ, and Valentino FC (2001) Design considerations for a new solid-state gamma-camera: SOLSTICE. Nuclear Science Symposium Conference Record, IEEE, vol. 2: 1156–1160.

12. Ogawa K, Hota A, Shuto K, Motomura N, Kobayashi H, Makino S, Nakahara T, and Kubo A (2006) Development of semiconductor gamma-camera system with CdZnTe detectors. Nuclear Science Symposium Conference Record, 2006, IEEE, vol. 4: 2426–2429.

13. Shulman T (2006) Si, CdTe and CdZnTe radiation detectors for imaging application. PhD thesis, University of Helsinki, Finland, 2006 (available online at website http://ethesis.helsinki.fi/julkaisut/mat/fysik/vk/schulman/sicdtean.pdf) (accessed May 2009).

14. XCOM: Photon Cross Sections Database. Available online at website (http://physics.nist.gov/PhysRefData/Xcom/Text/XCOM.html) (accessed May 2009).

15. ACRORAD Co. website (http://www.acrorad.co.jp/us/cdte.html) (accessed May 2009).

16. Heijne EHM (2001) Semiconductor micropattern pixel detectors: a review of the beginnings. Nucl Instrum Methods Phys Res A **465**: 1–26.

17. Institute of Experimental and Applied Physics, Czech Technical University, Prague, CZ. Available online at website (http://aladdin.utef.cvut.cz/ofat/Methods/Xray_radiography/XrayRadiography.html) (accessed May 2009).

18. Mikulec B, Campbell M, Heijne E, Llopart X, and Tlustos L (2003) X-ray imaging using single photon processing with semiconductor pixel detectors. Nucl Instrum Methods Phys Res A **511**: 282–286.

19. Heijne EHM (2001) Future semiconductor detectors using advanced microelectronics with post-processing, hybridization and packaging technology. Nucl Instrum Methods Phys Res A **541**: 274–285.

20. Alimonti G, Andreazza A, Bulgheroni A, Corda G, Di Gioia S, Fiorello A, Gemme C, Koziel M, Manca F, Meroni C, Nechaeva P, Paoloni A, Rossi L, Rovani A, and Ruscino E (2006) Analysis of the production of ATLAS indium bonded pixel modules. Nucl Instrum Methods Phys Res A **565**: 296–302.

21. Szeles C, Soldner SA, Vydrin S, Graves J, and Bale DS (2008) CdZnTe semiconductor detectors for spectroscopic X-ray imaging. IEEE Trans Nucl Sci **55**: 572–582.

22. Ballabriga R, Campbell M, Heijne EHM, Llopart X, and Tlustos L (2007) The Medipix3 prototype, a pixel readout chip working in single photon counting mode with improved spectrometric performance. IEEE Trans Nucl Sci **54**: 1824–1829.

23. Rönnquist C, Santps F, Toker O, Weilhammer P, Yoshioka K, Nygård E, Czermak E, Jalocha P, Dulinski W, and Hu Y (1994) Double-sided silicon microstrip detectors and low noise self-triggering multichannel readout chips for imaging applications. Nucl Instrum Methods Phys Res A 348: 440–443.

24. Beccherle R Bertolucci E, Bisogni MG, Bottigli U, Collins T, Conti M, Del Guerra A, Fantacci ME, Gambaccini M, Kipnis I, Marchesini R, Marziani M, Rosso V, Russo P, Russo S, Stefanini A, Taibi A, and Tripiccione R (1996) Development of a digital radiography system based on silicon microstrip detector. Physica Medica XII: 17–24.

25. Speller RD, Royle GJ, Triantis FA, Manthos N, Van der Stelt PF, and di Valentin M (2001) Digital X-ray imaging using silicon microstrip detectors: a design study. Nucl Instrum Methods Phys Res A 457: 653–664.

26. Bertolucci E, Conti M, Grossi G, Madonna G, Mancini E, Russo P, Caria M, Randaccio P, Del Guerra A, Gambaccini M, Marchesini R, Marziani M, Taibi A, Beccherle R, Bisogni MG, Bottigli U, Fantacci ME, Rosso V, Stefanini A, Tripiccione R, and Amendolia SR (1996) Autoradiography with silicon strip detectors. Nucl Instrum Methods Phys Res A 381: 527–530.

27. Overdick M, Czermak A, Fischer P, Herzog V, Kjensmo A, Kugelmeier T, Ljunggren K, Nygård E, Pietrzik C, Schwan T, Strand S-E, Straver J, Weilhammer P, Wermes N, and Yoshioka K (1997) A Bioscope system using double-sided silicon microstrip detectors and

self-triggering read-out chips. Nucl Instrum Methods Phys Res A 392: 173–177.

28. Chmeissani M and Mikulec B (2001) Performance limits of a single photon counting pixel system. Nucl Instrum Methods Phys Res A 460: 81–90.
29. Beekman FJ, McElroy DP, Berger F, Gambhir SS, Hoffman EJ, and Cherry SR (2002) Towards in vivo nuclear microscopy: iodine-125 imaging in mice using micro-pinholes. Eur J Nucl Med 29: 933–938.
30. Choong WS, Moses WW, Tindall CS, and Luke PN (2005) Design for a high-resolution small-animal SPECT system using pixelated Si:Li detectors for in ^{125}I imaging. IEEE Trans Nucl Sci **52**: 174–180.
31. Accorsi R, Celentano L, Laccetti P, Lanza RC, Marotta M, Mettivier G, Montesi MC, Roberti G, and Russo P (2008) High resolution I-125 small animal imaging with a coded aperture and a hybrid pixel detector. IEEE Trans Nucl Sci **55**: 481–490.
32. Huang AB, Franc BL, Gullberg GT, and Hasegawa BH (2008) Assessment of the sources of error affecting the quantitative accuracy of SPECT imaging in small animals. Phys Med Biol 53: 2233–2252.
33. Belcari N, Bisogni MG, Carpentieri C, Del Guerra A, Delogu P, Panetta D, Quattrocchi M, Rosso V, and Stefanini A (2007) Preliminary characterization of a single photon counting detection system for CT application. Nucl Instrum Methods Phys Res A 576: 204–208.
34. Chmeissani M, Frojdh C, Gal O, Llopart X, Ludwig J, Maiorino M, Manach E, Mettivier G, Montesi MC, Ponchut C, Russo P, Tlustos L, and Zwerger A (2004) First experimental tests with a CdTe photon counting pixel detector hybridized with a Medipix2 readout chip. IEEE Trans Nucl Sci **51**: 2379–2385.
35. Blanchot G, Chmeissani M, Díaz A, Díaz F, Fernández J, García E, García J, Kainberger F, Lozano M, Maiorino M, Martínez R, Montagne JP, Moreno I, Pellegrini G, Puigdengoles C, Sentís M, Teres L, Tortajada M, and Ullán M (2006) Dear-Mama: a photon-counting X-ray imaging project for medical applications. Nucl Instrum Methods Phys Res A 569: 136–139.
36. Autiero M, Celentano L, Cozzolino R, Laccetti P, Marotta M, Mettivier G, Montesi MC, Riccio P, Roberti G, and Russo P (2005) Experimental study on in vivo optical and radionuclide imaging in small animals. IEEE Trans Nucl Sci **52**: 205–209.
37. Funaki M, Ando Y, Jinnai R, Tachibana A, and Ohno R (2007) Development of CdTe detectors in Acrorad. *International Workshop on Semiconductor PET.* Unpublished. Available online at website (http://www.acrorad.co.jp/pdf/Development_of_CdTe_detectors.pdf) (accessed May 2009).
38. Marks DG, Barber HB, Apotovsky BA, Augustine FL, Barrett HH, Dereniak EL, Doty FP, Eskin JD, Hamilton WJ, Matherson KJ, Venzon JE, Woolfenden JM, and Young ET (1996) A 48×48 CZT array with multiplexer readout. IEEE Trans Nucl Sci **43**: 1253–1259.
39. Matherson KJ, Barber HB, Barrett HH, Eskin JD, Dereniak EL, Marks DG, Woolfenden JM, Young ET, and Augustine FL (1998) Progress in the development of large-area modular 64×64 CdZnTe imaging arrays for nuclear medicine. IEEE Trans Nucl Sci **45**: 354–358.
40. Basolo S, Berar JF, Boudet N, Breugnoa P, Chantepia B, Clemens JC, Delpierre P, Dinkespiler B, Hustache S, Medjoubi K, Menouni M, Morel C, Pangaud P, and Vigeolas EA (2008) 20 k pixels CdTe photon-counting imager using XPAD chip. Nucl Instrum Methods Phys Res A 589: 268–274.
41. Takahashi T, Wataname S, Kouda M, Sato G, Okada Y, Kubo S, Kuroda Y, Onishi M, and Ohno R (2001) High-resolution CdTe detector and applications to imaging devices. IEEE Trans Nucl Sci **48**: 287–291.
42. Meng L-J, Tan JW, Spartiotis K, and Schulman T (2009) Preliminary evaluation of a novel energy-resolved photon-counting gamma ray detector. Nucl Instrum Methods Phys Res A **604**: 548–554.
43. Mitani T, Nakamura H, Uno S, Takahashi T, Nakazawa K, Watanabe S, Tajima H, Nomachi M, Fukazawa Y, Kubo S, Kuroda Y, Onishi M, and Ohno R (2003) Large area Gamma-ray Imaging Detector Based on High Resolution CdTe Diode. IEEE Trans Nucl Sci **50**: 1048–1052.
44. Kastis GA, Wu MC, Balzer SJ, Wilson DW, Furenlid LR, Stevenson G, Barrett HH, Barber HB, Woolfenden JM, Kelly P, and Appleby M (2002) Tomographic small-animal imaging using a high-resolution semiconductor detector. IEEE Trans Nucl Sci **49**: 172–175.

45. Chambron J, Arntz Y, Eclancher B, Scheiber Ch, Siffert P, Hage Hali M, Regal R, Kazandjian A, Prat V, Thomas S, Warren S, Matz R, Jahnke A, Karman M, Pszota A, and Nemet L (2000) A pixelated γ-camera based on CdTe detectors clinical interests and performances. Nucl Instrum Methods Phys Res A **448**: 537–549.

46. Tsuchimochi M, Sakahara H, Hayama K, Funaki M, Ohno R, Shirahata T, Orskaug T, Maehlum G, Yoshioka K, and Nygard E (2003) A prototype small CdTe gamma camera for radioguided surgery and other imaging applications. Eur J Nucl Med Mol Imaging **30**: 1605–1614.

47. Kastis GA, Furenlid LR, Wilson DW, Peterson TE, Barber HB, and Barrett HH (2004) Compact CT/SPECT small-animal imaging system. IEEE Trans Nucl Sci **51**: 63–67.

48. Kim H, Furenlid LR, Crawford MJ, Wilson DW, Barber HB, Peterson TE, Hunter WCJ, Liu Z, Woolfenden JM, and Barrett HH (2006) SemiSPECT: A small-animal single-photon emission computed tomography SPECT imager based on eight cadmium zinc telluride (CZT) detector arrays. Med Phys **33**: 465–474.

49. Parnham KB, Grosholz J, Davis RK, Vydrin S, and Cupec CA (2001) Development of a CdZnTe-based small field of view gamma camera. Proc SPIE **4508**: 134–140.

50. Wagenaar DJ, Chowdhury S, Engdahl JC, and Burckhardt DD (2003) Planar image quality comparison between a CdZnTe prototype and a standard NaI(Tl) gamma camera. Nucl Instrum Methods Phys Res A **505**: 586–589.

51. Eisen Y, Mardor I, Shor A, Baum Z, Bar D, Feldman G, Cohen H, Issac E, Haham-Zada R, Blitz S, Cohen Y, Glick B, Falk R, Roudebush S, and Blevis I (2002) NUCAM3—A gamma camera based on segmented monolithic CdZnTe Detectors. IEEE Trans Nucl Sci **49**: 1728–1732.

52. Eisen Y, Shor A, and Mardor I (2004) CdTe and CdZnTe x-ray and gamma-ray detectors for imaging systems. IEEE Trans Nucl Sci **51**: 1191–1198.

53. Griesmer JJ, Kline B, Grosholz J, Parnham K, and Gagnon D (2001) Performance evaluation of a new CZT detector for nuclear medicine: SOLSTICE. Nuclear Science Symposium Conference Record, IEEE, vol. 2: 1050–1054.

54. Azman S, Gjaerum J, Meier D, Muftuler LT, Maehlum G, Nalcioglu O, Patt BE, Sundal B, Szawlowski M, Tsui BMW, Wagenaar DJ, and Wang Y (2007) A nuclear radiation detector system with integrated readout for SPECT/MR small animal imaging. Nuclear Science Symposium Conference Record, IEEE, vol. 3: 2311–2317.

55. Mestais C, Baffert N, Bonnefoy JP, Chapuis A, Koenig A, Monnet O, Ouvrier Buffet P, Rostaing JP, Sauvage F, and Verger L (2001) A new design for a high resolution, high efficiency CZT gamma camera detector. Nucl Instrum Methods Phys Res A **458**: 62–67.

56. Barber HB, Barrett HH, Augustine F., Hamilton WJ, Apotovsky BA, Dereniak EL, Doty FP, Eskin JD, Garcia JP, Marks DG, Matherson KJ, Woolfenden JM, and Young ET (1997) Development of a 64×64 CZT array and associated readout integrated circuit for use in nuclear medicine. J Electron Mater **26**: 765–772.

57. Kastis GA, Barber HB, Barrett HH, Balzer SJ, Lu D, Marks DG, Stevenson G, Woolfenden JM, Appleby M, and Tueller J (2000) Gamma-ray imaging using a CdZnTe pixel array and a high-resolution, parallel-hole collimator. IEEE Trans Nucl Sci 47: 1923–1927.

58. http://www.radiology.arizona.edu/CGRI/research-projects/animal.html (accessed May 2009).

59. Peterson TE, Hyunki K, Crawford MJ, Gersham BM, Hunter WCJ, Barber HB, Furenlid LR, Wilson DW, Woolfenden JM, and Barrett HH (2002) SemiSPECT: a small-animal imaging system based on eight CdZnTe pixel detector. Nuclear Science Symposium Conference Record (2002), IEEE, vol. 3: 1844–1847.

60. http://www.radiology.arizona.edu/CGRI/research-projects/Adaptive_Modality_Imaging/adaptive_modality.html (accessed May 2009).

61. Shokouhi S, Fritz MA, McDonald BS, Wilson M.D., Metzler SD, and Peterson TE (2006) Design of a Multi-Pinhole Collimator in a Dual-Headed, Stationary, Small-Animal SPECT. Nuclear Science Symposium Conference Record, IEEE, vol. 4: 2399–2402.

62. Shokouhi S, Durko HL, Fritz MA, Furenlid LR, and Peterson TE (2006) Thick silicon strip detectors for small-animal SPECT imaging. Nuclear Science Symposium Conference Record, IEEE, vol. 6: 3562–3566.

63. McDonald BS, Shokouhi S, Barrett HH, and Peterson TE (2006) Multi-energy, single-isotope

pinhole imaging using stacked detectors. Nuclear Science Symposium Conference Record (2006), IEEE, vol. 3: 1797–1801.

64. Shokouhi S, McDonald BS, Durko HL, Fritz MA, Furenlid LR, Peterson TE (2007) Performance characteristics of thick silicon double sided strip detectors. Nuclear Science Symposium Conference Record, IEEE, vol. 2: 1656–1660.

65. Shokouhi S, Fritz MA, McDonald BS, Durko HL, Furenlid LR, Wilson DW, and Peterson TE (2007) A silicon SPECT system for molecular imaging of the mouse brain. Nuclear Science Symposium Conference Record, IEEE, vol. 4: 2782–2784.

66. Shokouhi S, Wilson DW, Pham W, and Peterson TE (2007) System evaluation for in vivo imaging of amyloid beta plaques in a mouse brain using statistical decision theory. Nuclear Science Symposium Conference Record, IEEE, vol. 6: 4528–4530.

67. http://www.radiology.arizona.edu/CGRI/SiliSPECT.pdf (accessed May 2009).

68. Shokouhi S, Metzler SD, Wilson DW, and Peterson TE (2009) Multi-pinhole collimator design for small-object imaging with SiliSPECT: a high resolution SPECT. Phys Med Biol 54: 207–225.

69. Accorsi R, Autiero M, Celentano L, Chmeissani M, Cozzolino R, Curion AS, Frallicciardi P, Laccetti P, Lanza RC, Lauria A, Maiorino M, Marotta M, Mettivier G, Montesi MC, Riccio P, Roberti G, and Russo P (2007) MediSPECT: Single photon emission computed tomography system for small field of view small animal imaging based on a CdTe hybrid pixel detector. Nucl Instrum Methods Phys Res A **571**: 44–47.

70. Accorsi R, Curion AS, Frallicciardi P, Lanza RC, Lauria A, Mettivier G, Montesi MC, and Russo P (2007) Preliminary evaluation of the tomographic performance of the MediSPECT small animal imaging system. Nucl Instrum Methods Phys Res A **571**: 415–418.

71. Autiero M, Celentano L, Cozzolino R, Laccetti P, Marotta M, Mettivier G, Montesi MC, Riccio P, Roberti G, and Russo P (2006) Multimodal system for in vivo tumor imaging in mice. Proc SPIE 6191: 340–352.

72. Llopart X, Campbell M, Dinapoli R, SanSegundo D, and Pernigotti E (2002) Medipix2, a 64 k pixel read-out with 55 μm square elements working in single photon counting mode. IEEE Trans Nucl Sci **49**: 2279–2283.

73. Medipix2 collaboration website: www.cern.ch/medipix (accessed May 2009).

74. Russo P (2002) Hybrid semiconductor pixel detectors for low- and medium-energy X- and gamma-ray single photon imaging using the Medipix read-out chip. In: Hornak JP (ed.), *Encyclopedia of Imaging Science and Technology*. Wiley Interscience, John Wiley & Sons, Inc., New York.

75. Tlustos L, Ballabriga R, Campbell M, Heijne E, Kincade K, Llopart X, and Stejskal P (2006) Imaging properties of the Medipix2 system exploiting single and dual energy thresholds. IEEE Trans Nucl Sci **53**: 367–372.

76. Mettivier G, Montesi MC, Sebastiano A, and Russo P (2006) High frame rate X-ray imaging with a 256×256 pixel single photon counting Medipix2 detector. IEEE Trans Nucl Sci **53**: 1650–1655.

77. Maiorino M, Pellegrini G, Blanchot G, Chmeissani M, Garcia J, Martinez R, Lozano M, Puigdengoles C, and Ullan M (2006) Charge sharing observations with a CdTe pixel detector irradiated with a ^{57}Co source. Nucl Instrum Methods Phys Res A **563**: 177–181.

78. Pellegrini G, Chmeissani M, Maiorino M, Blanchot G, Garcia J, Lozano M, Martinez R, Puigdengoles C, Ullan M, and Casado P (2006) Performance limits of a 55-μm pixel CdTe detector. IEEE Trans Nucl Sci **53**: 361–366.

79. Pellegrini G, Maiorino M, Blanchot G, Chmeissani M, Garcia J, Lozano M, Martinez R, Puigdengoles C, and Ullan M (2007) Direct charge sharing observation in single-photon-counting pixel detector. Nucl Instrum Methods Phys Res A **573**: 137–140.

80. Zeng GL and Gagnon D (2004) CdZnTe strip detector SPECT imaging with a slit collimator. Phys Med Biol 49: 2257–2271.

81. Gagnon D, Penn MS, Lee D, Urbain J-L, Chi-Hua T, Kline B, Bender PJ, Mercer DL, and Griesmer JJ (2002) Use of SOLSTICE rotating slat solid-state camera for small animal imaging. Nuclear Science Symposium Conference Record, IEEE, vol. 3: 1367–1369.

82. Moses WW Nuclear medical imaging: Techniques and challenges. Available online at website (http://instrumentationcolloquium.lbl.gov/Nuclear%20Medical%20Imaging.pdf) (accessed

May 2009).

83. Stickel JR and Cherry SR (2005) High-resolution PET detector design: modeling components of intrinsic spatial resolution. Phys Med Biol 50: 179–195.

84. Levin CS and Hoffman EJ (1999) Calculation of positron range and its effects on the fundamental limit of positron emission tomography system spatial resolution. Phys Med Biol 44: 781–799.

85. Drezet A, Monnet O, Montémont G, Rustique J, Sanchez G, and Verger L (2004) CdZnTe detectors for the positron emission tomographic imaging of small animals. Nuclear Science Symposium Conference Record, IEEE, vol. 7: 4564–4568.

86. Conti M, Del Guerra A, Mazzei D, Russo P, Bencivelli W, Bertolucci E, Messineo A, Rosso V, Stefanini A, Bottigli U, Randaccio P, and Nelson WR (1992) Use of EGS4 Monte Carlo code to evaluate the response of HgI2 and CdTe semiconductor detectors in the diagnostic energy range. Nucl Instrum Methods Phys Res A 322: 591–595.

87. Baldazzi G, Bollini D, Casali F, Chirco P, Donati A, Dusi W, Landini G, Rossi M, and Stephen JB (1993) Timing response of CdTe detectors. Nucl Instrum Methods Phys Res A 326: 319–324.

88. Bertolucci E, Conti M, Curto CA, and Russo P (1997) Timing properties of CdZnTe detectors for positron emission tomography. Nucl Instrum Methods Phys Res A **400**: 107–112.

89. Drezet A, Monnet O, Mathy F, Montémont G, and Verger L (2007) CdZnTe detectors for small field of view positron emission tomographic imaging. Nucl Instrum Methods Phys Res A **571**: 465–470.

90. Vaska P, Bolotnikov A, Carini G, Camarda G, Pratte J-F, Dilmanian FA, Park S-J, and James RB (2005) Studies of CZT for PET Applications. Nuclear Science Symposium Conference Record, IEEE, vol. 5: 2799–2802.

91. Zavattini G, Cesca N, Di Domenico G, Moretti E, and Sabba N (2006) SiliPET: an ultra high resolution design of a small animal PET scanner based on double sided silicon strip detector stacks. Nucl Instrum Methods Phys Res A **568**: 393–397.

92. Auricchio N, Cesca N, Di Domenico G, Moretti E, Sabba N, Gambaccini M, Zavattini G, Andritschke R, Kanbach G, and Schopper F (2005) SiliPET: design of an ultra high resolution small animal PET scanner based on stacks of semiconductor detectors. Nuclear Science Symposium Conference Record, IEEE, vol. 5: 3010–3013.

93. Gola A, Fiorini C, Di Domenico G, Zavattini G, and Auricchio N (2006) An ASIC circuit for timing measurements with strip detectors, designed for the SiliPET project. Nuclear Science Symposium Conference Record, IEEE, vol. 1: 370–374.

94. Auricchio N, Di Domenico G, Zavattini G, Gola A, Fiorini C, Frigerio M, Ambrosi G, Ionica M, Fiandrini E, Zorzi N, and Boscardin M (2007) First measurements of the SiliPET project: a small animal PET scanner based on stacks of silicon detectors. Nuclear Science Symposium Conference Record, IEEE, vol. 4: 2926–2929.

95. Auricchio N.; Di Domenico G.; Milano L.; Malaguti R.; Ambrosi G, Ionica M, Fiandrini E, Zorzi N, Boscardin M, and Zavattini G (2008) Experimental measurements for the SiliPET project: a small animal PET scanner based on stacks of silicon detectors. Nuclear Science Symposium Conference Record, IEEE: 366–369.

96. Kikuchi Y, Ishii K, Yamazaki H, Matsuyama S, Yamaguchi T, Yamamoto Y, Sato T, Aoki Y, and Aoki K (2005) Preliminary report on the development of a high resolution PET camera using semiconductor detectors. Nucl Instrum Methods Phys Res B **241**: 727–731.

97. Kikuchi Y, Ishii K, Yamazaki H, Matsuyama S, Momose G, Ishizaki A, Kisaka J, and Kudo T (2006) Feasibility of ultra high resolution better than 1 mm FWHM of small animal PET by using CdTe detector arrays. Nuclear Science Symposium Conference Record, IEEE, vol. 4: 2454–2457.

98. Ishii K, Kikuchi Y, Matsuyama S, Kanai Y, Kotani K, Ito T, Yamazaki H, Funaki Y, Iwata R, Itoh M, Kanai Km Hatazawa J, Itoh N, Tanizaki N, Amano D, Yamada M, and Yamaguchi T (2007) First achievement of less than 1 mm FWHM resolution in practical semiconductor animal PET scanner. Nucl Instrum Methods Phys Res A **576**: 435–440.

99. Kikuchi Y, Ishii K, Terakawa A, Matsuyama S, Yamazaki H, Hatazawa J, and Kotani K (2007) Prototype of high resolution PET using resistive electrode position sensitive CdTe detectors. Nuclear Science Symposium Conference Record, IEEE, vol. 4: 2669–2672.

100. Kikuchi Y, Ishii K, Yamazaki H, Matsuyama S, Nakhostin M, Sakai T, Nakamura K, and

Kouno M (2008) Fundamental study of two-dimensional position sensitive CdTe detector for PET camera. Nuclear Science Symposium Conference Record, IEEE, vol. 4: 4924–4926.

101. Kim H, Cirignano LJ, Dokhale P, Bennet P, Stickel JR, Mitchell GS, Cherry SR, Squillante M, and Shah K (2006) CdTe orthogonal strip detector for small animal PET. Nuclear Science Symposium Conference Record, IEEE, vol. 6: 3827–3830.

102. Mitchell GS, Sinha S, Stickel JR, Bowen SL, Cirignano LJ, Dokhale P, Kim H, Shah K, and Cherry SR (2008) CdTe strip detector characterization for high resolution small animal PET. IEEE Trans Nucl Sci **55**: 870–876.

103. Yanagita N, Morimoto Y, Ishitsu T, Suzuki A, Takeuchi W, Seino T, Takahashi I, Ueno Y, Amemya K, Inoue S, Suzuki M, Kozawa F, Kubo N, and Tamaki N (2007) Physical performance of a prototype 3D PET scanner using CdTe detectors. Nuclear Science Symposium Conference Record, IEEE, vol. 4: 2665–2668.

104. Ueno Y, Morimoto Y, Tsuchiya K, Yanagita N, Kojima S, Ishitsu T, Kitaguchi H, Kubo N, Zhao S, Tamaki N, and Amemiya K (2009) Basic performance test of a prototype PET scanner using CdTe semiconductor detectors. IEEE Trans Nucl Sci **56**: 24–28.

105. Hall CJ, Nolan PJ, Boston AJ, Helsby WI, Berry A, Lewis RA, Gillam J, Beveridge T, Mather AR, Turk G, Norman J, and Gross S (2003) A gamma tracking detector for nuclear medicine. Nuclear Science Symposium Conference Record, IEEE, vol. 3: 1877–1881.

106. Boston HC, Boston AJ, Cooper RJ, Cresswell J, Grint AN, Mather AR, Nolan PJ, Scraggs DP, Turk G, Hall CJ, Lazarus I, Berry A, Beveridge T, Gillam J, and Lewis R (2007) Characterization of the SmartPET planar Germanium detectors. Nucl Instrum Methods Phys Res A **579**: 104–107.

107. Gillam J, Beveridge T, Svalbe I, Grint A, Cooper R, Boston A, Boston H, Nolan P, Hall C, and Lewis R (2008) Compton imaging using the SmartPET detectors. Nuclear Science Symposium Conference Record, IEEE: 624–628.

108. http://ns.ph.liv.ac.uk/imaging-group/group-members/andrew-mather.php (accessed August 2009).

109. Cooper RJ, Boston AJ, Boston HC, Cresswell J, Grint AN, Mather AR, Nolan PJ, Scraggs DP, Turk G, Hall CJ, Lazarus I, Berry A, Beveridge T, Gillam J, and Lewis RA (2007) SmartPET: applying HPGe and pulse shape analysis to small-animal PET. Nucl Instrum Methods Phys Res A **579**: 313–317.

110. Cooper RJ, Turk G, Boston AJ, Boston HC, Cresswell J, Mather AR, Nolan PJ, Hall CJ, Lazarus I, Simpson J, Berry A, Beveridge T, Gillam J, and Lewis RA (2007) Position sensitivity of the first SmartPET HPGe detector. Nucl Instrum Methods Phys Res A **573**: 72–75.

111. Cooper RJ, Boston AJ, Boston HC, Cresswell JR, Grint AN, Harkness LJ, Nolan PJ, Oxley DC, D.P. Scraggs DP, Lazarus I, Simpson J, Dobson J (2008) Charge collection performance of a segmented planar high-purity germanium detector. Nucl Instrum Methods Phys Res A **595**:401–409.

112. Cooper RJ, Boston AJ, Boston HC, Cresswell J, Grint AN, Harkness LJ, Nolan PJ, Oxley DC, Scraggs DP, Mather AR, Lazarus I, and Simpson J (2009) Positron emission tomography imaging with the SmartPET system. Nucl Instrum Methods Phys Res A **606**: 523–532.

113. Peyret O (2006) Towards digital X-ray imaging. Available online at website(http://www.minatec-crossroads.com/pdf-AR/Peyret.pdf) (accessed August 2009).

114. CIMA Collaboration website (http://www.cima-collaboration.org).

115. Park S-J, Rogers WL and Clinthorne NH (2007) Design of a very high-resolution small animal PET scanner using a silicon scatter detector. Phys Med Biol 52: 4653–4677.

116. Clinthorne N (2009) Methods for High Resolution PET. Stanford Linear Accelerator Center, Advanced Instrumentation Seminar, 1April 2009. Available online at website (http://www-group.slac.stanford.edu/ais/publicDocs/presentation113.pdf) (accessed August 2009).

117. Park S-J, Rogers WL, Huh S, Kagan H, Honscheid K, Burdette D, Chesi E, Lacasta C, Llosa G, Mikuz M, Studen A, Weilhammer P, and Clinthorne NH (2007) A prototype of very high-resolution small animal PET scanner using silicon pad detectors. Nucl Instrum Methods Phys Res A **570**: 543–555.

118. Park S-J, Rogers WL, Huh S, Kagan H, Honscheid K, Burdette D, Chesi E, Lacasta C, Llosa G, Mikuz M, Studen A, Weilhammer P, and Clinthorne NH (2007) Performance evaluation of a very high resolution small animal PET imager using silicon scatter detectors. Phys Med Biol 52: 2807–2826.

第3章
小动物成像仪器——光子探测器

Dieter Renker, Eckart Lorenz

1 引言

几乎所有小动物成像仪器的探测器中,检测 X 线或 γ 线(短 γ 线)的第一步都是通过高原子序数、高密度的闪烁体将吸收的 X 线或 γ 线转换成大部分可见光谱中的光子(见第 1 章)。在这个过程中,通常只有一小部分 X 线或 γ 线被转换成光子。常用闪烁体的转换效率为在几电子伏特(eV)范围内产生单个光子时,有 20~100eV 能量损失。由于大多数闪烁体发射光谱的范围在 300~700nm(仅少数例外),能量的转换率在 0.02~0.1。表 3.1 列出了一些常见闪烁体的参数、发射光谱峰值和每千电子伏特(keV)光子能量沉积数。这些值为典型值,因为许多细微的影响即可改变所列出的值,例如,在光发射中闪烁材料的 γ 能,或者自吸收损耗的非线性。想要了解主要的通过光电效应或康普顿散射的 γ 线吸收过程,读者可参考第 1 章。

在将高能量辐射转换为电子伏特(eV)范围内的光子之后,接下来的过程是光子传输到光子探测器,并通过最佳适配的光子探测器将光子转换为电信号。下面我们将跳过闪烁体内光子传输的细节, 以及闪烁体的光提取和有效耦合到光子探测器的问题,这些内容请读者参考第 1 章,而是集中讨论光子探测效率的问题。不过,我们也做了一些简化性假设,即由于几何体限制,通常只有一小部分的光可以被提取并耦合到光子探测器。

D. Renker (✉)
Paul Scherrer Institute, Villigen, Switzerland
e-mail: dieter.renker@ph.tum.de

E. Lorenz
Max Planck Institute for Physics, Munich, Germany

Eidg. Technische Hochschule, Zurich, Switzerland
e-mail: e.lorenz@mac.com

表 3.1　常用的 X 线和 γ 线闪烁体的关键参数

闪烁体	密度 (g/cm³)	原子序数	照片分数 @511keV(%)	峰值发射 波长 (nm)	折射率	光子/keV	主要补偿衰减 时间 τ (ns)	吸湿性
NaI(Tl)	3.67	43	18	410	1.85	38~40	250	是
CsI(Tl)	4.51	54		540	1.79	55	≈1000	（是）
CsI(Na)	4.51	54		420	1.84		630	是
LSOᵃ	7.4	65	34	420	1.81	27	40	否
LuI3ᵃ	5.6	59		470		47	30	是
BGO	7.13	73	43	480	2.15	8	300	否
YAG	4.55	15		550	1.82	8	60~70	否
LaCl3ᵃ(Ce)	3.79	36		350	1.9	49	28	是
LaBr3ᵃ(Ce)	5.29	43	15	380	1.9	63	26	是

ᵃ 放射性

虽然对于 CT 探测器来说，高光子提取效率是可以实现的，但是在 SPECT 或 PET 探测器中，由于光子探测器耦合到晶体的后横截面，光子提取效率通常只有 10%~ 30%。如果使用中间光导，提取效率甚至可以更低。根据表 3.1 中的数据，可以得出对光子探测器的一系列推断。

(1)光子应尽可能高地转换为光电子，即光子探测器应该具有高的量子效率(QE)。

(2)光子探测效率(PDE)[1]，即将光子转换成可测量的光电子的效率，应接近光子探测器的 QE，即光子探测器内部的光电子损失应该是最小的。

(3)如果光子从闪烁位置到光子探测器的转移是低效的(通常是这种情况)，并且只有一小部分产生的光子撞击到光子探测器上，探测器中高光子探测效率的要求必须要求更高。

(4)在电子伏特(eV)能量范围内的光子在普通光子探测器中只能转换成至多一个光电子。因此，来自普通闪烁晶体的预期电子数量远小于数据处理通常所需的电子数量。因此，需要进行信号放大。如果可能的话，放大器(无论是内部还是外部)，都不应该降低信号。

(5)PET 经常需要亚纳秒(nsec)范围内的定时信号，但几乎所有合适的闪烁晶体的衰变时间都在 20~1000ns 的范围内。在大多数情况下，在第 1 纳秒(或几纳秒)期间仅发射少量光子，可用于导出定时信号。因此，合适的光子探测器需要良好的单光电子响应(SER)。

(6)因此，对于纳秒定时测量，光子探测器和所需的放大器(内部或外部)应该具有等于或优于想要实现的定时目标的固有带宽。

(7)光子探测器的光谱灵敏度应与闪烁晶体的发射光谱最相匹配。

(8)由于闪烁晶体通常具有高折射率(n 范围为 1.7~2.2)，因此需要与光子探测器进行有效的光耦合。

需要指出的是，在 PET 和 SPECT 中，通常以较高的精度测量单个 γ 量子的时间和能量。而在 CT 中，测量综合通量和沉积的能量作为时间的函数，因为 X 线通量通常太高，不允许计数和测量单个 X 线击中探测器像素的能量。由于 X 线发生器的能量谱很宽，而且缺乏在检查前确定 X 线初始能量的方法，目前不需要对单个 X 线量子进行精确的能量测量。用于 PET 和 SPECT 的 γ 探测器应具有至少几个百分点的能量分辨率，以便将 γ 线从康普顿边缘分离。

此外，在实际应用中还应满足其他几个条件：

---

[1] 通常使用 QE 来指定光子探测器中的光电子数。QE 忽略了光子探测器内部光电子的后续损失，例如在光电倍增管前端的损失。PDE(或有效 QE)指定了在光子探测器中的后续电子系统中被光子转换器放大和处理的更真实的光电子数量。

(1)光子探测器应不受磁场的影响,或至少可以很容易地通过合适的屏蔽材料来保护。

(2)几乎所有的辐射检测的设备通常都是在高电磁背景的环境中运行。因此,需要对电磁干扰(EMI)具有很高的免疫力。

(3)这些设备必须易于操作,不应以不受控制的方式而发生时间偏差。

(4)一般而言,辐射损伤不是问题,因为大多数传感器最初是在更高辐射环境中使用,而非小动物成像的设备。

特别是对于小动物成像,应当满足与被研究对象的小尺寸相关的一些要求:

(1)仪器的分辨率应很好地适应待研究结构的尺寸,这需要小像素元件以实现亚毫米级的分辨率。

(2)由于要研究的物体通常具有与晶体长度相当的尺寸,视差误差变得重要,需要进行校正。

(3)闪烁晶体,特别是光子探测器,应该尽可能致密。在需要移动应用的情况下,此条件是"必须"的(参见图 3.17 中的例子)。

(4)由于小动物 PET 的探测器表面体积通常比人类 PET 要小得多,辐射水平通常也要小得多,这是因为吸收减少了。因此,在小动物 PET 和 SPECT 中需要的时间分辨率比在人类 PET 中要求更低。同样,在小动物 PET 和 SPECT 中的康普顿散射,也要比人类 PET/SPECT 低得多。

(5)在较致密探测器的情况下,热量降至最低是一个问题。

目前,有四类光子传感器用于快速、低光通量检测:

(1)光电倍增管(PMT),即在不同静电势下通过二次光电子倍增的真空光子探测器。

(2)基于硅的无内部放大的固态光子传感器:

– PIN 光电二极管,目前在 PET 或 SPECT 中的使用非常有限。

– CCD 阵列,仅用于 CT。

– 漂移光电二极管。

(3)基于硅的具有内部放大的固态传感器:

– 雪崩光电二极管(APD)在线性放大模式下工作,刚好低于击穿电压。

– Geiger 式雪崩光电二极管(G–APD)的工作温度略高于击穿电压,但根据 Geiger 原理使用雪崩的电流淬灭。

(4)外来光子探测器。

有相当多的特殊光子探测器(外来光子探测器)原则上允许探测微光级信号,例如,混合光电倍增管、气体光子探测器、低温光子探测器,或非硅固态光子探测器。所有这些探测器在所讨论的应用中存在严重缺陷(大尺寸、低 QE、复杂操作),或尚未成熟,尚未在较大的工业水平上生产。

PMT 是快速、低水平光探测的"长期主力"，在核医学领域已经得到了广泛的应用。遗憾的是，PMT 不适合在磁场中工作，如内部磁共振（MRI）扫描仪，并且难以实现小的像素尺寸。如今，多阳极 PMT 的像素尺寸可以低至 2mm×2mm。同样，适用于读出精细像素化闪烁晶体矩阵是 Anger 照相机原理，即由几个大面积 PMT 共享来自一个像素的光。块探测器原理对于人类 PET 探测器而言是非常有利的，因为它允许大量减少读出通道，一个光子探测器与一个晶体板的耦合（1:1 耦合）对于小动物 PET 探测器也是可能的，因为通道的数量仍然是可控的。

APD 的主要缺点是增益低，对温度变化敏感，甚至电压漂移小，这些都难以控制。使用线性模式 APD 很可能只是在不久的未来使用 G-APD 时作为读出元件的中间步骤。G-APD 仍在开发中，但已迅速接近成熟。它们具有许多优点，使其成为 PET/SPECT 中用于小动物成像的最有前景的光子探测器。

在详细讨论不同的传感器之前，我们在表 3.2 中比较了 PMT、APD 和 G-APD 使用闪烁晶体作为 γ 探测器用于 PET 和 SPECT 探测器的优缺点。

光子探测器部分的结构如下：在第 2 节中，我们将简要回顾光子探测的一般原理。在第 3 节中，我们将简要介绍影响信号损失的过程，从晶体中的转换到光子探测器中影响能量分辨率和时间的光子检测。在第 4 节中，我们将讨论经典的光子探测器——光电倍增管，回顾其基本设计原理、特点和局限性。在第 5 节和第 6 节中，我们将讨论无内增益和有内增益的固态光子探测器，其基本结构及其在小动物成像中光子探测方面的特征和局限性。同样在第 6 节中，我们将简要地提到一些应用实例，而在第 7 节中，我们将讨论一些非特定于光子检测的特殊要求。第 8 节对未来光子探测技术的发展前景进行了展望。应该指出的是，本章的重点主要放在光子探测器的最新发展上，目前主要是由 PET 或 SPECT 的要求驱动。特别是我们将简要提及它们在 CT 中的用途和细节，因为该领域的光子探测技术已经存在了几年，并且已有很好的文献记载。另一方面，基于 Geiger 式雪崩光电二极管（G-APD）的固态光子探测器具有更大的发展空间，因为这些探测器正在快速发展，并有可能成为小动物 PET 中闪烁晶体读出的领先光子探测器。值得一提的是，在艾克斯莱班（2008）举办的光子探测器会议上，超过一半提交的文献均是有关 G-APD 的发展。

2　对分辨率问题的一些讨论

在讨论光子探测器的细节之前，我们将简要讨论有关分辨率要求的一些问题，重点主要放在 PET 和 SPECT 上。

表 3.2　PMT、APD 和 G-APD 用于 PET 和 SPECT 晶体读数的一些基本特征(典型)的比较。预计一些参数在不久的将来会有所改善 [a]

特征	PMT	APD	G-APD
与晶体相比的体积	非常大	非常紧凑	非常紧凑
读出像素结构	有限	非常好	非常好
阻止读数	完善	首次测试	首次测试
面积限制	无	仅几 cm^2	$<1cm^2$
用户体验	高	一般	原型
成本	高	中等	仍旧高, 长期最低
工作电压(V)	*1000~1500*	300~500	30~100
电压调节	高	非常高	高
收益	10^5~10^6	*50~300*	10^5~10^6
动态范围	高	高	一些限制
高速运转	高	有限	次要限制
对磁场敏感性	非常高	无	无
高品质的前置放大器	不需要	需要	不需要
摄取灵敏度	中等	很高	低
屏蔽要求	一些	必须	选择性
量子效率(%)	20~25	60~80	25~50
检测单光子	能	不能	能
单光电脉冲上升时间	1~2ns		<1ns
噪声	非常低	高	高, 不确定
噪声因素	1.2~1.5	每增益 1000, 增加 *5~10*	1.0~1.2
温度敏感度	非常低	非常高	中度到高度
对偏置漂移的灵敏度	低	非常高	中度到高度
商业可用性	是的	是的, 新颖	是的
曝光造成的损坏	高	无	无
辐射损伤	少许	低	少许
大规模生产的潜力	低, 手工组装	中等, 离子注入	非常高, CMOS 技术

[a] 斜体部分: 可能严重影响性能的参数。

　　在使用辐射探测器的小动物成像仪器中, 必须处理与光子探测器分辨率 [2] 相关的三个问题:
　　(1)空间分辨率。
　　(2)能量分辨率。

---

[2] 在这里, 我们遵循核医学应用中的惯例, 将分辨率定义为分布的 FWHM(FWHM=2.35σ)。

（3）定时分辨率。

空间分辨率主要受探测器几何结构和晶体细分的影响。在具有 1:1 耦合的几何结构的情况下，光子探测器的能量分辨率和噪声对图像分辨率的影响非常小，除了PET 中的相互作用深度（DOI）的不确定性，导致沿晶体长度的视差误差。原则上，通过两个晶体端的读出和脉冲高度的比较来测量 DOI。其他方法包括将两个衰变时间不同的较短晶体板组合成一个较长晶体板，从而允许通过脉冲波形测量来标记两个部分中的相互作用。高能量分辨率和良好的脉冲形状测量将减少错误关联。块探测器读出的情况则完全不同。在这里，探测器的能量分辨率和噪声可以影响图像分辨率。

下面，我们用 PET 的例子来说明标准光子探测器在图像分辨率方面的局限性和优势。

Moses 和 Derenzo 提出了一个经验公式，很好地描述了重建的 FWHM 空间分辨率[2]：

$$FWHM = a\sqrt{\left(d/2\right)^2 + b^2 + r^2 + \left(0.0022D\right)^2} \tag{3.1}$$

其中，d 是探测器尺寸，b 是位置解码精度，r 是正电子范围，D 是用于描述光子湮没非共线性的系统直径，a 是校正因子且取决于用于重建图像的算法，a 的范围通常为1.1~1.3。

在小动物扫描仪中，光子的非共线性几乎可以忽略不计，正电子范围 r 由所使用的同位素给出，而 d 和 b 在设计中可以最小化。在高磁场 MRI 磁体内安装 PET 探测器时，正电子的范围因"螺旋式"而缩短。

使用光共享和类似 Anger 逻辑的"块"探测器，是使用标准 PMT 时的唯一选择，平均值为 $b\sim2$mm[3-7]。通过 1:1 将晶体直接耦合到位置敏感或多阳极 PMT，可以获得更好的值即 $b\sim1$mm[8-13]。

只有第三类，即晶体分别与光子探测器和独立的电子器件耦合，获得等于几何分辨率（$b\sim0$）的内在分辨率[14-17]。这种读出方案目前只能用固态光子探测器来实现，可以定制所需的几何结构。使用 0.8mm 宽的晶体实现了 1mm 的图像分辨率[18]。

如果能将光峰事件与康普顿散射分开，能量分辨率就不那么重要了。能量分辨率受到许多不同过程的影响，这最终可以防止光峰与康普顿活动明显分离。为了简单起见，我们假设只处理 511keV 的 γ 量子，它们在一个单晶板中完全被吸收。以下过程都会导致能量分辨率的降低：

（1）闪烁光的产率取决于晶体的局部质量，即取决于局部晶体缺陷和活化材料的局部混合。

（2）分辨率的一个小而重要的扩展，将是在非常低的 γ 能或电子能量下光产率的所谓的非比例性。这种效应在最低能量下最强，并且扩展了超过 2.35/N 的内在闪烁分辨率,N 为闪烁光子的平均数量。一种非常好的闪烁晶体如 YAP:Ce 或 LaCL$_3$:Ce,在 511keV 下可具有约 5% 的内在能量分辨率。

(3)从晶体后端扩展闪烁光子分布的下一步是可变光收集,受几何效应、晶体内部吸收损失、表面散射损失和反射材料(漫反射、镜面反射)的影响。在径向排列的截锥形晶体和晶体后端读出的情况下,相比从读出侧,从远侧容易获得更高的光产率。这导致了在晶体上平均时分辨率的扩大。通过适当的表面处理,可以提高均匀性,进而提高分辨率。一般而言,可以在后表面不太长的晶体中收集所有光子的 25%~50% 以耦合到光子探测器。在长晶体的情况下,该数字将显著下降。

(4)在端面,通常使用与 PMT 玻璃窗或硅光子探测器的折射率相匹配的光学脂或光学胶,将晶体与光子探测器耦合,这些探测器通常由透明塑料薄层保护。由于用于 PET 或 SPECT 的大多数晶体的折射率远高于光学耦合材料,有很大一部分光仍然被困在晶体内部。

(5)下一类型损耗是光子探测器对光子的反向散射,在 PMT 的情况下,这种反向散射的范围可从几个百分点到 30%(与波长相关)。硅光子探测器也具有相当多的反向散射。在晶体小而致密的情况下,部分反向散射光子可以再次循环到光子探测器上,而对于长晶体,大部分反向散射的光子都丢失了。

(6)并不是所有进入 PMT 光电阴极或硅光子探测器中的光子都能被转换成自由电子。相关的数值是量子效率(QE),它是自由光电子数量与碰撞光子数量的比率。经典 PMT 的典型 QE 值在峰值灵敏度范围为 20%~30%,PIN 和雪崩光电二极管接近 80%,G-APD 为 20%~70%(取决于有效总面积比,通常称为填充因子)。

(7)并非所有的光电子都能被收集和放大。因此,通过所谓的光子探测效率(PDE)代替 QE 更合适。对于最佳 PMT [3],PDE/QE 的典型值范围为 0.8~0.9(网格倍增极 PMT,因其几何效应,为 0.6~0.7),PIN 和雪崩光电二极管接近 1,目前的 G-APD 为 0.2~0.6(较大程度上取决于操作参数)。

(8)放大通常在放大的光电子上增加分辨率的分布。这个数字通常称为过量噪声因子 F(见第 4.4 节)。最佳 PMT 的 F 因子为 1.1~1.2,PIN 光电二极管的固有 F 因子为 1(加上来自放大器的固有噪声),线性模式 APD 的典型 F 因子范围在 5~10,增益为 500(见图 3.13),增益依赖性非常强,而 G-APD 的 F 因子为 1.1~1.3,同样取决于增益和几何结构。

在上面的列表中,我们忽略了诸如陷阱效应、磷光效应或波长偏移等。

---

[3] PMT 前端存在另一个损失源。当撞击第一倍增极时,光电子有时会反向散射,并且产生二次电子的可能性非常小。到目前为止,这个过程还没有被很好地测量,而且经常被忽略。

　　显然,由于影响能量分辨率过程的多样性和多变性,很难预先预测分辨率。蒙特卡罗模拟可以预测低于30%的分辨率。实验优化是目前最常用的确定分辨率的过程。例如,单个LSO晶体耦合到选定的PMT可以得到约10%的511keV γ 分辨率,而通常情况下,在密集排列和块读出中,可以获得12%~25%的分辨率。在25%分辨率时,光峰和康普顿活动已经有相当大的重叠。

　　如前所述,在大多数情况下,0.5~1ns范围内的时间分辨率就足够了,由于摄取有限,很难在小动物中实现高的计数率。

　　除了一些不合适的材料,如ZnO或滨松J9758,几乎所有的闪烁晶体都具有相当长的衰减时间。通过使用标准方法,如恒定分数鉴别器、前沿鉴别器或高低鉴别技术,分别从闪烁脉冲的上升时间从第一次检测到的光子产生定时信号。由于晶体通常只有几(10~20)毫米长,晶体内部的时间分散可以忽略不计。

　　产生定时信号的原因是需要来自两个伽马的同时触发。利用PMT和G-APD,可实现亚纳秒(sub-ns)级的时间分辨率,而光电二极管和雪崩光电二极管最多只有几纳秒的时间分辨率。

　　当组合两个不同衰减时间的闪烁晶体时, 良好的脉冲形状识别对于DOI测量是必不可少的。

3　光子探测的一般原理

　　外部光效应和内部光效应这两个过程用于检测光子。两者都是基于在碰撞中光子能量向电子的转移。当光子撞击到任何材料表面时,只要光子的能量高于光电功函数 ϕ,它就可以释放电子。这是爱因斯坦于1905年首次提出的[1]:

$$W_{kin} = h\nu - \phi \tag{3.2}$$

　　电子的动能 W_{kin} 不仅足以使电子从表面,而且从材料的体积到达自由空间。半导体具有很小的功函数 ϕ。因此,入射光子的阈值波长可以是近红外波长。光电倍增管(Sb-Rb-Cs,Sb-K-Cs)的标准双碱光电阴极在630nm(红光)处有一个阈值。

　　内部过程需要的能量更少。在半导体中,只要将一个电子从价带提升到导带就足够了。因此,硅晶体(带隙1.1eV)可以是可见光完整范围内非常有效的光子探测器。如果由于硅光电二极管的电场,电子没有与导电带中的空穴再结合,它就可以被收集并放大信号。

4　基于 PMT 的经典读出

4.1　历史

1913 年, Elster 和 Geitel 发明了第一个光电管。数年之前, 在 1889 年, 他们报告了可见光对碱金属产生的光电效应[19]。第一个光电倍增管(PMT)是在 1930 年由 L.Kubetsky 发明的。1939 年, V.Zworykin 和同事们在 RCA 实验室开发了一种具有静电聚焦功能的 PMT[20], 形成了当前 PMT 的基本结构(图 3.1)。不久后, 它投入商用。自那时起, 单个光子就可以检测到。

进一步的创新带来了现今高度复杂的设备。体积庞大的外形变成了长度仅为几厘米的平板式设计, 并且像素化的阳极, 使 PMT 具有位置敏感性。虽然早期的 PMT 只允许块读出, 晶体与位置敏感 PMT 的 1:1 耦合变得可能, 一种方案是小晶体的端面耦合到 PMT 的匹配像素(图 3.2)。真空容器是仍然需要的, 但是有效面板的面积与 PMT 总面板面积的比值现在接近 90%。

4.2　增益

标准 PMT 的增益非常高, 典型值为 $10^6 \sim 10^7$。几乎与温度完全无关, 而且在很大的动态范围内, 与需要处理的速率无关。在不需要放大器的情况下, 输出信号可以直接输入到标准电子读出器中。

4.3　光子探测效率

光电倍增管的主要特性是它的量子效率(QE), 它描述了光子产生自由电子的概

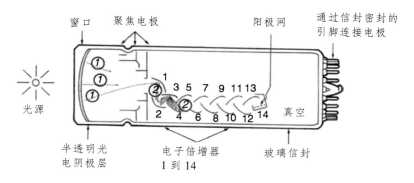

图 3.1　光电倍增管的横截面。①表示光电阴极的光子释放的电子;②表示倍增二极管第一级中次级电子的级联。

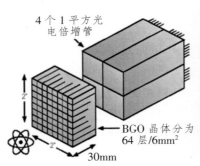

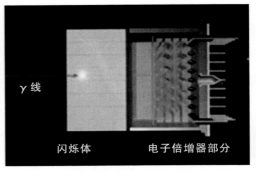

图 3.2　晶体块设计采用传统的 PMT（左图）和 1:1 耦合位置敏感的平板 PMT（右图）。图示为小闪烁晶体和单个倍增极结构和 PMT 像素的阳极。

率，自由电子可在倍增管结构中被放大。有几种效应影响 QE：光子可被窗口的玻璃反射，它可以通过光电阴极而无须相互作用，并且可以在光电阴极中产生电子，其中电子被阻止在材料内部。总体效应对 QE 的限制通常为 25%。制造商通常提供辐射灵敏度（阴极光电流除以辐射功率），而不是 QE。图 3.3 为示例。

从图 3.3 可以看出，可以选择与所使用的闪烁体的发射波长相匹配的光电阴极材料。

QE 可由辐射灵敏度 $S_k(\lambda)$ 计算得到：

$$QE = S_k(\lambda) \cdot \frac{hc}{e\lambda} \Rightarrow QE(\%) = 1.24 \cdot \frac{S_k(\lambda)}{\lambda} \tag{3.3}$$

其中，h 为普朗克常数，c 为光速，波长 λ 以 nm 表示，$S_k(\lambda)$ 以 mA/W 表示。

近年来，因为使用了极纯的双碱光电阴极材料和对气相沉积工艺的精确控制，QE 可提高到 40% 以上[21]。由 GaAsP(Cs) 制成的光电阴极是一种难以沉积的新材料，在宽波长范围内可提供超过 50% 的 QE。

通常，收集效率（CE），即从光电阴极释放的电子到达第一倍增电极的概率，是被忽略的。CE 可低至 70%。光子探测效率（PDE），即入射光子产生输出信号的概率是：

$$PDE = QE \times CE \tag{3.4}$$

事实上，即使光电子击中第一个倍增电极，其他一些效应可能会进一步降低 PDE。取决于倍增管材料和加速电压，光电子可能以某种概率被反向散射（弹性或非弹性），因此不会产生任何二次电子或仅产生少量二次电子。反向散射尚未被完全理解，通常被视为收集效率的一部分。

混合光子探测器是光电倍增管的一种变体。真空容器和光电阴极是相同的，但是

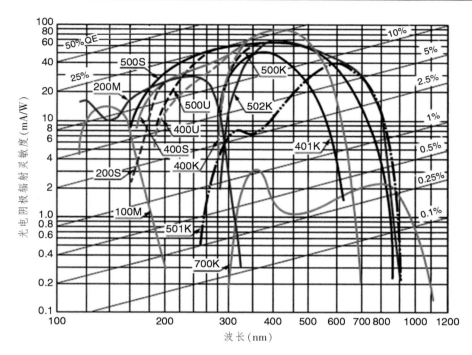

图 3.3　几种光电阴极材料的辐射灵敏度。QE 由斜线表示(滨松 PMT 手册)。

在倍增极链中没有实现倍增。光电阴极中由光子释放的电子在高电场(15~25kV)中加速,并通过电离聚焦在硅二极管或雪崩光电二极管(APD)上作为能量。在硅中,电子通过电离失去能量。它们产生电子–空穴对,可在耗尽层中产生。二极管(雪崩二极管)需要非常薄的 p⁺(n⁺) 顶层,因为在该层中产生的电子–空穴对会立即重组并丢失。需要 3.6eV 的能量损失以产生电子–空穴对。获得的电子能量(通过无效腔中的损耗校正)除以 3.6eV 设置放大倍数,当使用 PIN 二极管时放大倍数约为 5000,而在 APD 的情况下,必须乘以 APD 内部增益(使总增益为 10^5~10^6)。

4.4　过剩噪声因子

晶体光电倍增管的能量分辨率 $\sigma(E)/E$ 受产生和收集光子(N_{photon})的随机分布控制。

$$\frac{\sigma(E)}{E} = \sqrt{\frac{1}{N_{photon} \cdot PDE}} \tag{3.5}$$

分辨率因过剩噪声因子 F 而降低, 这主要是由第一倍增电极中产生的二次电子引起。分辨率为:

$$\frac{\sigma(E)}{E} = \sqrt{\frac{F}{N_{photon} \cdot PDE}} \qquad (3.6)$$

标准 PMT 的典型值为 $F \approx 1.2$[字母 F 还用于代表半导体中光子统计或电子空穴统计的 Fano 因子(见第 2 节)。在闪烁晶体的光产生中,应用 Poisson 统计量,Fano 因子 ≈ 1]。

4.5　时间分辨率

当使用适当的倍增极结构,PMT 的信号输出非常快(上升时间约为 1ns)。在这种情况下,可以实现出色的时间分辨率,但受到转换时间扩展(TTS)的限制。TTS 是测量电子从光电阴极到第一倍增电极的时间变化的变量,典型值为约 200 ps。一些 PMT 类型中,以网状倍增管或微通道板(MCP)作为电子倍增器,TTS 非常小,且仅能达到 50 ps 或更小的时间分辨率,这种结构需要注意的是价格高和 CE 降低。

除了 TTS 以外,一些 PMT 在中心区域和外部区域发射的光电子还显示出不同的延迟效应,因为当光电子聚焦到一个小的倍增极区域时,飞行路径越长,磁场强度越低。

与能量分辨率一样,时间分辨率随着检测到的光子数量的增多而提高:

$$\sigma(t) \propto \sqrt{\frac{1}{N_{photon} \cdot PDE}} \qquad (3.7)$$

4.6　磁场中的运行

正常型和混合型 PMT,即使对于小(mT)磁场也有着较高的灵敏度。可以用微通道板(MCP)代替倍增管结构在磁场中工作,但必须严格地与 PMT 的轴线平行(图 3.4)。

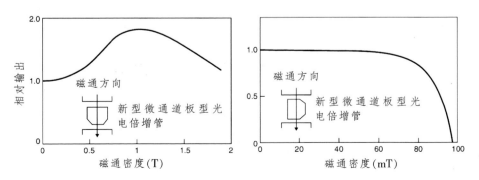

图 3.4　当其轴线平行于(左图)和垂直于(右图)磁场时,MCP–PMT 的相对输出。

4.7　优点和缺点

几十年来,PMT 一直是单光子和低水平光探测的"主力"。它们的优点是显而易见的:

(1)增益高($10^6 \sim 10^7$),在大多数情况下不需要放大器。

(2)运行相对稳定,因为增益的温度依赖性非常小。然而,可能发生一些增益漂移,特别是立即在偏置后。

(3)当使用最先进的闪烁晶体[即氧化硅酸镥或新开发的 $LaCl_3(Ce)$ 或 $LaBr_3(Ce)$ 晶体]时,可获得非常好的能量分辨率。

(4)与大多数的其他光子探测器相比,过量噪声因子小。

(5)可以获得很好的时间分辨率。

(6)倍增链中的倍增是最知名的低噪声放大法之一。

同时,也存在许多缺点:

(1)最严重的是对磁场灵敏度高(严禁在 MRI 磁体中使用)。

(2)PMT 需要高约 2kV 的工作电压,而混合型 PMT 需要约 20kV。

(3)PMT 具有 25% 的峰值 QE 和 70%~80% 的前端光电子收集效率,即峰值 PDE 为约 20%。

(4)非常精细的像素化 PMT(<2mm×2mm)的生产是非常困难的。

(5)与小动物探测器中常用的晶体相比,PMT 的体积相对较大。因此,难以构建具有 1:1 耦合的高分辨率探测器。

(6)用运算放大器之类的反馈机制来稳定增益是不可能的。

(7)PMT 的制造成本很高,因为 30 个或更多的零件必须在真空容器中手工组装,且必须密封良好。

5　无内部增益的固体光电感应器读出

5.1　历史

半导体光电二极管是在 20 世纪 40 年代初期,光电倍增管成为商用产品的同时开发的。只是在最近几年,随着 Geiger 式雪崩光电二极管的发明,半导体光子探测器已经达到了与光电倍增管相当的灵敏度。20 世纪 60 年代 PIN 光电二极管取得发展,并广泛应用于高能物理探测器和其他应用,如辐射探测和医学成像等。之后雪崩光电二极管(APD)取得发展,可大幅降低噪声,但仍未实现单光子响应。

PIN 二极管可以检测到的最弱光闪烁需要含有几百个光子。随着有内部增益装置的雪崩光电二极管的发展，灵敏度提高了两个数量级。20世纪末，半导体探测器Geiger式雪崩光电二极管的内部增益效果与光电倍增管相当，并实现了单光子响应，成为一种高度敏感的设备。

　　固态器件的优势在于可通过标准的全自动化过程进行生产，价格低廉。可根据个人需求在短时间（即数个月）内进行定制，探测器厚约0.3mm，外壳厚度可小于0.5mm，具有轻便、占用空间少和工作电压低等优点。此外，它对理论极限约15 T的磁场不敏感。量子效率在所有固态器件中非常高，因为基本上只有表面的反射降低了探测概率。在可见光范围内，硅光电二极管的量子效率约85%[22]；在大多数闪烁晶体有其峰值发射的蓝色光谱范围内，QE仍为70%~80%（图3.5）。由于紫外线光子的吸收长度很短，所以很难实现低于400nm的高量子效率。

5.2　多光子集成探测器

　　在多光子集成探测器（又称集成探测器）中，信号与时间段内的光子数成正比。目前，集成探测器主要用于医疗和商用的图像处理方面。最简单和广为人知的是电荷耦合器件（CCD），它常用在数码相机、天文望远镜的精密装置或卫星 X 线探测器中。由像素陈列组成的电荷耦合器件在相当宽的光谱范围内具有 70%以上的量子效率，比仅能捕捉 2%入射光的胶片更敏感。

　　与 CCD 不同，单片有源像素传感器 （MAPS） 或互补金属氧化物图像传感器（CMOS）与互补金属氧化物生产技术能够兼容，具有更快、更便宜、功耗更低等优点，并且读出器所需的所有组件均可植入到一张硅板上。

　　在混合像素探测器中，由任何种类的半导体材料制成的像素化传感器芯片被键合在读出芯片上，只有当光子能量超过几电子伏（keV）时，这种技术才可能进行光子检测。在成像应用中，混合像素探测器通过对每个像素中的辐射量子进行计数来确定入

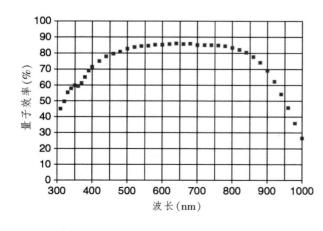

图 3.5　量子效率是硅光电二极管波长的函数(Reprinted with permission from [22])。

射辐射量[23]。

对于射线照相术,已开发出 MEDIPIX(版本 1、2 和 3)芯片[24]和 MPEC 芯片[25],这些芯片可以与包含高 Z 材料 CdTe 在内的半导体材料制成的各种传感器相结合。

首个运行的大型混合像素探测器是瑞士 Paul–Scherrer 研究所开发的 PILATUS 探测器[26],用于瑞士光源(SLS)等质子结晶实验。用 $320\mu m$ 厚的硅传感器获得了明显低于 3keV 的能量阈值[27]。PILATUS 是一个模块化系统,每个模块由一个硅传感器组成,该传感器通过铟球凸点连接成 8×2 芯片阵列。其像素为 487×195, 像素尺寸为 0.172mm,在约 2ms 的时间内可并行读出模块中的 16 个芯片。PILATUS 6 M 包含 6× 12 个模块,面积 424mm×435mm,总像素为 600 万像素。随着薄($20\mu m$)YAG(Ce)或 LuAG(Ce)闪烁荧光屏应用于 CCD 相机,其空间分辨率可达几微米。当具有 CsI 闪烁体的光纤板再次耦合到 CCD 时,可以获得非常高的效率。CsI 可以柱状结构生长,闪烁光通过与光纤类似的方式被限制在柱上,并向传感器引导,通常是 CCD,也可以是 MEDIPIX 类型的传感器,其空间分辨率由柱的直径决定,可以小到 $10\sim20\mu m$。

5.3　PIN 光电二极管

PIN 光电二极管是最简单的一种光电二极管。它是夹在两个掺杂 n^+ 和 p^+ 区域之间的高欧姆半导体的固有部分(图 3.6)。它通过标准半导体工艺生产:一侧硼扩散和另一侧高纯度 n 型硅晶片的磷扩散。这种配置产生一个场,即使没有提供外部场,也会倾向于分离耗尽区域中产生的电荷。分离的电荷只要未在半导体内部重新组合,将被扫至终端,并检测为电流。内在硅的厚层($300\mu m$)降低了二极管的电容,从而降低了噪声,并使其对红光和红外光敏感,后者在硅中具有相当长的吸收长度。因为该层具有非常低的掺杂剂浓度,仅需要很小的电压就能完全耗尽器件。另一个优点是,在未掺杂材料的情况下复合/产生时间常数最长,并提供了最小的热产生电流。显然,不能耗尽的顶部 p 层需要对入射光透明。在硅光电二极管中使用的是薄但高度掺杂的层。

PIN 光电二极管的运行简单可靠,但是因其没有内部增益,所以需要电荷灵敏放

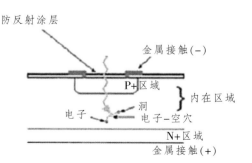

图 3.6　PIN 光电二极管的结构。

大器和低带宽滤波放大器来检测由泄漏电流和大二极管电容引起的可测量噪声之上的低光级信号，通常约为 40 pF/cm²。另一方面，由于没有内部增益，PIN 光电二极管的稳定性比较突出。噪声的处理可参考[28]。使用电荷敏感前置放大器和滤波放大器会使信号变慢。对于现有技术的 PIN 光电二极管，在噪声之上可探测到最低包含数百个光子的光闪烁，滤波时间常数为几微秒（μs）。

目前，PIN 二极管的面积可达 10 cm² 以上，并且方便制造具有大量元件的位置敏感阵列，甚至单片阵列。如前所述，大的 PIN 光电二极管的噪声与面积成比例地增加，与二极管电容也成比例地增加。

低信噪比要求电子器件具有较长的积聚时间，降低了决定脉冲到达的能力，这是 PET 的一个重要方面。因此，PIN 光电二极管通常不适用于 PET。与 PMT 结合使用 PIN 光电二极管已被用于测量 PET 探测器中的相互作用深度[29]。

5.4　硅漂移光电二极管

如果要求大面积读出器的噪声低，可能的方法是将光电子漂移到具有低电容的小收集区域。需要注意的是，漂移收集时间可能很长，而且读出会相当慢；此外，为避免堆积，通量必须相当低。硅漂移光子探测器（SDD）是一种完全耗尽型二极管，其通过适当偏置的连续场带产生几乎平行于表面的电场。图 3.7 为典型示例。该电场配置驱动耗尽体积中任何地方产生的自由电子，朝向中心的收集阳极移动。其独特之处在于，由于阳极电容极低，所以噪声很低，并且独立于探测器区域。尽管通常由于未知的光子转换位置以及漂移延迟等出现时间上的波动，但是实现了仅少量电子的噪声水平。为了充分利用低输出

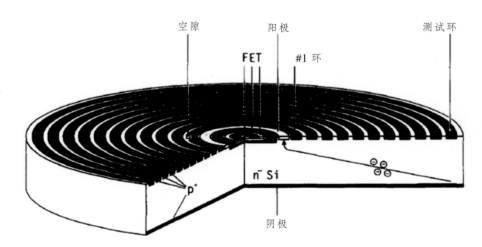

图 3.7　集成 n 通道 JFET 的圆柱形硅漂移探测器横截面。入口窗是非结构化的反面。（Reprinted with permission from [30]）

电容,放大器的前端 n 通道 JFET 可以集成在靠近 n⁺注入阳极的探测器芯片上。

　　一个有效面积为 30mm² 的圆形 SDD 被耦合到高光闪烁体 LaBr₃(Ce)上,当在闪烁体中转换时,对于 ¹³⁷Cs 的 662keV 线,其能量分辨率为 2.7%[31,32]。

　　具有 0.35mm FWHM(图 3.8)的优良空间分辨率的 Anger 型伽马相机已经建成[33]或正在建设中[34]。

6　有内部增益的固体光子探测器

6.1　雪崩光电二极管

　　光电二极管的改进促进了雪崩光电二极管(APD)的发展。APD 通过降低高带宽噪声,提高了光子探测器的灵敏度。由于正负掺杂硅结点处的高内部场,雪崩光电二极管(APD)是一个有内部增益的 p-n 器件。在 APD 中,场中的光电子通过碰撞电离获得足够的能量以产生电子–空穴对;初始电子和附加电子再次经历高加速,并进一步产生电子–空穴对,从而开始雪崩。电场必须达到一个临界值,称为碰撞电离阈值,对于硅来说该值约为 1.75×10^5V/cm,电子才能获得足够的动能来产生电子–空穴对[35]。空穴产生碰撞电离的电场强度约为 2.5×10^5V/cm[36]。碰撞电离过程平均产生 M 个额外的载流子,其中 M 被称为乘法增益。实际中 APDS 的倍增是适度的,为 50~200。10^4 的增益原则上是可能的,但当增益值高于几百时,由于 APD 的操作必须非常接近击穿电压,所

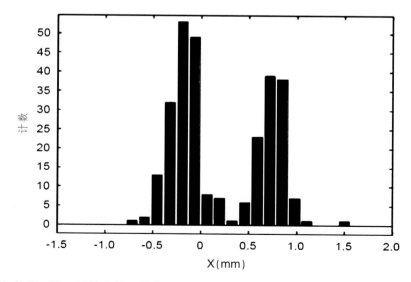

图 3.8　准直 ⁵⁷Co 源双辐射点的一维截面。平均空间分辨率为 0.35mm FWHM。(Reprinted with permission from [33])

以环境(如温度和电压源)应大幅地进行调节。

另外,QE 应在 70%~85% 范围内。当与相对较高的增益相结合时,相比基于 PMT 的探测器,其能量和时间性能大致相等。APD 允许更紧凑的 PET 扫描仪设计,再加上 APD 对磁场的不敏感性,使得将探测器放置在 MRI 磁体内成为可能。可以考虑其他设计的可能,如多个同心环探测器(参见 6.1.7 节),或在闪烁体阵列的前后表面上使用 APD 阵列。这两种设计可提供深度的交互信息。

6.1.1　常用的 APD 结构

有三种常用的 APD 结构:

(1)斜边型。

(2)贯通型。

(3)反向或埋结 APD。

在这里,我们讨论在"蓝色"区域具有峰值灵敏度的 p-on-n 结构。n-on-p 结构是对红光具有最高灵敏度的镜面结构。

图 3.9 的第一行所示为这些 APD 的基本结构,中间是三个器件电场分布的深度函数,底部是相应的乘法。斜边型和贯通型结构中的电子几乎在整个器件结构中都有高的倍增率,而空穴倍增则保持在最小值。相反,在埋结 APD(也称为反向 APD)中,光电子必须在被埋入几微米深度的 p-n 结之前产生以进行倍增。只有当二极管被吸收长度非常短、小于 $1\mu m$ 的蓝光照射时才能实现全放大。

由于生产水平,为了在敏感区域上实现极均匀的场分布,APD 的尺寸受到限制。市场上可获得的最大面积是 $2.5cm^2$。

先进的 Photonix 公司是第一家在市场上推出大面积 APD 的公司。APD 具有斜边设计,以减少表面电流。它具有传统的 p-n 结,其 n 型电阻率使得其击穿电压非常高(约 2000V)。由于中子嬗变过程(自然发生且均匀分布的 ^{30}Si 同位素转换为 P),内部场和增益是非常均匀的。因此,使用这种产自 Photonix 公司的大面积雪崩光电二极管 (LAAPD)结合 YAP:Ce 晶体[38],测量 ^{137}Cs 的 662keV 线可获得 4.3% FWHM 的优良能量分辨率,与 $LaCl_3$:Ce 晶体结合可获得 3.7% FWHM 的优良能量分辨率。用 LAAPD 检测氙(128nm)的深紫外闪烁光,其量子效率大于 40%[40]。

穿透式 APD 在器件前部具有较宽的低场漂移区域($>100\mu m$),在后部具有倍增区域。几乎全厚度层都是活跃的。厚 p 层内部的大部分热产生的暗电流都会经历电子倍增过程,因此大面积器件往往会有噪声。

第三种类型即埋结 APD,其 p-n 结靠近前表面。一个例子是为 CMS 电磁热量计开发的 APD[41]。

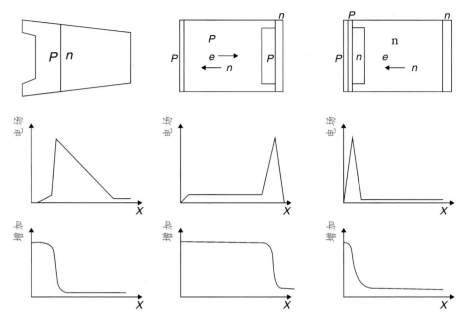

图 3.9 器件结构、电场分布和电子–空穴对倍增(左图)斜边型、(中图)贯通型和(右图)埋结 APD。
(Modified from Webb et al. [37])

其基本结构为低阻硅,其顶部的外延生长层为低掺杂的 n 型硅。在这个厚度为
40~50μm 的顶层中,通过扩散和离子注入,在约 5μm 的深度上产生 p-n 结。30~40μm
的低掺杂 n 型硅外延生长层保持不变,仅仅充当一个漂移区。然而,这降低了电容,并
由此降低了器件的噪声。靠近设备边缘的凹槽可阻止表面电流的流动(图 3.10)。

反向 APD 在 PET 应用中具有以下优势:

(1)反应快速。

(2)暗电流小。

(3)温度依赖性低。

6.1.2 量子效率

反向 APD 的 QE 与 PIN 光电二极管的 QE 类似(图 3.5),但只有在浅 p-n 结前面
产生的光电子被完全放大,而靠近结点或后面产生的光电子只能看到部分 p-n 结,从
而降低了放大倍数。空穴的贡献很小,因为在相同的场强下,它们的电离系数比电子小
得多。长波长的光子通常渗透到硅的更深处(图 3.11),因此,光电子经历完全放大的机
会更少(图 3.12)[42]。

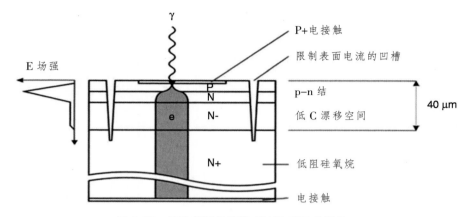

图 3.10   CMS 使用的滨松 S8148 APD 的结构。

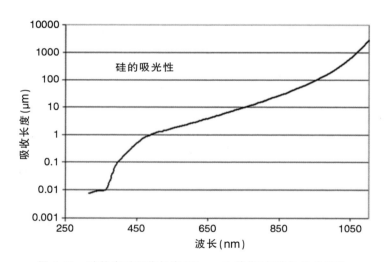

图 3.11   硅的光子吸收长度(以 μm 为单位)与波长的关系[43]。

目前,具有高原子序数(为 PET 所需,因为康普顿散射与光电吸收的最佳比率)元素的闪烁晶体在 350~500nm 范围内有一个发光峰值,该范围在反向 APD 可以很好地覆盖。

6.1.3   过剩噪声系数

APD 的雪崩倍增是一个随机的过程。波动由过剩噪声系数 F 所描述。理论上,它的高增益(>10)主要归因于空穴对的倍增[44]。

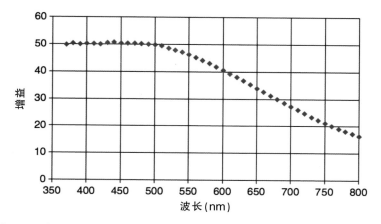

图 3.12　反向 APD(滨松 S8148)的增益作为入射光波长的函数。(Reprinted with permission from [42])

$$F = k_{eff} \cdot M + \left(2 - 1/M\right) \cdot \left(1 - k_{eff}\right)$$

$$\text{for } M > 10 : F = 2 + k_{eff} \cdot M$$

$$k_{eff} \approx k = \beta/\alpha \tag{3.8}$$

α 和 β 是电子和空穴的电离系数,APD 中 α 远大于 β 时偏差低于击穿。

低增益时 F 的理论下限为 2。它随增益线性增加,增益为 1000 时 F 约为 10(图 3.13)。

6.1.4　稳定性

APD 的增益指数取决于偏置电压,因此,电压与增益的相对变化是一种增益的线

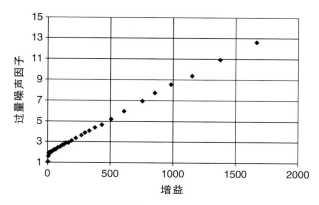

图 3.13　不同增益的过剩噪声因子(滨松 S8148)。(Reprinted with permission from [45])

性函数。增益为 50 时,相对变化约为 3.1%/V,而在增益为 1000 时,则线性增加超过 30%/V。同样,增益依赖于温度变化,温度变化是由电子与声子相互作用的能量损失引起的(图 3.14)。增益为 100 时,相对变化≈2.4%/C,增益为 1000 时,相对变化≈15%/C(图 3.12,所有值来自滨松的 S8148 型 APD[22])。在接近击穿电压下工作时,APD 对偏置电压和温度的微小变化具有很强的灵敏度,因此,APD 必须在适度的内部增益条件下工作,并且需要低噪声前置放大器。

6.1.5　APD 参数对能量分辨率的贡献

在 APD 作为读出元件的闪烁体探测器中,APD 有助于描述能量分辨率的三个常用术语:

$$\frac{\sigma_E}{E} = \frac{a}{\sqrt{E}} \oplus b \oplus \frac{c}{E} \tag{3.9}$$

详细地说,APD 有助于描述的是随机项、量子效率和过量噪声因子。a 为晶体 APD 系统及其面积(APD 区域与晶面错配)的能量分辨率。增益对电压和温度变化的灵敏度增加了常数项 b,电容、串联电阻和暗电流都增加了噪声项 c。

现今的 APD 的暗电流非常小,只要增益不太高,过量噪声因子就接近理论极限。因此,该平行噪声(由暗电流引起,如下面公式中第一个加数所示)只能在较短的成形时间内得到改善,其在闪烁晶体的高热量计中也是必不可少的。遗憾的是,较短的成形时间增加了序列噪声(由 APD 的电容引起,如下面公式中第二个加数所示)。APD 应具有尽可能低的电容,以实现最高的能量分辨率。ENC 来自方程(17)[46]:

$$ENC^2 \approx 2q \cdot \left(\frac{I_{ds}}{M^2} + I_{db} \cdot F \right) \cdot \tau + 4kTR_s \cdot \frac{C^2}{M^2} \cdot \frac{1}{\tau} \tag{3.10}$$

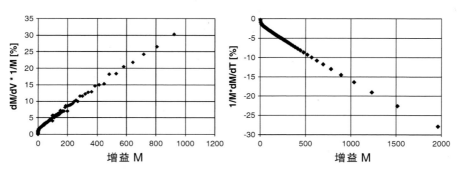

图 3.14　偏置电压(左图)和温度(右图)的变化引起的增益相对变化绘制成滨松 S8148 的增益函数。(Reprinted with permission from [22])

其中,τ 是成形时间,q 是电子电荷,I_{ds} 是暗表面电流,I_{db} 是 p-n 结前产生的暗电流,M 是增益,F 是过量噪声因子,R_s 是 APD 和放大器输入的串联电阻,C 是 APD 和放大器输入的电容,k 是玻尔兹曼常数,T 是绝对温度。

6.1.6 APD 阵列

部分制造商可提供阵列应用于核医学成像(SPECT 和 PET)。例如,滨松[47]生产了一种具有 32 个反向 APD 的阵列,专门用于小型动物的 PET 扫描仪(图 3.15),单个 APD 的面积为 1.6mm×1.6mm。辐射监测设备(RMD)可生产多达 169 个面积为 1mm×1mm 的贯通型 APD 阵列[48]。

6.1.7 采用 APD 的小动物 PET 探测器示例

下面我们将展示一些小动物 PET 的实例,这些 PET 均使用了新的微型光子传感器。图 3.16 展示了使用雪崩光电二极管的早期小动物 PET,名为慕尼黑雪崩二极管 PET(MADPET),以及其高级版本 MADPET Ⅱ,后者使用了图 3.15 所示的 APD 阵列。读取采用 1:1 耦合。为了减少视差误差,MADPET Ⅱ 中的晶体被分成两个径向环并分别读取,其分辨率小于 1.5mm[49]。

图 3.17 显示了 Woody 博士等的另一种设计,即 RatCAP,它与基于 PMT 读取的设计相比更加简洁,与 MicroPET R4 几乎拥有同样的分辨率[50]。

Lecomte 教授及其同事在加拿大舍布鲁克大学最先实现了以 APD 为读取的 PET 扫描仪。LabPET Ⅱ(如图 3.18)是采用 APD 机型的最新进展[51]。

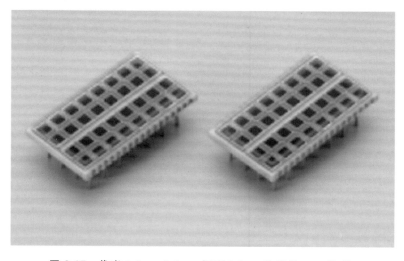

图 3.15 像素 1.6mm×1.6mm、间距 2.3mm 的滨松 APD 阵列。

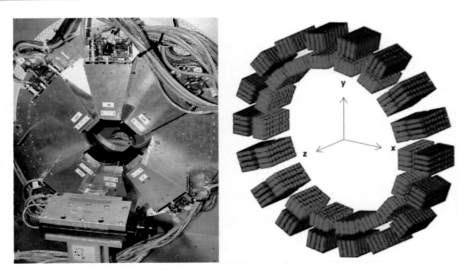

图 3.16　MadPET 有 6 个扇区及 48 个探测器(左图)，MadPET Ⅱ具有 1152 个晶体和两个同轴层，空间分辨率得到提高(<1.5mm)(右图)。(Reprinted with permission from [49])

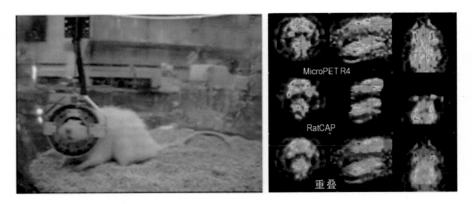

图 3.17　左图：为清醒大鼠携带由拴绳和机械平衡系统支撑的 RatCAP。右图：RatCAP 与 MicroPET R4 对同一 ^{18}F–FDG 大鼠脑图像的比较。纵向线条显示 RatCAP 的轴向覆盖。(Reprinted with permission from [50])

　　另外，ADP 紧凑的设计和对磁场的不敏感性促成了第一个 MRI 与 PET 相结合仪器的构建。用于多模态成像的 PET–MRI 组合于 2006/2007 年在图宾根大学(图 3.19)建立，可同时获取图像[52]。

6.2　Geiger 模式雪崩光电二极管

　　Geiger 模式雪崩光电二极管(G-APD)于 21 世纪初被开发。G-APD 与 PMT 一样

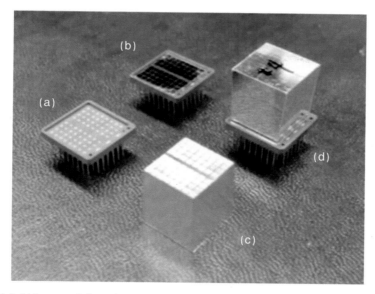

图 3.18 图示分别为：(a) 凸焊垫陶瓷外壳；(b) 安装在陶瓷中的两个 APD 阵列；(c) 自定义锥形 LYSO 阵列；(d)组装的 LabPET Ⅱ 模块。(Reprinted with permission from [51])

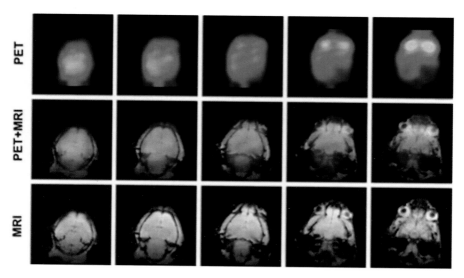

图 3.19 同时采集 PET（滤波后投影，2.5mm 高斯后平滑滤波器）和冠状平扫快速低角度 MRI（394/ 5.9,40°翻转角，采集 6 个信号，1mm 截面厚度，256×256 像素）所拍摄的用 FDG 注射的小鼠头部图像。融合的 PET/MRI 图像显示了用两种成像模态获得的图像具有良好的对比度。PET 图像摄取的增加与 MRI 图像中 Haderian 腺体在眼睛后面的位置相关。(Reprinted with permission from [52])

具有非常高的增益,可以检测单个光子,因而有些人称之为硅光电倍增器(SiPM)。用 G–APD 测量的脉冲高度谱显示出比最佳混合光电倍增管更好的分辨率(图 3.20)。"Geiger 模式"描述了这些设备的特征,即深耗竭区中光产生的载流子可以通过冲击电离触发载流子的发散性雪崩倍增。正负载流子(以及雪崩倍增中产生的光子,见第 6 节)都涉及正反馈效应,当电场足够高时,可以使载流子倍增。在线性模式 APD 中,雪崩基本上仅向一个方向(从 p–材料朝向 n–材料)发展,并且当电荷载流子到达 n–区的低场区域时停止倍增。

非常罕见的次级雪崩是由 p 层中的空穴或次级光子产生的。在 G–APD 中,重要的新过程是由 p 层中的空穴和次级光子引发的次级雪崩的额外启动。G–APD 自身不会关闭,所以雪崩过程必须通过高欧姆序列电阻降低电压或淬灭电路来淬灭。G–APD 的另一个重要特征是,可以将 p–n 结上的小耗竭体的偏置电压远远超过所谓的击穿电压,其时间比产生自由电子的平均时间长,导致雪崩击穿,即可以在"超临界状态"下保持小体积足够长的时间。因为高电场强度的大耗竭体总是会产生自由电子,故不可能在足够长的时间内保持偏置电压超过击穿电压。之前,小体积"偏置电压"的想法在 20 世纪 70 年代曾进行尝试[54,55]。

很明显,低带隙(除非它们被强烈冷却)或高杂质的半导体完全不适用于 G–APD,因为不可能在足够长的时间内保持小容量的无电荷载流子。同样明显的是,具有高光子的材料(用于 LED 或激光二极管的 III–V 材料)也不适合,因为在大型二次光子发射的情况下,通过光学串扰可以在整个小电池集合中触发次级雪崩。

6.2.1   历史

固体单光子探测器研发的开创性里程碑,即偏置电压高于击穿电压,是在 20 世纪

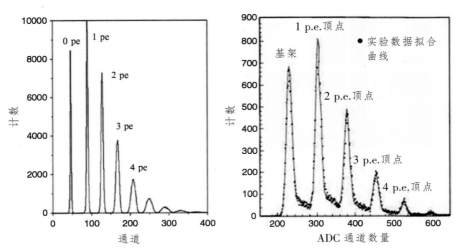

图 3.20   低强度光脉冲的脉冲高度谱,由 G–APD(左图)和 HPD 记录。(Reprinted with permission from [53])

60 年代在 RCA 公司由 R.J.Mcintyre 及其同事[54]和 R.H.Haitz 及其同事在肖克利研究实验室中进行的[55]。主要的问题是,只有很小体积的硅可以在高于击穿电压时保持足够的时间进行耗尽,以保持二极管对光子的敏感性。在大多数情况下,当二极管偏置电压上升刚好高于击穿电压时,耗尽体积中的高内部电流会触发瞬间击穿。由于技术的改进,可以保持耗尽体积不受电子偏置的影响,在击穿电压之上维持足够长的时间。这一发展带来了所谓的单光子雪崩二极管(SPAD)。

1990 年前后,MRS(金属−电阻−半导体)APD 在俄罗斯被发明出来。非常薄的金属层(Ti,约 0.01μm)和电阻率为 30~80 MΩcm 的 SiC 或 Si_xO_Y 通过局部减少的电场限制了 Geiger 击穿。该技术很复杂,因为所有参数都需要非常精确的控制。下一步是将 MRS 结构细分为多个单元,并通过单个限制电阻将它们全部并联(图 3.21)。Geiger 模式雪崩光电二极管(G−APD)由此诞生,其关键人物是 Golovin[56]和 Sadygov[57]。G−APD 是由标准的 MOS(金属−氧化物−硅)工艺生产,并且最终有望实现相对简单,并且成本低廉。

6.2.2　G−APD 的特性

高增益

当任何一个单元被击穿时,G−APD 都会产生一个标准信号。振幅 A 与细胞的电容除以电子电荷乘以过电压成正比:

$$A_i \sim C/q \cdot (V - V_b) \tag{3.11}$$

其中,V 是偏置电压,V_b 是击穿电压。

当许多细胞同时触发时,输出的是标准脉冲的总和。

$$A = \sum A_i \tag{3.12}$$

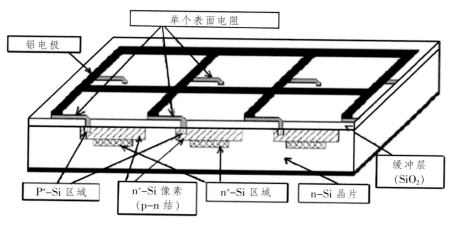

图 3.21　Geiger 模式雪崩光电二极管的基本结构。(Reprinted with permission from [57])

这种方式中，数字设备具有线性响应。增益通常在 $10^5 \sim 10^7$ 范围内，但也有增益仅为 10^4 的设计（见后文的讨论）。单光子在 $50\ \Omega$ 负荷下产生几毫伏的信号（图 3.22）。

单光子探测器的许多应用领域不需要（或只需要最简单的）放大器。特别是使用 PIN 光电二极管或线性模式 APD 的低水平光检测，需要高质量的屏蔽以避免干扰。由于小单元和高增益，G-APD 几乎没有噪声感染，往往不需要屏蔽。由于不像一般 APD 那样存在雪崩波动，其过量噪声因子非常小，如果其他光学串扰可以被抑制，则过量噪声因子最终可以忽略不计。Groom 理论[58]是无效的。该理论指出闪烁体和半导体光子探测器组件的分辨率与光子探测器的面积无关，因为光子统计量随着光子探测器区域线性地改善。同样，噪声随探测器电容线性地增加，而电容与区域面积成比例。

亮光闪烁的饱和度

只要脉冲中的光子数（N_{photon}）乘以 PDE 的数量明显小于细胞数 N_{total}（图 3.23），输出信号就与发射细胞的数量成比例。下面给出的等式并不精确，但很好地描述了数据。

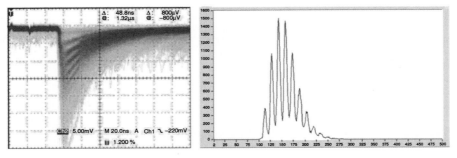

图 3.22 左图：来自无放大器 G-APD（滨松 1-53-1A-1）记录的示波器图形。右图：对应的脉冲高度谱。光闪烁的平均光子数约为 2.5。以任意单位表示的水平比例尺。

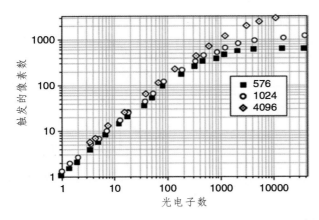

图 3.23 不同细胞数的 G-APD 对 40 ps 激光信号的非线性响应。(Reprinted with permission from [59])

$$A \approx N_{firedcells} = N_{total} \cdot \left(1 - e^{-\frac{N_{photon} \cdot PDE}{N_{total}}} \right)$$

(3.13)

在同一时间内转换的两个或多个光子可产生 1 个单光子的标准化信号。当入射光子的数量乘以 PDE 超过可用单元的 50% 时,线性度的偏差会超过 20%。当测量闪烁体和 G-APD 探测器的响应谱时,非线性响应起到压缩的作用,并伪造了一个看起来比实际更好的能量分辨率。

在 PET 和 SPECT 中,只要动态压缩不太高并且容易校准,那么这就不是一个严重的缺点。Zecotek 光电有限公司已经生产出具有大量单元 (40 000 单元/平方毫米) 的 G-APD,图 3.24 突出了 400 单元/平方毫米的 G-APD 和 15 000 单元/平方毫米的 G-APD 读取 ^{22}Na 源的线性偏差。

增益对偏置电压稳定性的灵敏度

G-APD 信号的稳定性主要取决于:①外加偏压的稳定性;②温度变化(见下一节)。为了描述 G-APD 对偏置电压的依赖性,可以用电压相关系数 $k_V(V)$ 如下:

$$k_V(V) = \frac{1}{A} \cdot \frac{dA}{dV} \cdot 100\%$$

(3.14)

电压依赖性的例子如图 3.25 所示。测量了滨松和光子/CPTA 的 2 个 G-APD 的信号振幅 A,并导出系数[60]。

为了精确测量,必须在二极管处而不是在偏置电阻器之前调节电压,以避免由于临时的强光信号而引起增益下降,导致电阻器的电流变化,进而导致电压下降。

增益的温度依赖性

由于载流子与光子的相互作用,硅二极管的击穿电压很大程度上取决于温度。G-APD 几乎所有参数都是过电压 $V-V_b$ 的函数。这里,我们讨论的是温度变化对增益的影响。类似于系数 $k_V(V)$,它描述了对偏置电压的依赖性,我们定义为:

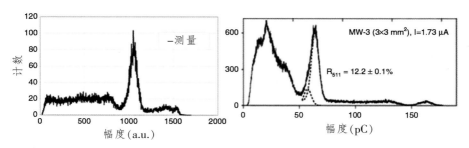

图 3.24　左图:^{22}Na 源与 LYSO 晶体(2mm×2mm×12mm)耦联来自 CPTA/Photonique 的 G-APD(约 400 单元/mm²)测量的能谱。右图:相同尺寸的 LYSO 和来自 Zecotek 的 G-APD(1500 单元/平方毫米)。

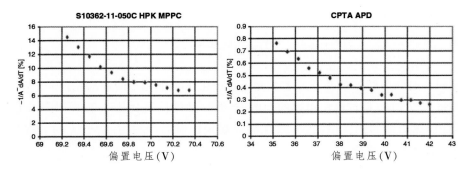

图 3.25 T=22 ℃偏置电压 G-APD 的电压系数 $k_V(V)$，来自滨松（左图）和光子/CPTA（右图）。(Reprinted with permission from [51])

$$k_T(V) = \frac{1}{A} \cdot \frac{dA}{dT} \cdot 100\% \tag{3.15}$$

再次，在不同温度下测量来自滨松和光子/CPTA 的 G-APD 信号的振幅 A，并导出系数（图 3.26）[60]。

为了稳定地运行，需要一定的精度来控制温度。或者，必须校正偏置电压来补偿由于温度变化引起的击穿电压的偏移。

对于滨松的 G-APD，当温度上升 1 ℃时，偏置电压需要增加约 50mV；如果器件的工作电压至少为 V_{ov}>1 V，则光子/CPTA 的 G-APD 需补偿的偏置电压约为 20mV/℃。

光子探测效率（PDE）

PDE 是①活动区域量子效率(QE)、②几何填充因子 ε(ε=敏感面积与总面积之比)和③入射光触发击穿($P_{trigger}$)的乘积。在当前的讨论中我们忽略了一个小校正，即从先前的击穿(从噪声或先前的光信号)中恢复的单元。

$$PDE = QE \cdot \varepsilon \cdot P_{trigger} \tag{3.16}$$

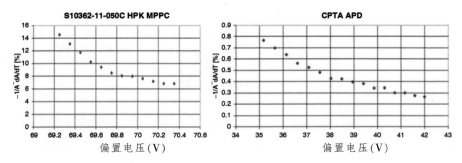

图 3.26 来自滨松(左图)和光子/CPTA(右图)的 G-APD 的温度系数作为偏置电压的函数。(Reprinted with permission from [60])

几何填充因子 ε 需要根据应用进行优化。由于在单元和单个电阻器之间需要一些空间,所以用少量的大单元即可实现最佳匹配,并且可以获得至少 80% 的几何填充系数。由于在恢复阶段的单元累积,被较大的耗尽体积中更频繁的噪声所触发,大尺寸单元的像素通常有动态范围低和不敏感周期较多的缺点。

SPECT 和 PET 的 G-APD 的单位面积需要大量的单元。硅酸镥(LSO)晶体是目前 PET 的首选材料之一,可以产生许多光子($\approx 15\,000/511\mathrm{keV}$),并且在晶体的端面可以收集多达几千个光子。为了避免饱和效应,在给定的观察区域需要很多数量的单元,反之则必须很少。在合适的模型中, 目前取得的几何填充因子 ε 的范围在 40%~60%,如图 3.27 所示。

触发概率取决于产生电子–空穴对的位置。与空穴相比,电子有更好的机会在硅中触发击穿。因此,p 层的光子转换的触发击穿概率最高,这已经过 Oldham 等的计算[61]。他们定义了一个宽度为 W、位置为 x 的雪崩区域,位置在 n 边缘开始,从 0 到 W(图 3.28)。

Oldham 及其同事通过短波长(390nm)和长波长(1050nm)照射二极管来验证他们的计算,并且获得了良好的一致性。

具有 n-on-p 结构的 G-APD(图 3.28,右图)的工作电压高于击穿电压 V_b,这对于短波长光子是低效的,因为这些光子必须渗透到 p 层中产生电子,向 n 层时移动时引发雪崩(见图 3.11 硅中光子的吸收长度)。当电压远高于 V_b 时,由 n 层中的短波长光子产生的空穴将能够引发可测量的信号。如图 3.28,与 p-on-n 结构的情况相比,需要

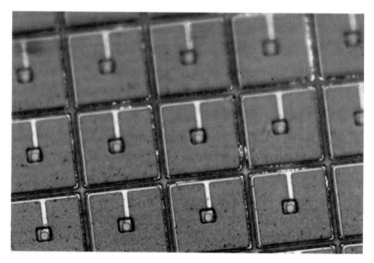

图 3.27　利用 Photonique/CPTA 生成 G-APD 的放大照片。

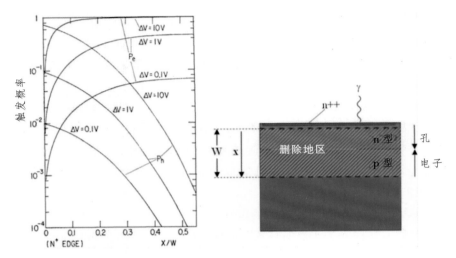

图 3.28   不同位置触发载流子产生的概率(左图,见文内修正[61])和用于解释参数 W 和 x(右图)的结构草图。

更高的过电压来获得 n-on-p 结构合理的蓝色灵敏度。

取决于波长,有效区域的 QE 可达到 80%~90%。与 PIN 二极管的 QE 分布相比,因为硅的敏感层很薄,它在相对较窄的波长范围内达到峰值(图 3.29)。如图 3.29 所示,G-APD 结构是 p-硅层和 n-基板,p 层在 4μm 外延 n 层,厚度为 0.5μm。

如图 3.30 所示,用于 PET 晶体闪烁光检测(BGO、LSO 和 LaBr₃)的蓝色敏感器件

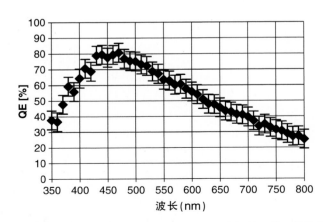

图 3.29   有效区域的量子效率与滨松 0-50-2(400 单元/mm²)波长的函数。误差条表示系统的测量误差。该图和图 3.30 中未发表的测量结果由 Y. Musienko[INR(莫斯科)和东北大学(波士顿)]完成,以及下图中的一些没有参考文献的(图 3.32,图 3.33 和图 3.35)由 D. Renker 完成。

(p-on-n 结构)的 PDE,图 3.31 为一倒置 n-on-p 结构与 CsI(Tl)共同用于 SPECT。

PDE 取决于过电压(图 3.32)。在高增益(高偏置电压)下操作是有利的,但在大多数情况下,需要找到一个折中方案,因为在高增益时,暗电流和暗计数率变得非常高,而光学串扰也在不断增加。

暗计数

击穿可由入射光子或由几微米厚的耗尽层中产生的自由载流子触发。后者在 25 ℃时产生暗计数,其速率为 100 kHz 到几个 MHz/mm^2,阈值为单光子振幅的一半 (图

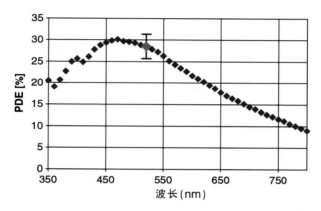

图 3.30 由滨松(PSI-33-050C)生产的 p-on-n G-APD 在击穿电压上 1V 操作的 PDE。带有误差条的红色数据点表示系统误差的大小。

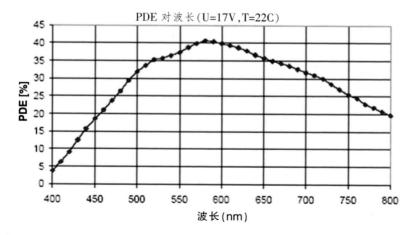

图 3.31 由 Photonique/CPTA(SSPM_0710G9MM)生产的 n-on-p G-APD 在击穿电压上 4V 工作时的 PDE[62]。

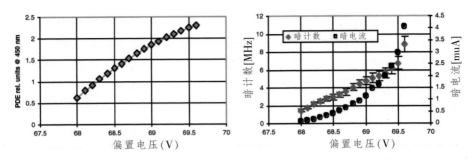

图 3.32 Hamamatsu MPPC-33-050C 的 PDE 与相对单元中偏置电压的函数(左图),25 ℃下在相同电压范围内测量的暗电流和暗计数(右图)。

3.32)。两个主要过程负责暗计数,即热生成的电子-空穴对和所谓生成自由电子的辅助电场。

通过冷却可以减少热产生的自由载流子。温度每下降 8℃,热产生的暗计数减少 2。

与热产生相比,没有光子帮助的辅助场(陷阱辅助隧道[63,64])的影响相对较小。它只能通过在较小的电场下操作 G-APD 来降低,从而降低增益并降低 PDE。

医学成像使用的无机晶体具有较高的光产出率,因为记录的事件数量随着阈值的升高而快速下降,其暗计数并不引起关注。

光学串扰

在雪崩击穿中,平均每 10^5 个载流子发射 3 个光子,其光子能量高于 1.14eV,即硅的带隙[65]。当这些光子传播到相邻的单元时,它们可以像任何外部光子那样触发击穿,这种效应被称为光学串扰,如图 3.33 中暗计数分布中可见。通过光学串扰,暗计数的雪崩可以偶尔触发一些额外的单元进行发射。

APD 中的光学串扰呈现波动状态。这是一个随机过程,并在正常 APD 或 PMT 中引入过量噪声因子 F。忽略饱和效应和测量闪烁晶体 F 光所需的宽门中的跟随脉冲和暗计数,F 可以近似为:

$$F \approx 1 + p_{ct} \tag{3.17}$$

概率 p_{cr} 由具有串扰(阈值 1.5 发射单元)的暗计数率除以总暗计数率(阈值 0.5 发射单元)来定义。

通过额外的结点及单元之间进行光学隔离的凹槽这一专门设计,可以减少光学串扰[66-68]。如图 3.34 所示的暗计数脉冲高度谱的变化突出了凹槽的影响。在相对较低的增益下操作有助于减少光串扰,但它能显著降低 PDE。抑制光串扰的另一种比较方便的方法是在单元间插入窄槽,并用光学吸收器填充。缺点是空间活跃区域减少,即减少填充因子 ε,进而降低了 PDE。

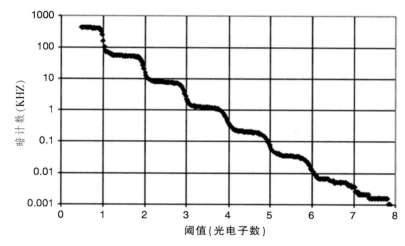

图 3.33 不同阈值的暗计数率。该测量中使用的 G–APD 来自滨松 S10362–11–050C，增益为 7.5× 10^5。

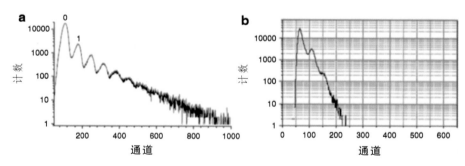

图 3.34 由 MEPHI/Pulsar 生产的 1mm×1mm G–APD 的光串扰，暗计数脉冲高度分布：没有抑制(a)；通过凹槽抑制光串扰(b)。(Reprinted with permission from [67])

值得注意的是，在紧凑型闪烁体 G–APD 的排列中，G–APD 击穿时产生的光子渗透到与 G–APD 耦合的晶体中，然后在晶体末端反射并返回到 G–APD，可能会触发一些额外单元。由镀铝聚酯薄膜反射器模拟这种效果，该反射器安装在来自滨松(PSI–11–100C 型，增益为 2.4×10^6)的 G–APD 的前面，以模拟发射到晶体中并在晶体另一端反射的反射光。

通过反射光子，内部串扰（两个或多个发射的单元）的暗计数峰值被增强了约 18%（从 15.7% 的串扰概率增加到 18.6%）（图 3.35）。使用漫反射器（8 层聚四氟乙烯箔），增强率约为 12%。

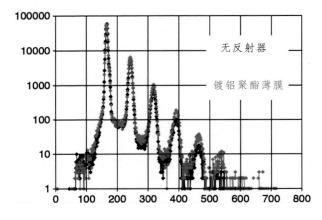

图 3.35　增益为 2.4×10^6,有或没有由镀铝聚酯薄膜制成反射器的 G-APD(滨松 PSI-11-100C)的暗计数事件频谱。

跟随脉冲

在发生击穿的硅中,形成具有高温(几千摄氏度)的等离子体并且硅中的深陷阱被填充。载流子在击穿后几百纳秒内的捕获和延迟释放引起跟随脉冲。

通过计算具有固定宽度但延迟可变的门的暗计数来测量滨松 S10362-33-050C 装置的跟随脉冲概率(图 3.36)。发现两个组件的时间常数分别为 50ns 和 140ns[69]。

闪烁体 G-APD 探测器需要相当长的电子集成时间(200ns 或更长),因此,跟随脉冲促进输出信号。因为这是一个随机过程,跟随脉冲以类似于光学串扰的方式产生过量的噪声因子。

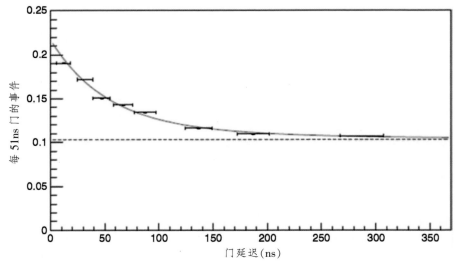

图 3.36　击穿后,载流子延迟释放的概率随时间的变化。暗计数的水平由虚线表示。(Reprinted with permission from [61])

恢复时间和脉冲波形

击穿后,单元再充电所需的时间主要取决于电容和单个淬火电阻($\tau \sim RC$)。因为重新开始充电,跟随脉冲使恢复时间延长。一些 G-APD 在击穿后需要数百微秒,直到第二信号的幅度达到第一信号的 95% 时才可恢复。具有小电池和小电阻的 G-APD 的恢复时间最短。现有技术装置(如滨松 S10362-33-050)的恢复时间小于 50 ns(图 3.37,左图)。当许多单元处于恢复状态时,饱和效应会增强,因此恢复时间短是至关重要的。

单元的再充电定义了信号的下降时间,其与恢复时间相同。当 G-APD 与诸如镥-钇-氧正硅酸盐(LYSO)的闪烁晶体耦合时,信号上升时间可能很长(见图 3.37,右图)。这可以利用 G-APD 信号下降时间与 LYSO 闪烁光子发射的时间分布来解释[70]。

定时

G-APD 中的活性硅层非常薄($2 \sim 4\mu m$),并且击穿速度快。此外,由于电容性高,信号幅度较大,即使单光子也可以有非常好的时序特性。雪崩发展的波动主要是由于横向扩散和雪崩中发射的光子[71,72]。垂直雪崩积聚对时间的影响很小。图 3.38 显示了单光子触发的情况下,G-APD 的响应时间的测量值[53]。作者认为,使用激光器和电子设备都可产生 40ps 的时间偏差,导致时间分辨率的标准偏差为 42 ps。在高过压(高增益)下进行操作可改善时间分辨率。

基于 LYSO 晶体和 G-APD 的 PET 探测器,其时间分辨率主要取决于闪烁光子在 G-APD 入口窗口的到达时间,该时间主要由高折射率(n=1.82)晶体中路径长度的变化决定。有两种类型的 G-APD,即 MEPHI/Pulsar 生产的 SiPM 和 Zecotec Photonics 生产的 MW-3,其测量的时间分辨率均约为 800 ps[73,74]。图 3.39 为一个测量的示例。

耐辐射性

已用电离辐射(^{60}Co)照射 G-APD,并在约 200 Gy 的剂量下开始出现损伤效应。这比 SPECT 或 PET 中预期的剂量高出几个数量级,甚至可以在 SPECT 或 PET 中长期

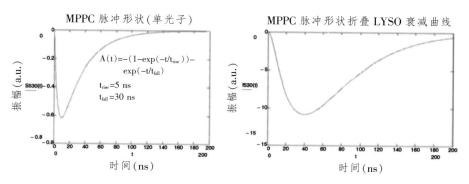

图 3.37　滨松(S10362-330050C)G-APD 的单光子脉冲波形(左图)和衰变时间为 40 ns 的 LYSO 晶体的光子脉冲波形(右图)。(Reprinted with permission from [70])

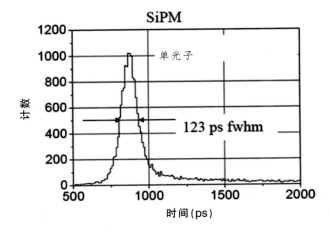

图 3.38　单光子时间分辨率。（Reprinted with permission from [53]）

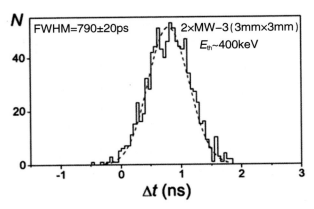

图 3.39　由 LYSO（2mm×2mm×12mm）耦合到 G-APD 的两个相同探测器发出的信号之间的时间差，是由探测器间的 ^{22}Na 源自 180° 同时发射的两个 511keV γ 量子产生的。虚线是高斯拟合的数据。（Reprinted with permission from [74]）

运行 10 年。对于医学应用，G-APD 被视为是耐辐射的。

6.3　使用 G-APD 作为读出传感器的探测器

　　因为 G-APD 仍在发展阶段，使用 G-APD 的核医疗仪器相当罕见。目前，研究主要集中在发展 PET 和小动物成像设备的概念演示上。与 PMT 相比，两个主要缺点是每单位敏感区域的价格较高，并且在设计应用于人类医学的大型探测器之前，需要等待设备的成熟。另一方面，小动物成像设备的发展有利于以后的大规模生产。下文将简要提及两个新产品，即 AX-PET 和图宾根大学的一项新进展。

　　AX-PET 是一种 3D 几何轴向 PET[75]。它提供了一种高精度测量探测器中的相互作用点的新方法。图 3.40 显示了 AX-PET 的基本概念。它是基于一个面向轴向的长 LYSO 晶体矩阵，每个晶体耦合到一个 G-APD 阵列。为获得轴向坐标，WLS（波长移动器)交错安装在晶体之间。来自 WLS 条带的光由定制的 G-APD 读取。已证明 WLS 条带中的平均加权信号可以提供非常精确的轴向位置信息。三个轴的分辨率主要由 LYSO 晶体和 WLS 条带的大小所决定。该设计本质上没有视差误差。此外,它允许识别探测器中的大多数康普顿相互作用并重建其中的一部分,这有望提高图像质量和灵敏度。

结果为[75]:

(1)能量分辨率:11.5%FWHM @ 511keV

(2)高光收集和 G-APD 中产生大量光电子(约 1000 pe @ 511keV)

(3)轴向空间分辨率:1.1mm FWHM

第二个示例是对矩阵块探测器的一项研究,144 个小 LSO 晶体条, 每个晶体条大小约 1.5mm×1.5mm×10mm,仅有 9 个 G-APD[76]。决定使用 9 个 G-APD 而不是 4 个,是因为目前最大的商用 G-APD 仅为 3mm×3mm。通过简单的求和放大器,9 个 G-APD 信号减少到仅 4 个信号。矩阵通过简单且尚未优化的光导耦合到 G-APD,其仅覆盖晶体块约 29% 的端面。图 3.41 展现了基本元素和晶体图。整个模块的平均能量分辨率为 24%(FWHM),平均时间分辨率为 0.96ns。该组还通过将探测器放置在 MRI 磁体内来测试强磁场的影响。几乎没有观察到性能的下降,证实了这种块读取器可用于 PET-MRI。

7　补充说明

在本书中,我们将简单涉及除光子感受器的主要功能以外,比较特殊的一些问题。

7.1　光子传感器的成本

光子传感器的成本是成像装置的一个主要因素。典型的组件链包括闪烁体晶体→

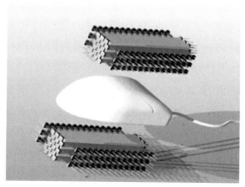
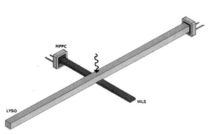

图 3.40　工作原理和构建组件示意图(LYSO 晶体,WLS 条和经 G-APD 读取)。

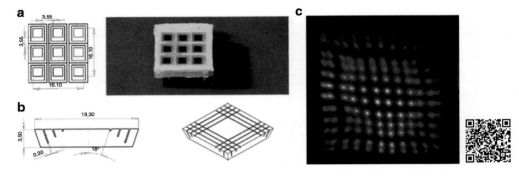

图 3.41　探测器组件。(a)G-APD 阵列和阵列照片。(b)光波导与切割结构的投影。(c)为晶体图第一个结果。

光子探测器→电子→读取器,光子探测器正在以缓慢的速度发展。最近几年,更好的晶体质量和更低的价格已经出现。集成更好、更便宜、更复杂的电子设备的潜在优势发展得很快。数据的存储性能和计算能力是其中最重要的两个因素。一个 G-APD 活动区的单价成本仍然是光电倍增管(PMT)的 10~100 倍。过高的价格影响了小动物成像设备的快速发展,但同时也有效地促进其商业化。

7.2　集成电子到半导体光子传感器

半导体光子传感器是另一个潜在的发展方向。未来几年内,电子控制(偏置控制,温度控制……)和电子信号处理(放大器、集成放大器、数字电子触发器等)将逐步地被集成在同一芯片上。线性模式 APD 的发展潜力比 G-APD 低得多,因为需要分割式的生产方法和更高的工作电压。G-APD 的生产方法接近于 MOS 技术,都是通过 MOS 技术将电子集成在同一芯片上(优先采用高电压 MOS 生产过程)。

7.3　多模态成像的发展趋势

在小动物成像中,人们也会倾向于同时获取符合逻辑的生理和形态学数据,例如 CT 与 PET 融合、MRI 与 PET 融合。特别是人们只有在数据采集的同时了解其形态结构,才能充分利用提高的特殊分辨率。尤其是 MRI 和 PET 的结合,应该很快就可以实现,因为采用微型半导体光子传感器的 PET 探测器和 MRI 安装在一起的干扰将微乎其微,仅少量地减少了 MRI 磁体内的视野。因此,结合 PET 和 MRI 的需要将是一个强大的驱动力,以进一步提高固体光子探测器的能力。虽然在去年线性模式 APD 这个概念已经被证明,使用更强大的 G-APD 将很可能发生在 2009 年底或 2010 年。由于检测过程的不连贯性,PET 与 CT 的结合将更加复杂。

8　展望

光子探测器是近现代小动物成像探测器中的基本元件。出于降低成本的需要，一般强烈地需要小型探测器，以提高其性能。现在发展的结果是通过固体光子探测器 PET 和 SPECT 取代了过去时代的经典主力：PMT。发展集中在用于 PET 和 SPECT 的 G-APD，很快，结合 PET 和 MRI 的探测器将在几年后成为商业化产品。这将使对光电传感器的小型化和磁场的敏感性提高的发展迈出一大步。这将至少需要 2~4 年的时间，直到 G-APD 达到很高的成熟度。

在典型的组件链：闪烁晶体→光子探测器→电子→读取器，光子探测器的研制进展速度非常缓慢，CT 传感器的发展甚至更慢。现在缺少的是一个具有说服力的技术，即如何从模拟读取变为简单高效的数字读取，从而允许减少高辐射负载而不影响分辨率。

在接下来的几年里，我们期待 G-APD 可能会有一些重大改进，重点在于其他比硅具有更高能带隙的间接半导体材料，即连续的电子集成到半导体光子传感器芯片，耦合到细像素化水晶矩阵的大型矩阵 G-APD 的生产。图 3.42 显示了第一个 8×8 矩阵的 G-APD 单片。

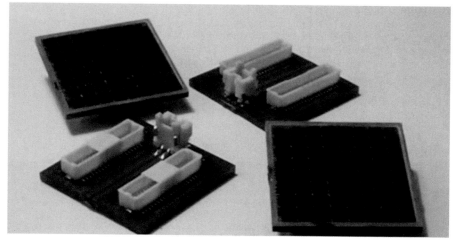

图 3.42　Zecotek Photonics 公司生产的 8×8 阵列的 Geiger 模式 APD。

参考文献

1. A. Einstein (1905) Über einen die Erzeugung und Verwandlung des Lichtes betreffenden heuristischenGesichtspunkt, Ann Physik **322**: 132-148.
2. W.W. Moses and S.E. Derenzo (1993) Empirical observation of performance degradation in positron emission tomographs utilizing block detectors, J Nucl Med 34: 101P.
3. M. Watanabe, H. Uchida, H. Okada et al. (1992) A high resolution PET for animal studies, IEEE Trans Med Imaging **11:** 577-580.
4. P.D. Cutler, S.R. Cherry et al. (1992) Design features and performance of a PET system for animal Research, J Nucl Med **33:** 595-604.
5. P.M. Bloomfield, S. Rajeswaran, T.J. Spinks et al. (1995) The design and physical characteristics of a small animal positron emission tomography, Phys Med Biol **40**: 1105-1126.
6. K. Wienhard, M. Dahlbohm, L. Eriksson et al. (1994) The ECAT EXACT HR: Performance of a new high resolution positron scanner, J Comput Assist Tomogr **18**: 110-118.
7. K. Wienhard, M. Schmand, M.E. Casey et al. (2002) The ECAT HRRT: performance and first clinical application of the new high resolution research tomography, IEEE Trans Nucl Sci **49**: 104-110.
8. P. Bruyndonckx, X. Liu, S. Tavernier and Z. Shuping. (1997) Design and physical characteristics of a small animal PET using BaF_2 crystals and a photosensitive wire chamber, Nucl Instr Meth Phys Res A **392**: 407-413.
9. S.R. Cherry, Y. Shao, R.W. Silverman et al. (1997) MicroPET: a high resolution PET scanner for imaging small animals, IEEE Trans Nucl Sci **44**: 1161-1166.
10. A. Del Guerra, G. Di Domenico, M. Scandola and G. Zavattini (1998) High spatial resolution small animal YAP-PET, Nucl Instr Meth A **409**: 537-541.
11. M. Watanabe, H. Okada, K. Shimizu et al. (1997) A high resolution animal PET scanner using compact PS-PMT detectors, IEEE Trans Nucl Sci **44**: 1277-1282.
12. Y.C. Tai, A.F. Chatziioannou, Y. Yang et al. (2003) MicroPET II: design, development and initial performance of an improved microPET scanner for small-animal imaging Phys Med Biol **48:** 1519-1537.
13. T. Tomitani, N. Nohara, H. Muramaya et al., (1985) Development of a high resolution positron CT for animal studies, IEEE Trans Nucl Sci **32**: 822-825.
14. R. Lecomte, J. Cadorette, S. Rodrigue et al. (1996) Initial results from the Sherbrooke avalanche photodiode positron tomography, IEEE Trans Nucl Sci **43**:1952-1957.
15. A.P. Jeavons, R.A. Chandler and C.A.R. Dettmar (1999) A 3D HIDAC-PET camera with submillimetre resolution for imaging small animals, IEEE Trans Nucl Sci **46**: 468-473.
16. S.E. Derenzo, R.H. Huesman, J.L. Cahoon et al. (1988) A positron tomograph with 600 BGO crystals and 2.6 mm resolution, IEEE Trans Nucl Sci **35**: 659-664.
17. R. Lecomte, C. Martel and J. Cadorette (1991) Study of the resolution performance of an array of discrete detectors with independent readouts for positron emission tomography, IEEE Trans Med Imaging **10**: 347-357.
18. R.S. Miyaoka, S.G. Kohlmyer and T.K. Lewellen (2001) Performance characteristics of micro crystal element (MiCE) detectors, IEEE Trans Nucl Sci **48**: 1403-1407.
19. J. Elster and H. Geitel (1889) Einige Demonstrationsversuche zum Nachweis einseitiger Elektricitätsbewegung in verdünnten Gasen bei Anwendung glühender Elektroden, Ann. Physik, **274**: 27-39.
20. V.K. Zworykin and J.A. Rajchman (1939) The electrostatic electron multiplier, Proc. IRE **27**: 558-566.
21. http://sales.hamamatsu.com/assets/pdf/catsandguides/UBA_SBA_TPMH1305E03.pdf
22. D. Renker (2002) Properties of avalanche photodiodes for applications in high energy physics, astrophysics and medical imaging, Nucl Instr Meth A **486**: 164-169.
23. P. Fischer (1996) An area efficient 128 channel counter chip, Nucl Instr Meth A **378**: 297-300.
24. R. Ballabriga et al. (2007) The Medipix3 prototype, a pixel readout chip working in single

photon counting mode with improved spectrometric performance, IEEE Trans Nucl Sci **54:** 1824-1829.

25. M. Locker et al. (2004) Single photon counting X-ray imaging with Si and CdTe single chip pixel detectors and multichip pixel modules, IEEE Trans Nucl Sci **51:** 1717-1723.

26. C. Broennimann et al. (2006) The PILATUS 1 M detector, J Synchrotron Rad **13:** 120-130.

27. A. Bergamaschi et al. (2007) Experience and results from the 6 Megapixel PILATUS system, *Proc. 16th International Workshop on Vertex detectors*, Lake Placid, NY, USA, 2007, paper PoS(Vertex 2007)049.

28. V. Radeka (1987) Semiconductor detectors and readout electronics: Present directions and outstanding problems: An introduction to the symposium Nucl Instr Meth A **253:** 309-312.

29. W.W. Moses, S.E. Derenzo, C.L. Melcher, R.A. Manente (1995) A room temperature LSO/ PIN photodiode PET detector module that measures depth of interaction, IEEE Trans Nucl Sci **42:** 1085-1089.

30. P. Lechner et al. (1996) Silicon drift detectors for high resolution room temperature X-ray spectroscopy, Nucl Instr Meth A **377:** 346-351.

31. C. Fiorini et al. (2006) Gamma-ray spectroscopy with LaBr$_3$Ce scintillator readout by a Silicon drift detector, IEEE Trans. Nucl. Sci. Vol. **53:** 2392-2397.

32. M. Moszynski et al. (2009) A comparative study of Silicon drift detectors with photomultipliers, avalanche photodiodes and PIN photodiodes in gamma spectroscopy with LaBr$_3$ crystals, IEEE Trans Nucl Sci **56:** 1006-1011.

33. C. Fiorini et al. (2009) Imaging performances of the DRAGO gamma camera, Nucl Instr Meth A **604:** 101-103.

34. C. Fiorini et al.(2008) Silicon Drift Detectors arrays for the HICAM gamma camera, 2008 IEEE NSS Conference Record, pp. 2981-2983.

35. R.J. McIntyre (1999) A new look at impact ionization-Part I: A theory of gain, noise, breakdown probability, and frequency response, IEEE Trans Elec Dev **46:** 1623-1631.

36. C.A. Lee et al. (1964) Ionization rates of holes and electrons in Silicon, Phys Rev A **134:** 761-773.

37. P. P. Webb, R. J. McIntyre and J. Conradi (1974) Properties of avalanche photodiodes, RCA Review, Vol. 35, pp. 234-278.

38. M. Moszynski et al. (2000) Large Area Avalanche Photodiodes in X-rays and scintillation detection, Nucl. Instr. and Meth. A **442:** 230-237.

39. C.P. Allier et al. (2002) Readout of a LaCl$_3$(Ce^{3+}) scintillation crystal with a large area avalanche photodiode, Nucl Instr Meth A **485:** 547-550.

40. R. Chandrasekharan et al. (2006) Detection of VUV light at high quantum efficiency with large area avalanche photodiodes (LAAPDs), Nucl Instr Meth A **567:** 45-47.

41. K. Deiters et al. (2000) Properties of the most recent avalanche photodiodes for the CMS electromagnetic calorimeter, Instr Meth. A **442:** 193-197.

42. Th. Kirn et al. (1997) Wavelength dependence of avalanche photodiode (APD) parameters, Nucl. Instr. Meth. A **387:** 202-204.

43. K. Rajkanan, R. Singh and J. Shewchun (1979) Absorption coefficient of silicon for solar cell calculations, Solid-State Electronics **22:** 793-795.

44. R.J. McIntyre (1972) The distribution of gains in uniformly multiplying avalanche photodiodes: Theory, IEEE Trans Elec Dev **19:** 703-713.

45. K. Deiters et al. (2001) Investigation of the avalanche photodiodes for the CMS electromagnetic calorimeter operated at high gain, Nucl Instr Meth A **461:** 574-576.

46. V. Radeka (1968) Optimum signal-processing for pulse-amplitude spectrometry in the presence of high-rate effects and noise, IEEE Trans Nucl Sci 15: 455-470.

47. http://sales.hamamatsu.com/assets/pdf/parts_S/S8550.pdf

48. http://www.rmdinc.com/products/p006.html

49. Ziegler, S. (2005) Positron Emission Tomography: Principles, Technology and Recent Developments, Nucl Phys A **752:** 679-687.

50. C. Woody et al. (2007) Initial studies using the RatCAP conscious animal PET tomograph, Nucl Instr Meth A **571:** 14-17.

51. Ph. Berard et al. (2009) Development of a 64-channel APD detector module with individual

pixel readout for sub-millimeter spatial resolution in PET, Nucl Instr Meth A **610:** 20-23.

52. M. Judenhofer et al. (2007) PET/MR Images Acquired with a compact MR-compatible PET Detector in a 7-T Magnet, Radiology **244:** 807-814.

53. P. Buzhan et al. (2003) Silicon photomultiplier and its possible applications, Nucl Instr Meth A **504:** 48-52.

54. R.J. McIntyre (1961) Theory of Microplasma Instability in Silicon, J Appl Phys **32:** 983-995.

55. R.H. Haitz. (1964) Model for the electrical behavior of a microplasma, J Appl Phys **35:** 1370-1376.

56. V. Golovin (1999) Avalanche Photodetector, Russian Agency for Patents and Trademarks, Patent No. RU 2142175.

57. Z. Sadygov (1998) Avalanche Detector, Russian Agency for Patents and Trademarks, Patent No. RU 2102820.

58. D.E. Groom (1984) Silicon photodiode detection of bismuth germanate scintillation light, Nucl Instr Meth **219:** 141-148.

59. V. Andreev et al. (2005) A high-granularity scintillator calorimeter readout with silicon photo-multipliers, Nucl Instr Meth A **540:** 368-380.

60. Y. Musienko et al. (2007) Tests and performance of multipixel Geiger mode APD's and APD's for the CMS ECAL, Proc. of Science (PD07) 012.

61. W.G. Oldham et al. (1972) Triggering phenomena in avalanche diodes, IEEE Trans Elec Dev **19:** 1056-1060.

62. http://www.photonique.ch/Prod_0710G9MM.html

63. G.A.M. Hurkx et al. (1992) A new recombination model for device simulation including tunneling, IEEE Trans Elec Dev **39:** 331-338.

64. G.A.M. Hurkx et al. (1992) A new analytical diode model including tunneling and avalanche breakdown, IEEE Trans Elec Dev **39:** 2090-2998.

65. A. Lacaita et al. (1993) On the bremsstrahlung origin of hot-carrier-induced photons in silicon devices, IEEE Trans Elec Dev **40:** 577-582.

66. N. Basharuli et al. (2002) Registration of charged particles by scintillating fibers coupled with micro-cell Si APD, Advanced Technology and Particle Physics, World Scientific, Singapore, pp. 627-632.

67. P. Buzhan et al. (2006) Large area silicon photomultipliers: Performance and applications, Nucl. Instr. Meth. A **567:** 78-82.

68. W.J. Kindt (1999) Geiger mode avalanche photodiode arrays for spatially resolved single photon counting, PhD Thesis, Delft University Press, The Netherlands.

69. Th. Kraehenbuehl (2008) G-APD arrays and their use in axial PET modules, Diploma thesis, ETH Zuerich, Switzerland.

70. Ch. Casella et al. (2008) Readout of a LYSO crystal with MPPCs. Calculations and measurements of the signal shape, AX-PET note 2008-001.

71. A. Lacaita et al. (1990) Observation of avalanche propagation by multiplication assisted diffusion in *p-n* junctions, Appl Phys Letters **57:** 489-491.

72. A. Lacaita et al. (1993) Photon-assisted avalanche spreading in reach-through photodiodes, Appl Phys Letters **62:** 606-608.

73. P. Buzhan et al. (2006) Timing by silicon photomultiplier: A possible application for TOF measurements, Nucl. Instr. Meth. A **567:** 353-355.

74. I. Britvitch et al., (2006) Study of avalanche microchannel photodiodes for use in scintillation detectors, 2006 JINST 1 P08002

75. E. Bolle et al. (2008) A demonstrator for a new axial PET concept, IEEE Nuclear Science Symposium Conference Record, 2008, pp 4571-4571.

76. A. Kolb, E. Lorenz, M.S. Judenhofer, D. Renker, K. Lankes, BJ. Pichler, 2010. Evaluation of Geiger-mode APDs for PET block detector designs. Phys Med Biol **55:** 1815-1832.

第4章
小动物 SPECT 相机的设计考虑

Steven R. Meikle，Peter L. Kench，Jianyu Lin

1 引言

1.1 小动物 SPECT 成像作为一种研究工具的理论依据

单光子发射计算机断层扫描(SPECT)是一种基于示踪原理[1]的断层成像方法。它使用非常灵敏的辐射探测器来测量在体内三维分布的放射性标记的分子，并利用数学图像重建算法进行成像。虽然 SPECT 是已经使用了几十年的临床工具，它也适合于人类疾病前期临床研究的小动物模型成像，如实验室小鼠和大鼠。由于单光子发射体的物理半衰期相对较长(表 4.1)，SPECT 最适合研究大分子，如抗体和蛋白质，因为这些分子在目标点具有相对低的累积率和缓慢的血浆清除率。此外，蛋白质和抗体很容易被放射性同位素碘(^{125}I，^{123}I 或 ^{131}I)标记，或者通过耦合剂与另一个常见的具有合适成像性能的单光子结合，比如 ^{99m}Tc 或 ^{111}In。相反，接下来一章中将讨论的放射性示踪技术正电子发射断层扫描(PET)，最适合研究小分子，如合成在体内动力学相对较快的合成药物。因此，这两者在临床前期研究中具有很强的互补性。

S.R. Meikle (✉) • P.L. Kench
Faculty of Health Sciences, Brain and Mind Research Institute, University of Sydney,
Sydney, NSW, Australia
e-mail: s.meikle@usyd.edu.au; peter.kench@sydney.edu.au

J. Lin
Department of Electrical and Computer Engineering, Curtin University,
GPO Box U1987, Perth, WA 6845, Australia
e-mail: jianyulin@hotmail.com

表 4.1　小动物成像研究中常用的单光子发射放射性核素及其物理特性

放射性核素	主要排放能源(keV)	半衰期
^{99m}Tc	140	6.02h
^{123}I	159	13.3h
^{131}I	364	8.2d
^{125}I	20~35(X 线)	59d
^{111}In	171 245	2.8d

1.2　SPECT 显像的临床前期应用

动物的种类、器官的结构和生理学特征及其所需的空间分辨率和灵敏度,决定了小动物 SPECT 成像研究所使用的工具和技术。组织中最小结构的大小和组织内的活动分布是决定成像所需的空间分辨率重要的考虑因素[2]。啮齿类动物的脑、心肌、骨骼系统或肿瘤的影像学可能有不同的空间分辨率和灵敏度要求。例如,大脑是一个复杂的结构,需要高的空间分辨率和灵敏度,以量化分析如对多巴胺能系统的纹状体和小脑对放射性药物的吸收[3,4]。啮齿类动物的骨骼成像要求高的空间分辨率,灵敏度不太重要,但是需要扩大轴向的扫描视窗以显示整体骨架的图像。移植的肿瘤往往表现出分布的不均匀,由于肿瘤迅速生长和组织坏死,这需要高的空间分辨率准确率。适当的准直探测器配置,全身亚毫米级的空间分辨率可以为啮齿类动物骨骼和肿瘤成像[5]。

在调查示踪动力学和定量吸收时,需要对系统进行高灵敏度的测量。许多 SPECT 系统支持对示踪动力学进行动态采集,但动力学参数估计的可靠性不仅取决于时间分辨率,还要有较好的信噪比(SNR)。对于心脏和肺的成像,生理运动可能会导致图像的模糊。使用生理逻辑触发,比如一个心电图的 R 波(ECG)、SPECT 投影可以分为离散的时相,代表生理周期的不同时间位点(如心脏)。重构的顺序可以量化并可视化地显示周期性运动的不同阶段,每一个时相为放射性药物的吸收过程。门控 SPECT 也可以定量分析心肌收缩功能和(或)呼吸循环运动校正。

一些应用需要具有同时显示不同能量放射性核素的能力。例如,Zhou 等将共 ^{111}In 羟基喹啉标记的干细胞和 ^{99m}Tc-甲氧基异丁基异腈共同注射入动物体内,使心肌梗死大鼠心肌植入的干细胞与灌注缺损同时成像[6]。在这里,具有 245keV 的 ^{111}In 和具有 140keV 的 ^{99m}Tc 能同时在不同的能量窗口成像。这样的研究需要良好的能量分辨率,以减少放射性核素测量之间的干扰。

这些只是小动物 SPECT 临床前期研究的应用中的一部分。更具体的例子会在后面的章节中提出。关键的一点是,小动物 SPECT 系统的性能参数是非常依赖于应用的。因此,预期的研究应用是小动物 SPECT 系统设计的重要考虑因素之一。

2　设计原则

SPECT 系统的基本单位是辐射成像探测器,也被称为 γ 相机。γ 相机检测由辐射源发出的光子,并确定其相互作用的二维位置内的探测器平面(在某些探测器的设计,吸收厚度可能也被编码)和由此产生的在探测器沉积的能量。因此,通常一个 γ 相机产生的 X 和 Y 信号表示吸收的光子位置坐标,Z 信号表示其能量。不同类型的辐射探测器和技术在第 1 章和第 2 章进行了详细说明。适用于 SPECT 的特定选择将在本章第 3.5 节讨论。

在 PET 中,记录在两个反向的探测器上的位置坐标足以确定湮灭光子对的轨迹。但 SPECT 不是这样。γ 相机记录的位置坐标提示的是光子在哪里被吸收,而不是它从哪里来。为了确定光子的轨迹,γ 相机的另一个关键组件就是准直器。这是一种连接到 γ 相机上的装置,其材料具有足够密度和厚度来吸收大部分发射的光子,只允许一小部分通过一个或多个开放孔,沿某些优选的轨迹到达探测器。对于小动物的 SPECT,针孔准直器是最常见的设计,因为它提供了最好的分辨率–灵敏度的平衡,以成像小物体。不过,也有其他的替代品,并有不同的成像条件最优化的各种针孔设计。这些将在本章第 3.6 节中详细讨论。

因为 SPECT 不受正电子范围或非共线性的影响,它相比 PET 具有更高的空间分辨率,特别是当采用了针孔准直器后,但这是以灵敏度降低为代价(比 PET 低 1~2 个数量级)。可以通过设计多个准直孔,以允许更多的光子穿过,或通过增加针孔和围绕该动物的探测器的数量,来提高 SPECT 的灵敏度。然而,准直器灵敏度的增加意味着空间分辨率的降低,同时探测器的数量增多,提高了整个系统的成本。对于某些类型的准直器,特别是针孔聚焦准直器,其灵敏度和空间分辨率都可以通过最小化针孔与主体之间的距离来提高,同时限制视野(FOV)的大小。这些选择需要根据待成像的小动物种类和器官进行仔细地考量。

因此,SPECT 系统设计的关键是灵敏度、空间分辨率和视野大小之间的平衡,成本制约也是另外一个需要考虑的因素。其他考虑因素包括定量测量的要求[例如,绝对示踪剂的浓度和(或)生理参数的估计],以及准确地融合结构图像的重要性,例如,由 X 线计算机断层扫描(CT)或磁共振成像(MRI)提供的图像。这些因素推动了有关系统配置和整合互补的成像方式的发展。有一些商业的小动物显像系统现已可用,包括 SPECT–CT 融合系统。大多数能够具有亚毫米级的空间分辨率,并具有足够的灵敏度和定量能力进行示踪动力学研究。但是,SPECT 系统的完善仍然面临许多挑战,需要通过新的仪器、成像技术和数据分析算法来提高发展空间分辨率、灵敏度和相关功能。解决关键驱动因素的设计挑战将在下文讨论。

2.1　空间分辨率对灵敏度

系统空间分辨率和灵敏度之间需要达到一个平衡,这最终由探测器和准直仪的设计来决定。这些参数还由多个其他因素决定,如视野大小和光子的能量。由于平行孔和针孔准直器的设计,改进空间分辨率通常会以牺牲灵敏度为代价[2]。增加准直孔的直径,可以传递给探测器的光子数量也增加(灵敏度),但光子(空间分辨率)的精确原点变得更加难以确定。平行准直器在小动物全身平面成像是有用的,但受探测器固有分辨率的限制(准直器的设计参数和探测器与动物之间的距离),其空间分辨率也受到限制。针孔准直器更频繁地用于小动物成像,为空间分辨率和灵敏度之间提供了一个最佳平衡[5,7]。针孔提高了探测器的固有分辨率,所以可使观察到的投影图像的空间分辨率也得到提高。移动待检测对象使之更靠近针孔,会进一步提高空间分辨率和系统的灵敏度,但是视野就会变小,如图4.1所示。为了保证其灵敏度,准直器和物体之间应该保持适当的距离,如图4.1b所示。

一只小鼠的体积和重量与人相比小约3000倍[8,9]。相对于典型的临床SPECT系统,如果在视野的中心具有约$1cm^3$体积的空间分辨率,小鼠的SPECT系统将需要$3\times10^{-4}cm^3$(0.7mm的线性空间分辨率)体积的分辨率,以实现清晰地显示器官和感兴趣的结构。这似乎是一项艰巨的挑战,但图4.1显示应用针孔准直器可以实现0.7mm的目标分辨率,视野的中心距离针孔聚焦约20mm,对于小鼠来说是一个比较可行的距离。更大的挑战是在每个体素获得足够计数,以支持这个分辨率,因此,为了达到临床SPECT类似的信号–噪声,还需要获得更多的体素。

针孔SPECT相对较差的灵敏度可以通过增加给药剂量来抵消。这往往导致对啮齿类动物给予了更高的辐射剂量,相对于人类的体积和质量来说[8]。因此,需要仔细考虑高剂量辐射对动物的潜在影响。这一点对于纵向研究来说尤其如此,纵向研究往往使用多种剂量的放射性药物。研究人员需要确信,SPECT测量作为时间的函数是疾病进展或干预的结果,而不是辐射引起的变化。Funk、Sun和Hasegawa估算了在小动物SPECT和PET成像中常用的放射性核素的全身辐射剂量[10]。由于小鼠的体重较轻,小鼠的辐射剂量通常比大鼠大10倍。他们发现,小鼠的全身辐射剂量范围在6cGy和近1Gy之间,仅比致死剂量小一个数量级(LD50/30,约7Gy)。因此,建议在纵向研究中限制辐射剂量至10cGy或更少。对高空间分辨率和低辐射剂量的需求,正在推动着具有更高灵敏度的小动物SPECT系统的发展。

2.2　定量需要

观察放射性药物在小动物体内的分布,通常是以定性或半定量方法测定的。器官和组织内的摄取可在视觉上与周围结构的摄取相比较。提供组织中示踪剂浓度的绝对

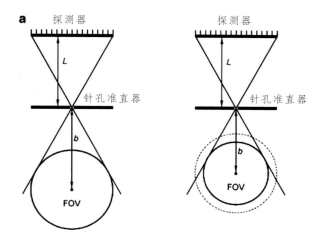

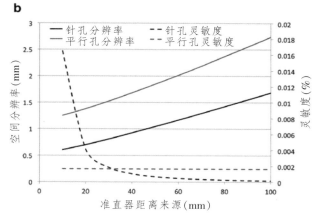

图 4.1　物体与准直器的距离对于系统的空间分辨率和灵敏度的影响。假设探测器的固有分辨率为 1mm、针孔的孔径为 0.5mm、平行孔准直仪的孔径为 0.5mm。针孔的焦距为 80mm，而间隔长度和平行孔准直仪的厚度分别是 25mm 和 0.15mm。需要注意的是，缩短针孔准直器与物体之间的距离从而改善分辨率和灵敏度的同时，视野也将减小。

测量值和(或)量化生理动力学参数的能力，可以提高对放射性药物的体内行为和疾病的病理生理学的理解。通过定量测量在同一动物体内示踪剂分布随时间的变化，有助于更好地理解干预的影响。可用单位组织体积的注射剂量的绝对放射性或百分比进行示踪剂的分布定量。示踪动力学通过获取在一个较长的时间内(通常可达 90min)的一系列的动态断层扫描数据来进行研究。PET 因其较高的灵敏度和时间分辨率，被认为是理想的研究工具。最近小动物 SPECT 的研究方面的进展已经大大提高了灵敏度，现在全环系统使示踪动力学研究[5,11]成为可能。

　　相比大的动物和人类，小尺寸的啮齿类动物使得光子衰减所产生的偏差小得多。但在准确的定量中，这个偏差需要被考虑和纠正。一种方法是假设整个动物线性衰减系数为恒定(即组织密度统一)，并根据 γ 线在动物体内传播的距离对衰减进行纠正。这种方法适用于腹部软组织，但进行定量心肌组织摄取时容易出现问题，因为心肌和周围的肺组织密度不同。一个更准确的方法是根据 CT 容积创建衰减图，并在重建过程中纠正 SPECT 的衰减偏差。CT 推算的衰减数据需要校准，原因是在 X 线源和 SPECT 放射性同位素之间存在光子能量的差异。这种技术的准确性已经过研究证明（如[12]）。

Li 等[13]展示了使用高度放大的针孔 SPECT 进行定量分析的可行性，精确地（<7% 的偏差）测定了空气和水的点源的活性。该方法使用了滤波反投影重构算法，综合考虑了衰减、散射、针孔几何响应和系统不一致的影响。Acton 等[3]采用 ^{99m}Tc TRODAT-1 并配有定制的单针孔准直器三重检测系统，对小鼠大脑多巴胺转运蛋白进行了量化。研究人员使用了一种简化的参考组织模型来量化动力学参数[14]，其已在灵长类预先验证，这样就可以避免在小鼠实验中操作困难的动脉血液采样。

高空间分辨率对于明确放射性药物的组织吸收边界和降低部分容积（PV）是非常重要的。当成像系统的空间分辨率较低，来自相邻的投影像素或重建的像素就会进入或流出感兴趣的区域。这个问题所导致的感兴趣区域精度的缺失被称为 PV 效应。在 Acton 等[3]的研究中，针孔 SPECT 的分辨率在以 30mm 半径旋转时为 0.83mm，优于目前的小动物 PET 系统。体内 SPECT 组织摄取测量与体外组织计数密切相关，验证了所使用的量化方法。该试验重测值为 2.6%，表明该方法是一种有用的纵向研究技术。小动物 SPECT 系统灵敏度的改进将使未来的图像采集时间更短，包括正确识别组织边界的解剖定位。

总之，小动物成像中的定量偏差可以被纠正，但它们的大小受到 SPECT 系统的空间和能量分辨率、放射性核素的选择和动物体内放射性药物的几何分布的影响。

2.3　解剖定位的需要

最好是根据周围解剖结构，定位放射性药物摄取的增加或减少，以保证图像的不失真。通常情况下，对其靶点具有高特异性的放射性药物，在周围的器官和组织中也表现出较少的非特异性摄取。矛盾的是，在周围组织中具有非特异性摄取的放射性药物提供了有助于靶组织中定位摄取的信息。

识别放射性药物定位的方法包括使用外部标记，或采用第二种不同摄取方式的放射性药物。将外部的放射性核素标记在已知位置，为识别放射性药物摄取提供了参考点。外部标记可能难以固定在动物的毛发或皮肤，但这是一种可提供放射性药物的位置估计的简单方法。

采用不同放射性药物定位于感兴趣的器官内或邻近的器官，可以提供更准确的定位方法。如果使用相同或相似的光子能量的放射性核素，研究的首要任务应该是解剖定位。如果药物的光子能量不同，那么可以同时进行双同位素成像[6]。感兴趣的放射性药物最好具有较高的光子能量，以最小化康普顿效应或"向下"散射到较低的能量窗口，否则 SPECT 研究的质量会降低。

相对于已知的解剖结构，在研究中准确定位放射性药物的分布已变得越来越重要，特别是那些具有低的非特异性结合的新型靶向放射性药物。CT 和 MRI 能够提供详细的解剖信息，对 SPECT 研究具有很强的互补性。因此，在商业系统中，SPECT 作为双模态甚至三模态成像系统的组成部分很常见。后面的章节将讨论多种模态成像，包括 SPECT/CT（第 12 章）、SPECT/MRI（第 14 章）。使这些组合成为可能的探测器的发展已在第 2 章和第 3 章中讨论。

3　系统设计

3.1　角采样

运行 SPECT 时，必须从环绕对象的大量均匀间隔的角度获取多个投影。必须满足确定的几何形状，以便成功地重建为代表放射性药物分布的体积。Orlov 和 Tuy 分别描述了平行孔和针孔断层成像的几何要求[15,16]。成功的 SPECT 重建中，感兴趣的体积必须在每个投影中完全采样，即体积不得被截断，否则可能导致重建伪影。此外，Tuy 的研究表明，对于针孔 SPECT（或任何其他的锥形束几何结构），为了获得准确的重建，在探测器围绕对象旋转时，条件是针孔必须划出一个大圆的弧形[15]。在单针孔 SPECT 的情况下，仅适用于对象与针孔孔径共面的中心切片。如下所述，多个针孔准直器可以克服这个限制。

一个关键的考虑因素是围绕对象的投影角度的数量，被称为角采样，可能影响重建 SPECT 体积的质量。SPECT 系统需要权衡投影角度的数量和每个投影的采集时间。如果每个投影的时间太短，数据将包含较高的信噪比，导致重建结果较差。放射性药物的动力学系统、活性、系统灵敏度和麻醉持续时间都会限制总的 SPECT 采集时间，由此限制了每个投影或投影数量的采集时间。

想要 SPECT 获得足够的角采样，可在固定的动物周围旋转探测器[17]，或在固定的探测器前面旋转动物[18]，或采用数个环绕动物的固定探测器[5,19]。Shannon 的抽样定理[20]表明，必须至少采集 2 次可实现的空间分辨率，以确保分辨率不会降低。因此，对于现有的空间分辨率，忠实地重建对象，避免角采样过少的最佳投影数量，可由下式给出：

$$N = \pi D \bigg/ \left(\frac{\delta x}{2} \right) \tag{4.1}$$

其中，D 代表 FOV 的直径（或者以 AOR 为中心的研究对象），δx 是系统空间分辨率[21,22]。

在 SPECT 采集时，为了增加动物 FOV，可以在轴向和（或）横轴方向将小动物平移通过探测器聚焦区域（S）。因为探测器和动物的位置是已知的，通过延长确定的投影响应线,可重建更大的体积。

3.2　临床 SPECT 系统改造

小动物针孔 SPECT 成像的初步可行性研究是使用人类 SPECT 系统进行的[23]。临床 SPECT 系统通常有一个或多个 300~500mm 宽的矩形或圆形单片无机闪烁晶体,耦合到数组单阳极光电倍增管(PMT)。当伽马射线与闪烁晶体相互作用时,部分或全部能量被转移到可见光中。光的光子数与闪烁晶体中的能量成正比。在晶体内的闪烁位置和能量可通过 PMT 下方与周围产生的相对信号强度来分析,被称为"Anger 逻辑"[24]。

早期的小动物 SPECT 成像研究使用现有的临床 SPECT 系统加装专门设计的针孔准直器,以获得高空间分辨率和高灵敏度的小动物成像[25]。为了克服临床针孔 SPECT 系统固有的低空间分辨率,必须使用高倍率。配备小孔径针孔准直器的临床 SPECT 系统提供了一种降低小动物 SPECT 成像成本的有效方法,避免了新设备和维护的成本。探测器大的表面允许高度放大的投影,并将小动物靠近针孔可以产生合适的灵敏度。然而,探测器的边缘附近有空间分辨率的损失,这是由于光子倾斜的入射角和晶体的有限厚度引起的判读误差。临床 SPECT 系统的最优化的光子能量是 140~300keV,不适用于在小动物研究中低能量光子能量的放射性核素如 ^{125}I(20~35keV)等产生的低光输出。当 SPECT 系统用于人类和小动物成像时,需要认真考虑研究流程和人类和动物共用的影像设备的监管要求。临床 SPECT 系统的体积和成本使其并非是理想的专用小动物成像设备[26]。

3.3　基于紧凑型高分辨率探测器的系统

对于较高的固有空间分辨率小动物专用的 SPECT 和乳腺成像系统的需求,促进了辐射探测器的发展[27,28]。这是通过开发 PMT 和无机闪烁晶体的设计的新方法来实现的。用于临床 SPECT 系统的单阳极 PMT 陈列被一个或多个具有高固有空间分辨率的位置灵敏 PMT(PS-PMT)替代。这些设备已在第 3 章中详细讨论,它们是有多个阳极输出用于计算每个检测到的闪烁事件的 X 和 Y 的位置信号。阳极信号的总和与在光电阴极检测的光子数量成正比,因此与晶体吸收 γ 线的能量也成正比。PS-PMT 的缺点是其均匀性和响应线性相对较差,特别是在边缘附近。然而,其空间响应随着时间的推移是非常稳定的。可以创建线性校正或事件位置图,以确保所有事件都映射到正确位置。

可将闪烁晶体变薄以进一步提高空间分辨率。随着晶体厚度变小,光能更好地聚焦,但检测效率降低。当无机闪烁晶体圆盘的直径/厚度比增大时,能量分辨率和非线性边缘效应的减小也有了改善。Wirrwar 等[29]建议,新设计的探测器闪烁晶体的直径/厚度比应大于 30。

由小(通常为 1~2mm 宽)而紧凑的晶体组成的像素化晶体阵列是实现固有的高空

间分辨率的一种替代性方法。像素阵列的晶体由如聚四氟乙烯的反光材料隔开,防止闪烁光逃离到相邻的晶体,并防止来自晶体内的光子反射 PMT 的阴极。晶体的宽度减小,降低了填充材料的数量并形成更大的总面积百分比,但会导致检测效率的损失。相邻晶体的中心间距(晶体间距)包括晶体宽度和填充材料。该探测器的固有空间分辨率近似于晶体间距,可连接到高分辨率的探测器,如 PS–PMT(图 4.2)。由于多晶体阵列的单个晶体的精确定位,所有晶体的位置图可用来校正 PS–PMT 的非线性响应。基于晶体位置的测量,闪烁事件被分配到单个晶体。将晶体间距减小(如 1mm 或更少)以期获得高分辨率,但同时晶体必须足够厚,以吸收大多数光子来提高检测效率。然而,晶体长宽比增加可使光输出降低,原因是内部反射导致能量分辨率的损失[26,29,30]。

3.4　旋转和固定 SPECT 系统

SPECT 系统的设计是用来获取足够用于小动物断层成像的角采样。这些设计包括在固定的准直器和探测器的前面旋转或平移小动物、固定探测器和小动物并旋转准直器、固定小动物并旋转探测器和准直器,以及完全固定的系统(图 4.3)。每种设计都有其需要考虑的优点和缺点。

最简单的小动物 SPECT 系统包括在固定的探测器前垂直或水平旋转已麻醉的小动物[31]。设计应使 AOR 集中在针孔。机架需要至少 180°渐进地旋转。虽然水平旋转系统也被逐渐开发以解决器官活动的问题,但是垂直旋转优于水平旋转,因为它可以减少扫描过程中器官活动的可能性[18]。因为垂直定位不适合啮齿动物的生理并可导致相关死亡率增加,因此应在短时间内完成[32]。以小动物旋转代替 SPECT 探测器旋转的优势是小动物的重量大大低于探测器,而且机架设计更简单和成本低。配有准直和屏蔽的探测器围绕小动物旋转时,其重量可能导致机械偏差,导致重建伪影[18]。旋转小动物的缺点是气体麻醉和生理监测困难,纵向研究中的定位难以复制。

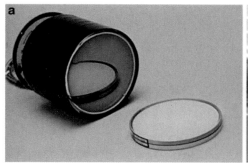
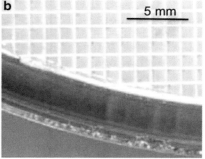

图 4.2　(a)滨松 R3292–02PS–PMT 和像素化 NaI(TI)晶体阵列。(b)晶体阵列局部放大显示单个元素和填充材料。阵列由间距 1.25mm 的 1mm 晶体组成。

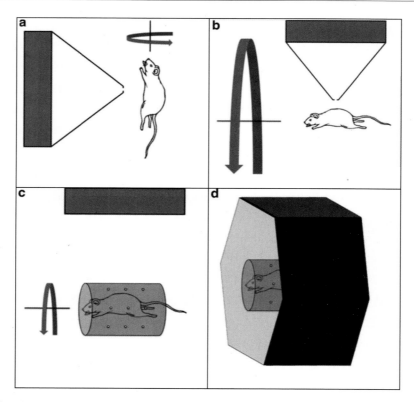

图4.3　常见的 SPECT 系统。(a)在固定的准直器和探测器的前面旋转小动物,(b)固定小动物并旋转探测器和准直器,(c)固定探测器并旋转小动物和准直器,(d)系统和小动物都固定。

　　大多数临床和小动物 SPECT 系统探测器和准直器是安装在可围绕对象进行精确的渐进或连续移动360°旋转的机架上。机架允许探测器和准直器垂直于 AOR 移动来调整旋转半径,因此使用针孔准直器来实现投影放大。通过改变针孔准直孔和探测器表面的距离,可以改变放大倍数。机架必须足够坚固,才能在探测器旋转时不改变旋转半径或引起探测器的凹陷。探测器必须精确定位,以确保其表面平行集中在 AOR。探测器的渐进角旋转和平移也必须具备精确性和可重复性。基于旋转探测器建立和维持的小动物 SPECT 的运行要求增加了设计成本。

　　为了提高小动物成像系统的灵敏度并减少成像时间,可以增加额外的探测器。使用2个、3个或4个旋转探测器的多探测器 SPECT 显像系统已经被开发[3,33-37]。多探测器系统减少了系统获得完整的180°或360°的投影数据的需要。每个探测器的均匀性和灵敏度必须是相似的,以确保没有重建伪影。尽管多个同样放置的探测器旋转时可能有助于平衡机架,但每个额外的探测器增加了重量及系统的成本。

　　对于使用高倍率或小型探测器的小动物针孔 SPECT 系统,FOV 经常有限。一些成像协议需要大 FOV 来成像较大的器官,如大鼠骨骼。大 FOV 可以通过增加旋转半径来实现,但这也降低了空间分辨率和针孔系统的灵敏度。另一种方法是在 SPECT 采集允许一定程度的投影重叠时,将小动物逐步通过 FOV。所获得的数据可单独重建,也可以将重叠在一起的部分或整个数据集作为扩展的体积来进行重建(图 4.4)[5]。在旋转的 SPECT 系统下,获取投影数据时将小动物在轴向方向移动将导致探测器围绕 AOR 以螺旋路径移动。渐进式或螺旋式采集不仅增大了 FOV,也减少了经常在高倍率圆形 SPECT 轨道可见的轴向方向上的不完全采样伪影。增加螺旋 SPECT 探测器的数量还增加了对象采样靠近针孔孔径的可能性。因此,使用多个探测器和螺旋 SPECT 轨道可以实现更均匀的重建体积、更高的灵敏度和更高的分辨率。

已经开发了几种可围绕动物旋转并有多个静止或旋转针孔的固定探测器系统。围绕动物的探测器和针孔提高了系统灵敏度,以旋转准直器代替探测器降低了机架建设成本,并且避免了机架旋转时的机械偏差。例如,Goertzen 等改造了人的大脑扫描仪 Ceraspect,内置旋转钨多针孔准直器[19]。Ceraspect 有一圈耦合到 PMT 的固定的 NaI(Tl)

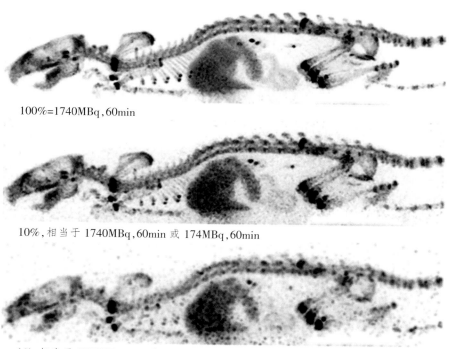

100%=1740MBq,60min

10%,相当于 1740MBq,60min 或 174MBq,60min

1%,相当于 1740MBq,36s 或 174MBq,60min

图 4.4 大鼠 99mTc-HDP 全身 SPECT 骨显像研究。图像重建来自列表模式数据并使用可用计数的 100%(上图)、10%(中图)和 1%(下图)。(Reproduced from [5] with permission of the Society of Nuclear Medicine)。

无机闪烁晶体。旋转钨多针孔准直器的针孔为 8mm×1mm 口径,可均匀隔开非重叠的投影,在 1.25 秒只有 45°旋转,重建的测量空间分辨率为 1.7mmFWHM,灵敏度为 373 计数 $s^{-1}MBq^{-1}$(或 0.00037%)与横断 FOV,适合小鼠成像。

　　Furenlid 等[38]开发了一种基于 16 个独立的针孔准直器和探测器的固定小动物 SPECT 系统(FastSPECT Ⅱ),它能以 0.04%光子收集效率来进行小鼠成像。Beekman 等[11]展示了另一种小动物 SPECT 系统(U–SPECT Ⅰ),它包含 3 个固定临床探测器和 5 排 15 枚金针孔集中指向中心的圆柱。针孔和探测器之间放置了额外的屏蔽以避免投影重叠。在使用 0.6mm 口径针孔及小鼠大小的准直器时,峰值灵敏度是 0.22%,且实现了动态 SPECT。该探测器有 3.2mmFWHM 的固有空间分辨率,而重建的空间分辨率是亚毫米级。由于针孔聚焦,单层的 FOV 限制为直径 10.5mm(横断面)和 5mm(横轴)[5]。成像更大的器官或整个身体需要多层位置成像。van der Have 等[5]报道了 U–SPECT Ⅱ 的灵敏度和空间分辨率。灵敏度在 0.6mm 和 0.35mm 口径准直器分别为 1500 和 525 计数 $s^{-1} MBq^{-1}$。全身成像是通过移动小动物通过多针孔准直器焦点来获得的,使用计算机控制的系统,可以在三个方向平移。固定的 SPECT 系统的重要优点之一是,所有需要的投影是同时获得的,从而避免了放射性药物再分布所致的重建误差[38]。固定的探测器或准直器的 SPECT 系统具有更稳定的几何校正,并且不易受机械偏差影响。

3.5　探测器的选择

　　理想的探测器能在小体积内通过单一的光电相互作用 100%吸收入射 γ 线的全部能量,并释放出大量波长与光探测器的峰值灵敏度相匹配的光子。

　　闪烁探测器是由无机晶体通过导光管耦合到一个或多个光电探测器构成的。最常见的无机闪烁晶体是掺杂铊的碘化钠[NaI(Tl)]和掺杂铊或钠的碘化铯[CsI(Tl)或 CsI(Na)]。铊和钠杂质原子在晶体内形成一个在室温下发生闪烁的"活动中心"。闪烁晶体的重要特性包括密度、光衰减时间、光产出率、波长、折射率和环境稳定性。在第 1 章中已详细讨论了常见 SPECT 的闪烁体 NaI(Tl)、CsI(Tl)和 CsI(Na)的闪烁性能。

　　NaI(Tl)是用于 SPECT 的良好闪烁体,其阻滞力为 140keV 的 γ 线、高光输出,且其 410nm 的发射波长和双碱阴极 PMT 的峰值效率间的配合密切。CsI(Tl)具有更大的密度和光输出,但衰减时间比 NaI(Tl)慢。二者具有相似的折射率,但 CsI(Tl)的吸湿性较低,长时间使用不容易出问题。CsI(Na)具有 NaI(Tl)和 CsI(Tl)的优点,但衰减时间长,因而用于高计数率的应用时容易出现问题。无机闪烁体必须耦合到光探测器,通常通过光导管与晶体折射率相匹配,将光子转换成电信号。最常见的光电探测器是 PMT(和 PMT–PS)、硅光电二极管和电荷耦合器件(CCD)。PMT 在光子转换成光电子时有合适的量子效率(15%~40%),可以实现良好的空间分辨率和能量分辨率。在将光转换成电流时二极管是有效的,但产生非常微弱的噪声信号,尤其在探测器大于几毫米的情况下。Geiger 模式 APD 作为 PS-PMT 的良好替代品，二者具有类似的增益（10^5~ 10^7）、快速的时序特性并且兼容 MRI。CCD 的性能改进使这些设备成为 PMT 可行的替代品。现代 CCD 适度冷却时不受暗电流影响，量子效率高达 90%。有些 CCD 在适当的调整后适用于光学（生物发光或荧光）和 SPECT 显像[26]。

在小动物 SPECT 方面，半导体辐射成像探测器经过快速发展，可作为将无机闪烁体耦合到光电探测器的替代。半导体探测器是固态电离室，一次电离可产生 3~5keV 的光子能量吸收。常用的作为辐射探测的半导体材料有硅（Si）、锗（Ge），以及最近的碲化镉（CdTe）或碲锌镉（CZT）。硅和锗半导体相对于无机晶体具有相似的密度（分别为 $2.33gcm^{-3}$ 和 $5.32gcm^{-3}$），因此具有相似的 γ 线相互作用概率。然而，由于在室温操作时产生较高的热噪声，使电离难以和背景噪声区分开，因此它们不适用于成像。

另一方面，CZT 是一种室温性能良好的高密度（$6.06gcm^{-3}$）半导体材料。5mmCZT 的 140keVγ 线相互作用的概率为 83%，典型的数组元素的能量分辨率为 6%~7%，这高于类似大小的闪烁探测器的能量分辨率[39,40]。CZT 探测器具有对高达 7T 的磁场强度不敏感的优势，因此是进行 SPECT/MRI 系统融合的合适选择。

3.6　准直

准直的目的是限制伽马射线撞击到探测器上，使其轨迹在某些指定的方向。准直器是由原子序数和电子密度高的射线吸收材料，如铅、钨、金和贫铀来制造的。各种各样准直器的设计提供了不同的空间分辨率和检测效率之间的权衡，可以大致归类为多通道型、针孔型和槽缝型准直器。

3.6.1　多通道准直器

将一系列毗邻的通道或小管置于伽马射线吸收材料内，再将吸收材料覆盖于探测器的整个表面，即制成多通道型准直器。通道可以是圆形、方形或六边形，可通过箔钻孔、印模压铸等方法获得。铅合金是最常用的准直材料，因其伽马射线吸收性、可切削性和成本效益都比较高。影响多通道准直器空间分辨率和几何效率的因素包括隔墙厚度、孔径宽度和通道高度。隔墙需要足够厚，以阻挡伽马射线的穿透以及探测材料之间的相互作用。但是，隔墙厚度会降低几何效能和空间分辨率。而降低通道宽度和增加长度提高了空间分辨率，但是以牺牲几何效能为代价的。因此，选择准直器参数是空间分辨率和效能之间的权衡。

多通道平行孔准直器的排列是所有通道之间相互平行，并垂直于探测器表面而设计的。这种配置可以仅使伽马射线垂直到探测器表面，并平行于探测管道。但放射源和准直器之间的距离增加时，空间分辨率会有损失，而探测器的几何效能仍较满意。由于从放射源出发，伽马射线以更大的接受角穿行而导致分辨率减低，现在可以穿透更多通道，使得原始光子的细节有所损失。由于光子密度与放射源距离呈反相关,但随着距离的增加,可以通过增加放射源的"可见"通道数量来补偿,因此几何效能在一定距离内仍然稳定。这样排列的通道不在相同的方向对齐,其宽度随着长度的改变而改变。放大了放射性核素投射分布到探测器表面的准直器被称为集中或扇束型,缩小该投射的准直器称为分散型。

小动物成像中多通道准直器的应用受到限制,因为对于小型对象而言,其空间分辨率和几何效能都低于针孔型准直器。平行孔准直器无法达到比探测器的固有空间分辨率更高的空间分辨率,而且事实上通常会更糟糕。聚集准直器的放大作用可以增加探测器的空间分辨率,但是对于小于30mm的目标物体,其他类型的小动物准直器会达到更高的几何效能[41]。由于压缩高分辨力探测器可以不通过FOV来平移动物,因此多通道平行准直器适用于啮齿类动物全身成像。

3.6.2 针孔准直器

影响针孔型SPECT空间分辨率和灵敏度的主要因素是放大倍数、孔直径、放射源与针孔和针孔到探测器之间的距离,以及针孔的数量。其他影响因素包括接受角、针孔边缘轮廓形状和准直器材料。针孔准直器放大了物体投射视野,可补偿受限的探测器的固有分辨率。当距离 b 从针孔中心到AOR的距离小于针孔中心到探测器的距离时,会发生放大效应,即焦点距离 L(图4.1)。放大效应因素为:

$$M = \frac{L}{b} \tag{4.2}$$

将小动物移动到离针孔更近有助于提高系统灵敏度,但同时减低了FOV。

针孔准直器的空间分辨力 R_{coll} 和成像系统效能 g 的作用,与针孔直径 d 是成比例的。当计算针孔准直器的 R_{coll} 和 g 时,考虑到通过针孔刀片边缘时伽马射线的穿透性,应使用有效针孔孔径直径 D_{eff} 代替 d:

$$d_{eff} = \sqrt{d\left[d + 2\mu^{-1}\tan(\alpha/2)\right]} \tag{4.3}$$

$$R_{coll} \approx d_{eff}\left(1 + \frac{1}{M}\right) \tag{4.4}$$

$$g \approx d_{eff}\frac{\cos^3\theta}{16b^2} \tag{4.5}$$

α 是针孔开放的接受角,μ 是成像的伽马射线能量在针孔材料中的线性衰减系数,θ 是朝向针孔轴的光子轨道角度,即入射角。

针孔型准直器的材料包括钨、铅、金、铂和贫铀。铅比钨的衰减低,而金和贫铀比钨合金成本高。通过制造小型针孔插入钨盘可以减低金和铂的成本[11,42]。纯钨的原子数为

74,密度为 19.3gcm⁻³,生产较为困难。而含有少量铁、镍和铜的钨合金有很好的机械加工性能, 可以制造出准直器密度为 18.5gcm⁻³ 和线性衰减系数为 34.48cm⁻³ 的 140keV 伽马射线[43]。140keV 光子的钨合金的 1/10 厚度(In10/μ)为 0.67mm。

由于额外的边缘厚度会降低穿透性,因此推荐中等能量(200~380keV)的光子和高分辨率成像时使用翻转边缘针孔[44]。它们以小通道代替了刀锋边缘(图 4.5)。由于放射源和准直器中心轴之间的角度加大,缩小了表面孔径,因此翻转边缘时,敏感性降低。所以,翻转边缘针孔准直器的几何反应与刀锋边缘针孔不同,应考虑到翻转边缘针孔准直器投射时的重建。

对于一个给定的 SPECT 设备, 理想的或能达到的 FOV 决定了针孔的放大程度。放大效应和探测器的固有空间分辨率分别决定能达到的系统空间分辨率。针孔孔径尺寸的设计考虑到了已知针孔放大效应和为探测器配制提供了理想的空间分辨力。针孔系统的整体系统分辨力 R_t 和探测器的固有空间分辨力 R_i 为:

$$R_t = \sqrt{R_{coll}^2 + \left(\frac{R_i}{M}\right)^2} \tag{4.6}$$

由此可见, 当分辨率和灵敏度在方程 4.6 中大致相等时,是二者之间最有效的(但不是最必要的)权衡,即:

$$R_{coll} = d_{\text{eff}}\left(1 + \frac{1}{M}\right) = \frac{R_i}{M} \tag{4.7}$$

因此,敏感性和分辨力之间的有效权衡是当针孔孔径尺寸达到:

$$d_{\text{eff}} = \frac{R_i}{M+1} \tag{4.8}$$

注意,在像素化传感器中,像素为方形,响应是离散的。可以选择比方程 4.8 中稍大的 d_{eff}。方程 4.8 同时也表明,对于给定的固有探测器分辨力 R_i,当放大率 M 提高时,孔径尺寸需要相应地降低, 以使在分辨率和灵敏度之间达到最有效的权衡。理论上来讲,可以继续增加放大率来提升分辨率,但是放大率不能无限增加。第一个限制源于将要

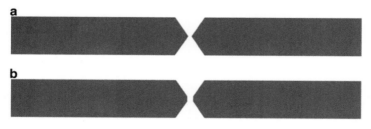

图 4.5 刀锋(a)和翻转边缘(b)所取得的针孔型准直器的横截面。

成像的物体大小,制约了针孔到 AOR 的距离,同时 SPECT 系统的配制限制了针孔的焦点长度。第二个限制是 FOV 的大小。如果 b 过小(针孔离物体过近),会发生投射截断。因此,在某种程度上调整单个针孔参数,可以实现理想的分辨率和灵敏度之间的权衡。

3.6.3　多针孔型准直器

在许多情况下,由于放大倍数的约束导致物体投射只占用了可用探测器区域的一小部分,仍有部分区域的探测器未得到利用。为了让探测器得到充分利用并提高灵敏度,可使用多针孔来将物体额外地投射到可利用的探测器区域。多针孔型准直器在物体上可产生重叠或非重叠到探测器上(图 4.6)。当投射重叠时,获得的数据是多路复用的,表示在重叠区记录数据的探测器元件是通过多个通道而来(即不止一个射线途径)。因此,重叠区数据是模糊的。

最初,对于产生准确的无伪影的物体重建,这样的模糊会被认为是有问题的。但是从所有角度得到的投射数据之间是一致的, 可以很确定地从多路复用数据重建物体(图 4.7), 尽管与无多路复用数据相比, 典型的迭代算法经历了更长的时间才得以融合。关键的问题是,由于融合变慢,重叠区中额外的灵敏度是否超出了增加的噪声。考虑到多路复用的效果和不一致的投射后,我们再思考这个问题来避免它们的发生。

图 4.7a 显示了投射的不一致。物体上标记了"不一致投射体积"通过针孔 2(PH2)投射到探测器上,未通过针孔 1(PH1)。结果表明,虚线代表的多路复用区域的一部分是通过不一致投射形成的。当进行重建时,从 PH1 中丢失的"不一致投影体积"的投射中出现了反投影误差,即 PH1 的反投影会将不一致投影体积评估为 0,而 PH2 的反投射则不会。这种不一致性,使得迭代算法在正投射时无法正确地匹配多路复用的部分。因此,重建的图像有伪影,或迭代算法永远无法融合。

因此,如果多针孔型探测器能多路复用,应以成像体积一致地通过所有针孔投射的方式进行设计。为了处理不一致投射体积,可如图 4.7b 所示,在针孔盘前使用焦点针孔或插入伽马射线吸收挡板。通过阻挡 PH2 的部分投射,可以实现多路复用区域有

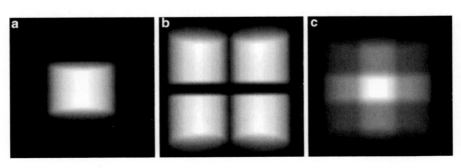

图 4.6　模拟柱面通过(a)单针孔、(b)无多路复用的四针孔和(c)多路复用的四针孔的投射。

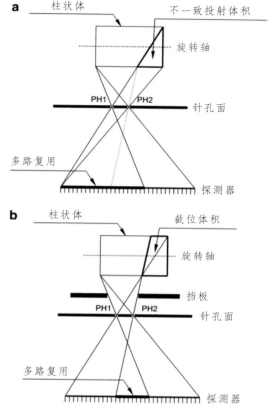

图 4.7　多针孔型准直器中多路复用和不一致投射的效果。当物体的部分从不同真空中投射到探测器的不同区域时出现多路复用。(a)当物体的不同部分通过每个针孔部分投射时出现不一致性。(b)通过恰当的阻挡(即挡板)最小化重叠和不一致性可以减轻这些效应。

效地移除不一致投射,同时减少多路复用[45]。

　　已有详细的理论和数字模拟使用多路复用和非多路复用设计相关研究,来探究图像质量平衡[46,47],单针孔多路复用的角度仍然是开放性问题。多针孔准直器(有或无重叠)比单针孔的一个明显优势在于它提高了轴向取样的质量。根据 Tuy 的研究[15],当单针孔准直器使用的投射数据在非轴向层面(顶部和底部有冠状成像)时完全无法取样,只有中心区域可以正确取样。通过定位多针孔后沿着轴位增加采样数量,这个问题得到了很大程度的解决。

3.6.4　槽缝准直器

　　槽缝准直器是针孔(裂缝)和扇束(狭板)结合的设计。对于指定的空间分辨率,适用于中等大小动物的 SPECT 成像,在融合多通道和针孔准直器间有最佳的敏感性和 FOV。狭窄的裂缝定位距离物体很近,并与 AOR 对齐。在针孔几何中,物体的图像通过裂缝放大。扇束像多通道准直器的隔板,在轴向提供了完整的采样。这样就解决了单针孔

SPECT 圆形轨道的有限离轴取样，其没有足够的数据来避免重建伪影。裂缝提供了在横截面方向的放大率和提高的空间分辨率，以及物体靠近裂缝时的高灵敏度，类似于针孔准直器。由于对象和扇束之间的距离，轴位分辨率低于同等针孔设计的分辨率[48]。

Zeng[41]提出小动物 SPECT 成像修正的槽缝设计，称为"斜缝"准直。一个垂直的裂缝与 AOR 对齐并靠近物体，在横轴位提供放大率。垂直裂缝和准直器之间放置水平的裂缝，因为从物体到准直器垂直裂缝的距离是确定的，这些设计在轴向无放大效果。水平裂缝之间的距离最大化了探测器区域，但降低了投射数据的重叠。最初的模拟和建模结果表明，比起多针孔设计，在重建横轴的空间分辨率有了很大的提升[41]。

4　SPECT 图像重建

断层数据从一系列 2D 投射到 3D 体积重建而得，在无介入的情况下可以看到从过度活跃到潜在活性的放射性药物的分布。发射断层成像的图像重建方法分为两大类，分析和迭代[49]。主要的分析方法是滤波反投影（FBP）[50,51]，是无噪声和连续功能精准算法的离散化实现[52]，但真实的 SPECT 数据既不是无噪声的也不是连续的。因此，尽管计算效率高，分析法受限于处理噪声数据、有限的离散线性取样和光子衰减[53,54]。而迭代算法，例如期望最大法（ML-EM）[55,56]，比分析法需要更大的计算量，但 ML-EM 应使用恰当的统计学模型来描述数据。迭代算法对散射、衰减和他测其性质等物理效应有更真实的建模，成为放射性药物在体内分布的更有潜力的精准代表。因为计算能力的快速发展和固有的优势，迭代算法已在 PET 和 SPECT 中成为常规应用。

SPECT 中，断层成像重建的 FBP 法通常运用到与遇到平行孔准直的平行射线几何，同样适用于汇聚射线几何尺寸的扇束和锥束的 X 线 CT。但是使用单针孔或多针孔几何尺寸的小动物 SPECT，基于 EM 的迭代算法和其变体运用更为普遍。

ML-EM 法出于需要重建物体的最初估算，通常是均匀的圆柱体。在待评价物体前投影而得到一系列估算投影数据。前投影可能包括散射、衰减、准直器和探测器反应的建模，同时 ML-EM 法模块有明确的泊松噪声。比较估算和测量的投影数据（成本功能），二者差异表示为反投影（图像空间误差）后的比率（投影空间误差）乘以体积估算（更新步骤）。迭代算法重复这一过程，直到投影空间误差减少到一个可以接受的足够小的数值，或重建体积达到一个可接受的解决方案[49,54]。可以保证 ML-EM 算法能融合到最大可能的解决方法，但由于投影数据有噪声，如果允许算法继续进行更多迭代，可能意味着符合噪声。因此，常见的做法是在迭代过程的早期终止算法，或者最好是在基本融合后对重建进行后期平滑处理[57]。

有序子集期望最大化（OS-EM）是 ML-EM 的修正，加速了重建过程[58]。将 SPECT 投影组织到代表投影整体数量子集的对称投影群组中，例如，64 层投影可以被分为 2、

4、8、16 或 32 个子集中。1 个子集和 64 个子集都能使用,分别相当于 ML-EM 和乘积代数重建技术(MART)[59]。正投影、反投影和更新操作都在给定子集内使用权投影进行。按顺序重复步骤,最大化物体周围子集的播散(称为子集平衡),知道所有子集都进行了正投影和反投影。这一过程称为 OS-EM 的完整迭代,包含许多体积估算的更新(相当于子集数)。已经证明,OS-EM 的一个迭代几乎相当于 ML-EM 的 N 次迭代(N 为子集数),因此这种算法通过近似 N 的因素加速了重建[58]。OS-EM 结合了 ML-EM 的优点和极大加快的处理速度,成为 SPECT 重建中一种重要的算法[49,58]。

5　最新水平的临床前 SPECT 系统

在编写本书时,已有 6 个小动物 SPECT 系统投入商用。这些系统包含了各种类型的探测器和准直器设计,涉及了本章讨论的大多数技术。其中很大一部分是可应用的,例如,双模态的 SPECT/CT 系统和 YAP-(S)PET 系统,是双通途的 SPECT-PET 扫描仪。它们所使用的商业系统和技术见表 4.2。由于针孔直径(大多数系统为不同应用提供不同选择)和旋转半径等参数是可变的,因而无使用说明书。公司也未营销这些系统,主要因为这些信息很可能过时,容易发生变化。但这些系统在适用于小鼠和(或)大鼠的 FOV 时都能达到亚毫米级的空间分辨率,并且大多数都有足够的瞬时取样能力和执行动态研究的灵敏度。所有系统都提供了分析的和迭代的 3D OS-EM 重建作为最小值,并至少附带空间变异点光源响应建模等系统建模形式。

6　总结和展望

自 20 世纪 90 年代早期,第一个使用针孔准直器的转换临床系统用于实验室动物的成像以来,小动物 SPECT 系统已经经历了很长的发展历程[23,25,36]。经过 20 多年的不断发展,专用的小动物 SPECT 系统以亚毫米级的空间分辨率常规应用于实验室研究

表 4.2　商用小动物 SPECT 系统和它们所采用的技术

系统	探测器	光电探测器	准直
X-SPECT	CZT	N/a	单或多针孔
Explore speCZTE	CZT	N/a	多裂缝或多针孔
Nano SPECT	单片电路 NaI(T1)	PMT	多路复用的多针孔
U-SPECT-II[5]	单片电路 NaI(T1)	PMT	多焦点针孔
Inveon SPECT	像素化 NaI(T1)	PS-PMT	单或多针孔
YAP-(S)PET	像素化 YAP:Ce	PS-PMT	平行孔

中，以及可成像各种动物模型和各种医药行业中不同的标记化合物。

有趣的是，大多数商用系统仍然使用的是早期技术原型中的准直器的基本形式，即针孔准直器，以及仍然使用了传统光电倍增管配合大范围单集成电路 NaI（T1）探测器。但本章讨论的一些新型技术也已经在进行商业化系统生产，包括像素化闪烁体探测器、半导体探测器、方位敏感光电探测器和多针孔准直器和重建。

要预测未来的技术是十分困难的，但可以做一些大致的观察。首先，尽管新型多针孔设计的影响和相关图像重建在不断发展，小动物 SPECT 的主要挑战仍然是提高系统的灵敏度。有两个原因表明这是很重要的目标：①实验动物的放射剂量相对很高，需要降低剂量，可以对同一只动物进行纵向研究；②为了实现小动物 SPECT 的所有潜能，需要更高的灵敏度来确保示踪剂动力学的准确定量和相关生理参数。

第二个观察点是实验性小动物成像系统作为检测新技术的理想平台，仍需继续使用。本章讨论的很多技术，包括像素化探测器和方向敏感性光电探测器，合并到了 SPECT 和 PET 中早期小动物成像系统原型。值得注意的是，CZT 等一些新技术比 PET 更适用于相对低能伽马射线的单光子发射器。在不远的将来，由于不断增多的大型统一探测器和半导体材料仍然是一项关键的制造业挑战，CZT 也更可能用于小动物系统而不是临床系统。

最后，多模态成像在临床前和临床领域都已经带来了重大影响[60]。SPECT/CT 已经得到广泛应用，并且在优化解释和放射性药物分布定量方面是十分必要的。一些实验室也开发了 SPECT 和光学成像系统的结合。如今的重要挑战是发展稳定、可靠的 SPECT/MRI 系统，将两种模态的表现折中，并结合两种模态的优势。随着固体粒子探测器、光电探测器和低噪声的多通道放大器近期的发展，这样的系统离我们并不遥远。

参考文献

1. Hevesy G, Chiewitz O (1935) Radioactive indicators in the study of phosphorous metabolism in rats. Nature 136:754–755.
2. Jansen FP, Vanderheyden J-L (2007) The future of SPECT in a time of PET. Nucl Med Biol 34:733–735.
3. Acton PD, Choi SR, Plossl K, Kung HF (2002) Quantification of dopamine transporters in the mouse brain using ultra-high resolution single-photon emission tomography. Eur J Nucl Med Mol Imaging 29:691–8.
4. Pissarek MB, Oros-Peusquens AM, Schramm NU (2008) Challenge by the murine brain: multi-pinhole SPECT of ^{123}I-labelled pharmaceuticals. J Neurosci Meth 168:282–92.
5. van der Have F, Vastenhouw B, Ramakers RM, Branderhorst W, Krah JO, Ji C, et al. (2009) U-SPECT-II: An Ultra-High-Resolution Device for Molecular Small-Animal Imaging. J Nucl Med 50:599–605.
6. Zhou R, Thomas DH, Qiao H, Bal HS, Choi SR, Alavi A, et al. (2005) In vivo detection of stem cells grafted in infarcted rat myocardium. J Nucl Med 46:816–22.
7. Beekman FJ, van der Have F (2007) The pinhole: gateway to ultra-high-resolution three-dimensional radionuclide imaging. Eur J Nucl Med Molec Imaging 34:151–161.
8. Acton PD, Kung HF (2003) Small animal imaging with high resolution single photon emission

tomography. Nucl Med Biol 30:889–95.

9. Loudos GK (2007) Advances in small animal imaging systems. AIP Conference Proceedings 958:127–30.

10. Funk T, Sun M, Hasegawa BH (2004) Radiation dose estimate in small animal SPECT and PET. Med Phys 31:2680–6.

11. Beekman FJ, van der Have F, Vastenhouw B, van der Linden AJA, van Rijk PP, Burbach JPH, et al. (2005) U-SPECT-I: A Novel System for Submillimeter-Resolution Tomography with Radiolabeled Molecules in Mice. J Nucl Med 46:1194–1200.

12. Hwang AB, Taylor CC, VanBrocklin HF, Dae MW, Hasegawa BH (2006) Attenuation correction of small animal SPECT images acquired with¹²⁵I-iodorotenone. IEEE Trans Nucl Sci 53:1213–20.

13. Li J, Jaszczak RJ, Coleman RE (1995) Quantitative small field-of-view pinhole SPECT imaging: initial evaluation. 1994 Nuclear Science Symposium and Medical Imaging Conference, NSS/MIC. Norfolk, VA, 30 Oct.-5 Nov., pp.

14. Acton PD, Kushner SA, Kung MP, Mozley PD, Plossl K, Kung HF (1999) Simplified reference region model for the kinetic analysis of [99mTc]TRODAT-1 binding to dopamine transporters in nonhuman primates using single-photon emission tomography. Eur J Nucl Med 26:518–26.

15. Tuy HK (1983) An Inversion-Formula for Cone-Beam Reconstruction. Siam J Appl Math 43:546–552.

16. Metzler SD, Bowsher JE, Jaszczak RJ (2003) Geometrical similarities of the Orlov and Tuy sampling criteria and a numerical algorithm for assessing sampling completeness. IEEE Trans Nucl Sci 50:1550–5.

17. Acton PD, Hou C, Kung MP, Plossl K, Keeney CL, Kung HF (2002) Occupancy of dopamine D2 receptors in the mouse brain measured using ultra-high-resolution single-photon emission tomography and [123I]IBF. Eur J Nucl Med Molec Imaging 29:1507–15.

18. Habraken JBA, de Bruin K, Shehata M, Booij J, Bennink R, van Eck Smit BLF, et al. (2001) Evaluation of High-Resolution Pinhole SPECT Using a Small Rotating Animal. J Nucl Med 42:1863–1869.

19. Goertzen AL, Jones DW, Seidel J, King Li AKL, Green MVAGMV (2005) First results from the high-resolution mouseSPECT annular scintillation camera. IEEE Trans Med Imaging 24:863–867.

20. Shannon CE (1949) Communication in the presence of noise. Proc IRE 37:10–21.

21. Rosenthal MS, Cullom J, Hawkins W, Moore SC, Tsui BMW, Yester M (1995) Quantitative SPECT Imaging: A Review and Recommendations by the Focus Committee of the Society of Nuclear Medicine Computer and Instrumentation Council. J Nucl Med 36:1489–1513.

22. Hutton B (1996) Angular Sampling Necessary for Clinical SPECT. J Nucl Med 37:1915–1916.

23. Jaszczak RJ, Li J, Wang H, Zalutsky MR, Coleman RE (1994) Pinhole collimation for ultra-high-resolution, small-field-of-view SPECT. Phys Med Biol 39:425–437.

24. Anger HO (1958) Scintillation Camera. Rev Sci Instrum 29:27–33.

25. Weber DA, Ivanovic M, Franceschi D, Strand SE, Erlandsson K, Franceschi M, et al. (1994) Pinhole SPECT: An approach to in vivo high resolution SPECT imaging in small laboratory animals. J Nucl Med 35:342–348.

26. Barrett HH, Hunter WCJ (2005) Detectors for small-animal SPECT I. Overview of Technologies. In: Kupinski MA, Barrett HH, eds. *Small animal SPECT imaging*. New York: Springer, pp.

27. Schramm N, Wirrwar A, Sonnenberg F, Halling H (2000) Compact high resolution detector for small animal SPECT. IEEE Trans Nucl Sci 47:1163–1167.

28. Meikle SR, Kench P, Weisenberger AG, Wojcik R, Smith MF, Majewski S, et al. (2002) A prototype coded aperture detector for small animal SPECT. IEEE Trans Nucl Sci 49:2167–71.

29. Wirrwar A, Schramm N, Halling H, Muller-Gartner HW (2000) The optimal crystal geometry for small-field-of-view gamma cameras: arrays or disks? Nuclear Science Symposium Conference Record, 2000 IEEE, vol. 3, pp. 21/91-21/93 vol.3.

30. Wirrwar A, Schramm N, Vosberg H, Muller-Gartner HW (1999) Influence of crystal geometry and wall reflectivity on scintillation photon yield and energy resolution. Nuclear Science

Symposium, 1999. Conference Record. 1999 IEEE, vol. 3, pp. 1443–1445 vol.3.

31. MacDonald LR, Patt BE, Iwanczyk JS, Tsui BMW, Wang Y, Frey EC, et al. (2001) Pinhole SPECT of mice using the LumaGEM gamma camera. IEEE Trans Nucl Sci 48:830–836.

32. Stevenson G (2005) The animal in animal imaging. In: Kupinski MA, Barrett HH, eds. *Small Animal SPECT Imaging*. New York: Springer, pp 87–100.

33. Meikle SR, Kench P, Wojcik R, Smith MF, Weisenberger AG, Majewski S, et al. (2003) Performance evaluation of a multipinhole small animal SPECT system Nuclear Science Symposium Conference Record, IEEE. Volume 3, 19–25 Oct. 2003 Page(s):1988–1992, 19–25 Oct., vol. 3, pp. 1988–1992.

34. Zimmerman RE, Moore SC, Mahmood A (2004) Performance of a triple-detector, multiple-pinhole SPECT system with iodine and indium isotopes. Nuclear Science Symposium Conference Record, 2004 IEEE, vol. 4, pp. 2427–2429.

35. Forrer F, Valkema R, Bernard B, Schramm N, Hoppin J, Rolleman E, et al. (2006) In vivo radionuclide uptake quantification using a multi-pinhole SPECT system to predict renal function in small animals. Eur J Nucl Med Molec Imaging 33:1214–1217.

36. Ishizu K, Mukai T, Yonekura Y, Pagani M, Fujita T, Magata Y, et al. (1995) Ultra-high resolution SPECT system using four pinhole collimators for small animal studies.[see comment]. J Nucl Med 36:2282–7.

37. Metzler SD, Jaszczak RJ, Patil NH, Vemulapalli S, Akabani G, Chin BB (2005) Molecular imaging of small animals with a triple-head SPECT system using pinhole collimation. IEEE Trans Med Imaging 24:853–862.

38. Furenlid LR, Wilson DW, Yi-chun C, Hyunki K, Pietraski PJ, Crawford MJ, et al. (2004) FastSPECT II: a second-generation high-resolution dynamic SPECT imager. IEEE Trans Nucl Sci 51:631–5.

39. Izaguirre EW, Mingshan S, Vandehei T, Despres P, Yong H, Funk T, et al. (2006) Evaluation of a Large Pixellated Cadmium Zinc Telluride Detector for Small Animal Radionuclide Imaging. Nuclear Science Symposium Conference Record, 2006. IEEE 6:3817–3820.

40. Seo HK, Choi Y, Kim JH, Im KC, Woo SK, Choe YS, et al. (2000) Performance evaluation of the plate and array types of NaI(Tl), CsI(Tl) and CsI(Na) for small gamma camera using PSPMT. Nuclear Science Symposium Conference Record, 2000 IEEE, vol. 3, pp. 21/94-21/97 vol.3.

41. Zeng GL (2008) A skew-slit collimator for small-animal SPECT. J Nucl Med Technol 36:207–12.

42. Tenney CR (2000) Gold pinhole collimators for ultra-high resolution Tc-99m small volume SPECT. IEEE Nuclear Science Symposium., Piscataway, NJ, USA., vol. 3, pp. 22/44-6.

43. Tenney CR, Tornai MP, Smith MF, Turkington TG, Jaszczak RJ (2001) Uranium pinhole collimators for 511-keV photon SPECT imaging of small volumes. IEEE Trans Nucl Sci 48:1483–9.

44. Tenney CR (2004) Pinhole edge penetration and scatter in small-animal energy-integrating pinhole emission computed tomography. 2003 IEEE Nuclear Science Symposium. Conference Record. Portland, OR, 19–25 Oct., pp.

45. Kench PL, Lin J, Gregoire MC, Meikle SR (2011) An investigation of inconsistent projections and artefacts in multi-pinhole SPECT with axially aligned pinholes. Phys Med Biol 56:7487–7503.

46. Rentmeester MCM, Have Fvd, Beekman FJ (2007) Optimizing multi-pinhole SPECT geometries using an analytical model. Phys Med Biol 52:2567–2581.

47. Vunckx K, Bequé D, Defrise M, Nuyts J (2008) Single and multipinhole collimator design evaluation method for small animal SPECT. IEEE Trans Med Imaging 27:36–46.

48. Metzler SD, Accorsi R, Novak JR, Ayan AS, Jaszczak RJ (2006) On-Axis Sensitivity and Resolution of a Slit-Slat Collimator. J Nucl Med 47:1884–1890.

49. Wernick MN, Aarsvold JN (2004) *Emission Tomography. The Fundamentals of PET and SPECT*. San Diego: Elsevier Academic Press.

50. Bracewell RN (1956) Strip integration in radio astronomy. Aust J Phys 9:198–217.

51. Ramachandran GN, Lakshminarayanan AV (1971) Three-dimensional reconstruction from radiographs and electron micrographs: Application of convolutions instead of Fourier transforms. Proc Nat Acad Sci 68:2236–2240.

52. Radon J (1917) Über die Bestimmung von Funktionen durch ihre Integralwerte längs gewisser Mannigfaltigkeiten. Berichte Sächsische Akademie der Wissenschaften, Leipzig. Mathematisch - Physikalische Klasse 69:262–277.
53. Madsen MT (2007) Recent advances in SPECT imaging. J Nucl Med 48:661–673.
54. Cherry SR, Sorenson JA, Phelps ME (2003) *Physics in Nuclear Medicine*, 3 ed. Philadelphia: Saunders.
55. Shepp LA, Vardi Y (1982) Maximum likelihood reconstruction for emission tomography. IEEE Trans Med Imaging MI-1:113–22.
56. Lange K, Carson R (1984) EM reconstruction algorithms for emission and transmission tomography. J Comput Assist Tomogr 8:306–16.
57. Nuyts J, Fessler JA (2003) A penalized-likelihood image reconstruction method for emission tomography, compared to postsmoothed maximum-likelihood with matched spatial resolution. IEEE Trans Med Imaging 22:1042–1052.
58. Hudson HM, Larkin RS (1994) Accelerated image reconstruction using ordered subsets of projection data. IEEE Trans Med Imaging 13:601–609.
59. Gordon R, Bender R, Herman GT (1970) Algebraic reconstruction techniques (ART) for three-dimensional electron microscopy and x-ray photography. J Theoret Biol 29:471–481.
60. Townsend DW, Cherry SR (2001) Combining anatomy and function: the path to true image fusion. Eur Radiol 11:1968–1974.

第 **5** 章
小动物 PET 扫描仪的设计思路

Virginia Ch. Spanoudaki, Craig S. Levin

1 引言

正电子发射断层扫描(PET)是一个既定的成像技术,目前人们将其用于肿瘤学、心脏病学和神经病学方面疾病的临床诊断[1-3]。目前 PET 是临床常规的检查方法,是公认的敏感的分子成像方法。除了临床应用,在临床前成像方面,PET 也是一种有效的研究工具,且有不同的应用。为了突出临床前研究的具体目标,下面的小节将从应用程序和系统的性能要求方面,列出临床和临床前 PET 成像之间的差异。之后,本章将更详细讲述临床前 PET 扫描仪的基本设计。

1.1 应用

通过合适的动物模型成像,临床前 PET 在新药物的评价和人类各种疾病的生物来源的评估方面起关键作用。由于啮齿动物(小鼠和大鼠)和人类的遗传相似,因此以其作为模型[4,5];然而灵长类动物成像,最典型的是猴子,以及其他哺乳动物,如猪成像,也有报道[6,7]。

V.Ch. Spanoudaki
Department of Radiology, Molecular Imaging Program at Stanford (MIPS),
Massachusetts Institute of Technology, Massachusetts, CA, USA
e-mail: vspan@mit.edu

C.S. Levin (✉)
Departments of Radiology, and by courtesy, Physics, Electrical Engineering, and
Bioengineering; Molecular Imaging Instrumentation Laboratory (MIIL); Stanford Molecular
Imaging Scholars (SMIS) Program; Stanford Center for Innovation in In-Vivo Imaging
(SCI3); Molecular Imaging Program at Stanford (MIPS); Division of Nuclear Medicine,
Stanford University School of Medicine, Stanford, CA, USA
e-mail: cslevin@stanford.edu

PET 是非侵入性的体内成像,因此每个动物可以用于多种不同的研究,或者同样的研究可以在几天内使用同一动物进行。通过这种方法,实验的精度会提高,牺牲的试验动物的数量会显著减少,从而使每个研究的成本相应降低。

1.2　一般性能要求

相比于临床 PET 成像,临床前成像研究的感兴趣区是小于几个数量级的。因此,所需的空间分辨率相应更高。此外,由于剂量的限制,可给予动物的放射性强度(每单位放射活性)是有限的。为了能够准确地将少量的放射性示踪剂浓度可视化和量化,检测数量有限的放射活性需要成像系统具有高光子灵敏度。

一个理想的临床前 PET 系统应具有以下特点:

(1)应该具有均匀分布于整个视野的亚毫米级的空间分辨率。因此,系统应该能够以相同的精度检测所有大小的病变。

(2)由于给予动物放射性有限,理想的系统应该能够检测到大部分(优选>10%)的湮灭(高光灵敏度),即它应该提供对成像动物足够的几何覆盖,且能有效地吸收发射光子的能量。

(3)如果系统使用多个较小的探测器元件改进空间分辨率,需要准确校正各种探测器元件之间上述光子效率的非均匀性。

(4)能够区分不同能量的光子(能量分辨率高,<10%最佳)和精确地检测每一个湮没光子的到达时间(时间分辨率高,最好<1ns)。

(5)系统应该线性响应大范围的活度超过95%的光子发射率。

(6)系统的设计应以成本–效益的方式准确读出大量的探测器元件。

这些要求会造成对于硬件设计的挑战,而这些挑战将在下面的章节中进行更详细的解释。

2　特殊性能要求

2.1　空间分辨率和部分容积效应的影响

如上面所提到的(本章 1.2)要求空间分辨率低于 1mm。对于目前的大多数系统设计,应用不合实际的小尺寸探测器元件及其他不确定的因素,使之成为一个相当困难的目标。成像系统的空间分辨率是系统定位结构能力的定量测量。它被定义为示踪剂聚集的最小可探测距离或可以区分两个焦点的最小距离(图 5.1)。临床前系统的典型空间分辨率(在高数据中心的一个点源)为 1.5~2mm,显著小于临床成像 4~8mm 的分辨率极限[8-10](如低统计需要图像平滑),然而最新的进展是亚毫米级分辨率探测器的

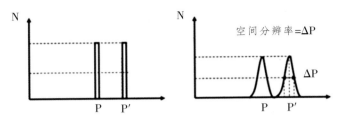

图 5.1   对空间分辨率的概念说明:根据成像系统的空间分辨率,两个相邻点源(左)呈现出平滑曲线(右)的理想强度分布图。后者被定义为所得到的强度分布的半峰全宽(FWHM)。如果相邻的两个剖面的距离大于 ΔP,点源将被分解。

出现[11-13]。

　　基于离散闪烁晶体元件的系统由光电探测器读出,空间分辨率的固有限制由晶体元件的宽度确定。基于替代探测器技术的系统,如气体或半导体探测器,空间分辨率是由读出电极丝、条或焊盘的间距决定的。

　　正电子湮没的性质给空间分辨率带来了一些额外的限制,通过技术方法解决空间分辨率是困难的。首先是正电子范围,即正电子湮没前穿过一个物体的有限距离。这个距离取决于正电子最大能量 E_{max},以及在组织中的正电子迁移。E_{max} 越大,特定的组织中正电子射程变化越大,就会造成空间分辨率降低。研究表明,目前广泛使用的 ^{18}F 正电子发射体(E_{max}=635keV),在水中正电子的范围内有 0.1mm 的半峰全宽(FWHM)分布,这是低于当前临床和临床前 PET 空间分辨率限制的[14]。

　　由于残留正电子或电子动能,带一个电子的正电子湮没过程中有可能产生的两个湮没光子发射角度相对于彼此稍微偏离 180°。这种光子的共线性产生的空间偏差随着断层的直径线性增加,这在临床 PET 上更为突出[14,15]。在正电子范围内,正是这种偏差的变化进一步降低空间分辨率。在图 5.2 中说明了两正电子范围和光子同线性影响。

　　晶体元件的长度也会影响 PET 系统的空间分辨率,尤其是小视野(FOV),如临床前 PET。所谓的视差,即在整个视野的空间分辨率不均匀,如图 5.3 所示。晶体元件有限的长度和在晶体内的 511keV 的光子的穿透转移到一个不确定的区域,这个区域反应管的宽度(TOR)由探测器元件对定义,正电子在此湮没。

　　PET 有限的空间分辨率的一个副作用是部分容积效应(PVE),如图 5.4 所示。如果感兴趣区(ROI)小于系统的空间分辨率,重建图像中,PVE 是 ROI 的放射性浓度偏低产生的。PVE 的作用也能导致对放射性浓度高估,放射性浓度取决于 ROI 的周围背景[16]。

2.2　光子的灵敏度

　　PET 系统光子的灵敏度是成像对象发出光子对(每秒计数)的比例(单位为 Ci 或

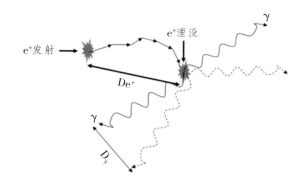

图 5.2　正电子范围和光子湮没对 PET 空间分辨率的影响。它们的变化导致空间分辨率降低。各自空间的模糊成分 De⁺和 Dγ 有助于使可达到的空间分辨率正交。

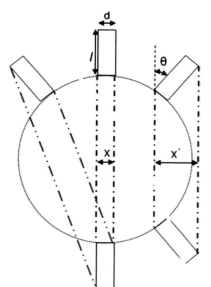

图 5.3　对不同斜率的响应线视差效应(LoR)的说明。对于非斜探头对,511keV 光子在探测器长度 l 的影响深度不影响 TOR 的宽度 x(黑色虚线)。对于斜探头对,TOR 的宽度 x′(红色或蓝色虚线)取决于晶体元件的长度(l)和晶体的大小(d),以及探测器斜率 θ 和光子入射角。

Bq)。然而引用绝对光子灵敏度作为发射的光子百分比是常见的。本章 1.2 提到的理想光子灵敏度极限(>10%)仍然明显偏离典型值(限定的立体角范围确定的典型值)和内在固有的限制探测器的光子探测效率。

　　一般来说,辐射检测是一种通过泊松统计为主的过程,因此,在 PET 成像的情况下,它将不可避免地导致光子灵敏度的波动。因为在泊松统计中,任何波动或变化直接与平均值相关,在 PET 系统的光子的灵敏度波动与同时发生的事件平均数有关。一般的规律是,相对波动对辐射事件的检测平均数有影响,与平均值的平方根成反比。因此,为了减少统计变化,光子探测系统应该具有高的光灵敏度(检测光子数高平均数)。由于小直径和较大的覆盖成像对象的立体角,临床前系统典型光子灵敏度为 1%~7%,明显高于临床系统的典型值。在临床前成像中,在保持每单位足够数量的检测计数时,

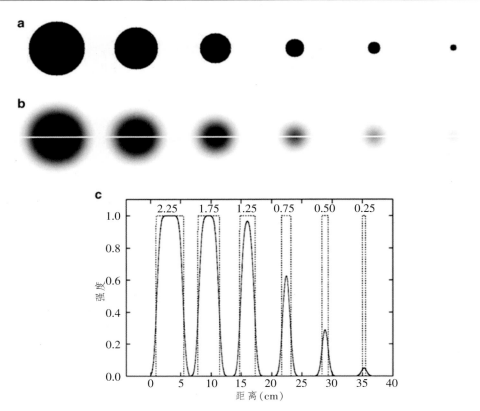

图 5.4　部分容积效应的说明。(a)不同大小和相同浓度的模拟球。(b)由 10mm 分辨率系统成像的球体的重建图像。(c)为图(b)所示的图像的位置分布,表示活动浓度似乎是非常小的对象。(Reproduced from [16] with permission)

允许使用小的探测器元件。

　　影响系统光子的灵敏度的一个最重要因素是晶体材料。有效原子序数 Z 和材料的密度 ρ 决定了光子制动力,从而决定了内在探测器的效率。高 Z 高 ρ 值能够增强探测器材料的辐射湮没光子的吸收。此外,入射辐射探测器倾斜度和探测器之间不可避免的盲区影响内在探测器的效率。除内在效率外,PET 系统的几何侦测效率对总光子灵敏度起到了很大的作用。为了提高整体的光子灵敏度,放置成像探测器系统应尽可能接近物体(如小直径圆柱系统)并设计一个径向/轴向长度。

　　PET 系统的实际灵敏度要更低,其原因是根据系统的能量和时间分辨率,所有登记的并不都是我们想要的;本章 2.3 和 2.4 将更详细地解释这些内容,背景散射和光子重合将同时导致灵敏度的降低。前者起源于成像物体内一个或两个湮灭光子的散射,从而导致来源于不同探测器对产生的双光子检测。为了避免这样的定位误差,通过在记录的光子能量中设置一个适当的阈值拒绝分散的巧合存在。后者是双光子发生的一个错误的巧合,此双光子源于两个独立的正电子湮灭,其中还发生在相同的时间窗口内。可以通过设置适当的时间窗口避免意外。同时发生的事件的不同类型(真实的,随机的,分散的巧合)在图 5.5 中概述。

为了降低随机登记或散射巧合的数量,早期的临床 PET 系统进行二维(2D)采集模式。在这种模式下,只有属于同一探测器元件环的探测器之间的巧合(直接面巧合)或直接相邻环(跨平面的巧合)被记录下来。因此,分散的或随机的巧合数量是明显减少的,这就是好的或"真正的"光子的灵敏度。现代 PET 系统采用三维(3D)采集模式,这样所有探测器对之间的巧合(属于任何探测器元件环)都会被登记。这个方式大大增强了系统的光子的灵敏度;然而对散射和随机事件精确的修正是必要的。

PET 系统包括许多单独的探测器,因此可以观察到各种探测器中光子探测效率的变化。即使固有检测效率的微小差异可能来自于晶体,由于在 PET 系统的位置或固有的探测器的增益的不同,也可以观察到非常大的变化。

2.3　能量分辨率

通过探测器,PET 系统对一定数量的光子能量产生响应,这就是能量分辨率。其中一项要求,如 1.2 讲到的,一个理想的临床前 PET 系统能量分辨率是小于 10% 的。特别是对标准系统设计,其是通过光探测器由闪烁晶体读出的,入射光子转换为能量电荷的效率相对较低,导致能量分辨率降低。所以,这些设计的典型能量分辨率为 15%~

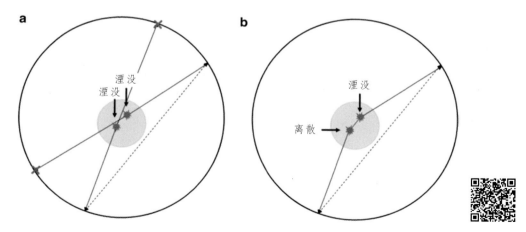

图 5.5　(a)随机的巧合。双光子事件同一时间窗口内的登记可能会导致一个视差效应(LoR)的分配(虚线),尽管两个事件源于独立的湮灭。(b)分散的巧合。一个或两个湮没光子散射可能导致不同于预期的探测器对分配定位误差(虚线)。

25%。在 PET 中，所需区域能量为 511keV，即每一个事件中两个反平行的湮没光子的能量。因此，分辨率通常是相对于这个能量的定义。

对一个拥有理想（无限精度）能量分辨率的探测器，一个吸收 511keV 能量的 PET 系统的响应直方图（收集探测器的电荷或探测器的脉冲高度表）将是一个"尖峰"，只有一个单一的能量（这样的"尖峰"是由所谓的三角函数来进行数学描述的）。然而对于一个非理想的能量分辨率探测器，达到 511keV 时将出现一个半峰全宽的高斯分布，通常为 511keV 能量的数十倍（图 5.6）。

在一个应用多探测器的 PET 系统中，能量分辨率值差异表示每个可观察到的探测器。如果没有正确的识别和校正，这些差异通常归因于探测器之间的增益和光噪声变化。它们可能会阻碍系统定量放射性示踪剂浓度的能力。

为了正确区分散射和非散射，能量信息需要较高的精度。前者仅将部分能量储存在探测器中而后者则会完全储存能量。（高值）能量分辨率越低，越难从光峰事件中分辨散射。分散事件导致定位误差，如图 5.5b 所示，随后重建单一图像背景，从而影响图像的对比度、信号噪声比（SNR）和准确定量。

湮灭的光子可能会分布在成像对象及晶体材料中。虽然由于视野内为小物体，小动物分散程度小于人类，但是效果还是明显的[17]。因为晶体小，临床特别是临床前 PET，晶体的散射是显而易见的。如前所述，给予足够的能量分辨率，目标散射的影响降低。目标散射导致湮没事件错位。然而，晶体中的散射还可以被利用来确定湮没事件，而湮没事件可以确定第一相互影响的位置。设计有限晶体元件探测器有鉴别晶体散射的能力[18,19]。

2.4 时间分辨率

PET 成像是基于一致的光子探测和光子到达时间的准确信息。计数系统的检测原理是基于探测器信号之间的时间差，如 PET 系统，确定时间差的准确性是最重要的。此精度与 PET 探测器的时间分辨率是直接相关的，时间分辨率是检测系统估算一个

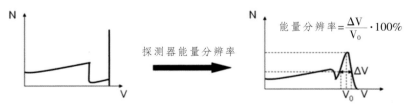

图 5.6 能量分辨率的说明：探测器的能量沉积的一个理想的直方图（包括康普顿散射和光电吸收）如左图所示。吸收 511keV 光子能量的探测器响应（尖峰）由"三角函数"来描述。有限的探测器能量分辨率的直方图类似于右图。"尖峰"的出现接近于高斯分布。

事件到达时间的不确定性(图 5.7)。闪烁体和光电探测器的响应速度的最新进展提供了时间分辨率的限制,在本章 1.2 中有所提及。

通常,事件发生的时间信息来源于电压信号 $V(t)$。时间分辨率是由下面的公式描述:

$$\sigma_t = \sqrt{\left(\frac{\sigma_V}{\frac{dV}{dt}}\right)^2 + \sigma_{TTS}^2}$$

(5.1)

σ_V 是信号的平方根(RMS),dV/dt 是时间点的信号斜率,σ_{TTS} 是闪烁晶体光子和光电探测器电荷的渡越时间差异。从上面公式可以看出,一个单一的 PET 探测器的时间分辨率取决于多个参数:

(1)光输出、衰减时间和闪烁体的几何形状。一种具有高光子速率的闪烁体减少统计变化对确定到达时间的影响,允许在闪烁光子产生的早期阶段定时获取。晶体的几何形状,特别是晶体的纵横比(长宽比),也是一个重要因素。具有高纵横比的晶体会减少光子产生点和探测点之间距离的变化。短晶体元件在晶体界面的光子损失(影响 V)和飞行时间的变化(如 σ_{TTS} 显示)会减至最低。

(2)噪声(由 σ_V 表示)、增益(由 V 表示)和光探测器的渡越时间(由 σ_{TTS} 表示)和其他用于检测湮没光子的任何手段,如气体或半导体晶体。

上一节已经介绍了能量分辨率,在完整的 PET 系统中,它采用几个(成千上万)探测器和电子渠道,整个系统的时间分辨率将会被单个探测器的时间分辨率影响,探测器之间内在时间变化也有可能导致影响扩大。校准时间是通过一个过程对时间的变化进行适当的修正,校准时间将减少系统中所有可能符合探测的探测器的时间分辨率。

在 PET 成像中,保持尽可能低的时间分辨率是至关重要的,这是为了减少意外(随机)巧合中真实一致的光子事件的污染。后者通常在 PET 重建图像中增加一个均

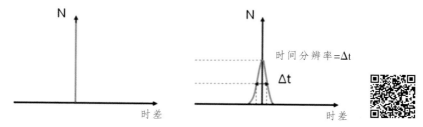

图 5.7　时间分辨率的说明:理想的情况下,双光子检测事件的时间差,同时发生的时差是零,因此,在许多同时活动的时间差异的直方图将是一个集中在零点的三角形(左)。由于系统有限的时间分辨率,直方图似乎呈平滑的高斯分布(右)。

匀背景，从而降低图像的对比度、信噪比和定量的准确性。理论上，随机事件最小化需要时间窗口选择的巧合检测和活性尽可能低。

除了控制偶然重合的计数率，时间分辨率对两个随后的巧合光子事件之间的最小时间差提出了一个下限，为了探测器能够区别它们。然而事件之间的最小时间差通过探测器的恢复时间和后续的电子盲区会进一步降低，这在 3.4 部分有更详细的解释。

探测器表明，为了利用两个湮没光子飞行的真实时间（ToF）信息和提高重建图像的信噪比，目前亚纳秒级的时间分辨率被用于临床成像。ToF 应用于体型较大的患者时作用更加明显，然而，当前 PET 探测器的时间分辨率的局限限制了 ToF 方法在临床 PET 中的适用性。

表 5.1 中总结了 PET 的性能要求在临床和临床前 PET 中的意义。

表 5.1　比较了 PET 的性能要求在临床和临床前 PET 中的意义

特点	临床前 PET	临床 PET
空间分辨率	4~8mm	1~2mm
时间分辨率的影响（随机/计数率）	显著	不显著（取决于应用程序）
能量分辨率（散射）效应	显著	不显著
光子的灵敏度	$0(10^{-2})$	$0(10^{-2})$
DoI 效应	对于靠近探测器的点	显著
ToF 效应	体现在图像信噪比	目前没有

3　探测器的设计

3.1　材料

本书的前几章对 PET 探测器的基本组成部分进行了详细的评述。在下面的章节中，我们将总结 PET 扫描仪的各种探测器的配置，我们将列出其优点和缺点，强调其在临床前 PET 成像中特殊的意义。

3.1.1　闪烁晶体探测器

PET 系统大部分由探测器组成，而探测器的基本组成部分是一个耦合到光电探测器的闪烁晶体。该探测器配置通过两步转化提供了一种间接检测 511keV 光子的方法，即通过闪烁晶体转换为闪烁光和通过光电探测器随后转化成电荷。通过这一过程，信号会产生不可避免的损失，也会带来额外的统计变化和分散。然而，到目前为止闪烁体/光电探测器的配置依然是 PET 系统设计中的标准选择[15]。

如上所述,就时间/能量分辨率和光子的灵敏度而言,具有高效原子序数的闪烁体(Z)、高密度(ρ)、高光输出和衰减时间短是最佳 PET 性能的首选。PET 探测器技术的重大突破使快速的无机闪烁体的发明成为可能,如硅酸镥(LSO),其在高光输出和快速计时之间有很好的平衡。然而,它的天然放射性可能带来一些问题,但是没有解决并不意味着重大的设计缺陷[20,21]。

光电倍增管(PMT)由于其优异的性能常作为光电探测器的首选(见第 3 章)。然而,其规模比较大,容易造成大量的盲区和较差的填充率。这促使发展专用的探测器,PMT 的闪烁光读出是通过一种导光接口的[22]。这样,良好的晶体填充率在光探测器的间隙是绝对独立的。在小的系统直径限制临床扫描仪的可用空间的情况下,这是特别重要的。新一代临床前 PET 系统基于雪崩光电二极管(APD),是因为其可用于小尺寸和紧凑的阵列中,允许闪烁体元件和光探测器之间进行微小的连接。APD 与 PMT 相比,其优点是能够在磁场下可靠运行,可以同时适合用于 PET/MRI,这些将在第 15 章进行重点讲解。

3.1.2　充气探测器

为了克服上述间接闪烁检测方法不可避免的信号损失,研究者已经找到了非传统的检测技术。在高能物理实验中使用的多丝正比计数器(MWPC)的结构已经在 quad-HIDAC 小动物 PET 扫描仪中得到了应用[11]。

人们用蜂窝结构将 511 keV 的光子转换成电子。电荷在电场的影响下随着气体介质迁移,并且是由一个阳极电极网络检测。该系统的一个主要优点是高空间分辨率,其中空间分辨率是由电极定义的,但是是以牺牲能源信息、时间分辨率和光子灵敏度而得来的。

3.1.3　半导体探测器

另一个探测器的配置是使用 511 keV 光子直接转换为电荷的半导体探测器。半导体探测器,如锗(Ge)或碲化镉(CdT)在 511 keV 的检测方面是非常有效的,因此也具有较好的能量分辨率[23]。目前,人们对高分辨率 PET 中碲化镉的材料越来越感兴趣,因为其可在室温下工作,类似 MWPC,由于细间距的阳极和(或)阴极电极可以达到亚毫米级的固有空间分辨率。但是,这些探测器的时间分辨率差仍有局限性[10]。

图 5.8 显示了三种不同类型的 PET 探测器。

3.2　读出设计

因为最常见的探测器元件是带有光探测器读出的闪烁晶体,将在下面的小节中重点讨论基于这些组件的读出配置。

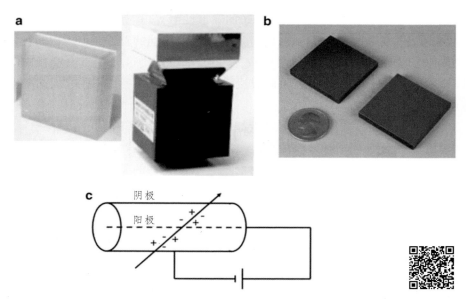

图 5.8　三种不同类型的探测器，目前用于临床前动物系统。(a)左侧为 20×20 LSO 晶体阵列(晶体元件尺寸 1.5mm×1.5mm×10mm)。右侧为 LSO 晶体阵列，锥形导光管(Robert Nutt，西门子基础解决方案提供)。(b)两个 CZT 探测器的阳极视图(Yi Gu，斯坦福大学提供)。(c)气体填充探测器的基本检测原理。

3.2.1　探测器读出

探测器的设计是指通过较少数量的光电探测器将许多晶体阵列元素间接读出，这些光电探测器是基于闪烁光的共享。三种不同类型的探测器可以被识别：

(1)由多个光电探测器的晶体读出[15,24]。这些闪烁光由晶体的 511 keV 的光子的相互作用产生，并且被各种探测器共享，再由不同的光电探测器信号的相关振幅提取其相互作用的位置信息，并利用相应的定位算法进行估算。该设计是基于伽马相机的结构，且其优势在于安装使用较为简单[15]。

(2)由光电探测器阵列晶体阵列读出[15]。与以前的设计方式相同，晶体阵列元件所产生的闪烁光由各种探测器共享并且通过定位算法获取位置信息。然而，在这种情况下，晶体元件通过使用反射器得到分离，闪烁的光更集中，从而局限于一个或两个晶体元件中。因此，光共享探测器应该由一个额外的光学介质的手段促成的，通常光导位于晶体阵列与探测器之间。

(3)除了光电探测器阵列，还可使用位置敏感探测器，如位置敏感光电倍增管(PSPMT)[25,26]或位置敏感雪崩光电二极管(PSAPD)[27]。这些光电探测器是由一个单一的感光区域组成(而不是一个阵列中离散的元素)，其产生的电荷由多个阳极或连接阳极电阻电荷倍增网收集。这个网将产生一定数量的信号(通常为 4 个),随后与定位算法结合确定交互定位。这样的设计应用于大多数的临床和临床前的 PET 系统,当为了改进空间分辨率而使用大量的小闪烁晶体元件时,其具有读出通道显著减少的优势。

探测器读出方案的缺点是定位准确度和空间分辨率依赖于所使用的算法和与电子信噪比的光共享效应。此外,在高计数率情况下,块探测器对脉冲堆积效应是很敏感的,这些在 3.4.2 节可以得到解释。最后,该设计不能区分物体的散射和晶体之间的散射。后者在临床前 PET 系统中会产生特别重要的影响,由于晶体元件小而分散在小动物组织中,与患者体内相比也是少得多。

3.2.2 单个晶体读出

少数 PET 扫描仪已经采用了单个晶体读出方案, 其中的晶体元件被一对一地耦合到光电探测器中[28]。由于探测器的固有空间分辨率是由闪烁晶体的尺寸决定的,该读出方案克服了块探测器定位的局限性。与块探测器不同的是,该探测器的晶间散射可以被识别。此外,由于每个光探测器只能读取一个闪烁晶体元件,与块探测器相比,晶体读出探测器具有更高的计数率(更少的脉冲堆积)。然而,探测器和电子通道的数量增加才能带来上述的优点,这也意味着成本及计算和信号处理复杂度的增加。

图 5.9 描述了上述各种探测器的设计思路。PET 探测器通常设置成环形,并从不同角度采集信息(图 5.10a)。然而最初的 PET 系统架构中的 PET 探测器装置是部分环形的(图 5.10b)[29]。通过旋转动物周围的探测器进行断层采集。尽管 PET 扫描的总体时间可以显著增加,且会造成旋转伪影,但部分环形的结构更具有成本效益。它也可以将探测器设计成其他形状,如盒子形状[30]。

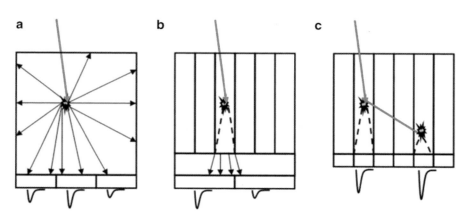

图 5.9 (a)晶体板的块探测器读出,(b)晶体阵列的块探测器读出,(c)个体晶体读出。

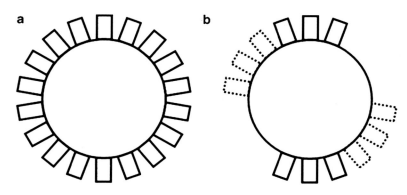

图 5.10 PET 系统设计。(a) 全环形和 (b) 部分环形。用虚线表示的探测器显示断层扫描的不同旋转方向。

3.3　特殊设计的特点

临床前 PET 中对定量准确度需求的增加促进了特定探测器的发展，旨在解决一些目前的局限性问题。在下面的章节，讨论将集中于设计特征，弥补非均匀的空间分辨率和运动伪影。

3.3.1　相互作用深度

对于小视野的 PET 扫描仪，特别是在临床前应用中，视野中的空间分辨率显著不均匀，这可能取决于所使用的闪烁晶体元件的径向宽度（或长度）和系统内的径向位置。这种效应被称为视差效应，如图 5.3 所示。闪烁晶体中 511 keV 光子指数衰减意味着沿晶体长度相互作用的统计可能性，在靠近光子入口点的概率增加，并且随着与该点的距离增加，概率呈指数下降。因此，长度有限的晶体中，精确的交互作用点是不确定的，而还可能导致额外的位置模糊，特别是倾斜光子入射发生在远离中心发射点[10]。

如 2.2 部分所强调的，PET 光子灵敏度通过使用高原子数和高密度的长（厚）晶体而增强。因此，应权衡光子的灵敏度和空间分辨率，并通过以下这些专门设计的探测器成功解决上述问题：

（1）双端晶体读出：一种常见的 DoI 探测器，通过两端的两个光电探测器并采用晶体元件读出[31]。这样，晶体中的湮没光子相互作用的深度由两个光电探测器探测到的光的数量差确定。该方法的优点是连续的 DoI 信息的可用性；然而，从能源和（或）定时分辨率角度来说，两个探测器之间共享的光子可能会导致探测器性能较差。两个光电探测器附近的非线性定位在设计中也很明显。此外，详细的探测器的校准（特别是相对于两个探测器之间的增益变化）是可靠的 DoI 信息提取的前提。

（2）单个晶体读出：人们已经将该探测器的设计作为一种简单的获取量化 DoI 信息的方法[32]。该设计由两个或两个以上的晶体层组成，每个晶体层由单个探测器读出。DoI 分辨率是由晶体层的径向尺寸确定，同时通过单个读出保持探测器的性能。然而，这种设计的主要缺点是越来越多的电子读出通道的数量和潜在的开发成本。另外，通过定位敏感探测器读出晶体层[33,34]。与探测器晶体元件的数量减少相比，读出通道量减少，这样的设计更符合成本效益，并提供更好的 DoI 分辨率。

（3）叠层闪烁体设计：叠层闪烁体探测器包括两种不同类型的闪烁晶体材料，由相同探测器读出[35,36]。两种类型的闪烁晶体具有不同的衰减时间常数，其脉冲形状不同，从而实现了相互作用的晶体的鉴定。该探测器设计的一个主要缺点是，对于不同类型的闪烁材料，其探测器性能会变化。这种变异可能会阻碍定时，因为考虑到其中一个晶体的衰减时间可能比其他晶体慢。

（4）单片晶体设计：最近出现了基于单一的单片晶体层的探测器，通过单一的或者敏感的光电探测器读出，使用电阻网络识别在光电探测器入口表面上的闪烁光的传播概况[24,37-39]。光的传播分布取决于互动的深度和已经开发的多种算法，这些算法将获得的资料和 DoI 联系起来[38,39]。尽管使用单一的单片晶体层可以简化探测器操作，但该设计的复杂性主要体现在探测器的读出方案及相关算法和校准方面。另外，该设计受一般的空间分辨率的限制，特别是在靠近边角的部位都采用连续晶体。

在图 5.11 中总结了最常见的 DoI 探测器的设计。

3.3.2　运动校正

在 PET 中进行定量研究，需要对目标区域内分布的放射性示踪剂进行精确的计算。DoI 通常是基于重构的图像而绘制的，因此，其准确度直接取决于 PET 图像的质量和精度。

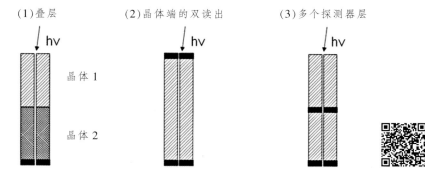

图 5.11　具备 DoI 性能的探测器设计。(1)叠层，(2)双端晶体读出，(3)分层探测器的单个晶体读出。

在采集后和重建过程中,为了定量的准确性,需要进行一些校正。除了排除散射和随机事件,还有衰减校正和定位误差。定位误差可能来源于不可避免的成像对象的运动,如呼吸和心跳。尤其是在临床前成像的情况下,动物心脏跳动和呼吸速率显著高于人类(人类心跳为 60~100 次/分,呼吸为 15~20 次/分;而小鼠心跳约为 500 次/分,呼吸为 160 次/分)。这一事实,结合小动物更高的空间分辨率使成像系统的性能对运动伪影更敏感。

一些运动校正的方法已经在许多小组中得到了发展[40-42]。通常情况下,使用心电图传感器或将传感器放在动物的腹部监测呼吸运动。列表模式的数据采集,即能量的捕获与单个光子事件的时间在一个列表中,这适用于将运动传感器的信号转换成数据流。为了避免运动伪影,在测量过程中,同一阶段的心跳及呼吸周期须按列表中的数据按组重新排列。

3.4 数据采集设备

PET 探测器产生的信号被后续的电子设备进一步处理,从而提取两种类型的信息:能量(代表通过集成的脉冲高度)和时间(由信号的时间轴表示)。在 PET 中,后者是确定重合光子与单光子事件必不可少的,而前者是用来识别和消除散射,散射可能会降低图像的质量和精度。即使第一个基于采集链 PET 扫描仪与检测硬件模块是一致的,但现代系统记录单光子事件及其相应的能量和时间信息(列表模式数据格式),无论是在软件进行数据采集后或在现场可编程门阵列(FPGA)进行一致性检测,现场可编程门阵列是基于硬件架构的。设计 PET 数据采集系统需要解决的基本问题是电子通道的数量和处理速度,处理速度由系统的盲区时间反映。

通常光电探测器所产生的电流或电荷通过前置放大器转换为电压信号。这些放大器输送的脉冲高度通常与光电探测器的电荷成正比,而电荷与闪烁晶体光成正比,也与吸收入射光子能量成正比。特别是在低增益探测器情况下,前置放大器需要尽可能接近探测器,以避免信号衰减。电荷灵敏前置放大器与光电探测器的电荷通过电容器(C)和负载电阻(R)结合,时间窗口由一个时间常数 τ 定义,$\tau=RC$。通常情况下,R 和 C 的值以这样一种方式确定,整合发生在一个时间窗口,即至少 3 倍的闪烁衰减时间。由此产生的脉冲在探测器响应后有一个上升,以及由时间常数 τ 决定的后缘。

随后的电子被用来进一步形成信号,主要提高信噪比和更快恢复到基线。整形后的信号用于提取能量和时间的信息,前者通过探测器电路峰值提取,后者通过时间电路提取。电子链上所有的上述步骤都要求每一个探测器信号具有最短的处理时间,因为每一个探测器信号都影响整体系统的死区时间。

最近的数据采集系统是基于信号采样,从数字化样本信息中提取时间和能量信息是基于应用在软件或 FPGA 中的各种算法。此次采集选项增加了处理算法的灵活性,但它可能导致成本增加和结果分析的复杂性。

3.4.1　信号倍增

在上述探测器设计(3.2.1 和 3.2.2 部分)中,减少电子通道的数量已经带来前端读出电子设备多个通道减少技术的发展[43,44]。因为前端通道减少,无论是电阻或电容,来源于多个探测器通道的信号会多路复用。特别设计的复用架构可使复用信号能够进行准确地定位,并且同时产生最小的能量衰减和时间分辨率。成功的信号复用方案使得电子渠道的数量有了 4 倍或更高的微缩率。

3.4.2　信号堆积和死区效应

在涉及大量放射性示踪剂的情况下,如心脏成像,数据采集系统对高计数率的反应可能受信号的堆积和死区效应限制。特别是在临床前 PET 系统中,由于直径较小,光子的灵敏度较高,这些效应变得加突出。

信号堆积主要发生在信号处理链的早期阶段。当入射光子流通量足以探测到光子事件,与探测器信号相关的信号在以前的探测信号恢复到基线之前发生,前者将叠加在以前的探测器信号的后缘,如图 5.12 所示。脉冲形状扭曲导致了脉冲高度和时间不准确。通过适当的整形来减少脉冲后沿时间,脉冲堆积得到了明显抑制。3.2.1 部分指出,与单个晶体读出的设计相比,块探测器的设计更容易受堆积作用限制。这是由于在以往的设计中,每个探测器的读出闪烁光子通量来自于多晶体。中等计数率下,因为 PET 探测器系统相同,这两种晶体产生的信号在时间上接近,堆积效应不明显。

死区效应通常被定义为两个事件之间的最小时间差,而成像系统则将其鉴别为两个独立的探测事件。死区效应本质上是成像系统作为整体的一种属性,源自于探测器的前端和数据采集设备。

探测器死区与闪烁体的恢复和光子事件探测后的探测器成像相关。数据采集的死区时间与以下因素有关:峰值探测器花费的时间、时间拾取电路、数字转换器和数据传输架构重置,这些都是为了处理下一个事件。

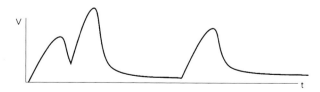

图 5.12　信号堆积效应示意图。有限闪烁衰减时间指示信号电荷积分时间通常至少是衰减时间的 2~3 倍,导致脉冲有相对长的后缘。在探测器脉冲高计数率的情况下,增加了前一脉冲后缘,导致了扭曲的脉冲形状。

计数系统可以用死区时间进行区分，分为两类[23]：

（1）paralyzable 系统：如果两个或更多的事件发生在一个时间窗内，而这一时间窗小于系统所需的最小处理时间，系统将不会处理在这个时间窗的任何事件。因此，系统的死区时间根据事件的发生率而有效地提高。

（2）非 paralyzable 系统：如果两个或更多的事件发生在一个时间窗内，而这一时间窗小于系统所需的最小处理时间，系统会将这些事件作为一个单一的事件进行处理。

根据 PET 数据采集系统的复杂性，其死区时间可能不属于以上任何类别。为了校正计算损失，一些小组一直致力于创建特定 PET 系统合适的死区时间模型[45]。

4　先进的临床前系统

研究小组最初开发的大量临床前 PET 断层 X 线摄影装置已商品化，目前世界各地的一些研究中心都有应用。

（1）MicroPET/Focus/Inveon(CTI/Siemens)：MicroPET 技术（即微型 PET 技术）是基于像素化 LSO 晶体，并由 PSPMT 通过光纤读出。具有晶体和视野大小技术变化的不同版本[46-48]。

（2）Mosaic(Philips)：该系统基于 GSO 像素晶体，通过连续导光耦合到单个光电倍增管的六角形阵列[49]。

（3）Argus(Suinsa)：Argus 系统是第一个商用并且采用 DoI 的 PET 系统[50]。探测器结构包括一个双 phoswich 探测器(LYSO/LGSO)，并由 PSPMT 读出。

（4）ClearPET(Raytest)：临床前系统还通过 phoswich 探测器装置(LYSO/LuYAP)拥有 DoI 的能力，由 PSPMT 读出[51]。扫描仪具有调节视野能力，这些功能有助于啮齿类动物和灵长类动物的成像。

（5）LabPET(Gamma Medica-Ideas)：LabPET 系统是第一个基于 PET 扫描仪的商用 APD。该系统采用复合晶体探测器(LYSO/LGSO)，两种不同的晶体相邻排列，以便读取具有相同 APD 的两个探测器[52]。

（6）Quad HiDAC(Oxford Positron Systems)：Quad HiDAC 系统，也在 3.1.2 部分中提及，利用气体探测器，其配备先进转换器和电极网读出系统。尽管该系统具有较低的时间分辨率、能量分辨率和光子灵敏度，但是其实现了亚毫米级的空间分辨率[11]。

（7）FLEX™(Gamma Medica-Ideas)：三模态 FLEX™ 断层 X 线摄影装置的 XPET 系统(PET/SPECT/CT)包括一个探测器环，此环通过光电倍增管阵列与 BGO 晶体阵列象限共享。探测器块是一个具有锥形端的五角造型，这导致探测器填充率较高[53]。

表 5.2 总结了这些系统的基本性能。其他几个研究系统具备特殊的功能：

（1）RatCAP：Rat Conscious Animal PET(RatCAP)是一种原型 PET 扫描仪，旨在避

表 5.2　商用临床前 PET 系统的性能总结

系统	探测器材料	径向 FOV (mm)	横向 FOV (mm)	轴向/轴向分辨率 @ 中心 (mm)	光子灵敏度 (%)
MicroPET	LSO	112	18	1.8, 2.0	0.56 @ 250 keV
Focus	LSO	258	76	1.3, 1.3	3.4 @ 250 keV
Inveon	LSO	161	127	<1.8	9.3 @ 250 keV
Mosaic	GSO	197	128	2.7, 3.4	0.65 @ 410 keV
Argus	LYSO/GSO	118	48	1.4	2.1 @ 400 keV
ClearPET	LYSO/LuYAP	135	110	1.3	4.5 @ 250 keV
LabPET	LYSO/LGSO	100	37.5/75	1.4, 1.3	1/2 @ 250 keV
Quad-HiDAC	Lead/Argon gas	170	280	1.1	1.0 @ 0 keV
FLEX™	BGO	100	118	1.8~2.0	8 @ 250 keV

免麻醉对大脑活动的抑制作用,从而在大鼠脑清醒状态下进行研究。它的结构是通过将探测器固定在动物的头骨的 APD 阵列,基于 LSO 晶体阵列的单个读出[54]。

(2)VP-PET:The Virtual Pinhole PET(VP-PET)是一种旨在通过在视野范围内插入高分辨率探测器来提高现有系统的空间分辨率的技术[55]。现有系统中所有可能的探测器对和插入导致放大类似针孔 SPECT 的巧合都已被报道[56-59]。

5　总结

在这一章中,概述了小动物 PET 扫描仪的设计。临床前成像被广泛应用于 PET 研究中,这些 PET 研究用于新药的评价和对各种人类疾病的生物学研究。然而,由于成像对象的体积显著不同,临床前成像性能的要求与临床影像学不同。解释了临床前和临床 PET 之间能量、时间和空间分辨率的差异,介绍了目前 PET 探测器设计的趋势。总结了最先进的小动物 PET 扫描仪的信息。

参考文献

1. Chen W (2007) Clinical applications of PET in brain tumors. J Nucl Med 48:1468-81.
2. Schwaiger M, Ziegler S, Nekolla SG (2005) PET/CT: challenge for nuclear cardiology. J Nucl Med 46:1664-78.
3. Strauss LG, Conti PS (1991) The applications of PET in clinical oncology. J Nucl Med 32:623-48; discussion 649-50.
4. Pellegrino D, Cicchetti F, Wang X, Zhu A, Yu M, Saint-Pierre M, et al. (2007) Modulation of dopaminergic and glutamatergic brain function: PET studies on Parkinsonian rats. J Nucl Med

48:1147-53.

5. Stegger L, Hoffmeier AN, Schafers KP, Hermann S, Schober O, Schafers MA, et al. (2006) Accurate noninvasive measurement of infarct size in mice with high-resolution PET. J Nucl Med 47:1837-44.

6. Fowler JS, Kroll C, Ferrieri R, Alexoff D, Logan J, Dewey SL, et al. (2007) PET studies of d-methamphetamine pharmacokinetics in primates: comparison with l-methamphetamine and (--)-cocaine. J Nucl Med 48:1724-32.

7. Munk OL, Bass L, Roelsgaard K, Bender D, Hansen SB, Keiding S (2001) Liver kinetics of glucose analogs measured in pigs by PET: importance of dual-input blood sampling. J Nucl Med 42:795-801.

8. Brix G, Zaers J, Adam LE, Bellemann ME, Ostertag H, Trojan H, et al. (1997) Performance evaluation of a whole-body PET scanner using the NEMA protocol. National Electrical Manufacturers Association. J Nucl Med 38:1614-23.

9. Levin CS (2005) Primer on molecular imaging technology. Eur J Nucl Med Mol Imaging 32 Suppl 2:S325-45.

10. Levin CS (2008) New imaging technologies to enhance the molecular sensitivity of positron emission tomography. Proceedings of the IEEE 96:439-467.

11. Schafers KP, Reader AJ, Kriens M, Knoess C, Schober O, Schafers M (2005) Performance evaluation of the 32-module quadHIDAC small-animal PET scanner. J Nucl Med 46:996-1004.

12. Stickel JR, Qi J, Cherry SR (2007) Fabrication and characterization of a 0.5-mm lutetium oxyorthosilicate detector array for high-resolution PET applications. J Nucl Med 48:115-21.

13. Visvikis D, Lefevre T, Lamare F, Kontaxakis G, Santos A, Darambara D (2006) Monte Carlo based performance assessment of different animal PET architectures using pixellated CZT detectors. Nucl Instr Meth A 569:225-229.

14. Levin CS, Hoffman EJ (1999) Calculation of positron range and its effect on the fundamental limit of positron emission tomography system spatial resolution. Phys Med Biol 44:781-99.

15. Cherry SR, Phelps ME, Sorenson JA (2003) *Physics in nuclear medicine*, 3rd ed. Philadelphia, PA: Saunders.

16. Phelps ME (2004) *PET molecular imaging and its biological applications.* New York: Springer.

17. Yang YF, Cherry SR (2006) Observations regarding scatter fraction and NEC measurements for small animal PET. IEEE Trans Nucl Sci 53:127-132.

18. Pratx G, Levin CS (2009) Bayesian reconstruction of photon interaction sequences for high-resolution PET detectors. Phys Med Biol 54:5073-94.

19. Rafecas M, Boning G, Pichler BJ, Lorenz E, Schwaiger M, Ziegler SI (2003) Inter-crystal scatter in a dual layer, high resolution LSO-APD positron emission tomograph. Phys Med Biol 48:821-48.

20. Huber JS, Moses WW, Jones WF, Watson CC (2002) Effect of 176Lu background on singles transmission for LSO-based PET cameras. Phys Med Biol 47:3535-41.

21. Watson CC, Casey ME, Eriksson L, Mulnix T, Adams D, Bendriem B (2004) NEMA NU 2 performance tests for scanners with intrinsic radioactivity. J Nucl Med 45:822-6.

22. Surti S, Karp JS, Freifelder R, Liu F (2000) Optimizing the performance of a PET detector using discrete GSO crystals on a continuous lightguide. IEEE Trans Nucl Sci 47: 1030-1036.

23. Knoll GF (2000) *Radiation detection and measurement*, 3rd ed. New York ; Toronto: Wiley.

24. Joung J, Miyaoka RS, Lewellen TK (2002) cMiCE: a high resolution animal PET using continuous LSO with a statistics based positioning scheme. Nucl Instr Meth A 489:584-598.

25. Monzo JM, Lerche CW, Martinez JD, Esteve R, Toledo J, Gadea R, et al. (2009) Analysis of time resolution in a dual head LSO plus PSPMT PET system using low pass filter interpolation and digital constant fraction discriminator techniques. Nucl Instr Meth A 604: 347-350.

26. Seidel J, Vaquero JJ, Barbosa F, Lee IJ, Cuevas C, Green MV (2000) Scintillator identification and performance characteristics of LSO and GSO PSPMT detector modules combined through common X and Y resistive dividers. IEEE Trans Nucl Sci 47:1640-1645.

27. Levin CS (2002) Design of a high-resolution and high-sensitivity scintillation crystal array for

PET with nearly complete light collection. IEEE Trans Nucl Sci 49:2236-2243.

28. Pichler BJ, Bernecker F, Boning G, Rafecas M, Pimpl W, Schwaiger M, et al. (2001) A 4×8 APD array, consisting of two monolithic silicon wafers, coupled to a 32-channel LSO matrix for high-resolution PET. IEEE Trans Nucl Sci 48:1391-1396.

29. Ziegler SI, Pichler BJ, Boening G, Rafecas M, Pimpl W, Lorenz E, et al. (2001) A prototype high-resolution animal positron tomograph with avalanche photodiode arrays and LSO crystals. Eur J Nucl Med 28:136-43.

30. Habte F, Foudray AM, Olcott PD, Levin CS (2007) Effects of system geometry and other physical factors on photon sensitivity of high-resolution positron emission tomography. Phys Med Biol 52:3753-72.

31. Yang Y, Dokhale PA, Silverman RW, Shah KS, McClish MA, Farrell R, et al. (2006) Depth of interaction resolution measurements for a high resolution PET detector using position sensitive avalanche photodiodes. Phys Med Biol 51:2131-42.

32. Rafecas M, Boning G, Pichler BJ, Lorenz E, Schwaiger M, Ziegler SI (2001) A Monte Carlo study of high-resolution PET with granulated dual-layer detectors. IEEE Trans Nucl Sci 48: 1490-1495.

33. Zhang J, Foudray AMK, Cott PD, Farrell R, Shah K, Levin CS (2007) Performance characterization of a novel thin position-sensitive avalanche photodiode for 1 mm resolution positron emission tomography. IEEE Trans Nucl Sci 54:415-421.

34. Zhang J, Olcott PD, Chinn G, Foudray AM, Levine CS (2007) Study of the performance of a novel 1 mm resolution dual-panel PET camera design dedicated to breast cancer imaging using Monte Carlo simulation. Med Phys 34:689-702.

35. Mosset JB, Devroede O, Krieguer M, Rey M, Vieira JM, Jung JH, et al. (2006) Development of an optimized LSO/LuYAP phoswich detector head for the Lausanne ClearPET demonstrator. IEEE Trans Nucl Sci 53:25-29.

36. Seidel J, Vaquero JJ, Green MV (2003) Resolution uniformity and sensitivity of the NIH ATLAS small animal PET scanner: Comparison to simulated LSO scanners without depth-of-interaction capability. IEEE Trans Nucl Sci 50:1347-1350.

37. Lerche CW, Benlloch JM, Sanchez F, Pavon N, Escat B, Gimenez EN, et al. (2005) Depth of gamma-ray interaction within continuous crystals from the width of its scintillation light-distribution. IEEE Trans Nucl Sci 52:560-572.

38. Maas MC, Schaart DR, van der Laan DJ, Bruyndonckx P, Lemaitre C, Beekman FJ, et al. (2009) Monolithic scintillator PET detectors with intrinsic depth-of-interaction correction. Phys Med Biol 54:1893-908.

39. Schaart DR, van Dam HT, Seifert S, Vinke R, Dendooven P, Lohner H, et al. (2009) A novel, SiPM-array-based, monolithic scintillator detector for PET. Phys Med Biol 54:3501-12.

40. Lucignani G (2009) Respiratory and cardiac motion correction with 4D PET imaging: shooting at moving targets. Eur J Nucl Med Mol Imaging 36:315-9.

41. Dawood M, Kosters T, Fieseler M, Buther F, Jiang X, Wubbeling F, et al. (2008) Motion correction in respiratory gated cardiac PET/CT using multi-scale optical flow. Med Image Comput Comput Assist Interv 11:155-62.

42. Lamare F, Cresson T, Savean J, Cheze Le Rest C, Reader AJ, Visvikis D (2007) Respiratory motion correction for PET oncology applications using affine transformation of list mode data. Phys Med Biol 52:121-40.

43. Pichler BJ, Swann BK, Rochelle J, Nutt RE, Cherry SR, Siegel SB (2004) Lutetium oxyorthosilicate block detector readout by avalanche photodiode arrays for high resolution animal PET. Phys Med Biol 49:4305-19.

44. Siegel S, Silverman RW, Shao YP, Cherry SR (1996) Simple charge division readouts for imaging scintillator arrays using a multi-channel PMT. IEEE Trans Nucl Sci 43:1634-1641.

45. Daube-Witherspoon ME, Carson RE (1991) Unified deadtime correction model for PET. IEEE Trans Med Imaging 10:267-75.

46. Bao Q, Newport D, Chen M, Stout DB, Chatziioannou AF (2009) Performance evaluation of the Inveon dedicated PET preclinical tomograph based on the NEMA NU-4 standards. J Nucl Med 50:401-8.

47. Cherry SR, Shao Y, Silverman RW, Meadors K, Siegel S, Chatziioannou A, et al. (1997) MicroPET: A high resolution PET scanner for imaging small animals. IEEE Trans Nucl Sci

44:1161-1166.

48. Tai YC, Ruangma A, Rowland D, Siegel S, Newport DF, Chow PL, et al. (2005) Performance evaluation of the microPET Focus: a third-generation microPET scanner dedicated to animal imaging. J Nucl Med 46:455-63.

49. Huisman MC, Reder S, Weber AW, Ziegler SI, Schwaiger M (2007) Performance evaluation of the Philips MOSAIC small animal PET scanner. Eur J Nucl Med Mol Imaging 34:532-40.

50. Wang Y, Seidel J, Tsui BM, Vaquero JJ, Pomper MG (2006) Performance evaluation of the GE healthcare eXplore VISTA dual-ring small-animal PET scanner. J Nucl Med 47:1891-900.

51. Roldan PS, Chereul E, Dietzel O, Magnier L, Pautrot C, Rbah L, et al. (2007) Raytest ClearPET (TM), a new generation small animal PET scanner. Nucl Instr Meth Phys Res A 571: 498-501.

52. Bergeron M, Cadorette J, Beaudoin JF, Lepage MD, Robert G, Selivanov V, et al. (2009) Performance evaluation of the LabPET APD-based digital PET scanner. IEEE Trans Nucl Sci 56:10-16.

53. Parnham KB, Chowdhury S, Li J, Wagenaar DJ, Patt BE (2006) Second-generation, tri-modality, pre-clinical imaging system. NSS/MIC Conf Rec: 1802-1805

54. Vaska P, Woody CL, Schlyer DJ, Shokouhi S, Stoll SP, Pratte JF, et al. (2004) RatCAP: Miniaturized head-mounted PET for conscious rodent brain imaging. IEEE Trans Nucl Sci 51:2718-2722.

55. Tai YC, Wu H, Pal D, O'Sullivan JA (2008) Virtual-pinhole PET. J Nucl Med 49:471-9.

56. Beekman FJ, van der Have F, Vastenhouw B, van der Linden AJ, van Rijk PP, Burbach JP, et al. (2005) U-SPECT-I: a novel system for submillimeter-resolution tomography with radiolabeled molecules in mice. J Nucl Med 46:1194-200.

57. DiFilippo FP (2008) Design and performance of a multi-pinhole collimation device for small animal imaging with clinical SPECT and SPECT-CT scanners. Phys Med Biol 53: 4185-4201.

58. Palmer J, Wollmer P (1990) Pinhole emission computed tomography: method and experimental evaluation. Phys Med Biol 35:339-50.

59. Shokouhi S, Metzler SD, Wilson DW, Peterson TE (2009) Multi-pinhole collimator design for small-object imaging with SiliSPECT: a high-resolution SPECT. Phys Med Biol 54:207-225.

第 **6** 章
小动物 CT 系统的设计思路

Erik L. Ritman

1 引言

本章重点介绍小动物 CT 系统提供有关分子种类信息的能力及其在组织中的空间分布能力。在过去的几十年里,放射性核素显像通过放射性标志物可以标记各种生物活性分子,这种显像方式已成为体内分子成像的主要方法。CT 图像数据已被用于同时提供 SPECT 和 PET 图像中衰减校正,以及提供放射性核素积累的解剖定位。在这些章节中,CT 对分子成像的重要贡献是直接解决了放射性核素的显像方法。虽然,存在较高原子量(如碘)的生物活性示踪分子可以通过常规的 X 线输送(通过放射性核素的方法,对比毫摩尔浓度与微摩尔浓度),分子种类可以通过非衰减的 X 线与物质的相互作用传送,因其分子键是聚合物分子的特征。目前,这些非衰减的 X 线成像法已经从可行性论证中显现出来,因此本章将对此进行深入的探讨。

在 20 世纪 80 年代早期,微型 CT 开始出现,并得以发展[1-3]。在 20 世纪 80 年代后期,Feldkamp 等提出了锥束重建算法,极大地促进了台式微型 CT 的发展[4]。因为台式系统使用 X 线锥束,从而放大了 X 线图像。

图 6.1 是典型的小动物 CT 扫描仪的示意图。CT 是一种三维 X 线成像的方法,需要围绕着扫描对象进行同一个轴多个视角扫描后获得 X 线投影图像,然后通过此对象采用层析重建算法形成其横截面的薄断层图像。轴位图像是由体素(三维像素)组成的。

在过去的 10 年中,小动物 CT 系统的利用率和可用性显著增加。已经从定制的扫描仪(主要用于小动物骨骼和大型动物骨骼的节段成像)发展为可商用的骨骼和软组

E.L. Ritman (✉)
Department of Physiology and Biomedical Engineering, Mayo Clinic College of Medicine,
Rochester, MN, USA
e-mail: elran@mayo.edu

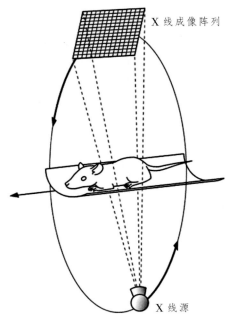

X 线成像阵列

X 线源

图 6.1　小动物 CT 扫描仪系统示意图。小动物经麻醉后，躺在一个水平的检查床上。如果监测动物的心电图和（或）胸廓运动，则可以通过增量记录/选择不同角度生成需要的横断面 CT 图像来进行前瞻性或回顾性门控扫描和（或）重建。X 线源和 X 线成像阵列沿着小动物的头尾轴进行相对旋转。有些扫描仪具有相互垂直排列的双 X 线源/探测器阵列，这种扫描仪的扫描时间会减少一半。小动物的检查床可以轴向平移（即与 X 线源轨迹所描述的平面成直角），从而使扫描人体的长度可以是小动物暴露于 X 线源长度的数倍[5]。

织等活体成像的扫描仪。许多有关微型 CT 发展和应用的论述已经发表[6-9]。现在许多市售的微型 CT 扫描仪可用于活体小动物成像。表 6.1 总结了一组可用的小动物 CT 扫描仪性能特征。由于市场发展迅速，这张表在不久的将来很可能会过时。尽管如此，这些信息仍然有必要存在，因为需要仔细匹配这些扫描仪的功能特性和潜在购买者对成像的需求。

　　同样，因为有一些扫描仪具有一系列的操作特性，而另一些则更适合"一站式"操

表 6.1　可商用的小动物断层扫描仪

扫描仪	直径（mm）	长度（mm）	体素（μm）	kVp
Gamma Medica X-O	93	97	17	75
GE eXplore CT120	85	275	25~100	70~120
GE eXplore Lotus	55	275	27~90	70~120
Imtek micro-CATII	54	80	15~27	0~130
LaTheta LCT-200	30~120	300	24~60	80
ScanCo vivaCT 40	20~38	145	10~38	50~70
ScanCo vivaCT 75	40~78	145	20~79	50~70
SkyScan 1076 in vivo	68	210	9~35	20~100
SkyScan 1178	82	210	80~160	20~65

作,研究者需要考虑扫描仪操作灵活性的优劣。

这些体素的灰度等级与其描述空间位置的材料的衰减系数成正比。当扫描完整的小动物时,体素通常为 $50\sim100\mu m$,也许这更应该称为微型 CT 扫描,因为其 CT 图像可进行缩放以提供像素的分辨率,这样每个器官的像素数目与人体 CT 图像的更接近。这通常涉及临床水平 X 线光子能量。然而,小动物比人类具有更高的心率和呼吸频率,所以胸部扫描包括了在多个连续的心脏和(或)呼吸循环中获取的增量扫描数据,这就是所谓的门控扫描。为了提供给临床 CT 扫描仪相对应的 CT 图像信噪比,动物或标本的 X 线曝光量应至少与体素体积成反比[10-12]。由于辐射本身可能会影响目标区域的病理生理机制,如血管生成或癌症[6],如果涉及重复扫描,体素尺寸小于 $50\mu m\times50\mu m\times50\mu m$ 时,可能会导致活体动物遭受过度的辐射暴露。

真正的微型 CT 扫描,像素的分辨率范围为 $5\sim50\mu m$,适用于扫描小动物离体器官,较大的动物活组织切片检查或是死亡的完整小动物。对于单个样本,扫描仪一般在较低的 X 线光子能量下工作,这时光子能量与样本的直径匹配,因此扫描仪需要具有更高的分辨率[13]。

近年来,人们已经开发了一些台式纳米 CT 扫描仪,其拥有亚微米的体素分辨率,并且可用于商业。这些可以提供在细胞分辨率水平上的 3D 图像,但仅能够扫描较小体积的样本。

2　小动物 CT 的使用原理

通过组织结构的运动和(或)对比剂在血管树中的动态分布,CT 主要用于提供解剖结构和功能的三维图像。传统的临床 CT 和小动物 CT 很少被用于特定分子的空间分布的图像。小动物 CT 在生物学中的应用包括以下几个方面。

2.1　解剖结构和组织构成的表型表征

器官的大小(如气道的大小,肺、心壁或心室体积[14,15]),骨盐沉积[16,17],松质骨的微结构和皮质骨厚度[18],血管管腔内径和分支形状[19-21],肿瘤的大小和其对周围组织的影响(如骨侵蚀或压迫邻近血管)。当出现化脓/疾病或暴露于各种药物、环境或辐射时,这种测量结果将会随之改变。这些尺寸和局部的 CT 灰度值可以直接从三维图像中测得,从而也代表了目前小动物 CT 成像的主要应用。

2.2　生理腔隙及其内容物

除了解剖结构,尤其是整个器官,还有"宏观"的生理空间,如血管管腔、导管管腔(如肾小管、输尿管、膀胱、肠道和胆管,这些往往随时间或病理进展而变化),以及一些模糊定义的微观空间,如血管外空间,即血管内皮细胞和实质细胞之间的血管外间隙。这些间隙因水肿或病理性蛋白沉积而肿胀,如淀粉样变性或动脉粥样硬化。人们可以使用对比剂检测并描述这些空间,而对比剂可以选择性地在这些空间累积(或滤过)。使用碘进行血管造影,对比剂分别由肝或肾选择性吸收和排出,胆、肾导管可以凭借血管内注射对比剂而显影。如果获得增强扫描可使用反复对比注射[22],血液中长时间使用对比剂[9]或因后续低温静态扫描而冻结目标区域的组织[23],这些都会用来获取所需的扫描数据,尽管微型 CT 扫描时相对缓慢,仍可以扫描这些被短暂标记的间隙。研究人员就可以通过这些间隙 CT 值的变化来计算其体积。

2.3　组织灌注、引流和分泌:分子传输

在静脉造影期间,如果系统能提供每一个心动周期的图像,那以就可以从 CT 扫描中估算其组织灌注(F)[24]。给定 F 值与血液流到血管外的提取量(e)的比值,生理腔隙对比剂流入或流出率可以用来估计间隙流入或流出的量,Crone-Renkin 公式[25]可以表示为:PS=-F·ln(1-e),P 是血管内皮细胞的通透性,S 是内皮细胞表面的表面积。根据微循环的血管血容量可以估算 S 的值。

2.4　扫描整个器官和分辨率的必要性

扫描的体积是由几个条件决定,而有时这些条件又是相互矛盾的。因此,如果我们要寻找类似于早期癌症的局部病灶,则需要扫描整个器官。另一方面,在技术上,使用高像素分辨率时是不可能扫描整个器官的, 例如,X 线检测系统会受到分辨率和大小的限制。对于器官体积的估算,相对大的体素尺寸是可以完成的,例如,如果需要超过 1% 的不确定性,则 2cm×2cm×2cm 的心脏需要约 4000 像素(30μm×30μm×30μm)。然而,如果感兴趣区域是一个直径为 200μm 的基本功能单位(即 BFU,表现得像是器官的不同细胞的最小堆积量,如肝小叶或哈弗斯管为中心的肝小管),为了明确地进行检测,需要比 100μm×100μm×100μm 具备更好的像素分辨率。如果 BFU 体积在 10% 以内,则需要 3μm×3μm×3μm 的像素。

3　小动物 CT 扫描方法的类型

目前上述讨论适用于大多数小动物 CT, 这些应用还可以提供一些关于原子含量的信息,因此与分子的识别和定量间接相关。然而,我们可以使用 X 线/物质相互作用来鉴别和定量原子的浓度,以及某些化学键,也就是分子特征。

3.1　衰减扫描

这是 CT 扫描最常见且技术上最简单的模式基础。其基本机制是通过测量局部

X 线强度的减少而定量阴影的生成。利用 Beer–Lambert 定律，$I=I_o \cdot e^{-\mu x}$，I 是通过一个厚度为 x 的对象后，探测器像素下检测到的 X 线强度，I_o 是同一像素的入射 X 线强度，μ 是标本材料的衰减系数。如图 6.2 所示，由于光电效应，衰减系数（"/cm"表示物质穿过）随 X 线光子能量的增加而降低，而光子能量可高达 50 keV（比例为 Z^3/E^3，Z 是原子序数，E 是光子能量），由于康普顿效应，超过 50keV 时，μ 会随着光子能量逐渐减小。

这个图像可以转换为衰减 X 线穿越物体厚度的投影（即线积分）。利用多角度的投影数据，可以通过数学方式转换成衰减系数的三维分布，每个体素的位置构成了三维图像数据集[27]。如果要避免 X 线束硬化，X 线束应是单频的。这些可以通过使用一个同步晶体实现[28,29]。该衍射晶体可在±50 keV 能量范围内选择 X 线光子。这也可以在遇到成像物体之前通过对 X 线束进行滤波得到部分实现。通常要使用一层铝箔，铝可以优先滤过较低能量的光子。但是，如果以阳极的 K_α 线辐射作为主要来源（如 17.5 keV 的钼阳极），然后一个 K 边界吸收能量大于 K_α 能量的合适匹配的滤波器也会选择性地减少光子的能量大于 K_α 的能量[30]（如 18 keV 的锆滤波器）。这种方法是有效的，但对台式 X 线源来说，其结果是 X 线通量大大减少。因此需要长期进行扫描，这并不适合活体扫描。

最后，在所有以衰减为基础成像方法的信号（即显影区的局部对比度的变化）都涉及局部 X 线强度的降低。由于每一个探测器像素的光子数减少，导致信噪比降低。在这种情况下的噪声是相邻像素信号的变化。由于样本的线积分沿着 X 线束照射每个像素都是相同的，相邻像素的信号也应该是相同的。对于标本而言，利用低能量光子可以实现高对比度分辨率。如图 6.3 所示，Spanne[31]认为，如果噪声是不变的，E 随着样本直径增加而增加（实际上是 μx 乘积）。Grodzins[13]认为，当传输 10% 的入射光束时，信号

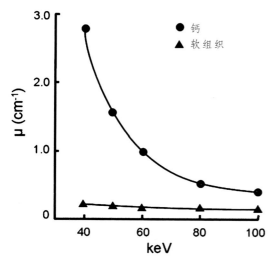

图 6.2　X 线通过组织的衰减取决于组织元素含量和 X 线光子的能量。在这个过滤 80 kVp 射线源（有效 54 keV）的示例中，钙和软组织之间的差异是巨大的。如果钙被稀释，使其衰减与软组织类似，然后通过两种能量产生图像，例如，80 keV 和 50 keV，钙成分会比软组织更迅速地发生改变，因此，两者的图像相减将倾向于偏离钙信号，而消除软组织信号[26]。

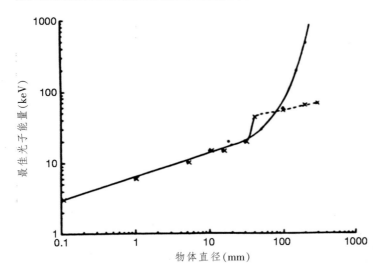

图 6.3　圆形水模中 1%密度差检测的最佳光子能量作为体膜的直径函数。作为对比的物体直径是体膜直径的 1/200。优化准则:交叉符号,体膜中心最小吸收剂量;填充场,入射光子最小数目[31]。

和对比度分辨率之间会有最佳的平衡。假设扫描的时间很重要（特别是在活体动物中）,较高的信号(由于更少的衰减)就要使用更高光子能量的 X 线。然而,这需要以较低的"密度"分辨率为代价。

根据 X 线束对目标的穿透情况，这一图像可以转换为厚度 x 的衰减程度的投影（即线积分）。将多角度投影数据用数学方法转化为每个像素位置衰减系数的三维分布,组成三维图像数据集[27]。要避免线束硬化,就要使用单能 X 线束。同步加速器[28,29]使用晶体衍射可以选择能量范围在±50 eV 内的 X 线光子,从而很容易地实现这一点。在 X 线束接触目标前,对其进行过滤也可以做到。这通常包括使用铝板清除低能光子,但是如果阳极靶的 K_α 发射要作为初始 X 线源(如钼靶,能量 17.5 keV),那么就需要刚好比 K_α 能量高的 K 边缘吸收能量滤波器[30](如锆滤波器,吸收能量 18 keV)与其配合,选择性减少比 K_α 能量更高的光子。这一方法是有效的,但是会导致台式 X 线源的 X 线量大量减少,从而需要较长的扫描时间,不适用于活体扫描。

绝对值和衰减系数下降率取决于材料的元素和密度。因此,肌肉组织的衰减值从 1 keV 到 10 keV 减少到原来的 1/765,但从 10 keV 到 100 keV 只有 1/31,而血液在相同的光子能量范围内降低为原来的 1/690~1/32。在任何一个光子能量下,减去从一个较低的光子能量的获得的图像,与只有衰减系数相比,这样能更好的区分血液和肌肉组织。

在 10keV 下,不同密度的组织(如脂肪、肌肉和骨骼)的衰减系数差异较大(分别为 3.1cm⁻¹、5.6cm⁻¹ 和 54cm⁻¹)。因此,我们可以只用衰减系统进行区分。

衰减系数在所谓的 K 边界可以显著改变。如图 6.4 所示,在 33.1694 keV 的条件下,随着光子能量的增加,碘的衰减系数从 6.55cm⁻¹ 到 35.8cm⁻¹ 逐渐增大。通过减去 K 边界转换电压下方和上方光子能量点下产生的图像,可以确定和量化某些生物学相关

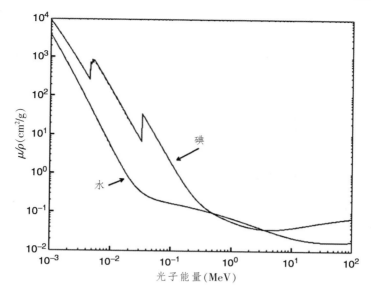

图 6.4　衰减的 X 线,重力密度的标准化曲线,碘随着能量的增加而减小,但在约 5 keV 和 33 keV 有显著的衰减变化。这些都是碘原子 L 层和 K 层电子的能量所对应的 L 边界和 K 边界。水(活组织的主要成分)的不连续性是由于氢和氧分别为 16 keV 和 500 keV,远低于用于小动物 CT 的 X 线光子的能量。32 keV 和 34 keV 的 X 线光子能量的图像通过剪影减法显示碘信号的巨大差异,但是水的变化相对较小,可生成一个基本上只含碘的图像。微摩尔级别(15μg/cm³)浓度的碘可以通过该方法检测[32]。

的元素(如存在于甲状腺中的碘或是有目的地与体内生物分子结合的碘)。不幸的是,在足够高的光子能量下,身体组织中没有一种元素具有 K 边界 (如 Na、K、Ca、P 等元素)可用于小鼠离体器官的成像,更不用说完整的小鼠了。

　　原因是在这些非常低的光子能量(<10 keV)下,X 线的衰减非常大(也就是说,只有 0.5% 的光子能通过小鼠 1cm 厚的腹部),因此在可以接受的辐射暴露水平下,不能产生可用的图像。

　　这种方法通常会涉及使用窄光谱的单频光子辐射的两种能量或一种用于宽谱 X 线曝光的能量选择性 X 线探测系统。单频光子辐射的两种能量 "跨越" 感兴趣的原子 K 边界能量。通过在同步加速器中使用一个衍射晶体可以将光谱带宽(即 X 线光子能量的范围)缩小到 50 keV。因为即使严格限制 X 线通量,仍然有足够的 X 线通量可以进行快速成像(图 6.5)。

　　传统的 X 线源产生广谱韧致辐射, 根据材料的 K_α 特性选择适当的阳极材料,并与一个薄的金属箔过滤器结合,光谱带宽可以减少至少 30%。此过滤器具有可吸收大于 K_α 光子能量的 K 边界。如果使用能量探测器,我们就可以从 X 线图像数据[34-38]中挑选出这些能量光子。

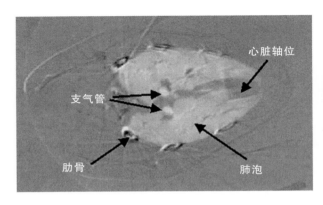

图 6.5   吸入氙气（K 边界为 34.56 keV）时获得的兔肺双能量减影 CT 图像。注意，左、右支气管为高密度，肺泡实质组织中氙气为低密度[33]。

最近已出现探测器阵列具有 $55\mu m^2$ 的像素，具备能量分布和光子计数功能（最多每像素为 8000 光子/秒），且在 50%的探测效率下，能量高达 18keV（硅基阵列）、50keV（GaAs 阵列）和 75keV（CdTe 阵列）[34]（图 6.6）。

3.2   荧光扫描

如图 6.7 所示，用 X 线照射的元素会产生荧光，伴随的 X 线光子具有的能量是该元素的特征。大多数生物分子的 K_α 辐射有很低的能量（例如，钠 1 keV，磷 2 keV，钾 3.3 keV）。然而，通过将样本暴露于光子能量高于特定元素 K_α 能量的 X 线，可以使用化学替代元素（例如，Rb，钾的替代物，K_α 为 13.4 keV；Sr，钙的替代物，K_α 为 14 keV）

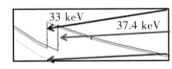

右心和肺血管中的碘
支气管（肺）中的钡
骨骼中的钙

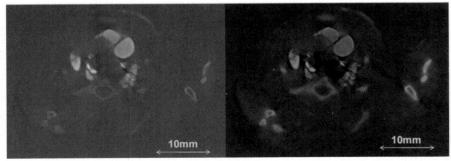

图 6.6   左图为一个小鼠胸部 CT 横断面图像。将硫酸钡注入支气管树，灌注碘对比剂注入肺动脉。这些不同的材料和骨骼的特点无法从 CT 值上明确。右图为运用成分分析法通过从韧致辐射中 X 线的曝光提取不同成分的 X 线光子的能量，根据不同衰减和光子能量的关系来进行三种元素的定量识别，如上图所示。

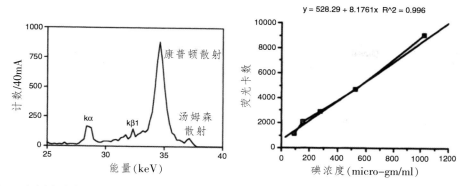

图 6.7　左图为碘溶液中以某一个角度照射的 X 线束测量散射辐射中 X 线光子能谱。汤姆森散射是相干的,发生的角度一般小于 15°。能量与发光的 37 keV 的 X 线束相同。此偏转是用来产生一个特定的分子的位置和浓度的图像。康普顿散射是主要的,其光子能量与强度随照明光束角度(0°~180°)而变化。K_α 峰和 K_β 峰是碘的特征性荧光。随着角度的增加,强度下降到 X 线束的明度。当这些峰的 X 线强度被用来产生一个图像,它是一个图像的位置和浓度的元素的特征发射光谱[39]。右图显示的是荧光计数与碘浓度之间的线性关系。注意,基于衰减的 CT 检出浓度在毫摩尔范围($10mg/cm^3$)而不是荧光 CT 的微摩尔范围($60\mu g/cm^3$)[40]。

或元素来标记感兴趣的分子或粒子(例如,碘 K_α 为 28.5 keV)。这种方法对检测重金属污染特别有帮助,如检测沉积在骨中的铅。

　　这种方法可以有多个源/探测器的配置,但如图 6.8 所示,所有的探测器检测荧光 X 线与照射光束成一定角度。因此,也可以在扫描过程中记录常规传输图像。

　　如果荧光探测器与物体相距足够远, 它将沿每个透射线波束检测辐射的线积分。

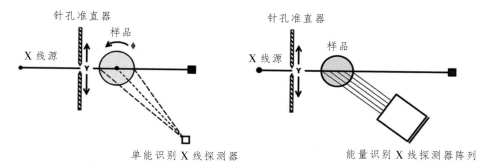

图 6.8　图为荧光 X 射线断层成像系统。左图:反式照明的样品用窄的 X 线光谱带宽,以使较低光子能量的 K_α 线可以从散射 X 线中区别出来。为了产生一组基于氢的断层重建所需的线积分数据,此 X 线束必须以每个角度的旋转轴穿过整个样本。这是一个非常费力的过程,一般不兼容活体动物扫描。右图为记录荧光从每个位置沿光束穿过样本的准直器,单一横截面扫描的完成需要样本保持静止。事实上,暴露在二维准直器的一个平面(面向直角平面的图形)体积,可以在单次旋转完成扫描[41]。

如果使用准直探测器，沿透射光束的各点都可以对其辐射量定量。如果只使用线波束，那么辐射量来源于样品的已知位置，这一点可以很容易实现。唯一必须做的校正是照射光束的衰减，因照射光束进入和离开物体内的体素时会产生荧光。这可以通过使用基于规则衰减扫描生成的三维衰减图像来完成。为了产生一个三维图像，需要相对于物体呈横轴位的扫描 X 线束，这将需要很长的扫描持续时间。然而，如果样本随着二维准直器被薄且平的 X 线束照射，那么被照射的是样本的轴位，从而加快三维扫描过程。

如果整个样本由一个锥形束射线照射，用多孔准直器观察，那么每个探测器像素记录一个荧光辐射线积分，这就需要多角度的数据，就像在常规 CT 扫描中解开线积分。

荧光辐射是优先出现在"正向"2π 内。由于样本每个点被检测到的光子数的增加，这意味着多个探测器可以安装在传输探测器周围，以减少扫描时间。我们需要使用一个能量鉴别系统以区分康普顿散射和荧光辐射。

3.3　基于散点的扫描

相干散射是散射介质内电荷分布的函数。由于具有高周期性电荷分布的材料将散射到明确定义的角度（所谓的布拉格角），因此各种因素将趋于模糊这种离散的干扰效应。由于在相干散射的重要角度范围内非相干（即康普顿）散射减少，因此可以将非相干散射与相干散射分开。X 线的相干散射，其具有与照射 X 线相同的光子能量和具有比照射光束更少能量的非相干 X 线。图 6.9 显示这两种散射机制将光子分布在相对于照明光束的不同立体角上。

扫描仪布置和检测到信号的后续处理非常类似于荧光方法。相干 X 线散射的角

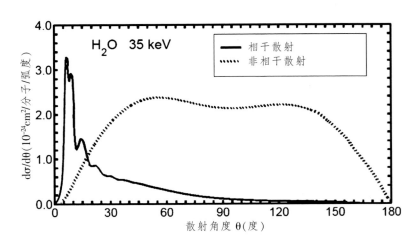

图 6.9　X 线散射–相干散射的两种机制具有与照射光束相等的光子能量，并且被限制在距照射光束大约 0°~15° 范围，实际角度分布取决于照射光子能量和材料中的化学键。非相干（康普顿）散射的光子能量小于照射光束的光子能量。除了相对于照明光束的锐角和钝角外，其角度分布基本上是恒定的[42]。

度分布是不同材料的特征,特别是对于诸如胶原的聚合物分子,由于化学键的重复性质,其具有 X 线波长量级的长度。

如图 6.10 所示,相干 X 线散射的角度相关图案是被照射材料的特征。这种模式被称为动量转移曲线(q)。

通常通过观察角度 θ 范围内的散射来生成。用于能量识别探测器系统可用于减少(或甚至消除)对多个视角的需要,因为 $q=(1/\lambda)\sin(\theta/2)$ 其中 λ 是 X 线光子波长,θ 是照射的 X 线束与散射方向之间的角度,也可以用 $q=(E/12.3)\sin(\theta/2)$ 表示,其中 θ 是固定的,光子能量 E(keV)的范围由击穿广泛的 X 线光谱成为许多能量"箱"。能量辨别也有助于区分康普顿散射与相干散射。

该特征曲线可用于识别材料。具有重复化学键串的分子包括蛋白质(如胶原蛋白)和合成材料,如通常用于由合成聚合物基材料制成的假体装置中的合成材料。钨的 K_α X 线发射的波长为 20μm,钼的波长为 71μm,因此产生强相干散射的重复结构,如化学键(例如,C–C 154pm,C–H 109pm)。如图 6.11 所示,含有重复化学键串的胶原蛋白或蛋白质的散射特性明显不同。衰减系数相差 0.02 临床 kVp 水平[44]。

不同胶原蛋白类型的 X 线散射特性不同,例如,在癌组织中胶原发生畸形时,可以检测到[46]。对于直接用 X 线成像检测和区分各种分子的能力,这可能是 X 线成像最有希望实现的。在此阶段,仅在测试体模和分离的组织样本中证明了相干 X 线散射的成像。因此,发现肌腱的峰值相干散射强度大约为动量转移值 10Å^{-1},而骨骼肌的值为 17Å^{-1}[45]。遗憾的是,由于这种成像方法在活体动物可以忍受的辐射水平下的低信噪比,基于散射的 CT 可能仅在感兴趣分子的累积在局部广泛存在时才是有效(大的体素可用于增加信噪比)且集中的。这些条件最有可能通过蛋白质的病理性累积实现,例如,在淀粉样病变中,以及当应用于成像假体装置材料时(特别是当假体材料的 μ 值接近周围组织的 μ 值)的活体小动物。

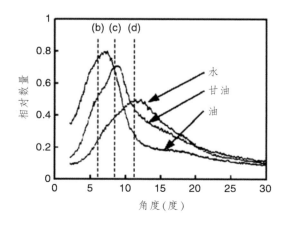

图 6.10　由 17.5keV X 线的笔形光束照射的水、甘油和油记录的 X 线散射曲线 (一般表示为其中也考虑了 X 线波长的动量转移曲线)。即使这些曲线没有针对康普顿散射贡献进行校正,但不同的曲线可以明显地区分具有非常相似的衰减系数的甘油和油[43]。

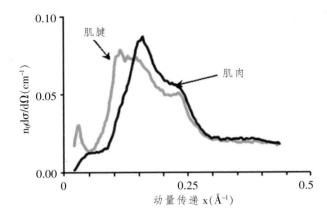

图 6.11 两条动量传递曲线——一条来自肌肉,一条来自肌腱。肌腱中较大的胶原蛋白含量使曲线的峰值向左移动(比值为 0.47),因此比传统的肌腱和肌肉系数更容易区分肌肉和肌腱[45]。

3.4 相位对比扫描

像光一样的 X 线通过物质折射,导致 X 线束与其初始直线轨迹的轻微偏差。然而,水中 X 线的折射率非常小,为 7.4×10^{-7} [46]。尽管如此,如图 6.12 所示,折射率的相移分量(δ)比复合折射率 n 的衰减分量(β)高几个数量级:$n = 1 - \delta - i \cdot \beta$,其中 $i = \sqrt{-1}$。在 17.5 keV 时,由 $50\mu m$ 组织引起 180°相移,而由 $50\mu m$ 水引起的衰减变化仅为 0.25%。

X 线的偏转是由 X 线相位的变化引起的,而 X 线的相位又是 X 线与材料分子结构相互作用的结果。不能用成像系统直接测量相移,因为大约 $10^{18}/s$ 的频率过快。然而,借助于可以通过若干手段产生的干涉图案,可以更容易地检测到相移。这可以通过如图 6.13 所示的 4 种方法来实现。这种方法的第一个演示涉及使用窄带宽单色 X 线的平行光束,该光束被分成参考光束,该光束绕过样本,从而产生干涉图案。混合参考

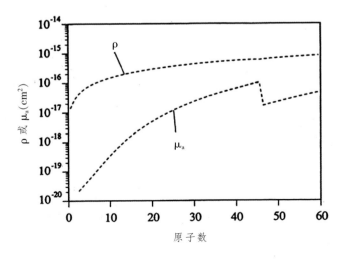

图 6.12 24keV X 线的原子 X 射线相移(ρ)和吸收(μ)与原子序数的函数关系。物质的 X 线折射率 $n = 1 - \delta - i \cdot \beta$,其中 δ 是相移相关分量,β 是衰减相关分量。吸收曲线的阶跃变化与 K 边界效应相对应。注意,ρ 值比任何一个原子序数的 μ 值高几个数量级,表明物质的 X 线折射特性可以被利用来提供更高的对比度分辨率或减少辐射暴露[47]。

光束和穿过样本的光束可用于产生每个视角处的相移线积分的图像。

这种方法非常有效,但在技术上很难扩大完整物或大型组织样本。另一种方法通过布拉格衍射晶体,来区分折射和透射的 X 线束之间的非常小的角度。这还需要非常窄的带宽 X 线的平行光束,并且通过在一定角度范围内旋转(摇动)分析器晶体,以在关于样本和每个像素处标本周围的每个视角处生成 X 线强度的多个图像。

最实用且最容易适应广谱,非平行 X 线束的方法,包括使用多个百叶窗帘状光栅(例如,由硅上的微米宽的金层组成)放置在源和样本(将全区域光束转换成一系列平行线性光源)和样本与探测器阵列之间(以分析透射的 X 线图像)。通过在源网格中相邻板条之间的间隔的一小部分中移动分析器光栅穿过图像,可以定量检测由于样本中折射引起的 X 线轻微偏转,非常类似于游标千分尺[52-58]。图 6.14 是通过这种方法实现高对比度的一个例子[59]。

对于大多数生物材料,相移与质量密度成正比,除非存在高比例的氢,由于其独特

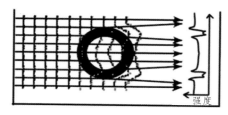

在线全息术

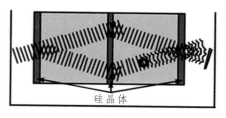

硅晶体

X 线干涉测量法

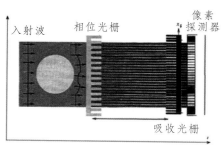

入射波　相位光栅　　　像素探测器

吸收光栅

塔尔博特光栅

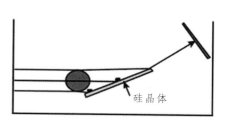

硅晶体

衍射增强成像(DEI)

图 6.13 使用 X 线以产生非常轻微偏差的 4 种方法,这些方法是由于沿 X 线束路径的材料折射率的变化。通过 X 线的相移也可以定量地检测这种效果。左上图显示了如何通过反转在物体周围的许多视图中获得的图像数据来使用 X 线的轻微偏差[48]。该方法通过将探测器阵列放置在远离 X 线源的距离增加的位置。然后可以使用局部图像亮度分布的变化来推断透射的 X 线图像中的每个位置处的折射。右上图显示了如何使用参考光束的相位与物体发射(和相移)的光束之间的干涉来产生莫尔图案,该莫尔图案可以被"解开"以提供透射光束的局部相移[49]。右下图显示了如何使用硅晶体衍射仪通过摇动晶体直接测量单个 X 线束的小角度偏转[50]。左下图的面板显示了光栅如何用于生成"编码"的X 线图像,使得相移的编码图像的失真可以用于估计局部折射[51]。

的电子电荷与 Z 比，其对相移的影响几乎是原来的 2 倍。

4　技术问题

如果 X 线源/探测器系统是静止的（如果 X 线源是同步加速器，则总是如此），并且样本旋转，则具有以下优点：扫描仪的重型部件可以刚性且精确地定位，精确度很高。这对于体外样本非常有效，但这通常涉及使用样本的垂直旋转（而不是水平旋转），因为这使样本相对于其旋转轴的重力引起的运动或变形最小化。活体及其内容物不能足够刚性地固定以防止在围绕水平轴旋转时的运动。虽然活体动物绕垂直轴旋转可以最大限度地减少这个问题，但是对于较大的四肢而言，在较长时间内维持垂直位置并不是生理性的，并且可能会干扰心肺功能，尽管小型啮齿动物通常可以接受。

X 线源/探测器系统围绕水平轴的旋转确保动物处于其生理水平位置，因此其不会随着视角而扭曲。这种布置的技术要求是通常较重的源/探测器部件必须旋转，使得围绕旋转轴的理想轨迹的偏差小于探测器像素尺寸。

完整扫描的持续时间取决于 X 线源可产生的 X 线通量，因为这决定了生成足够质量（即信噪比和运动模糊）的投影图像所需的持续时间。用于断层成像，并在较小程度上用于记录必要的 X 线检测信息并将其传输到扫描仪外存储器的速度。这些因素根据用于生成断层图像数据的特定 X 线模态而有很大的差异。

如果使用同步加速器产生 X 线，那么这个非常明亮的光源可用于产生非常窄的带宽单色 X 线束[60]。

最先进的同步加速器可以产生高达 100keV 光子能量的单色 X 线束。该光束可以

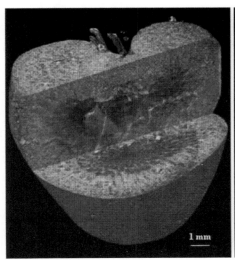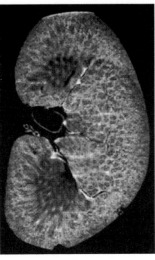

1 mm

图 6.14　在 35keV 下获得的大鼠肾脏的相位对比 X 线 CT 图像。观察到肾皮质、髓质和骨盆的整体结构[59]。

足够强,使得扫描持续时间的主要因素是图像记录和转移到存储器所需的时间。该方法还受到 X 线曝光视野的宽度和高度限制。如果使用台式伦琴 X 线源,则 X 线束的发散可用于暴露大视场。然而,使用点光源 X 线的锥形束几何形状涉及一些数学上的复杂性,这些复杂性可能限制在样本的上轴向范围和下轴向范围内的断层图像的分辨率。通过将平移与旋转轨迹相结合,很大程度上克服了这种现象,最常见的是通过"步进和射击"实现,其中动物在完成每个顺序扫描之后前进一个轴向视场长度。螺旋 CT 扫描模式,其中样本在扫描期间沿着旋转轴平移,允许在长轴向范围内进行覆盖,但是这降低了断层图像数据集的时间分辨率。

5　辐射暴露

X 线暴露导致化学键的直接破坏并产生超级自由基,而超级自由基又在分子附近受到损害,DNA 对此特别关注,因为这会影响细胞繁殖及其控制[11,61-63]。体素中吸收的光子数决定了 CT 图像中的噪声(从体素到体素的灰度变化不同,即使它们代表相同的材料)。对于受试者的给定曝光,体素内相互作用的光子数量与体素体积直接相关地减小。这与扫描过程的一些其他结果相结合,如果每个体素的噪声保持不变,则导致对象的辐射暴露必须随着体素侧维的四次方增加[10]。因此,空间分辨率越高,辐射暴露越高。小动物的 LD50/30 剂量(其中 50% 的动物在 30 天内死亡)略低于 8 灰度。扫描生成 $65\mu m \times 65\mu m \times 65\mu m$ 体素将涉及 5 次灰度暴露[63],在最终研究中是可以接受的,但在纵向研究中不能在同一动物的几次连续扫描的第一次中进行。

6　总结

分子结构,就元素成分而言(作为分子的一部分或作为合成标记的分子)和某些化学键(特别是如果它们沿着长分子的长度重复)可以通过 X 线检测并在某种程度上表征微型 CT 成像方法。传统的,基于衰减的微型 CT 通常是非基于衰减的微型 CT 的组成部分,因为它提供了器官和生理空间的高空间分辨率范围,其中感兴趣的分子倾向于被限制,排除或冲刷从而提供 X 线衰减的空间分布,该 X 线衰减是校正基于非衰减的微型 CT 图像数据所需的,用于使用非衰减特性生成图像的 X 线衰减。

虽然衰减方面和其他方式可以很容易地单独集成到单个微型 CT 扫描仪中,但是节省了时间,更重要的是,两个不同图像的配准更容易实现,没有任何一个微型 CT 组合可能满足所有需求。

小动物 CT 的一个主要优势在于它提供临床相关的病理生理学图像信息,两者均在临床 CT 扫描分辨率的等效范围内。微型 CT 可以提供远高于临床扫描仪可实现的分辨率的图像数据，从而可以预期对病理生理过程有更深入的了解。小动物 CT 的另一个优势在于它为开发和评估新型临床适用的 X 线成像方法提供了试验台。

致谢：Ritman 博士的微型 CT 研究得到了美国国立卫生研究院资助 EB000305 的部分支持。

参考文献

1. Elliot JC, Dover SD (1982) X-ray tomography. J Microsc 162(2): 211–213.
2. Flannery BP, Deckman HW, Roberg WG et al (1987) Three dimensional x-ray microtomography. Science 237: 1439–1444.
3. Sasov A (1987) Non-destructive 3D imaging of the objects internal microstructure by microCT attachment for SEM. J Microsc 147: 169–192.
4. Feldkamp LA, Davis LC, Kress JW (1984) Practical cone-beam algorithm. J Opt Soc Am A1: 162–191.
5. Ritman EL (2014) Cone beam micro-CT for small-animal research. IN: Shaw C (ed): Cone Beam Computed Tomography. Chapter 12, pp171–179. CRC Press (Taylor and Francis).
6. Paulus MJ, Geason SS, Kennel SJ et al (2000) High resolution x-ray tomography: an emerging tool for small animal cancer research. Neoplasia 2: 36–45.
7. Holdsworth DW, Thornton MM (2002) Micro-CT in small animal and specimen imaging. Trends Biotech 20(8): S34–39.
8. Ritman EL (2004) Micro-computed tomography: Current status and developments. Annual Rev Biomed Eng 6: 185–208.
9. Badea CT, Drangova M, Holdsworth DW et al (2008) In vivo small-animal imaging using micro-CT and digital subtraction angiography. Physics in Med Biol 53: R319–R350.
10. Brooks RA, Di Chiro G (1976) Statistical limitations in x-ray reconstructive tomography. Med Phys 3: 237–240.
11. Ford NL, Thornton MM, Holdsworth DW (2003) Fundamental image quality limits for micro-computed tomography in small animals. Med Phys 30: 2869–2898.
12. Faulkner K, Moores BM (1984) Noise and contrast detection in computed tomography images. Phys Med Biol 29: 329–339.
13. Grodzins L (1983) Optimum energies for x-ray transmission tomography of small samples. Nucl Instrum Methods 206: 541–545.
14. Drangova M, Ford NL, Detombe SA et al (2007) Fast retrospectively gated quantitative four-dimensional (4D) cardiac microcomputed tomography imaging of free-breathing mice. Invest Radiol 42: 85–94.
15. Badea CT, Hedlund LW, Johnson GA et al (2004) Micro-CT with respiratory and cardiac gating. Med Phys 31: 3324–3329.
16. Cowan CM, Aghaloo T, Chou YF et al (2007) Micro-CT evaluation of three dimensional mineralization in response to BMP-2 doses in vitro and in critical sized rat calvarial defects. Tissue Eng 13: 501–512.
17. Borah B, Ritman EL, Dufresne TE et al (2005) The effect of residronate on bone mineralization as measured by micro-computed tomography with synchrotron radiation: Correlation to histomorphometric indices of turnover. Bone 37(1): 1–9.
18. Kinney JH, Lane NE, Haupt DL (1995) In vivo three dimensional microscopy of trabecular bone. J Bone Miner Res 10(2): 264–270.
19. Lee J, Beighley P, Ritman E et al (2007) Automatic segmentation of 3D micro-CT coronary vascular images. Med Image Analysis 11(6): 630–647.
20. Op den Buijs J, Bajzer Z, Ritman EL (2006) Branching morphology of the rat hepatic portal vein tree: A micro-CT study. Ann Biomed Eng 34(9): 1420–1428.
21. Nordsletten D, Blackett S, Bentley MD et al (2006) Structural morphology of renal vasculature. Am J Physiol: Heart Circ Physiol 291: H296–H309.
22. Badea CT, Hedlund LW, Mackel JF et al (2007b) Cardiac micro-computed tomography for

morphological and functional phenotyping of muscle LIM protein null mice. Mol Imaging 6: 261–268.

23. Kantor B, Jorgensen SM, Lund PE et al (2002) Cryostatic micro-computed tomography imaging of arterial wall perfusion. Scanning 24: 186–190.

24. Schmermund A, Bell MR, Lerman LO et al (1997) Quantitative evaluation of regional myocardial perfusion using fast x-ray computed tomography. Herz 22(1): 29–39.

25. Crone C (1963) The permeability of capillaries in various organs as determined by the use of the indicator diffusion method. Acta Physiol Scand 58: 292–305.

26. Cann CE, Gamsu G, Birnbert FA et al (1982) Quantification of calcium in solitary pulmonary nodules using single and dual-energy CT. Radiology 145: 493–496.

27. Herman GT (1980) Image Reconstruction from Projections: The Fundamentals of Computerized Tomography. Academic Press, New York.

28. Dilmanian FA (1992) Computed tomography with monochromatic x-rays. Am J Physiol Imaging 7(3-4): 175–179.

29. Bonse U, Johnson Q, Nicols M et al (1986) High resolution tomography with chemical specificity. Nucl Instrum Methods Phys Res A 246(1-3): 644–648.

30. Ross PA (1928) A new method of spectroscopy for faint x-radiations. J Opt Soc Am 16: 433–437.

31. Spanne P (1989) X-ray energy optimization in the computed tomography. Phys Med Biol 34(6): 679–690.

32. http://physics.nist.gov/PhysRefData/XrayMassCoef/

33. Le Duc et al (1999) ESRF HighLights. http://www.esrf.eu/UsersAndScience?Publications/Highlights/1999/life-sci/broncho.html

34. Butzer JS, Butler APH, Butler PH et al (2008) Image and Vision Comput New Zealand, pgs. 1-6, doi:10.1109/IVNZ.2008.4762080.

35. Anderson NG, Butler AP, Scott N et al (2009) Medipix imaging – evaluation of data sets with PCA. Eur Radiol B-393: S228.

36. Panetta D, Belcari N, Baldazzi G et al (2007) Characterization of a high-resolution CT scanner prototype for small animals. Nuovo Cimento B 122: 739–747.

37. Firsching M, Butler AP, Scott N et al (2009) Contrast agent recognition in small animal CT using the Medipix2 detector. Nucl Inst Meth A 607: 179–182.

38. Gleason SS, Sari-Sarraf H, Paulus MJ et al (1999) Reconstruction of multi-energy x-ray computed tomography images of laboratory mice. IEEE Trans Nucl Sci 46: 1081–1086.

39. Takeda T, Yuasa T, Hoshino A et al (1997) Fluorescent x-ray computed tomography to visualize specific material distribution. IN: Developments in X-ray Tomography. Proc SPIE 3149: 160–172.

40. Takeda T, Tu Q, Yashiro T et al (1999) Human thyroid specimen imaging by fluorescent x-ray computed tomography with synchrotron radiation. Proc SPIE 3772: 258–267.

41. Cui CW, Jorgensen SM, Eaker DR et al (2008) Coherent x-ray scattering for discriminating biocompatible materials in tissue scaffolds. Proc SPIE: Development X-ray Tomogr VI 7078: 70781S-1-70781S-10.

42. Johns PC, Leclair RJ, Wismayer MP (2002) Medical x-ray imaging with scattered photons. IN: Opto-Canada: SPIE Regional Meeting on Optoelectronics, Photonics, and Imaging, Proc SPIE TDO1:355–357.

43. Grant JA, Morgan MJ, Davis JR et al (1993) X-ray diffraction microtomography. Meas Sci Technol 4: 83–87.

44. Pelc JS (2001) Volume rendering of tendon-bone relationships using unenhanced CT. Am J Roentgenol 176: 973–977.

45. Kosanetzky J, Knoerr B, Harding G et al (1987) X-ray diffraction measurements of some plastic materials and body tissues. Med Phys 14(4): 526–532.

46. Lewis RA, Hall CJ, Hufton AP et al (2003) X-ray refraction effects: application to the imaging of biological tissues. British J Radiol 76: 301–308.

47. Momose A, Fukuda J (1995) Phase-contrast radiographs of nonstained rat cerebellar specimen. Med Phys 22: 375–379.

48. Cloetens P, Ludwig W, van Dyck D, et al (1999) Quantitative phase tomography by holographic reconstruction. Proc SPIE 3772: 279–290.

49. Beckman F, Bonse U, Busck F et al (1997) X-ray microtomography (μCT) using phase contrast for the investigation of organic matter. J Comput Assist Tomogr 21: 539–553.
50. Chapman D, Thomlinson W, Johnston RE et al (1997) Diffraction enhanced x-ray imaging. Phys Med Biol 42: 20115–20125.
51. Momose A, Yashiro W, Takeda Y et al (2008) Sensitivity of x-ray phase tomography based on Talbot and Talbot-Lau interferometer. Proc SPIE 7078: 707811-1-707811-8.
52. Nugent KA, Gureyev TE, Cookson DJ et al (1996) Quantitative phase imaging using hard x-rays. Phys Rev Letters 77: 2961–2964.
53. Pfeiffer F, Weitkamp T, Bunk O et al (2006) Phase retrieval and differential phase-contrast imaging with low brilliance x-ray sources. Nature Physics 2: 256–261.
54. Wilkins SW, Gureyev TE, Gao D et al (1996) Phase-contrast imaging using polychromatic hard x-rays. Nature 384: 335–338.
55. Donnelly EF, Price RR, Lewis KG et al (2007) Polychromatic phase-contrast computed tomography. Med Phys 34: 3165.
56. Olivo A, Speller R (2007) Polychromatic phase contrast imaging as a basic step towards a widespread application of the technique. Nucl Instrum Methods A580: 0179–1082.
57. Olivo A, Speller R (2007) A coded-aperture technique allowing x-ray phase contrast imaging with laboratory sources. Appl Phys Lett 91: 074106.
58. Zhou SA, Brahme A (2008) Development of phase-contrast x-ray imaging techniques and potential medical applications. Physica Medica 24: 129–148.
59. Takeda T, Wu J, Yoneyama A et al (2004) SR biomedical imaging with phase-contrast and fluorescent x-ray CT. Proc SPIE 5535: 380–391.
60. Dilmanian FA, Garrett RF, Thomlinson WC et al (1990) Multiple energy computed tomography for neuroradiology with monochromatic-rays from the National Synchrotron Light Source. Physica Medica VI, n.3-4: 301–307.
61. Bond VP, Robertson JS, (1957) Vertebrate radiobiology (lethal actions and associated effects). Annu Rev Nucl Sci 7: 135–62.
62. Boone JM, Velazquez O, Cherry SR (2004) Small-animal x-ray dose from micro-CT. Mol Imaging 3: 149–158.
63. Carlson SK, Classic KL, Bender CE et al (2007) Small animal absorbed radiation dose from micro-computed tomography imaging. Mol Imaging Biol 9: 78–82.

第 **7** 章
小动物 MRI 仪器

Andrew M. Blamire

1 引言

20 世纪 70 年代磁共振成像(MRI)首次出现在物理科学家的实验室,其中核磁共振(NMR)的基本现象正在研究中,并且已迅速扩展并渗透到生物学和临床研究的大多数领域。MRI 无疑是所有非侵入性成像模式中最常用的一种。MRI 信号源自氢原子核(质子),而 MRI 图像的内在对比反映了组织内质子密度的差异,选择合适的信号制备方案可使图像强度与其他重要信号相关联,诸如血流的过程(例如,用于血管造影的体积流量或用于组织灌注的微流量)、布朗水运动(例如,扩散成像以评估组织微结构)、组织氧合(用于功能信息)等。此外,核的局部化学环境调制 MRI 信号频率,允许使用相关技术识别分子基团。MRI 光谱-复制(MRS)能允许代谢测量。没有任何一种成像方式能与这种固有的灵活性相提并论。对于所有这些 MRI 测量,扫描仪器基本上保持不变,对比度类型的选择仅由特定的成像序列确定。在本章中,我们将详细描述小动物 MRI 所需的基本仪器。

2 磁共振背景

在这一部分中,我们将简要概述以 MRI 实验为背景的基本原理,用来描述 MRI 仪器的设计和选择。

A.M. Blamire (✉)
Newcastle Magnetic Resonance Centre, Newcastle University, Newcastle upon Tyne, UK
e-mail: andrew.blamire@newcastle.ac.uk

2.1   MRI 信号生成的基本原理

对于 MRI 实验的完整性描述超出了本章的范围和目的，并且已经在关于这个主题的许多专业文献中进行描述[1,2]。然而，为了理解 MRI 仪器的设计标准和选择，有必要介绍一些基本概念。

MRI 基于一些核的基本物理性质，称为核磁共振（NMR），首次在 1945 年的实验中显示，也因此使 Felix Bloch 和 Edward Purcell 获得 1952 年诺贝尔物理学奖。关键核（如 ^1H、^{13}C、^{31}P、^{23}Na、^{19}F、^7Li）具有由量子力学定义为自旋的性质（这等同于原子核在其轴上旋转的经典描述），并形成称为磁矩（μ）的性质（通常，旋转带电物体可分解为一系列循环带电子粒子，这些子粒子构成电流，并具有相关的磁场）。当置于均匀强磁场时（表示 B_o 并按照惯例沿 z 轴排列），这些核在几个离散能级（其数量是核特有的）之间的极化。在常规 MRI 的情况下，起作用的核心是质子，它有两个离散的（量化的）能级。

两个能级系统的能量分离（ΔE）由以下公式计算得出：

$$\Delta E = \gamma h B_o / 2\pi \tag{7.1}$$

其中 γ 是核特定的常数，称为磁比，h 是关键常数。在核磁共振实验中，这种能量通过角频率的外加电磁波传递给原子核，该电磁波由以下公式计算得出：

$$E = h\omega / 2\pi \tag{7.2}$$

对于 MRI，该电磁波的频率在射频（RF）频带内。对于原子的共振吸收能量，我们可以等同使用公式 7.1 和 7.2 以获得表达式：

$$\omega_o = \gamma B_o \tag{7.3}$$

该公式描述在给定磁场强度下核磁共振所需的 RF 频率。这个频率 ω_o 被称为拉莫尔频率。

在宏观尺度上，极化单个磁矩的效果是沿着磁体轴线产生净磁化。施加到系统的 RF 能量脉冲导致磁化矢量从 z 轴向 x-y 平面旋转（图 7.1）。旋转磁网化的精确角度（α）称为翻转角，并且由磁性部件的强度决定，包括所施加的 RF 脉冲（B_1）和脉冲持续时间 TP。

$$\alpha = \int_0^{t_P} \gamma B_1(t') dt' \tag{7.4}$$

在 x-y 平面上，主磁场和磁化分量之间的相互作用是一个力矩，它使磁化以拉莫尔频率围绕主磁场的轴前进。这种进动可以通过适当放置的探测器线圈中的电磁感应来检测。

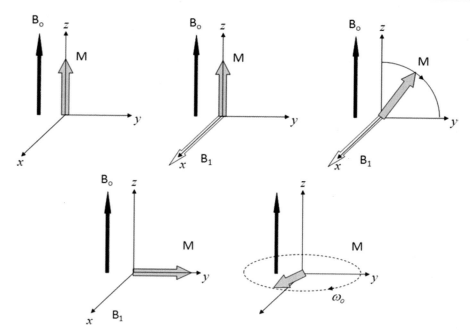

图 7.1 核磁共振(NMR)实验的经典描述。在极化场 $B_0(z)$ 的存在下,样品具有净磁化强度 M。施加的 RF 能量脉冲的磁场分量(B_{1x})使磁化旋转到横向($x-y$)平面。主磁场对横向磁化施加转矩,使其在 $x-y$ 平面内进行预处理,在该 XY 平面中,它可以在适当放置的接收线圈中感应电流。

2.2 MRI 信号的特性

一旦 MRI 信号被激发,两个主要过程接管返回细胞核到它们的平衡状态。该过程被称为弛豫,它破坏可观测的磁共振信号,并恢复外加磁场中核的原始极化。

2.2.1 横向、T_2 或自旋-自旋弛豫

在射频脉冲激励之后,磁化的横向分量在主外加磁场的作用下前进。在原子水平上,由于位于近处的原子核(称为自旋-自旋相互作用)之间的相互作用,每个原子核的局部环境发生波动,使得能量从原子核传递到原子核。这些波动导致单个原子核进动中的相干性损失,并且可观测的磁化(以及由此检测到的信号)随时间常数 T_2 呈指数衰减或"松弛"(图 7.2)。

$$M_{xy}(t) = M_{xy}(0)\exp(-t/T_2) \tag{7.5}$$

由于所检测的 MRI 信号的强度取决于在 $x-y$ 平面内前进的总宏观磁化强度,所以所检测的信号也以相同的时间常数衰减。

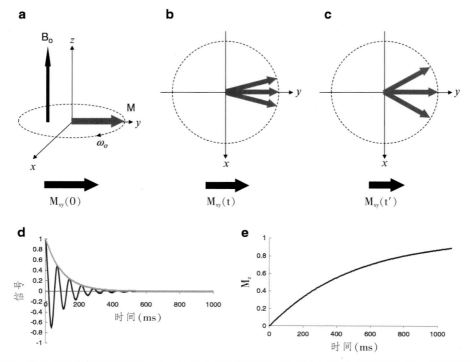

图 7.2 磁化和弛豫过程的进动。(a~d)单个核之间的相互作用(自旋-自旋相互作用)导致净磁化内相干进动的损失，导致磁化 M_{xy} 分量的衰减，(e)由于自旋-晶格或 T_1 弛豫恢复纵向磁化 M_z。

2.2.2　纵向、T_1 或自旋-晶格弛豫

第二弛豫过程(称为纵向弛豫)决定了原子核恢复到平衡态的速率，其纵向极化沿着 z 轴与主静电场对齐。在纵向弛豫过程中，能量从细胞核损失到具有第二指数时间常数 T_1 的组织(图 7.2e)。如果对所施加的 RF 脉冲进行校准以赋予 90° 翻转角，则磁化恢复到平衡状态可通过以下公式描述：

$$M_z(t) = M_z(0)\{1 - \exp(-t/T_1)\} \qquad (7.6)$$

T_1 弛豫过程总是比横向磁网化的 T_2 衰变慢，并且在体内，在核恢复到平衡极化之前一段时间，可观测信号消失(图 7.2d，e)。在组织水平上驱动弛豫的过程是由每个质子经历的精确环境决定的。因此，不同的组织隔室具有不同的松弛时间，这些松弛时间可用于在 MRI 图像中生成对比度[2]。

2.3　核磁共振信号来源的定位：MRI

1973 年，Paul Lauterbur 发表了一项开创性的数据，证明利用核磁共振现象产生图

像的潜力[3]，为此他与 Peter Mansfield 分享了 2004 年诺贝尔医学奖和生理学奖。MRI 基于一个简单的扩展方程(7.3)。如果将线性磁场梯度(G_r)叠加在主静态场 B_o 上，则谐振条件的频率取决于空间位置，即空间位置。

$$\omega(r) = \gamma(B_o + G_r r) \qquad (7.7)$$

如图 7.3 所示。通过与施加的 RF 脉冲同时施加场梯度，公式 7.7 表明脉冲将仅(选择性地)激励来自样本区域的信号，其谐振频率与施加的脉冲的带宽特性匹配。或者，通过在信号被采样期间应用场梯度，频率分布将与核在空间的分布成比例地呈现，这可以通过傅里叶变换的数学结构来确定[4]。

2.4　MRI 仪器的基本要素

从以上描述中可以识别 MRI 仪器的主要部件，其中包括以下几点：

（1）均匀的静磁场；

（2）一种用无线电波有效地照射样本的 RF 系统；

（3）一种瞬时施加线性场梯度来定位 MRI 信号的系统；

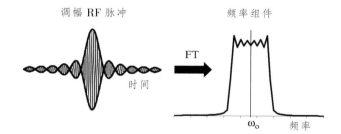

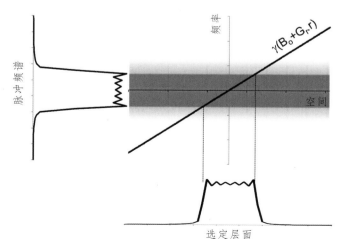

图 7.3　梯度场强度、MRI 共振频率与切片选择的关系。在拉莫尔频率(ω_0)上的射频波调幅脉冲具有由傅里叶变换(FT)给出的一组有效频率分量。当存在场梯度 G_r 的情况下应用时，脉冲的频谱仅与物体的一小部分的共振条件匹配，从而激励来自所选切片的信号。

（4）一种用于检测、解调和采样激发的 MRI 信号的 RF 系统；

（5）一组重建和显示系统。

3 磁共振扫描仪

整个 MRI 仪器的示意图如图 7.4 所示。在这一部分我们将考虑设计标准和每个组件的选择。

3.1 磁体

MRI 扫描仪最大的单一部件是产生应用场 B_0 的磁体系统。磁体设计必须使磁场高度均匀，同时间隔时间非常稳定。通过考虑放置在 MRI 扫描仪内的扩展样本的空间频率变化和频率稳定性，我们可以方便地描述这些设计规范。通常，基本磁体的均匀性必须优于 0.1 份/毫升（ppm），稳定性必须为每小时数赫兹（10^{-8} 的场漂移或更小）。

典型的市售小动物磁铁，如图 7.5 所示和图 7.6 中的内部设计示意图。大多数磁铁在体内成像是基于类似的设计，即使用低温冷却、超导、电磁式线圈提供一个稳定、强大的磁场。电磁阀本身一般是由铌、钛或铌锡合金成为超导（导线的电阻为零）低于某一临界温度（T_c，10K 为 Nb/Ti，18K 为 Nb/Sn）。螺线管悬浮在液氦（沸点 4.2K）的浴中。一旦主电流已经建立，螺线管的两端可以通过超导开关连接起来形成一个连续的回路，并且电源可以被移除。磁场的均匀性可以通过电流低温恒温器中的附加场分布线

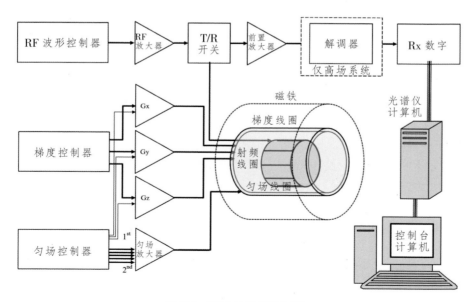

图 7.4　MRI 扫描仪示意图。

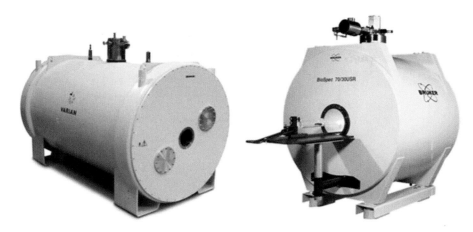

图 7.5　典型的市售小动物 MRI 磁体系统。左图为低温无屏蔽的超高场 16.4T 小动物磁共振磁铁。在规格方面,其自由孔直径为 260mm(Courtesy of Varian Inc)。右图为带有脉冲管低温冷却器的 7 T 超屏蔽磁铁,内径为 300mm,可实现最少的氦气蒸发(Courtesy of Bruker Biospin Ltd)。

圈(低温线圈)来调节,直到测量的磁场尽可能均匀。微小的残余电阻会导致磁场随时间衰减,但这种向下的场漂移每小时小于 10^{-8}。为了保持超导状态,小心地将螺线管与磁体结构的其余部分隔热,以最小化氦气沸腾。真空容器和隔热板增强了热隔离。在传统的磁铁设计中,液氮(沸点 77K)容器也被使用(图 7.6b)作为氦浴的附加热屏蔽。为了降低氦气的蒸发量,牺牲相对便宜的液氮进行蒸煮。在这个设计中,两个低温恒温器必须频繁地重新填充(数周到数月)。最近的磁铁设计采用了制冷系统("冷头"和相关部件,基于 Gifford 和 Longsworth 的脉冲管制冷方法[5])来重新计算磁铁内的氦气蒸汽,从而最大限度地减少蒸发(图 7.6c)和降低冷冻剂成本,但以制冷成本为代价。所有磁体系统必须连接骤冷管,以允许在磁体失效时发生冷冻剂气体的安全释放(当发生快速和不可控的冷却剂沸腾时)。

3.1.1　磁场强度的选择

在 2.1 节,我们描述了质子核在施加的磁场中具有两个能级。从宏观角度来看,样本中的许多原子核分布在这两个水平之间,平均而言,每个能级中存在的原子核数量(Δn)的差异,可以用以下公式描述:

$$\Delta n = n_\alpha - n_\beta = N\Delta E / 2KT \tag{7.8}$$

其中 N 是核的总数,n_α 和 n_β 是两个水平中每个水平的核数,K 是玻尔兹曼常数,T 是样本温度。等式 7.8 表明这种分布是由原子核的热能驱动的。结合公式 7.1 和公式 7.8,我们发现能量水平的百分比差异是:

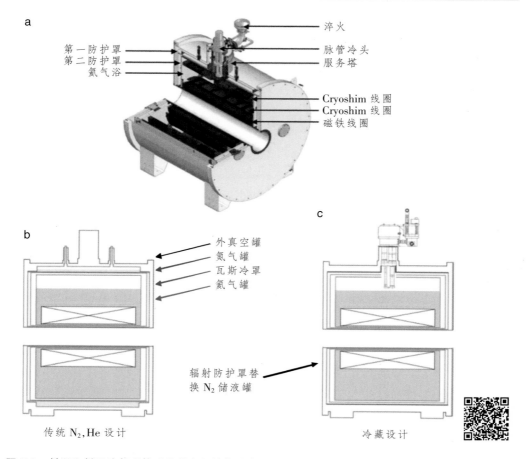

图 7.6 低温和低温冷却磁体系统的内部结构示意图。(a)主磁场由磁体线圈产生,具有来自 Cryoshim
线圈的附加场,其通过调节以获得最佳磁场均匀性。(b)低温磁体设计,其中液氮和氦蒸发需要定期
重新填充磁体杜瓦瓶以保持超导性。(c)一种低温冷却的磁铁设计,其中不再需要氮气容器,并且氦
气蒸汽重新冷凝回到杜瓦瓶中,可使正常操作中的蒸发最小化。冷却"冷头"所需的热交换器和冷却
器系统未在此图中显示。(Courtesy of Varian Inc)

$$\frac{\Delta n}{N} = \frac{\gamma h B_o}{4\pi K T} \tag{7.9}$$

可观察到的信号强度直接取决于能量水平之间的占用率之间的过量差异,在可实
现的 0.1~10.0T 的场强下,在 28 700~2 870 000 个核中仅为 1。因此,基本的核磁共振
现象本质上是不敏感的。

公式 7.9 很明确地显示,有两种方法可以获得更强的 MRI 信号;在尽可能高的磁
场强度 B_o 下操作,或降低样本温度。第二种方法与体内成像不相容,其中核心体温必

须保持在生理极限内,这使得磁场强度成为唯一可行的选择。我们将在 4.2 节讨论产生超极化的高级方法。因此,通常较高的场强等同于 MRI 图像中增加的信噪比,并且努力获得尽可能高的场强(在经济极限内)。表 7.1 列出了用于体内成像的典型场强和各自的质子频率。

3.1.2　选址屏蔽、滤波和边缘场

由于信号探测系统是高灵敏度 RF 接收器,因此屏蔽本地环境中的杂散 RF 信号源对于获得最大灵敏度和消除图像伪像至关重要。射频信号可以穿透扫描器孔,在那里其可被系统 RF 线圈探测到并通过信号路径进入扫描器。沿着孔的 RF 噪声的穿透程度取决于尺寸(孔半径与磁体长度比),其中孔本身充当提供一些信号衰减的波导。为了消除所有外来噪声源,磁铁通常位于法拉第笼内,并接地。所有与磁铁之间的电气连接(例如,扫描仪硬件连接或用户设备,如动物监测)都通过法拉第笼壁上的电子滤波器,以消除系统所需的任何工作频率范围内的信号。完整法拉第笼的替代方案是,一旦样本与磁铁同时定位,就用金属板将磁铁孔的端部电气"密封",从而基本上从扫描器孔和端板产生法拉第笼(图 7.7)。

存在于磁体等中心的极化场是地球场的数千倍(地球场通常为 0.05mT)并且随着与磁体结构的距离而衰减。这个边缘区域延伸到扫描仪实验室,对 MRI 科学家造成了一些危害,必须小心控制[6](图 7.8)。最大的危险对象是植入医疗设备的人员,如心脏起搏器。这些装置可以通过与磁体边缘场的相互作用而被激活或损坏,从而可能危及生命。必须建立 0.5mT 边缘野外线以外的安全工作区,并且在此区域内不得允许带有此类装置的人员进入。仔细筛选员工,可以消除风险。然而,边缘场也对附近的任何铁磁物品施加吸引力。松散的金属物体可以被吸引到扫描仪上,使它们成为抛射物,伤害工作人员并对磁铁结构造成严重损坏。同样,严谨的设计和监控扫描仪环境至关重要,可以最大限度地降低这种风险。通常, 可以组合法拉第笼和安全工作区的要求, 使得

表 7.1　用于体内 MRI 研究的典型场强及质子频率[γ(^{1}H)=4.25×10^7 Hz/T]和可用的孔径(物体的最大尺寸)

场强(T)	质子频率(MHz)	常规孔径(mm)	目的
1.5	63.75	600	临床成像
3.0	127.5	600	人体/临床前成像
4.7	200.0	160~400	人体/临床前成像
7.0	300.0	160~400	人体/临床前成像
9.4	400.0	160~400	人体/临床前成像
11.7	500.0	160~400	临床前成像

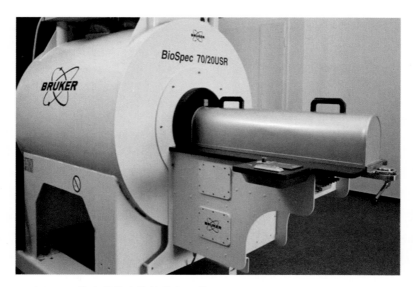

图 7.7　带有整体法拉第笼的磁铁。（Courtesy of Bruker Biospin Ltd）

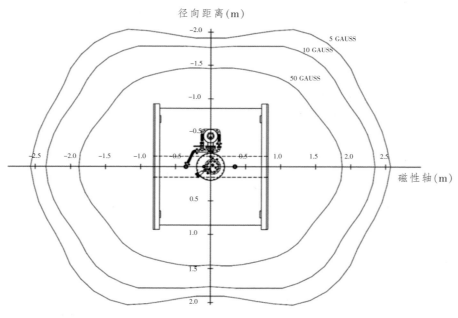

图 7.8　典型的自屏蔽小型动物 MRI 扫描仪的边缘场图，其中 210mm 孔径的场强为 9.4 T。（Courtesy of Varian Inc）

0.5mT 线完全包含在法拉第笼内。

用于小动物研究的当前磁体系统包括自屏蔽磁体设计，其中第二组线圈绕组定位在磁体低温恒温器内。它们以具有匝数密度的主线圈反向缠绕，使得来自初级绕组的边缘场部分地被来自这些屏蔽绕组的场抵消。该设计为系统创建了紧凑的安装尺寸。作为有源自屏蔽的替代方案，可以通过在磁体周围设计包含磁场的钢壳来结合无源屏蔽。

3.2 梯度系统

在 2.3 节中，我们描述了如何使用在 MRI 序列期间调制的时变线性场梯度来执行 MRI 信号的定位。这些字段由系统梯度线圈创建。所需的梯度波形由光谱仪梯度波形控制处理器产生，并通过高功率线性恒定电流梯度放大器馈送到梯度线圈。

3.2.1 梯度线圈

为了在三维空间中定位 MRI 信号，扫描仪配备有三个正交且独立的梯度线圈，围绕一系列同心圆柱形成形器构建。这些主要基于用于 z 梯度的 Maxwell 线圈设计和用于 x 和 y 梯度的 Golay 线圈设计[7]，如图 7.9 所示。与磁体结构一样，由在梯度线圈中流动的电流产生的磁场不限于梯度管孔，而是具有围绕线圈结构延伸的边缘场分量。场梯度的快速切换可以引起涡流在附近的任何导电表面内流动，特别是在磁体低温恒温器的部件中。这些涡流产生自身的时变磁场，其使梯度线圈自身产生场失真，导致图像伪像和不稳定性。这些涡流的时间常数与其流过的导体的电阻成反比，因此不允许在磁体系统的冷却内部结构中形成涡流，其中时间常数可以是数秒。为了解决这个问题，曼斯菲尔德引入了主动屏蔽梯度线圈[8]的概念，该线圈在包围主梯度线圈的同轴成形

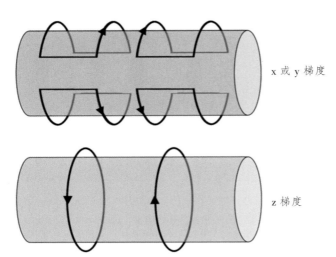

x 或 y 梯度

z 梯度

图 7.9 梯度线圈三轴电流绕组示意图。在扫描仪的可用体积上，绕组都产生 z 磁场的线性变化（即 $\partial B_z/\partial x$，$\partial B_z/\partial y$ 和 $\partial B_z/\partial z$，z 轴沿磁体孔定义）。

器上再次包含第二个反绕组。通常，梯度线圈的有源屏蔽将涡流减小到等效的非屏蔽设计的1%以下。商用梯度系统(未安装在磁铁上)如图7.10所示。

图像分辨率 Δr 由在 MRI 信号的检测期间可以在样本上建立的最大梯度强度确定。精确的关系由以下公式定义：

$$\Delta r = \frac{2\pi}{\int_0^t \gamma \cdot G_r(t') \cdot dt'}$$

(7.10)

其中 $G_r(t')$ 是在持续时间 t 上施加的时变场，对其进行 MRI 信号的采样。

梯度强度由线圈几何形状和通过绕组的电流(I)决定。梯度强度与线圈半径成反比，因此最佳梯度线圈的选择取决于需要成像的最大样本尺寸。在成像序列期间可以切换每个梯度场以编码空间信息的速率由线圈的自感(L)、施加的电压(V)和系统的总电阻(R，来自线圈和电缆)决定。这可以表示为

$$V = IR + L\frac{dI}{dt}$$

(7.11)

快速梯度响应(dI/dt)对于现代超快速成像序列至关重要，因此梯度线圈设计具有低自感和电阻，并且在高电流和高电压下驱动。小型动物系统通常由放大器驱动，峰值

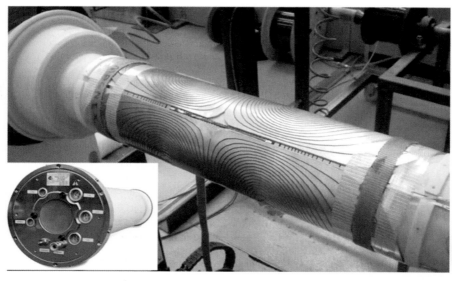

图7.10　施工期间的梯度线圈。图7.9中所示的电流路径被转换成从单个铜片材切割的连续电弧的图案。每个初级和次级(屏蔽)绕组的板放置在玻璃增强塑料外围，散布着绝缘层。示出的是横向绕组之一(x 或 y)，下方可以看到另一个绕组。最后将整个结构在压力下嵌入环氧树脂中。左下角放大图为完整梯度线圈的视角，显示三个梯度线圈、集成垫片线圈、测温和水冷的连接。(Courtesy of Varian Inc)

电压为 300V，峰值电流为 200A，产生的梯度场为 400~1000mT/m，具体取决于梯度线圈直径。

梯度硬件的最后一个要素是冷却系统。高占空比扫描导致梯度线圈中的强烈散热。在成像实验的背景下，这种散热可以改变线圈电阻，从而改变线圈的性能，而在线圈硬件的情况下，热量会导致线圈绕组损坏。因此，水冷却系统结合在线圈结构内，与线圈绕组紧密热接触，并提供冷水以保持恒定的工作温度。

3.2.2　预加重

在 3.2.1 节中，引入了有源梯度屏蔽的概念作为减少涡流与磁体结构相互作用的方法。虽然良好的梯度设计可有效消除约 99% 的杂散场效应，但系统中仍存在残余涡流。在小动物扫描仪中，100mT/m 的梯度场强并不罕见，这相当于质子频率分布（见公式 7.7）为 425 000Hz/cm。扫描仪的频率稳定性可在接收器电子设备中测量（见 3.4.3 节），通常优于 0.1Hz，并且几种数据采集方法（特别是 MRI 光谱采集和回波平面成像或 EPI 序列）是敏感的，场变化为 0.1~5Hz。因此，对于高灵敏度成像，1% 的残余涡流仍然是无法接受的。然而，使用预加重技术可以显著减少残余场。

预加重是指对驱动波形进行调整，使得线圈产生的磁场梯度与感应涡流产生的磁场相结合，在样本内产生真正理想的梯度场调制（图 7.11）。预加重是各个系统组件（磁铁、梯度线圈和 RF 线圈）之间相互作用的函数，并在系统安装期间针对每种配置进行预先测量。为每个梯度轴映射时变涡流，并将其分解为一系列指数衰减函数和幅度。根据这些参数，梯度驱动功能在传递到梯度线圈之前被"预加重"。

3.3　匀场片

在 3.1 节中，我们提到施加的磁场 B_0 必须是高度均匀的，以使拉莫尔频率尽可能接近均匀。然而，即使能设计出一个完美的磁体，也并不会达到最佳条件。空气和待扫描物体之间磁化率（χ）的差异导致样本内磁场的空间变化，并因此导致 B_0 的局部变化。随着静磁场强度增加，不均匀变化的幅度增加，而物体的尺寸通常会减小（较高的磁场通常具有较小的孔径，见表 7.1），经历磁场不均变化的物体，其相对比例增加。因此，必须对每个经历匀场扫描过程的对象补偿该匀场的失真。

我们在磁体孔内增加了一组额外的场轮廓线圈（匀场线圈）。这些线圈缠绕的几何形状用于产生具有一阶、二阶和在某些情况下三阶空间球谐分布的静态场[7,9]。可以使用特定数据采集序列[10]来映射空间场变化，将其分解成它们的空间谐波，然后将适当的电流驱动到每个匀场线圈中来校正。一般来说，匀场片是静态场，但在某些情况下，每个匀场片均可有所变化的动态匀场可以提高灵敏度[11,12]。匀场线圈可以被单独安装在磁体孔内，但在大多数系统设计中，它们都包含在位于初级和次级（屏蔽线圈组）之

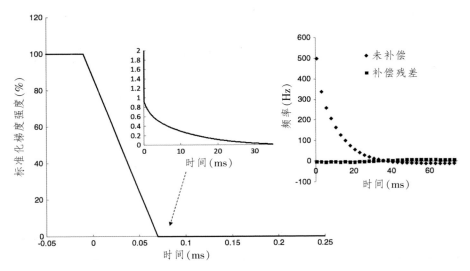

图 7.11 显示了所请求的梯形梯度波形的下降沿。在梯度波形之后扫描仪孔中的场稳定性的实验测量显示磁体孔内的时变涡流梯度场具有 1.5ms、13.5ms 和 65.5ms 的三个不同时间常数。预加重调整以提供稳定的测量区域需要添加时间衰减组件，这些时间常数在所请求的梯度幅度的 −0.09%、0.75% 和 0.24% 处，并且导致具有长尾的梯度函数（插入，注意更长的时间尺度）。还示出了在理想梯度事件结束之后测量扫描仪中的小物体频移作为时间的函数，具有和不具有预加重补偿。

间的梯度线圈内，从而节省了宝贵的自由孔空间。

3.4 射频系统

MRI 仪器内第二个主要的系统是射频（RF）链，包括传输初始激励脉冲、检测和解调返回的 MRI 信号的相关组件。

3.4.1 射频线圈

射频线圈可以将激励脉冲传输到样本中。线圈本质上是一个射频天线，专门设计用于在特定体积内沉积射频能量（而不是像在射频天线中那样从线圈中辐射能量）。射频线圈系统分为两个基本类别：①单个发射-接收线圈；②各自独立的发射和接收线圈对。在任何一种情况下，基本线圈设计都包括一个调谐电路（电感和电容网络，其中主电感由线圈绕组形成），它在感兴趣的原子核的拉莫尔频率下谐振。在电子理论中公认的是，谐振电路通过线圈的品质因数 Q（Q 是谐振频率与谐振的半宽度之比）提供电路内流动的电流的缩放，从而使性能增强。相对于未调谐电路，在该共振频率下工作性能更佳。显示射频线圈基本元件的简单电路图如图 7.12 所示。由于射频链的电子设备设计为在 50Ω 阻抗（电阻）下工作，射频线圈也必须匹配 50Ω，以最大化射频链组件之间的功率传输。

在形成线圈的绕组或导体内流动的电流产生在驱动(拉莫尔)频率下振荡的磁场,并且它是该近场(表示为 B_1)的磁性分量,其在成像实验中与原子核相互作用。当在弛豫时间 T_1 的样本中并且使用具有重复时间 TR 的序列执行诸如 "损坏的梯度调用成像"[13](SPGR)测量的简单成像实验时,激发 MRI 信号的强度 $S(r)$ 由位置 r 引起的表达由以下公式描述:

$$S(r) \propto \rho(r) \frac{\left(1 - e^{-TR/T_1}\right) \sin \alpha}{1 - \cos \alpha . e^{-TR/T_1}} \tag{7.12}$$

其中 $\rho(r)$ 是位置 r 处的原子核密度,α 是由射频脉冲产生的翻转角(公式 7.4)。翻转角 α 由射频脉冲持续时间 tp 和局部 B_1 场强确定,局部 B_1 场强可随位置 r 而变化,这取决于产生表达的射频线圈的设计:

$$\alpha(r) = \int_0^{tp} \gamma B_1(r, t') dt' \tag{7.13}$$

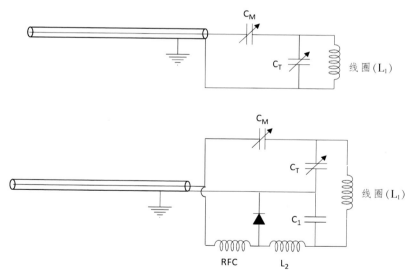

图 7.12　射频线圈设计的基本电路图。产生射频场的线圈导体形成系统的主电感(L_1),而附加调谐(CT)和匹配电容器(CM)完成谐振电路并允许线圈调谐到适当的扫描频率并匹配到 50 W 阻抗,用于线圈与系统电子元件之间的最佳功率传输。下图展示了更先进的线圈设计,其可以用作较大体积发射线圈内的仅接收线圈。该设计中的附加元件允许线圈通过 PIN 二极管开关从拉莫尔频率失谐。在通过第二线圈的射频激励期间,经由射频扼流圈(射频 C)将 DC 偏置电压提供给 PIN 二极管,将附加电感 L_2 与调谐电容器 C_1 并联,从而导致改变的谐振频率。在信号接收期间,PIN 二极管关闭,电感 L_2 不再改变线圈谐振频率。

此外,通过所谓的"互易"[14]原理,用于信号探测的射频线圈的灵敏度与该线圈的有效 $B_1(r)$ 分布成比例。从这两个表达式可以清楚地看出,对样本中 B_1 场分布的控制至关重要。

通常射频线圈越大,固有灵敏度越低(这源于互易性,因为在较大线圈结构中流动的单位电流产生的磁场将小于在较小结构中流动的相同电流)。最小线圈系统与成像物体的紧密耦合提供了最大的信噪比。因此,为了获得最佳灵敏度,射频线圈设计必须适合于调查或扫描对象。

通常,对于人体成像,使用周围的"体积"线圈,其可以用于发送和接收 MRI 信号,或者能以仅发送模式使用,其中本地接收器线圈定位在目标区域上以获得更大的灵敏度。基于鸟笼设计的简单卷线圈[15]如图 7.13 所示。鸟笼设计是第一个具有基本均匀的 B_1 场分布的 MRI 线圈。通过在结构的横档或端环周围适当分布电容,当在共振频率下驱动时,每个梯级的电流流动被设置为正弦振幅,导致来自每个横档的场的相长干涉并产生均匀的 B_1 分布。当从端环(线性驱动器)上的单个位置驱动时,围绕结构的电流可以在任一方向上,产生两个反向旋转的 B_1 场,其中只有一个耦合到样本核。然而,通过从相隔 90° 的两个位置驱动线圈并且信号相位也相隔 90°(正交,图 7.13),产生单个旋转场,从而为射频脉冲传输提供 2 倍的功率性能。在接收模式中,进动磁化感应耦合到线圈结构,并且在正交设计的情况下,通过两个通道相干地探测。虽然信号源是相干的,但噪声是非相干的,并且与线性模式接收相比,两个信道的正交组合导致信噪比提高 $\sqrt{2}$ 。

表面线圈和相控阵线圈。当扫描对象的体积是表面的并且横向范围受限时(例如,如果研究已知精确位置的皮下肿瘤,或用于脑成像研究),则可以采用所谓表面线圈的替代线圈来给出高灵敏度图像。表面线圈由近似平面的线圈构造组成,将其放置于感兴趣的区域附近[16]。一个由单个圆环组成的线圈的理论 B_1 场分布[17]如图 7.14 所示。可

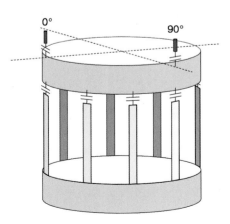

图 7.13　鸟笼卷线圈设计示意图。通过调节每个"梯级"的电容将线圈调谐到拉莫尔频率。虽然这种结构会在许多频率下产生共振,但当波长等于端环周长的射频驻波在结构内传播时,就会出现所需的模式。在这种情况下,每个横档向下流动的电流在线圈周围正弦分布,导致线圈的有效体积内的均匀磁场分布。

以看出,最强的 B_1 场靠近环路产生并随着距线圈的距离而迅速下降。根据互易性成像灵敏度也最接近线圈。表面线圈也可以设计成使用两个非耦合,成角度和重叠的线圈作为正交系统。虽然真正的正交线圈需要完全正交的 B_1 场,这是永远无法在平面结构的场分布产生的,但是来自正交表面线圈的 B_1 场的聚焦区域确实满足该标准并且来自样本的该区域的信号确实受益于正交信噪比(SNR)的改善。

表面线圈的概念是 Roemer 于 1990 年引入的,相控阵射频线圈进一步开发用于临床 MRI 应用[18]。这种线圈设计使用一系列重叠但电气非耦合的表面线圈,每个表面线圈连接到其自身的完整接收器通道(图 7.15)。每个线圈元件满足具有相关的有限视场的小环形线圈所要求的高灵敏度,但是来自整个阵列的数据可以组合以提供更大的总成像视场(图 7.14)。通过将较小的线圈元件阵列定位在圆柱形成形器周围,也可以使用类似的原理构造体积线圈。多元件阵列线圈最常用作"仅接收"线圈,与单独的环绕体积线圈一起提供均匀的射频激励。在这种配置中,发送和接收线圈必须是电气解耦的,这样可以获得最佳性能,最重要的是防止高功率激励脉冲进入高灵敏度射频接收器链。因此,线圈系统使用 PIN 二极管开关主动解耦,以调谐或失谐每个线圈[19](图 7.12)。

最近,将小规模单独发射和多元件接收阵列线圈用于小动物 MRI 装置的问题已

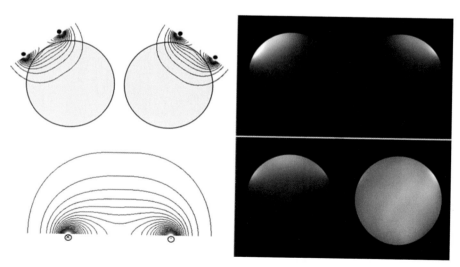

图 7.14　理论和实验图像显示了来自相控阵线圈的各个线圈元件的接收信号和通过来自各个元件的信号的数学组合产生的图像。左下,理论上 B_1 场随着距单个圆形环面线圈平面的距离而变化。左上,相位阵列表面线圈对的理论 B_1 轮廓的等高线图覆盖在测试对象的示意图上。右上,从通过每个独立接收器线圈接收的信号重建的各个图像的实验数据。右下,使用灵敏度参考扫描(右)对来自两个线圈的信号(左)和信号的 SENSE 重建进行正交组合。

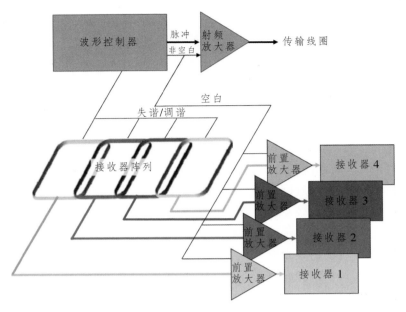

图 7.15　相控阵线圈系统原理图。

经得到了解决(图 7.16)。

　　低温冷却线圈。可以根据所获取图像的信噪比来量化扫描仪硬件的灵敏度。如上所述,信号强度取决于许多因素,包括静态场强,射频线圈有效体积内的磁化量,射频线圈尺寸和几何形状。同样,图像数据集中的噪声(图像顶部的随机波动)有几个潜在的来源:被扫描和耦合到射频线圈中的物体内产生的噪声,射频线圈内部产生的电子噪声,以及接收器电子器件中射频线圈下游产生的电子噪声(见下文)。在设计良好的

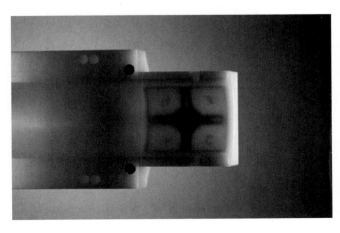

图 7.16　可作为神经成像的商用表面线圈阵列。通过外壳可以看到内部线圈元件。(Courtesy of Bruker Biospin Ltd)

系统中,后一种来源很小。电子或"约翰逊""奈奎斯特"或简称"热"噪声的来源归因于任何组件内的电子的混沌运动,从而产生对电路的阻抗。这种热噪声 N 可以表示为:

$$N \propto \sqrt{4KTR} \qquad (7.14)$$

其中 R 是电子电阻, T 是电子电路或线圈的温度(K 是玻尔兹曼常数)。因此,可以通过冷却线圈结构来减少源自射频线圈组件的电子噪声。低温冷却线圈在核磁共振的化学应用中很常见,并且基于氦和氮的制冷系统可于体内使用(图 7.17)。用于动物成像的低温冷却线圈的设计需要仔细隔离动物的冷成分,这必然会增加线圈尺寸,从而增加线圈与动物之间的分离。因此,在降低噪声和降低信号之间需要进行权衡。

3.4.2　射频脉冲发生系统

用于激发 MRI 信号的射频脉冲通常是一种复杂的振幅和相位调制脉冲,其特性决定了激发的精确性质,如所选切片的轮廓。脉冲波形由光谱仪控制台中的专用处理器板生成。基本脉冲频率必须与相对应的成像切片的拉莫尔频率条件匹配(公式 7.7)。该过程通过对振幅调制脉冲的直接数字合成进行,然后将频率转换为高度稳定的合成器产生的所需载波信号(如 PTS,图 7.18)。最后的脉冲形状随后被送入高功率(通常为1kW)的线性放大器驱动射频线圈。由于射频脉冲是一个峰值功率为上百瓦强烈的能

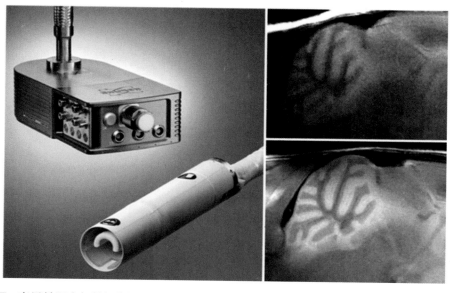

图 7.17　商用低温冷却射频线圈。通过冷却线圈结构和相关的前置放大器可以获得图像质量的改善。使用 RARE 序列在相同条件下收集图像,产生 8 个回波;TR/TE:5000/53ms,切片厚度 1mm 内分辨率为 40μm×40μm。(Courtesy of Bruker Biospin Ltd)

量束，因此接收从样本返回的微毫瓦 MRI 信号的接收器是被隐藏的以防止渗入高增益前置放大器。

3.4.3　接收器系统

接收器系统如图 7.19 所示。该系统收集 MRI 信号从接收器射频线圈开始。该系统位于高增益、低噪声前置放大器,这通常是射频线圈的组成部分。在这个最早阶段放大弱 MRI 信号可以最大限度地减少外部噪声源污染的可能性。然后将射频信号解调到音频频率范围,并使用一对相敏探测器将其分成复数信号。最后,复数信号的两个通道被数字化并存储在光谱仪存储器中,然后保存到磁盘。对信号进行滤波以消除来自采样信号带宽之外的噪声,可以在采样或采样信号的数字滤波之前使用模拟滤波来执行。

3.4.4　比吸收率

从上面的讨论中可以清楚地知道,向样本施加大量的射频能量,其中的大部分将被组织吸收。该射频能量具有提高组织温度的潜力,这可能导致组织生理学的改变和在极端情况下射频灼伤。在临床 MRI 扫描仪中,密切监测射频能量(或特定吸收率,SAR)(通过计算所要求的射频功率和射频输出的实验监测), 并且必须保持在法律规定范围内。SAR 水平是根据局部和全面加热效应来定义的,因此可以诱发不超过 1°C 的温度上升[6]。在小动物 MRI 中并没有严格执行类似的要求,并且许多仪器不包含在其临床对应物中发现的相同射频监测电路。然而,作为科学实践严谨性的一部分,仔细评估 SAR 仍然是必不可少的。

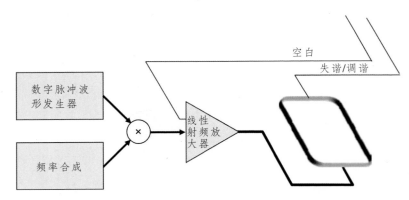

图 7.18　高场 MRI 扫描仪的典型射频传输阶段示意图。所需脉冲的基本幅度和相位特性由射频脉冲波形控制器以数字形式生成,然后与所需拉莫尔频率的载波信号组合。

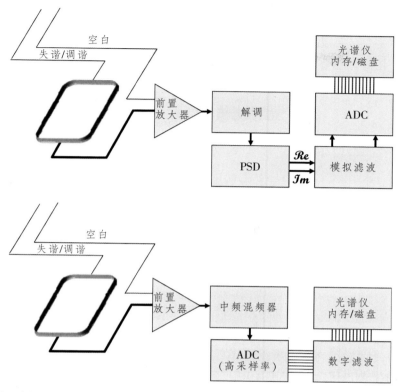

图 7.19　用于高场 MRI 扫描仪的射频接收器系统的示意图。上图,基于模拟电路的传统设计。在射频线圈中探测到弱 MRI 信号,并使用低噪声前置放大器电路即刻放大。然后将射频信号解调到音频频率范围,并使用一对相敏探测器将其分成复数信号。在采样之前使用模拟滤波对信号进行滤波以消除来自所需信号带宽之外的噪声。最后,复数信号的两个通道被数字化并存储在光谱仪存储器中,然后保存到磁盘。下图,数字设计。在以高带宽(如 80MHz)直接采样之前,将前置放大的信号向下混合到仍然在 10s 的 MHz 范围内的中频。采用数字滤波以获得正常的正交信号。

3.5　数据重建

所测得的 MRI 数据由时变信号组成,其频率成分由空间水分布和应用的空间编码梯度决定(公式 7.7)。该 MRI 信号可以表示为:

$$S(t) = \oint M_{xy}(r)\exp(-t/T_2)\exp\left[-i\left[\omega_o + \int_0^t \gamma G_r(t')rdt'\right]\right]dr \qquad (7.15)$$

忽略误差和从基本拉莫尔频率解调信号,此表达式可简化为:

$$S(t) = \oint M_{xy}(r) \exp\left(-i\gamma \int_0^t G_r(t') r dt'\right) dr \qquad (7.16)$$

梯度时间积分可以进行组合[20,21],表达为:

$$k_r = \int_0^t \gamma G_r(t') dt' \qquad (7.17)$$

描述梯度调制的效果,公式可简化为:

$$S(t) = \oint M_{xy}(r) \exp(-ik_r.r) dr \qquad (7.18)$$

表明时变信号只是沿着施加磁场梯度 G_r 方向测量的空间磁化分布的傅里叶变换。恢复图像是傅里叶变换的简单问题(根据所使用的成像序列的性质,在一维、二维或三维中)。

现代计算机具有足够快的处理速度,可以通过控制台计算机执行快速傅里叶变换,而无需专用的处理系统。

4　用于分子成像的先进 MRI 方法和仪器

到目前为止,我们已经描述了用于 MRI 的通用仪器,其能够测量来自水分子的质子信号。虽然传统 MRI 创建的解剖图像提供了有用的细节组织结构,但是它们没有实现分子成像的目标以提供关于体内细胞和代谢过程的分布信息。通过对先进仪器和除质子之外的核的利用,磁共振也可以直接辅助分子成像。

4.1　非质子技术

大多数细胞核表现出核磁共振现象,理论上可用于分子或代谢成像研究。表 7.2 列举出了用于生物学研究的关键核,以及其相对灵敏度(相对于常规 MRI 中使用的质子)、MRI 特征和自然丰度的指示。

很明显,尽管 ^{19}F 具有几乎相同的 NMR 灵敏度,但所有核的灵敏度都低于质子。这就要求在组织中的浓度一定要符合某种要求以便检测结果高于背景噪声。由于 MRI 灵敏度取决于采样区域内的浓度,因此避免低浓度的一种方法是简单地采样更大的组织体积(在高场动物扫描仪上的质子 MRI 中,图像像素可能代表尺寸为 $50\mu m$ 的组织体积,而像 ^{31}P 或 ^{13}C 这样的细胞核的像素尺寸则为数毫米)。由此,自然会有为何选用如此低灵敏度原子核的质疑。

表 7.2　重要的核素用于体内磁共振成像和光谱应用

核素	同位素	自然丰度(%)	磁旋率(×10⁷ rad s⁻¹T⁻¹)	相对灵敏度(相对于 ¹H)
锂	^{7}Li	92.4	10.398	6.52×10^{-4}
碳	^{13}C	1.07	6.728	1.76×10^{-4}
氟	^{19}F	100	25.162	8.33×10^{-1}
钠	^{23}Na	100	7.081	9.27×10^{-2}
磷	^{31}P	100	10.839	6.65×10^{-2}

注:需要注意的是,所有的同位素都是稳定的。成像灵敏度的计算方法是将 NMR 灵敏度 $\gamma^3 I(I+1)$ 乘以自然丰度,假定每个核的摩尔浓度都相等。要获得成像灵敏度,必须通过预期的组织浓度来缩放相对灵敏度。

4.1.1　光谱与成像

这个问题的答案在于早期对核磁共振现象的观察,这是核磁共振化学分析领域的基石。分子环境中,原子核的拉莫尔频率通过其电子部分从施加的磁场中筛选出来。与核相关的电子密度取决于分子内形成化学键的性质,因此可以在不同的分子组之间探测拉莫尔频率的微小变化(称为化学位移)。使用磁共振波谱(MRS)序列,在没有任何空间编码梯度的情况下探测进动磁化,从而测量化学位移导致的频率分布。MRI 信号的傅里叶变换产生光谱而不是图像。

^{13}C 在自然中较少见,可用于检测 ^{13}C 富集化合物的注入。重要的是,这些输注化合物的代谢可以完全无创地跟随原始化合物的分解,通过在不同化学位移[22-24]上的峰值增强,可以看到将 ^{13}C 原子转移到其他分子。^{19}F 和 ^{6}Li(或 ^{7}Li)在体内具有零背景浓度,因此检测这些物质可以标记化合物或细胞[25-27]。

4.1.2　非质子方法的射频系统

从表 7.2 中我们可以观察到到每个原子核的磁学比率是不同的,因此拉莫尔频率也随着原子核而变化。如果要检测除质子之外的原子核,MRI 仪器必须反映这些差异。整个光谱仪的射频链——射频线圈,射频放大器和接收器——必须重新调谐到新的核心。通常,这需要 MRI 光谱仪配备第二完整宽带射频系统。

4.2　超级化

我们注意到注意到 3.1.1 节中 MRI 信号的强度取决于样本在主磁场中的大磁化量。公式 7.8 表明,即使在非常高的静态场中,每个可用能级的原子核数量几乎是相等的。使用超极化技术可以增加能量水平的占用率差异,这种技术产生磁化的大幅增加,并且迄今为止已经在 ^{13}C 核中大量应用。目前已经开发了两大类超极化方法，分别为动态核极化(DNP)和仲氢诱导极化(PHIP)。这些方法不能直接在体内应用，因此需要对基本的 MRI 扫描器进行额外的检测，但是它们可以用于增加底物化合物的极化，作为高灵敏度探针注射到动物中，这种方式类似于正电子发射断层扫描(PET)探针。

4.2.1　动态核极化(DNP)

动态核极化(DNP)技术通过将未配对电子的自旋态极化转换为核自旋态极化来增强核磁化。使用该技术进行溶液状态核磁共振[28]和随后的 MRI[29]的实验成功，使动态核极化仪于 2005 年正式实现商用。

DNP 过程是一个复杂的多阶段方法。最初，待极化的化合物与三苯甲基自由基(作为未配对电子的来源)和适当的溶剂混合，使得混合物在冷冻时将形成玻璃。真空状态下将混合物在液氦中冷冻至 4K 以下，置于磁场(通常约 3.35T)中并用微波(通常为 94GHz)照射，其将电子极化转移至原子核。核极化的积累以指数形式发生，时间常数为数百至数千秒，因此总辐射时间可达数小时以达到最大极化。当极化完成时，样本从氦浴中升起，但保持在磁场中，同时通过注入加压的热溶剂快速解冻。

4.2.2　仲氢

对仲氢诱导极化技术的完整描述超出了本章的范围，已在其他文献中进行过综述[30]。但是作为该主题的介绍，简短的总结是很有必要的。如上所述(2.1 节)，质子具有自旋态 α 和 β，当处于极化 MRI 场时，它们与核的两个能级相关联。仲氢是分子氢气的一种形式，其中两个氢原子核具有相反的自旋态 αβ 或 βα。如果感兴趣的分子与仲氢进行氢化反应，则所得化合物中只有特定能级的所得群体显著增强，导致样本的有效极化增强。在室温下约 25% 仲氢天然存在于分子氢中。随着气体温度的降低，仲氢的比例增加(约 70% 的分子气体在 77 K 时呈仲氢形式)，但通过使气体通过木炭等催化剂以制备仲氢，也可显著提高仲氢的比例。已经描述了用于进行生物分子研究的基于仲氢的 MRI 实验设备和技术[31]，并且已经进行了体内实验[32]。尽管使用仲氢的早期实验需要对感兴趣的生物分子进行化学加氢，但最近的进展表明，生物分子与仲氢通过催化剂协调但没有直接的化学相互作用也可以实现显著的超极化[33]。尽管尚未公布确切对比数，但这些开发的 PHIP 技术简单、快速，而且比进行 DNP 实验更便宜。

超极化技术的体内应用仍处于初期阶段，但正在快速发展，并且已经开始通过 MRI 对小动物分子和细胞成像研究产生重大影响。

5　总结

　　MRI 光谱仪是一种复杂但功能多样的仪器,可提供所有非侵入式扫描技术的最广泛可能性。许多仪器配置都是可能的,这取决于要进行的成像实验的精确性质。任何体内 MRI 测量的最佳配置取决于仔细选择最合适的梯度和射频线圈硬件。

　　致谢: 感谢 Roy Gordon 博士,Bruker Biospin 有限公司和 Varian 公司的 Simon Pittard 博士提供的商业小动物 MRI 扫描仪组件图像。

参考文献

1. Gadian DG (1996) NMR and Its Applications to Living Systems 2nd Edition ed: Oxford University Press.
2. McRobbie DW, Moore EA, Graves MJ, Prince MR (2007) MRI from picture to proton, 2nd Edition ed: Cambridge University Press.
3. Lauterbur PC (1973) Image Formation by Induced Local Interactions - Examples Employing Nuclear Magnetic-Resonance. Nature 242:190–191.
4. Bracewell RN (1999) The Fourier Transform & Its Applications 3rd Edition ed: McGraw-Hill Science/Engineering/Math.
5. Gifford WE, Longsworth RC (1964) Pulse tube refrigeration. Trans Am Soc Mec Eng 86: 264–268.
6. IEC (2002) Medical Electrical Equipment. Part 2–33. Particular requirements for basic safety and essential performance of magnetic resonance equipment for medical diagnosis., Vol. IEC 60601-2-33:2002. Geneva: International Electrotechnical Commission.
7. Romeo F, Hoult DI (1984) Magnet Field Profiling - Analysis and Correcting Coil Design. Magn Reson Med 1:44–65.
8. Mansfield P, Chapman B (1986) Active Magnetic Screening of Gradient Coils in NMR Imaging. J Magn Reson 66:573–576.
9. Gruetter R, Boesch C (1992) Fast, noniterative shimming of spatially localized signals - in vivo analysis of the magnetic-field along axes. J Magn Reson 96:323–334.
10. Gruetter R (1993) Automatic, localized in vivo adjustment of all 1st-order and 2nd-order shim coils. Magn Reson Med 29:804–811.
11. Blamire AM, Rothman DL, Nixon T (1996) Dynamic shim updating: A new approach towards optimized whole brain shimming. Magn Reson Med 36:159–165.
12. Zhao YS, Anderson AW, Gore JC (2005) Computer simulation studies of the effects of dynamic shimming on susceptibility artifacts in EPI at high field. J Magn Reson 173:10–22.
13. Haase A, Frahm J, Matthaei D, Hanicke W, Merboldt KD (1986) FLASH IMAGING - RAPID NMR IMAGING USING LOW FLIP-ANGLE PULSES. J Magn Reson 67:258–266.
14. Chen C-N, Hoult DI (1989) Biomedical magnetic resonance technology: IOP Publishing Limited.
15. Hayes CE, Edelstein WA, Schenck JF, Mueller OM, Eash M (1985) An Efficient, Highly Homogeneous Radiofrequency Coil for Whole-Body NMR Imaging at 1.5-T. J Magn Reson 63:622–628.
16. Axel L (1984) Surface Coil Magnetic-Resonance Imaging. J Comp Assist Tom 8:381–384.
17. Haase A, Hanicke W, Frahm J (1984) The Influence of Experimental Parameters in Surface-Coil NMR. J Magn Reson 56:401–412.
18. Roemer PB, Edelstein WA, Hayes CE, Souza SP, Mueller OM (1990) The NMR Phased-Array. Magn Reson Med 16:192–225.
19. Garbow JR, McIntosh C, Conradi MS (2008) Actively Decoupled Transmit-Receive Coil-Pair for Mouse Brain MRI. Concepts in Magnetic Resonance Part B-Magnetic Resonance

Engineering 33B:252–259.

20. Mansfield P, Grannell PK (1973) NMR 'diffraction' in solids? J Phy C: Solid State Physics 6:L422-L426.

21. Ljunggren S (1983) A simple graphical representation of Fourier-based imaging methods. J Magn Reson 54:338–343.

22. Henry PG, Tkac I, Gruetter R (2003) H-1-localized broadband C-13 NMR spectroscopy of the rat brain in vivo at 9.4 T. Magn Reson Med 50:684–692.

23. Nabuurs C, Klomp DWJ, Veltien A, Kan HE, Heerschap A (2008) Localized sensitivity enhanced in vivo C-13 MRS to detect glucose metabolism in the mouse brain. Magn Reson Med 59:626–630.

24. van der Zijden JP, van Eijsden P, de Graaf RA, Dijkhuizen RM (2008) 1H/13C MR spectroscopic imaging of regionally specific metabolic alterations after experimental stroke. Brain 131:2209–19.

25. Procissi D, Claus F, Burgman P, Koziorowski J, Chapman JD, Thakur SB, et al. (2007) In vivo F-19 magnetic resonance spectroscopy and chemical shift imaging of tri-fluoro-nitroimidazole as a potential hypoxia reporter in solid tumors. Clin Cancer Res 13:3738–3747.

26. Srinivas M, Morel PA, Ernst LA, Laidlaw DH, Ahrens ET (2007) Fluorine-19 MRI for visualization and quantification of cell migration in a diabetes model. Magn Reson Med 58: 725–734.

27. van Heeswijk RB, Uffmann K, Comment A, Kurdzesau F, Perazzolo C, Cudalbu C, et al. (2009) Hyperpolarized Lithium-6 as a Sensor of Nanomolar Contrast Agents. Magn Reson Med 61:1489–1493.

28. Ardenkjaer-Larsen JH, Fridlund B, Gram A, Hansson G, Hansson L, Lerche MH, et al. (2003) Increase in signal-to-noise ratio of >10,000 times in liquid-state NMR. Proc Nat Acad Sci USA 100:10158–10163.

29. Golman K, Ardenaer-Larsen JH, Petersson JS, Mansson S, Leunbach I (2003) Molecular imaging with endogenous substances. Proc Nat Acad Sci USA 100:10435–10439.

30. Natterer J, Bargon J (1997) Parahydrogen induced polarization. Progress in Nuclear Magnetic Resonance Spectroscopy 31:293–315.

31. Hovener JB, Chekmenev EY, Harris KC, Perman WH, Robertson LW, Ross BD, et al. (2009) PASADENA hyperpolarization of C-13 biomolecules: equipment design and installation. Magnetic Resonance Materials in Physics Biology and Medicine 22:111–121.

32. Golman K, Axelsson O, Johannesson H, Mansson S, Olofsson C, Petersson JS (2001) Parahydrogen-induced polarization in imaging: Subsecond C-13 angiography. Magn Reson Med 46:1–5.

33. Adams RW, Aguilar JA, Atkinson KD, Cowley MJ, Elliott PIP, Duckett SB, et al. (2009) Reversible Interactions with para-Hydrogen Enhance NMR Sensitivity by Polarization Transfer. Science 323:1708–1711.

第 **8** 章
临床前光学分子成像

Yujie Lu, Ge Wang

1 引言

　　分子成像,特别是小动物临床前分子成像,在生物医学成像领域正在快速发展[1-3]。鉴于生物研究和药物开发巨大的需求,就必须有体内成像系统以检测基因表达、蛋白相互作用和细胞行为[4]。分子成像已经被证明可以应用或有希望应用于细胞和分子水平的所有生物过程。基于荧光光学标记探针和生物发光的方法已经广泛应用于体外,在过去的几年中,将其应用于体内成像也获得了成功[1,5]。

　　目前,二维成像方法因其易于操作,高灵敏度、高通量、低成本和非电离性质已成为多种体内应用最好的方法[2]。荧光成像技术需要外部照明[6],其灵敏度受组织自发荧光和光检测泄漏的影响。另一方面,生物荧光探针,如荧光素酶,更适合体内基因编码成像,比荧光探针更敏感,使生物荧光成像成为互补荧光成像的一个强大的光学分子成像工具[5]。应用于自发光/生物发光成像的探针并不局限于生化酶反应。近期,几种不同类型的自发光探针的开发丰富了探针库。为了实现三维可视化和定量性分析,包括荧光分子断层成像(FMT)[7]和生物发光断层成像(BLT)[8]在内的层析成像方法逐渐被提出。商业仪器和实验室的原型都显示了断层的潜力[1,9]。

Y. Lu
Center for Molecular Imaging, Institute of Molecular Medicine, University of Texas Health
Science Center at Houston, 1825 Pressler Street SRB 330, Houston, TX 77030, USA
e-mail: yujie.lu@uth.tmc.edu

G. Wang (✉)
Biomedical Imaging Center, Center for Biotechnology and Interdisciplinary Studies,
Department of Biomedical Engineering, Rensselaer Polytechnic Institute,
Troy, NY 12180, USA
e-mail: wangg6@rpi.edu

在本章中，我们回顾了光学分子成像技术的研究状况。鉴于 Ntziachristos[6]等对荧光成像的评论，本章将主要集中在生物发光成像，适当简要地介绍荧光成像相关的问题。首先，我们详细介绍了最新进展，并讨论二维光学分子成像。然后，综合叙述了生物发光成像仪器、覆盖环境设计、多模态融合和重建，以及荧光分子层析。最后，我们强调了生物发光和荧光成像的重要生物医学应用。

2   光学探针

2.1   生物发光探针

2.1.1   经典的生物发光探针

光学探针是生物发光/自发光成像的前提。一些生物，尤其是海洋脊椎动物和无脊椎动物会自然散发发光[12]，当氧和 ATP 并存时，光是由特定的酶和相应的底物产生。这些发光的酶促反应产物具有独特的光谱特性。特定基因片段可以制备成为生物荧光探针。当基因片段连接到实验调控元件时，将以实验基因表达模式使酶进行表达。四种分别来自于萤火虫（FLuc）、叩头虫（CBGr68，CBRed）和 Renilla reniformins（hRLuc）（图 8.1a）的酶目前已得到广泛应用[10]。由于生物组织的光学窗口[13]，Fluc 和 CBRed 更适合于小动物成像。然而，在更复杂的研究中，在观察生物目标的同时更好地了解系统生物学也是非常必要的。在这种情况下，拥有不同谱峰的多个生物发光探针是亟待需求的。在每个信号波长处发射的光子可以使用高度敏感的探测器外加带通滤波器检测。因此，生物发光探针库需要不断拓展。通过基因突变获得不同谱峰的多种酶（图 8.1b）[11]。在未来这种探针将不断发展。

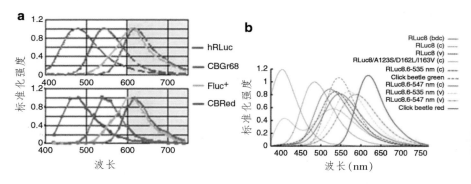

图 8.1   四种经典的荧光探针光谱（a）和通过基因突变获得的生物荧光探针（b）。（Reproduced from [10, 11] with permission）

2.1.2　基于生物发光共振能量转移的探针

　　荧光共振能量转移(FRET)[15]是能量从供体到受体生色团转移实现的。在显微镜下，它是用来观察分子动态的有用工具，特别是蛋白质–蛋白质相互作用和蛋白质–DNA 相互作用。然而，组织自体荧光成像性能不及小动物 FRET 成像。在非自然发光生物中，自然生物发光信号比自发光水平低。因此，生物发光共振能量转移(BRET)是 FRET 的补充技术，无须外部激发而实现光学标记的检测[14]。在该模式中，发光的荧光素酶(一般萤火虫或 Renilla 荧光素酶)用来提供能量，而无需外在的光源。图 8.2 显示了量子点共价耦联到 Luc8 发射光子，并从后者获得能量后的原理示意图。应用 BRET 探针未来将进一步扩展生物发光成像范围。

2.1.3　基于放射性同位素的探针

　　切伦科夫辐射可以由电磁辐射产生可见光，带电粒子穿过电绝缘材料的速度超过同一介质中光速度。许多高能量同位素可产生切伦科夫辐射。应用于正电子发射断层扫描(PET)的高能量的正电子发射体，如 ^{14}C、^{18}F 和 ^{32}P，可降低生物组织中切伦科夫辐射。最近，在小鼠体内切伦科夫发光成像(图 8.3)的可能性已被证实[16]。随着光学成像技术的发展，切伦科夫发光成像可以使成本低于基于闪烁体的正电子成像系统。切伦科夫发光成像为小动物模型提供了另一种放射性探测。因此，放射性同位素可以作为自发光探针，类似于生物发光探针。

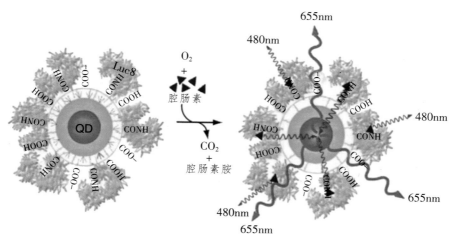

图 8.2　BRET 探针。量子点共价连接到 BRET 供体、Luc8，发出光子。Luc8 的谱峰与量子点分别为 480nm 和 655nm。(Reproduced from [14] with permission)

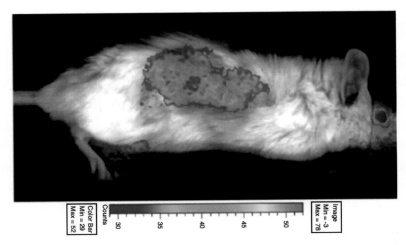

图 8.3   切伦科夫发光成像。CWR22-RV1 异种移植瘤小鼠注射 270μCi FDG 后的光学成像。(Reproduced from [16] with permission)

2.2   荧光探针

基因编码的光学探针的主要优点是光信号随着细胞分裂而增加。这种类型的信号对于观察肿瘤的发生和转移是非常有用的。一些基因编码的荧光探针已经可用。从水母及其突变体中获得的绿色荧光蛋白(GFP)最常用于荧光成像[18]。然而,GFP 的发射光谱峰值约为 509nm。由于生物组织在这个波长的高吸收和组织自体荧光的影响,在小动物荧光成像中很难检测这种较低发射信号。近年来,近红外荧光蛋白迅速发展,其发射光谱的峰值约为 708nm,显著改善了全身小动物荧光分子成像效果[19]。大多数其他的荧光探针是荧光染料。基于其标记功能,可分为主动探针(如放射性探针)和激活(淬火)探针[6]。随着荧光探针的数量和类型增加,未来将促进更多的临床前和临床应用。

3   二维光学分子成像

3.1   二维生物发光成像

3.1.1   信号探测

生物发光探针可以用来标记感兴趣的生物靶点。在小动物体内通过生物发光探针发射的光子可进行外部探测,因为他们可能通过生物组织传播,并达到表面。二维生物发光/自发光成像可以通过收集光子实现。由于生物组织的高吸收特性,探测到的光信号是非常微弱的。选择合适的探测器进行高信号灵敏度和高空间分辨率的数据采集是非常关键的。传统的光学探测器类型包括光电倍增管(PMT)、雪崩光电二极管(APD)和电荷耦合器件(CCD)[20]。PMT 设备有很高的增益(通常为 $10^6 \sim 10^7$),但其量子效率(QE)在波长超过 600nm 时则非常低(通常小于 10%)。虽然 PMT 阵列(如多阳极 PMT)可获取图像,但 PMT 阵列的像素尺寸大,不适合高分辨率光学探测。APD 比 PMT 具有较高的量子效率(在 600~800nm 时通常为 60%~80%)和低增益。集成 APD 的发展是缓慢的,通常将其用于单光子计数。显然,CCD 可选择作为生物发光成像的方法。背照式集成型 CCD 的 QE 在 500~800nm 时超过 80%,高于前照式[21]。在信噪比(SNR)方面,集成型 CCD 在低光子率的情况下优于增强型 CCD。当工作温度降低到 −100℃ 时使用液氮或 Peltier 热电冷却装置,CCD 的暗电流噪声将得到有效控制。在低焦距比数的光学耦合系统中,从约 500 个肿瘤细胞 0.5mm 深的小鼠皮下发射的光子可以通过特定的信噪比检测出,显示出基于背照式集成型 CCD 探测系统的较高灵敏度[21]。

3.1.2 光度校准

在合适的曝光时间,可以从小动物身体表面获取光子分布。然而,有很多因素决定了经 CCD 相机直接记录的生物发光的视图。因此,该发光视图不能准确地反映体表实际光子分布。镜头系统通常会扭曲所获取的图像。因为在视野(FOV)的中心收集的光子比外围获得的更多,应用平场技术修正整个 FOV 下的光强度,通常应用统一的区域。背景噪声是在成像过程中的另一个影响因素。传统的方法是在相同的曝光时间下从获得的发光视图减去背景。此外,校准过程中从数据读出和隔离的"热"像素的偏置噪声也被删除。最后,数据重排实质上通常是适当提高信噪比。

校准后的图像如何以物理单位表现?校准图像的像素值并没有直接体现出包含多少光子。然而,分子成像的关键目标是客观地确定同一动物的生物活性和治疗反应。因此,我们必须找到独立于光学成像仪器外的一个物理为导向的参考框架来比较研究结果。为了解决这个问题,像素读数和光度值之间的关系,可以使用一个绝对校准积分球来确定[21]。应用便携式校准装置可以达到这个目的[22]。

3.1.3 解剖融合

在二维生物发光成像中,基于对小动物身体表面的光子分布不能准确确定解剖对应关系。因此,需要将生物发光视图与小动物实物图在二维生物发光成像结合[21]。固定小鼠后使用同一相机采集生物发光视图与实物图将使两图像准确融合(图 8.4a)。为了定位光学标记的生物,了解内部解剖结构也是有必要的。因此,已研发出结合解剖 X 线成像的体内光学成像系统。在这个系统中,闪烁体用来将 X 线转换成可见光。使用

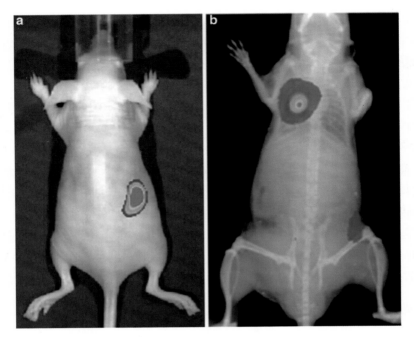

图 8.4　生物发光图像和实物图相融合的小鼠图像(a)和 X 线图像(b)。[Reproduced from Caliper Life Sciences(Hopkinton, MA, USA)with permission]

相同的相机获得的 X 线和光学信号将有助于融合并降低设备成本(图 8.4b)。

　　X 线成像是电离辐射的一种形式,但其擅长于显示骨组织和空气组织界面。最近,一种全光的解剖成像方法的已被发明[23]。其利用染料在小动物不同器官的生物分布获得解剖信息。相应的商业系统也已经出现[24]。

3.2　二维荧光成像

　　活体荧光显微镜成像是生物组织成像的常用工具。典型的成像方法包括共聚焦、双光子和多光子显微镜[25-27]。这些成像方法可以在一个较浅的深度(数百微米)获得高分辨率(亚微米到数微米)。最近,使用内镜,图像可以在较深的深度同时保持相同的横向空间分辨率[28]。

　　一般而言,二维荧光成像是使用宏观成像方法实现的。目前,通常使用两类二维成像,即落射光成像[29-34]和透照成像[35-37]。落射光成像也被称为荧光反射成像,因为探测到的荧光发射信号与光源来自同一侧。复杂的探测设计可以消除在探测少量的荧光探针时的反射照明信号[38]。透照成像是将光源与探测设备置于小动物两侧实现的。由于组织的高吸收,透照成像适用于长波长,如 650~900nm。由于源深度的非线性依赖探测信号未知,荧光探针的定量信息通常无法获得。在透照成像中,对比度的提高可以使用如传输数据的标准化等后处理技术获得[39]。

4　多模态光学分子断层成像

二维光学分子成像仅能在小动物身上反映光子分布。所观察到的生物目标的变化,可以借助投射解剖信息大致推断。活体生物组织的复杂性使其不能满足系统生物学和分子医学研究中的定量要求[40]。相比之下,生物发光断层成像(BLT)是一种新兴的和有潜力的分子成像技术,旨在重建 3D 生物发光分布,从动物体外观察小鼠活体内的发光细胞的浓度。类似于二维摄影后的 X 线 CT 的发展,BLT 可以在现有的二维光学成像主要是定性研究基础上实现定位、定量分析光源或探针的分布。

在 CT 中,我们可以假设在生物组织中的 X 线沿直线传播,但要进行散射校正以提高图像质量。在光学成像中, 几乎所有的光子都是由生物组织在高度 Z 字形散射的。因此,BLT 比 CT 断层重建更复杂[9]。为了实现 BLT 重建,需要多模态融合的方法来收集所有可用的信息,重建光源分布。此外,多种成像方式依赖于不同的物理对比机制,来自于各自成像系统的图像也将互为补充。

4.1　多模融合生物发光断层成像

为重建小动物光源分布图像,使用了三种类型的先验信息:小动物的解剖信息(至少包括用于基于图谱的弹性配准的形态信息)[41-43],相应的组织光学特性[42],以及小动物体表的光谱分辨测量[42-47]。显然,多模态的 BLT 重建与详细的先验信息的获取密切相关(图 8.5)。

4.1.1　几何模型

为获取解剖信息,可以用一个简单的方法来获取小动物的表面结构[44]。如果我们认为在小动物体内的光是均匀的,那么这种方法是可行的。然而,在 BLT 研究中,其已被证实均匀的光学背景的假设是不恰当的,尤其是对于更深的发光源[41,42]。有必要将活体小动物考虑为非匀质对象。光学性能,尤其是生物组织吸收性很大程度依靠氧合血红蛋白(HbO)、脱氧血红蛋白(HHb)和水的浓度[48]。虽然在小动物不同器官中的浓度具有差异,我们可以假设在相同的器官或组织结构浓度是一致的。解剖成像模型,如 CT、MRI、超声等可用于确定小动物的几何模型。由于 CT 的低成本和易操作性,已成为最早实现多模光学断层成像的技术。然而,它的一个主要缺点是不能很好区分软组织,因此,用分割方法来区分器官变得困难。MRI 由于其卓越的软组织成像能力,已成为另一种选择。作为功能相似和高性价比的选择,应用 MRI 或冰冻切片图像的几种数字小鼠图谱已经成功[49,50]。可以很好地与不同小动物的表面结构相吻合,并用于 BLT 重建。

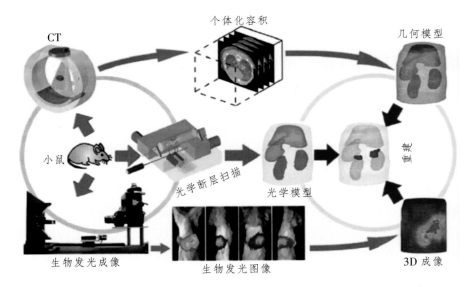

图 8.5　从微型 CT 获得解剖先验信息后，用 BLT 方法多模融合。[Reproduced from the Optical Molecular Imaging Laboratory（Virginia Tech, USA）with permission]

4.1.2　光学特性

上述解剖成像过程给我们提供了高品质的小动物几何模型。然后，小动物的光学性质必须映射到几何模型以建立完整的正向成像模型。通过体内组织取样，可以得到生物组织的吸收系数和约化散射系数。反射成像技术也被用来确定活体小鼠体内的光学性质[51]。另一个优异的方法是扩散光学断层扫描（DOT）[52]。由于 HbO 和 HHb 在可见光和近红外（NIR）波长内的光谱明显不同，DOT 技术最初用来获取这类信息，并按组织的吸收和（或）散射性能产生空间分辨图像或相关生理参数。当 DOT 应用于多模态 BLT 时，它可以提供组织的光学性质。当应用于获取小动物解剖信息时，DOT 可以显著提高获得的光学特性的精度[53]。

由于组织吸收系数变化相比于散射特性更多地取决于波长，光声成像（PAT），靶向组织的吸收系数，成为另一种优异的成像模态[54]。PAT 的物理原理是组织吸收脉冲光能量（通常情况下，激光脉冲时间在数纳秒内）时产生声波。生物组织中的超声散射通常比光散射低。因此，PAT 比 DOT 可以实现更高的空间分辨率。然而，PAT 需要将动物浸于水中，操作起来不太方便[55]。

4.1.3　温度调制

温度调制的 BLT 一种方法[56]是一些经典的荧光探针基于温度依赖性的光谱移位

(图 8.6a)。聚焦超声阵列可以加热含有生物发光探针的微小区域(图 8.6b)。光信号可探测的改变可以提高 BLT 重建质量。在这种方法中,温度监测是至关重要的。MRI 可以探测体内的 3D 温度分布,从而表明基于 MRI 的温度调制的 BLT。由于光声断层成像也进行热成像[57],在这一方面它可能会成为一种替代品。

4.2 多模融合为荧光分子断层

应用生物发光成像获得的解剖结构和光学特性也适用于荧光分子断层成像[58-62]。类似于生物发光断层成像,当联合核成像和荧光分子断层成像时,可以得到高质量成像[63,64]。利用光声断层成像,光学特性可以更好地进行荧光断层扫描,至少当动物体型较小或深度较浅时,可以获得很好的荧光探针的吸收特性[65]。

5 体系结构

5.1 生物发光断层扫描的系统架构

5.1.1 多视图构型

使用 CCD 摄像机的常规探测系统是在一个单一的视图模式下工作[21]。在 BLT 系统发展的初始阶段,一个旋转平台固定小鼠实现非接触式多角度顺序探测[41,66]。然而,这种装置容易引起数据不一致性,还会使生物实验复杂化。另一种解决方案是基于镜像的多视图装置。不同反射镜的配置可以从多个角度获得小动物身体表面的光子分布(通常是四个视图,如图 8.7b 所示)[45,67]。

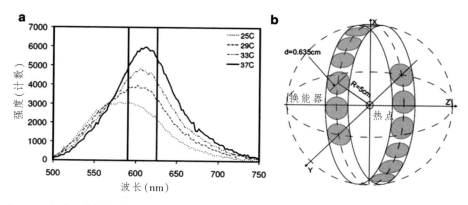

图 8.6 Fluc 温度依赖的光谱改变(a)和用于温度调制的 BLT 圆柱形的超声换能器阵列(b)。(Reproduced from [10,56] with permission)

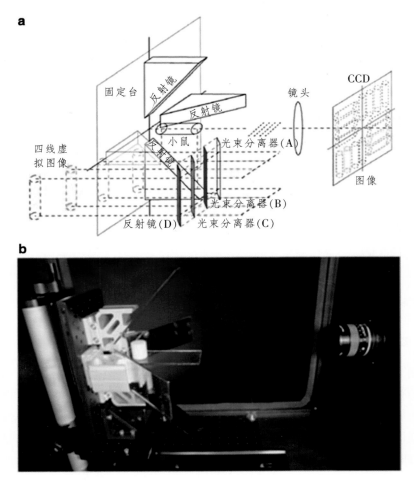

图 8.7　多视图、多光谱探测概念(a)和四视图生物发光信号采集系统(b)。[Reproduced from [9] and the Optical Molecular Imaging Laboratory(Virginia Tech, USA)respectively with permission]

　　圆台形反射镜装置是从整体视图进行测量的[68]。然而,由于测量的光子分布的失真,需要一个复杂的信号恢复算法。

　　带通滤波器通常用于获得多光谱数据。传统型带通滤波器只在一个波长范围内工作。多光谱的测量需要一个旋转轮[44]。一种替代方案是液晶可调谐滤光片(LCTF)[69,70]。具体的波长可以由电气控制的液晶元件选择。虽然其传输效率(通常约 60%,图 8.8b 所示)低于高性能传统型带通滤波器(通常>85%,图 8.8a 所示),因其不需要旋转轮,简化了系统的设计。

　　实验结果表明,生物荧光探针的源强度随时间变化明显[9]。因自发光探针产生的光信号非常弱,有必要通过长时间的曝光以获得高信噪比。从多角度和多光谱探测方法

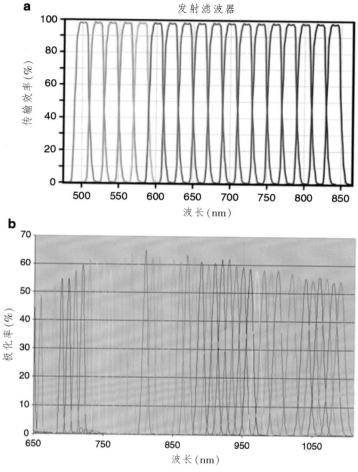

图 8.8 高性能的带通滤波器的传动效率 （a） 和液晶可调谐滤光片 （LCTF）（b）。[Reproduced from Caliper Life Sciences(Hopkinton, MA, USA)and CRi (Woburn, MA, USA) respectively with permission]

获得的同步信号可以缩短数据探测时间,提高整体信号质量(图 8.7a)。可以同时获取基于彩虹小鼠支架用于多光谱探测信号[67]。分束器和锥形反射镜用于提高探测性能。此外,数字光谱分离法可更有效提取多光谱信息[71]。

5.1.2 多光谱方案

众所周知,先验信息对于 BLT 重建是非常重要的。在第一代原型 BLT 系统中,为了实现高效率的光信号探测常将多个 CCD 相机加上一个微型 CT 系统(BIR, Inc.),如图 8.9a 所示。由于成本问题,第一代 BLT 系统采用 1340×1300 的 16 位像素 CCD 摄像头(Princeton Instruments VA 1300B,Roper Scientific,Trenton,NJ)依次收集生物发光

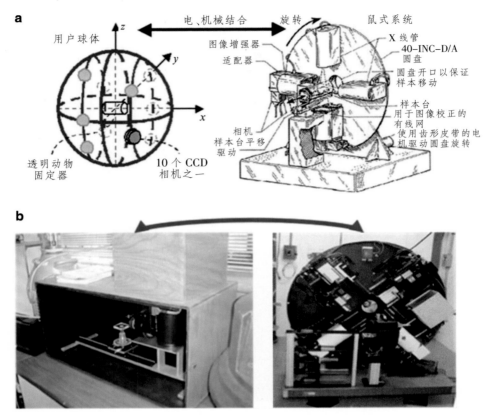

图 8.9 原始混合 BLT 系统设计(a)和实验原型(b)。[Reproduced from the Optical Molecular Imaging Laboratory(Virginia Tech and BIR Inc., USA)with permission]

图。在计算机控制下的一个旋转平台被用来实现多视图采集。尼康正常的大 55mm 2.8 微距及尼克尔手动对焦镜头帮助获得更多的光子。夹在旋转台的固定器使小鼠保持在一个垂直位置。在小鼠皮肤上进行人工标记并用于将 CT 图像融合。为了能够在完全黑暗的环境中进行生物发光成像，遮光件超出 1/2″内衬铝的胶合板并用黑色胶带粘贴好，条形管容纳导线并减少光泄漏。

通常情况下，在每个方向上，曝光时间为 0.1s 和 5~25min 灯在开和关时分别得到两幅图像。前者图像表示小鼠的身体表面。后者代表着从小鼠身体相对侧的对应位置的发光图。完成数据采集的过程后，微型 CT 扫描仪扫描在同一体位小鼠的解剖结构。图 8.9b 所示实验原型。然后，软件重构动物体内光源分布。

5.1.3 多模态设备

当进行断层重建时，获得活体小动物的表面结构是较困难的。简单的处理方法是采用结构光技术,如图 8.10a 所示[44]。该技术在确定的角度以一系列的平行激光线照射对象。CCD 相机用于获取结构图像。小动物的表面结构可以通过对测量的数据分析确定(图 8.10b)。然而,如果我们认为小动物是光学均匀性的对象,那这种方法就会变得非常简单。基于不同的硬件设计,可以得到小动物的整个或部分解剖[44,72,73]。

为了将 BLT 与 PET 相结合,目前已研发出集成的 PET 和生物发光成像系统(OPET)[42,73-75]。该系统能够同时成像来自正电子发射探针的衰减产生的高能光子和生物发光探针发射的光子。原理如图 8.11a 所示。环形探测模块由 6 个 64 通道的多通道光电倍增管(MCPMT)的探测器和一个 8×8 闪烁晶体阵列组成,如图 8.11b 所示。现场可编程门阵列(FPGA)用于数据采集[77]。直径 3.5cm 的系统只略大于小鼠,并具有多视图探测能力。在接触模式中比非接触模式获得的光学光子具有更高探测灵敏度。初步探测试验已经取得了可喜的数据[74]。

5.2　荧光分子断层的系统架构

由于光照的使用,柔性系统设计和不同域模式可以用于荧光成像。当 FMT 在时域和频域模式工作时可以探测到更多的信息[77,78]。在理论上,频域探测信息可以从时域模式中得到,因为时域模式可以在所有频率获得光子信息。然而,特别是在高频率下时域模式产生高噪声。增强型 CCD 相机用来探测调制光子信号[79,80]。信噪比明显改善。对比基于光纤的接触式探测模式,CCD 相机能获得更多的探测信息,从而提高重建质

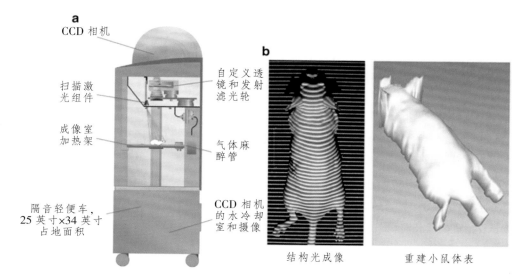

图 8.10　结构光扫描辅助下的单视图的生物发光成像系统(a)获取的小鼠体表图像(b)(1 英寸 ≈ 2.54 厘米)。[Reproduced from Caliper Life Sciences(Hopkinton, MA, USA)with permission]

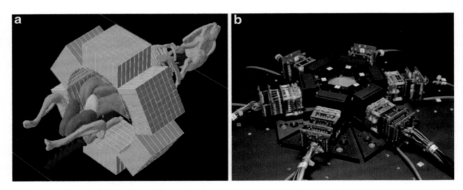

图 8.11　OPET 系统(a)和 6 个探测模块组成的探测系统(b)。[Reproduced from [42] and the Crump Institute for Molecular Imaging(UCLA, USA)respectively with permission]

量[81]。对于照明模式，通过对比区域照明和点照明，可获得有关的荧光探针的更多信息[82]。类似于 CT 成像，光探测器围绕小动物旋转时将获得更多的探测信息[83]。

　　类似于生物发光成像的系统架构，荧光分子断层成像可以从微型 CT 获得解剖信息，从结构光扫描获得表面结构信息，从 PET/SPECT 显像获得功能信息。

6　光学分子断层成像算法

6.1　生物发光断层扫描算法

　　BLT 是一个不适定逆源问题[84-86]。首先，我们需要寻找一个数学模型来描述光子在生物组织中的传播过程，并可以在小动物体表预测光子分布。这通常被称为正问题[48]。然后，我们便可以解决逆问题，即应用合适的重建算法恢复光分布[87]。

6.1.1　光子传输模型

　　为了理解生物组织中的光子传输，可以使用两种数学描述：统计模型和确定性模型[52]。

　　统计模型方法在生物组织中跟踪单个光子轨迹。在光学成像领域，常见技术是蒙特卡罗(MC)模拟[88-90]。泊松噪声可以很自然地结合模拟，真实地模拟实际测量值。MC 法被认为是"金标准"，因其精度结合了大量的模拟光子。MC 法最开始是使用简单的解析几何(如板、圆柱体、球体等)实现的[88]。然而，在小动物中模拟生物发光和荧光光子传播，MC 法需要复杂的几何异构。基于体素的 MC 法被用来模拟模型中光子的传播，如数字小鼠图谱[89]。然而，体素不能精确模拟不规则的几何模型。因此形成了更精确的基于三角形的表面网格模拟平台 [90]。图 8.12 显示了使用三角形网格模拟光子分

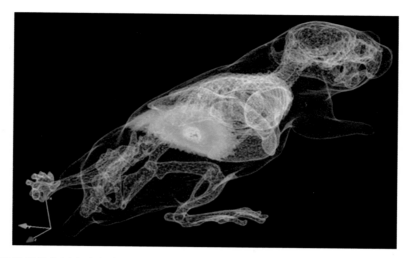

图 8.12　采用蒙特卡罗方法在小鼠表面模拟光子分布（http://www.mosetm.com）。[Reproduced from the Life Sciences Research Center （Xidian University, China）, the Medical Image Processing Group （Institute of Automation, Chinese Academy of Sciences, China）and the Optical Molecular Imaging Laboratory （Virginia Tech, USA）with permission]

布。最近基于四面体 MC 模拟能实现更高的计算效率。虽然 MC 法提供精确的结果，因为需要跟踪大量的光子，所以非常耗时。尤其是使用普及的 GPU 硬件使并行加速应运而生，由于 MC 法的平行性质[91-93]。这些 MC 模拟软件包对于系统设计和性能评估，特别对于避免逆问题是有用的工具[93,95]。

确定性模型方法主要解决辐射传输方程(RTE，也称玻尔兹曼方程)及其近似值[96]。RTE 还可以提供精确的结果。在生物发光成像中，一般假定光源强度在数据采集过程中是不变的。因此，RTE 可以表示为[97]：

$$\hat{s} \cdot \nabla \psi(r,\hat{s}) + (\mu_s(r) + \mu_a(r))\psi(r,\hat{s}) = \mu_s(r)\int_{4\pi} p(\hat{s},\hat{s}')\psi(r,\hat{s}')d\hat{s}' + S(r,\hat{s})$$

其中，$\psi(r,\hat{s})$表示光子在$\hat{s}$方向从点 r 开始的单位体积。$p(\hat{s},\hat{s}')$是散射相函数给出了光子从$\hat{s}'$到$\hat{s}$方向的各向异性散射的概率。一般来说，Henyey–Greenstein(HG)相位函数用来描述这个概率。基于能量守恒原理，RTE 表示辐射率$\psi(r,\hat{s})$等于当光与单位体积作用时的包括吸收$\mu_a(r)$，散射$\mu_s(r)$和源能量$S(r,\hat{s})$的所有组成部分之和。目前，RTE 扩散近似法已被广泛应用[48]。扩散近似法为一阶球谐函数近似于 RTE，并假定相位函数是独立的绝对角度而且来源是各向同性的。对于简单的几何形状，可以基于扩散近似得到解析式[21,98]。当模拟域是均匀的，对复杂边界可以应用切向平面近似法得到解析解法[44]。最常用的计算方法是有限元法(FEM)[52,99]。一般情况下，细离散域的有限元解决方案比粗离散域更精确。然而，模拟时间随着域细化也显著增加。自适应有限元法通过局部网格细化可有效获得满意的解决方案[100]。

扩散近似法在某些重要的情况下，如近源和表面，各向异性组织中，高吸收域等变得不准确[52,101]。为了得到更精确的结果，必须解决 RTE 及其高阶近似。广义三角爱丁顿相位函数，提出了简化的 RTE[102]。结果可应用一个积分方程计算光子矢通量。利用该公式可得到精确的模拟解。在均匀域中模拟速度快，但需要在异构域研发快速算法。对于偏微分算子，常用 RTE 的一阶和二阶方程通常用于直接求解 RTE[96]。离散坐标（S_N）和球面谐波（P_N）法是常见的两种数值方法，可以产生较优的解。与一阶方程相比，二阶具明显优势，如奇偶性（EOP）方程是获得的 FEM 矩阵是稀疏正定（SPD）的，容易利用迭代方法求解。为了产生一个精确的模拟解决方案，无论是一阶或二阶方程，设置 N 尽可能大，然后对应 S_N 和 P_N 法的 $N(N+2)$ 和 $(N+1)^2$ 方程组需要解决。这种算法在大体积时计算复杂度非常高。应用有限元法的直接角离散的辐射传输方程的多重网格技术已被研发出来，能以相对快速的模拟速度提供数值结果[103]。最近，简化的球谐函数（SP_N）法被开发用于光学成像，明显提高了计算效率[104]。此外，已经提出了一种并行自适应 FEM 法，以提高模拟速度[105]。

6.1.2 小鼠域的三角剖分

使用微型 CT、微型 MRI 或另外的影像学检查方法对小鼠进行扫描可获得解剖图像。域的三角剖分对于模拟光子的传播和 BLT 重建是十分必要的[9]。基于四面体元的建模方法非常适合于复杂域。为了反映生物组织的光学性质，在小鼠的主要器官必须考虑网格剖分。由于原解剖图像是比较详细的，辅以专业知识的交互式的分割方法通常用于准确的器官分割[106]。基于分割的图像，可以使用经典的移动立方体（MC）算法或其变形[107]进行表面提取。最近，移动四面体（MT）算法可避免在 MC 算法中出现的模糊问题[108]。表面网格的质量可以通过网格平滑进行改进（通常是拉普拉斯平滑）和简化[109]。

类似于复合材料的移动立方体算法（M3C）[110]或多区域的移动四面体（MMT）算法[108]对于基于异构域的曲面生成是非常有必要的。几种三角剖分方法，如基于八叉树算法，波前推进算法和 Delaunay 算法，从表面网格发展至体积网格[111]。一些开源软件包和商业软件有助于域三角剖分[112]。

6.1.3 生物发光光源重建

BLT 是一个不适定逆源问题。理论研究表明，足够的先验信息能使其获得独特性[84,86]。实际上，先验信息越丰富，我们在 BLT 重建时越完善。使用物理异构体模，图 8.13 显示了先验光学特性的重要性。三种类型的先验信息广泛应用于重建算法，即解剖信息[40,42,113-116]、每个构件光学性质[41,42,117]、小动物的身体表面的分辨光谱测量[42,45-47,118]。解

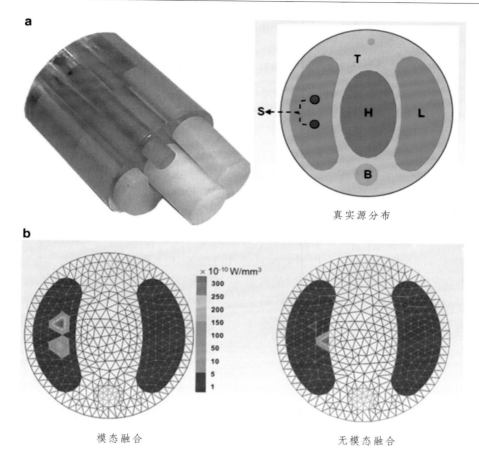

真实源分布

模态融合　　　　　　　　　　无模态融合

图 8.13　有或无光学非均匀性补偿的 BLT 重建。(a)物理异构影及其截面和真正的源位置;(b)有或无光学非均匀性补偿的 BLT 重建结果。[Reproduced from the Optical Molecular Imaging Laboratory (Virginian Tech, USA) with permission]

剖信息产生几何模型。在相关光学性质被分配到几何模型后,开始正向成像模型。光谱分辨的数据将光源光谱考虑在内。近期,该荧光探针的稀疏特性也被作为一种先验信息[93]。先验信息的使用大大降低了光源重建问题的不适定性。需要强调的是,基于解析模型的重建方法的价值仅限于均匀的几何形状[44]。由于小鼠的曲面表面形貌和解决小鼠组织异构特性的必要性,如基于 FEM 的数值算法比过于简化的分析方法更准确,比蒙特卡罗模拟法更有效[41,52]。

　　BLT 类似于单光子发射计算机断层扫描(SPECT)和正电子发射断层扫描(PET),因为尽管光子的传播轨迹有巨大差异,但其都指向光源重建。因此,PET 和 SPECT 重建算法也能够实现 BLT 重建[42,119,120]。具体而言,系统的响应 P-矩阵虽然可以在获得测量数据之前获取,但是需要计算,这是一个非常耗时的步骤。BLT 重建对多种因素敏感。由于在计算中假设的及实验中应用的不同的异构几何形状,预计算的 P–矩阵可影响重建质量[121]。扩散光学断层成像(DOT)已经研究了数十年,DOT 算法可以用于估算 BLT 源分布[115,122]。由于 BLT 问题是线性的,最小二乘解助于 BLT 重建[41,123,124]。

　　BLT 重建的可行性最初是通过使用基本的重建算法和众所周知的先验信息证明的[41,42,45,46,66,118]。为了提高 BLT 重建质量,人们研究出很多方案和理论。在粗离散域中以较低的计算成本可以得到的稳定的 BLT 重建,因其涉及的未知变量较少,从而减少不定性。细域离散化意味着高空间分辨率,并可能受到"维数灾难"影响。多级自适应有限元的重建算法是从粗网格中收集先验重用于自适应细网格的重建[43,95]。压缩感知(CS)理论是有吸引力的,因为真正的信号或图像可以使用相当少的测量值恢复,如果它们在基上是稀疏的,或者测量算子和稀疏基满足一定条件[125,126]。当发光探针具有稀疏特性时,可以基于 l_1 的最小控制策略获得改进的 BLT 重建[93]。

　　早期的 BLT 重建大多是基于扩散近似理论。然而,当对小动物进行 BLT 重建时,一些近似法和假设可能导致源的定位和定量较差[40]。例如,在小动物全身重建时应用光谱分辨信息违反扩散近似理论在高吸收组织、无效域、小组织几何图形中的假设[40,119]。人们对 RTE 的高阶近似 BLT 重建也进行了研究。在简单的几何形状中使用 RTE 模型可得到较好的重建[119,127]。基于 SPN 的重建也提高了成像性能,如图 8.14 所示[70]。

　　如应用异构的组织特性和光谱分辨测量等先验信息将显著增加计算成本。高阶近似模型的引入进一步提高 BLT 对小动物重建的计算复杂度,如果计算按顺序分析实际上是不可能的。完全并行的基于辐射传输的重构框架在小动物全身 BLT 重建是可行的[124],流程图如图 8.15 所示。

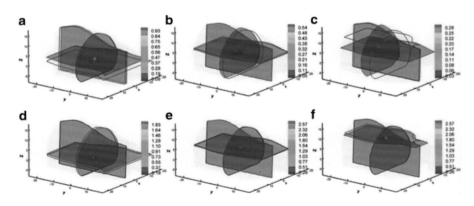

图 8.14　应用扩散近似法模拟的 BLT 重建(a~c)和半径为 1mm 单一固体球形源固定在不同位置的小鼠形几何结构的 SP_3(d~f)。蓝色和红色边界的横截面分别是实际和重建源的中心位置。网格表示重建的值大于重建最大值的 10%。(Reproduced from [70] with permission)

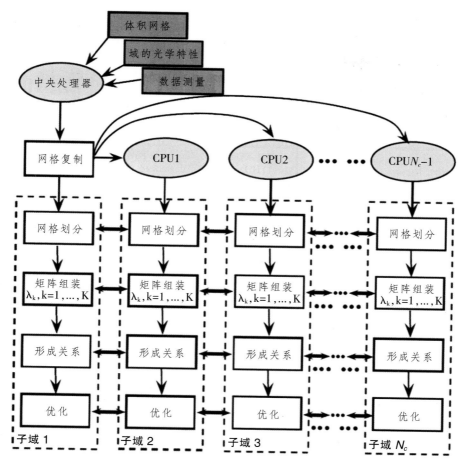

图 8.15　用于 BLT 重建时使用近似的 RTE 的全并行重构框架流程图。四个主要步骤并行执行,包括网格划分、基于 FEM 矩阵组装、未知源分布和光谱分辨测量数据之间形成关系,以及优化。(Reproduced from [124] with permission)

6.2　荧光分子断层扫描算法

　　为模拟荧光分子断层成像中的光子传输,由于光照和发射涉及两个过程。此外,时域和频域模式使状况进一步复杂化。蒙特卡罗法、RTE 及其相关变量则被广泛应用于研究荧光分子断层。一般情况下,时间和频率相关的测量具更多的挑战。对于重建算法的发展,基于 Born 和 Rytov 近似的分析方法已流行开来[128–130]。有限元和有限差分法可成功处理异构域[127,131]。此外,自适应网格演化策略可以改进重建[132]。

7 生物医学应用

7.1 生物发光成像

经典的生物荧光探针已经应用在生物研究中。通过将表达荧光素酶的基因片段插入基因序列中,由于经典生物探针良好的生物相容性,已发展了各种细胞系。现在广泛使用的是小鼠异种移植模型。用于观察特定的生物学和疾病过程的转基因小鼠可以用荧光探针标记。二维生物发光成像技术已广泛用于许多生物研究领域的人类疾病的小动物模型中。典型的应用包括肿瘤研究[133]、癌症诊断[134,135]、药物研发[136]和基因治疗[137]。

同时经典的成像方式,如微型 CT、微型 MRI 和微型 PET/SPECT,一直为二维发光成像提供重要信息,生物发光断层成像最大限度地提高了发光探针在体内的生物学研究中的潜力,特别是在这些成熟的成像方式协同情况下[138]。当使用特定的放射性探针标记感兴趣的生物特征时,高能量的光子发射难以控制。放射性探针的循环和代谢产生高背景噪声。利用小鼠移植瘤模型,微型 PET/BLT 的多模态成像重建结果可显示肿瘤的精确位置和低背景噪声。使用鼠神经胶质纤维酸性蛋白(GFAP)启动子(GFAP-luc 小鼠),BLT 重建可以揭示生物发光信号与 GFAP 免疫反应相关的时空分布[139]。

几组重建结果的分析表明,使用当前 BLT 系统可达到源中心定位小于 3mm 的准确度和源强度预测小于 30% 的误差[44,66]。使用不同的肿瘤细胞系的裸鼠移植瘤模型的多项研究证实了 BLT 在生物医学上的应用潜力。相关结果见图 8.16 和图 8.17。

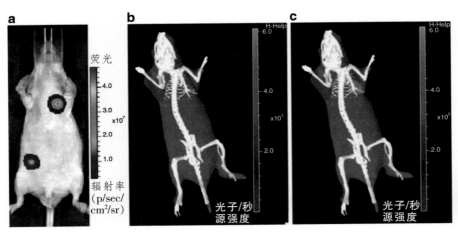

图 8.16 注射 PC-3M-luc 细胞小鼠的二维生物发光成像(a)在图谱骨架(b)和图谱心脏(c)中显示粉红色的光源重建。[Reproduced from Caliper Life Sciences (Hopkinton, MA, USA) with permissions]

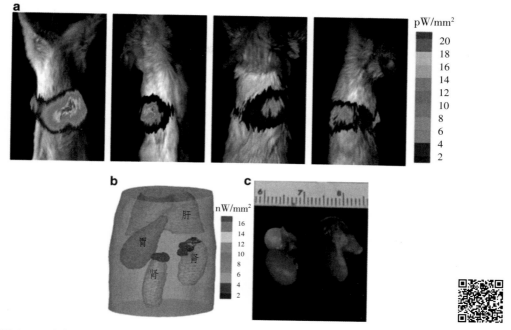

图 8.17　注射 22Rv1–荧光素酶人前列腺癌细胞小鼠的生物发光光子的表面分布的四视图(a)。(b)和(c)分别显示了光源重建和解剖验证。（Reproduced from [66] with permission）

7.2　荧光分子成像

生物荧光成像的生物学应用广泛。由于最初 FMT 的可行性是在小动物的大脑中研究的[7],用于生物研究的 FMT 已迅速发展[140-143]。荧光成像的临床应用的优异的结果也已有报道。典型的临床应用包括乳腺肿瘤[144]和淋巴结[145]的荧光成像。在临床应用中,FDA 比生物发光更耐受荧光,因此荧光成像比生物发光成像具有更大的转化潜力。

8　总结

光学分子成像技术的发展有助于以一个全新方式了解生物学过程。生物发光和荧光探针的独特优势在广泛的临床前应用中已充分被认可。光学断层成像技术较二维成像方法可以提供更准确、丰富的影像信息。在本章中总结的光学分子断层成像方法的最新进展,作为一种新的成像方式会有一个光明的未来,尽管这一领域仍处于起步阶段。为显著提高重建质量,发展下一代的探针、系统和方法,多学科协作是有必要的。通过探针信号放大,可以产生更多的光子。在更深位置的小体积的肿瘤,可以使用更敏感的探测系统探测到。基于更精确的光子传播模型和更高级的重建算法，更加充分地利用先验信息可以得到更精确的定位和定量。

由于 FMT 和 BLT 概念是在 21 世纪初提出的，已有多个实验室原型和商业系统。我们相信光学分子断层成像将从此开端发展成为现代生物学和医学的主要分子成像方式。

致谢：感谢 Ming Jiang 博士富有建设性的讨论，Arion F. Chatziioannou 博士的鼓励和建议，Chaincy Kuo 提供图 8.16。本项研究由 NIH R01 EB001458，DOE DE－SC0001234，NIH CA127189，EB001685，CA127189 和 EB006036 共同资助。

参考文献

1. Ntziachristos V, Ripoll J, Wang LV, Weisslder R (2005) Looking and listening to light: the evolution of whole body photonic imaging. Nature Biotechnology 23 (3):313–320
2. Weissleder R (2002) Scaling Down Imaging: Molecular Mapping of Cancer in Mice. Nature Reviews Cancer 2:11–18
3. Herschman H (2003) Molecular imaging: looking at problems, seeing solutions. Science 302 (5645):605–608
4. Weissleder R (1999) Molecular Imaging: exploring the Next Frontier. Radiology 212 (3):609–614
5. Contag CH, Bachmann MH (2002) Advances in bioluminescence imaging of gene expression. Annual Review of Biomedical Engineering 4:235–260
6. Ntziachristos V (2006) Fluorescence molecular imaging. Annual Review of Biomedical Engineering 8:1–33
7. Ntziachristos V, Tung C-H, Bremer C, Weissleder R (2002) Fluorescence-mediated tomography resolves protease activity in vivo. Nature Medicine 8 (7):757–760
8. Wang G, Hoffman EA, McLennan G, Wang LV, Suter M, Meinel JF (2003) Development of the first bioluminescence CT scanner. Radiology 566:229
9. Wang G, Cong W, Shen H, Qian X, Henry M, Wang Y (2008) Overview of bioluminescence tomography--a new molecular imaging modality. Frontiers in Bioscience 13:1281–1293
10. Zhao H, Doyle TC, Coquoz O, Kalish F, Rice BW, Contag CH (2005) Emission spectra of bioluminescent reporters and interaction with mammalian tissue determine the sensitivity of detection in vivo. Journal of Biomedical Optics 10:041210–041210
11. Loening AM, Wu AM, Gambhir SS (2007) Red-shifted Renilla reniformis luciferase variants for imaging in living subjects. Nature Methods 4 (8):641–643
12. Wilson T, Hastings J (1998) Bioluminescence. Annual Review of Cell and Developmental Biology 14 (1):197–230
13. Jobsis F (1977) Noninvasive, infrared monitoring of cerebral and myocardial oxygen sufficiency and circulatory parameters. Science 198 (4323):1264–1267
14. So MK, Xu C, Loening AM, Gambhir SS, Rao J (2006) Self-illuminating quantum dot conjugates for in vivo imaging. Nature Biotechnology 24 (3):339–343
15. Villalobos V, Naik S, Piwnica-Worms D (2007) Current state of imaging protein-protein interactions in vivo with genetically encoded reporters. Annual Review of Biomedical Engineering 9:321–349
16. Robertson R, Germanos MS, Li C, Mitchell GS, Cherry SR, Silva MD (2009) Optical imaging of Cerenkov light generation from positron emitting radiotracers. Physics in Medicine and Biology 54 (16):N355–365
17. Cho JS, Taschereau R, Olma S, Liu K, Chen YC, Shen CK, van Dam RM, Chatziioannou AF (2009) Cerenkov radiation imaging as a method for quantitative measurements of beta particles in a microfluidic chip. Physics in Medicine and Biology 54 (22):6757–6771

18. Tsien R (2005) Building and breeding molecules to spy on cells and tumors. FEBS letters 579 (4):927–932

19. Shu X, Royant A, Lin MZ, Aguilera TA, Lev-Ram V, Steinbach PA, Tsien RY (2009) Mammalian expression of infrared fluorescent proteins engineered from a bacterial phytochrome. Science 324 (5928):804–807

20. Ohnukia T, Michaletb X, Tripathia A, Weissb S, Arisaka K Development of an Ultra-fast Single-Photon Counting Imager for Single-Molecule Imaging. In: Biomedical Optics, 2006. International Society for Optics and Photonics, pp 60920P–60920P

21. Rice BW, Cable MD, Nelson MB (2001) In vivo imaging of light-emitting probes. Journal of Biomedical Optics 6 (4):432–440

22. Nelson M, Rice B, Bates B, Beeman B, Cable M (2005) Light calibration device for use in low level light imaging systems. U.S. Patent No. 6919919

23. Hillman EM, Moore A (2007) All-optical anatomical co-registration for molecular imaging of small animals using dynamic contrast. Nature Photonics 1 (9):526–530

24. Mayes P, Dicker D, Liu Y, El-Deiry W (2008) Noninvasive vascular imaging in fluorescent tumors using multispectral unmixing. Biotechniques 45 (4):459–464

25. Jain R, Munn L (2002) Dissecting tumour pathophysiology using intravital microscopy. Nature Reviews Cancer 2 (4):266–276

26. Condeelis J, Segall J (2003) Intravital imaging of cell movement in tumours. Nature Reviews Cancer 3 (12):921–930

27. Wei X, Runnels J, Lin C (2003) Selective uptake of indocyanine green by reticulocytes in circulation. Investigative Ophthalmology & Visual Science 44 (10):4489–4496

28. Wang T, Contag C, Mandella M, Chan N, Kino G (2003) Dual-axes confocal microscopy with post-objective scanning and low-coherence heterodyne detection. Optics Letters 28 (20):1915–1917

29. Yang M, Baranov E, Jiang P, Sun F, Li X, Li L, Hasegawa S, Bouvet M, Al-Tuwaijri M, Chishima T (2000) Whole-body optical imaging of green fluorescent protein-expressing tumors and metastases. Proceedings of the National Academy of Sciences of the United States of America 97 (3):1206–1211

30. Ke S, Wen X, Gurfinkel M, Charnsangavej C, Wallace S, Sevick-Muraca E, Li C (2003) Near-infrared optical imaging of epidermal growth factor receptor in breast cancer xenografts. Cancer Research 63 (22):7870–7875

31. Zaheer A, Lenkinski R, Mahmood A, Jones A, Cantley L, Frangioni J (2001) In vivo near-infrared fluorescence imaging of osteoblastic activity. Nature Biotechnology 19 (12):1148–1154

32. Weissleder R, Tung C, Mahmood U, Bogdanov A (1999) In vivo imaging of tumors with protease-activated near-infrared fluorescent probes. Nature Biotechnology 17:375–378

33. Wunder A, Tung C, Müller-Ladner U, Weissleder R, Mahmood U (2004) In vivo imaging of protease activity in arthritis. Arthritis and Rheumatism 50:2459–2465

34. Mahmood U Near infrared optical imaging system to detect tumor protease activity. 1999. Radiology 213:866–870

35. Franceschini M, Moesta K, Fantini S, Gaida G, Gratton E, Jess H, Mantulin W, Seeber M, Schlag P, Kaschke M (1997) Frequency-domain techniques enhance optical mammography: initial clinical results. Proceedings of the National Academy of Sciences of the United States of America 94 (12):6468–6473

36. Grosenick D, Moesta K, Wabnitz H, Mucke J, Stroszczynski C, Macdonald R, Schlag P, Rinneberg H (2003) Time-domain optical mammography: initial clinical results on detection and characterization of breast tumors. Applied Optics 42:3170–3186

37. Taroni P, Danesini G, Torricelli A, Pifferi A, Spinelli L, Cubeddu R (2004) Clinical trial of time-resolved scanning optical mammography at 4 wavelengths between 683 and 975 nm. Journal of Biomedical Optics 9 (03):464–473

38. Hwang K, Houston J, Rasmussen J, Joshi A, Ke S, Li C, Sevick-Muraca E (2005) Improved excitation light rejection enhances small-animal fluorescent optical imaging. Molecular Imaging 4 (3):194

39. Ntziachristos V, Turner G, Dunham J, Windsor S, Soubret A, Ripoll J, Shih H (2005) Planar fluorescence imaging using normalized data. Journal of Biomedical Optics 10:064007

40. Virostko J, Powers AC, Jansen ED (2007) Validation of luminescent source reconstruction using single-view spectrally resolved bioluminescence images. Applied Optics 46:2540–2547

41. Cong W, Wang G, Kumar D, Liu Y, Jiang M, Wang LV, Hoffman EA, McLennan G, McCray PB, Zabner J, Cong A (2005) Practical reconstruction method for bioluminescence tomography. Optics Express 13 (18):6756–6771

42. Alexandrakis G, Rannou FR, Chatziioannou AF (2005) Tomographic bioluminescence imaging by use of a combined optical-PET (OPET) system: a computer simulation feasibility study. Physics in Medicine and Biology 50:4225–4241

43. Lv Y, Tian J, Cong W, Wang G, Yang W, Qin C, Xu M (2007) Spectrally resolved bioluminescence tomography with adaptive finite element analysis: methodology and simulation. Physics in Medicine and Biology 52:4497–4512

44. Kuo C, Coquoz O, Troy TL, Xu H, Rice BW (2007) Three-dimensional reconstruction of in vivo bioluminescent sources based on multispectral imaging. Journal of Biomedical Optics 12:024007

45. Chaudhari AJ, Darvas F, Bading JR, Moats RA, Conti PS, Smith DJ, Cherry SR, Leahy RM (2005) Hyperspectral and multispectral bioluminescence optical tomography for small animal imaging. Physics in Medicine and Biology 50 (23):5421–5441

46. Dehghani H, Davis SC, Jiang S, Pogue BW, Paulsen KD, Patterson MS (2006) Spectrally resolved bioluminescence optical tomography. Optics Letters 31:365–367

47. Cong A, Wang G (2006) Multispectral bioluminescence tomography: methodology and simulation. International Journal of Biomedical Imaging 2006

48. Arridge SR (1999) Optical tomography in medical imaging. Inverse problems 15:R41-R93

49. Segars WP, Tsui BMW, Frey EC, Johnson GA, Berr SS (2004) Development of a 4D digital mouse phantom for molecular imaging research. Molecular Imaging and Biology 6:149–159

50. Dogdas B, Stout D, Chatziioannou AF, Leahy RM (2007) Digimouse: a 3D whole body mouse atlas from CT and cryosection data. Physics in Medicine and Biology 52 (3):577–587

51. Comsa D, Farrell T, Patterson M (2006) Quantification of bioluminescence images of point source objects using diffusion theory models. Physics in Medicine and Biology 51 (15):3733–3746

52. Gibson AP, Hebden JC, Arridge SR (2005) Recent advances in diffuse optical imaging. Physics in Medicine and Biology 50:R1-R43

53. Guven M, Yazici B, Intes X, Chance B (2005) Diffuse optical tomography with a priori anatomical information. Physics in Medicine and Biology 50:2837–2858

54. Wang X, Pang Y, Ku G, Xie X, Stoica G, Wang LV (2003) Noninvasive laser-induced photoacoustic tomography for structural and functional in vivo imaging of the brain. Nature Biotechnology 21 (7):803–806

55. Wang L (2009) Multiscale photoacoustic microscopy and computed tomography. Nature Photonics 3 (9):503–509

56. Wang G, Shen H, Cong W, Zhao S, Wei Wei G (2006) Temperature-modulated bioluminescence tomography. Optics Express 14:7852–7871

57. Shah J, Park S, Aglyamov S, Larson T, Ma L, Sokolov K, Johnston K, Milner T, Emelianov S (2008) Photoacoustic imaging and temperature measurement for photothermal cancer therapy. Journal of Biomedical Optics 13:034024

58. Barbour R, Graber H, Chang J, Barbour S, Koo P, Aronson R (1995) MRI-guided optical tomography: prospects and computation for a new imaging method. IEEE Computational Science & Engineering 2 (4):63–77

59. Brooksby B, Dehghani H, Pogue B, Paulsen K (2003) Near-infrared (NIR) tomography breast image reconstruction with a priori structural information from MRI: algorithm development for reconstructing heterogeneities. IEEE Journal of Selected Topics in Quantum Electronics 9 (2):199–209

60. Schweiger M, Arridge S (1999) Optical tomographic reconstruction in a complex head model using a priori region boundary information. Physics in Medicine and Biology 44:2703–2722

61. Pogue B, Paulsen K (1998) High-resolution near-infrared tomographic imaging simulations of the rat cranium by use of a priori magnetic resonance imaging structural information.

Optics Letters 23 (21):1716–1718
62. Ntziachristos V, Yodh A, Schnall M, Chance B (2002) MRI-guided diffuse optical spectroscopy of malignant and benign breast lesions. Neoplasia (New York, NY) 4 (4):347
63. Li C, Mitchell G, Dutta J, Ahn S, Leahy R, Cherry S (2009) A three-dimensional multispectral fluorescence optical tomography imaging system for small animals based on a conical mirror design. Optics Express 17 (9):7571–7585
64. Li C, Wang G, Qi J, Cherry S (2009) Three-dimensional fluorescence optical tomography in small-animal imaging using simultaneous positron-emission-tomography priors. Optics Letters 34 (19):2933–2935
65. Razansky D, Distel M, Vinegoni C, Ma R, Perrimon N, Köster R, Ntziachristos V (2009) Multispectral opto-acoustic tomography of deep seated fluorescent proteins in vivo. Nature Photonics 3 (7):412–417
66. Wang G, Cong W, Durairaj K, Qian X, Shen H, Sinn P, Hoffman E, McLennan G, Henry M (2006) In vivo mouse studies with bioluminescence tomography. Optics Express 14:7801–7809
67. Wang G, Shen H, Durairaj K, Qian X, Cong W (2006) The First Bioluminescence Tomography System for Simultaneous Acquisition of Multiview and Multispectral Data. International Journal of Biomedical Imaging 2006:Article ID 58601
68. Wang G, Cong A, Han W, Jiang M, Shen H, Cong W (2007) Systems and methods for multispectral bioluminescence tomography.
69. Hardeberg J, Schmitt F, Brettel H (2002) Multispectral color image capture using a liquid crystal tunable filter. Optical Engineering 41:2532
70. Lu Y, Douraghy A, Machado H, Stout D, Tian J, Herschman H, Chatziioannou A (2009) Spectrally resolved bioluminescence tomography with the SP3 approximation. Physics in Medicine and Biology 54:6477–6493
71. Wang G, Shen H, Liu Y, Cong A, Cong W, Wang Y, Dubey P (2008) Digital spectral separation methods and systems for bioluminescence imaging. Optics Express 16 (3):1719–1732
72. Kuo C, Coquoz O, Troy T, Zwarg D, Rice B (2005) Bioluminescent Tomography for in vivo Localization and Quantification of luminescent Sources from a Multiple-view Imaging System. Molecular Imaging 4 (3):370
73. Rannou F, Kohli V, Prout D, Chatziioannou A (2004) Investigation of OPET performance using GATE, a Geant4-based simulation software. IEEE Transactions on Nuclear Science 51 (5):2713–2717
74. Prout D, Silverman R, Chatziioannou A (2005) Readout of the optical PET (OPET) detector. IEEE Transactions on Nuclear Science 52 (1):28–32
75. Douraghy A, Prout D, Silverman R, Chatziioannou A (2006) Evaluation of scintillator afterglow for use in a combined optical and PET imaging tomograph. Nuclear Instruments and Methods in Physics Research Section A: Accelerators, Spectrometers, Detectors and Associated Equipment 569 (2):557–562
76. Douraghy A, Rannou F, Alexandrakis G, Silverman R, Chatziioannou A (2008) FPGA electronics for OPET: a dual-modality optical and positron emission tomograph. IEEE Transactions on Nuclear Science 55:2541–2545
77. Sevick E, Chance B, Leigh J, Nioka S, Maris M (1991) Quantitation of time-and frequency-resolved optical spectra for the determination of tissue oxygenation. Analytical Biochemistry 195 (2):330–351
78. Chance B (1991) Optical method. Annual Review of Biophysics and Biophysical Chemistry 20 (1):1–30
79. Godavarty A, Eppstein M, Zhang C, Theru S, Thompson A, Gurfinkel M, Sevick-Muraca E (2003) Fluorescence-enhanced optical imaging in large tissue volumes using a gain-modulated ICCD camera. Physics in Medicine and Biology 48 (12):1701–1720
80. Thompson A, Sevick-Muraca E (2003) Near-infrared fluorescence contrast-enhanced imaging with intensified charge-coupled device homodyne detection: measurement precision and accuracy. Journal of Biomedical Optics 8:111–120
81. Schulz R, Peter J, Semmler W, D'Andrea C, Valentini G, Cubeddu R (2006) Comparison of noncontact and fiber-based fluorescence mediated tomography. Optics Letters 31 (6):769–771

82. Joshi A, Bangerth W, Sevick-Muraca EM (2006) Non-contact fluorescence optical tomography with scanning patterned illumination. Optics Express 14(14):6516–6534

83. Turner G, Zacharakis G, Soubret A, Ripoll J, Ntziachristos V (2005) Complete-angle projection diffuse optical tomography by use of early photons. Optics Letters 30 (4):409–411

84. Wang G, Li Y, Jiang M (2004) Uniqueness theorems in bioluminescence tomography. Medical Physics 31 (8):2289–2299

85. Jiang M, Wang G (2007) Uniqueness results for multi-spectral bioluminescence tomography (invited). Paper presented at the An Interdisciplinary Workshop on Mathematical Methods in Biomedical Imaging and Intensity-Modulated Radiation Therapy (IMRT), Centro di Ricerca Matematica Ennio De Giorgi, Scuola Normale Superiore di Pisa, Italy, October 15 - 20

86. Han W, Cong W, Wang G (2006) Mathematical theory and numerical analysis of bioluminescence tomography. Inverse problems 22 (5):1659

87. Wang G, Jiang M, Tian J, Cong W, Li Y, Han W, Kumar D, Qian X, Shen H, Zhou T, Cheng J, Lv Y, Li H, Luo J (2006) Recent Development in Bioluminescence Tomography. Current Medical Imaging Reviews 4:453–457

88. Wang L, Jacques SL, Zheng L (1995) MCML - Monte Carlo modeling of photon transport in multi-layered tissues. Computer Methods and Programs in Biomedicine 47:131–146

89. Boas D, Culver J, Stott J, Dunn A (2002) Three dimensional Monte Carlo code for photon migration through complex heterogeneous media including the adult human head. Optics Express 10:159–169

90. Li H, Tian J, Zhu F, Cong W, Wang LV, Hoffman EA, Wang G (2004) A mouse optical simulation environment (MOSE) to investigate bioluminescent phenomena in the living mouse with the Monte Carlo method. Academic Radiology 11 (9):1029–1038

91. Alerstam E, Svensson T, Andersson-Engels S (2008) Parallel computing with graphics processing units for high-speed Monte Carlo simulation of photon migration. Journal of Biomedical Optics 13:060504

92. Fang Q, Boas D (2009) Monte Carlo Simulation of Photon Migration in 3D Turbid Media Accelerated by Graphics Processing Units. Optics Express 17 (22):20178–20190

93. Lu Y, Zhang X, Douraghy A, Stout D, Tian J, Chan T, Chatziioannou A (2009) Source reconstruction for spectrally-resolved bioluminescence tomography with sparse a priori information. Optics Express 17 (10):8062–8080

94. Holder S (2005) Electrical Impedance Tomography. Institute of Physics Publishing, Bristol and Philadelphia

95. Lv Y, Tian J, Cong W, Wang G, Luo J, Yang W, Li H (2006) A multilevel adaptive finite element algorithm for bioluminescence tomography. Optics Express 14 (18):8211–8223

96. Lewis EE, Warren F. Miller J (1984) Computational Methods of Neutron Transport. John Wiley & Sons, New York

97. Ishimaru A (1997) Wave propagation and scattering in random media. IEEE Press,

98. Cong W, Wang LV, Wang G (2004) Formulation of photon diffusion from spherical bioluminescent sources in an infinite homogeneous medium. Biomedical Engineering Online 3:12

99. Arridge SR, Schweiger M, Hiraoka M, Delpy DT (1993) A finite element approach for modeling photon transport in tissue. Medical Physics 20:299–309

100. Lv Y, Tian J, Li H, Luo J, Cong W, Wang G, Kumar D Modeling the forward problem based on the adaptive FEMs framework in bioluminescence tomography. In: SPIE Optics+ Photonics, 2006. p 631801

101. Hielscher A, Alcouffe R, Barbour R (1998) Comparison of finite-difference transport and diffusion calculations for photon migration in homogeneous and heterogeneous tissues. Physics in Medicine and Biology 43 (5):1285–1302

102. Cong W, Cong A, Shen H, Liu Y, Wang G (2007) Flux vector formulation for photon propagation in the biological tissue. Optics Letters 32(19):2837–2839

103. Gao H, Zhao H (2009) A Fast-Forward Solver of Radiative Transfer Equation. Transport Theory and Statistical Physics 38 (3):149–192

104. Klose AD, Larsen EW (2006) Light transport in biological tissue based on the simplified spherical harmonics equations. Journal of Computational Physics 220 (1):441–470

105. Lu Y, Chatziioannou A (2009) A parallel adaptive finite element method for the simulation of photon migration with the radiative-transfer based model. Communications in Numerical

Methods in Engineering 25 (6):751–770

106. Pham DL, Xu C, Prince JL (2000) Current Methods in Medical Image Segmentation. Annual Review of Biomedical Engineering 2:315–337

107. Lorensen WE, Cline HE (1987) Marching cubes: a high resolution 3D surface construction algorithm. Proceedings of the 14th annual conference on Computer graphics and interactive techniques 21 (4):163–169

108. Cong A, Liu Y, Kumar D, Cong W, Wang G Geometrical modeling using multiregional marching tetrahedra for bioluminescence tomography. In: Robert L. Galloway JKRC (ed) Medical Imaging 2005: Visualization, Image-Guided Procedures, and Display, 2005. pp 756–763

109. Cignoni P, Montani C, Scopigno R (1998) A comparison of mesh simplification algorithms. Computers & Graphics 22:37–54

110. Wu Z (2001) Accurate and Efficient Three-Dimensional Mesh Generation for Biomedical Engineering Applications. Worcester Polytechnic Institute

111. Owen SJ A Survey of Unstructured Mesh Generation Technology. In: Proceedings of the 7th International Meshing Roundtable, 1998. Pp 239–267

112. Owen SJ (1998) Meshing Software Survey, Hexahedra and Tetrahedra Mesh Generation Software, http://www.andrew.cmu.edu/user/sowen/software/hexahedra.html; http://www.andrew.cmu.edu/user/sowen/software/tetrahedra.html.

113. Cong W, Wang G (2006) Boundary integral method for bioluminescence tomography. Journal of Biomedical Optics Letters 11(2):020503–020503

114. Cong W, Durairaj K, Wang LV, Wang G (2006) A Born-type approximation method for bioluminescence tomography. Medical Physics 33:679–686

115. Dehghani H, Davis S, Pogue B (2008) Spectrally resolved bioluminescence tomography using the reciprocity approach. Medical Physics 35:4863

116. Jiang M, Zhou T, Cheng J, Cong W, Wang G (2007) Image reconstruction for bioluminescence tomography from partial measurement. Optics Express 15 (18):11095–11116

117. Lv Y, Tian J, Cong W, Wang G (2007) Experimental study on bioluminescence tomography with multimodality fusion. International Journal of Biomedical Imaging 2007:86741

118. Kuo C, Coquoz O, Stearns DG, Rice. BW Diffuse luminescence imaging tomography of in vivo bioluminescent markers using multi-spectral data. In: Society for Molecular Imaging 3rd Annual Meeting (St. Louis), 2004. Cambridge: MIT Press, p 227

119. Klose AD (2007) Transport-theory-based stochastic image reconstruction of bioluminescent sources. Journal of the Optical Society of America A 24:1601–1608

120. Slavine N, Lewis M, Richer E, Antich P (2006) Iterative reconstruction method for light emitting sources based on the diffusion equation. Medical Physics 33:61

121. Alexandrakis G, Rannou FR, Chatziioannou AF (2006) Effect of optical property estimation accuracy on tomographic bioluminescence imaging: simulation of a combined optical-PET (OPET) system. Physics in Medicine and Biology 51:2045–2053

122. Gu X, Zhang Q, Larcom L, Jiang H (2004) Three-dimensional bioluminescence tomography with model-based reconstruction. Optics Express 12:3996–4000

123. Cong W, Kumar D, Liu Y, Cong A, Wang G A practical method to determine the light source distribution in bioluminescent imaging. In: Bonse U (ed) Developments in X-Ray Tomography IV, 2004. pp 679–686

124. Lu Y, Machado HB, Douraghy A, Stout D, Herschman H, Chatziioannou AF (2009) Experimental bioluminescence tomography with fully parallel radiative-transfer-based reconstruction framework. Optics Express 17:16681–16695

125. Donoho D (2006) Compressed sensing. IEEE Transactions on Information Theory 52 (4):1289–1306

126. Candès E, Romberg J, Tao T (2006) Stable signal recovery from incomplete and inaccurate measurements. Communications on Pure and Applied Mathematics 59 (8):1207

127. Klose AD, Ntziachristos V, Hielscher AH (2005) The inverse source problem based on the radiative transfer equation in optical molecular imaging. Journal of Computational Physics 202:323–345

128. O'Leary M, Boas D, Li X, Chance B, Yodh A (1996) Fluorescence lifetime imaging in turbid media. Optics Letters 21 (2):158–160

129. Chang J, Graber H, Barbour R (1997) Luminescence optical tomography of dense scattering media. Journal of the Optical Society of America A 14 (1):288–299

130. Ntziachristos V, Weissleder R (2001) Experimental three-dimensional fluorescence reconstruction of diffuse media by use of a normalized Born approximation. Optics Letters 26 (12):893–895

131. Jiang H (1998) Frequency-domain fluorescent diffusion tomography: a finite-element-based algorithm and simulations. Applied Optics 37:5337–5343

132. Joshi A, Bangerth W, Sevick-Muraca E (2004) Adaptive finite element based tomography for fluorescence optical imaging in tissue. Optics Express 12 (22):5402–5417

133. Lyons S, Meuwissen R, Krimpenfort P, Berns A (2003) The generation of a conditional reporter that enables bioluminescence imaging of Cre/loxP-dependent tumorigenesis in mice. Cancer Research 63 (21):7042

134. Rehemtulla A, Stegman L, Cardozo S, Gupta S, Hall D, Contag C, Ross B (2000) Rapid and quantitative assessment of cancer treatment response using in vivo bioluminescence imaging. Neoplasia (New York, NY) 2 (6):491

135. Jenkins D, Oei Y, Hornig Y, Yu S, Dusich J, Purchio T, Contag P (2003) Bioluminescent imaging (BLI) to improve and refine traditional murine models of tumor growth and metastasis. Clinical and Experimental Metastasis 20 (8):733–744

136. Rudin M, Weissleder R (2003) Molecular imaging in drug discovery and development. Nature Reviews Drug Discovery 2 (2):123–131

137. Ray P, Bauer E, Lyer M Monitoring gene therapy with reporter gene imaging. In: Seminars in nuclear medicine, 2001. vol 4. Elsevier, pp 312–320

138. Ray P, Wu A, Gambhir S (2003) Optical bioluminescence and positron emission tomography imaging of a novel fusion reporter gene in tumor xenografts of living mice. Cancer Research 63 (6):1160

139. Cordeau Jr P, Lalancette-Hebert M, Weng Y, Kriz J (2008) Live imaging of neuroinflammation reveals sex and estrogen effects on astrocyte response to ischemic injury. Stroke 39 (3):935

140. Graves E, Ripoll J, Weissleder R, Ntziachristos V (2003) A submillimeter resolution fluorescence molecular imaging system for small animal imaging. Medical Physics 30:901

141. Patwardhan S, Bloch S, Achilefu S, Culver J (2005) Time-dependent whole-body fluorescence tomography of probe bio-distributions in mice. Optics Express 13 (7):2564–2577

142. Montet X, Ntziachristos V, Grimm J, Weissleder R (2005) Tomographic fluorescence mapping of tumor targets. Cancer Research 65 (14):6330

143. Ntziachristos V, Schellenberger E, Ripoll J, Yessayan D, Graves E, Bogdanov A, Josephson L, Weissleder R (2004) Visualization of antitumor treatment by means of fluorescence molecular tomography with an annexin V–Cy5. 5 conjugate. Proceedings of the National Academy of Sciences 101 (33):12294

144. Godavarty A, Thompson A, Roy R, Gurfinkel M, Eppstein M, Zhang C, Sevick-Muraca E (2004) Diagnostic imaging of breast cancer using fluorescence-enhanced optical tomography: phantom studies. Journal of Biomedical Optics 9:488

145. Sevick-Muraca E, Sharma R, Rasmussen J, Marshall M, Wendt J, Pham H, Bonefas E, Houston J, Sampath L, Adams K (2008) Imaging of Lymph Flow in Breast Cancer Patients after Microdose Administration of a Near-Infrared Fluorophore: Feasibility Study. Radiology 246 (3):734

第 9 章

分子影像放射性示踪剂开发进展

Yongjian Liu，Michael J. Welch*

1 引言

近来，核医学界定义分子影像为在人体或其他生物体上显示、描述及测量分子及细胞水平上生理过程的一门学科[1]。历史上，分子影像研究可追溯至 1896 年，法国科学家 Henri Becquerel 发现了一类能够发射出射线的物质，这种过程后来被称为放射性衰变[2]。20 世纪 50 年代，Michel Ter-Pogossian 及同事首次利用 ^{15}O 标记的气体混合物确定了恶性肿瘤组织中的氧含量。随后，Ter-Pogossian 等又通过 ^{15}O 标记的放射性药物发展出在活体内的定量示踪技术，并开展了诸如人体局部脑组织耗氧量的首次定量测量等一系列脑成像研究[3,4]。

总体来说，由于分子生物学的发展（包括基因组学、蛋白组学等），使得生物靶向分子的应用成为可能，这反向又推动了分子影像领域的迅速发展（包括多种成像手段的发展，如核素成像、正电子发射断层成像（PET）、单光子发射计算机断层成像（SPECT）、磁共振成像（MRI）、磁共振波谱成像（MRS）、计算机断层成像（CT）、超声成像、生物发光成像、荧光成像及多种成像手段相互结合（如 PET/CT、SPECT/CT 及 PET/MRI））[5-10]。在过去的几十年里，各种成像设备已取得了显著的进步，这使得小动物及人体的成像能力也相应提高，对于不同物种间信息的理解及特征信息的转化更为平稳，这最终将促进分子影像的临床应用转化成为可能[11-13]。

分子影像的根基是分子及细胞生物学和影像技术[14]。总体来说，其利用了特异性

---

* 本章作者 Welch 博士于 2012 年 5 月 6 日逝世。

Y. Liu (✉)
Mallinckrodt Institute of Radiology, Washington University School of Medicine,
510 S Kingshighway Blvd, Campus Box 8225, St Louis, MO 63110, USA
e-mail: liuyo@mir.wustl.edu

的分子探针及组织内部特征作为成像的基础,并为了解生物整体性、疾病的早期探测和特征化及疗效评估提供可能[15]。与传统数据资料所不同,分子影像的一大优势为在足够的空间及时间分辨力条件下,它能够在活体的完整器官上研究生物学过程[11]。

设计成像探针必须遵守如下几条准则：①探针必须有高亲和力且药效动力学合理；②探针能够克服生理性传递屏障(血管、间质及细胞膜)；③利用化学或生物放大效应；④高灵敏度、快速、高分辨力的成像技术。在典型的分子成像实验中,必须满足上述四个准则都才能获得成功的体内分子水平的成像[10]。以往,通过放射性元素标记的单克隆抗体(如 IgG)靶向细胞表面的特异性抗体或抗原是最初的分子影像学研究[16]。随着分子、细胞生物学技术的发展,开发出了越来越多对分子靶点具有高亲和力的成像探针[9,12]。总体来说,大多数成像探针可被分为三大类,包括直接成像、间接成像及替代成像[17]。直接成像是基于对靶点的直接成像,通常是利用靶点特异性的探针对细胞表面受体、细胞内分子或基因表达进行成像,上述这些物质能够与靶点相互作用,根据靶点的活跃度提供成像信号、密度。这类成像策略在放射性核素成像中非常常见,如利用单克隆抗体靶向一种特异的细胞膜抗原,利用酶特异性探针进行酶活性成像,利用放射性核素标记的小分子进行受体密度的成像,以及利用放射性核素标记的反义寡核苷酸序列靶向活体内 mRNA 或蛋白等[17-21]。间接成像相比而言更为复杂,它包含了多种要素。其中一类典范被称为"报告成像",它包含了一个标记/报告基因及一个标记/报告探针。报告基因的产物可以是一种酶,这种酶能够将报告探针分解,该分解产物能够选择性地被困于转导细胞中。这种成像策略的主要优势是利用酶促作用放大探针-信号效应,促进成像量级和成像报告基因的表达部位[12]。这种成像策略在放射性核素成像、光学成像及 MRI 中均广泛使用[14,22-29]。替代成像通常利用已存在的放射性药物及临床成像规程探测内在分子遗传学过程的下游效应。这种成像方式尤为令人瞩目,利用已知放射性药物及成像规程对于也许能够监测疾病(如癌症)的特殊分子遗传学途径的下游效应改变[14,30-33]。到目前为止,人们已研发出基于上述三种成像策略的数以百计的成像探针,并且有更多的探针正在开发中。本章,我们将会聚焦于现今放射性核素成像的分子探针的发展。

2　放射性核素分子影像

放射性核素是一类化学元素的不稳定形式,此类物质能够进行放射性衰变,进而导致核辐射。放射性衰变是一种自发性的原子核改变,该种变化不受压力、温度及化学形式(除却某些特例外)的影响。该种不受核外条件影响的特性使我们能够显示放射性核素的特征如衰变周期、模式、衰变能量而无须考虑它们所具备的生理或化学条件。放射性衰变的模式依据具体的原子核而不同。总体来说,放射性衰变可分为 α、β 和 γ 衰变。α 衰变为释放氦原子的过程。β 衰变是释放电子 β⁻(或正电子)β⁺或电子捕获的过程。γ 衰变是同种原子核在不同能量级转换过程中释放出的电磁辐射。内转换是另一种放射性衰变形式,原子核与轨道电子产生的核场相互作用而失去能量,导致电子离子化而非释放出 γ 射线。在某些情况下,一些重核可发生自发性裂变,原子核可分裂成大致相等的两个部分,导致中子释放出电磁辐射。另外,某些极其不稳定的原子可发生一些特殊的衰变,如中子发射、质子发射及 ¹²C 发射等。

分子影像中,用于成像(PET 和 SPECT)的放射性核素探针多数发射正电子或 γ 射线。正电子放射可表示为:

$$_Z^A X \rightarrow \, _{Z-1}^A X^- + \, _{+1}^0 \beta + \nu \rightarrow \, _{Z-1}^A X + \, _{+1}^0 e^- + \, _{+1}^0 \beta + \nu \tag{9.1}$$

富含质子的原子中的一个质子转化为中子可发出一个正电子及一个中微子(ν)。正电子是电子的反粒子,这时释放出的能量可连续达到最大值,这个值基于母-子核能量级之差。正电子从原子核发射出后与周围物质发生非弹性/弹性碰撞或散射,从而失去运动能量。最后,中子与电子结合、湮灭,释放出两个沿相反方向的 511keV 光子(两者质量相等,且方向夹角为 180°),从而保持了动量守恒定律。正电子在湮灭前移动的距离取决于其初始能量大小。

γ 衰变时,原子核从高激发态跃迁成较低激发态或基态时放出电磁辐射。放射出 γ 射线后,达到原子核的被激发态及较低能级的子态,也被称为核同质异能素,只有当被激发态的半衰期足够长时才容易被衡量。在这种情况下,γ 衰变又被称为同质异能素跃迁。放射 γ 射线是放射性核素的特征,释放出光子的能量取决于初始的被激发态与子态能级之差。

用于 PET 和 SPECT 成像的放射性核素根据产生方式可分为三大类:反应堆核素、回旋加速器核素及发生器核素。放射性核素示踪剂的生产、应用及放射性化学、放射性药物学的近期发展可参见其他综述[34-41]。常见的用于 SPECT 和 PET 成像的放射性核素可见表 9.1 和表 9.2[36]。

放射性示踪剂是一种化学物质,它包含了一个放射性核素,该放射性核素是放射性同位素的激活状态,利用放射性示踪剂我们可观察和监测生理过程。1913 年首次出现了使用放射性核素追踪生理过程的实验,Georg Hevesy 在该实验中使用放射性核素镭-D(²¹⁰Pb)观察了放射性核素从土壤转移到植物内的过程及食物在动物系统内运动过程[42-43]。表 9.1 所列的放射性核素中锝-99m(⁹⁹ᵐTc)是最常见的通过放射 γ 射线用于核素显像的物质,这主要是基于 ⁹⁹ᵐTc 稳定的半衰期和核属性。甚至至今仍有 80% 的核素检查是依赖于 ⁹⁹ᵐTc 标记的放射性核素。⁹⁹ᵐTc 通过 γ 跃迁(同质异能跃迁)成 ⁹⁹ᵍTc,半衰期为 6.0h,同时释放出一个能量为 141keV 的单光子,这几乎能够达到 SPECT 摄影系统的最高灵敏度[44]。不仅如此,⁹⁹ᵐTc 还有更为特殊的优势,其成本低廉又较易获

表 9.1　SPECT 成像常用的放射性核素

核素	半衰期	衰变%	β 能量 (KeV) 最大	平均	主要光子 KeV(%)	产生
^{67}Ga	3.26 天	EC			93(39.2)；185(21.2) 300(16.8)	^{68}Zn$(p,2n)^{67}$Ga
^{99m}Tc	6.01h	IT			140(89.1)	^{99}Mo/^{99m}Tc 发生器
^{111}In	2.8 天	EC			171(90.7)；254(94.1)	^{111}Cd$(p,n)^{111}$In ^{111}Cd$(p,2n)^{111}$In
^{123}I	13.27h	EC			159(83.3)	^{124}Te$(p,2n)^{123}$I ^{124}Xe$(p,2n)^{123}$I
^{125}I	59.41 天	EC			35.5(6.68%)	^{124}Xe$(n,\gamma)^{125m/125g}$Xe$\rightarrow^{125}$I
^{201}Tl	72.91h	EC			167(10.0)	^{203}Tl$(p,3n)^{201}$Pb：^{201}Tl
^{133}Xe	5.24 天	β$^-$	346	100	81(38.0)	^{235}U 裂变

得，通过 ^{99}Mo/^{99m}Tc 发生器即可制造出。^{99}Mo 母核可通过 ^{98}Mo$(n,\gamma)^{99}$Mo 反应或是铀–235 裂变获得，且后者更佳，该方式产量高且无需载体，从而保证了反应的高特异性。Al_2O_3 基质使用阻止了 ^{99}Mo 泄漏，从而保证了洗脱液中 ^{99m}Tc 的高纯度。^{99}Mo 的半衰期为 66h，衰变过程中释放 β$^-$；87%最终衰变为较为稳定的 ^{99m}Tc，另有 13%成为基态 ^{99g}Tc。通过柱色谱法利用灭菌无热盐水可将 ^{99m}Tc 与 ^{99}Mo 分离。由于 ^{99}Mo 的半衰期几乎为 ^{99m}Tc 的 10 倍，该反应达到暂时的平衡状态，产生的 ^{99m}Tc 最长在一周内均可使用。另外，富含处于氧化状态的 Tc 能够使 ^{99m}Tc 标记的放射性示踪剂在脑、心脏、肾脏中广泛分布，并可进行缺氧成像等[44-47]。

由于 ^{99m}Tc 已广泛应用于 SPECT 检查，^{94m}Tc 由于其高锝含量及合适的核属性（半衰期 $t_{1/2}$=52min，富含 72%的 2.4MeV 正电子）在 PET 成像中的应用也已在研究中。^{94m}Tc–替肟复合物显示出与 ^{99m}Tc 相似的结果，说明用于 PET 成像的新型锝复合物的研究有很大潜力[48,49]。

放射性碘自 20 世纪 30 年代晚期回旋加速器产生后已开始逐步应用于医学中（如甲状腺摄碘率检查）。核反应堆的发展使得碘–131（^{131}I）成为了"经典"的同时可用于诊断和治疗的放射性碘物质。然而由于 ^{123}I 优质的核属性（富含 83%159KeV 的 γ 射线，半衰期 $t_{1/2}$=13.3h)（表 9.1）、高生产纯度和多样的放射性碘化方式（如同位素交换、氧化反应等）能够导致区域特异性碘化，^{123}I 已成为 SPECT 成像理想的放射性碘物质[50]。

SPECT 成像中另一重要的同位素为由回旋加速器产生的铟–111（^{111}In）。20 世纪60 年代晚期 ^{111}In 开始应用于医疗中。^{111}In 的半衰期为 2.8 天，因此 ^{111}In 与二乙烯三胺五乙酸（DTPA）螯合，连接后最常用于研究生物体内动力学相对较慢的生物分子如抗体和肽等[51]。

PET 成像最大的优势为它能够在活体内对生物化学过程进行成像和研究,而完全不会因为某些有机正电子发射体而变更或影响体内平衡。在众多正电子发射的放射性核素中(表 9.2),碳-11(^{11}C)、氮-13(^{13}N)、氧-15(^{15}O)及氟-18(^{18}F)是 PET 成像中最为重要的同位素。这些放射性核素的物理半衰期都相对短(<2h),使得进行高度特异性活动成为可能。

最常见的生产 ^{11}C 的方法是用 ^{14}N 质子轰击自然状态的 N[34]。使用高纯度的氮气可获得 185~740 GBq/μmol[^{11}C]CO$_2$。由于 ^{11}C 适合的核属性(半衰期 $t_{1/2}$=20.4min,99.8%发生 β$^+$衰变,0.2%EC),^{11}C 可被用于多次重复的 PET 成像中(在同一实验、相对短的时间内多次重复),且由于采用了多步合成法,^{11}C 的生物特性与自然状态 C 无异。^{11}C 标记的示踪剂主要依赖生物合成法、反冲标记法、有机合成法及酶催化法等进行 ^{11}C 标记,用于标记的反应前驱物通常是[^{11}C]二氧化碳、[^{11}C]甲烷和[^{11}C]一氧化碳[52]。

^{13}N 的临床应用最早为[^{13}N]氨(NH$_3$ 或 NH$_4^+$)。^{13}N 标记的放射性示踪剂的一大重要应用即为标记氨基酸。虽然回旋加速器产生 ^{13}N 为高度特异性的反应,产量可大于 400GBq/μmol,但短半衰期限制了其在多步法合成示踪剂中的应用[53]。^{15}O 的半衰期仅为 2.07min,该属性决定了需要快速合成 ^{15}O 标记的放射性示踪剂,如[^{15}O]H$_2$O、[^{15}O]CO 和[^{15}O]CO$_2$ 等[3,4,53]。

^{18}F 毫无疑问是一个非凡和全面的正电子发射放射性核素,它有优质的核属性(半衰期 $t_{1/2}$=109.7min,β$^+$=634KeV,水中的正电子射程=2.4mm)。然而,^{18}F 自发现后 50 年才开始被大量应用,这基于亲核形式的 ^{18}F([^{18}F]氟离子)或亲电子形式的([^{18}F]F$_2$)使得氟化作用大大提高。在所有 ^{18}F 标记的放射性示踪剂中氟脱氧葡萄糖(FDG)应用最为广泛[54-56]。

溴-75(^{75}Br)和溴-76(^{76}Br)由轰击富含(96%)[^{76}Se]Cu$_2$Se 靶产生。^{76}Br 的半衰期为 16.2h,适合示踪剂的合成及检测较长的生理过程,如缓慢增殖的肿瘤。对于相对更快速的生理过程,使用 ^{75}Br 更为适宜(半衰期 $t_{1/2}$=96.7min)[57]。

用于诊断/治疗的放射性镓有三种同位素:镓-66(^{66}Ga)、镓-67(^{67}Ga)和镓-68(^{68}Ga)。在这三种放射性核素中,常用于 SPECT 成像的为 ^{67}Ga,它能够产生 185KeV 的 γ 射线,主要用于探测急/慢性脓肿和炎性过程。另外,^{67}Ga 相对较长的半衰期($t_{1/2}$=3.26 天)使其适合商品化而不需要担心失去药物活性。^{66}Ga(半衰期 $t_{1/2}$=9.49h)是由回旋加速器产生的正电子发射体,兼有成像和治疗作用。^{66}Ga 标记 DOTA-(D)苯丙氨酸 1-酪氨酸 3-奥曲肽是现今最佳的生长抑素类似物[48,58]。^{68}Ga(半衰期 $t_{1/2}$=67.7min)由 ^{68}Ge/^{68}Ga 发射器产生,89%通过正电子发射衰变。^{68}Ge 母核半衰期长($t_{1/2}$=280 天),这使得发生器的寿命可达 1~2 年,其 PET 成像部门不需要现场式回旋加速器。Ga 的螯合反应主要依靠含 N、O、S 的配位体作为电子供体。通过双功能螯合剂上生物活性分子的功能,这

表 9.2　PET 成像常用的放射性核素

核素	半衰期	衰变%	β 能量（KeV）		主要光子 KeV(%)	产生
			最大	平均		
^{11}C	20.4min	$\beta^+(99.8)$ EC(0.2)	959	386	511(199.5)	$^{14}N(p,\alpha)^{11}C$
^{13}N	9.96min	$\beta^+(99.8)$ EC(0.2)	1198	492	511(199.6)	$^{16}O(p,\alpha)^{13}N$
^{15}O	2.07min	$\beta^+(99.9)$ EC(0.1)	1732	735	511(199.8)	$^{15}N(p,n)^{15}O$
^{18}F	109.7min	$\beta^+(96.7)$ EC(0.1)	634	245	511(193.5)	$^{18}O(p,n)^{18}F$
^{60}Cu	23.7min	$\beta^+(93)$ EC(7)	3772	970	511(185)；826(21.7) 1332(88)；1792(45.4)	$^{60}Ni(p,n)^{60}Cu$
^{61}Cu	3.33h	$\beta^+(61)$ EC(39)	1215	500	511(123)；656(10.8)	$^{61}Ni(p,n)^{61}Cu$
^{62}Cu	9.7h	$\beta^+(97)$ EC(3)	2926	1314	511(194.9)	$^{62}Zn/^{62}Cu$ 发生器
^{64}Cu	12.7h	$\beta^+(17)$ EC(44)	653	278	511(34.8)	$^{64}Ni(p,n)^{64}Cu$
^{66}Ga	9.49h	$\beta^+(56)$ EC(44)	4153	1740	511(112)；1039(36) 2752(23.3)	$^{63}Cu(\alpha,n)^{66}Ga$
^{68}Ga	67.7min	$\beta^+(89)$ EC(11)	1899	829	511(178.3)	$^{68}Ge/^{68}Ga$ 发生器
^{75}Br	96.7min	$\beta^+(73)$ EC(27)	2008	719	511(146)；287(90)	$^{76}Se(p,2n)^{75}Br$ $^{76}Se(d,3n)^{75}Br$
^{76}Br	16.2h	$\beta^+(55)$ EC(45)	3941	1180	511(109)；559(74) 657(15.9)；1,854(14.7)	$^{76}Se(p,n)^{76}Br$ $^{76}Se(d,2n)^{75}Br$
^{82}Rb	1.25min	$\beta^+(96)$ EC(4)	3378	1417	511(191)	$^{82}Sr/^{82}Rb$ 发生器
^{86}Y	14.7h	$\beta^+(33)$ EC(66)	3141	664	511(63.9)；1077(82.5) 1115(30.5)；627(32.6)	$^{86}Sr(p,n)^{86}Y$
^{94m}Tc	52.0min	$\beta^+(70)$ EC(30)	2438	1072	511(140.4)；871(94.2)	$^{94}Mo(p,n)^{94m}Tc$
^{124}I	4.18 天	$\beta^+(23)$ EC(77)	2138	820	511(46)；603(62.9) 723(10.3)	$^{124}Te(p,n)^{124}I$ $^{124}Te(d,2n)^{124}I$

类靶向特异的示踪剂可应用于医疗工作中,且被证明更不易水解,较 Ga(Ⅱ)–转铁蛋白复合体更为稳定[51]。

Cu 放射性核素同位素中 ^{60}Cu、^{61}Cu、^{62}Cu 和 ^{64}Cu 可用于成像,^{64}Cu 及 ^{67}Cu 可用于放射治疗。回旋加速器或发生器产生的 Cu 正电子发射体同位素的半衰期跨度很大(^{60}Cu 为 23.7min,^{61}Cu 为 3.33h,^{62}Cu 为 9.7min,^{64}Cu 为 12.7h),这使放射性 Cu 作为示踪剂的应用前景巨大。富含 Ni 的靶体可生产出多种 Cu 放射性同位素 (33.3GBq 的 ^{60}Cu,5.55GBq 的 ^{61}Cu,37GBq 的 ^{64}Cu)[48]。在上述同位素中,半衰期较短的可被制成亲脂性 Cu 复合体,用于探测血液流速及缺氧。半衰期较长的同位素(如 ^{64}Cu)常被用于肿瘤的早期靶向检测。近来,越来越多的放射性 Cu 标记的生物分子(抗体、肽等)被用于各类病理模型中(如心血管疾病、炎症)[49,59-61]。

钇–86(^{86}Y)由小型生物医学回旋加速器以[^{86}Sr]CO$_3$ 为靶向,通过 ^{86}Sr(p,n)^{86}Y 反应产生。^{86}Y 良好的核属性(半衰期 $t_{1/2}$=14.7h,富含 63.9%的 511KeV γ 射线)使其能够替代 ^{90}Y 监测治疗效果[48]。

铷–82(^{82}Rb)(半衰期 $t_{1/2}$=1.25min,富含 191%的 511KeV γ 射线)可由 ^{82}Sr–^{82}Rb 发生器产生。^{82}Sr(半衰期 $t_{1/2}$=25.6 天)加载在 SnO$_2$ 上,82Rb 由盐水洗脱。由于 ^{82}Rb 半衰期短,因此可用盐水每隔 10~15min 反复洗脱达到最高产量。临床上,^{82}Rb 与输液系统联用,主要用于心肌灌注 PET 成像[62]。

2.1 比活度

设计放射性示踪剂时需要考虑以下几方面:
(1)核素种类
(2)标记位置
(3)比活度
(4)化学纯度
(5)放射化学纯度

对于定量 PET/SPECT 成像,所有的研究结果都基于示踪剂,这要求合成的放射性药物有高比活度[63]。比活度通常定义为每单位质量的放射性核素或标记的混合物的放射性活度,混合物指物质中混合了具有放射性的物质及其无放射性(稳定状态)的同位素。比活度(SA)的单位可为 GBq/mg、GBq/mmol 或 GBq/μmol。比活度随放射性药物的自然丰度、核素半衰期、产生方式、标记策略及纯化技术等的不同而相应改变。理论上,半衰期在数小时以内的核素的最大比活度可按以下公式计算:

$$SA_{max}(Bq/mol)=1.16×10^{20}/T_{1/2}$$

在实际应用中,由于多种物理及生物因素的影响(如回旋加速器靶物质的纯度),

比活度的理论最大值在常规生产中实际上是永远无法达到的。然而，在 PET 示踪剂中，比活度却又非常重要。例如，在某些配体-受体成像中，表达在细胞膜表面的受体量较少，低比活度的示踪剂可能已将受体饱和，这违背了示踪技术的原理、导致体内的药代动力学发生改变，最终将导致成像质量差或错误的结果[64]。

表 9.3 列出了某些放射性核素产物的比活度及最终标记产物的比活度。

表 9.3　文献中某些放射性示踪剂的比活度[a]

放射性核素（理论比活度，GBq/μmol）	含放射性同位素的化学物质	比活度（GBq/μmol）	参考文献
^{60}Cu（292 500GBq/μmol）	[^{60}Cu]Cl$_2$	178~666	[70]
^{61}Cu（34 800GBq/μmol）	[^{61}Cu]Cl$_2$	45.1~183	[70]
^{64}Cu（8695GBq/μmol）	[^{64}Cu]Cl$_2$	2221~734	[71]
	[^{64}Cu]DOTA–ReCCMSH（Arg^{11}）	22.3	[72]
	[^{64}Cu]ATSE	7.47	[73]
	[^{64}Cu]ASSM	6.40	[73]
	[^{64}Cu]DOTA–bististatin	83.5	[74]
^{66}Ga（11 638 GBq/μmol）	[^{66}Ga]DOTA–Tyr^3–Octreotide	0.984	[75]
^{76}Br（6819 GBq/μmol）	[^{76}Br]progestin 16α，17α–dioxolane	7.4~46.2	[76]
	[^{76}Br]IL19–SIP	14.8	[77]
^{124}I（1106 GBq/μmol）	[^{124}I]dRFIB	0.100	[78]
^{86}Y（7603 GBq/μmol）	[^{86}Y]DOTA–ReCCMSH（Arg^{11}）	231	[72]
^{18}F（63 270 GBq/μmol）	[^{18}F]Isatin analog 2	96.2±47.2	[79]
	[^{18}F]2–amino–4–methylpyridine analogue 9	37	[80]
	[^{18}F]WC–Ⅱ–89	55.5	[81]
	[^{18}F]FDG	37	[82]
^{11}C（341 140 GBq/μmol）	[^{11}C]Isatin analog 4	207	[79]
	[^{11}C]PJ34	74	[83]
^{99m}Tc（19 314 GBq/μmol）	[^{99m}Tc]2PEG4–dimer	370	[84]
	[^{99m}Tc]Annexin Ⅴ	13 262~265 233	[85]
^{67}Ga（1480 GBq/μmol）	[^{67}Ga]citrate	596	[39]
^{111}In（1739 GBq/μmol）	[^{111}In]DNE–B72.3	24.4~44.4	[86]
^{123}I（8769 GBq/μmol）	[^{123}I]RGD	1.73~2.05	[87]

[a] 参考表 9.3 中数据时须谨慎。该表应用的文献中比活度的数值为不同药物生成时段（如轰击结束对合成结束）的数值，药物合成方式也不同（如直接反应法或前体反应法），此外，分析计算发生也不尽相同。

2.2　问题及挑战

小动物核素成像中需要注意一些问题:物理方面,如设计、优化 PET/SPECT 扫描仪以达到高空间分辨力和灵敏度;生物特性方面,如在示踪剂与生物系统之间的相互作用;某些示踪剂放射化学方面的特征等。本节,我们将重点阐述设计及合成放射性示踪剂时遇到的问题和挑战。

如前所述,理想的示踪剂需要满足高亲和性、特定疾病的特异靶向、适当的核属性、高比活度和稳定性的条件。因此分子影像中放射性示踪剂领域的挑战实质是寻找最佳的核素成像探针。示踪剂需要对疾病靶点有很高的特异性,这样才能作为一个诊断工具,且其诊断功能应当较其计划进行的任何治疗功能更先考虑到。选择特定疾病的新靶点,继而发展新的放射性示踪剂都依赖于可靠的分子及细胞生物学基础。

根据经验,如 B_{max}/KD[可用受体蛋白(B_{max})与解离平衡常数(KD)之比]需要大于 2 才能确保获取充足的信号,用于探测定量给药后受体占用率的变化。值得注意的是,与靶点结合的示踪剂的亲和力只是其中一个重要的参数。如果示踪剂的亲和力高,与之结合的可用受体蛋白(B_{max})也多,那么影响该过程的限速步骤即从靶点与示踪剂的相互反应转变为为组织供应的血液是否充足[40,67,68]。

我们将探讨的另一大挑战为比活度。在 PET/SPECT 成像中,为了获得充足的对比度及准确的定量信息,高比活度的示踪剂至关重要。然而,由于同位素稀释及放射衰变,不管在放射性核素合成过程中,或是随之反应继发前体的合成中,实际的比活度较表 9.3 中所述的理论最大比活度低很多。例如,最后合成的 $^{11}C/^{12}C$ 平均比例为 1/7000 的情况下,比活度为 50~500GBq/μmol。尽管此时 ^{11}C 标记的示踪剂已能够满足生物医学成像研究的需要,但我们可以注意到提高示踪剂的比活度有很大的空间且非常必要[40,69]。

3　放射性示踪剂作为分子影像探针的应用

分子影像中,放射性示踪剂的最卓越优势在于它能够高敏感地在活体器官内示踪其动态变化过程。放射性药物示踪剂的量(宏观图像至微观图像)符合真实的示踪动力学变化,且仅有可忽略不计的药理效应及毒性,却能够使含量很少的靶点(如受体、抗原)成像。

随后,我们将对 PET 和 SPECT 放射性示踪剂的一些应用进行讨论,如肿瘤成像、心血管疾病成像、脑部成像、炎症成像和细胞成像。这些靶标的多种成像方式将在本书其他章节中详细阐述。

3.1　肿瘤成像

3.1.1　肿瘤代谢成像示踪剂

　　肿瘤代谢的核素成像(PET/SPECT)已获得了人们的高度重视。众多研究表明恶性肿瘤可利用其增高的葡萄糖、氨基酸及脂质代谢率而成像,且其灵敏度和特异性均较高。Otto Warburg 在 20 世纪 30 年代首次提出由于肿瘤细胞的高糖代谢,利用[^{18}F]FDG-PET 可进行肿瘤成像[88]。细胞通过葡萄糖转运体(如 GLUT-1)摄取[^{18}F]FDG。[^{18}F]FDG 进入细胞质后参与糖酵解途径的第一步,转化成[^{18}F]FDG-6-磷酸。与葡萄糖-6-磷酸不同,[^{18}F]FDG-6-磷酸并非是磷酸葡萄糖异构酶 (参与糖酵解途径的第二个酶)的底物。因此,细胞内的放射性物质逐步累积[89]。利用这种方式,[^{18}F]FDG-PET 可对正常及异常组织的糖代谢变化提供功能性成像。由于恶性肿瘤对能量需求高,其一般表现为高糖代谢水平,肿瘤细胞内积聚的放射性物质一般能与周围组织形成鲜明对比[90]。[^{18}F]FDG-PET 成像的优势在其他综述中也被提及[91]。现在,[^{18}F]FDG 已成为临床及临床前研究中使用最为广泛和卓越的 PET 示踪剂[92-94]。

　　基于 FDG 的原理,一系列 ^{99m}Tc 标记的脱氧葡萄糖类似物,如 ^{99m}Tc 标记的双半胱氨酸-葡萄糖胺(EC-DG)和二乙烯五胺乙酸-脱氧葡萄糖(DTPA-DG)已被成功构建,利用糖代谢原理进行 SPECT 上的肿瘤代谢成像。研究结果显示示踪剂能够进入细胞核并被肿瘤细胞高摄取,说明该类示踪剂能够在 SPECT 上进行代谢成像[95-99]。

　　肿瘤细胞除高糖代谢外,蛋白质合成及膜转运氨基酸也增高,这使我们能够将氨基酸作为另一个实现代谢成像的靶点[100]。到目前为止,几乎所有的氨基酸都被放射性核素标记并作为代谢成像的潜在探针而被研究过。在众多放射性核素标记的氨基酸中,L-[甲基-^{11}C]蛋氨酸(Met)被认为对肿瘤细胞更具有特异性,因此进行了大量研究。近期研究表明 Met 能够区分良恶性病变(肉芽肿与星形细胞瘤等)。除 ^{11}C 标记的氨基酸外,大量基于 ^{18}F 标记的酪氨酸和苯基丙氨酸(如 L-3,4-二羟基-6[^{18}F]氟苯丙氨酸(FDOPA)、O-(2-[^{18}F]氟代乙酯)-L-酪氨酸(FET)及 L-3-[^{18}F]氟-甲基酪氨酸(FMT)等)都已被研发出来,它们之中一些还显示出在脑肿瘤成像方面巨大的诊断潜力[101]。此外,一些 ^{123}I 标记的示踪剂也可被肿瘤细胞高摄取[102-104]。

　　另外,放射性示踪剂标记的胆碱([^{11}C]-胆碱)[105]及胆碱类似物([^{18}F]-胆碱和[^{18}F]-氟乙胆碱)[106,107]已被用于研究 PET 肿瘤的脂代谢,研究结果显示肿瘤细胞中放射性示踪剂大量积聚。近期研究表明胆碱转运和非磷酸化作用是肿瘤细胞高摄取胆碱的关键因素[108]。

　　另一个有趣的成像探针为[^{11}C]醋酸,其长时间来被用于研究心肌的氧化代谢过程。近来,某些研究指出大量恶性病变中也可见[^{11}C]醋酸积聚[109,110],表明恶性肿瘤细胞中醋酸代谢异常,这被认为与脂肪酸合成相关。实验表明当用脂肪酸合酶抑制剂及乙酰辅酶 A 羧化酶抑制剂处理时,离体细胞实验和荷瘤鼠实验均显示[^{11}C]醋酸摄取明显下降,这证明[^{11}C]醋酸用于 FAS 表达成像的特异性[111]。

3.1.2　肿瘤细胞增殖成像示踪剂

不受控制的细胞增殖是癌症的基本特征, 结果将导致进行 DNA 复制的细胞不断增多。由于 DNA 合成过程中胸腺嘧啶核苷有着不可替代的作用,肿瘤细胞中的胸腺嘧啶核苷转运及哺乳类胸腺嘧啶核苷激酶通常上调,因此可利用放射性核素标记的胸腺嘧啶类似物作为成像的分子靶点。利用放射性示踪剂评估肿瘤增殖效应的研究始于50 年前。总体来说, 利用非侵入性核探针来进行肿瘤细胞增殖成像的方式主要有两种。一种为利用放射性示踪剂对肿瘤细胞增殖进行间接成像(如[^{18}F]FDG 和 L–[甲基–^{11}C]蛋氨酸等)。另一种为肿瘤细胞增殖过程进行直接成像(如利用[^{11}C]胸腺嘧啶核苷及 32–脱氧–32[^{18}F]氟胸腺嘧啶核苷(FLT)等)[112]。

间接成像的方式主要依赖于肿瘤代谢。尽管一些体内和体外研究显示出肿瘤细胞高摄取与增殖相关[113,114],但多数研究揭示两者关联性较差或只是弱相关[115-118]。

众所周知,胸腺嘧啶核苷在参与 DNA 合成过程中的作用独一无二,因此可将它作为细胞增殖的标志。放射性物质(^{11}C 和 ^{18}F 等)标记的一系列胸腺嘧啶核苷类似物已被用于进行细胞增殖的直接成像。由 ^{11}C 标记的示踪剂中,被最为广泛研究的是[^{11}C]–甲基–胸腺嘧啶核苷和 2–[^{11}C]胸腺嘧啶核苷。这两种示踪剂通过静脉注射入体内后,在体内代谢,且大量示踪剂积累到肿瘤细胞中,进入处于增殖细胞的 DNA 中[119-121]。限制该示踪剂广泛进入临床应用的原因是过快的代谢和过短的 ^{11}C 物理半衰期。除此之外,许多卤代胸腺嘧啶核苷类似物也被研究其在肿瘤细胞增殖成像中的能力。然而,多数该类示踪剂在体内存在其脱卤作用,且对比度差[122,123],这驱使研究者们研发出能够被拥有更长半期的 ^{18}F 易化标记的胸腺嘧啶核苷类似物,如[^{18}F]FLT 或[^{18}F]FMAU[124]。

FLT 最开始被研制出来是作为一种抗肿瘤及抗反转录病毒药物,类似于叠氮胸苷(首类被批准的抗 HIV 药物)。它可终止 DNA 链合成过程。脱氧核糖 3'端的羟基被取代,防止了胸腺嘧啶核苷基底糖类被胸腺磷酸化酶裂解,因此提高了 FLT 在体内的稳定性。FLT 在 PET 上的首次研究为评估细胞内胸腺嘧啶核苷激酶活性,借以推断细胞增殖率[116]。大量研究将[^{18}F]FLT 与其他示踪剂比较,进行了多种肿瘤模型的实验,结果显示 FLT 在评价细胞增殖活力方面具有高特异性且与周围组织有高对比度,说明 FLT是显示肿瘤细胞增殖成像最有效的示踪剂之一[125-128]。近来,利用 FLT 在监测治疗效果方面的应用也日益增多。临床前及临床研究表明放化疗后 FLT 摄取率降低[129,130]。

1–(2'–脱氧–2'–氟–1–β–D–阿糖)–胸腺嘧啶核苷(FMAU)是另一实现细胞增殖成像有潜力的示踪剂(^{11}C 标记在嘧啶 5–甲基基团上或 ^{18}F 标记在核糖的 2'–氟上)。临床前试验结果显示 FMAU 在动物体内难以分解，并能够进入 DNA 内，表明 FMAU 作为肿瘤增殖标志的前景可观[135]。

3.1.3　肿瘤乏氧成像示踪剂

肿瘤细胞被剥夺氧后呈乏氧状态。肿瘤生长过程中，其快速的生长速度往往超过了它的血液供应速度，导致肿瘤内部分区域的含氧量明显低于正常组织。乏氧的肿瘤细胞往往对放化疗不敏感[136]。另外，肿瘤乏氧时可通过诱导促血管生成因子（如血管内皮生长因子）促进血管生成作用[137]。

对于基于示踪剂的乏氧成像来说，主要有两种方式。一种是基于硝基咪唑在细胞内停留的原理[138,139]，例如，[18F]标记的氟硝基咪唑（[18F] FMISO）或[18F]标记的氟氮霉素阿拉伯糖苷[该药物经跨膜扩散（如细胞后）可被无处不在的硝基还原酶降解呈自由基形式]。乏氧条件下，这些自由基形式的药物无法再氧化，因而会与细胞内的大分子结合，从而无法再次进行跨膜扩散而穿过细胞膜。氧化还原电位的细微改变是这些示踪剂成像的先决条件[140]。

另一类示踪剂是基于放射性铜元素（^{60}Cu、^{62}Cu、^{64}Cu）与二乙酰-双-N^4-甲基氨基硫脲（ATSM）的混合物。尽管研究者们对该类药物靶向和停留的原理还未完全理解，但由铜（Ⅱ）减至铜（Ⅰ）被认为是其中至关重要的一步[141-144]。

[18F]FMISO 是进行乏氧成像的标准药物，并已被广泛应用于临床前及临床上乏氧成像的研究中[145]。它的高分割系数致使其在大部分正常组织中可被均匀摄取[146]。当 $pO_2<10mmHg$ 时，[18F]FMISO 通过与细胞内的大分子结合而在组织中积聚，而停留时间取决于硝基还原酶的活性和在一系列血流动力学下缺氧组织中聚集程度，其中包括肠腔内在厌氧生物中停留[147]。但由于[18F]FMISO 是一种疏水性药物，其血液清除速度缓慢，常常导致肿瘤与背景对比度较差，因此研究者们探索了更多亲水性且由放射性标记的硝基咪唑衍生物，例如，[18F]标记的氟红霉素米索硝唑（[18F]FETNIM）[148]、[18F]标记的全氟乙酸盐（[18F]FAZA）[149]、[18F]标记的氟依他硝唑（[18F]FETA）[150]和 2-硝基咪唑[18F]EF5[151,152]等。除此之外，用于 SPECT 成像的一些示踪剂（^{99m}TcN2IPA）也被用于乏氧成像，并显示出令人满意的效果[153,154]。

铜-ATSM 在肿瘤乏氧成像的效果已多次由临床前试验证实，该示踪剂有着高特异性，且灵敏度也有所增加[144]。该示踪剂在缺氧组织中停留的机制主要是依赖乏氧肿瘤中的低氧分压及随之改变的氧化还原环境（增高的 NADH 水平）[155,156]。另外，^{60}Cu-ATSM 对肿瘤放化疗后可作为预测疗效和生存的指标[157]。近期，^{64}Cu 联合标记的葡糖糖-ATSM（[64Cu]ATSE/A-G）显示出在体内缺氧组织与含氧正常组织间摄取率对比度提升，且在体外试验中也保持着低氧选择性[158]。

3.1.4　肿瘤受体成像示踪剂

肿瘤受体成像可提供一系列补充信息,包括评估整体肿瘤负荷及肿瘤受体表达异质性特征。所有受体成像均共同利用了受体–配体相互作用的原理,特异性的配体与相应受体结合后可激发下游生物化学或生理学变化[159,160]。配体–受体间相互作用的本质对成像条件提出了挑战:高特异性的成像探针分子浓度低但能够满足靶向目标与背景之间足够的对比度,这使得核素成像(PET/SPECT)探针成为最适宜肿瘤受体成像的选择[161]。

肿瘤细胞内及表面的多种受体表达均上调。总之,各种小配体、肽,以至于大蛋白(如抗体及抗体段)都被放射性元素标记而成为示踪剂,用于靶向肿瘤特定受体。为了靶向潜在的肿瘤受体,示踪剂需要有高特异性,且在背景中最小程度地积聚。降低示踪剂的亲脂性可达到该要求。另外,由于细胞表面受体含量低,因此示踪剂的放射性活度对肿瘤受体成像也至关重要,特别是基于小分子的示踪剂。近期常用的示踪剂靶向大量肿瘤受体的应用已列在表 9.4。

在小分子成像实验中,被最为广泛研究之一的系统是放射性核素标记的类固醇靶向性激素受体阳性的肿瘤。性激素受体是位于细胞浆和细胞核的蛋白。性激素(如孕激素、雌激素和雄激素)由于对细胞增殖作用有深远影响而可能影响致癌作用,且上调的性激素受体可能会产生较多的临床意义。因此,多种放射性核素标记的小分子如[^{18}F]FES 被开发用来对性激素受体[如雌激素受体(ER)、性激素受体(AR)和孕激素受体(PgR)]进行成像。这些成像研究在其他作者的研究中也进行过讨论[162]。

用于肿瘤成像的放射性核素标记的肽探针其活体成像机制也是根据大量肿瘤细胞高表达一些肽(受体)。在基于肽的探针中,用于 SPECT/PET 成像的生长激素抑制剂衍生物示踪剂被用来对高表达 sst_2 的神经内分泌肿瘤进行成像,其研究历史已超过 20 年,取得了成功的发展且进行了大量的临床研究[163]。自从[^{111}In–DTPA^0]奥曲肽(^{111}In–喷曲肽、奥曲肽)商品化以来,大量用于 SPECT 成像的示踪剂(如[^{99m}Tc]地普奥肽)被用于 sst 受体的成像[164,165]。最近,越来越多的 PET 成像同位素(^{64}Cu、^{11}C、^{18}F 和 ^{68}Ga)由于能够达到高放射性比活度及灵敏度而被大量与 sst 类似物相连,进行肿瘤诊断[166-170]。

抗体也是一类具有潜力的用于靶向细胞表面受体的示踪剂。尽管最初始的肿瘤成像即是应用 γ 射线发射体与单克隆抗体相连形成示踪剂, 近期的研究则聚焦在将改造的抗体片段(如 HER2 片段)与 PET 同位素连接构建进行肿瘤受体成像,构建的示踪剂有快速的血液清除率、提高的目标与背景信号比及高灵敏度[171]。

表 9.4 肿瘤受体核素成像近期研究

受体	成像探针	肿瘤	成像方式	参考文献
	肽			
GRP–R	[^{68}Ga]bombesin	前列腺癌、乳腺癌	SPECT	[175]
	[^{18}F]BBN–RGD		PET	[176]
	[^{68}Ga]NOTA–BBN–RGD		PET	[177]
CCK–2	[^{111}In]DOTA–sCCK^8	甲状腺癌、肺癌	SPECT	[178]
	[^{99m}Tc]EDDA/HYNIC–MG11		SPECT	[179]
GLP–1–R	Lys40(Ahx–DTPA–^{111}In)NH2exendin–4	胰腺癌、前列腺癌	SPECT	[180]
	[^{123}I]GLP–1		SPECT	[181]
NPY–R	[^{111}In][Lys(DOTA)^4,Phe^7,Pro^{34}]NPY	乳腺癌、卵巢癌	SPECT	[182]
NT–R1	[^{99m}Tc]NT–XIX	胰腺癌、脑肿瘤	SPECT	[183]
	[^{99m}Tc]Demotensin 4		SPECT	[184]
NK1	[^{11}C]R116301	胶质瘤	PET	[185]
	[^{18}F]FE–SPA–RQ		PET	[186]
VPAC1	[^{64}Cu]TP3939	乳腺癌、卵巢癌	PET	[187]
	[^{18}F](R^{8,15,21}·L^{17})–VIP		PET	[188]
	[^{64}Cu]TP3982		PET	[189]
	[^{99m}Tc]TP3982,^{99m}Tc–TP3654		SPECT	[189]
MC1R	[^{111}In]DOTA–Re–(Arg^{11})CCMSH	皮肤癌	SPECT	[190]
	[^{99m}Tc](Arg^{11})CCMSH		SPECT	[190]
	[^{64}Cu]CBTE2A–Re–(Arg^{11})CCMSH		PET	[191]
	[^{68}Ga]DOTA–ReCCMSH(Arg^{11})		PET	[192]
sst$_2$	[^{64}Cu]CB–TE2A–Y3–TATE	胰腺癌、肺癌	PET	[168]
	Gluc–S–Dpr([^{11}C]MBOA–TOCA)		PET	[193]
	Gluc–S–Dpr([^{18}F]FBOA–TOCA)		PET	[194]
	[^{99m}Tc/EDDA/tricine/HYNIC]NATE		SPECT	[166]
	[^{67}Ga]KE88		SPECT	[167]
	小分子			
Sigma	[^{18}F]WC59	肝癌、肾癌	PET	[195]
	[^{76}Br]1 和[^{76}Br]2		PET	[196]
	[^{18}F]SA4503		PET	[197]
	[^{123}I]BPB		SPECT	[198]
叶酸	[^{64}Cu]TETA–SCK–folate	肾癌、胎盘肿瘤	PET	[41]
	[^{18}F]click–folate		PET	[199]
	[^{99m}Tc]EC20		SPECT	[200]
ER	CpT[^{94m}Tc]	卵巢癌、输尿管癌	PET	[201]
	[^{99m}Tc]GAP–EDL		SPECT	[202]

（待续）

表 9.4(续)

受体	成像探针	肿瘤	成像方式	参考文献
PR	[^{76}Br]Progestin 16α,17α-dioxolane	乳腺癌、前列腺癌	PET	[76]
AR	7α-[^{18}F]FM-DHT/7α-^{18}F-FM-norT	前列腺癌	PET	[203]
	[^{18}F]FMDHT		PET	[204]
	单克隆抗体及片段			
HER2	[^{111}In]DTPA-trastuzumab	皮肤癌	SPECT	[205]
	[^{99m}Tc]ZHER2:2,395-Cys		SPECT	[206]
	[^{18}F]FBEM-Z(HER2:342)		PET	[207]
	[^{18}F]FBO-Z(HER2:477)		PET	[208]
	[^{124}I]PIB-Z(HER2:342)		PET	[209]

3.2　心血管成像

　　心血管成像的目标是探测及量化细胞、分子水平调节心脏及血管功能的通路,同时发现这些通路中是否存在异常。现有的心血管成像手段(如 CT、MRI 及超声)主要关注解剖学特征,并可进行大部分的功能性测量(如流速、灌注及室壁运动)。与经典的诊断成像手段相比,分子成像探针能够探究分子水平的异常,即疾病形成的基础而非对分子改变后造成的结果成像。本节我们将着重于近期放射性核素探针用于血管动脉粥样硬化、血管生成、细胞凋亡、心脏受体及受体基因成像等的进展进行介绍[172]。

3.2.1　动脉粥样硬化成像示踪剂

　　动脉硬化粥样硬化的发展是一个复杂、连续而各个阶段相互影响的过程,包括趋化因子及黏附因子上调;炎性细胞募集至血管壁,并在其内迁移;富含脂质的巨噬细胞形成(又名泡沫细胞,来自于入侵的单核细胞)。认识到动脉粥样硬化级联反应中的独有介质、调控分子后,研究者们开发出非侵入性的放射性核素标记的分子成像探针,如经标记的脂蛋白、凝血系统成分、细胞因子、介质金属基质蛋白酶(MMP)系统、细胞受体,甚至是标记的整个细胞[173]。有综述也阐述了动脉粥样硬化分子核素显像方式[174]。

　　由于动脉硬化斑块呈高代谢状态,因此[^{18}F]FDG 被广泛用于进行斑块的炎症成像[210,211]。一项近期研究表明兔动脉粥样硬化模型中动脉摄取血液比增高,且其与巨噬细胞含量相关[212]。然而,利用[^{18}F]FDG 进行冠状动脉粥样硬化成像有一个潜在的缺陷,即由于心肌背景摄取率也较高,因而该种成像方式的目标背景信号比较差。另外,[^{18}F]胆碱也被用于鼠动脉斑块巨噬细胞的成像[213]。但动脉粥样硬化斑块对该药物的摄取率低[214]。

　　放射性核素标记的低密度脂蛋白也被广泛应用在动脉粥样硬化成像中。尽管可观察到示踪剂（[^{123}I]LDL 和 [^{99m}Tc]LDL 等）在动脉粥样硬化部位积累，但由于示踪剂清除率缓慢，因此目标背景信号比往往受限[215]。

　　^{99m}Tc 标记的膜联蛋白 A5 仍是进行动脉粥样硬化斑块成像最为常用的对比剂。利用[^{99m}Tc]膜联蛋白 A5 可进行动物模型动脉粥样硬化部位凋亡/巨噬细胞负荷的成像，且已在多种动物模型中证实其正相关性[216]。近期的一项研究暗示[^{99m}Tc]膜联蛋白 A5 可能较[^{18}F]FDG 对晚期斑块、易损斑块（较早期病变程度而言）进行预测的效果更好[217]。

　　近来，放射性核素标记的细胞（单核细胞和巨噬细胞）也被用于动脉粥样硬化斑块的成像。一项利用[^{111}In]喹啉单核细胞的研究显示单核细胞踊跃地向斑块部位募集，该过继转移过程持续了数天之久，该试验给我们创造了对于了解动脉粥样硬化及其他炎性疾病病理过程的一种新视野[218]。除此之外，^{64}Cu 标记的纳米材料显示了其改善的灵敏度，且 PET 其信号强度与巨噬细胞标记物 CD68 含量呈正相关[219]。

　　另外，还有一些探针能够靶向动脉硬化斑块形成过程中内皮/平滑肌细胞表面的分子，例如，血管内皮黏附分子-1（[^{99m}Tc]VCAM-1），该对比剂的灵敏度也令人满意[220]。

3.2.2　血管生成成像示踪剂

　　血管生成是一个复杂的多级过程，通常可分为四步：内皮细胞激活、基底膜降解、内皮细胞迁移和血管形成、稳定。在各个步骤转化的过程中，大量分子靶点被用于血管生成成像，例如，血管内皮生长因子（VEGF）、细胞外基质（ECM）、基质金属蛋白酶（MMP）及整合素 $\alpha_v\beta_3$ 等[221]。

　　VEGF 的促血管生成作用主要通过两类特殊的内皮细胞特殊的酪氨酸激酶受体起作用，即 VEGFR-1（Flt-1/FLT-1）和 VEGFR-2（Flk-1/KDR），通过 VEGF/VEGFR 信号通路，这个新兴的通路可评估肿瘤及缺血造成的血管生成作用[222,223]。VEGFR 成像最开始通过各种 VEGF 同形体（VEGF$_{121}$ 和 VEGF$_{165}$ 等）γ 射线发射体（^{111}In、^{99m}Tc 等）而进行 SPECT 成像[224]。近期，由于 PET 灵敏度的增加，越来越多基于 PET 成像的示踪剂正在开发和研究中[225]。例如，[^{64}Cu]DOTA-VEGF$_{121}$ 在小动物 U87MG 肿瘤模型中显示了高（15%ID/g）且特异性的摄取率[226]。在鼠类后肢缺血模型中，与对侧对照肢体相比，该类示踪剂也显著聚集于受伤部位[227]。最近，一种 VEGFR-2 特异性示踪剂 VEGF$_{DEE}$ 在 4T1 肿瘤模型中显示出与 VEGF$_{121}$ 相似的对比度，且肾脏负担更小[228]。

　　基于细胞外基质的用于血管生成成像的示踪剂主要为放射性同位素示踪剂。一项近期研究显示[^{123}I]L19(scFv)(2)能够区分静止和活跃的生长区域，且无副作用发生，研究表明蛋白类可作为血管生成的标志物[229]。

　　基质金属蛋白酶家族有五大类成员，即胶原酶、明胶酶、间质溶解素、膜性（MT）-MMP 和未分类 MMP。其中，明胶酶 MMP-2 和 MMP-9 常在恶性组织中被检测出，它们的表达与肿瘤侵袭性和转移倾向相关。因此，人们致力于 MMP 抑制剂的研发[230]。

总体来说，靶向 MMP 的方式有两种。一类是基于肽类的抑制剂，另一类是基于小分子的抑制剂[231]。利用噬菌体展示文库，研发出由二硫化物桥接的十肽（CTTHWGFTLC），并被证明能够有效抑制 MMP-2 和 MMP-9[232]。因而，一系列基于该肽的示踪剂（^{125}I、^{99m}Tc、^{64}Cu）已被研发出并验证其功能。然而，这些示踪剂都饱受低代谢稳定性、高亲脂性的影响，因而其在肿瘤区摄取率大打折扣，而易在肝脏、肾脏中大量积聚[233-235]。近期，一类[^{111}In]DTPA 标记的 CTT 显示在非靶向器官中摄取率降低，而肿瘤中积聚的程度、肿瘤与血流中示踪剂的比值均与明胶酶活性呈显著相关[236]。

大量小分子 MMP 抑制剂被研发用于抗肿瘤治疗。基于 CGS27023A，大量属于 N-磺酰基氨基酸衍生物的 MMP 抑制剂被研发。通过用 ^{11}C/^{18}F 标记这类抑制剂可形成 MMP 示踪剂，该类示踪剂在小浓度时（半数抑制浓度 IC$_{50}$ 在 μM 和 nM 水平时）与 MMP 有高亲和性[231]。除此以外，双磺代苯磺酰胺衍生物也被用于制造示踪剂。(S)-2-(4'-甲氨基联苯-4-磺酰基氨基酸)-3-甲基丁酸和 CGS25966 在 IC$_{50}$ 为 nM 水平时即展现出对 MMP 良好的抑制效果。然而，这类示踪剂在大量动物模型中都显示出肿瘤摄取率及肿瘤-背景信号比较低的劣势[230,237,238]。

整合素为异二聚体跨膜糖蛋白，具有介导细胞黏附、迁移和信号转导的作用。至今为止，18 个 α 亚基和 8 个 β 亚基已被科学家描绘出，这两种亚基相互组合可形成 20 多个不同的受体。在这些整合素中，整合素 α$_v$β$_3$ 已被证明其在血管生成过程中被激活的内皮细胞上显著表达上调，而在静止内皮细胞上无表达。许多与 α$_v$β$_3$ 类似的整合素都有着一个共同的特征，即它们能够通过一个由 3 个氨基酸组成的序列（精氨酸-甘氨酸-天冬氨酸，RGD）与细胞外基质蛋白相结合。由于整合素 α$_v$β$_3$ 在肿瘤血管生成过程中的重要作用，整合素 α$_v$β$_3$ 成像已成为近期研究的热点，在众多综述中也被提及[239-242]。

总体来说，基于放射性核素标记的 RGD 肽段进行整合素 α$_v$β$_3$ 成像的方式有三种。第一种方式为利用放射性核素标记的单体 RGD 肽段。据报道，环状 RGD 五肽 Arg-Gly-AspD-Phe-Val（cRGDfV）抑制细胞与玻连蛋白黏附的作用是线性 RGD 变体的 100 倍，且其与整合素 α$_v$β$_3$ 的亲和力可达到纳米分辨力的级别[243]。尽管这类 RGD 示踪剂显示出了较高的受体特异性肿瘤摄取，但其对于肝脏及肠道负担过大，因而研究者开发了其他成像方式以提高示踪剂的药代动力学[244]。其中一类是将糖类衍生物与肽段中相应赖氨酸的 ε 氨基功能团相连，如[^{18}F]半乳糖-RGD。体外实验中，该类示踪剂通过特异性结合在肿瘤部位停留时间延长，同时具有良好的肾脏清除率，从而改善了药代动力学[245]。除此之外，通过赖氨酸螯合放射性金属，例如，^{111}In、^{99m}Tc、^{64}Cu 等，具有双功能的螯合物（DTPA/DOTA）也被开发出来。其中，^{99m}Tc 标记的 RGD 肽段（NC100692）显示出在高表达整合素 α$_v$β$_3$ 的新生血管区域聚集。后续的研究证实在该区域内示踪剂与内皮细胞结合[246]。另一种有趣的示踪剂[^{64}Cu]DOTA-MEDI-522 在 U87

肿瘤模型中肿瘤区域也高度浓聚,并且显示出了受体介导的示踪剂摄取[247]。另外,交联桥螯合物[64Cu]-CB-TE2A-c(RGDyK)也被研制出,并在 M21 肿瘤模型中与示踪剂[64Cu]-diamsar-c(RGDfD)在靶向整合素 $\alpha_v\beta_3$ 的能力方面进行了比较,前者血液、肝脏和肾脏的清除率明显提高。结果显示,[64Cu]-CB-TE2A-c(RGDyK)由于其不同的连接、电荷及亲脂性,与[64Cu]-diamsar-c(RGDfD)相比有更好的肿瘤摄取率[248]。

另一大策略是在 RGD 序列中引入亲水性的 d-氨基酸,如[18F]dAsp3-RGD。与[18F]半乳糖-RGD 相比,虽然[18F]dAsp3-RGD 由于快速的清除率而肿瘤摄取率也较低,但肿瘤与背景信号比因此却受益提高,并显示出与[18F]半乳糖-RGD 相似的结果。

整合素 $\alpha_v\beta_3$ 与富含 RGD 的 ECM-蛋白的连接包含了聚集的整合素的多价结合位点。为了提高亲和力,可利用多聚环状 RGD 肽段提高拮抗剂的有效性,并同时提高靶向能力及细胞摄取率。该类试验通过用 99mTc 标记二价和四价 mAb CC49 的 scFv([99mTc]-[sc(Fv)2]2),结果显示其肿瘤摄取率是[99mTc]-sc(Fv)2 的 3 倍[249]。通过 PEG 修饰和多价化,[18F]FB-E[c(RGDyK)]2 显示其肿瘤摄取率是其单体结构的 2 倍[250]。另一项研究表明,四聚体[99mTc]RAFG-RGD 与 $\alpha_v\beta_3$ 结合力较单体结构和二聚体结构都显著增高[251]。基于上述理论,一项系统回顾研究了多聚化对受体亲和力及肿瘤摄取率的影响,该项研究比较了单体、二聚体、四聚体和八聚体 RGD 肽段在体内和体外实验时的区别。随着多聚化的逐步加深,从单体到八聚体,示踪剂的亲和力和肿瘤摄取率都逐步提高[239]。

近来,基于纳米颗粒的成像探针在靶向 $\alpha_v\beta_3$ 的肿瘤血管生成成像中也受到了很多关注,该类探针往往有着多功能性[239,252]。近期一项研究中,一种由[111In]标记的全氟化碳纳米颗粒(约为 250nm,每微粒中含 10 个 111In)被用于在 Vx-2 兔肿瘤模型中靶向 $\alpha_v\beta_3$。在注入示踪剂 18h 时,靶向性的纳米颗粒在肿瘤区的平均聚集程度是对照组使用非靶向性纳米颗粒的 4 倍[253]。考虑到纳米材料的大小,利用其隐身性能及化学可调性从而适应在活体内血液中的循环,一个生物可降解的聚合物(大约为 12nm)与 RGD 相连合成的示踪剂同时用 76Br 标记,该示踪剂在鼠后肢缺血模型中接受检测。在体外结合实验中,该示踪剂与整合素 $\alpha_v\beta_3$ 的结合力比单价 RGD 增强了 50 倍。在活体药代动力学实验中,该示踪剂没有显示出在非特定器官聚集的现象,且可以通过尿液和排泄物快速清除。PET 成像显示靶向性聚合物在受损部位的摄取明显高于非靶向性聚合物,这表明了该纳米探针在成像和治疗上的潜在应用能力[254]。

3.2.3　心脏受体成像示踪剂

大量心脏受体被确认在心血管系统病生理中有着重要作用,因此这些引人注目的受体也可作为成像所需的靶点。通常,毒蕈碱受体和肾上腺素能受体是运用于 PET 和 SPECT 成像的两种主要受体。

毒蕈碱受体是首个在 PET 上成像的心肌受体[255],它有多种亚型(M1~M5)[162]。毒蕈碱拮抗剂苄基甲基奎尼酯(MQNB)被 [11C] 标记后显示其可以与毒蕈碱受体特异性结合[162]。另外,还有一些其他的放射性示踪剂被开发出用以靶向毒蕈碱受体,如(R)–[11C] VC002、[11C]丁硫–TZTP、[18F]FP–TZTP 等[256]。然而,这些示踪剂主要应用于脑成像,它们在心脏成像中的应用非常局限。以[18F]FP–TZTP 为基础,研究人员开发出一系列 TZTP 的衍生物,并用 [11C] 加以标记,来检测其结构变相对药代动力学、入循环后的情况是否有影响,以此试图用[11C]FP–TZTP 替代[18F]FP–TZTP[257]。近期,运用修饰后的合成前体,一项新的核素合成方式得以最优化,该方法合成的示踪剂与之前的示踪剂有着相似的放射性比活度,且放射性核素产率提高了 10%,且比 [18F]FP–TZTP 合成时间缩短了 25min[258,259]。

　　肾上腺素能系统在调整心率和心肌收缩力方面有着重要作用。当肾上腺素能拮抗剂、去甲肾上腺素及肾上腺素与肾上腺素能受体结合时,肾上腺素能信号可被初始化。肾上腺素能受体可分为三大类,α1、α2 及 β 受体,这些类型中又可分为若干个亚型。PET 上这些受体成像所使用的示踪剂的选择、设计和评估可在其他文献中找到[260]。

　　放射性核素对 α1 受体的成像始于用 [11C] 标记哌唑嗪进行成像,该示踪剂显示出了高选择性和同质性的摄取,但同时也存在高度的非特异性结合。通过改变示踪剂的亲脂性($\log P=3$),哌唑嗪衍生物[11C]GB67 显示出在心肌处的高选择性和摄取率[261]。然而,据报道鼠类心脏 α1 受体的密度是人类的 10 倍。因此,为了使该示踪剂进入临床试验,一项近期的研究将[11C]GB67 应用于猪体内,结果显示[11C]GB67 特异性结合了心肌区域约 50%的 α1 受体,表明该示踪剂在临床研究中有着巨大的潜力[262]。

　　α2 受体的成像研究主要集中于脑部,且几乎所有的示踪剂都存在低摄取率且在心肺区非特异性结合的缺点[162]。

　　心肌所有 β 受体中,β1 受体在数量上是最多的,明显多于 β2 受体,尽管两者都具有重要的生理功能。(S)–[11C]CGP12177 被广泛应用于 β 受体的成像中,但该示踪剂由于其低亲脂性($\log P=1.8$)和高亲和力(S 对映体 $pK_D=9.91$)不能区分 β1 和 β2 受体[263]。由于光气法合成[11C]过程非常粗糙,异丙基类似物(S)–[11C]CGP 12388 被研制出来,并显示出低非特异性结合率,同时血浆中存在放射性代谢物,预示着该示踪剂的临床应用潜力[264]。为了提高心脏成像效果,某些与 β1 受体选择性结合的配体(如[123I] ICI89406)正在接受研究。然而,该示踪剂的一大缺陷是其在生物体内快速的脱卤作用[265]。[18F]FEFE 可作为体外及体内实验中 β2 受体的特异性示踪剂[266,257]。近期,研究人员正努力探寻 β 受体成像的新型放射性示踪剂。然而,所有的新型示踪剂都因低清除率和非特异性结合率而难以适用于临床研究[268,259]。

3.2.4　细胞凋亡成像示踪剂

　　细胞死亡对正常生理过程乃至大量疾病发展过程中都非常重要。通常,细胞死亡可分为两类,一类是细胞凋亡(程序性细胞死亡),另一类为坏死(偶发、被动、不受调节的细胞死亡方式)[270,271]。细胞凋亡和坏死有着不同的生物化学、形态学及生理学特征。然而,这两种细胞死亡形式之间的界限也并不清晰[268]。分子影像中,凋亡探针主要与细胞膜上的磷脂结合或与细胞内的相关酶结合(如凋亡蛋白酶)。坏死成像主要基于细胞坏死后,细胞膜完整性被破坏,使得细胞内和细胞外环境中的大分子可以相互交换这一基础。本节中,我们主要阐述凋亡成像。

凋亡在多细胞的器官中对其生长和维持都有着重要作用,且同时对正常生理过程和病理过程均有着重要作用。细胞凋亡过程是高度被调节和受基因控制的细胞进程形式,是正常组织及疾病组织中细胞死亡主要的机制。细胞凋亡过程中,多种有应用前景的靶点[磷脂酰丝氨酸(PS)、磷脂酰乙醇胺(PE)氨磷脂,凋亡蛋白(caspase)-3、7、8和9等]由于其细胞凋亡中特殊的生物化学改变,因而都可应用于分子成像,这将会推进评估众多心血管疾病及肿瘤对抗肿瘤治疗反应中病理进展的成像探针的发展[272]。

细胞收到凋亡信号后,其周围细胞的细胞膜最外层将表达PS,这使基于膜联蛋白V的放射性示踪剂可被应用于凋亡成像。膜联蛋白V(MW≈36kDa)是一种内源性人蛋白,可与PS暴露于细胞膜表面的链相结合,近期发现其可通过特殊的胞饮途径进入细胞[273]。用^{125}I、^{124}I、^{18}F、^{68}Ga和^{99m}Tc标记膜联蛋白V均可用于成像。其中,[^{99m}Tc]N$_2$S$_2$-rh-膜联蛋白在心血管疾病中的研究最为广泛,并已进入临床试验阶段[273-275]。然而由于标记过程过于复杂,具有双功能化的肼基烟酰胺(HYNIC)被用于提高标记率。在鼠肿瘤模型进行系统性化疗后,[^{99m}Tc]HYNIC-膜联蛋白V被用于凋亡成像。经化疗的肿瘤对该示踪剂的摄取明显高于对照组,说明该示踪剂在胸腺瘤模型中对化疗后反应的检测,以及对凋亡成像的巨大潜力[276]。另外,[^{99m}Tc]HYNIC与鼠抗MUC1单克隆抗体(RP81)连接后显示其在肿瘤区特异性的聚集,而非靶向器官中的聚集很少[277]。然而,该类示踪剂在肾皮质中的聚集将会影响对肾周组织的观察[278]。许多膜联蛋白的变体也可供选择(如V117和V128)都已被开发出来[279,280]。经N末端特定位点修饰后,[^{99m}Tc]膜联蛋白-V128显示出较其他氨基随机的所有膜联蛋白V衍生物在肝脏凋亡区域2倍的示踪剂摄取率,且肾脏滞留减少了88%[281]。近期,位点特异性标记的[^{18}F]膜联蛋白-V128放射性示踪剂被研发出来,并显示出令人满意的结合亲和性,预示着其在凋亡成像中的潜力[282]。

除膜联蛋白V以外,基于另一囊泡相关蛋白C2A结构域(14.2kDa)的靶向PS的更小的物质——突触结合蛋白I已被^{99m}Tc标记。该示踪剂不仅有特异性结合能力,也可被动泄露,因此该示踪剂在危险区域可被清晰地观察到[283]。在非小细胞肺癌模型中,治疗组对示踪剂的摄取率明显高于对照组。示踪剂的摄取率与凋亡指数及凋亡蛋白-3活性呈正相关[284]。除此之外,一些基于肽类的示踪剂,如对磷脂酰乙醇胺头基具有高亲和力的耐久霉素也已被开发出来。活体实验证实,[^{99m}Tc]耐久霉素在凋亡细胞中的摄取与对照组相比高达 30 倍以上[285]。

除靶向 PS 的探针外,大量靶向凋亡蛋白–3/7 的小分子示踪剂也已被合成并进行活体测试。靛红磺胺类似物 WC–Ⅱ–89 经 18F 标记后,显示在鼠诱导肝脏凋亡模型中的摄取率明显高于对照组[97]。与 WC–Ⅱ–89 类似,用 11C 标记的 WC–89 示踪剂在肝脏保持活性,并显示与凋亡蛋白–3 酶活性有着相关性[97]。18F 标记的 5–氟苯–2–甲基–丙二酸([18F]ML–10)被开发出靶向凋亡细胞的细胞膜。体内研究表明梗死区域示踪剂被高度摄取,并与病理结果有着很好的相关性[286]。

3.2.5　报告基因成像示踪剂

报告基因是一类可被表达呈易于评估蛋白的核酸序列。报告基因成像的先决条件是先要将报告基因通过转染或转导方式导入目标组织内。通常需要包含转录控制元件,以作为“分子遗传学传感器”来开始报告基因的表达[287]。自 1995 年开始出现了利用放射性核素标记的探针进行非侵入性报告基因成像的实例[288]。之后,该成像策略被广泛应用于报告基因成像、治疗性基因成像、监测基因治疗,以及对生物过程进行成像等。报告基因/探针系统的总结可在其他综述中查到[289,290]。表 9.5 例举了一些具有代表性的报告基因系统。

1 型单纯疱疹病毒胸苷激酶(HSV1–tk)是放射性示踪剂分子成像中最为广泛应用的报告基因,它不仅可作为临床抗肿瘤治疗试验中的治疗性自杀基因,也可作为基因靶向策略中的研究工具。通常,PET/SPECT 成像上 HSV1–tk 报告探针的底物主要可分为两类:一类是嘧啶衍生物,如 FIAU(5–碘–2'–氟–2'–去氧–1–β–D–阿糖–二酯–尿嘧啶)及 FEAU(2'–氟–2'–去氧阿糖二酯–5–乙基尿嘧啶)[298],另一类为阿昔洛韦衍生物,如 FPCV(氟喷昔洛韦)[299]和 FHBG{9–[4–氟–3(羟甲基)丁基]鸟嘌呤}[300]等。一项最近的研究中已开发出一些由 18F 标记的 5–[18F]–氟烷基嘧啶用于 HSV1–tk 的成像。然而,大部分的这类成像探针灵敏度都较低[291]。为了使灵敏度得以提高,HSV1TK 的突变体

表 9.5　具有代表性的报告基因成像探针

报告类型	示踪剂	报告基因	应用	参考文献
酶	[18F]FPrDU	HSV1–tk	PET	[291]
	[18F]–FHBG	HSV1–sr39tk	PET	[292]
	[124I, 18F]FIAU	人线粒体 TK	PET	[293]
受体	[125I]IBF	D₂R	SPECT	[294]
	[18F]FES–hERL	雌激素受体	PET	[295]
	[94mTc]–Demotate	SSTr	PET	[296]
转运体	99mTcO₄⁻	NIS	SPECT	[297]

（HSV1-sr39tk 基因）由此衍生，该突变体是在 HSV1TK 上进行定点突变成像，该基因表达的酶对更昔洛韦（GCV）有着更有效的磷酸化，且能够持续获得成像信号。有报道称[¹⁸F]-FHBG 与 HSV1-sr39tk 是最为有效的 PET 系统[290]。

HSV1-tk 和 HSV1-sr39tk 基因并非人类基因，因此在转导的细胞和组织中有可能出现对二者的免疫反应，当然在一些肿瘤治疗中这类免疫反应可能是研究者们力求获得的。人胸苷激酶2（hTK2）可避免该类风险。临床前试验证实 FIAU 在表达 ΔTK2 和 ΔTK2 GFP 基因的细胞中的积累在体外实验中是野生型细胞的至少 10 倍，活体实验中也高达 6 倍，说明 ΔTK2 报告基因系统的应用前景广阔[293]。

多巴胺 2 受体（D2R）基因也可用于报告基因成像，其表达的细胞表面受体是成像检测的物质。广泛应用的探针是 FESP（[¹⁸F]氟乙基洛哌龙），该示踪剂显示在表达 D2R 基因的区域有着高摄取率。最近，¹²⁵I 标记的探针 [¹²⁵I]5-碘-7-N-[（1-乙基-2-吡咯烷基）甲基]甲酰胺-2,3-二氢香豆酮（[¹²⁵I]IBF）已被研制出，并在后续实验中证实[¹²⁵I]IBF 积累水平与免疫组化证实的 HA-D（2）R 表达水平呈相关性（r=0.900，P<0.001）[294]。

同样，雌激素受体也可作为 PET 成像的报告基因。近来，¹⁸F 标记的雌二醇及结合多巴胺的人类雌激素受体配体（hERL）已被研制出，并在体外、体内经腺病毒感染实验证实 FES 的高摄取与 hERL 和 hTP 表达相关[295]。除此之外，人生长抑素受体亚型 2（hSSTR2）基因也是一个非常有潜力的报告基因，其在良性肿瘤中表达率非常低。一项近期的研究表明它在活体内有着高亲和力和高肿瘤摄取率[296]。

钠碘转运体（NIS）主要在甲状腺上皮细胞基底膜上表达，在其他一些器官（如唾液腺）也低表达。NIS 可将大量的阴离子（如 ⁹⁹ᵐTcO₄⁻）转运至细胞内[290]。一项近期研究表明 ⁹⁹ᵐTcO₄⁻示踪剂在体外与细胞共注射区域清晰聚集[297]。其他综述可见对 NIS 的进一步阐述[301]。

3.3 脑成像

脑是极其复杂的器官，例如，MRI 所能进行的解剖学程序并不能充分地对大量的脑部功能进行评估。如脑核素成像等的脑功能成像能够利用其大量的示踪剂对结构异常以外的功能性改变进行探测，描绘神经性病变。功能性 PET/SPECT 脑成像能够进行大量的脑部研究，包括局域脑功能、分子代谢、受体结合能力、监测病生理过程等。本章，我们将着重介绍阿尔茨海默病成像的示踪剂近期发展。

阿尔茨海默病（AD）是一种最具有毁灭性的神经退行性疾病。2006 年，全球 AD 患者约有 2660 万。近期研究表明该人数的倍增时间约为 5.5 年，这意味着从现在起约 8 年后，全球阿尔兹海默病患者的数量将达 1 亿人[302]。因此，我们急需开发一种敏感且特异性的成像手段，减少诊断的不确定性。目前，已有大量示踪剂被开发作为靶向 AD 生物标记物的分子成像探针[303]。除了广泛使用的[¹⁸F]FDG[304]外，由于 AD 中主要的病理改

变是 β-淀粉的沉积,因此大量核素标记的 β-淀粉已被开发并检测其在诊断 AD 中的作用。

　　首例试图在人体实现 AD 患者 β-淀粉沉积成像的研究是利用 ^{99m}Tc 标记的单克隆抗体片段([^{99m}Tc]10H3)靶向 β-淀粉 1-28(Aβ$_{1-28}$)。然而,该研究中未发现抗体在脑中的摄取,这可能是 10H3 与其他蛋白发生的交叉反应造成的[305]。虽然如此,但该项研究对后续实验仍具有启发性意义。现在,β-淀粉的示踪剂在开发中需要遵守以下选择条件:①高亲和力和选择性地靶向 β-淀粉结构;②化合物分子量低(MW<400),及中度的亲脂性(logP 范围在 1~3)保证在正常脑组织快速清除时的初始摄取率;③构建放射性核素时向化合物中引入功能基团;④PET/SPECT 示踪剂在脑内的高稳定性,以及示踪剂在外围代谢物无脑摄取;⑤示踪剂具有高度的临床应用可能性;⑥示踪剂有适当的半衰期,能使其在非特异性结合及背景能够被清除[306]。

　　目前,已有多种示踪剂进入临床试验,如[^{18}F]1,1-二氰-2-[6-(二甲氨)-2-萘]丙烯([^{18}F]FDDNP),N-甲基-[^{11}C]2-(4'-甲氨苯)6-羟基-苯并噻唑([^{11}C]PIB),4-N-甲氨-4'-羟基芪([^{11}C]SB13),2-(2-[-二甲基氨基噻唑-5-基]乙烯)-6-(2-[氟]苯并恶唑)([^{11}C]BF-227),以及转-4-(N-甲氨)-4ÅL-{2-[2-(2-[^{18}F]氟-乙氧)-乙氧]-乙氧}-二苯乙烯([^{18}F]BAY94-9172)等[307]。

　　在利用小分子物质进行淀粉样物成像的过程中,人们发现某些有趣的结构能够满足上述条件,如刚果红、硫磺素、二苯代乙烯和 FDDNP 等[308]。在上述这些示踪剂中,[^{11}C]PIB 也许是使用最为广泛的 β-淀粉成像示踪剂。因此,许多 PIB 类似物也被大量合成及测试其功能。一项近期研究说明 ^{11}C 标记的 6-羟基-2-(4'-氨苯)-1,3-苯并噻唑的结构类似物在体外实验中与淀粉样斑块的特异性结合及其较高的脑摄取率和快速清除率,暗示着其临床应用潜力[309]。另一项研究中,^{18}F 标记的 PIB 类似物 2-(4'-[^{18}F]氟苯)-1,3-苯并噻唑在注射后 2h 时显示出高脑摄取率(3.2%ID/g)及快速的清除率(注射 60min 后为 0.21%ID/g),其与 ^{11}C-PIB 相比,显示出更好的临床前实验特征[310]。除此之外,一些 ^{18}F 标记的 2-苯基苯并噻唑在活体内也显示出良好的药代动力学特征。更重要的是,[^{18}F]5 或 6-甲基-2-(4'-[^{18}F]氟-苯基)-1,3-苯并噻唑似乎在脑内代谢更加稳定,且由于血浆中放射性代谢物造成的背景信号也较低[311]。再者,近期一项自辐射合成系统也被开发,并显示其合成速度快和高放射性活度(20~60 GBq/μmol),说明了该方法有望能够商品化[312]。

　　另一开发进行 β-淀粉成像的小分子示踪剂是根据降低亲脂性合成的芪衍生物。化合物[^{18}F]3-{4-[2-(4-二苯基氨基噻唑)乙烯]苯氧}2-氟甲基-丙烷-1-酚及[^{18}F]2-氟甲基-3-{4-[2-(4-甲基氨基噻唑)乙烯]-ph-环氧}丙烷-1-酚(二者 logP 分别是 3.13 和 2.94)都显示出高亲和力和脑摄取率(2min 时分别为 5.55%ID/g 及 9.75%ID/g),以及快速清除率[313]。聚乙二醇化技术也可用于增加亲水性。结果显示平均 logP 值为

2.05~2.52,脑摄取率为 6.6%~8.1%ID/g[314,315]。

近期,据报道由 ^{18}F 标记的苯乙炔衍生物 5-{{4-{2-[2-(2-氟-环氧)环氧]环氧}苯基}乙炔}1H-吲哚 14 对 β-淀粉斑块有着高亲和性且初始脑摄取率也较高[316]。另外,^{18}F 标记的双苯基炔,AV-138([^{18}F]AV-138)也在 β-淀粉成像领域显示出一些令人满意的结果[317]。

[^{123}I]-IMPY,即 6-碘代-2-(4'-二甲氨基)苯基-咪唑并[1,2-吡啶]是另一已进入临床试验的 SPECT 成像示踪剂。在寻找新的用于 β-淀粉成像的 IMPY 衍生物的过程中,β-淀粉斑块中 IMPY 类似配体的结构-亲和关系在局部区域更加明显[318]。基于此,^{11}C 标记的 6-硫基-代-2-(4'-N,N-二甲氨基)苯基咪唑[1,2-a]吡啶(RS-IMPYs;1-4)被合成并在活体内,进而评估其功能,结果显示 ^{11}C 标记的甲基 3-{2-[4-二甲氨基)苯基]咪唑[1,2-a]吡啶-6-硫基}丙酯的放射性活度在脑部的最高摄取时与 60min 时的比值达到了 18.7,预示着有必要进行进一步的评估[319]。

3.4 其他成像靶点

3.4.1 炎症及感染成像示踪剂

炎症是组织对损伤的反应过程,该过程能够将血浆内的蛋白和免疫细胞输送到损伤部位。组织损伤可由外源性污染物(细菌、病毒、真菌、石棉及其他物质)、肿瘤及创伤造成。如果炎症是由于微生物的污染而造成的,那么我们将这类炎症过程称为感染[320]。临床研究中充分描绘和诊断炎症病灶才能够使临床医师应用最快速和正确的方法控制病灶的发展。至今,人们已研究出多种放射性药物用于感染/炎症成像,如 ^{67}Ga 柠檬酸盐、放射性标记的白细胞([^{99m}Tc]六甲基-丙烯氨圬类,[^{99m}Tc]HMPAO),放射性标记的抗粒细胞抗体([^{99m}Tc]抗阶段特异性胚胎抗原-1 IgM,[^{99m}Tc]抗 SSEA-1 IgM),以及最为广泛应用的示踪剂[^{18}F]FDG[321]。然而,每种示踪剂均有其自身缺陷,如 ^{67}Ga 柠檬酸盐应用受限是由于其能够生理性被肠管吸收,以及自身高辐射剂量,而放射性标记的白细胞难以处理,放射性标记的抗粒细胞抗体的诊断准确性不佳,[^{18}F]FDG 的商品化受限等,这些都推动了研究者们继续寻找新的示踪剂来进行感染/炎症成像,例如,能够靶向参与炎症过程的细胞表面的受体的示踪剂。

白细胞介素-8(IL-8)是一种小蛋白(MW=8.5kDa),属于趋化因子(C-X-C 属)亚族。IL-8 能够与中性粒细胞上的 CXC 受体 (CXCR1 和 CXCR2) 高亲和性结合 [K_d=(0.3~0.4)×10^{-9} M]。[^{99m}Tc]IL-8 的药代动力学分析表明其能够在炎症部位高浓度积聚,主要与外周中性粒细胞结合,这预示着该过程是高特异性、由中性粒细胞趋化的过程[322]。在肺炎模型研究中,与对照组相比,[^{99m}Tc]IL-8 能够早期显示肺炎的部位和范围,在该区域[^{99m}Tc]IL-8 被高度摄取[323]。近期,^{99m}Tc 标记的白细胞肽-黏多糖复合物

[99mTc]P1827DS 已被合成,并进行了体内评估,结果显示在脓肿区示踪剂显著聚集[324]。

白三烯 B4(LTB4)是激活粒细胞和巨噬细胞强有力的趋化物。它参与了急慢性炎症,并作为其中重要的介质。LTB4 能够与中性粒细胞表达的 BLT1 受体高亲和性结合,BLT2 的分布更为广泛,但 LTB4 与 BLT2 结合的亲和力较低。近期一项研究表明 LTB4 的拮抗剂能够在动物模型中解释感染、炎症的病灶,且具有高灵敏度。一项后续研究表明[111In]DPC11870 能够在感染、炎症病灶积聚,这是由于其能够与被激活的造血干细胞表达的 LTB4 受体相结合,而造血干细胞能够连续迁移至感染病灶中,这最终使感染病灶得以成像[325]。另外,99mTc 标记的 LTB4 拮抗剂 MB88 也被合成、用于感染成像,并显示出较[111In]DPC11870 更好的性能[326]。近期,18F 标记的 LTB4 拮抗剂也显示出能够用于感染成像[327]。

此外,大量 99mTc 标记的抗体片段也被用于感染成像,如[99mTc]环丙沙星[328]、[99mTc]N–CPFXDTC[329]、[99mTc]CFT[330,331]、[99mTc]UBI29–41 等,详细内容可见其他综述[320]。

3.4.2 细胞标记示踪剂

通过放射性核素成像方式对细胞迁移方式进行直观观察能够很好地协助评价大量指标,如产量、控制能力及宿主相关的细胞介导的诊断和治疗[332]。细胞示踪已成为众多领域中重要的工具,如慢性炎症性疾病、风湿性关节炎等。近期,活体干细胞示踪成为了研究热点,其治疗效率需要定量、定性地检测评估[333]。

放射性物质标记细胞技术最开始标记的细胞为白细胞[334]。现在,白细胞、单核细胞、干细胞是现今被放射性物质标记最为广泛的细胞。总体来说,标记策略可分为两类:直接标记法与间接标记法。直接标记法中[99mTc]六甲基–丙烯氨圬类([99mTc]HMPAO)、[18F]FDG、[111In]羟基喹啉([111In]肟)等已被广泛应用于临床前及临床研究中,在其他综述中可见其总结[335-337]。然而,被标记的细胞的应用仍受限,这是由于细胞分裂过程中不完整的细胞–配体复合物捕获机制导致标记的部分细胞信号与其他细胞信号不同[338]。对于间接标记,报告基因系统被用于进行长期细胞监测[339]。然而,报告基因技术需要进行基因修改,而这种修改至今还不能明确是否会对细胞功能造成影响。

研究者已花费了大量的精力致力于寻找更适合的细胞标记示踪剂,这类示踪剂需要具有对细胞最小的化学、物理、放射毒性,并且不会影响细胞正常功能。近期,亲脂性的十六烷基–4–[18F]氟石–氮([18F]–HFB)由于能够被吸收入细胞膜中而被用于放射性标记鼠的间充质干细胞(MSC)。该示踪剂的细胞标记效率为 25%,90% 以上的细胞内示踪剂可停留大于 4h,90% 以上的细胞能够存活,且放射性活度高(3.7GBq/μmol)。体内研究表明 PET 上显示肺部存在放射性,其他器官未发现存在放射性,该结果支持放射性标记的细胞在肺组织内的滞留效率[340]。相反,无选择性的 N–琥珀酰亚胺–4–[18F]

氟石氮（[18F]SFB）标记的树突状细胞未显示在靶向器官中显著积聚，且标记的细胞显示出非预期性的消失，这可能是烷基化的部分代谢释放造成的[341]。除此之外，64Cu-丙酮醛-二-(N4-甲氨苯硫脲)([64Cu]PTSM)也被用于细胞标记，其标记效率较[18F]FDG更高，且与对照组相比，该示踪剂对细胞的存活和增殖并未造成影响，该结果预示着该示踪剂在显示细胞迁移中的潜力[342]。最近，有研究将[64Cu]聚乙烯亚胺([64Cu]PEI)对U87MG细胞的标记与[64Cu]PTSM相比较，尽管[64Cu]PEI的标记效率较低，但其肿瘤摄取率较[64Cu]PTSM更为显著。通过聚乙二醇化，[64Cu]PEI-PEG在U87MG移植肿瘤模型中显示更低的毒性，肿瘤摄取率更高，肿瘤与背景信号对比更好[343]。

4　总结

　　放射性核素成像（包括PET和SPECT）能够提供独特的体内、体外高灵敏度成像应用，特别是在分子影像领域。理解核素成像的基础及可实现成像技术的要点对于该领域的研究者至关重要。本章总结了用于PET/SPECT成像的放射性核素、放射性示踪剂发展的重要热点，以及简要介绍了最先进的成像应用。若各位读者想获得该主题更具体的知识，可阅读下列文章。

参考文献

1. Mankoff DA (2007) A definition of molecular imaging. J Nucl Med 48:18N, 21N.
2. Domper MG, Gelovani JG (2008) Molecular imaging in oncology. New York: Informa healthcare USA.
3. Ter-Pogossian MM, WE P (1957) The use of radioactive oxygen 15 in the determination of oxygen content in malignant neoplasms. Radioisotopes in scientific research, Paris, pp.
4. Raichle ME (1998) Imaging the mind. Semin Nucl Med 28:278–89.
5. Cassidy PJ, Radda GK (2005) Molecular imaging perspectives. J R Soc Interface 2:133–44.
6. von Schulthess GK, Schlemmer HP (2009) A look ahead: PET/MR versus PET/CT. Eur J Nucl Med Mol Imaging 36 Suppl 1:S3–9.
7. Heiss WD (2009) The potential of PET/MR for brain imaging. Eur J Nucl Med Mol Imaging 36 Suppl 1:S105–12.
8. Schober O, Rahbar K, Riemann B (2009) Multimodality molecular imagin--rom target description to clinical studies. Eur J Nucl Med Mol Imaging 36:302–14.
9. Rossin R, Welch MJ (2005) Molecular imaging probes for PET and SPECT. In: Schuster DP, Blackwell TS, eds. Molecular imaging of the lungs. New York: Taylor and Francis, pp 3–39.
10. Weissleder R, Mahmood U (2001) Molecular imaging. Radiology 219:316–33.
11. Willmann JK, van Bruggen N, Dinkelborg LM, Gambhir SS (2008) Molecular imaging in drug development. Nat Rev Drug Discov 7:591–607.
12. Dobrucki LW, Sinusas AJ (2005) Cardiovascular molecular imaging. Semin Nucl Med 35:73–81.
13. Dobrucki LW, Sinusas AJ (2005) Molecular cardiovascular imaging. Curr Cardiol Rep 7:130–5.
14. Serganova I, Mayer-Kukuck P, Huang R, Blasberg R (2008) Molecular imaging: reporter gene imaging. Handb Exp Pharmacol:167–223.
15. Massoud TF, Gambhir SS (2003) Molecular imaging in living subjects: seeing fundamental biological processes in a new light. Genes Dev 17:545–80.

16. Brumley CL, Kuhn JA (1995) Radiolabeled monoclonal antibodies. Aorn J 62:343–50, 353–5; quiz 356–8, 361–2.
17. Blasberg RG (2003) Molecular imaging and cancer. Mol Cancer Ther 2:335–43.
18. Bonasera TA, O'Neil JP, Xu M, Dobkin JA, Cutler PD, Lich LL, et al. (1996) Preclinical evaluation of fluorine-18-labeled androgen receptor ligands in baboons. J Nucl Med 37:1009–15.
19. Dewanjee MK, Ghafouripour AK, Kapadvanjwala M, Dewanjee S, Serafini AN, Lopez DM, et al. (1994) Noninvasive imaging of c-myc oncogene messenger RNA with indium-111-antisense probes in a mammary tumor-bearing mouse model. J Nucl Med 35:1054–63.
20. Anderson CJ, Connett JM, Schwarz SW, Rocque PA, Guo LW, Philpott GW, et al. (1992) Copper-64-labeled antibodies for PET imaging. J Nucl Med 33:1685–91.
21. Phelps ME (2000) Inaugural article: positron emission tomography provides molecular imaging of biological processes. Proc Natl Acad Sci U S A 97:9226–33.
22. Ponde DE, Dence CS, Schuster DP, Welch MJ (2004) Rapid and reproducible radiosynthesis of [^{18}F] FHBG. Nucl Med Biol 31:133–8.
23. Serganova I, Blasberg R (2005) Reporter gene imaging: potential impact on therapy. Nucl Med Biol 32:763–80.
24. Gheysens O, Mottaghy FM (2009) Method of bioluminescence imaging for molecular imaging of physiological and pathological processes. Methods
25. Sadikot RT, Blackwell TS (2008) Bioluminescence: imaging modality for in vitro and in vivo gene expression. Methods Mol Biol 477:383–94.
26. Weissleder R, Simonova M, Bogdanova A, Bredow S, Enochs WS, Bogdanov A, Jr. (1997) MR imaging and scintigraphy of gene expression through melanin induction. Radiology 204:425–9.
27. Louie AY, Huber MM, Ahrens ET, Rothbacher U, Moats R, Jacobs RE, et al. (2000) In vivo visualization of gene expression using magnetic resonance imaging. Nat Biotechnol 18:321–5.
28. Shu CJ, Radu CG, Shelly SM, Vo DD, Prins R, Ribas A, et al. (2009) Quantitative PET reporter gene imaging of CD8+ T cells specific for a melanoma-expressed self-antigen. Int Immunol 21:155–65.
29. Likar Y, Dobrenkov K, Olszewska M, Shenker L, Cai S, Hricak H, et al. (2009) PET imaging of HSV1-tk mutants with acquired specificity toward pyrimidine- and acycloguanosine-based radiotracers. Eur J Nucl Med Mol Imaging.
30. Zhao B, Schwartz LH, Larson SM (2009) Imaging surrogates of tumor response to therapy: anatomic and functional biomarkers. J Nucl Med 50:239–49.
31. Schelling M, Avril N, Nahrig J, Kuhn W, Romer W, Sattler D, et al. (2000) Positron emission tomography using [(18)F]Fluorodeoxyglucose for monitoring primary chemotherapy in breast cancer. J Clin Oncol 18:1689–95.
32. Thomas GV, Tran C, Mellinghoff IK, Welsbie DS, Chan E, Fueger B, et al. (2006) Hypoxia-inducible factor determines sensitivity to inhibitors of mTOR in kidney cancer. Nat Med 12:122–7.
33. Weber WA, Petersen V, Schmidt B, Tyndale-Hines L, Link T, Peschel C, et al. (2003) Positron emission tomography in non-small-cell lung cancer: prediction of response to chemotherapy by quantitative assessment of glucose use. J Clin Oncol 21:2651–7.
34. Schlyer DJ (2003) Production of radionuclides in accelerators. In: Welch MJ, Redvanly CS, eds. Handbook of radiopharmaceuticals: radiochemistry and applications. Chichester: Wiley, pp 1–71.
35. Mausner LF, Mirzadeh S (2003) Reactor Production of Radionuclides. In: Welch MJ, Redvanly CS, eds. Handbook of radiopharmaceuticals: radiochemistry and applications. Chichester: Wiley, pp 87–119.
36. Welch MJ, Redvanly CS (2003) Handbook of radiopharmaceuticals: radiochemistry and applications. Chichester: Wiley.
37. Schubiger PA, Lehmann L, Friebe M (2007) PET Chemistry The Driving Force in Molecular Imaging. Berlin: Springer.
38. Saha GB (2004) Basics of PET Imaging Physics, Chemistry, and Regulations. New York: Springer.
39. Anderson CJ, Welch MJ (1999) Radiometal-labeled agents (non-technetium) for diagnostic imaging. Chem Rev 99:2219–34.

40. Antoni G, Langstrom B (2008) Radiopharmaceuticals: Molecular Imaging using Positron Emission Tomography. In: Semmler W, Schwaiger M, eds. Molecular Imaging I. Berlin: Springer, pp 177–203.

41. Rossin R, Pan D, Qi K, Turner JL, Sun X, Wooley KL, et al. (2005) 64Cu-labeled folate-conjugated shell cross-linked nanoparticles for tumor imaging and radiotherapy: synthesis, radiolabeling, and biologic evaluation. J Nucl Med 46:1210–8.

42. Hevesy GCd, Peneth F (1938) A manual of radioactivity, 2nd ed. London Oxford University Press.

43. Eckelman WC (2005) The use of positron emission tomography in drug discovery and development. In: Bailey DL, Townsend DW, Valk PE, et al., eds. Positron emission tomography: basic sciences. London: Springer, pp 327–341.

44. Banerjee S, Pillai MR, Ramamoorthy N (2001) Evolution of Tc-99m in diagnostic radiopharmaceuticals. Semin Nucl Med 31:260–77.

45. Jurisson SS, Lydon JD (1999) Potential technetium small molecule radiopharmaceuticals. Chem Rev 99:2205–18.

46. Mahmood A, Jones AG (2003) Technetium radiopharmaceuticals. In: Welch MJ, Redvanly CS, eds. Handbook of radiopharmaceuticals: radiochemistry and applications. Chichester: Wiley, pp 323–362.

47. Liu S, Edwards DS (1999) 99mTc-Labeled Small Peptides as Diagnostic Radiopharmaceuticals. Chem Rev 99:2235–68.

48. McQuade P, Rowland DJ, Lewis JS, Welch MJ (2005) Positron-emitting isotopes produced on biomedical cyclotrons. Curr Med Chem 12:807–18.

49. Bigott HM, Welch MJ (2002) Technetium-94 m-sestamibi. Preparation and quality control for human use. . In: Nicolini M, Mazzi U, eds. Technetium, rhenium and other metals in chemistry and nuclear medicine, vol 6. Padova: SG Editoriali, pp 559–561.

50. Finn R (2003) Chemistry applied to iodine radionuclides. In: Welch MJ, Redvanly CS, eds. Handbook of radiopharmaceuticals: radiochemistry and applications. Chichester: Wiley, pp 423–440.

51. Weiner RE, Thakur ML (2003) Chemistry of gallium and indium radiopharmaceuticals. In: Welch MJ, Redvanly CS, eds. Handbook of radiopharmaceuticals: radiochemistry and applications.Chichester: Wiley, pp 363–400.

52. Antoni G, Kihlbert T, Langstrom B (2003) Aspects on the synthesis of ^{11}C-labeled compounds. In: Welch MJ, Redvanly CS, eds. Handbook of radiopharmaceuticals: radiochemistry and applications. Chichester: Wiley, pp 141–194.

53. Clark JC, Aigbirhio FI (2003) Chemistry of nitrogen-13 and oxygen-15. In: Welch MJ, Redvanly CS, eds. Handbook of radiopharmaceuticals:radiochemistry and applications. Chichester: Wiley, pp 119–140.

54. Snyder SE, Kilbourn MR (2003) Chemistry of fluorine-18 radiopharmaceuticals. In: Welch MJ, Redvanly CS, eds. Handbook of radiopharmaceuticals: radiochemistry and applications. Chichester: Wiley, pp 195–228.

55. Ferrieri RA (2003) Production and application of synthetic precursors labeled with carbon-11 and fluorine-18. In: Welch MJ, Redvanly CS, eds. Handbook of radiopharmaceuticals: radiochemistry and applications. Chichester: Wiley, pp 229–282.

56. Fowler JS, Ido T (2003) Design and synthesis of 2-deoxy-2-[^{18}F]fluoro-D-glucose [^{18}FDG]. In: Welch MJ, Redvanly CS, eds. Handbook of radiopharmaceuticals: radiochemistry and applications.Chichester: Wiley, pp 307–322.

57. Rowland DJ, McCarthy TJ, Welch MJ (2003) Radiobromine for imaging and therapy. In: Welch MJ, Redvanly CS, eds. Handbook of radiopharmaceuticals: radiochemistry and applications.Chichester: Wiley, pp 441–466.

58. Ugur O, Kothari PJ, Finn RD, Zanzonico P, Ruan S, Guenther I, et al. (2002) Ga-66 labeled somatostatin analogue DOTA-DPhe1-Tyr3-octreotide as a potential agent for positron emission tomography imaging and receptor mediated internal radiotherapy of somatostatin receptor positive tumors. Nucl Med Biol 29:147–57.

59. Sun X, Anderson CJ (2004) Production and application of copper-64 radiopharmaceuticals Methods in enzymology. 386:237–261.

60. Sun G, Hagooly A, Xu J, Nystrom AM, Li Z, Rossin R, et al. (2008) Facile, efficient approach

to accomplish tunable chemistries and variable biodistributions for shell cross-linked nanoparticles. Biomacromolecules 9:1997–2006.

61. Rossin R, Muro S, Welch MJ, Muzykantov VR, Schuster DP (2008) In vivo imaging of 64Cu-labeled polymer nanoparticles targeted to the lung endothelium. J Nucl Med 49:103–11.

62. Saha GB (2004) Basics of PET Imaging Physics, Chemistry, and Regulations. New York: Springer.

63. Lewis JS, Singh RK, Welch MJ (2008) Long lived and unconventional PET radionuclides. In: Pomper MG, Jelovani JG, eds. Molecular imaging in oncology. New York: Informa Healthcare, pp 282–292.

64. Hume SP, Gunn RN, Jones T (1998) Pharmacological constraints associated with positron emission tomographic scanning of small laboratory animals. Eur J Nucl Med 25:173–6.

65. Ding YS, Fowler J (2005) New-generation radiotracers for nAChR and NET. Nucl Med Biol 32:707–18.

66. Wester HJ (2007) Nuclear imaging probes: from bench to bedside. Clin Cancer Res 13:3470–81.

67. Fowler JS, Wang GJ, Logan J, Xie S, Volkow ND, MacGregor RR, et al. (1995) Selective reduction of radiotracer trapping by deuterium substitution: comparison of carbon-11-L-deprenyl and carbon-11-deprenyl-D2 for MAO B mapping. J Nucl Med 36:1255–62.

68. Eckelman WC (2003) Mechanism of Target Specific Uptake Using Examples of Muscarinic Receptor Binding Radiotracers. In: Welch MJ, Redvanly CS, eds. Handbook of radiopharmaceuticals: radiochemistry and applications. Chichester: Wiley, pp 487–500.

69. Velikyan I, Beyer GJ, Bergstrom-Pettermann E, Johansen P, Bergstrom M, Langstrom B (2008) The importance of high specific radioactivity in the performance of 68Ga-labeled peptide. Nucl Med Biol 35:529–36.

70. McCarthy DW, Bass LA, Cutler PD, Shefer RE, Klinkowstein RE, Herrero P, et al. (1999) High purity production and potential applications of copper-60 and copper-61. Nucl Med Biol 26:351–8.

71. McCarthy DW, Shefer RE, Klinkowstein RE, Bass LA, Margeneau WH, Cutler CS, et al. (1997) Efficient production of high specific activity 64Cu using a biomedical cyclotron. Nucl Med Biol 24:35–43.

72. McQuade P, Miao Y, Yoo J, Quinn TP, Welch MJ, Lewis JS (2005) Imaging of melanoma using 64Cu- and 86Y-DOTA-ReCCMSH(Arg11), a cyclized peptide analogue of alpha-MSH. J Med Chem 48:2985–92.

73. McQuade P, Martin KE, Castle TC, Went MJ, Blower PJ, Welch MJ, et al. (2005) Investigation into 64Cu-labeled Bis(selenosemicarbazone) and Bis(thiosemicarbazone) complexes as hypoxia imaging agents. Nucl Med Biol 32:147–56.

74. McQuade P, Knight LC, Welch MJ (2004) Evaluation of 64Cu- and 125I-radiolabeled bitistatin as potential agents for targeting alpha v beta 3 integrins in tumor angiogenesis. Bioconjug Chem 15:988–96.

75. Lewis MR, Reichert DE, Laforest R, Margenau WH, Shefer RE, Klinkowstein RE, et al. (2002) Production and purification of gallium-66 for preparation of tumor-targeting radio-pharmaceuticals. Nucl Med Biol 29:701–6.

76. Zhou D, Sharp TL, Fettig NM, Lee H, Lewis JS, Katzenellenbogen JA, et al. (2008) Evaluation of a bromine-76-labeled progestin 16alpha,17alpha-dioxolane for breast tumor imaging and radiotherapy: in vivo biodistribution and metabolic stability studies. Nucl Med Biol 35:655–63.

77. Rossin R, Berndorff D, Friebe M, Dinkelborg LM, Welch MJ (2007) Small-animal PET of tumor angiogenesis using a (76)Br-labeled human recombinant antibody fragment to the ED-B domain of fibronectin. J Nucl Med 48:1172–9.

78. Stahlschmidt A, Machulla HJ, Reischl G, Knaus EE, Wiebe LI (2008) Radioiodination of 1-(2-deoxy-beta-D-ribofuranosyl)-2,4-difluoro-5-iodobenzene (dRFIB), a putative thymidine mimic nucleoside for cell proliferation studies. Appl Radiat Isot 66:1221–8.

79. Zhou D, Chu W, Chen DL, Wang Q, Reichert DE, Rothfuss J, et al. (2009) [18F]- and [11C]-labeled N-benzyl-isatin sulfonamide analogues as PET tracers for apoptosis: synthesis, radiolabeling mechanism, and in vivo imaging study of apoptosis in Fas-treated mice

using [11C]WC-98. Org Biomol Chem 7:1337–48.

80. Zhou D, Lee H, Rothfuss JM, Chen DL, Ponde DE, Welch MJ, et al. (2009) Design and Synthesis of 2-Amino-4-methylpyridine Analogues as Inhibitors for Inducible Nitric Oxide Synthase and in Vivo Evaluation of [(18)F]6-(2-Fluoropropyl)-4-methyl-pyridin-2-amine as a Potential PET Tracer for Inducible Nitric Oxide Synthase. J Med Chem.

81. Zhou D, Chu W, Rothfuss J, Zeng C, Xu J, Jones L, et al. (2006) Synthesis, radiolabeling, and in vivo evaluation of an 18F-labeled isatin analog for imaging caspase-3 activation in apoptosis. Bioorg Med Chem Lett 16:5041–6.

82. Jagoda EM, Vaquero JJ, Seidel J, Green MV, Eckelman WC (2004) Experiment assessment of mass effects in the rat: implications for small animal PET imaging. Nucl Med Biol 31:771–9.

83. Tu Z, Chu W, Zhang J, Dence CS, Welch MJ, Mach RH (2005) Synthesis and in vivo evaluation of [11C]PJ34, a potential radiotracer for imaging the role of PARP-1 in necrosis. Nucl Med Biol 32:437–43.

84. Wang L, Shi J, Kim YS, Zhai S, Jia B, Zhao H, et al. (2009) Improving tumor-targeting capability and pharmacokinetics of (99m)Tc-labeled cyclic RGD dimers with PEG(4) linkers. Mol Pharm 6:231–45.

85. Kolodgie FD, Petrov A, Virmani R, Narula N, Verjans JW, Weber DK, et al. (2003) Targeting of apoptotic macrophages and experimental atheroma with radiolabeled annexin V: a technique with potential for noninvasive imaging of vulnerable plaque. Circulation 108:3134–9.

86. Mohsin H, Fitzsimmons J, Shelton T, Hoffman TJ, Cutler CS, Lewis MR, et al. (2007) Preparation and biological evaluation of 111In-, 177Lu- and 90Y-labeled DOTA analogues conjugated to B72.3. Nucl Med Biol 34:493–502.

87. Johnson LL, Schofield L, Donahay T, Bouchard M, Poppas A, Haubner R (2008) Radiolabeled RGD Peptides to Image Angiogenesis in Swine Model of Hibernating Myocardium. JACC Cardiovasc Imaging 1:500–510.

88. Warburg O (1931) The Metabolism of Tumors. New York: Richard Smith.

89. Plathow C, Weber WA (2008) Tumor cell metabolism imaging. J Nucl Med 49 Suppl 2:43S–63S.

90. Jerusalem G, Hustinx R, Beguin Y, Fillet G (2003) PET scan imaging in oncology. Eur J Cancer 39:1525–34.

91. Belhocine T, Driedger A (2008) 8F-Fluorodeoxyglucose Positron Emission Tomography in Oncology Advantages and Limitations. In: Hayat MA, ed. Cancer Imaging: Instrumentation and Applications, vol 2. Burlington: Elsevier, pp 193–200.

92. von Schulthess GK, Steinert HC, Hany TF (2006) Integrated PET/CT: current applications and future directions. Radiology 238:405–22.

93. Nomori H, Ohba Y, Yoshimoto K, Shibata H, Shiraishi K, Mori T (2009) Positron emission tomography in lung cancer. Gen Thorac Cardiovasc Surg 57:184–91.

94. Allen-Auerbach M, Weber WA (2009) Measuring Response with FDG-PET: Methodological Aspects. Oncologist.

95. Sun YY, Chen Y (2009) Cancer drug development using glucose metabolism radiopharmaceuticals. Curr Pharm Des 15:983–7.

96. Chen Y, Xiong Q, Yang X, Huang Z, Zhao Y, He L (2007) Noninvasive scintigraphic detection of tumor with 99mTc-DTPA-deoxyglucose: an experimental study. Cancer Biother Radiopharm 22:403–5.

97. Chen Y, Huang ZW, He L, Zheng SL, Li JL, Qin DL (2006) Synthesis and evaluation of a technetium-99m-labeled diethylenetriaminepentaacetate-deoxyglucose complex ([99mTc]-DTPA-DG) as a potential imaging modality for tumors. Appl Radiat Isot 64:342–7.

98. Yang DJ, Kim CG, Schechter NR, Azhdarinia A, Yu DF, Oh CS, et al. (2003) Imaging with 99mTc ECDG targeted at the multifunctional glucose transport system: feasibility study with rodents. Radiology 226:465–73.

99. Yang DJ, Kim EE (2005) Tracer development and hybrid imaging. Eur J Nucl Med Mol Imaging 32:1001–2.

100. Jager PL, Vaalburg W, Pruim J, de Vries EG, Langen KJ, Piers DA (2001) Radiolabeled amino acids: basic aspects and clinical applications in oncology. J Nucl Med 42:432–45.

101. Vallabhajosula S (2007) (18)F-labeled positron emission tomographic radiopharmaceuticals in oncology: an overview of radiochemistry and mechanisms of tumor localization. Semin

Nucl Med 37:400–19.

102. Keyaerts M, Lahoutte T, Neyns B, Caveliers V, Vanhove C, Everaert H, et al. (2007) 123I-2-iodo-tyrosine, a new tumour imaging agent: human biodistribution, dosimetry and initial clinical evaluation in glioma patients. Eur J Nucl Med Mol Imaging 34:994–1002.

103. Hellwig D, Romeike BF, Ketter R, Moringlane JR, Kirsch CM, Samnick S (2008) Intra-individual comparison of p-[123I]-iodo-L-phenylalanine and L-3-[123I]-iodo-alpha-methyl-tyrosine for SPECT imaging of gliomas. Eur J Nucl Med Mol Imaging 35:24–31.

104. Biersack HJ, Coenen HH, Stocklin G, Reichmann K, Bockisch A, Oehr P, et al. (1989) Imaging of brain tumors with L-3-[123I]iodo-alpha-methyl tyrosine and SPECT. J Nucl Med 30:110–2.

105. Hara T, Kosaka N, Kishi H (1998) PET imaging of prostate cancer using carbon-11-choline. J Nucl Med 39:990–5.

106. Hara T, Kosaka N, Kishi H (2002) Development of (18)F-fluoroethylcholine for cancer imaging with PET: synthesis, biochemistry, and prostate cancer imaging. J Nucl Med 43:187–99.

107. DeGrado TR, Baldwin SW, Wang S, Orr MD, Liao RP, Friedman HS, et al. (2001) Synthesis and evaluation of (18)F-labeled choline analogs as oncologic PET tracers. J Nucl Med 42:1805–14.

108. Bansal A, Shuyan W, Hara T, Harris RA, Degrado TR (2008) Biodisposition and metabolism of [(18)F]fluorocholine in 9L glioma cells and 9L glioma-bearing fisher rats. Eur J Nucl Med Mol Imaging 35:1192–203.

109. Kotzerke J, Volkmer BG, Neumaier B, Gschwend JE, Hautmann RE, Reske SN (2002) Carbon-11 acetate positron emission tomography can detect local recurrence of prostate cancer. Eur J Nucl Med Mol Imaging 29:1380–4.

110. Kato T, Tsukamoto E, Kuge Y, Takei T, Shiga T, Shinohara N, et al. (2002) Accumulation of [11C]acetate in normal prostate and benign prostatic hyperplasia: comparison with prostate cancer. Eur J Nucl Med Mol Imaging 29:1492–5.

111. Vavere AL, Kridel SJ, Wheeler FB, Lewis JS (2008) 1-11C-acetate as a PET radiopharmaceutical for imaging fatty acid synthase expression in prostate cancer. J Nucl Med 49:327–34.

112. Bading JR, Shields AF (2008) Imaging of cell proliferation: status and prospects. J Nucl Med 49 Suppl 2:64S–80S.

113. Chung JK, Kim YK, Kim SK, Lee YJ, Paek S, Yeo JS, et al. (2002) Usefulness of 11C-methionine PET in the evaluation of brain lesions that are hypo- or isometabolic on 18F-FDG PET. Eur J Nucl Med Mol Imaging 29:176–82.

114. Watanabe K, Nomori H, Ohtsuka T, Naruke T, Ebihara A, Orikasa H, et al. (2006) [F-18] Fluorodeoxyglucose positron emission tomography can predict pathological tumor stage and proliferative activity determined by Ki-67 in clinical stage IA lung adenocarcinomas. Jpn J Clin Oncol 36:403–9.

115. de Wolde H, Pruim J, Mastik MF, Koudstaal J, Molenaar WM (1997) Proliferative activity in human brain tumors: comparison of histopathology and L-[1-(11)C]tyrosine PET. J Nucl Med 38:1369–74.

116. Shields AF, Grierson JR, Dohmen BM, Machulla HJ, Stayanoff JC, Lawhorn-Crews JM, et al. (1998) Imaging proliferation in vivo with [F-18]FLT and positron emission tomography. Nat Med 4:1334–6.

117. van Waarde A, Been LB, Ishiwata K, Dierckx RA, Elsinga PH (2006) Early response of sigma-receptor ligands and metabolic PET tracers to 3 forms of chemotherapy: an in vitro study in glioma cells. J Nucl Med 47:1538–45.

118. Buck AK, Halter G, Schirrmeister H, Kotzerke J, Wurziger I, Glatting G, et al. (2003) Imaging proliferation in lung tumors with PET: 18F-FLT versus 18F-FDG. J Nucl Med 44:1426–31.

119. Vander Borght T, Lambotte L, Pauwels S, Labar D, Beckers C, Dive C (1991) Noninvasive measurement of liver regeneration with positron emission tomography and [2-11C]thymidine. Gastroenterology 101:794–9.

120. Vander Borght T, Labar D, Pauwels S, Lambotte L (1991) Production of [2-11C]thymidine for quantification of cellular proliferation with PET. Int J Rad Appl Instrum [A] 42:103–4.

121. Goethals P, van Eijkeren M, Lemahieu I (1999) In vivo distribution and identification of

11C-activity after injection of [methyl-11C]thymidine in Wistar rats. J Nucl Med 40:491–6.

122. Toyohara J, Gogami A, Hayashi A, Yonekura Y, Fujibayashi Y (2003) Pharmacokinetics and metabolism of 5-125I-iodo-4'-thio-2'-deoxyuridine in rodents. J Nucl Med 44:1671–6.

123. Cho SY, Ravasi L, Szajek LP, Seidel J, Green MV, Fine HA, et al. (2005) Evaluation of (76) Br-FBAU as a PET reporter probe for HSV1-tk gene expression imaging using mouse models of human glioma. J Nucl Med 46:1923–30.

124. Wells P, Price P (2008) Tumor proliferation:2-[11C]-thymidine positron emission tomography. In: Hayat MA, ed. Cancer Imaging: instrumentation and applications, vol 2. Burlington: Elsevier, pp 181–191.

125. Kameyama R, Yamamoto Y, Izuishi K, Takebayashi R, Hagiike M, Murota M, et al. (2009) Detection of gastric cancer using 18F-FLT PET: comparison with 18F-FDG PET. Eur J Nucl Med Mol Imaging 36:382–8.

126. Yamamoto Y, Nishiyama Y, Ishikawa S, Nakano J, Chang SS, Bandoh S, et al. (2007) Correlation of 18F-FLT and 18F-FDG uptake on PET with Ki-67 immunohistochemistry in non-small cell lung cancer. Eur J Nucl Med Mol Imaging 34:1610–6.

127. Krohn KA, Mankoff DA, Muzi M, Link JM, Spence AM (2005) True tracers: comparing FDG with glucose and FLT with thymidine. Nucl Med Biol 32:663–71.

128. Muzi M, Mankoff DA, Grierson JR, Wells JM, Vesselle H, Krohn KA (2005) Kinetic modeling of 3'-deoxy-3'-fluorothymidine in somatic tumors: mathematical studies. J Nucl Med 46:371–80.

129. Dittmann H, Jusufoska A, Dohmen BM, Smyczek-Gargya B, Fersis N, Pritzkow M, et al. (2009) 3'-Deoxy-3'-[(18)F]fluorothymidine (FLT) uptake in breast cancer cells as a measure of proliferation after doxorubicin and docetaxel treatment. Nucl Med Biol 36:163–9.

130. Yang YJ, Ryu JS, Kim SY, Oh SJ, Im KC, Lee H, et al. (2006) Use of 3'-deoxy-3'-[18F]fluorothymidine PET to monitor early responses to radiation therapy in murine SCCVII tumors. Eur J Nucl Med Mol Imaging 33:412–9.

131. Sun H, Mangner TJ, Collins JM, Muzik O, Douglas K, Shields AF (2005) Imaging DNA synthesis in vivo with 18F-FMAU and PET. J Nucl Med 46:292–6.

132. Bading JR, Shahinian AH, Vail A, Bathija P, Koszalka GW, Koda RT, et al. (2004) Pharmacokinetics of the thymidine analog 2'-fluoro-5-methyl-1-beta-D-arabinofuranosyluracil (FMAU) in tumor-bearing rats. Nucl Med Biol 31:407–18.

133. Mangner TJ, Klecker RW, Anderson L, Shields AF (2003) Synthesis of 2'-deoxy-2'-[18F] fluoro-beta-D-arabinofuranosyl nucleosides, [18F]FAU, [18F]FMAU, [18F]FBAU and [18F] FIAU, as potential PET agents for imaging cellular proliferation. Synthesis of [18F]labelled FAU, FMAU, FBAU, FIAU. Nucl Med Biol 30:215–24.

134. Sun H, Sloan A, Mangner TJ, Vaishampayan U, Muzik O, Collins JM, et al. (2005) Imaging DNA synthesis with [18F]FMAU and positron emission tomography in patients with cancer. Eur J Nucl Med Mol Imaging 32:15–22.

135. van Waarde A, Elsinga PH (2008) Proliferation markers for the differential diagnosis of tumor and inflammation. Curr Pharm Des 14:3326–339.

136. Denny WA (2001) Prodrug strategies in cancer therapy. Eur J Med Chem 36:577–95.

137. Brown JM (1999) The hypoxic cell: a target for selective cancer therap--ighteenth Bruce F. Cain Memorial Award lecture. Cancer Res 59:5863–70.

138. Padhani AR, Krohn KA, Lewis JS, Alber M (2007) Imaging oxygenation of human tumours. Eur Radiol 17:861–72.

139. Padhani AR (2005) Where are we with imaging oxygenation in human tumours? Cancer Imaging 5:128–30.

140. Piert M, Machulla HJ, Picchio M, Reischl G, Ziegler S, Kumar P, et al. (2005) Hypoxia-specific tumor imaging with 18F-fluoroazomycin arabinoside. J Nucl Med 46:106–13.

141. Dehdashti F, Grigsby PW, Mintun MA, Lewis JS, Siegel BA, Welch MJ (2003) Assessing tumor hypoxia in cervical cancer by positron emission tomography with 60Cu-ATSM: relationship to therapeutic response-a preliminary report. Int J Radiat Oncol Biol Phys 55:1233–8.

142. Dehdashti F, Mintun MA, Lewis JS, Bradley J, Govindan R, Laforest R, et al. (2003) In vivo assessment of tumor hypoxia in lung cancer with 60Cu-ATSM. Eur J Nucl Med Mol Imaging 30:844–50.

143. Dehdashti F, Grigsby PW, Lewis JS, Laforest R, Siegel BA, Welch MJ (2008) Assessing tumor hypoxia in cervical cancer by PET with 60Cu-labeled diacetyl-bis(N4-methylthiosemicarbazone). J Nucl Med 49:201–5.

144. Holland JP, Lewis JS, Dehdashti F (2009) Assessing tumor hypoxia by positron emission tomography with Cu-ATSM. Q J Nucl Med Mol Imaging 53:193–200.

145. Krohn KA, Link JM, Mason RP (2008) Molecular imaging of hypoxia. J Nucl Med 49 Suppl 2:129S–48S.

146. Rajendran JG, Krohn KA (2005) Imaging hypoxia and angiogenesis in tumors. Radiol Clin North Am 43:169–87.

147. Padhani A (2006) PET imaging of tumour hypoxia. Cancer Imaging 6:S117–21.

148. Yang DJ, Wallace S, Cherif A, Li C, Gretzer MB, Kim EE, et al. (1995) Development of F-18-labeled fluoroerythronitroimidazole as a PET agent for imaging tumor hypoxia. Radiology 194:795–800.

149. Sorger D, Patt M, Kumar P, Wiebe LI, Barthel H, Seese A, et al. (2003) [18F]Fluoro azomyci-narabinofuranoside (18FAZA) and [18F]Fluoromisonidazole (18FMISO): a comparative study of their selective uptake in hypoxic cells and PET imaging in experimental rat tumors. Nucl Med Biol 30:317–26.

150. Barthel H, Wilson H, Collingridge DR, Brown G, Osman S, Luthra SK, et al. (2004) In vivo evaluation of [18F]fluoroetanidazole as a new marker for imaging tumour hypoxia with positron emission tomography. Br J Cancer 90:2232–42.

151. Komar G, Seppanen M, Eskola O, Lindholm P, Gronroos TJ, Forsback S, et al. (2008) 18F-EF5: a new PET tracer for imaging hypoxia in head and neck cancer. J Nucl Med 49:1944–51.

152. Ziemer LS, Evans SM, Kachur AV, Shuman AL, Cardi CA, Jenkins WT, et al. (2003) Noninvasive imaging of tumor hypoxia in rats using the 2-nitroimidazole 18F-EF5. Eur J Nucl Med Mol Imaging 30:259–66.

153. Tatum JL, Kelloff GJ, Gillies RJ, Arbeit JM, Brown JM, Chao KS, et al. (2006) Hypoxia: importance in tumor biology, noninvasive measurement by imaging, and value of its measurement in the management of cancer therapy. Int J Radiat Biol 82:699–757.

154. Chu T, Li R, Hu S, Liu X, Wang X (2004) Preparation and biodistribution of technetium-99m-labeled 1-(2-nitroimidazole-1-yl)-propanhydroxyiminoamide (N2IPA) as a tumor hypoxia marker. Nucl Med Biol 31:199–203.

155. Lewis JS, Laforest R, Dehdashti F, Grigsby PW, Welch MJ, Siegel BA (2008) An imaging comparison of 64Cu-ATSM and 60Cu-ATSM in cancer of the uterine cervix. J Nucl Med 49:1177–82.

156. Wood KA, Wong WL, Saunders MI (2008) [(64)Cu]diacetyl-bis(N(4)-methyl-thio semicarbazone) - a radiotracer for tumor hypoxia. Nucl Med Biol 35:393–400.

157. Dietz DW, Dehdashti F, Grigsby PW, Malyapa RS, Myerson RJ, Picus J, et al. (2008) Tumor hypoxia detected by positron emission tomography with 60Cu-ATSM as a predictor of response and survival in patients undergoing Neoadjuvant chemoradiotherapy for rectal carcinoma: a pilot study. Dis Colon Rectum 51:1641–8.

158. Bayly SR, King RC, Honess DJ, Barnard PJ, Betts HM, Holland JP, et al. (2008) In vitro and in vivo evaluations of a hydrophilic 64Cu-bis(thiosemicarbazonato)-glucose conjugate for hypoxia imaging. J Nucl Med 49:1862–8.

159. Krohn KA, Link JM (2003) Interpreting enzyme and receptor kinetics: keeping it simple, but not too simple. Nucl Med Biol 30:819–26.

160. Krohn KA (2001) The physical chemistry of ligand-receptor binding identifies some limitations to the analysis of receptor images. Nucl Med Biol 28:477–83.

161. Mankoff DA, Link JM, Linden HM, Sundararajan L, Krohn KA (2008) Tumor receptor imaging. J Nucl Med 49 Suppl 2:149S–63S.

162. Hagooly A, Rossin R, Welch MJ (2008) Small molecule receptors as imaging targets. Handb Exp Pharmacol:93–129.

163. Rufini V, Calcagni ML, Baum RP (2006) Imaging of neuroendocrine tumors. Semin Nucl Med 36:228–47.

164. Reubi JC, Maecke HR (2008) Peptide-based probes for cancer imaging. J Nucl Med 49:1735–8.

165. Vallabhajosula S, Moyer BR, Lister-James J, McBride BJ, Lipszyc H, Lee H, et al. (1996) Preclinical evaluation of technetium-99m-labeled somatostatin receptor-binding peptides. J Nucl Med 37:1016–22.
166. Gandomkar M, Najafi R, Shafiei M, Mazidi M, Ebrahimi SE (2007) Preclinical evaluation of [99mTc/EDDA/tricine/HYNIC0, 1-Nal3, Thr8]-octreotide as a new analogue in the detection of somatostatin-receptor-positive tumors. Nucl Med Biol 34:651–7.
167. Ginj M, Zhang H, Eisenwiener KP, Wild D, Schulz S, Rink H, et al. (2008) New pansomatostatin ligands and their chelated versions: affinity profile, agonist activity, internalization, and tumor targeting. Clin Cancer Res 14:2019–27.
168. Wadas TJ, Eiblmaier M, Zheleznyak A, Sherman CD, Ferdani R, Liang K, et al. (2008) Preparation and biological evaluation of 64Cu-CB-TE2A-sst2-ANT, a somatostatin antagonist for PET imaging of somatostatin receptor-positive tumors. J Nucl Med 49:1819–27.
169. Win Z, Al-Nahhas A, Rubello D, Gross MD (2007) Somatostatin receptor PET imaging with Gallium-68 labeled peptides. Q J Nucl Med Mol Imaging 51:244–50.
170. Maecke HR, Hofmann M, Haberkorn U (2005) (68)Ga-labeled peptides in tumor imaging. J Nucl Med 46 Suppl 1:172S–8S.
171. Friedman M, Stahl S (2009) Engineered affinity proteins for tumour-targeting applications. Biotechnol Appl Biochem 53:1–29.
172. Wu JC, Bengel FM, Gambhir SS (2007) Cardiovascular molecular imaging. Radiology 244:337–55.
173. Brown TM, Bittner V (2008) Biomarkers of atherosclerosis: clinical applications. Curr Cardiol Rep 10:497–504.
174. Langer HF, Haubner R, Pichler BJ, Gawaz M (2008) Radionuclide imaging: a molecular key to the atherosclerotic plaque. J Am Coll Cardiol 52:1–12.
175. Henze M, Dimitrakopoulou-Strauss A, Milker-Zabel S, Schuhmacher J, Strauss LG, Doll J, et al. (2005) Characterization of 68Ga-DOTA-D-Phe1-Tyr3-octreotide kinetics in patients with meningiomas. J Nucl Med 46:763–9.
176. Li ZB, Wu Z, Chen K, Ryu EK, Chen X (2008) 18F-labeled BBN-RGD heterodimer for prostate cancer imaging. J Nucl Med 49:453–61.
177. Liu Z, Niu G, Wang F, Chen X (2009) (68)Ga-labeled NOTA-RGD-BBN peptide for dual integrin and GRPR-targeted tumor imaging. Eur J Nucl Med Mol Imaging.
178. Laverman P, Roosenburg S, Gotthardt M, Park J, Oyen WJ, de Jong M, et al. (2008) Targeting of a CCK(2) receptor splice variant with (111)In-labelled cholecystokinin-8 (CCK8) and (111)In-labelled minigastrin. Eur J Nucl Med Mol Imaging 35:386–92.
179. von Guggenberg E, Dietrich H, Skvortsova I, Gabriel M, Virgolini IJ, Decristoforo C (2007) 99mTc-labelled HYNIC-minigastrin with reduced kidney uptake for targeting of CCK-2 receptor-positive tumours. Eur J Nucl Med Mol Imaging 34:1209–18.
180. Wild D, Macke H, Christ E, Gloor B, Reubi JC (2008) Glucagon-like peptide 1-receptor scans to localize occult insulinomas. N Engl J Med 359:766–8.
181. Gotthardt M, Fischer M, Naeher I, Holz JB, Jungclas H, Fritsch HW, et al. (2002) Use of the incretin hormone glucagon-like peptide-1 (GLP-1) for the detection of insulinomas: initial experimental results. Eur J Nucl Med Mol Imaging 29:597–606.
182. Zwanziger D, Khan IU, Neundorf I, Sieger S, Lehmann L, Friebe M, et al. (2008) Novel chemically modified analogues of neuropeptide Y for tumor targeting. Bioconjug Chem 19:1430–8.
183. Garcia-Garayoa E, Blauenstein P, Blanc A, Maes V, Tourwe D, Schubiger PA (2009) A stable neurotensin-based radiopharmaceutical for targeted imaging and therapy of neurotensin receptor-positive tumours. Eur J Nucl Med Mol Imaging 36:37–47.
184. Maina T, Nikolopoulou A, Stathopoulou E, Galanis AS, Cordopatis P, Nock BA (2007) [99mTc]Demotensin 5 and 6 in the NTS1-R-targeted imaging of tumours: synthesis and preclinical results. Eur J Nucl Med Mol Imaging 34:1804–14.
185. Van der Mey M, Janssen CG, Janssens FE, Jurzak M, Langlois X, Sommen FM, et al. (2005) Synthesis and biodistribution of [(11)C]R116301, a promising PET ligand for central NK(1) receptors. Bioorg Med Chem 13:1579–86.
186. Haneda E, Higuchi M, Maeda J, Inaji M, Okauchi T, Ando K, et al. (2007) In vivo mapping of substance P receptors in brains of laboratory animals by high-resolution imaging systems.

Synapse 61:205–15.

187. Zhang K, Aruva MR, Shanthly N, Cardi CA, Rattan S, Patel C, et al. (2008) PET imaging of VPAC1 expression in experimental and spontaneous prostate cancer. J Nucl Med 49:112–21.

188. Cheng D, Yin D, Zhang L, Wang M, Li G, Wang Y (2007) Radiosynthesis of 18F-(R8,15,21, L17)-vasoactive intestinal peptide and preliminary evaluation in mice bearing C26 colorectal tumours. Nucl Med Commun 28:501–6.

189. Thakur ML, Aruva MR, Gariepy J, Acton P, Rattan S, Prasad S, et al. (2004) PET imaging of oncogene overexpression using 64Cu-vasoactive intestinal peptide (VIP) analog: comparison with 99mTc-VIP analog. J Nucl Med 45:1381–9.

190. Miao Y, Benwell K, Quinn TP (2007) 99mTc- and 111In-labeled alpha-melanocyte-stimulating hormone peptides as imaging probes for primary and pulmonary metastatic melanoma detection. J Nucl Med 48:73–80.

191. Wei L, Butcher C, Miao Y, Gallazzi F, Quinn TP, Welch MJ, et al. (2007) Synthesis and biologic evaluation of 64Cu-labeled rhenium-cyclized alpha-MSH peptide analog using a cross-bridged cyclam chelator. J Nucl Med 48:64–72.

192. Wei L, Miao Y, Gallazzi F, Quinn TP, Welch MJ, Vavere AL, et al. (2007) Gallium-68-labeled DOTA-rhenium-cyclized alpha-melanocyte-stimulating hormone analog for imaging of malignant melanoma. Nucl Med Biol 34:945–53.

193. Henriksen G, Schottelius M, Poethko T, Hauser A, Wolf I, Schwaiger M, et al. (2004) Proof of principle for the use of 11C-labelled peptides in tumour diagnosis with PET. Eur J Nucl Med Mol Imaging 31:1653–7.

194. Schottelius M, Poethko T, Herz M, Reubi JC, Kessler H, Schwaiger M, et al. (2004) First (18) F-labeled tracer suitable for routine clinical imaging of sst receptor-expressing tumors using positron emission tomography. Clin Cancer Res 10:3593–606.

195. Chu W, Xu J, Zhou D, Zhang F, Jones LA, Wheeler KT, et al. (2009) New N-substituted 9-azabicyclo[3.3.1]nonan-3alpha-yl phenylcarbamate analogs as sigma2 receptor ligands: synthesis, in vitro characterization, and evaluation as PET imaging and chemosensitization agents. Bioorg Med Chem 17:1222–31.

196. Rowland DJ, Tu Z, Xu J, Ponde D, Mach RH, Welch MJ (2006) Synthesis and in vivo evaluation of 2 high-affinity 76Br-labeled sigma2-receptor ligands. J Nucl Med 47:1041–8.

197. Kawamura K, Tsukada H, Shiba K, Tsuji C, Harada N, Kimura Y, et al. (2007) Synthesis and evaluation of fluorine-18-labeled SA4503 as a selective sigma1 receptor ligand for positron emission tomography. Nucl Med Biol 34:571–7.

198. Staelens L, Oltenfreiter R, Dumont F, Waterhouse RN, Vandenbulcke K, Blanckaert P, et al. (2005) In vivo evaluation of [123I]-4-iodo-N-(4-(4-(2-methoxyphenyl)-piperazin-1-yl)butyl)-benzamide: a potential sigma receptor ligand for SPECT studies. Nucl Med Biol 32:193–200.

199. Ross TL, Honer M, Lam PY, Mindt TL, Groehn V, Schibli R, et al. (2008) Fluorine-18 click radiosynthesis and preclinical evaluation of a new 18F-labeled folic acid derivative. Bioconjug Chem 19:2462–70.

200. Fisher RE, Siegel BA, Edell SL, Oyesiku NM, Morgenstern DE, Messmann RA, et al. (2008) Exploratory study of 99mTc-EC20 imaging for identifying patients with folate receptor-positive solid tumors. J Nucl Med 49:899–906.

201. Bigott HM, Parent E, Luyt LG, Katzenellenbogen JA, Welch MJ (2005) Design and synthesis of functionalized cyclopentadienyl tricarbonylmetal complexes for technetium-94 m PET imaging of estrogen receptors. Bioconjug Chem 16:255–64.

202. Takahashi N, Yang DJ, Kohanim S, Oh CS, Yu DF, Azhdarinia A, et al. (2007) Targeted functional imaging of estrogen receptors with 99mTc-GAP-EDL. Eur J Nucl Med Mol Imaging 34:354–62.

203. Parent EE, Dence CS, Sharp TL, Welch MJ, Katzenellenbogen JA (2008) 7alpha-18F-fluoromethyl-dihydrotestosterone and 7alpha-18F-fluoromethyl-nortestosterone: ligands to determine the role of sex hormone-binding globulin for steroidal radiopharmaceuticals. J Nucl Med 49:987–94.

204. Garg S, Doke A, Black KW, Garg PK (2008) In vivo biodistribution of an androgen receptor avid PET imaging agent 7-alpha-fluoro-17 alpha-methyl-5-alpha-dihydrotestosterone ([(18) F]FMDHT) in rats pretreated with cetrorelix, a GnRH antagonist. Eur J Nucl Med Mol Imaging 35:379–85.

205. McLarty K, Cornelissen B, Scollard DA, Done SJ, Chun K, Reilly RM (2009) Associations between the uptake of 111In-DTPA-trastuzumab, HER2 density and response to trastuzumab (Herceptin) in athymic mice bearing subcutaneous human tumour xenografts. Eur J Nucl Med Mol Imaging 36:81–93.

206. Ahlgren S, Wallberg H, Tran TA, Widstrom C, Hjertman M, Abrahmsen L, et al. (2009) Targeting of HER2-Expressing Tumors with a Site-Specifically 99mTc-Labeled Recombinant Affibody Molecule, ZHER2:2395, with C-Terminally Engineered Cysteine. J Nucl Med.

207. Kramer-Marek G, Kiesewetter DO, Martiniova L, Jagoda E, Lee SB, Capala J (2008) [18F] FBEM-Z(HER2:342)-Affibody molecule-a new molecular tracer for in vivo monitoring of HER2 expression by positron emission tomography. Eur J Nucl Med Mol Imaging 35:1008–18.

208. Cheng Z, De Jesus OP, Namavari M, De A, Levi J, Webster JM, et al. (2008) Small-animal PET imaging of human epidermal growth factor receptor type 2 expression with site-specific 18F-labeled protein scaffold molecules. J Nucl Med 49:804–13.

209. Orlova A, Wallberg H, Stone-Elander S, Tolmachev V (2009) On the selection of a tracer for PET imaging of HER2-expressing tumors: direct comparison of a 124I-labeled affibody molecule and trastuzumab in a murine xenograft model. J Nucl Med 50:417–25.

210. Chen W, Bural GG, Torigian DA, Rader DJ, Alavi A (2009) Emerging role of FDG-PET/CT in assessing atherosclerosis in large arteries. Eur J Nucl Med Mol Imaging 36:144–51.

211. Zhang Z, Machac J, Helft G, Worthley SG, Tang C, Zaman AG, et al. (2006) Non-invasive imaging of atherosclerotic plaque macrophage in a rabbit model with F-18 FDG PET: a histopathological correlation. BMC Nucl Med 6:3.

212. Worthley SG, Zhang ZY, Machac J, Helft G, Tang C, Liew GY, et al. (2009) In vivo non-invasive serial monitoring of FDG-PET progression and regression in a rabbit model of atherosclerosis. Int J Cardiovasc Imaging 25:251–7.

213. Wyss MT, Weber B, Honer M, Spath N, Ametamey SM, Westera G, et al. (2004) 18F-choline in experimental soft tissue infection assessed with autoradiography and high-resolution PET. Eur J Nucl Med Mol Imaging 31:312–6.

214. Matter CM, Wyss MT, Meier P, Spath N, von Lukowicz T, Lohmann C, et al. (2006) 18F-choline images murine atherosclerotic plaques ex vivo. Arterioscler Thromb Vasc Biol 26:584–9.

215. Riou LM, Broisat A, Dimastromatteo J, Pons G, Fagret D, Ghezzi C (2009) Pre-clinical and clinical evaluation of nuclear tracers for the molecular imaging of vulnerable atherosclerosis: an overview. Curr Med Chem 16:1499–511.

216. Ishino S, Kuge Y, Takai N, Tamaki N, Strauss HW, Blankenberg FG, et al. (2007) 99mTc-Annexin A5 for noninvasive characterization of atherosclerotic lesions: imaging and histological studies in myocardial infarction-prone Watanabe heritable hyperlipidemic rabbits. Eur J Nucl Med Mol Imaging 34:889–99.

217. Zhao Y, Kuge Y, Zhao S, Morita K, Inubushi M, Strauss HW, et al. (2007) Comparison of 99mTc-annexin A5 with 18F-FDG for the detection of atherosclerosis in ApoE–/– mice. Eur J Nucl Med Mol Imaging 34:1747–55.

218. Kircher MF, Grimm J, Swirski FK, Libby P, Gerszten RE, Allport JR, et al. (2008) Noninvasive in vivo imaging of monocyte trafficking to atherosclerotic lesions. Circulation 117:388–95.

219. Nahrendorf M, Zhang H, Hembrador S, Panizzi P, Sosnovik DE, Aikawa E, et al. (2008) Nanoparticle PET-CT imaging of macrophages in inflammatory atherosclerosis. Circulation 117:379–87.

220. Broisat A, Riou LM, Ardisson V, Boturyn D, Dumy P, Fagret D, et al. (2007) Molecular imaging of vascular cell adhesion molecule-1 expression in experimental atherosclerotic plaques with radiolabelled B2702-p. Eur J Nucl Med Mol Imaging 34:830–40.

221. Dobrucki LW, Sinusas AJ (2007) Imaging angiogenesis. Curr Opin Biotechnol 18:90–6.

222. Hicklin DJ, Ellis LM (2005) Role of the vascular endothelial growth factor pathway in tumor growth and angiogenesis. J Clin Oncol 23:1011–27.

223. Choe YS, Lee KH (2007) Targeted in vivo imaging of angiogenesis: present status and perspectives. Curr Pharm Des 13:17–31.

224. Cai W, Chen X (2008) Multimodality molecular imaging of tumor angiogenesis. J Nucl Med 49 Suppl 2:113S–28S.

225. Cai W, Gambhir SS, Chen X (2008) Chapter 7. Molecular imaging of tumor vasculature.

Methods Enzymol 445:141–76.

226. Cai W, Chen K, Mohamedali KA, Cao Q, Gambhir SS, Rosenblum MG, et al. (2006) PET of vascular endothelial growth factor receptor expression. J Nucl Med 47:2048–56.

227. Willmann JK, Chen K, Wang H, Paulmurugan R, Rollins M, Cai W, et al. (2008) Monitoring of the biological response to murine hindlimb ischemia with 64Cu-labeled vascular endothelial growth factor-121 positron emission tomography. Circulation 117:915–22.

228. Wang H, Cai W, Chen K, Li ZB, Kashefi A, He L, et al. (2007) A new PET tracer specific for vascular endothelial growth factor receptor 2. Eur J Nucl Med Mol Imaging 34:2001–10.

229. Santimaria M, Moscatelli G, Viale GL, Giovannoni L, Neri G, Viti F, et al. (2003) Immunoscintigraphic detection of the ED-B domain of fibronectin, a marker of angiogenesis, in patients with cancer. Clin Cancer Res 9:571–9.

230. Haubner R (2008) Noninvasive rracer techniques to characterize angiogenesis. In: Semmler W, Schwaiger M, eds. Molecular Imaging II. Heidelberg: Springer, pp 323–341.

231. Haubner RH, Wester HJ, Weber WA, Schwaiger M (2003) Radiotracer-based strategies to image angiogenesis. Q J Nucl Med 47:189–99.

232. Koivunen E, Arap W, Valtanen H, Rainisalo A, Medina OP, Heikkila P, et al. (1999) Tumor targeting with a selective gelatinase inhibitor. Nat Biotechnol 17:768–74.

233. Medina OP, Kairemo K, Valtanen H, Kangasniemi A, Kaukinen S, Ahonen I, et al. (2005) Radionuclide imaging of tumor xenografts in mice using a gelatinase-targeting peptide. Anticancer Res 25:33–42.

234. Sprague JE, Li WP, Liang K, Achilefu S, Anderson CJ (2006) In vitro and in vivo investigation of matrix metalloproteinase expression in metastatic tumor models. Nucl Med Biol 33:227–37.

235. Kuhnast B, Bodenstein C, Haubner R, Wester HJ, Senekowitsch-Schmidtke R, Schwaiger M, et al. (2004) Targeting of gelatinase activity with a radiolabeled cyclic HWGF peptide. Nucl Med Biol 31:337–44.

236. Hanaoka H, Mukai T, Habashita S, Asano D, Ogawa K, Kuroda Y, et al. (2007) Chemical design of a radiolabeled gelatinase inhibitor peptide for the imaging of gelatinase activity in tumors. Nucl Med Biol 34:503–10.

237. Zheng QH, Fei X, Liu X, Wang JQ, Stone KL, Martinez TD, et al. (2004) Comparative studies of potential cancer biomarkers carbon-11 labeled MMP inhibitors (S)-2-(4'-[11C] methoxybiphenyl-4-sulfonylamino)-3-methylbutyric acid and N-hydroxy-(R)-2-[[(4'-[11C] methoxyphenyl)sulfonyl]benzylamino]-3-methylbutanamide. Nucl Med Biol 31:77–85.

238. Breyholz HJ, Wagner S, Levkau B, Schober O, Schafers M, Kopka K (2007) A 18F-radiolabeled analogue of CGS 27023A as a potential agent for assessment of matrix-metalloproteinase activity in vivo. Q J Nucl Med Mol Imaging 51:24–32.

239. Beer AJ, Schwaiger M (2008) Imaging of integrin alphavbeta3 expression. Cancer Metastasis Rev 27:631–44.

240. Dijkgraaf I, Beer AJ, Wester HJ (2009) Application of RGD-containing peptides as imaging probes for alphavbeta3 expression. Front Biosci 14:887–99.

241. Haubner R, Decristoforo C (2009) Radiolabelled RGD peptides and peptidomimetics for tumour targeting. Front Biosci 14:872–86.

242. Haubner R (2006) Alphavbeta3-integrin imaging: a new approach to characterise angiogenesis? Eur J Nucl Med Mol Imaging 33 Suppl 1:54–63.

243. Aumailley M, Gurrath M, Muller G, Calvete J, Timpl R, Kessler H (1991) Arg-Gly-Asp constrained within cyclic pentapeptides. Strong and selective inhibitors of cell adhesion to vitronectin and laminin fragment P1. FEBS Lett 291:50–4.

244. Haubner R, Wester HJ, Reuning U, Senekowitsch-Schmidtke R, Diefenbach B, Kessler H, et al. (1999) Radiolabeled alpha(v)beta3 integrin antagonists: a new class of tracers for tumor targeting. J Nucl Med 40:1061–71.

245. Haubner R, Wester HJ, Weber WA, Mang C, Ziegler SI, Goodman SL, et al. (2001) Noninvasive imaging of alpha(v)beta3 integrin expression using 18F-labeled RGD-containing glycopeptide and positron emission tomography. Cancer Res 61:1781–5.

246. Hua J, Dobrucki LW, Sadeghi MM, Zhang J, Bourke BN, Cavaliere P, et al. (2005) Noninvasive imaging of angiogenesis with a 99mTc-labeled peptide targeted at alphavbeta3 integrin after murine hindlimb ischemia. Circulation 111:3255–60.

247. Cai W, Wu Y, Chen K, Cao Q, Tice DA, Chen X (2006) In vitro and in vivo characterization of 64Cu-labeled Abegrin, a humanized monoclonal antibody against integrin alpha v beta 3. Cancer Res 66:9673–81.

248. Wei L, Ye Y, Wadas TJ, Lewis JS, Welch MJ, Achilefu S, et al. (2009) (64)Cu-Labeled CB-TE2A and diamsar-conjugated RGD peptide analogs for targeting angiogenesis: comparison of their biological activity. Nucl Med Biol 36:277–85.

249. Goel A, Baranowska-Kortylewicz J, Hinrichs SH, Wisecarver J, Pavlinkova G, Augustine S, et al. (2001) 99mTc-labeled divalent and tetravalent CC49 single-chain Fv's: novel imaging agents for rapid in vivo localization of human colon carcinoma. J Nucl Med 42:1519–27.

250. Chen X, Tohme M, Park R, Hou Y, Bading JR, Conti PS (2004) Micro-PET imaging of alphav-beta3-integrin expression with 18F-labeled dimeric RGD peptide. Mol Imaging 3:96–104.

251. Sancey L, Ardisson V, Riou LM, Ahmadi M, Marti-Batlle D, Boturyn D, et al. (2007) In vivo imaging of tumour angiogenesis in mice with the alpha(v)beta (3) integrin-targeted tracer 99mTc-RAFT-RGD. Eur J Nucl Med Mol Imaging 34:2037–47.

252. Cormode DP, Skajaa T, Fayad ZA, Mulder WJ (2009) Nanotechnology in Medical Imaging. Probe Design and Applications. Arterioscler Thromb Vasc Biol.

253. Hu G, Lijowski M, Zhang H, Partlow KC, Caruthers SD, Kiefer G, et al. (2007) Imaging of Vx-2 rabbit tumors with alpha(nu)beta3-integrin-targeted 111In nanoparticles. Int J Cancer 120:1951–7.

254. Almutairi A, Rossin R, Shokeen M, Hagooly A, Ananth A, Capoccia B, et al. (2009) Biodegradable dendritic positron-emitting nanoprobes for the noninvasive imaging of angiogenesis. Proc Natl Acad Sci U S A 106:685–90.

255. Syrota A, Paillotin G, Davy JM, Aumont MC (1984) Kinetics of in vivo binding of antagonist to muscarinic cholinergic receptor in the human heart studied by positron emission tomography. Life Sci 35:937–45.

256. Elsinga PH, van Waarde A, Vaalburg W (2004) Receptor imaging in the thorax with PET. Eur J Pharmacol 499:1–13.

257. Reid AE, Ding YS, Eckelman WC, Logan J, Alexoff D, Shea C, et al. (2008) Comparison of the pharmacokinetics of different analogs of 11C-labeled TZTP for imaging muscarinic M2 receptors with PET. Nucl Med Biol 35:287–98.

258. van Oosten EM, Wilson AA, Stephenson KA, Mamo DC, Pollock BG, Mulsant BH, et al. (2009) An improved radiosynthesis of the muscarinic M2 radiopharmaceutical, [18F] FP-TZTP. Appl Radiat Isot 67:611–6.

259. Kiesewetter DO, Vuong BK, Channing MA (2003) The automated radiosynthesis of [18F] FP-TZTP. Nucl Med Biol 30:73–7.

260. Pike VW, Law MP, Osman S, Davenport RJ, Rimoldi O, Giardina D, et al. (2000) Selection, design and evaluation of new radioligands for PET studies of cardiac adrenoceptors. Pharm Acta Helv 74:191–200.

261. Law MP, Osman S, Pike VW, Davenport RJ, Cunningham VJ, Rimoldi O, et al. (2000) Evaluation of [11C]GB67, a novel radioligand for imaging myocardial alpha 1-adrenoceptors with positron emission tomography. Eur J Nucl Med 27:7–17.

262. Park-Holohan SJ, Asselin MC, Turton DR, Williams SL, Hume SP, Camici PG, et al. (2008) Quantification of [11C]GB67 binding to cardiac alpha1-adrenoceptors with positron emission tomography: validation in pigs. Eur J Nucl Med Mol Imaging 35:1624–35.

263. Kopka K, Law MP, Breyholz HJ, Faust A, Holtke C, Riemann B, et al. (2005) Non-invasive molecular imaging of beta-adrenoceptors in vivo: perspectives for PET-radioligands. Curr Med Chem 12:2057–74.

264. Momose M, Reder S, Raffel DM, Watzlowik P, Wester HJ, Nguyen N, et al. (2004) Evaluation of cardiac beta-adrenoreceptors in the isolated perfused rat heart using (S)-11C-CGP12388. J Nucl Med 45:471–7.

265. Wagner S, Kopka K, Law MP, Riemann B, Pike VW, Schober O, et al. (2004) Synthesis and first in vivo evaluation of new selective high affinity beta1-adrenoceptor radioligands for SPECT based on ICI 89,406. Bioorg Med Chem 12:4117–32.

266. Helisch A, Schirrmacher E, Thews O, Schirrmacher R, Buchholz HG, Dillenburg W, et al. (2005) Demonstration of pulmonary beta2-adrenergic receptor binding in vivo with [18F] fluoroethyl-fenoterol in a guinea pig model. Eur J Nucl Med Mol Imaging 32:1324–8.

267. Schirrmacher E, Schirrmacher R, Thews O, Dillenburg W, Helisch A, Wessler I, et al. (2003) Synthesis and preliminary evaluation of (R,R)(S,S) 5-(2-(2-[4-(2-[(18)F]fluoroethoxy)phenyl]-1-methylethylamino)-1-hydroxyethyl)-ben zene-1,3-diol ([(18)F]FEFE) for the in vivo visualisation and quantification of the beta2-adrenergic receptor status in lung. Bioorg Med Chem Lett 13:2687–92.

268. Stephenson KA, van Oosten EM, Wilson AA, Meyer JH, Houle S, Vasdev N (2008) Synthesis and preliminary evaluation of [(18)F]-fluoro-(2S)-Exaprolol for imaging cerebral beta-adrenergic receptors with PET. Neurochem Int 53:173–9.

269. van Waarde A, Doorduin J, de Jong JR, Dierckx RA, Elsinga PH (2008) Synthesis and preliminary evaluation of (S)-[11C]-exaprolol, a novel beta-adrenoceptor ligand for PET. Neurochem Int 52:729–33.

270. Fink SL, Cookson BT (2005) Apoptosis, pyroptosis, and necrosis: mechanistic description of dead and dying eukaryotic cells. Infect Immun 73:1907–16.

271. Levine B, Kroemer G (2008) Autophagy in the pathogenesis of disease. Cell 132:27–42.

272. Blankenberg FG (2008) In vivo imaging of apoptosis. Cancer Biol Ther 7:1525–32.

273. Kenis H, van Genderen H, Bennaghmouch A, Rinia HA, Frederik P, Narula J, et al. (2004) Cell surface-expressed phosphatidylserine and annexin A5 open a novel portal of cell entry. J Biol Chem 279:52623–9.

274. Doue T, Ohtsuki K, Ogawa K, Ueda M, Azuma A, Saji H, et al. (2008) Cardioprotective effects of erythropoietin in rats subjected to ischemia-reperfusion injury: assessment of infarct size with 99mTc-annexin V. J Nucl Med 49:1694–700.

275. Zhao Y, Kuge Y, Zhao S, Strauss HW, Blankenberg FG, Tamaki N (2008) Prolonged high-fat feeding enhances aortic 18F-FDG and 99mTc-annexin A5 uptake in apolipoprotein E-deficient and wild-type C57BL/6J mice. J Nucl Med 49:1707–14.

276. Wong E, Kumar V, Howman-Giles RB, Vanderheyden JL (2008) Imaging of Therapy-Induced Apoptosis Using (99m)Tc-HYNIC-Annexin V in Thymoma Tumor-Bearing Mice. Cancer Biother Radiopharm.

277. Salouti M, Rajabi H, Babaei MH, Rasaee MJ (2008) Breast tumor targeting with (99m) Tc-HYNIC-PR81 complex as a new biologic radiopharmaceutical. Nucl Med Biol 35:763–8.

278. Boersma HH, Liem IH, Kemerink GJ, Thimister PW, Hofstra L, Stolk LM, et al. (2003) Comparison between human pharmacokinetics and imaging properties of two conjugation methods for 99mTc-annexin A5. Br J Radiol 76:553–60.

279. Tait JF, Brown DS, Gibson DF, Blankenberg FG, Strauss HW (2000) Development and characterization of annexin V mutants with endogenous chelation sites for (99m)Tc. Bioconjug Chem 11:918–25.

280. Tait JF, Smith C, Blankenberg FG (2005) Structural requirements for in vivo detection of cell death with 99mTc-annexin V. J Nucl Med 46:807–15.

281. Tait JF, Smith C, Levashova Z, Patel B, Blankenberg FG, Vanderheyden JL (2006) Improved detection of cell death in vivo with annexin V radiolabeled by site-specific methods. J Nucl Med 47:1546–53.

282. Li X, Link JM, Stekhova S, Yagle KJ, Smith C, Krohn KA, et al. (2008) Site-specific labeling of annexin V with F-18 for apoptosis imaging. Bioconjug Chem 19:1684–8.

283. Zhao M, Zhu X, Ji S, Zhou J, Ozker KS, Fang W, et al. (2006) 99mTc-labeled C2A domain of synaptotagmin I as a target-specific molecular probe for noninvasive imaging of acute myocardial infarction. J Nucl Med 47:1367–74.

284. Wang F, Fang W, Zhao M, Wang Z, Ji S, Li Y, et al. (2008) Imaging paclitaxel (chemotherapy)-induced tumor apoptosis with 99mTc C2A, a domain of synaptotagmin I: a preliminary study. Nucl Med Biol 35:359–64.

285. Zhao M, Li Z, Bugenhagen S (2008) 99mTc-labeled duramycin as a novel phosphatidylethanolamine-binding molecular probe. J Nucl Med 49:1345–52.

286. Reshef A, Shirvan A, Waterhouse RN, Grimberg H, Levin G, Cohen A, et al. (2008) Molecular imaging of neurovascular cell death in experimental cerebral stroke by PET. J Nucl Med 49:1520–8.

287. Blasberg R (2002) PET imaging of gene expression. Eur J Cancer 38:2137–46.

288. Tjuvajev JG, Stockhammer G, Desai R, Uehara H, Watanabe K, Gansbacher B, et al. (1995)

Imaging the expression of transfected genes in vivo. Cancer Res 55:6126–32.

289. Sundaresan G, Gambhir S (2002) Radionuclide imaging of reporter gene expression. In: Toga A, Mazziotta J, eds. Brain mapping the methods, second ed. San Diego: Academic Press, pp 799–818.

290. Kang JH, Chung JK (2008) Molecular-genetic imaging based on reporter gene expression. J Nucl Med 49 Suppl 2:164S–79S.

291. Chacko AM, Qu W, Kung HF (2008) Synthesis and in vitro evaluation of 5-[(18)f]fluoroalkyl pyrimidine nucleosides for molecular imaging of herpes simplex virus type 1 thymidine kinase reporter gene expression. J Med Chem 51:5690–701.

292. Yaghoubi SS, Couto MA, Chen CC, Polavaram L, Cui G, Sen L, et al. (2006) Preclinical safety evaluation of 18F-FHBG: a PET reporter probe for imaging herpes simplex virus type 1 thymidine kinase (HSV1-tk) or mutant HSV1-sr39tk's expression. J Nucl Med 47:706–15.

293. Ponomarev V, Doubrovin M, Shavrin A, Serganova I, Beresten T, Ageyeva L, et al. (2007) A human-derived reporter gene for noninvasive imaging in humans: mitochondrial thymidine kinase type 2. J Nucl Med 48:819–26.

294. Shiba K, Torashima T, Hirai H, Ogawa K, Akhter N, Nakajima K, et al. (2009) Potential usefulness of D2R reporter gene imaging by IBF as gene therapy monitoring for cerebellar neurodegenerative diseases. J Cereb Blood Flow Metab 29:434–40.

295. Lohith TG, Furukawa T, Mori T, Kobayashi M, Fujibayashi Y (2008) Basic evaluation of FES-hERL PET tracer-reporter gene system for in vivo monitoring of adenoviral-mediated gene therapy. Mol Imaging Biol 10:245–52.

296. Rogers BE, Parry JJ, Andrews R, Cordopatis P, Nock BA, Maina T (2005) MicroPET imaging of gene transfer with a somatostatin receptor-based reporter gene and (94m)Tc-Demotate 1. J Nucl Med 46:1889–97.

297. Terrovitis J, Kwok KF, Lautamaki R, Engles JM, Barth AS, Kizana E, et al. (2008) Ectopic expression of the sodium-iodide symporter enables imaging of transplanted cardiac stem cells in vivo by single-photon emission computed tomography or positron emission tomography. J Am Coll Cardiol 52:1652–60.

298. Alauddin MM, Shahinian A, Park R, Tohme M, Fissekis JD, Conti PS (2007) In vivo evaluation of 2'-deoxy-2'-[(18)F]fluoro-5-iodo-1-beta-D-arabinofuranosyluracil ([18F]FIAU) and 2'-deoxy-2'-[18F]fluoro-5-ethyl-1-beta-D-arabinofuranosyluracil ([18F]FEAU) as markers for suicide gene expression. Eur J Nucl Med Mol Imaging 34:822–9.

299. Cai H, Yin D, Zhang L, Yang X, Xu X, Liu W, et al. (2007) Preparation and biological evaluation of 2-amino-6-[18F]fluoro-9-(4-hydroxy-3-hydroxy-methylbutyl) purine (6-[18F]FPCV) as a novel PET probe for imaging HSV1-tk reporter gene expression. Nucl Med Biol 34:717–25.

300. Johnson M, Karanikolas BD, Priceman SJ, Powell R, Black ME, Wu HM, et al. (2009) Titration of Variant HSV1-tk Gene Expression to Determine the Sensitivity of 18F-FHBG PET Imaging in a Prostate Tumor. J Nucl Med 50:757–764.

301. Min JJ, Gambhir SS (2008) Molecular imaging of PET reporter gene expression. Handb Exp Pharmacol:277–303.

302. Ziegler-Graham K, Brookmeyer R, Johnson E, Arrighi HM (2008) Worldwide variation in the doubling time of Alzheimer's disease incidence rates. Alzheimers Dement 4:316–23.

303. Herholz K, Carter SF, Jones M (2007) Positron emission tomography imaging in dementia. Br J Radiol 80 Spec No 2:S160–7.

304. Coleman RE (2005) Positron emission tomography diagnosis of Alzheimer's disease. Neuroimaging Clin N Am 15:837–46, x.

305. Friedland RP, Kalaria R, Berridge M, Miraldi F, Hedera P, Reno J, et al. (1997) Neuroimaging of vessel amyloid in Alzheimer's disease. Ann N Y Acad Sci 826:242–7.

306. Henriksen G, Yousefi BH, Drzezga A, Wester HJ (2008) Development and evaluation of compounds for imaging of beta-amyloid plaque by means of positron emission tomography. Eur J Nucl Med Mol Imaging 35 Suppl 1:S75–81.

307. Nordberg A (2008) Amyloid imaging in Alzheimer's disease. Neuropsychologia 46:1636–41.

308. Cai L, Innis RB, Pike VW (2007) Radioligand development for PET imaging of beta-amyloid (Abeta)--current status. Curr Med Chem 14:19–52.

309. Serdons K, Verduyckt T, Vanderghinste D, Borghgraef P, Cleynhens J, Van Leuven F, et al.

(2009) 11C-labelled PIB analogues as potential tracer agents for in vivo imaging of amyloid beta in Alzheimer's disease. Eur J Med Chem 44:1415–26.

310. Serdons K, Verduyckt T, Vanderghinste D, Cleynhens J, Borghgraef P, Vermaelen P, et al. (2009) Synthesis of 18F-labelled 2-(4'-fluorophenyl)-1,3-benzothiazole and evaluation as amyloid imaging agent in comparison with [11C]PIB. Bioorg Med Chem Lett 19:602–5.

311. Serdons K, Terwinghe C, Vermaelen P, Van Laere K, Kung H, Mortelmans L, et al. (2009) Synthesis and Evaluation of (18)F-Labeled 2-Phenylbenzothiazoles as Positron Emission Tomography Imaging Agents for Amyloid Plaques in Alzheimer's Disease. J Med Chem.

312. Verdurand M, Bort G, Tadino V, Bonnefoi F, Le Bars D, Zimmer L (2008) Automated radio-synthesis of the Pittsburg compound-B using a commercial synthesizer. Nucl Med Commun 29:920–6.

313. Zhang W, Oya S, Kung MP, Hou C, Maier DL, Kung HF (2005) F-18 stilbenes as PET imaging agents for detecting beta-amyloid plaques in the brain. J Med Chem 48:5980–8.

314. Stephenson KA, Chandra R, Zhuang ZP, Hou C, Oya S, Kung MP, et al. (2007) Fluoro-pegylated (FPEG) imaging agents targeting Abeta aggregates. Bioconjug Chem 18:238–46.

315. Zhang W, Oya S, Kung MP, Hou C, Maier DL, Kung HF (2005) F-18 Polyethyleneglycol stilbenes as PET imaging agents targeting Abeta aggregates in the brain. Nucl Med Biol 32:799–809.

316. Qu W, Choi SR, Hou C, Zhuang Z, Oya S, Zhang W, et al. (2008) Synthesis and evaluation of indolinyl- and indolylphenylacetylenes as PET imaging agents for beta-amyloid plaques. Bioorg Med Chem Lett 18:4823–7.

317. Wey SP, Weng CC, Lin KJ, Yao CH, Yen TC, Kung HF, et al. (2009) Validation of an 18F-labeled biphenylalkyne as a positron emission tomography imaging agent for beta-amyloid plaques. Nucl Med Biol 36:411–7.

318. Cai L, Cuevas J, Temme S, Herman MM, Dagostin C, Widdowson DA, et al. (2007) Synthesis and structure-affinity relationships of new 4-(6-iodo-H-imidazo[1,2-a]pyridin-2-yl)-N-dimethylbenzeneamine derivatives as ligands for human beta-amyloid plaques. J Med Chem 50:4746–58.

319. Cai L, Liow JS, Zoghbi SS, Cuevas J, Baetas C, Hong J, et al. (2008) Synthesis and evaluation of N-methyl and S-methyl 11C-labeled 6-methylthio-2-(4'-N,N-dimethylamino) phenylimidazo[1,2-a]pyridines as radioligands for imaging beta-amyloid plaques in Alzheimer's disease. J Med Chem 51:148–58.

320. Chianelli M, Boerman OC, Malviya G, Galli F, Oyen WJ, Signore A (2008) Receptor binding ligands to image infection. Curr Pharm Des 14:3316–25.

321. Rennen H, Bleeker-Rovers C, Oyen WJ (2006) Imaging infection and inflammation. In: Schiepers C, ed. Diagnostic nuclear medicine, second edition ed. Berlin: Springer, pp 113–126.

322. Rennen HJ, Boerman OC, Oyen WJ, Corstens FH (2003) Kinetics of 99mTc-labeled inter-leukin-8 in experimental inflammation and infection. J Nucl Med 44:1502–9.

323. Rennen HJ, Bleeker-Rovers CP, van Eerd JE, Frielink C, Oyen WJ, Corstens FH, et al. (2004) 99mTc-labeled interleukin-8 for scintigraphic detection of pulmonary infections. Chest 126:1954–61.

324. Krause S, Rennen HJ, Boerman OC, Baumann S, Cyr JE, Manchanda R, et al. (2007) Preclinical evaluation of technetium 99m-labeled P1827DS for infection imaging and com-parison with technetium 99m IL-8. Nucl Med Biol 34:925–32.

325. van Eerd JE, Oyen WJ, Harris TD, Rennen HJ, Edwards DS, Corstens FH, et al. (2005) Scintigraphic imaging of infectious foci with an 111In-LTB4 antagonist is based on in vivo labeling of granulocytes. J Nucl Med 46:786–93.

326. van Eerd JE, Broekema M, Harris TD, Edwards DS, Oyen WJ, Corstens FH, et al. (2005) Imaging of infection and inflammation with an improved 99mTc-labeled LTB4 antagonist. J Nucl Med 46:1546–51.

327. Rennen HJ, Laverman P, van Eerd JE, Oyen WJ, Corstens FH, Boerman OC (2007) PET imaging of infection with a HYNIC-conjugated LTB4 antagonist labeled with F-18 via hydrazone formation. Nucl Med Biol 34:691–5.

328. Britton KE, Wareham DW, Das SS, Solanki KK, Amaral H, Bhatnagar A, et al. (2002) Imaging bacterial infection with (99m)Tc-ciprofloxacin (Infecton). J Clin Pathol 55:817–23.

329. Zhang J, Guo H, Zhang S, Lin Y, Wang X (2008) Synthesis and biodistribution of a novel (99m)TcN complex of ciprofloxacin dithiocarbamate as a potential agent for infection imaging. Bioorg Med Chem Lett 18:5168–70.
330. Diniz SO, Rezende CM, Serakides R, Ferreira RL, Ribeiro TG, Martin-Comin J, et al. (2008) Scintigraphic imaging using technetium-99m-labeled ceftizoxime in an experimental model of acute osteomyelitis in rats. Nucl Med Commun 29:830–6.
331. Gomes Barreto V, Rabiller G, Iglesias F, Soroa V, Tubau F, Roca M, et al. (2005) [99mTc-ceftizoxime scintigraphy in normal rats and abscess induced rats]. Rev Esp Med Nucl 24:312–8.
332. Thompson M, Wall DM, Hicks RJ, Prince HM (2005) In vivo tracking for cell therapies. Q J Nucl Med Mol Imaging 49:339–48.
333. Van Hemert FJ, Voermans C, Van Eck-Smit BL, Bennink RJ (2009) Labeling monocytes for imaging chronic inflammation. Q J Nucl Med Mol Imaging 53:78–88.
334. McAfee JG, Subramanian G, Gagne G (1984) Technique of leukocyte harvesting and labeling: problems and perspectives. Semin Nucl Med 14:83–106.
335. Palestro CJ, Love C, Bhargava KK (2009) Labeled leukocyte imaging: current status and future directions. Q J Nucl Med Mol Imaging 53:105–23.
336. Zhou R, Acton PD, Ferrari VA (2006) Imaging stem cells implanted in infarcted myocardium. J Am Coll Cardiol 48:2094–106.
337. Lee Z, Dennis JE, Gerson SL (2008) Imaging stem cell implant for cellular-based therapies. Exp Biol Med (Maywood) 233:930–40.
338. Zhang Y, Ruel M, Beanlands RS, deKemp RA, Suuronen EJ, DaSilva JN (2008) Tracking stem cell therapy in the myocardium: applications of positron emission tomography. Curr Pharm Des 14:3835–53.
339. Sheikh AY, Wu JC (2006) Molecular imaging of cardiac stem cell transplantation. Curr Cardiol Rep 8:147–54.
340. Ma B, Hankenson KD, Dennis JE, Caplan AI, Goldstein SA, Kilbourn MR (2005) A simple method for stem cell labeling with fluorine 18. Nucl Med Biol 32:701–5.
341. Olasz EB, Lang L, Seidel J, Green MV, Eckelman WC, Katz SI (2002) Fluorine-18 labeled mouse bone marrow-derived dendritic cells can be detected in vivo by high resolution projection imaging. J Immunol Methods 260:137–48.
342. Adonai N, Nguyen KN, Walsh J, Iyer M, Toyokuni T, Phelps ME, et al. (2002) Ex vivo cell labeling with 64Cu-pyruvaldehyde-bis(N4-methylthiosemicarbazone) for imaging cell trafficking in mice with positron-emission tomography. Proc Natl Acad Sci U S A 99:3030–5.
343. Li ZB, Chen K, Wu Z, Wang H, Niu G, Chen X (2009) (64)Cu-Labeled PEGylated Polyethylenimine for Cell Trafficking and Tumor Imaging. Mol Imaging Biol.

第 10 章
多模态小动物成像的图像配准

Pat Zanzonico

1 引言

自从发现 X 线以来,影像已经成为临床医学至关重要的组成部分。小动物活体成像,如小鼠和大鼠,也逐渐成为基础生物医学研究的重要组成部分。一般来说,用于临床检查和实验室研究的影像技术经常被分成两大类,分别是解剖(或结构)影像和功能(或生理)影像。解剖影像,即显示基本解剖形态,包括 X 线(平片)、CT(计算机断层成像)、MRI(磁共振成像成像)和 US(超声)。功能影像,即显示与遗传和代谢相关的主要信息,包括(二维)闪烁扫描术、SPECT(单光子发射计算机断层扫描)、PET(正电子发射断层扫描)、MRS/MRSI(磁共振波谱成像和频谱成像)、fMRI(功能磁共振成像)和小动物成像中的光学成像技术(如生物发光成像和荧光成像)。功能成像是分子影像快速发展领域的基础,被认为是一种直接或间接非侵入性监测记录工具,可记录生物化学、生物学、诊断学或者疾病治疗中活体内分子、基因及细胞活动的空间和时间分布情况[1]。

由于多模态成像技术所提供的信息常常是互补的,例如,定位有明显代谢异常的病理结构(如肿瘤),因此整合这些信息可能是有帮助的,甚至有时是至关重要的。除了"信号"病灶的解剖定位,图像配准和融合可提供多种影像技术内和影像技术之间的证据,为疾病的诊断和治疗提供更为准确、可靠的监测信息。

然而,图像配准和融合的问题在于,图像的大小和动态范围、体素的大小和深度、图像定位、成像物体的位置和姿势、信息的质量和数量等差异使得多种影像数据对同

P. Zanzonico (✉)
Department of Medical Physics, Memorial Sloan Kettering Cancer Center,
New York, NY, USA
e-mail: zanzonip@mskcc.org

一个感兴趣的共定位变得困难。因此,影像配准和融合的目的是:①适当修改一种或两种影像数据的格式、大小、位置,甚至形状,以达到不同影像之间点与点的吻合;②实际综合显示配准后的图像。这个过程需要在一个公共坐标系中,对各自的图像进行空间配准,其配准是基于一些优化的"配准标准"或"相似度"标准(或度量)。这一章是对图像配准和融合的基本原理及 3D 图像校准的软件技术进行简单的综述,不涉及大量的数学原理,并以实验室研究中多模态影像配准和融合为例对其进行介绍。本章也对硬件(即多模态设备,如 PET-CT 扫描仪)[2]进行讨论。

2   图像配准和融合的基本原则

图 10.1 显示了图像配准和融合的一般过程[3-7]。第一步是重新格式化一组图像数据("浮动"或"辅助"图像),以将其和另一组图像数据进行匹配。也就是说,将这两组图像数据都转换成一种新的、相同的图像格式。三维(3D)或者断层成像的图像特点在于,每个体素的大小(例如,以 mm 为单位),即长度(ΔX)、宽度(ΔY)和厚度(ΔZ);图像矩阵,X×Y×Z=行数 X×列数 Y×断层扫描的图像数 Z(层数);图像厚度(例如,以字节为单位),它定义了每个体素中可显示信号的动态范围,(例如,以一个字为例,即一个字–或两个字节–"深度",图像最多可显示 2^{16}=65 536 的 16 个信号或 16 位字)。上述图像参数在图像"标题"中提供,该标题是由独立字符串形成的文本文件,可以与图像文件相关联,也可以插入图像文件中。在需要配准的图像数据中,通过组合体素将精细的矩阵重新格式化为粗略的矩阵,也可通过体素的内插将粗略的矩阵重新格式化为精细的矩阵。然后放大或缩小所得到的一组 3D 图像数据,以产生具有相等体素大小的主要和次要图像。最后,重新缩放"深"的图像以匹配"浅"矩阵的深度。通常,将具有更高空间分辨率和更好矩阵的解剖影像(如 CT)作为主要图像,而功能成像(如 PET)作为次要图像。

图像配准的第二步是,将重新格式化的次要图像数据经过变换[平移、旋转和(或)变形(弯曲)]后,与主要图像数据达到空间上的匹配。

第三和第四步分别是评估主要图像和变换后的次要图像配准的准确度测度,以及反复调整次要图像的空间变换方法,直到达到最佳的配准(即达到最优值)。

第五步和最后一步是影像融合及配准后的图像的综合显示。

3   影像配准的软件方法

如上所述,图像配准和融合有两种实用方法,即软件和硬件方法。在软件方法中,图像在单独的设备上获取,导入共同的图像处理计算机平台中,并用合适的软件进行

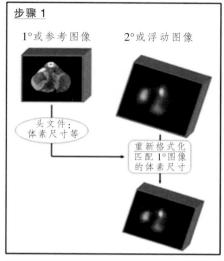
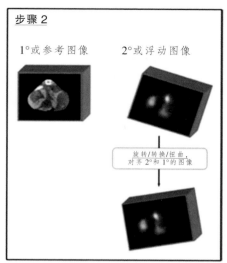
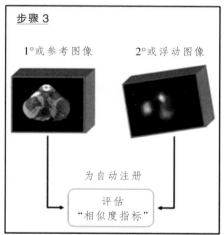
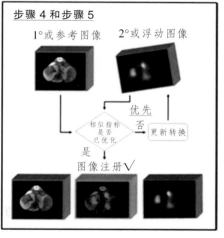

图 10.1　影像配准与融合过程。详细信息见正文。（Adapted from [2] by permission of the authors）

图像的配准和融合。在硬件方法中,图像是由一个多模态成像设备获得,通过制造商的集成软件来进行图像配准和融合。这两种方法都依赖于具有强大的图像识别和导入各种格式图像功能的软件。因此,制订可用的行业标准格式,如 ACR-NEMA DICOM 标准[即美国放射学院(ACR)和美国国家电气制造商协会(NEMA)医学数字成像和通信(DICOM)标准[8-11]]也是至关重要的。

3.1　刚体和非刚体(弯曲)变换

　　将次要图像与主要图像在空间上对齐的软件,其变换方法通常分为"刚性(体)"或

"非刚性(体)"[3-7]。在刚性变换中,次要图像相对于主要图像仅发生平移和(或)旋转。然而,同一个图像内的任何两个点(即体素)之间的欧几里德距离保持不变。在非刚性或可变形的变换(通常称为"弯曲")中,所选的局部图像内的体素可以被扩展或收缩伴(或不伴)形状改变,也可同时发生平移和(或)旋转。因此,这种弯曲变换和重新格式化步骤中产生的放大或缩小不同,其点与点之间的距离都以相同的相对量改变。与刚性变换(可以是手动变换或自动变换)不同,非刚性变换通常是自动变换。

3.2   基于特征与灰度的方法

图像配准的空间变换通常是基于图像中可见的特定标志进行对齐的,这种方法有时被称为基于特征的方法[3-7]。这些标志可能是内部的,即一个或多个明确定义的解剖结构或身体轮廓(即表面轮廓),也可能是外在的,即放置在受试者体内或周围的一个或多个基准标记物。基于特征的图像配准通常需要对配准的图像进行预处理"分割",即识别图像中的对应特征(如基准标记)。基于特征的图像配准算法可通过最小化需要配准的图像之间的相关特征,根据位置差异来实现自动化。

其他配准算法是基于体素灰度的分析(如 PET 或 SPECT 图像中的计数),被称为基于灰度的方法[3-7]。这些算法包括:每种图像各自计算出的"质量中心"(如计数)和方向(即主轴)的配准;最小化不同图像之间体素灰度差异的绝对值或平方和;互相关(即最大化不同图像之间体素灰度的相关性);差异的最小化(也就是确认各自图像中同一区域并对其进行匹配);与体素灰度直方图的匹配[3,4](图 10.2 至图 10.4)。

如图 10.2 展示的同一患者连续脑 PET 图像一样, 图像的错配在差异图像 (图 10.2a 的底行)中产生可视化结构,即体素与体素之间的灰度差异不为零。相反,在准确配准产生的差异影像中,体素与体素之间的灰度差异在统计不确定性(即"噪声")范围内等于零,因此不存在可视化结构(图 10.2b 的底行)。

对于两幅图像 A 和 B, 可通过绘制图像 A 中灰度 a 和图像 B 中灰度 b 组合形成的配准点(a,b)来构建二维的联合直方图(也称为"特征空间")(图 10.3)[4],其明暗程度反映配准灰度 a 和 b 出现的次数。因此,联合直方图中较暗的点表示配准点(a,b)出现次数多,而较亮的点表示配准点(a,b)出现次数少。当两个相同的图像对齐(匹配)时,所有体素重合,并且体素灰度直方图中的点成线性一致(即对于所有体素而言,a=b)。例如,当一幅图像相对于另一幅图像旋转(10°然后旋转 20°)时,联合直方图变得越来越模糊(即分散)(图 10.3)。因此,可通过最小化联合灰度直方图中的分散来实现图像的配准。与其他基于灰度的方法一样,这种方法最适用于相似的图像(即同一种成像模式内), 但原则上可通过将一个图像灰度标度适当映射到其他图像灰度标度上(即不同成像模式之间)来应用于不相似图像(图 10.4)[5]。

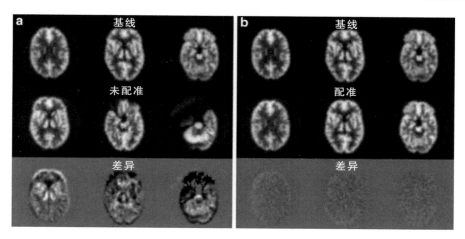

图 10.2　基于体素信号强度差异最小化算法进行同一成像技术内图像配准。(a)选择同一患者连续未对齐(即未配准)的脑 PET 图像,其中底行是层-层之间的差异图像。(b)中图像与(a)形式相同,是通过体素-体素之间强度差异最小化算法来对齐的。(From [4] by permission of the authors)

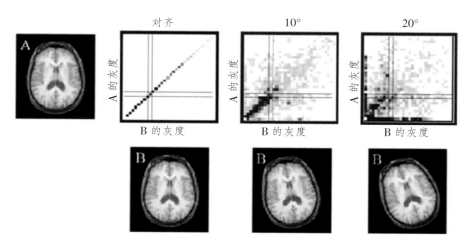

图 10.3　基于体素强度直方图匹配的同一成像技术内图像配准。当两个图像最初匹配(即对齐)时,以及当通过逆时针旋转 10° 和 20° 后未配准时,脑横断面 MRI 图像与其自身的直方图。有关详细信息参见正文。(Adapted from [4] by permission of the authors)

　　这种基于灰度的方法隐含假设要配准的图像中体素灰度表示是相同的、正相关参数(如计数),因此仅能直接用于同一成像技术内的图像配准。

3.3　互信息

　　一种相对较新但已广泛使用的自动配准算法是基于互信息的统计学概念[5,12],也

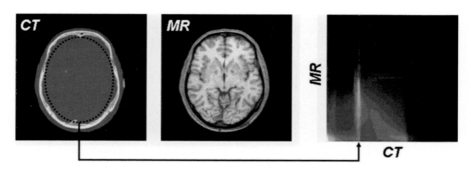

图 10.4　不同成像技术(CT 和 MRI)之间图像配准的联合灰度直方图。与 MRI 图像(中间图像)上脑组织的详细解剖细节相比,头颅横断面 CT 图像(左图)中相应区域脑组织表现为无特征(即均匀)信号,在 CT-MRI 联合直方图中(右图)垂直方向上产生明显的集中分布。(Adapted from [5] by permission of the authors)

被称为反式信息或相对熵。两个随机变量 A 和 B 的互信息是一个能测量两个变量之间统计学相关性的量,即一个变量包含的关于另一个变量的信息量。互信息测量的是 B 中关于 A 的信息。如果 A 和 B 是独立的,则 A 不包含关于 B 的信息,反之亦然,因此二者的互信息为零。相反,如果 A 和 B 相同,A 中所包含的信息与 B 共有,二者的互信息最大。因此,两个这样的图像数据的精确空间配准使其互信息最大化,反之亦然。

　　熵和互信息的概念将在下文中进行更正式的介绍。如果在图像数据中,"事件"(如灰度值)e_1、e_2……e_n 的可能性(即出现频率)分别是 p_1、p_2……p_n,熵(具体来说,就是所谓的"信息熵")H 的定义如下[5]:

$$H \equiv \sum_{1}^{n} p_i \, log \frac{1}{p_i} \tag{10.1a}$$

$$= -\sum_{1}^{n} p_i \, log \, p_i \tag{10.1b}$$

　　公式 $log \dfrac{1}{p_i}$ 表示事件提供的信息量与该事件的概率(即频率)成反比:事件发生的频率越低,该事件就越重要。因此,每个事件的信息量由其发生的频率加权。例如,统一的"背景"(e_{BG})占据了 CT 图像的大部分(即 p_{BG} 很大),因此贡献了相对较少的信息(即 $log \dfrac{1}{p_{BG}}$ 很小)——对 MRI 图像准确配准的贡献不会很大。信息熵也可衡量一个事件的不确定性[1]。当所有事件(如图像中的所有灰度值)的发生概率相同时(如在高度异质性的图像中),熵最大。当一个事件或一类事件发生的概率可能更大时(如在均匀一致的

---

[1] 因此,在互信息的背景下使用的信息熵与热力学熵之间的类比变得清晰。

图像中),熵最小。此外,熵还可以衡量图像概率分布的分散度(即灰度值与灰度值的概率),高度异质性图像具有较宽的分散度和较大的熵,而均匀图像没有分散度,且熵最小。因此,熵具有多种含义,即每个事件的信息量(如灰度值)、每个事件的不确定性,以及图像中事件的统计分散度。

对于两个图像 A 和 B,互信息 MI(A,B)可以定义[5]2:

$$MI(A,B) \equiv H(B) - H(B|A) \tag{10.2}$$

H(B)是图像 B 的信息熵(从其灰度值的概率分布得出的),H(B|A)是图像 B 相对于图像 A 的条件熵[从条件概率 p(b|a)得到的,p(b|a)是相应体素在图像 A 中的灰度值为 a 而在图像 B 中灰度值为 b 的概率]。当把熵理解为不确定性时,MI(A,B)则相当于图像 B 中的不确定性减去当图像 A 已知时图像 B 中的不确定性。因此,直观地说,MI(A,B)——图像 A 中的图像 B 信息——是当给出图像 A 时图像 B 中的不确定性减小的量。因为图像 A 和 B 可以互换,所以 MI(A,B)也是图像 B 中所包含图像 A 的信息,因此 MI(A,B)是交互信息。配准就相当于互信息的最大化:当且仅当它们对齐时,图像彼此之间的信息量最大化。如果通过两种不同技术对一个物体进行成像,则无论它们看起来多么不同(即不相关),在两个图像数据中各个信号的空间分布之间可能存在相当大的互信息。例如, 在 PET 扫描中所观察到的氟–18–标记的氟–脱氧葡萄糖(FDG)的分布在某种程度上由 CT 上不同组织类型的分布决定。

3.4　配准度量标准

不管采用何种算法,配准的评估和调整都需要一些准确度的度量标准。它可能就像配准图像的视觉(定性)检查及操作员对图像配准是否"可接受"的主观判断一样简单。当然对图像配准的准确性进行更客观、更理想的定量评估是首选。例如,一个配准度量标准是两个图像数据中相应的基准标记(或解剖标志)之间的欧几里德距离的总和;图像变换后产生最小距离总和时达到最佳图像配准。如上所述,另一个相似性度量是互信息,即当两个图像数据之间的互信息最大化时,其图像配准效果最佳。 如图 10.5[5]所示,当脑 MRI 图像与其自身进行配准时,两个图像的联合直方图随着图像的配准改变而改变。当两个图像进行配准的时候,相应的信号区重叠,并且联合直方图将显示一些灰度值的集中分布。当图像配准越来越不准确时(如图 10.5 所示,大脑 MRI 影像相对于原始影像旋转 2°、5°和 10°), 信号区与原始影像非对应的区域重叠的现象越严重。因此,相应信号区(如颅骨和颅骨,脑和脑等)的灰度值的集中程度会降低,并将出现灰度值新的、不对应的配准(如头和脑)。联合直方图则会变得更加分

---

2 在信息理论中,实际上存在许多不同的互信息定义。

散;如上所述,这种分散度的最小化是某些基于强度的配准算法的基础。同时,当两个图像对齐时最小的互信息(MI)(参见公式 10.1a、10.1b 和 10.2)将增加。然而,与其他基于强度的算法不同,在 MI 算法中没有对关于图像强度之间关系的性质(如正相关或负相关)进行假设。并且可以应用于帧间及模态内注册,并且无须事先分段即可自动应用。因此,MI 是一个完全通用的配准准确度度量标准,可用于多模态成像技术之间及同一成像技术内的图像配准,并可自动配准而无须对图像进行预分割。

4　多模态图像采集非同时性的影响

多模态图像配准中的一个重要考虑因素是,在几乎所有情况下,图像是按顺序获取的,而不是同时获取的[13];值得注意的是,PET 或 SPECT 和 MRI 图像的硬件配准是例外[14](在本章的其他部分已做讨论)。这种按顺序采集的图像配准所隐含的假设是,在图像采集之间和期间,受试者在形态和功能上都是稳定的。否则,一幅图像可能正在尝试和完全不同的目标进行配准。显然,功能图像和结构图像(如 PET 和 CT 图像)或

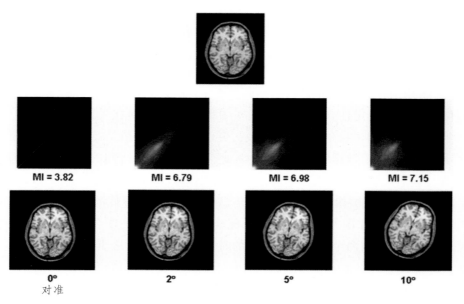

图 10.5　错误配准对大脑横断面 MRI 图像(第一行)及其本身之间的联合灰度直方图和互信息(MI)的影响。第二行显示的是两组数据最初匹配时(即对准)的联合灰度直方图和互信息(MI),最后一行显示的是两组数据分别顺时针旋转 2°、5°和 10°时联合灰度直方图和互信息(MI)。(Adapted from [5] by permission of the authors)

不同结构图像之间(如 CT 和 MRI 图像)的配准对于连续图像采集之间的时间间隔是相当宽容的,因为解剖结构通常变化非常缓慢(通常在数天到数周)。然而,重要的是,在啮齿类动物的肿瘤异种移植模型中可能与之不同。这种异种移植物可能在数小时内显著生长,其功能和结构特性随尺寸变化而变化;例如,随着肿瘤质量的增加,肿瘤内缺氧细胞的数量和分布也可能发生变化。对于多模态成像设备来说,其中一个图像是在另一个图像之后立即采集的,采集之间的时间间隔通常只有数分钟的数量级,当然预期其结构变化不显著。按顺序所采集的功能图像的配准可能在这方面存在更多问题,因为诸如血流、缺氧等功能特性可能在数分钟甚至数秒的时间范围内瞬时改变。在设计和解释多模态功能成像研究时必须认识到这种可能性,并且必须注意在整个影像检查持续期间和图像采集之间尽可能保持生理学参数(如体温、水合作用、血氧含量和麻醉深度)的恒定。

5　小动物成像配准中的特殊注意事项

当然,大鼠和小鼠及其内部结构(即器官和肿瘤)要远小于人类受试者及其内部结构。因此,直观地说,小动物图像的有效配准比人类患者图像需要更高的准确度。虽然难以概括,但其器官和肿瘤尺寸约为 10mm,对于许多应用而言,±1mm 的配准准精度对于小鼠和大鼠图像似乎是合理的。相反,对于通常大约 10cm 或更大的人体器官和肿瘤来说,接近±1cm 的配准准确度可能就足够了。当然,所需的配准准确度最终取决于具体应用和所考虑图像中有显著异质性的空间尺度。

小动物图像配准中的另一个注意事项是,动物明显不能在进行多次成像研究的一段时间内保持固定的身体姿势(即按要求静止平躺)。因此,动物成像前(无论是否进行图像配准)必须进行麻醉。根据我们的经验,吸入异氟烷比注射麻醉剂(如氯胺酮/甲苯噻嗪)可以更长时间内安全地维持麻醉效果,并且动物通常可以快速恢复(即恢复意识)。任何长期麻醉(即超过 10 分钟)都会扰乱体温调节,并引起其他反应,因此通常需要用加热灯、加热垫等来维持体温。为了保证合理的加热温度,这种装置可与直肠温度探测器及自动间断循环启动该装置的控制部件相连,从而将动物体温保持在生理范围内。此外,根据所需图像配准的准确性,动物可能需要固定在全身模具中,以确保其身体姿势不变。这对于在较长时间段内(如数天或更长时间)获得连续图像并因此需要在影像检查期间将动物唤醒,并且必须可重复定位的研究中尤其重要。对于小型实验动物的固定和重复定位来说,一个价格便宜(每个动物约 5 美元)、快速(每个动物不到 30 分钟)且耐受性良好的方法是基于放射治疗中用于制造患者特定模具的商业快速固化模具装置(图 10.6)[15]。将装置内试剂混合,倒入塑料衬里的容器中,用塑料覆盖并使其固化(硬化)约 5 分钟(第一步)。将被麻醉的大鼠或小鼠的四肢伸展开,然后保持仰卧位,轻轻将其压入未定型的混合物中放置 15 分钟(第二步)。然后移除大鼠或小鼠并修整硬化的模具以适合成像台架。例如,对于 PET 影像来说,将模具放置在动物调色板上,并将基准标记[如三个钢包裹的锗–68(^{68}Ge)棒(370 kBq=10μCi,1mm×10mm)]置于或插在特定位置的硬化模具中(第三步)。当然,通过使用"MRI–可见"(如非金属钆填充)标记物,这种方法适用于 MRI。这种基准标记可用于在一系列的同一种成像模式内的图像或连续的多模态图像之间进行手动或自动化图像配准。然后将动物放入定制模具中并进行成像(第四步)。

6　小动物成像配准的例证

我们实验室一直从事各种肿瘤缺氧成像方法的研发和验证,并列举了两个小动物图像配准的案例。在第一个案例中(图 10.7)[15],我们分别向小鼠体内注射氟代脱氧葡萄糖(FDG)和缺氧示踪剂 ^{18}F–氟咪唑(FMiso),通过将 R4 微型 PET™(Concorde

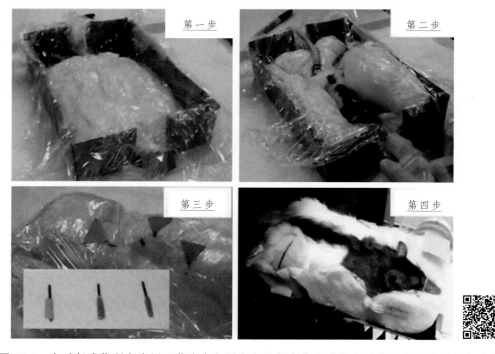

图 10.6　在反复成像研究中用于荷瘤大鼠固定和重复定位的动物专用模具的制造过程和应用。Rapid–Foam™(Soule Medical,Lutz,FL),一种商业快速固化模具,常用于制造动物专用模具。使用三个通用的 ^{68}Ge 基准标记(每个为 10μCi,1mm×10mm)(Sanders Medical Products,Knoxville,TN)对连续采集的微型 PET™ 图像进行配准。(Adapted from [15] by permission of the authors)

Microsystems，Knoxville，TN）的图像与传统小鼠全身成像中的定位图像进行匹配来比较两种探针在小鼠肿瘤组织内的分布。以三个 ^{68}Ge 棒作为外部基准标记，反复定位其在小鼠模型中的相对位置。经过配准的微型 PET™ 图像清楚地显示了 FDG 和 FMiso 在肿瘤中分布，虽不完全一致但具有非常高的相似性——中心部分低活性，边缘高活性环绕。但是，FDG 和 FMiso 在肿瘤内分布存在微妙但可能至关重要的差异，如果没有精确的图像配准，这些差异可能无法辨别。

在第二个案例中[16,17]，我们利用立体定位标记物对 Dunning R3327–AT 大鼠前列腺肿瘤模型进行了多模态成像（即 PET 和 MRI），重点关注使用 Magnevist®（Gd–DTPA）的动态对比增强成像（DCE）–MRI 和动态 ^{18}F–FMiso PET 之间的关系（图 10.8 至图 10.10）。该研究的创新点不仅在于活体影像（即 PET 和 MRI）的配准，而且包括体内和体外（即组织学）图像的配准。特别是，通过苏木精–伊红（H&E）染色的肿瘤切片以鉴定活组织区和坏死组织区，并通过哌莫硝唑染色以鉴定缺氧组织区，而两者的对比进一步验证了体内成像结果。

亥姆霍兹 MRI 线圈由两部分组成（图 10.8），上部和基准标记组件最初分离，组装后有利于后肢有移植瘤动物模型的定位。如图 10.8a 所示，基准标记组件与线圈标记系统相连。标记组件由两个圆柱形盘和一个平板组成。顶部磁盘或标记支架（或"按

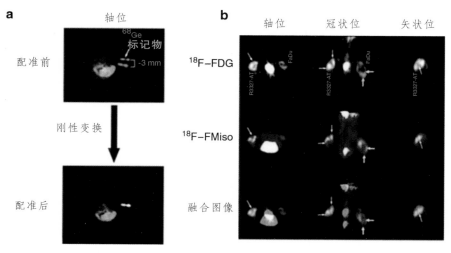

图 10.7　（a）由 Δx、Δy 和 Δz 平移，以及 $\Delta \theta_x$、$\Delta \theta_y$ 和 $\Delta \theta_z$ 旋转组成的刚性变换，利用其进行图像配准前后重叠的 ^{18}F–FDG 和–FMiso 轴位 R4 微型 PET™ 图像上选定层面 ^{68}Ge 标记物显像。（b）配准和融合后 ^{18}F–FDG（灰度）–FMiso（热铁）轴位、冠状位和矢状位图像；矢状图是经动物右后肢 R3327–AT 异种移植瘤的层面。动物左后肢中 R3327–AT 肿瘤上白色箭头和 FaDu 移植瘤的黄色箭头指的是 FDG 和 FMiso 摄取不一致的区域。（Adapted from [15] by permission of the authors）

钮"）有三个孔，以用于 Gd(用于 MRI)或 ^{18}F(用于 PET)填充的垂直标记。具有相同对准孔的底盘通过平板与带有标记的磁盘分离。通过单独的释放螺钉将每个磁盘固定到平板上，整个装置被安装到 MRI 线圈的顶部。在成像实验结束时，底部的标记磁盘与其余的标记部分分离。平板上有一个用于水平标记的侧孔。另一个支架被放置在底部线圈的中心，底部线圈有一个带有沟槽的磁盘，用于固定另一个水平标记物。三个垂直标记物（形成一个边长分别为 0.9cm、0.7cm、0.5cm 的斜三角形）和两个水平标记物是由切割长度为 22G 的导管组成，导管一经填充就被热封。垂直标记物用于 PET 和 MRI 影像图像的平面内配准，两个水平标记物用于图像在深度上的精确配准。三个垂直标记物通过独立的孔道被放进 0.9mm 大小的孔内。顶部和底部线圈的分离距离可在 2~3cm 的范围内调节，以适应不同大小的肿瘤。如图 10.8b 所示，将磁性线圈–基准标记组件放置在动物的全身模具中（见上文），该模具在与 MRI 和 PET 扫描仪的调色板相兼容的半圆柱形 Lucite 支架中被制造。图 10.9 a 和 b 分别显示的是顶部水平标记支架（"按钮"）和三个血管导管；图 10.9c 阐释了活体图像(PET 和 MRI)和体外（组织学）图像的配准过程。

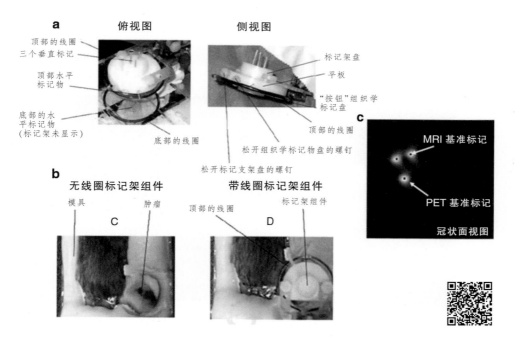

图 10.8　(a)用于 MRI、PET 和组织学图像的 3D 配准的磁共振线圈–基准标记组件。(b)荷瘤大鼠上带肿瘤的尾端的背面观。(c)三个垂直基准标记物 MRI 和 PET 配准（通过刚性变换）后的图像。MRI 中基准标记物内填充有 Gd 水溶液而 PET 中基准标记物内填充的是 ^{18}F 水溶液。（Adapted from [17] by permission of the authors）

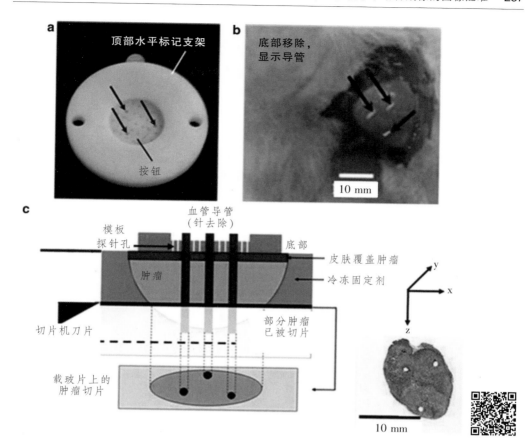

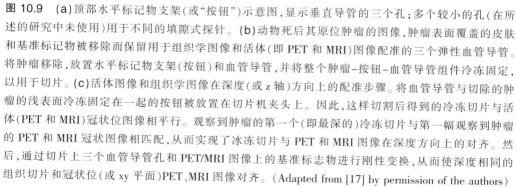

图 10.9　(a)顶部水平标记物支架(或"按钮")示意图,显示垂直导管的三个孔;多个较小的孔(在所述的研究中未使用)用于不同的填隙式探针。(b)动物死后其原位肿瘤的图像,肿瘤表面覆盖的皮肤和基准标记物被移除而保留用于组织学图像和活体(即 PET 和 MRI)图像配准的三个弹性血管导管。将肿瘤移除,放置水平标记物支架(按钮)和血管导管,并将整个肿瘤–按钮–血管导管组件冷冻固定,以用于切片。(c)活体图像和组织学图像在深度(或 z 轴)方向上的配准步骤。将血管导管与切除的肿瘤的浅表面冷冻固定在一起的按钮被放置在切片机夹头上。因此,这样切割后得到的冷冻切片与活体(PET 和 MRI)冠状位图像相平行。观察到肿瘤的第一个(即最深的)冷冻切片与第一幅观察到肿瘤的 PET 和 MRI 冠状图像相匹配,从而实现了冰冻切片与 PET 和 MRI 图像在深度方向上的对齐。然后,通过切片上三个血管导管孔和 PET/MRI 图像上的基准标志物进行刚性变换,从而使深度相同的组织切片和冠状位(或 xy 平面)PET、MRI 图像对齐。(Adapted from [17] by permission of the authors)

　　配准的 DCE–MRI"Akep"参数图(Akep 是与血流和血管通透性相关的参数,因此被认为是组织灌注的量度)[18]和 H&E 染色的切片,以及配准的 ^{18}F–FMiso PET 晚期斜率图和哌莫硝唑染色切片之间的对比(图 10.10)证实了 MRI–PET 联合应用能对肿瘤微环境进行功能成像,并具有区分坏死组织、缺氧组织和氧含量正常组织的能力。如果

仅进行 ^{18}F–FMiso 或其他"缺氧"放射性示踪剂的静态 PET 成像可能导致肿瘤缺氧的假阳性结果，而与组织学图像的配准的图像证实，这种多模态成像方法可被用来划分组织的功能，从而使肿瘤缺氧的假阳性结果的可能性降到最低。

7　总结

图像配准和融合已迅速成为临床医学影像和小动物分子成像的重要组成部分。然而，活体影像和体外荧光显微镜成像的严格配准和融合仍面临巨大挑战，并在很大程度上被忽略了——尽管现在可通过组织学和免疫组化中特异性分子成像探针的含量

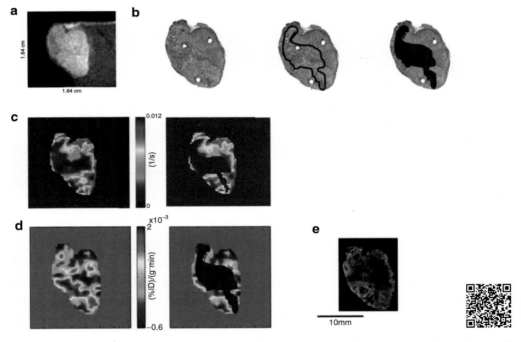

图 10.10　(a)图 10.8b 中所示动物移植瘤的冠状位 T2 加权 MRI 图像。(b)上述肿瘤配准后 H&E 染色切片显示由三个血管导管产生的通道、紫色的肿瘤坏死区和蓝色的细胞存活区域(左图)，还显示了勾画出来的肿瘤坏死区(中图)和掩模覆盖的肿瘤坏死区域(右图)。(c)存在(右图)或不存在(左图)图(b)中产生的"坏死掩模"分割出肿瘤坏死区的条件下配准后的 DCE–MRI 衍生的 Akep 参数图。(d)在肿瘤坏死区被分割出来(右图)或没被分割出来(左图)时配准的动态 ^{18}F–FMiso PET 晚期斜率参数图。(e)同一肿瘤的配准后的哌莫硝唑染色切片显示肿瘤缺氧区域被染成绿色。注意通过分割的 ^{18}F–FMiso 参数图和哌莫硝唑染色的切片鉴定出来的肿瘤缺氧区存在空间一致性，能消除坏死区相应的假阳性缺氧区域(可能是由于 FMiso 能从细胞存活区域扩散而不能从肿瘤缺氧区域扩散，并能进入邻近的坏死区)。(Adapted from [17] by permission of the authors)

来提供详细的结构信息。现在研究人员已经设计并开发出一种独特的系统,可评估其在分辨率较低的活体成像模式(如 PET 和 MRI)和分辨率超高的离体成像技术(如组织学、放射自显影和免疫组织化学)的图像配准中的应用价值。该系统有望用于引导间质内分子探针对组织参数的测量,如氧分压(pO_2),并对这些参数的测量进行空间索引,以建立测量值与活体影像和体素的参数值之间的相关性。这种新的范例为功能成像技术的验证提供了一种有效的方法。

参考文献

1. RSNA News, RSNA, SNM urge interdisciplinary cooperation to advance molecular imaging, 2005.
2. Zanzonico P. and Heller H. Developments in instrumentation. Seminars Nucl Med, vol. 38, pp. 149–222, 2008.
3. P. Zanzonico. Multimodality image registration and fusion. In Dhawan AP, Huang HK, and Kim DS (Eds), Principles and Advanced Methods in Medical Imaging and Image Analysis, World Scientific Publishing, Singapore, pp. 413–435, 2008.
4. B.F. Hutton, M. Braun, L. Thurfjell, et al. Image registration: An essential tool for nuclear medicine. Eur J Nucl Med, vol. 29, pp. 559–577, 2002.
5. J.B.A. Maintz and M.A. Viergever, "A survey of medical image registration," Med Image Anal, vol. 2, pp. 1–36, 1998.
6. J.V. Hajnal, D.L.G. Hill DLG, and D.J. Hawkes DJ (Eds.). Medical image registration, Boca Raton, FL: CRC Press, 2001.
7. D.L.G. Hill, P.G. Batchelor, M. Holden, et al. Medical image registration. Phys Med Biol, vol. 46, pp. R1–R45, 2001.
8. American College of Radiology, National Electrical Manufacturers Association. ACR-NEMA Digital Imaging and Communications Standard. NEMA Standards Publication No. 300-1985, Washington, DC, 1985.
9. American College of Radiology, National Electrical Manufacturers Association. ACR-NEMA Digital Imaging and Communications Standard: Version 2.0. NEMA Standards Publication No. 300-1988, Washington, DC, 1988.
10. American College of Radiology, National Electrical Manufacturers Association. Digital Imaging and Communications in Medicine (DICOM): Version 3.0. Draft Standard, ACR-NEMA Committee, Working Group VI, Washington, DC, 1993.
11. P. Mildenberger, M. Eichelberg, and E. Martin. Introduction to the DICOM standard. Eur Radiol, vol. 12, pp. 920–927, 2002.
12. P. Viola and W.M. Wells III. Alignment by maximization of mutual information. Inter J Computer Vision, vol. 22, pp. 137–154, 1997.
13. P. Zanzonico and S.A. Nehmeh. Introduction to clinical and laboratory (small-animal) image registration and fusion. Conf Proc IEEE Eng Med Bio Soc, vol. 1, pp. 1580–1583, 2006.
14. B.J. Pichler, H.F. Wehrl, A. Kolb, et al. Positron emission tomography/magnetic resonance imaging: the next generation of multimodality imaging? Seminars Nucl Med, vol. 38, pp. 199–208, 2008.
15. Zanzonico P, Campa J, Polycarpe-Holman D ,et al, Animal-specific positioning molds for registration of repeat imaging studies: Comparative microPET™ imaging of F18-labeled fluoro-deoxyglucose and fluoro-misonidazole in rodent tumors. Nucl Med Biol, vol. 33, pp. 65–70, 2006.
16. J.L. Humm, D. Ballon, J. Hu, et al. A stereotactic method for the three-dimensional registration of multi-modality biologic images in animals: NMR, PET, histology, and autoradiograph. Med Physics, vol. 30, pp. 2303–2314, 2003.

17. H. Cho, E. Ackerstaff E, S. Carlin S, et al. Noninvasive multimodality imaging of the tumor microenvironment: registered dynamic magnetic resonance imaging and positron emission tomography studies of a preclinical tumor model of tumor hypoxia. Neoplasia, vol. 11, pp. 247–259. 2009.
18. U.Hoffmann, G.Brix, M.V.Knopp, et al. Pharmokinetic mapping of the breast: a new method for dynamic MR mammography. Magnet Resonance Med, vol. 33, pp. 506–514, 1995.

第 **11** 章
临床前 SPECT/PET 双模态成像

Alberto Del Guerra, Nicola Belcari

1 SPECT/PET 双模态成像的基本原理

当前多模态成像策略多数基于互补的成像技术的结合,例如,PET/CT 和 SPECT/CT,通过这种结合,可以获得同一物体的功能和形态信息并进行组合。在临床中 PET/CT 结合的成功应用的背景下,多模态成像技术近来已经应用到小动物成像技术中。

另一方面,可以产生双示踪物影像的核成像技术在临床前的应用使人们产生了越来越大的兴趣[1]。这种核成像技术被定义为被标记的放射性核素示踪物在同一时间对两种不同的生物或者分子靶点进行成像的应用。用这种方法可以对两个靶点进行直接比较,从而提供额外的诊断价值,这种诊断价值在单一示踪物影像上则难以实现。双示踪物成像目前成为一种成熟的技术。这种技术已经在甲状旁腺[2]、肝脏和心脏[3]疾病(例如,通过研究代谢核灌注来评估心肌活性)中应用 10 余年了。也可以用于大脑受体和灌注的研究(例如,在帕金森病不同的诊断中对多巴胺神经传递和大脑灌注进行成像)[4]。双核素成像在临床和临床前进行 SPECT 成像中应用,SPECT 是通过对两种不同的核素进行纯化的 γ 射线发射能量照射。当两种核素一起进行注射的时候,这两种核素能产生两种不同的影像,不同的影像通过采用不同的能量窗,大概就是两种主要光子的能量。然而,限制双放射性核素成像的主要因素就是两种放射性核素串扰[5]。这种串扰主要是由于来自高能量的反射性核素散射(在目标对象、准直器或探测器中)的射线,这种高能量放射性核素可以在低能量窗中被探测到,或者是由于来自低能量放射性核素的二次高能量发射峰,这种低能量放射性核素可以在高能量窗中被探测到。

A. Del Guerra (✉) • N. Belcari
Dipartimento di Fisica, Università di Pisa, and INFN Sezione di Pisa,
Largo Bruno Pontecorvo, 3, 56127 Pisa, Italy
e-mail: alberto.delguerra@df.unipi.it; belcari@df.unipi.it

下一步将会是双示踪剂成像的 PET 和 SPECT 的结合，这种结合将会为临床和临床前制订治疗方案提供新的可能性。在这种情况下，一种单一的 γ 射线发射同位素可以与一种 β+射线发射同位素的结合。很多年来，PET 和 SPECT 被认为是两种对立的技术。实际上，这两种成像技术都有各自独特的优势：相比于 SPECT，PET 常常能在敏感性和定量上具有优越的成像性能，从生物相容性观点的方面来看，PET 示踪剂相比于 SPECT 示踪剂具有众多优势；另一方面，SEPCT 在空间分辨率方面上，不会受到严格限制，能在针孔准直器所受限的视野的情况下，比 PET 成像效果更好。因此，两种成像技术的结合可以达到真正的相加效果，在特定的方面，相比于传统的 SPECT 双示踪剂来说，在技术上可能具有很多优势。这种在双示踪剂 PET/SPECT 成像中明显的改进将会为同时执行两种成像模式(同时执行 SPECT/PET)提供可能.

2 双模态 SPECT/PET 成像设备

原则上，PET 和 SPECT 的双示踪剂的研究可以共用相同类型动物线圈的独立扫描仪来完成。事实上，一旦将动物放进动物线圈中，可以通过将动物线圈从一种扫描仪转到另一种扫描仪内，对动物进行一系列的扫描。对于各自的 PET 和 SPECT 视野来说，双示踪物研究的影像配准能通过了解小动物的相对位置提前进行。

另一方面，有一种扫描仪中的 PET 和 SPECT 探测器与一种常用的线圈整合，这种扫描仪将会缩短成像过程并加速后处理。

双模态 SPECT 和 PET 系统现在是可实现的，近年来许多原型机也已问世。当前的系统在整合水平和探测技术方面差异很大。下文中将介绍 SPECT/PET 解决方案的案例。

2.1 综合或可停靠的解决方案

结合两种成像模态最简单的方法是将两种独立的成像系统整合到一个单一的构架内。这种方法使 PET 和 CT 产生了一种新的成像范例，即 PET/CT。在这种临床 PET/CT 和 SPECT/CT 的背景下，越来越多的组合发射/传送小动物扫描仪变成现实。第一个可用的多模态小动物成像系统是 SPECT/CT。临床前 SPECT/CT 通常是由独立的 SPECT(常常是一个或两个相对的探头)和 CT 组件组成，SPECT 和 CT 共用一个扫描仪轴和动物线圈。这两个系统的视野常常是重叠的。这种机械装置有助于来自两种模态的交互信息的结合，例如，影像融合和基于 SPECT 数据的衰减校正。

实现完全综合的 PET/SECT/CT 系统的时间较短。2004 年，Gamma Medica (Nortridge，CA)介绍了第一个多模态平台，被称作 FLEX™，这种平台通过将独立的系统安装到一个构架中，能够进行 PET、SPECT 和 CT 成像。由于典型的环几何的因素，该 PET 系统视野不会与 SPECT/CT 的视野重叠，但是会产生轴向移位，比如在临床 PET/CT 系统中。因此，对于这种系统来说，PET 和 SPECT 模态不能在同一时间进行。

另一种结合不同成像模态的的方法是背靠背并置两种独立的系统，这种方法可以使不同的成像模态共用一个轴和相同的动物线圈。一旦结合，这两种系统可以在一个用户控制台上进行控制。这种解决方法被称为"停靠"，这种方法的优势就是可以更灵活地控制高额的成本。

2.2　平面混合解决方案

另一种 SPECT 和 PET 模态完整组合的解决方法中，这两种成像模态的视野是重叠的。这种方法除了能使在同一小鼠上执行两种发射技术成为可能，原则上还能使 PET 和 SPECT 探查同时进行。为了实现这种方法，一种可能的解决方案就是组合两种旋转双探头平行平面探测器，一个在 PET 中使用，另一个在 SPECT 中使用。这种解决方案的案例可以在参考文献[6]中找到。

2.3　单层和双层闪烁体探测器解决方案

各种各样的研究小组在发展探测器方面表现出越来越大的兴趣，这种探测器可以在一个单一的设备中将 PET 和 SPECT 功能合并。原则上来说，一种适合 PET 的高光输出率的像素化闪烁体探测器可以用来探测被用于 SPECT 中单一的中等能量 γ 射线。这个系统中 PET 和 SPECT 共用单一的闪烁体探测器，这种解决方案的案例是 YAP-(S)PET 扫描仪(也可以在 4.2 节中看到)。更复杂的解决方案使基于一种双闪烁体探测器,通过一种常用的光子探测器(比如光电倍增管或者雪崩光电二极管)读出。这种情况下，第一层在探测用于 SPECT 中的中等能量的 γ 射线方面是非常优秀的，同时，第二层在探测用于 PET 的高能量湮灭辐射方面是非常优秀的。这种探测模型在一个多模态扫描仪中可以被用作基本的探测单元，这种多模态扫描仪能够同时进行 PET 和 SPECT 成像。脉冲形状甄别可以将来自不同的探测器材料的信号分开。充当第一层的待选闪烁体探测器具有高的光输出率，然而第二层应该由快速、高密度闪烁体探测器组成。使用双层闪烁体探测器的 SPECT/PET 多模态成像的举例(第一层/第二层)包括 YSO/LSO[8,9]、LSO/GSO[8]、NaI/LSO[10,11]和 YAP/LSO[12]。

3　可停靠和整合的 SPECT/PET 成像仪器

3.1　西门子 Inveon

西门子 Inveon 是一种可扩展的平台，能够进行 PET、SPECT 和(或)CT 成像。这种系统包括三个独立的成像亚系统，分别为 PET、SPECT 和 CT。这些亚系统能够单独或者联合工作。系统之间机械集成的两种可能的组合分别为"整合"和"可停靠"。在这个整合的解决方案中，三个亚系统物理上集成到一个构架上。这些系统有相同的断层轴和共用相同的动物线圈。SPECT 和 CT 系统也有重叠的视野。这个可停靠的解决方案中，PET 和 SPECT/CT 系统被安装在两个独立的构架上，这两个构架可以在物理上通过背靠背对接两个系统进行结合。一旦对接，这两个系统就等同于整合的解决方案（图 11.1）。

3.1.1   Inveon PET 模型

扫描仪使用 1.51mm×1.51mm×10mm 的 LSO 晶体隔并将其分成 400（20×20）块；一个锥形导光管将内部的 LSO 晶体隔链接到位敏光电倍增管上。晶体隔的大小在横纵轴上为 1.63mm×1.59mm。每个环有 80 个环和 320 个晶体隔，环的直径是 161mm。视野的横纵轴分别是 100mm 和 127mm。在重组的影像中，这个扫描仪使用滤过反向投影方法，在视野的中心，具有横纵轴方向上分别为约 1.6mm（FWHM）和 2.2mm（FWHM）的空间分辨率。在重组影像中使用反复重组算法来实现更高的分辨率。一个连续床移动采用的模型有效地将轴向视野扩大到 50cm，由于过量抽样，从而提供了更好的影像质量。在视野中心的最大绝对灵敏度>10%。

3.1.2   Inveon SPECT 模型

在西门子 Inveon 系统上，用 10mm 厚的 NaI 晶体隔在 2.2mm 大小的范围上构建

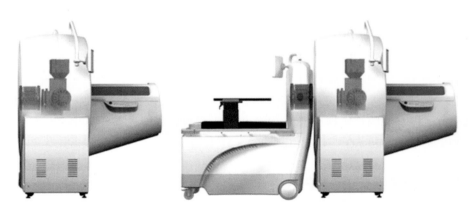

图 11.1   可用于西门子医疗的两种解决方案的图纸。左图为整合解决方案，PET、SPECT 和 CT 系统可以在一个单一构架中实现结合。右图为"可停靠"的解决方案，PET 单机系统（左）可以连接在 SPECT/CT 系统（右）的后面，从而获得一种完全组合的扫描仪（http://www.medical.siemens.com/siemens/en_US/gg_nm_FBAs/files/multimedia/inveon/index.htm）。

SPECT 探测器。NaI 晶体隔被耦合至导光管上，导光管又被连接到在 50mm×50mm 范围内具有 3×3 阵列的位敏光电倍增管上。

针孔准直仪最多可使用 7 个针孔。这个 SPECT 探测器被安装到旋转机架上，并和 CT 组件一起旋转。机架上最多可安装 4 个 SPECT 探头。安装 CT 组件时，SPECT 探头的最大数量被限制在两个以内。

空间分辨率和视野大小依赖于针孔大小和放大倍数。最大的空间分辨率是 0.7mm（FWHM），用直径为 0.5mm 针孔和在 25mm 视野（针孔放大倍数为 4.9）的时候，可以达到最大空间分辨率。

3.2　GE Triumph™

对于西门子 Inveon 来说，GE Triumph™ 是一个多模态临床前成像平台，这个平台包括 PET、SPECT 和 CT 亚系统。在这种情况下，这三种亚系统被整合到一个共用的机架上。这种系统能适应从小鼠到恒河猴的各种大小形态（图 11.2）。

3.2.1　LabPET™:基于雪崩光电二极管的 PET 亚系统

该 LabPET 系统包含在一个直径为 15.6cm 环结构的 PET 系统中[15]。每一个探测器由一对复合晶体探测器组成，一个是 LYSO 闪烁晶体，一个是 LGSO 闪烁晶体，这两个闪烁体耦合在一个长边上，并通过一个位于 55°楔形块上的单一的雪崩光电二极管读出（图 11.3）。

这两个闪烁晶体能被识别是因为闪烁晶体衰减时间之间差异很大（LYSO 是 40ns，

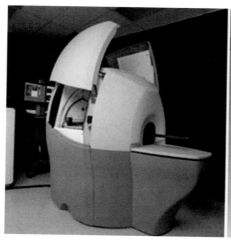
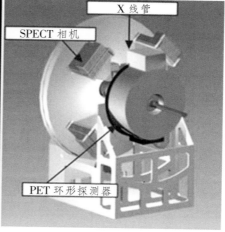

图 11.2　GE Triumph™ 多模态系统（鼠解决方案）（http://www.gehealthcare.com/euen/fun_img/products/pre-clinical/triumph/triumph.html）。

LGSO 是 65ns)。选择这种并行的复合晶体探测器结构可以实现单个闪烁晶体读出。选择三种不同的轴向视野(3.75cm,7.5cm 和 11.25cm)是可行的。对于这种轴向 11.25cm 的扫描仪来说,在视野的中心绝对灵敏度大约是 3%。对于使用一种期望最大化算法[16] 的重组影像来说,这种扫描仪在视野中心有 1.2~1.3mm(FWHM)的空间分辨率。

3.2.2   X–SPECT®:基于 CZT 的 SPECT 亚系统

该 SPECT 亚系统基于一个、两个或者四个 CZT 数字伽马射线相机,具有 1.6mm 像素。单个或者多个针孔是可以实现的。最大的空间分辨率>0.5mm(FWHM)。基于 CZT 探测器的特点是具有非常好的能量分辨率。在这种情况下,分辨率在 140keV 时达到 4.5%(FWHM)。这样有助于减少辐射散射,并能同时使多个同位素成像,这种成像方式覆盖了较宽的能谱(30~300keV,如 ^{99m}Tc、^{125}I、^{123}I、^{201}Tl 和 ^{111}In 同位素)。

4   同时获得 SPECT/PET 成像

PET 和 SPECT 双示踪物成像,特别是同时获得影像的特点,可以为许多潜在的新的临床和临床前应用打开一扇门。

虽然上面所提到的系统是被设计用于整合多模态 PET 和 SPECT 成像技术,但没有一种系统是专门设计用于真正的 PET/SPECT 同时采集。

4.1   同时获得 SPECT/PET 成像所面临的挑战

同时获得 PET 和 SPECT 成像的要求超出了简单探测单个低能量(对于 SPECT)和重合 511keV(对于 PET)γ 射线的能力。该成像方法的技术挑战是多方面的,并且与使用的系统类型有关。实际上,同时 PET/SPECT 成像的可能解决方案可以使用在 PET 和 SPECT(关节模态)中同时工作的普通探测器,或者可以使用相同类型的单独探测

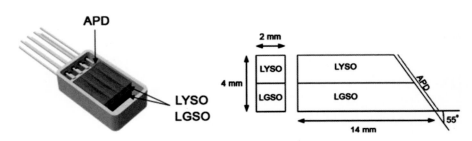

图 11.3   GE LabPET 系统中的闪烁晶体元素和雪崩光电二极管的排列。

器(分离模式)或使用不同的 PET 来执行 PET 和 SPECT 技术(单独模态)。

任何解决方案的共同挑战都与以下事实有关：同时 PET/SPECT 采集意味着同时存在单光子和正电子发射同位素。因此,每种模态应该能够在二级 γ 源上存在。

两种 γ 源同时存在的效果是双重的。

- 一方面,SPECT 数据被向下散射的 511keV 光子影响到低能量。事实上,由于准直器的厚度被优化以阻止低能 γ 射线, 通常是 ^{99m}Tc 140keV 的 γ 射线, 高能辐射(511keV)通过或散射通过准直器。当使用闪烁体进行 γ 射线探测时,由于晶体内的散射,511keV 光子中不可忽略的部分将记录在用于 SPECT 成像的能量窗口内。当使用具有相似活性的 γ 和 β+源时,由于准直器未选择此类事件(或仅在部分衰减的联合模态中), 此类事件的数量通常比所选能量窗口内的 SPECT 计数总数大一个数量级以上。这种效果会显著降低 SPECT 性能,增加强大的背景影响,从而在重建图像中产生明显的伪像。必须采用类似于下文中描述的校正程序。另外,为了进一步限制交叉污染,单个 γ 射线源的活性应至少比 β+活性高 10 倍。

- 另一方面,PET 数据受单个 γ 射线源的存在的影响较小。实际上,交叉污染在一方面受到时间一致性采集方式的限制, 另一方面由于单个 γ 计数限制在相对狭窄的低能量窗口中,可以在 PET 数据分析中排除。此外,当使用高 γ/β+活性比时,PET 采集系统受到高单倍计数率的影响,由于系统死区时间,堆积效应和增加的随机计数估计难度,可能限制 PET 计数率性能。在分离和单独的模态中,硬件解决方案可以通过添加衰减板来获得用于限制到达 PET 探测器的单个 γ 射线流, 该衰减板的厚度可以在尽可能阻止较大部分的低能 γ'和让湮灭 γ'穿过衰减板之间进行折衷选择。例如,2mm厚的铅板是一种可能的解决方案。

- 联合模式的一个共同特殊挑战是设计 PET 和 SPECT 的采集系统。此外,SPECT的必要准直器将强烈减弱 PET 重合事件,应该进一步纠正这种效应。

4.1.1　下散射矫正

相对于真实单光子 SPECT 事件 (C_{SPECT}) 的向下散射事件 (C_{PET}) 的分数取决于SPECT 系统中使用的探测器(闪烁体或固态)的光学收集。511keV 的光致收集越高,向下散射的部分越低。然而, 由于 SPECT 准直器的效率相对较低, 当对于任何闪烁体使用类似的 PET 和 SPECT 示踪剂的活动值时,SPECT 能量窗口中的散射事件的数量超过真实 SPECT 事件数量一个数量级。

人们提出了几种算法来校正向下散射事件。在辅助能量窗口方法[17]中,在主能量窗口(MEW)正上方(如 135~145keV)的辅助能量窗口(AEW)中的计数(如当使用 ^{99m}Tc时为 160~170keV)被用作估计下散射标准。考虑到向下散射事件的能谱在该区域中非常明显，AEW 中的事件与 MEW 中向下散射事件非常接近[$C_{PET}(AEW) \approx C_{PET}(MEW)$]。在这种情况下，$C_{SPECT}$ 的值可以从原始数据 （C_{DATA}）中的总计数估计为：$C_{SPECT}(MEW)=C_{DATA}(MEW)-C_{DATA}(AEW)$，其中 $C_{DATA}(AEW)$ 是假设完全从 PET 光子的下散射[即 $C_{DATA}(AEW) \approx C_{PET}(AEW)$]获得。因此，$C_{DATA}(AEW)$ 是 $C_{PET}(MEW)$ 的一个很好的近似值。另一种方法是所谓的额外屏蔽方法[17]。在这种情况下，通过在准直器前面放置一个额外的铅板 （约 2.0mm 厚）并在采集后立即使用相同的物体进行校准来测量向下散射事件。铅板阻挡了大部分 140keV 光子，同时仍然让大部分 511keV 光子通过。在这种情况下，$C_{SPECT}(MEW)$ 的数值是从使用引线板 C_{SLAB} 进行校准采集的计数数量得到的，即 $C_{SPECT}(MEW)=C_{DATA}(MEW)-k \times C_{SLAB}(MEW)$，其中 k 是估算每个晶体铅板的 511keVγ 射线衰减的因子。向下散射校正的第三个例子在某种程度上是前两个方法的合并，并且基于以下近似值，即由 MEW 中的每个像素 i 检测到的 511keV 伽马射线散射辐射产生的背景事件。f_i 在先前定义的 AEW 中记录的事件，即 $f_i=C_{PET,i}(MEW)/C_{DATA,i}(AEW)$。$f_i$ 的近似值可以通过使用如上所述的铅板对相同物体的校准采集来确定，或者使用模仿动物几何形状的体模（如直径为 2.5cm，高度为 5.6cm 的圆柱体）来确定。仅使用 β^+ 源（在这种情况下不使用铅板）。基于使用相同物体的解决方案，其中低能 γ 射线通过引线板衰减，原则上更好地再现 f_i 的空间变化，但是所获得的值由于板坯本身的存在而偏向。另一方面，由于 f_i 的分布不包含来自物体的高频信息，因此通常优选使用体模方法，因为它不需要平板测量并允许许多采集（工作流程没有中断）使用相同的校准采集（具有高统计数据）。在任何情况下，可以计算 f_i，对于每个像素 i，$f_i=C_{CAL,i}(MEW)/C_{CAL,i}(AEW)$。通过分别取 MEW 中产生的 SPECT 正弦图与 AEW 之间的比值来获得 f_i 的直接测量。通过在角坐标上平均 f_i 可以获得更好的统计数据。然后可以获得 MEW $C_{SPECT,i}(MEW)$ 中的 SPECT 计数值，$C_{SPECT,i}(MEW)=C_{DATA,i}(MEW)-f_i \times C_{DATA,i}(AEW)$。同样，该操作可以直接在相对正弦图上执行。

4.2 YAP-(S)PET Ⅱ：组合/同时 SPECT/PET 的实例

来自欧洲成像系统(ISE)的 YAP-(S)PET 扫描仪(图 11.4)由四个探测器头组成，每个探测器头由 4.05cm×4.05cm YAlO$_3$:Ce(或 YAP:Ce)组成 27×27 个元素的矩阵，每个为 1.5mm×1.5mm×20mm。矩阵直接耦合到 PS-PMT(Hamamatsu R2486)。四个模块位于旋转机架上；当在 PET 模式中使用时，相反的探测器在时间上重合。通过 PC 控制旋转，从而允许获取断层摄影视图。该系统可以在 3D PET 数据采集模式下运行[18]。

由于旋转平面探测器配置，扫描仪也可以用作 SPECT。通过在每个晶体前面用高分辨率平行孔，准直器(直径 0.6mm，隔膜厚度为 0.15mm)替换钨隔膜(用于 PET 中屏蔽闪烁体与 FOV 外部的背景)，可以轻松切换到 SPECT 模式。对于 SPECT，系统使用相同的采集电子设备并非偶然。

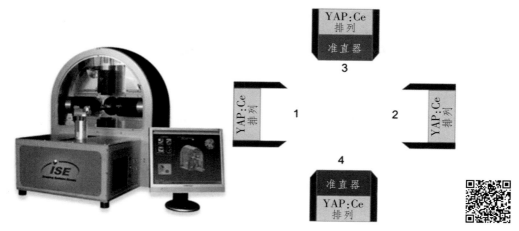

图 11.4 左图为 ISE 的 YAP–(S)PET Ⅱ扫描仪。右图为同时 PET/SPECT 配置时四个头的排列。在这种情况下,头 1 和 2 用于 PET,而头 3 和 4 配备准直器并用于 SPECT 模式。

对于 PET 和 SPECT 模态,扫描仪具有 4.05cm 的轴向视野,并且横轴 FOV 的直径为 4.05cm。利用 YAP–(S)PET 扫描仪执行 PET 和 SPECT 成像的功能,可以同时进行 PET/SPECT 采集[19]。在这种情况下,两个相对的头(如图 11.4 右图中的头 1 和头 2)用于 PET(重合模式),而另一对(探测器 3 和 4)配备准直器并独立地获取单个事件(SPECT 模式)。

用于减少交叉污染的 SPECT 数据分析程序包括使用如前一部分(第三种方法)中所示的 f_i 的直接测量程序。为了进一步减少由 511keV 伽马射线的康普顿散射产生的背景,每个 SPECT 头与相对的一个设置成反对。另一方面,因为单个计数率增加(大多数单个计数率现在由单个 γ 发射产生),PET 对探测到的事件仅受随机重合率增加的轻微影响。

采用两种技术来降低 PET 重合成像中 SPECT γ 射线(如来自 ^{99m}Tc 的 140keV 光子)的发生率:①硬件程序包括在头部的闪烁体前面放置约 2mm 的铅层用于 PET 采集;②基于仅选择在能量窗口中记录的重合事件的软件程序,排除 ^{99m}Tc 的所有可能污染。使用的能量窗口为 200~850keV,刚好高于 ^{99m}Tc 光峰能量窗口。这两个程序提供了可供比较的结果,二者都很好地消除了 SPECT γ 射线对 PET 图像的贡献,同时 511keV γ 射线探测的重合度略有减少。通常优选硬件程序,因为其进一步减少了物体中散射的辐射。图 11.5 显示了同时 PET/SPECT 与 YAP–(S)PET 扫描仪的应用示例。

4.3 在小动物 PET 中插入带狭缝板条准直器

在前面的例子中,相同的探测器既用于 PET 又用于 SPECT 成像,但每个探测器头仅专用于一种(PET 或 SPECT)模态。通过将一半头部设置在 PET 中并将一半设置在 SPECT 中来同时获得 PET/SPECT。

另一方面，在本节显示的示例中，整个系统实际上同时用于 PET 和 SPECT。特别值得注意的是，这是基于环几何形状修改 PET 系统以执行 SPECT 和同时 PET/SPECT 的示例。

微型 PET Focus 120™ 已用于构建该原型[17]。该扫描仪由 96 个探测器块组成，排列成 4 个环。每个块由 12×12 阵列的 1.59mm×1.59mm×10mm LSO 晶体组成。扫描仪环的直径约为 14.7cm。横轴和轴向视场分别为 10.0cm 和 7.7cm。FOV 中心的测量图像分辨率约为 1.4mm(FWHM)。通过在环孔内插入狭缝板条准直器来获得 SPECT 成像能力。狭缝孔由楔形铅板制成，形成有限角度准直，孔径为 45°，两个板之间的间隙为 0.5mm。隔膜由堆叠的平行环形钨片制成，以形成 2D 准直。每个钨片厚度为 0.2mm，相邻片材之间有 0.6mm 的间隔物。面内有效 FOV 约为 4.0cm。为了获得断层成像，物体通过计算机控制的旋转台围绕扫描仪轴旋转。采集模式设置为能够获取单个计数。

SPECT 数据的校正与前面的例子类似，特别是对于 511keV 光子的向下散射的情况。实际上，即使 LSO 在 511keV(32%)处显示出良好的光致收缩，向下散射计数仍然比 99mTc 的真实 SPECT 计数高 18 倍，其中混合源处于相同的活动。在这种情况下，额外的屏蔽方法被证明是向下散射校正的最佳解决方案。为了测量向下散射，在 SPECT 采集之后将另外的圆柱形铅板(约 2.0mm 厚度)放置在准直仪内。

使用 LSO 闪烁体的另一个问题是 176Lu 的背景辐射。根据实验测量，LSO 背景的能谱在 140keV 99mTc 光峰周围的区域中非常明显。因此，通过测量每个晶体的背景计数率，可以从 SPECT 数据中消除背景的影响。

在这种情况下，511keV PET 伽马射线在通过准直器之后进行测量。因此，必须测量准直器对 PET 重合获取的衰减。准直器衰减直接以重合模式与 Ge/Ga-68 线源测量，Ge/Ga-68 线源插入准直器内并沿准直器的内表面旋转以覆盖整个 FOV。然后将该

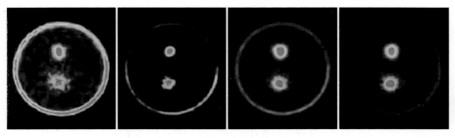

图 11.5　两个小注射器同时进行 PET/SPECT 成像所获得的横断面图像。上面的注射器充满 99mTc，然而下面的注射器充满 18F。SPECT/PET 活性比例从左到右依次是 5:1、10:1、30:1 和 50:1。

传输用作计算与每条响应线相关的衰减因子的基础。

5 总结

使用单光子和正电子发射放射性示踪剂对小动物的多探针分子成像的需求促进了用于啮齿类动物成像的专用小孔径高分辨率系统的开发，允许同时采集 SPECT 和 PET 数据。可以通过能量辨别来执行多探针扫描，其允许在不同的能量窗口中获取 SPECT 和 PET 数据。

一些小型动物扫描仪的独特结构为同时实施 PET/SPECT 采集提供了机会。重合探测(PET 模式)几乎不受低能光子(如 ^{99m}Tc)存在的影响。相反，单光子采集(SPECT 模式)受到 511keV 光子的串扰的严重影响，这些光子在晶体中散射或在晶体中沉积一部分能量并模拟 ^{99m}Tc 光子。与单独使用 PET 或 SPECT 模式相比，该技术为研究许多生物现象开辟了新的有效方案。

参考文献

1. Rahmim A, Zaidi H (2008) PET versus SPECT: strengths, limitations and challenges. Nucl Med Commun 29:193–207.
2. Neumann DR (1992) Simultaneous dual-isotope SPECT imaging for the detection and characterization of parathyroid pathology. J Nucl Med 33:131–134.
3. Berman DS, Kang X, Tamarappoo B, Wolak A, Hayes SW, Nakazato R et al. (2009) Stress Thallium-201/rest Technetium-99m sequential dual isotope high-speed myocardial perfusion imaging. JACC: Cardiovas Imag 2:273–282.
4. Links JM (1996) Simultaneous dual-radionuclide imaging: are the images trustworthy? Eur J Nucl Med 23:1289–1291.
5. Chang CJ, Huang WS, Su KH, Chen JC (2006) Separation of two radionuclides in simultaneous dual-isotope imaging with independent component analysis. Biomed Eng Appl Basis Comm 18:264–269.
6. US Patent 6303935. Combination PET/SPECT nuclear imaging system.
7. Del Guerra A, Damiani C, Di Domenico G, Motta A, Giganti M, Marchesini R et al. (2000) An integrated PET-SPECT small animal imager: preliminary results. IEEE Trans Nucl Sci 47:1537–1540.
8. Saoudi A, Lecomte R (1999) A novel APD-based detector module for multi-modality PET/SPECT/CT scanners. IEEE Trans Nucl Sci 46: 479–484.
9. Dahlbom M, MacDonald LR, Schmand M, Eriksson L, Andreaco M, Williams C (1998) A YSO/LSO phoswich array detector for single and coincidence photon imaging. IEEE Trans Nucl Sci 45:1128–1132.
10. Schmand M, Dahlbom M, Eriksson L, Casey ME et al. (1998) Performance of a LSO/NaI(Tl) phoswich detector for a combined PET/SPECT imaging system [abstract]. J Nucl Med 39:9P.
11. Pichler BJ, Gremillion, Ermer T, Schmand V, Bendriem B, Schwaiger M, et al. (2003) Detector characterization and detector setup of a NaI-LSO PET/SPECT camera. IEEE Trans Nucl Sci 50:1420–1427.
12. Guerra P, Rubio JL, Ortuño JE, Kontaxakis G, Ledesma MJ, Santos A (2007) Performance analysis of a low-cost small animal PET/SPECT scanner. Nucl Instr and Meth Phys Res A 57:98–101.
13. Kemp BJ, Hruska CB, McFarland AR, Lenox MW, Lowe VJ (2009) NEMA NU 2–2007 per-

formance measurement of the Siemens Inveon™ preclinical small animal PET system. Phys Med Biol 54: 2359–2376.

14. Austin DW, Paulus MJ, Gleason SS, Mintzer RA, Siegel SB, Figueroa SD, et al. (2006) Design and performance of a new SPECT detector for multimodality small animal imaging platforms. IEEE Nuclear Science Symposium Conference Record, Vol. 5, pp 3008–3011.

15. Tetrault MA, Viscogliosi N, Riendeau J, Belanger F, Michaud JB, Semmaoui H, et al. (2008) System architecture of the LabPET™ small animal PET scanner. IEEE Trans Nucl Sci 55:2546–2550.

16. Bergeron M, Cadorette J, Beaudoin JF, Rousseau JA, Dumoulin M, Lepage MD, et al. (2009) Performance Evaluation of the LabPET APD-Based Digital PET Scanner. IEEE Trans Nucl Sci 56:10–16.

17. Shao Y, Yao R, Ma T, Manchiraju P (2007) Initial studies of PET-SPECT dual-tracer imaging, IEEE Nuclear Science Symposium Conference Record, Vol. 6, pp 4198–4204.

18. Del Guerra A, Bartoli A, Belcari N, Herbert D, Motta A, Vaiano A, et al. (2006) Performance evaluation of the fully engineered YAP-(S)PET scanner for small imaging. IEEE Trans Nucl Sci 53:1078–1083.

19. Bartoli A, Belcari N, Del Guerra A, Fabbri S (2007) Simultaneous PET/SPECT imaging with the small animal scanner YAP-(S)PET. IEEE Nuclear Science Symposium Conference Record, Vol. 5, pp 3408–3413.

第 12 章
临床前SPECT/CT 双模态成像

Youngho Seo，Carina Mari Aparici

1 独立临床前 SPECT 的局限性

使用 SPECT 和小动物模型的临床前成像使用针孔几何形状或其他会聚准直器几何[1,2]提供极高的空间分辨率，通常以亚毫米为单位[3]。此外，针孔的多个孔与多个放射性核素探测器组合可能提供所需的放射性核素 γ 射线光子的高探测效率[4,5]。然而，临床前 SPECT 成像的效用会受到一些限制，特别是当成像研究需要的不仅仅是 SPECT 单独提供的功能信息时[6-8]。

1.1 示踪剂在小动物模型中的定位分布

当用于临床前 SPECT 成像研究的放射性示踪剂的生理目标位于动物体内的任何位置时，将 SPECT 所见的示踪剂摄取与其解剖结构相关联有时会具有挑战性。临床 SPECT 研究也会出现类似的问题。在临床环境中，核医学医生会接受相关培训，以区分已知放射性示踪剂的异常摄取与正常生理摄取；然而，在临床前环境中，很少有训练有素的翻译能很好地理解小动物的解剖结构和放射性示踪剂的分布。当新的放射性示踪剂的临床前评估主要是由临床前 SPECT 完成的时候，并发症会随之增加。

Y. Seo (✉)
UCSF Physics Research Laboratory, Department of Radiology & Biomedical Imaging,
University of California, San Francisco, CA, USA
e-mail: youngho.seo@ucsf.edu

C. Mari Aparici
Department of Radiology & Biomedical Imaging, San Francisco and Nuclear Medicine
Service, San Francisco Veterans Affairs Medical Center, University of California,
San Francisco, CA, USA
e-mail: carina.mari@radiology.ucsf.edu

1.2　放射性示踪剂的量化

在临床 SPECT 成像的研究中,临床前 SPECT 研究使用专用的小动物的 SPECT 扫描仪器基本上会使小动物模型示踪剂以任意单位图像分布(如像素值,而不是以 Bq/mL 为单位)。示踪剂量化只有当临床前 SPECT 扫描仪器的用户相信大多数物理补偿对于图像生成是有效的[9,10]情况下才能实现。此外,在临床前 SPECT 扫描仪器极少的光子统计并没有创新的设计,如将多探测器[11]和多针孔限制定量需要精确到一个不合理的水平。

已知的是,在 SPECT 成像中除外物理干扰,当对象尺寸大和放射性示踪剂的发射光子能量低时光子衰减误差是最有效的(如,^{125}I 的 20~30keV 光峰)。换句话说,对于啮齿类小动物而言,尤其是在小鼠中,物理补偿在获得示踪剂分布的定量精度对于重建图像而言可能并不是至关重要的。然而,当衰减校正是必要的时候,独立的临床前 SPECT 扫描仪器应该依赖一些外部传输扫描用于衰减图像的生成。

1.3　临床前期中单机 SPECT 扫描仪的局限性

解剖定位能力和示踪剂量化方向已被广泛认可,因为这些问题在临床 SPECT 系统中是存在的。更具体地解释临床 SPECT 系统中造成这些限制的原因是:①对于动物解剖学的了解不如对人体解剖学理解得深刻;②固有的几何限制,如针孔聚焦准直仪用于小动物 SPECT 成像造成的有限视野(FOV);③缺乏在 SPEC 成像时对物理干扰有效的校正的方法,如光子衰减错误[12]。

2　临床前 SPECT 与 CT 结合

幸运的是,大部分上文中提到的限制,可以完全或部分地通过结构显像联合 SPECT 克服。合并后的 SPECT/CT 系统已成为临床 SPECT 扫描仪常见的组合,而且临床前 SPECT/CT 系统是顺应该趋势的[13]。SPECT 与磁共振成像(MRI)的整合也是一个有趣的讨论话题[14];但这一章的重点只在于 SPECT/CT 在临床前的设置。

一种 X 线计算机断层扫描(CT)技术已经在小动物成像应用时可与大多数其他非侵入性成像方式同时应用。微焦点 X 线管产生的 X 线的电流近似于 1mA,50 kVp 的(50W)电流和一个 X 线探测器,如电荷耦合器件(CCD)或互补金属氧化物半导体(CMOS)通常由小动物的 CT 扫描仪组成。结合 SPECT,小动物 SPECT/CT 系统获得的 SPECT 放射性核素数据和 CT 的 X 线数据大多不需要小动物脱离扫描床,这在体内动物研究中是有利的,例如,那些常常需要一个带有笨重的气体输送管道装置的气体麻醉系统。对于连续成像,很少或仅仅在有需要的时候移动扫描床。通过在已知位置进行

SPECT 和 CT 的连续成像,两个成像模态之间的配准可以通过刚性变换假设动物在成像序列期间都是静止的来实现。此外,在 CT 中的图像单位还可以转化为能量依赖性的线性衰减系数,用于重建 SPECT 图像衰减校正[15,16]。同时,还具有 CT 信息在进行建模散射部件中的 SPECT 重建中的潜在用途。图 12.1 说明在 SPECT 研究中使用低能量 γ 发射器(如 125I)时,基于 CT 的衰减的重要性,即使对于小尺寸的物体(直径约 1 英寸)。

CT 提供了小动物解剖结构的在 10~200μm 的范围内重建分辨率的细节,同时这些细节可以通过常规临床碘对比剂或动物特异性碘化对比材料增强显像[17]。由于 CT 同时提供了衰减系数和解剖细节, 小动物 SPECT/CT 成像比独立的 SPECT 系统成像效果更好,这种成像能同时提供精确的示踪定位和量化,对于无创药和新的示踪剂评价程序的临床前成像是必要的[18]。对于 CT 分辨率的要求取决于在 SPECT 成像时需要多少解剖

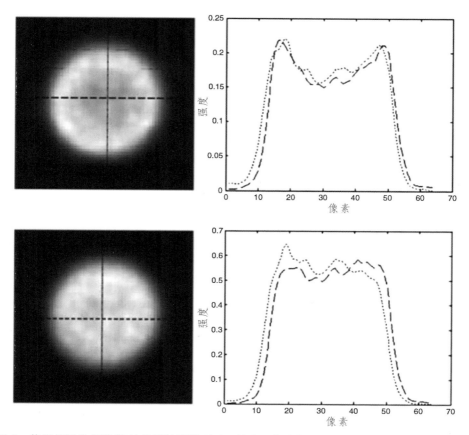

图 12.1　使用相同的充满 125I 溶液圆柱形模型呈现的光子衰减修正重建与未修正的重建。(Reprinted with permission from [6])

细节。例如，如果衰减校正是 CT 的唯一用途,CT 的分辨率与 SPECT 典型分辨率一样低,半高宽(FWHM)约为 1mm。相反,当小动物 SPECT/CT 研究需要完整的解剖细节时,甚至是 10~20μm 的空间分辨率并使用对比度增强也是不够的。

在系统的仪器中虽然临床前 SPECT/CT 看起来是可行的, 简单的临床前 SPECT 和 CT 已是相对成熟的技术,但是当这两个系统结合在一起时还存在固有的问题。这些问题对于大部分应用及特定动物的情况是不能忽略的。

SPECT 和 CT 的配准:在临床前 SPECT 系统中,会聚准直器的几何形状,如针孔或多针孔已经被广泛应用。会聚结构对物体有放大或缩小的功能,以便于施加需要由准直器的几何形状获得的重建算法。另外,临床前 SPECT 和 CT 的投影数据大多是在一个锥形束中进行收集的,其中还会导致其他几何形状的问题,包括锥束伪影和图像截断。因此,限定在临床前期的 SPECT/CT 几何形状需要配准,包括用于重构的 SPECT 和 CT 图像复杂几何形状的调整。

SPECT 和 CT 的时间分辨率的区别:出人意料的是,目前市场上现有的临床前的 CT 扫描仪除极少数产品或样机以外,还不具备非常快的多排螺旋 CT 采集能力。在目前的市场数据采集临床前 CT 检查中, 通常在 1~10min 的范围内实现约 150μm 面内的空间分辨率,比临床前 SPECT 快。在 CT 仅用于放射性示踪剂或衰减图像生成的解剖定位,时间分辨率的不同并不总导致严重的问题。更严重的问题是,使用小动物模型的临床前的 CT 有动作相关性空间分辨率退化问题, 因为该动物模型的呼吸在 CT 采集期间诱导不可忽视的运动,导致图像模糊。其中 SPECT 放射性示踪剂定位可以大大从解剖细节(如脑和胸腔)中受益,但是 CT 提供的解剖结构在确定放射性示踪剂浓度的精确位置方面价值不大。

SPECT 和 CT 的预期门极应用:两个共同门极策略通过使用心电图(ECG)或呼吸系统信号可以被用于降低任何图像运动相关的伪影, 并且可以同时应用于临床前 SPECT 和 CT 研究[19,20]。无论是进行心电门控和呼吸门控 SPECT/CT 研究,都需要注意这两种成像方式的时间分辨率降低的问题。其他章节中并没有提到可以实现技术创新的可行技术,想要同时考虑 SPECT 和 CT 在临床前设置和少量示踪剂的流速问题,以及在不改变生物学给药的条件下(例如,辐射相关的致癌)实现总图像采集时间是非常不切实际的[21]。

3 SPECT/CT 双模态成像的未来展望

与其人类模型版本相同的是,2000 年初, 在加利福尼亚大学旧金山分校(UCSF)首先进行了开发临床前 SPECT/CT 双模态的研究[22-26]。不过,该校提出的 SPECT/CT 双模态成像一直以来受到复杂的系统设计和技术创新的困扰而难以推进。该系统实际上

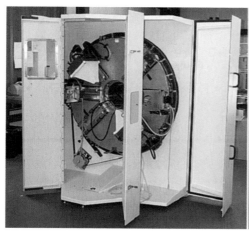
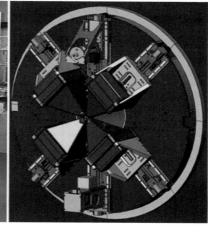

图 12.2　UCSF Mohawk SPECT/CT 扫描仪和两个基于 CZT 的针孔 SPECT 相机和 X 线锥形束 CT 子系统放置于连接到滑动环的架台上(左)。该系统被设计为建立在相同架台上基于 CZT 的四个针孔/多针孔可伸缩的平面微焦点 CT 伽马相机(右)。

是为了研究小动物成像而设立的(图 12.2)。虽然技术的细节问题将会在之后的章节介绍,其显著的特点是具备 SPECT 和 CT 使用固定探测器材料(CdZnTe 或 CZT)连续旋转的滑环机架。

在发展过程中,Gamma Medical-Ideas 推进临床前 SPECT/CT 系统 A-SPECT 临床前扫描仪与基于 CMOS 的 X 线 CT 子系统围绕水平轴旋转的扫描器架结合的商业化[27]。在这个商业平台获得成功以后,很多供应商及学术研究人员开始提供或建立其他临床前 SPECT/CT 系统。

4　SPECT/CT 双模态成像的设计考虑

下文将提供关于实现双模态临床前 SPECT/CT 系统的列表。虽然这个列表可能不完全包括所有的已开发或正在开发的系统,它主要介绍了 SPECT/CT 系统在不同领域的发展情况,以及其关键特征。另外,对其研究和商业发展的状态都有所介绍。不同类型临床前集成 SPECT/CT 将在图 12.3 中介绍。

4.1　加利福尼亚大学旧金山分校(研究)

加利福尼亚大学旧金山分校所开发的临床前 SPECT/CT 扫描仪也被称为莫霍克(Mohawk)技术,它是以 GE 公司的鹰眼现象技术来命名的。Mohawk SPECT/CT 的主要特点如下。

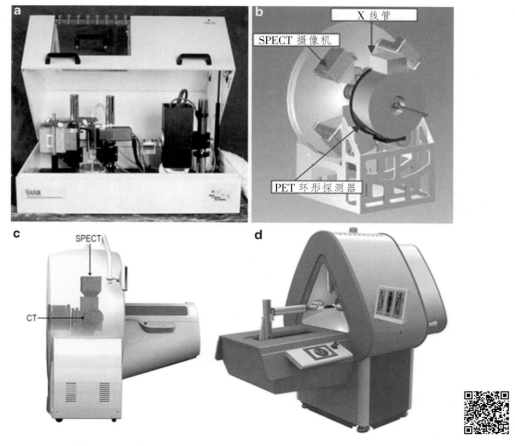

图 12.3　不同类型临床前期集成 SPECT/CT。(a)紧凑吊箱系统,该系统包括小 FOV 的 X 线 CT 和亚利桑那大学的 SPECT 组件(Reprinted with permission from [28])。(b)伽马医药公司的 FLEX Triumph™ 的内面图,显示了三模态(SPECT–CT–PET)的配置。(c)一种大架台设计,具有围绕扫描器部件的足够空间（Siemens Inveon Multimodality 架台）的三模态配置。(d) 从 MILabs 连接 SPECT/CT 配置–U–SPECT/CT[(b~d)来自产品说明书]。

　　–SPECT/CT 融合型:在平面内;

　　–螺旋扫描功能:两种成像模式(连续旋转);

　　–SPECT 探测器材料:碲锌镉(CdZnTe);

　　–CT 探测器材料:GOS(硫氧化钆)/CCD;

　　–准直器:单一针孔直径下降到 0.5mm;

　　–其他主要特性:滑环平台和大圆盘状光学台,用于制作可伸缩的 CT 和 SPECT 部件。

4.2　伽马医药公司(商业)

第一台完整的临床 SPECT/CT 扫描仪是由伽马医药公司 (Gamma Medical-Ideas, Inc.)的"X-SPECT™ 结合了自有的以碘化钠为基础的 LumaGEM® 伽马相机与微聚焦 X 线 CT 扫描仪(X-O™)而完成的。截至 2009 年 6 月,伽马医药公司已经建立一个 FLEX Triumph™ 的产品线用于临床前平台,该平台包括 SPECT、CT 和 PET 所有的组合。伽马医药公司临床前多模态成像系统的 SPECT/CT 产品(http://www.gm-ideas.com/)的主要特点如下。

　　–SPECT/CT 融合型:在平面内;

　　–螺旋扫描功能:螺旋断层,而不是连续旋转一个螺旋;

　　–SPECT 探测器材料:碘化钠或碲锌镉;

　　–CT 探测器材料:GOS/CMOS;

　　–准直器:平行孔、单针孔、多针孔,可以将小鼠和大鼠的视图分开;

　　–其他主要特性:提供三重模式(SPECT-PET-CT)配置。

4.3　亚利桑那大学(研究)

亚利桑那大学的伽马射线成像中心具有悠久的 γ 成像技术历史。基于其丰富的资源和积累的专业知识,该中心正在开发一种用于小动物成像应用中的联合 SPECT/CT 系统[28]。这个紧凑型 SPECT/CT 系统的主要特点如下。

　　–SPECT/CT 融合型:在平面内;

　　–螺旋扫描功能:不具备;

　　–SPECT 探测器材料:碲锌镉;

　　–CT 探测器材料:GOS(硫氧化钆)/CCD;

　　–准直器:与探测器像素间距匹配的高分辨率平行孔;

　　–其他主要特性:体积小(79cm×48cm×46cm 外形箱)和旋转台(垂直动物支架)。

4.4　杰弗逊实验室与美国约翰霍普金斯大学(研究)

杰弗逊实验室和美国弗吉尼亚大学在与约翰霍普金斯大学合作期间共研发了两代临床前 SPECT/CT[29,30]。他们原来的系统配置属于三模态方式,并加入了光学成像组件 SPECT/CT。现在的临床前 SPECT/CT 系统基于改进后的西门子公司的 MicroCAT Ⅱ 机架。目前的发电系统设计的主要特点如下。

　　–SPECT/CT 融合型:在平面内;

　　–螺旋扫描功能:不具备;

　　–SPECT 探测器材料:碘化钠(铊)-PSPMT(位置灵敏光电倍增管);

–CT 探测器材料:CSI/CCD;

–准直器:平行孔和针孔;

–其他主要特性:目前配置使用红外跟踪系统,用于清醒小鼠的运动成像。

4.5　西门子医疗解决方案(商业)

在美国田纳西州诺克斯维尔市的西门子公司已经研发出了以通用平台型号为基础的临床前成像系统的高端型号,命名为 Inveon。这种多模态(MM)的 Inveon 可以构建为单个机架基础上的三模态(PET–CT–SPECT)配置[31]。该配置在 Inveon MM 机架的主要特点如下。

–SPECT/CT 融合型:在平面内;

–螺旋扫描功能:不具备;

–SPECT 探测器材料:碘化钠–PSPMT(位置灵敏光电倍增管);

–CT 探测器材料:GOS/CCD;

–准直器:平行孔,单针孔和多针孔;

–其他主要特性:该 Inveon MM 可配置为三模态系统（SPECT 和 CT 在平面内及 PET 模块旁边）。

4.6　Bioscan 和 MILabs(商业)

Bioscan 的 NanoSPECT 和 MILabs U–SPECT Ⅱ 都是多针孔 SPECT 系统，其拥有固定的采集模式和高空间分辨率的显像。与上述其他临床前 SPECT/CT 系统不同的是，这两个 SPECT 扫描仪也提供作为 SPECT/CT 系统（NanoSPECT/CT 和 U–SPECT/CT)与对接或串行配置组合连接在一起的两个单独的 SPECT 和 CT 模块。其对接或串行配置与上述其他的 SPECT/CT 系统有许多不同。最显著的区别是，在平面内的 SPECT/CT 系统(除了 Bioscan 或 MILabs 系统以外其他所有系统)在 SPECT 和 CT 采集时都有一个固定的动物床。通过 Bioscan 的或 MILabs 系统的对接或串行配置需要一个动物床以完成两个成像模式之间的转换。此外,适用于 U–SPECT/CT(MILabs)对接配置有一个明显的优势,即当 SPECT 和 CT 的单独操作得到充分利用而不需要两种成像能力的独立应用时。

5　双模态临床前 SPECT/CT 的应用

关于双模态临床前 SPECT/CT 系统的具体应用并没有明确规定。然而,由于上述优点,将 CT 与 SPECT 结合使得很多 SPECT 研究定量更多,而对眼睛伤害更少,并提供比独立使用临床前 SPECT 系统更具可性度。

5.1 药物研发与评估

SPECT/CT 用于药物研发和评估有显著的潜力，因为 SPECT/CT 是对一些新的备选药物定量 SPECT 评估的少数方式之一。在应用时，示踪剂量化是最重要的，因为在动物体内成像中应用一个新的备选药物都可以从 SPECT 重建的图像量化，而不需要牺牲动物模型在许多不同的时间点进行生物分布研究。从技术上讲，SPECT 重建的定量准确性是可靠的，对药物浓度（单位 mg/mL）的估测是可行的，并且能够加速药物评价过程[18]。

5.2 神经系统应用

尽管经常研究小动物的 SPECT 脑成像[32,33]，但是很少有应用于临床前 CT 的神经系统应用。此外，CT 在 SPECT 脑重建时作用很小，因为大脑解剖结构仅通过 SPECT 很容易辨认。例如，使用 ^{99m}Tc-exametazime SPECT 研究脑血流的动物模型（图 12.4）。然而，神经系统的应用要求最高可能的空间分辨率；从而在 SPECT 和 CT 成像时控制小动物的头部运动可实现最佳图像分辨率。使用 SPECT 和 CT 脑显像时为了获得最大空间分辨率的一种方法是使用 X 线透明立体定向装置期间采集固定的动物头部移动时的图像[34]。在碘对比剂的帮助下，小动物的脑 CT 脑血管研究可以通过组合的临床前 SPECT/CT 扫描仪与带有脑 SPECT 显像应用程序相结合[35]。

5.3 心血管应用

使用小动物模型的心血管 SPECT 是一个不断发展的新兴领域[36,37]。使用小动物模型的心血管 CT 也见证了研究人员的热情。动物的胸部运动对于心血管研究影响是最大的，因为心脏位于此处。经心电图或呼吸门控控制器官的运动往往是心血管疾病应

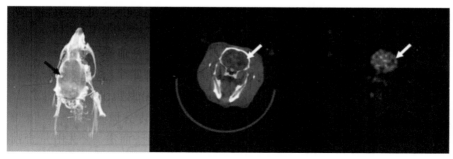

图 12.4 采用 ^{99m}Tc-exametazime 从大鼠脑成像研究中获得 SPECT 和 CT 图像[35]。缺血性脑卒中的大鼠模型采用伽马医药公司的 FLEX 的 X-SPECT/X-O 系统成像。从左至右分别为 SPECT 和 CT 图像融合的 3D 图像，反式 SPECT-CT 图像的轴向视图，以及轴位 SPECT 图像。箭头表示局部脑血流高灌注区。

用中使用 SPECT/CT 成像系统的另一种并发症。预计心电图或呼吸门控的监测方式在小动物模型的心血管疾病过程中的定量评估中都是必需的。

用于临床前 SPECT 研究并基于 CT 的衰减校正(AC)也可以用于 SPECT 的外观的差别重建图像。例如,基于 CT 的交流电的影响见图 12.5。如该图所示,心肌灌注显像剂的放射性标记的 ^{125}I 未经衰减校正可能导致灌注赤字的假阳性读数,其中光子衰减减小图象亮度。

5.4　肿瘤学应用

在肿瘤学应用中, 在临床前研究中的 SPECT/CT 有显著潜力, 因为 CT 能够引导 SPECT 肿瘤学药物的摄取精确解剖定位,并提供了一个方法使示踪剂量化[24,38]。图 12.6 阐明了这一点。SPECT 监测示踪剂分布使用前列腺特异性膜抗原(PSMA)靶向 7E11 抗体放射性标记 ^{111}In,明确示踪剂富集于小鼠异种移植瘤模型(LNCaP 细胞)[39]。CT 叠加图像提供用来界定肿瘤边界以用于示踪剂摄取量化的方法。

6　展望未来发展

先进的 SPECT/CT 临床前系统的进展依赖于各自独立模式技术的进步。由于二者均在平面内或并排配置的优点, 以及其他一些配置实际应用,SPECT 和 CT 的整合将

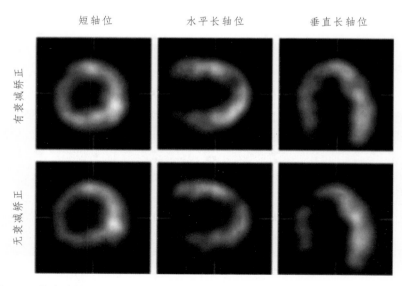

图 12.5　基于 CT 的衰减校正(上)和无衰减校正(下)重建 SPECT 图像可视化正常大鼠的心脏。显像剂是 ^{125}I 标记的心肌灌注显像剂。(Reprinted with permission from [6])

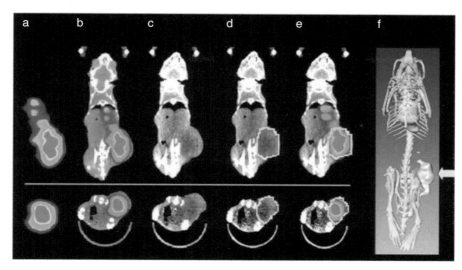

图 12.6 小动物 SPECT/CT 在肿瘤学临床前应用。冠状位(上,a~e)和横轴位(下,a~e)。彩色叠加图片均来自 SPECT, 黑白图片均来自 CT。(f)SPECT 和 CT 图像融合的 3D 渲染图。(Reprinted with permission from [13])

几乎没有变化。但是，应该注意的是基于模块化成像系统高性价比的追踪，使用 SPECT/CT 现有的独立 SPECT 和 CT 扫描仪也可以实现，尽管这种做法不应与集成 SPECT/CT 系统混淆。

这种方法已经被应用于临床系统[40]及小动物系统[41]。新兴技术的重构,如使用固态探测器(如 CZT)也将分别取决于每个成像模式的进度。领域自身的进展以系统的生物应用为中心。例如,MRI 集成 SPECT 可提供更好的解剖参考,因为过度的 CT 可以通过 MRI 高软组织对比度进行 SPECT 研究。在小动物应用中,这种组合形式可能被更广泛地应用,因为均可从 SPECT 和 MRI 的 FOV 中实现足够大的范围以覆盖整个动物。

致谢:本项研究部分地受到国家癌症研究的资助 #5K25 CA114254(Y.S.),以及加利福尼亚大学产学大学合作研究项目资助支持 06-10210(C.M.A.)。

参考文献

1. Beekman F, van der Have F (2007) The pinhole: gateway to ultra-high-resolution three-dimensional radionuclide imaging. Eur J Nucl Med Mol Imaging 34:151–161.
2. Zeniya T, Watabe H, Aoi T, Kim KM, Teramoto N, Takeno T, et al. (2006) Use of a compact pixel-lated gamma camera for small animal pinhole SPECT imaging. Ann Nucl Med 20:409–416.
3. Vastenhouw B, Beekman F (2007) Submillimeter total-body murine imaging with U-SPECT-I. J Nucl Med 48:487–493.
4. van der Have F, Vastenhouw B, Rentmeester M, Beekman FJ (2008) System calibration and statistical image reconstruction for ultra-high resolution stationary pinhole SPECT. IEEE Trans Med Imaging 27:960–971.

5. Nuyts J, Vunckx K, Defrise M, Vanhove C (2009) Small animal imaging with multi-pinhole SPECT. Methods 48:83–91.
6. Hwang AB, Hasegawa BH (2005) Attenuation correction for small animal SPECT imaging using x-ray CT data. Med Phys 32:2799–2804.
7. Panetta D, Belcari N, Baldazzi G, Carpentieri C, Cicalini E, Del Guerra A, et al. (2007) Characterization of a high-resolution CT scanner prototype for small animals. Nuovo Cimento B 739–747.
8. DiFilippo FP (2008) Design and performance of a multi-pinhole collimation device for small animal imaging with clinical SPECT and SPECT-CT scanners. Physics in Medicine and Biology 53:4185–4201.
9. Wieczorek H (2007) SPECT image quality and quantification. 2006 IEEE Nuclear Science Symposium Conference Record (IEEE Cat. No.06CH37832):5–5.
10. Chen CL, Wang Y, Lee JJ, Tsui BM (2009) Toward quantitative small animal pinhole SPECT: assessment of quantitation accuracy prior to image compensations. Mol Imaging Biol 11:195–203.
11. Funk T, Despres P, Barber WC, Shah KS, Hasegawa BH (2005) A high efficiency small animal imaging system based on position sensitive avalanche photodiodes. Proceedings of the SPIE - The International Society for Optical Engineering 5923:1–9.
12. Boutchko R, Balakrishnan K, Reutter BW, Sauve A, Gullberg GT (2007) Small animal imaging with attenuation correction using clinical SPECT/CT scanners. 2007 IEEE Nuclear Science Symposium Conference Record 4294–4295.
13. Franc BL, Acton PD, Mari C, Hasegawa BH (2008) Small-animal SPECT and SPECT/CT: important tools for preclinical investigation. J Nucl Med 49:1651–1663.
14. Goetz C, Breton E, Choquet P, Israel-Jost V, Constantinesco A (2008) SPECT low-field MRI system for small-animal imaging. Journal of Nuclear Medicine 49:88–93.
15. Vanhove C, Defrise M, Bossuyt A, Lahoutte T (2009) Improved quantification in single-pinhole and multiple-pinhole SPECT using micro-CT information. Eur J Nucl Med Mol Imaging 36:1049–1063.
16. Zaidi H, Hasegawa B (2003) Determination of the attenuation map in emission tomography. J Nucl Med 44:291–315.
17. Badea CT, Fubara B, Hedlund LW, Johnson GA (2005) 4-D micro-CT of the mouse heart. Mol Imaging 4:110–116.
18. Seo Y (2008) Quantification of SPECT and PET for drug development. Curr Radiopharm 1:17–21.
19. Vandehei T, Li J, Iwata K, Patt BE, Caravaglia G, Hartsough NE, et al. (2004) Gated cardiac SPECT in rodents using a dedicated SPECT system: X-SPECT. Proceedings of the SPIE 5541:165–170.
20. Tsui BMW, Segars WP, Lalush DS (2000) Effects of upward creep and respiratory motion in myocardial SPECT. IEEE Transactions on Nuclear Science 47:1192–1195.
21. Funk T, Mingshan S, Hasegawa BH (2004) Radiation dose estimate in small animal SPECT and PET. Medical Physics 31:2680–2686.
22. Iwata K, Wu MC, Hasegawa BH (1999) Design of combined x-ray CT and SPECT systems for small animals. 1999 IEEE Nuclear Science Symp/Medical Imaging Conf.,Seattle, WA, vol. 3, pp. 1608–1612.
23. Izaguirre EW, Sun M, Carver J, Thompson S, Hasegawa BH (2005) Dual modality micro-SPECT and micro-CT for small animal imaging: technical advances and challenges. Proceedings of the SPIE 5923:59230C.
24. Izaguirre EW, Mingshan S, Drummond DC, Kirpotin DB, Funk T, Thompson S, et al. (2006) SPECT-CT study of directed drug delivery using sup 111/In-labeled liposomes in a murine mammary carcinoma model. 2005 IEEE Nuclear Science Symposium Conference Record (IEEE Cat. No.05CH37692C):4–4.
25. Sun M, Izaguirre EW, Funk T, Hwang AB, Carver J, Thompson S, et al. (2006) A small animal helical SPECT scanner. 2005 IEEE Nuclear Science Symposium Conference Record (IEEE Cat. No.05CH37692C):2066–2069.
26. Sakdinawat AE, Iwata K, Hwang AB, Tang HR, Wong KH, Hasegawa BH (2003) Development of external fiducial markers for image registration in small animal SPECT/CT. 2002 IEEE

Nuclear Science Symposium Conference Record (IEEE Cat. No.02CH37399) 2:842–845.

27. Iwata K, MacDonald LR, Li J, Williams SP, Sakdinawat AE, Hwang AB, et al. (2002) Dual isotope imaging with a dedicated small animal CT-SPECT system. Mol Imaging Biol 4:S21.

28. Kastis GA, Furenlid LR, Wilson DW, Peterson TE, Barber HB, Barrett HH (2004) Compact CT/SPECT small-animal imaging system. IEEE Trans. Nucl. Sci. 51:63–67.

29. Stolin A, Pole D, Majewski S, Kross B, Weisenberger A, Wojcik R, et al. (2005) Design and characteristics of a small animal multi-modality scanner. 2005 IEEE Nuclear Science Symp/Medical Imaging Conference Record 2183–2186.

30. Weisenberger A, Kross B, Majewski S, Popov V, Smith MF, Tran VH, et al. (2006) Instrumentation development of a SPECT-CT system to image awake mice. 2006 IEEE Nuclear Science Symp/Medical Imaging Conf.,San Diego, CA, vol. pp. 3000–3003.

31. Gleason SS, Austin DW, Beach RS, Nutt R, Paulus MJ, Yan S (2006) A new highly versatile multimodaltiy small animal imaging platform. 2006 IEEE Nuclear Science Symp/Medical Imaging Conf.,San Diego, CA, vol. pp. 2447–2449.

32. Bal H, Thomas D, Zixiong C, Ferrari V, Horowitz J, Acton PD (2006) A novel method for the estimation of infarct size in a reperfused rat model for pinhole SPECT. 2005 IEEE Nuclear Science Symposium Conference Record (IEEE Cat. No.05CH37692C) 4–4.

33. Zixiong C, Bal G, Accorsi R, Acton PD (2005) Optimal number of pinholes in multi-pinhole SPECT for mouse brain imaging-a simulation study. Physics in Medicine and Biology 50: 4609–4624.

34. Seo Y, Hashimoto T, Nuki Y, Hasegawa BH (2008) In vivo microCT imaging of rodent cerebral vasculature. Phys Med Biol 53:N99–107.

35. Seo Y, Gao DW, Hasegawa BH, Dae MW, Franc BL (2007) Rodent brain imaging with SPECT/CT. Med Phys 34:1217–1220.

36. Acton PD, Thomas D, Zhou R (2006) Quantitative imaging of myocardial infarct in rats with high resolution pinhole SPECT. International Journal of Cardiovascular Imaging 22:429–434.

37. Zhou R, Thomas DH, Qiao H, Bal HS, Choi SR, Alavi A, et al. (2005) In vivo detection of stem cells grafted in infarcted rat myocardium. Journal of Nuclear Medicine 46:816–822.

38. Muller C, Forrer F, Schibli R, Krenning EP, de Jong M (2008) SPECT study of folate receptor-positive malignant and normal tissues in mice using a novel sup 99m/Tc-radiofolate. Journal of Nuclear Medicine 49:310–317.

39. Pan MH, Gao DW, Feng J, He J, Seo Y, Tedesco J, et al. (2009) Biodistributions of 177Lu- and 111In-labeled 7E11 antibodies to prostate-specific membrane antigen in xenograft model of prostate cancer and potential use of 111In-7E11 as a pre-therapeutic agent for 177Lu-7E11 radioimmunotherapy. Mol Imaging Biol 11:159–166.

40. Bailey DL, Roach PJ, Bailey EA, Hewlett J, Keijzers R (2007) Development of a cost-effective modular SPECT/CT scanner. Eur J Nucl Med Mol Imaging 34:1415–1426.

41. Beekman F, Hutton BF (2007) Multi-modality imaging on track. Eur J Nucl Med Mol Imaging 34:1410–1414.

第**13**章

临床前 PET/CT 双模态成像

Andrew L. Goertzen，Habib Zaidi

1 引言

　　体内分子成像技术,如正电子发射断层扫描(PET),利用能够定位到特定生化途径的成像探针结合至特定受体,或在表达特殊基因或蛋白的细胞以特定方式积聚。这些成像探针和技术的体内应用,使人类疾病动物模型的纵向研究及无创性成为可能,并且允许每个动物可作为其自身对照,降低了试验的不确定性。单一动物的纵向成像对研究具有多变的发病时间及严重程度的动物疾病模型尤其重要,如转移癌或遗传疾病。临床前 PET 成像实现了分子水平无创性成像,这使得临床前 PET 相机市场的不断发展,以及在基础医学研究的广泛应用。

　　许多正电子发射放射性药物(PER)的高特异性使得其获得的图像解剖信息很少,这是体内 PET 成像一个不可避免的缺陷,因此图像可能难以解释。PET 与解剖成像技术的整合提供了一种在解剖学上与功能 PET 成像配准的高分辨率专业解剖图,为此问题提供了一个完美的解决方案。

　　除了便于解释的优势之外,该解剖图还可以充当诸如衰减、散射和部分容积之类的校正算法的输入,以提高 PET 数据的准确性。功能和解剖成像模式的明显协同作用已引起了人们对于多模式成像系统在临床前成像应用方面的极大兴趣,许多研究机构也致力于将 PET 与 X 线计算机断层扫描(CT)、PET 与磁共振成像(MRI)、单光子发射

A.L. Goertzen (✉)
Department of Radiology, University of Manitoba, Winnipeg, MB, Canada
e-mail: Andrew.Goertzen@med.umanitoba.ca

H. Zaidi
Department of Radiology & Medical Informatics, Geneva University Hospital,
Geneva, Switzerland
e-mail: habib.zaidi@hcuge.ch

计算机断层扫描(SPECT)与 CT、SPECT 与 MRI,甚至是 PET 和 SPECT 与 CT 结合显像。专业临床前成像系统日趋成熟,以及使用动物模型用于融合功能和解剖成像日益增长的需求使得多模态临床前成像系统的快速发展成为现实。20 世纪 90 年代末引入的双模态临床 PET/CT 成像是推动临床前双模式成像系统的另一个关键因素[1]。临床 PET/CT 已经非常成功,现在几乎所有安装的新型临床 PET 相机都是 PET/CT 设备。

作为与 PET 结合使用的互补解剖成像技术,X 线 CT 具有几个明显的优点。首先,图像形成过程是基于测量高能 X 线光子在成像物体内的衰减,这使所得图像具有与图像体素中的材料衰减能力成比例的强度。该图像形成过程使得 CT 图像非常适合用于 PET 图像的衰减校正,因为较低能量 X 线束测量得到的 μ 值可以扩展到 511keV 的 PET 光子能量的相应值。这与 MRI 形成鲜明对比,MRI 的图像强度与成像对象的衰减特性无相关性,因此基于 MRI 的衰减校正用于 PET 成为具有挑战性的问题。其次,标准 PET 和 CT 成像硬件之间并不存在基本的不相容性,就像具有光电倍增管(PMT)的 PET 探测器和 MRI 系统。这极大地简化了 PET 和 CT 成像技术的整合。最后,临床前 CT 成像技术与 PET 成像所需时间相比,扫描时间可相对缩短。形成高质量 CT 图像所需的额外时间比使用如 ^{68}Ge 或 ^{57}Co 的外部放射性同位素源在 PET 系统上测量衰减图像所需的时间短得多。

在本章中, 我们将了解临床前 PET/CT 成像系统从台式样机到市售产品的发展。然后介绍现有的 PET/CT 成像方法,并讨论与每种方法相关的优点和问题。我们将探讨双模态 PET/CT 成像的应用,最后着眼于临床前 PET/CT 成像未来的发展方向。

2　临床前 PET/CT 系统的研发

在过去的 10 年中, 临床前 PET/CT 仪器经历了从实验室台式样机到完全整合的商业化生产系统的快速进化。这种发展是由动物成像系统技术的成熟、数据处理加工软件的进步,以及临床前成像系统的整合所驱动,因此制造商也把 PET 和 CT 的专业知识集中在同一家公司。科学家们在专业临床前断层 X 线摄影装置的发展早期已意识到 PET 与解剖成像技术相结合的发展潜力。20 世纪 90 年代中期, 专业临床前 CT 系统尚未出现,因此双模式系统的研发工作重点是兼容 PET 的 MRI 系统的发展[2-5],这可能符合临床 1.5T MRI 系统。虽然已证实了多模态成像的可行性, 但是由于为临床 MRI 系统的需要而开发的单层 PET 系统 FOV 非常有限,因此这种早期研究并不能立即转化为实际应用。

到 20 世纪 90 年代后期, 临床前成像仪器的两项进展将在接下来的 10 年内使临床前 PET/CT 系统应用最终得以实现。首先是针对动物 PET 相机开发的研究工作,建立许多原型成像 PET 系统[6-14],之后探究该系统的商业效用[15-20]。第二个关键的发展是临床前 CT 系统研发方面的努力[21-27]，最终实现许多商用临床前 CT 系统的可用性[28-30]。建议读者参考第 5 章和第 6 章对这些系统发展的论述。在现有可用的临床前 PET 和 CT 系统的硬件基础上，相关研究可以从双模态成像系统的整合开始进行。

21 世纪初，一些研究团队已积极致力于开发可实现双模态临床前 PET/CT 成像的方法。当时，可进行商业化生产的成像系统仍非常有限，与此同时具有 PET 和 CT 系统用于动物成像的研究中心也很少。如此一来，开发工作就集中于设备构造原理[31]，如图 13.1 所示。由于探测器读出速率慢，CT 采集需要 10~15 分钟，所以尽管为了屏蔽散射的 X 线，PET 成像性能有所折中，同步采集计划仍是可行的。这些设备证实了 PET/CT 成像的可能性，类似于早期的 PET/MRI 设备，不适用于具有高通量数据的体内成像，且通常是具有垂直放置的小鼠床的台式设备[22,31]。随着商业化临床前 PET 和 CT 系统的普及，开发工作转向单机 PET 和 CT 系统的整合[32-34]。两个系统以同轴方式排列，以使带有动物的床可通过每个系统的 FOV。另一种方法是开发一种动物床，可将小鼠固定并在 PET 和 CT 系统之间移动[35,36]。通过这些方法收集的数据可靠性越来越高，这允许用于数据多模态性质的软件研发。

由于早期临床前 CT 系统常规使用长 X 线曝光时间，因此普遍关注于传递给小鼠的辐射剂量问题。PET/CT 成像不同于 PET/MRI，两种成像模式都将辐射剂量递送给受试者，而 MRI 不使用电离辐射。任何体内成像技术的基本目标是避免成像技术影响其过程。Paulus 等[28]的早期测量表明，CT 筛查扫描的剂量可能超出鼠类辐射暴露 LD50/30 值的 5%。Ford 等[37]的文献指出高辐射暴露水平的必要性，其中描述了小图像体素中的

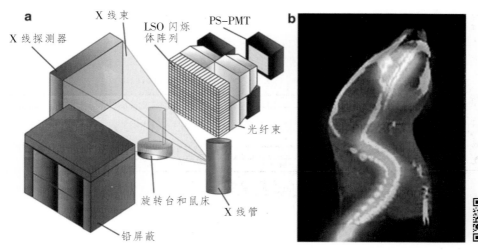

图 13.1 原型 PET/CT 系统示例。(a)共面的 PET 和 CT 系统和垂直放置的小鼠床的示意图。(b)在 ¹⁸F 给药后的小鼠 PET/CT 扫描。（Adapted with permission from [31]）

剂量与图像噪声的权衡。随后 Monte Carlo 模拟[38-40]和热释光剂量计(TLD)测量更好地描述了辐射剂量[28,38,41-44],表明在 CT 筛查扫描中小鼠辐射剂量可以保持在低于 2cGy 的范围内,因此可以期待在 PET/CT 系统上执行的可行性。与此同时,研究人员已逐渐意识到 PER 在动物成像中的辐射剂量递送,剂量测量显示一次 PET 检查可将数十 cGy 递送给小鼠[45-48]。然而这些辐射暴露是使用 PET/CT 技术不可避免的后果,研究人员必须意识到这一点,以确保所研究的疾病模型不受所采用的成像技术的影响。

3 目前临床前 PET/CT 成像方法

3.1 带有可移动床的单机 PET 和 CT 系统

随着临床前 PET 和 CT 成像中心的可用性提高,人们对于两种模式进行的连续成像研究及配准和融合图像软件的关注与日俱增。这种方法需要成像动物固定到可以在成像系统之间移动的成像床上,以保证动物在两种成像中无移位[35,49,50]。而简单的刚体配准就足以将 PET 和 CT 图像在亚毫米级融合[36]。图 13.2 展示了两例多模态成像床的模型,特别是兼容 PET 和 CT 多模态成像床。图 13.3 介绍了采用这种技术收集临床前数据的例子。这些成像床设计的共同特征包括:保持动物处于固定位置、建立内置气体麻醉输送线、用于生理监控设备的导线、加热以维持动物体温,以及采用多种成像技术基准标记以辅助图像配准。此类成像床的重要的额外设计考虑是,腔室可密封以维持室内的屏障环境,且可使动物成像,然后返回到初级护理设施。现在有一些公司提供这种类型的多模态成像床的商业版本[51,52],还提出了更精确的固定设备,其配准精度可达 0.2~0.3mm[53]。

使用两个单机系统进行多模态成像比单个整合设备具有更多优点。在高通量环境

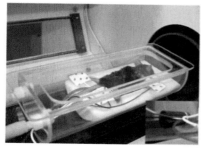
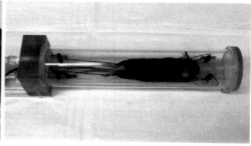

图 13.2 用于小鼠成像的多模态成像床示例。PET、MRI、CT 和光学成像兼容的多模式室(左图)。PET 和 CT 成像的多模式室(右图)。这两种设备均具有内置的固定系统、麻醉气体输送管,以及用于生理监测的导线。(Adapted with permission from [49] and [35])

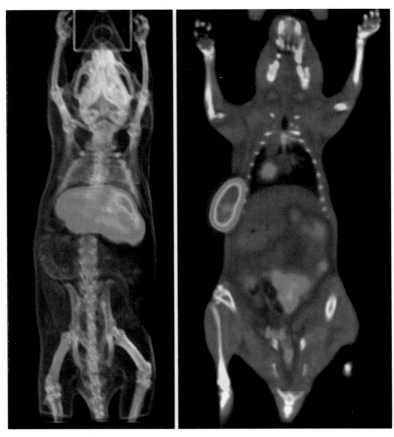

图 13.3　荷瘤鼠 FDG–PET/CT 扫描的所有 3D 数据的投影图像示例(左图)。使用此视图,所有数据都可看作一幅图像。右图为 FDG PET/CT 冠状位图像。断层图像能逐层分析所有的图像数据。(Adapted with permission from [56])

中,两只动物可以同时在两个系统中成像,而不是一只动物在一个整合设备中进行两种成像模式。多模态成像床允许在照相机系统使用的同时准备另外的动物用于成像,从而缩短通常与扫描开始时动物放置在成像床上相关的设置时间。由于两种成像系统可以分别单独操作,因此在成像系统升级和(或)更换时还具有更大的灵活性。此外,这种形式下获得的动物成像往往比在单个整合设备中的好。这些优点中最重要的是,可以分别从每种系统的最佳制造商中挑选 PET 或 CT 系统,以保证图像质量。然而,从两个独立的摄像机采集的 PET 和 CT 图像却需要数据管理方面的专业知识来配准融合两组图像数据集[36,54]。这一需求是在较小的成像中心用两台照相机实现 PET/CT 成像的限制因素。这种方法的另一个缺点是,在两个系统之间移动时动物可能会移位,诸如衰减等错误数据校正可导致配准误差,从而产生图像伪影[55]。

3.2　对接 PET 和 CT 系统

我们可以将单独的 PET 和 CT 系统对接,形成一个集成 PET 和 CT 成像的单一系统,这样可共用一张能通过两台摄像机视野的成像床。如图 13.4 所示,许多研究团队已经通过结合定制或商用 PET 和 CT 系统开发出对接型系统[32-34]。这些设备通常由单独的数据采集终端控制,以便分开独立运行。目前至少有一种如图 13.5 所设计的商用系统[57]。PET/CT 成像结合的方法遵从 PET/CT 成像的临床实施路径,即完整的 PET 和 CT 系统轴向相邻放置[58]。

相对于独立 PET 和 CT 摄像机,对接型 PET/CT 系统的一个关键优点是,动物和成像床在两次扫描之间无移位,从而降低在扫描中由动物移位引起的误差和伪影。对接型系统在 PET 和 CT 系统的选择上有一定的灵活度,但由于需要来自同一制造商的系统,所以它的单独升级难于独立系统升级。

3.3　集成 PET/CT 成像系统

在过去的 3 年里,临床前集成 PET/CT 成像系统已进入商用范畴。伽马医药公司的 FLEX Triumph™ 系统[59](现已由 GE Healthcare 商业化)就是一个实例,其特点是具有 CT 与基于可选半导体的 SPECT 的完整环形 PET 体系。FLEX 系统可配置 RRPET/X-PET[60]或 LabPET™[61]作为 PET 的子系统。另一种是西门子 Inveon 多模态系统[57,62],由单独的 CT 与 SPECT 结合而成,如图 13.5 所示。这两个系统的设计类似于对接系统,

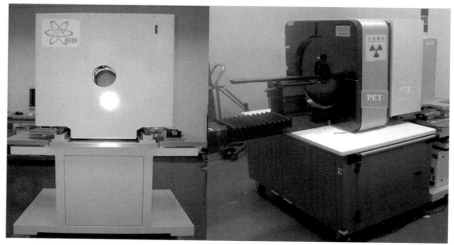

图 13.4　对接型 PET-CT 系统(右图),由定制的微型 CT 扫描仪(左图)与商用西门子微型 PET R4 构建而成。(Reprinted with permission from [33])

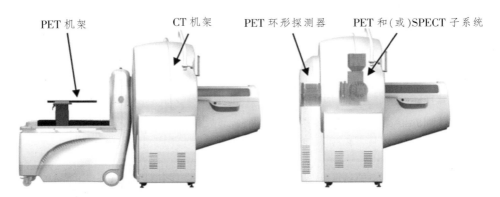

图 13.5　商用临床前 PET/CT 系统(西门子 Inveon),由单机 PET 和 CT 系统对接形成(左图)。集成的多模态系统(右图),示意图清晰地显示了其内部构件。(Adapted with permission from [57])

包含一个全环高性能 PET 与一个高性能标准 CT,且彼此轴向相邻放置。从硬件角度来看,这种联合 PET 和 CT 的方法在技术上的是最具挑战性的,但是从终端使用者角度来看这也许是最简单的方法, 因为所有的成像功能和修正都可在一台机器上实现。集成 PET/CT 成像系统与对接系统有许多相同的优点,比如并不需要将动物从一个系统移动到另一个系统,而只需要成像床平移通过两个照相机的轴向视野。此外,这些系统可使用户建立并获得在扫描时干预最少的完整 PET/CT 扫描方案。这种设计的主要优势在于 PET 和 CT 数据采集的整合对终端使用者来说浅显易懂,从而简化了用户培训,并最大限度地减少了两种成像模式数据处理和加工整合所需的基础设施。

　　集成系统有很多优势,但也有缺点。常见的缺点是,这种长通道的设计在成像时限制人们接近动物,从而难以进行需要在扫描开始时注射 PER 的动态 PET 研究。这可能会使监测呼吸和心电门控信号、运动问题受到影响,并使血液取样变得困难甚至不可能实施。另一个主要缺点是,PET 和 CT 必须来自于同一制造商,且升级路径仅限于适合现有机架的设备。

　　最近,一些组织已经研发出具有共面几何形状的新型双模态临床前扫描仪,以克服其他多模式系统的长轴向通道长度所带来的一些限制限制。如图 13.6 所示,ClearPET/XPAD 系统是其中一个实例,它将 ClearPET 临床前 PET 扫描仪[63]与 XPAD 混合像素 X 线探测器相结合,以同时实现 PET/CT 双模态成像[64]。由于同时采集 PET 和 CT 数据,这种设计的一个重要考虑事项是屏蔽 PET 探测器块以防止因低能量散射 X 线 CT 光子造成饱和。另一个设计是 VrPET/CT[65],该设计将一个部分环形 PET 系统和小动物 CT 组装到一个在两个视野的几何中心之间无轴向位移的旋转台架上。采用最近通过的 NEMA NU-4 方案对 PET 子系统的性能特征进行评估[66]。报道称多模式配准精度不到 PET 系统空间分辨率的一半 (中心的径向和切向 FWHM 分别为 1.48mm

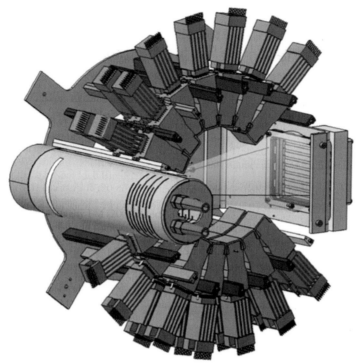

图 13.6　PET/CT 联合系统的机架设计,可同时进行双模式成像。(Reprinted with permission from [64]) (©2007 IEEE)

和 1.88mm)。与 ClearPET/XPAD 系统不同的是,VrPET/CT 旨在连续采集,而不是同时采集 PET 和 CT 数据,因此无须对 PET 探测器进行 X 线屏蔽。这两种系统设计均使用了具有部分环形几何形状的 PET 系统,因此需要转动 PET 探测器来获得完整的断层数据,最终限制了动态研究的最小帧时间。

3.4　临床前 PET/CT 使用的临床系统

一些涉及大口径临床 PET 扫描仪的临床前成像研究,特别是对于荷瘤小鼠,已经证实需要高分辨率的小动物专用 PET 装置来加强小肿瘤的可探测性[67,68]。然而,对于一些研究而言,临床 PET/CT 相机可以作为专用临床前仪器的替代品[69,70]。体积较大的动物对象,如土拨鼠[71]或更大的灵长类动物,专用的动物系统可能太小。因此,对于涉及较大动物的研究或不具备动物成像基础设施的研究中心来说,这是一个可行的替代方案。专用高分辨率脑 PET 扫描仪,如高分辨率研究断层扫描仪(HRRT)[72]和许多其他设计[73]等也已经广泛地用于许多设施中的临床前和灵长类 PET 研究。最近,高分辨率乳腺 PET/CT 扫描仪[74,75]也可以为实验室动物成像提供更多的机会。低成本的可转化 PET 照相机可能存在类似的双重用途,它可以配置成大口径(如探测器环直径 83cm,轴向视野 13cm)的全身扫描仪或较小口径(探测器环直径 54cm,轴向视野 21cm)的脑/乳腺/腋窝扫描仪[76]。

　　临床 PET 系统扫描的小动物模型的 ^{124}I PET 图像的定量分析表明该方法用于临床前成像的可行性[77]。其优势之一是可以进行高通量研究,即通过同时对许多动物成像,用及时和最有效的方式评估新型 PET 示踪剂的性能。采用这种筛选技术评估的有潜力的示踪剂,可进一步用常规尸检研究进行评估。

4　集成 PET 和 CT 数据

　　图像质量改善和定量准确性的优势不仅可用于双模态成像的临床应用,也可作为促进生物学研究的一种手段,特别是那些涉及小型动物(如小鼠和大鼠)的研究[78-80]。在临床成像的背景下,将多模态数据结合的观点仍适用于临床前成像,其中解剖学和功能成像相结合的潜在优势已得到生物医学研究人员的高度认可。多模态分子影像已成为开发新示踪剂的重要工具,用于研究疾病的分子途径,包括基因表达、活体等因素,以及在人类疾病动物模型中测试新的治疗方法。但是,多模态成像需要将各种模式生成的图像进行有效配准。人们已经提出了大量技术来实现多模式医学图像配准[81,82]。然而,广泛用于临床研究的图像配准算法在小动物成像时并未得到良好的体现[83]。尽管在近年来取得了一些进展,但许多图像配准问题,尤其是小动物成像图像配准问题仍未解决,而这可能在未来仍然是一个热门的研究领域(见第 10 章)。

　　即使在使用非标准核素的情况下,由于衰变过程中同时会发射其他 γ 射线使问题变得更为复杂,但结合定量分析仍然是临床前分子成像的悠久传统[84]。科学家为改善 PET/CT 成像时分子靶标的定量,在精确模型的研发上花费了大量精力(见第 17 章)。一些研究通过精确图像校正来改善小动物 PET 研究的定量能力[85-90]。例如,Fahey 等[85]指出微型 PET P4 扫描仪能够对大于 10mm 的特征进行准确定量至 6% 以内。此外,小到 4mm 的特征保留了物体对比度的 60%。为了充分利用 PET 成像的定量能力,在重建图像或使用高级迭代图像重建技术[107,108]之前,必须进行数据规范化[90-92]、特定对象的背景校正(随机)和物理降解因素,如衰减[54,93-95]、散射[96-101]、部分容积效应(PVE)[102,103]和运动[104-106]。尽管可以从其他解剖模式或从之前的扫描中获得重要的补充信息,但功能或代谢图像的分析仍是唯一输入形式。此外,使用解剖成像技术可以改善小动物成像的视觉效果和定量精度,以指导重建过程[109,110],并校正 PET 数据的物理错误。

　　另一方面,在小动物研究的基础科学研究调查中,需要复杂的动力学建模工具来量化体内生理过程[111]。PET 绝对量化通常需要精确测量动脉血液的活性浓度,这为所用的动力学模型提供了输入函数。尽管已经专门为此设计了许多血液采样设备[112,113],但这一问题仍然是小动物成像的一项艰巨任务。

上述问题将在第 17 章详细解释,在此将不再赘述,只是简要讨论由 PET/CT 系统对衰减校正的影响引起的光子衰减的问题。光子衰减是影响 PET 图像质量和定量分析的主要因素之一[95,114]。基于 CT 的衰减校正(CTAC)由于具有低统计噪声、高质量解剖信息、PET 湮灭光子和低能量 X 线之间的小串扰,以及高通量成像方案的特征,因此是在结合临床和临床前 PET/CT 扫描仪中的一项完善的技术[54,93,115]。然而,为了将精确的 CTAC 应用于采集的 PET 数据,将来源于 CT 扫描仪的低能 X 线谱的 CT 数据在 511keV 处精准转换为线性衰减系数变得至关重要[54,116]。

CT 衰减校正的实际实施通常需要一个有圆柱形体模的 X 线 CT 扫描,其圆柱形孔内有不同浓度的 K_2HPO_4 和水的混合溶液,以此来模拟不同密度的生物组织。然后所得到的校准曲线可将动物 CT 图像转换为衰减图像,该图像可用于 PET 511keV 光子能量时的衰减校正(图 13.7)[115]。尽管 CTAC 可在高分辨率临床前 PET 成像时使定量更加准确,但仍需进一步探索其巨大潜力,特别是与锥束 CT 数据的散射和射束硬化校正结合的应用[117]。

5　临床前 PET/CT 成像的应用

自问世以来,小动物 PET 扫描仪的作用相当不明确且存在争议[118]。之后人们强烈地意识到这种技术对于基于分子成像的生物医学研究至关重要[119-122]。然而在临床中 PET/CT 系统成功且广泛的应用尚未在临床前研究中实现。

从小鼠到猴子,临床前研究中 PET 和 PET/CT 应用的文献令人印象深刻。已发表文献的全面综述超出了本章的范围。目前专用高分辨率小动物 PET 扫描仪已得到广泛应用,包括示踪剂开发[123,124]、药物研发[125-128]、治疗靶点和靶向治疗的发展[129,130],以及许多其他应用[131]。有兴趣的读者可以参考本书中其他关于临床前成像应用的章节,包括"神经病学和精神病学"(第 19 章)、"心脏病学"(第 20 章)、"肿瘤"(第 21 章)、"炎症及感染"(第 22 章)、"基因表达"(第 23 章),以及"药物开发"(第 24 章)。

6　临床前 PET/CT 的发展趋势

临床前 PET/CT 成像的前景在于设计使多模态成像简单、方便、准确和可重复的系统。目标信息并不是使图片有多么漂亮,而是涉及多少成像探针到达具体位置的信息内容。后者可利用组合系统中的解剖成像而轻易实现。多模式共同配准图像的创建

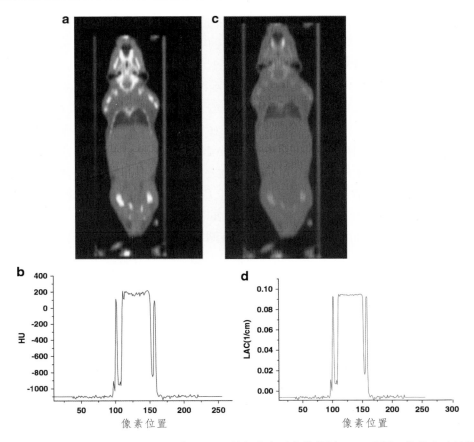

图 13.7　(a)小鼠的冠状位原始 CT 图像(HU)及其相应水平的数据图(b)。采用双线性方法转换 CT 图像获得的衰减图像(cm⁻¹)(c)及其相应水平的数据图(d)。

过程将变得越来越自动化，并且仅需要较少的用户交互。有一个问题依然清晰，即不论是连续还是同时获得的信息越多，就可以更好地理解生物系统。成像模式通常互补，以提供同一动物的不同信息，因此未来多模式可能成为基于成像的研究的常用方式。

　　在这方面，研究人员和企业都在尝试许多不同的设计路径，未来哪些技术将会获得最大的成功非常值得期待。作为上述设计的替代方案，Shelorooke 团队正致力于利用同一团队开发的 LabPET™ 扫描器（现在由 GE Healthcare 销售）实现联合 PET-CT 系统[20,61]，使用相同的探测器通道和电子设备采集 PET 和 CT 数据，因此是真正的同时[30,61]PET-CT 扫描，并且可计算和区分 CT 模式下的单个 X 线光子[132-134]。这可以通过采用高速模拟-数字转换器（ADC）对模拟信号进行采样，并通过现场可编程门阵列（FPGA）进行数字处理[135,136]。并行构架和快速数字处理电子器件使 PET 和 CT 模式的计数速率更高，而系统的模块化设计使得通道数量扩展到 10⁴ 以上。Nassalski 等发表了同时采集 PET 和 CT 数据的另一种方法，即雪崩光电二极管（APD）阵列耦合由 LaBr₃[137]或 LSO[138]像素化晶体组成的探测器。

　　向动物递送的辐射剂量是一个不容忽视的重要问题，这仍然是亚临床成像的关键问题之一，实验中的辐射剂量非常高，应仔细监测，因其可能会改变肿瘤特征导致显著的生物学效应，从而改变研究中的动物模型甚至死亡[46,48]。这同样适用于其他成像方式，如 CT[39]，尤其多模式成像系统的吸收剂量是每种模式的总和。尽管一直致力于评估人类受试者的辐射剂量，但是很少有研究涉及小动物的相关问题[39,46,139-141]。

　　致谢：这项研究由加拿大国家科学和工程研究委员会（341628）和瑞士国家科学基金会（SNSF 31003A-125246）支持。

参考文献

1. Beyer T, Townsend DW, Brun T, Kinahan PE, Charron M, Roddy R, et al. (2000) A combined PET/CT scanner for clinical oncology. J Nucl Med 41:1369–79.
2. Shao YP, Cherry SR, Farahani K, Meadors K, Siegel S, Silverman RW, et al. (1997) Simultaneous PET and MR imaging. Phys Med Biol 42:1965–1970.
3. Slates R, Cherry S, Boutefnouchet A, Shao YP, Dahlbom M, Farahani K (1999) Design of a small animal MR compatible PET scanner. IEEE Trans Nucl Sci 46:565–570.
4. Raylman RR, Hammer BE, Christensen NL (1996) Combined MRI-PET scanner: a Monte Carlo evaluation of the improvements in PET resolution due to the effects of a static homogeneous magnetic field. IEEE Trans Nucl Sci 43:2406–2412.
5. Pichler B, Lorenz E, Mirzoyan R, Pimpl W, Roder F, Schwaiger M, et al. (1997) Performance test of a LSO-APD PET module in a 9.4 Tesla magnet. IEEE Nuclear Science Symposium Conference Record, vol. 2, pp. 1237–1239.
6. Del Guerra A, Di Domenico G, Scandola M, Zavattini G (1998) YAP-PET: first results of a small animal positron emission tomograph based on YAP:Ce finger crystals. IEEE Trans Nucl Sci 45:3105–3108.
7. Jeavons AP, Chandler RA, Dettmar CAR (1999) 3D HIDAC-PET camera with sub-millimetre resolution for imaging small animals. IEEE Trans Nucl Sci 46:468–473.
8. Lecomte R, Cadorette J, Rodrigue S, Lapointe D, Rouleau D, Bentourkia M, et al. (1996) Initial results from the Sherbrooke avalanche photodiode positron tomograph. IEEE Trans Nucl Sci 43:1952–1957.
9. Pichler B, Boning G, Lorenz E, Mirzoyan R, Pimpl W, Schwaiger M, et al. (1998) Studies with a prototype high resolution PET scanner based on LSO-APD modules. IEEE Trans Nucl Sci 45:1298–1302.
10. Cherry SR, Shao Y, Silverman RW, Meadors K, Siegel S, Chatziioannou A, et al. (1997) MicroPET: A high resolution PET scanner for imaging small animals. IEEE Trans Nucl Sci 44:1161–1166.
11. Bruyndonckx P, Liu XA, Tavernier S, Zhang SP (1997) Performance study of a 3D small animal PET scanner based on BaF2 crystals and a photo sensitive wire chamber. Nucl Instr Meth A 392:407–413.
12. Siegel S, Vaquero JJ, Aloj L, Seidel J, Jagoda E, Gandler WR, et al. (1999) Initial results from a PET planar small animal imaging system. IEEE Trans Nucl Sci 46:571–575.
13. Tavernier S, Bruyndonckx P, Shuping Z (1992) A Fully 3D Small PET scanner. Phys Med Biol 37:635–643.
14. Seidel J, Vaquero JJ, Green MV (2003) Resolution uniformity and sensitivity of the NIH ATLAS small animal PET scanner: Comparison to simulated LSO scanners without depth-of-interaction capability. IEEE Trans Nucl Sci 50:1347–1350.
15. Tai YC, Chatziioannou A, Siegel S, Young J, Newport D, Goble RN, et al. (2001) Performance

evaluation of the microPET P4: a PET system dedicated to animal imaging. Phys Med Biol 46:1845–1862.

16. Knoess C, Siegel S, Smith A, Newport D, Richerzhagen N, Winkeler A, et al. (2003) Performance evaluation of the microPET R4 PET scanner for rodents. Eur J Nuc Med Mol Imaging 30:737–747.

17. Surti S, Karp JS, Perkins AE, Freifelder R, Muehllehner G (2003) Design evaluation of A-PET: A high sensitivity animal PET camera. IEEE Trans Nucl Sci 50:1357–1363.

18. Wang Y, Seidel J, Tsui BMW, Vaquero JJ, Pomper MG (2006) Performance Evaluation of the GE Healthcare eXplore VISTA Dual-Ring Small-Animal PET Scanner. J Nucl Med 47:1891–1900.

19. Missimer J, Madi Z, Honer M, Keller C, Schubiger A, Ametamey SM (2004) Performance evaluation of the 16-module quad-HIDAC small animal PET camera. Phys Med Biol 49:2069–81.

20. Fontaine R, Belanger F, Viscogliosi N, Semmaoui H, Tetrault MA, Michaud JB, et al. (2009) The hardware and signal processing architecture of LabPET™, a small animal APD-based digital PET scanner. IEEE Trans Nucl Sci 56:3–9.

21. Paulus MJ, Sari-Sarraf H, Gleason SS, Bobrek M, Hicks JS, Johnson DK, et al. (1999) New x-ray computed tomography system for laboratory mouse imaging. IEEE Trans Nucl Sci 46:558–564.

22. Khodaverdi M, Pauly F, Weber S, Schroder G, Ziemons K, Sievering R, et al. (2001) Preliminary studies of a micro-CT for a combined small animal PET/CT scanner. IEEE Nuclear Science Symposium Conference Record, vol. 3, pp. 1605–1606.

23. Goertzen AL, Nagarkar V, Street R, Paulus M, Bonne J, Cherry SR (2004) A comparison of x-ray detectors for mouse CT imaging. Phys Med Biol 49:5251–5265.

24. Colijn AP, Zbijewski W, Sasov A, Beekman FJ (2004) Experimental validation of a rapid Monte Carlo based micro-CT simulator. Phys Med Biol 49:4321–4333.

25. Corrigan NM, Chavez AE, Wisner ER, Boone JM (1999) A multiple detector array helical x-ray microtomography system for specimen imaging. Med Phys 26:1708–13.

26. Reimann DA, Hames SM, Flynn MJ, Fyhrie DP (1997) A cone beam computed tomography system for true 3D imaging of specimens. Appl Radiat Isot 48:1433–6.

27. Ruegsegger P, Koller B, Muller R (1996) A microtomographic system for the nondestructive evaluation of bone architecture. Calcif Tissue Int 58:24–9.

28. Paulus MJ, Gleason SS, Kennel SJ, Hunsicker PR, Johnson DK (2000) High resolution X-ray computed tomography: an emerging tool for small animal cancer research. Neoplasia 2:62–70.

29. Sasov A (2002) In-vivo micro-CT for small animals imaging. Proceedings IEEE International Symposium on Biomedical Imaging, pp. 377–380.

30. Marxen M, Thornton MM, Chiarot CB, Klement G, Koprivnikar J, Sled JG, et al. (2004) MicroCT scanner performance and considerations for vascular specimen imaging. Med Phys 31:305–13.

31. Goertzen AL, Meadors AK, Silverman RW, Cherry SR (2002) Simultaneous molecular and anatomical imaging of the mouse *in vivo*. Phys Med Biol 47:4315–4328.

32. Liang H, Yang Y, Yang K, Wu Y, Boone JM, Cherry SR (2007) A microPET/CT system for invivo small animal imaging. Phys Med Biol 52:3881–3894.

33. Jan ML, Ni YC, Chen KW, Liang HC, Chuang KS, Fu YK (2006) A combined micro-PET/CT scanner for small animal imaging. Nucl Instr Meth A 569:314–318.

34. Seidel J, Vaquero JJ, Pascau J, Desco M (2002) Features of the NIH atlas small animal PET scanner and its use with a coaxial small animal volume CT scanner. Proceedings IEEE International Symposium on Biomedical Imaging, pp. 545–548.

35. Suckow C, Kuntner C, Chow P, Silverman R, Chatziioannou A, Stout D (2009) Multimodality rodent imaging chambers for use under barrier conditions with gas anesthesia. Mol Imaging Biol 11:100–116.

36. Chow PL, Stout DB, Komisopoulou E, Chatziioannou AF (2006) A method of image registration for small animal, multi-modality imaging. Phys Med Biol 51:379–390.

37. Ford NL, Thornton MM, Holdsworth DW (2003) Fundamental image quality limits for microcomputed tomography in small animals. Med Phys 30:2869–77.

38. Chow PL, Goertzen AL, Berger F, DeMarco JJ, Chatziioannou AF (2001) Monte Carlo

model for estimation of dose delivered to small animals during 3D high resolution x-ray computed tomography. IEEE Nuclear Science Symposium Conference Record, vol. 3, pp. 1678–1681.

39. Taschereau R, Chow PL, Chatziioannou AF (2006) Monte Carlo simulations of dose from microCT imaging procedures in a realistic mouse phantom. Med Phys 33:216–24.

40. Boone JM, Velazquez O, Cherry SR (2004) Small-animal X-ray dose from micro-CT. Mol Imaging 3:149–58.

41. Carlson SK, Classic KL, Hadac EM, Bender CE, Kemp BJ, Lowe VJ, et al. (2006) *In vivo* quantitation of intratumoral radioisotope uptake using micro-single photon emission computed tomography/computed tomography. Mol Imaging Biol 8:324–32.

42. Goertzen AL (2003) Development of a combined microPET and microCT system for mouse imaging [Thesis (Ph.D.)]. University of California, Los Angeles; 2003.

43. Figueroa SD, Winkelmann CT, Miller HW, Volkert WA, Hoffman TJ (2008) TLD assessment of mouse dosimetry during microCT imaging. Med Phys 35:3866–74.

44. Obenaus A, Smith A (2004) Radiation dose in rodent tissues during micro-CT imaging. J Xray Sci Technol 12:241–249.

45. Liang H, Cherry SR. Monte Carlo Simulation of Combined MicroPET/CT Dose Delivered to Mice. IEEE Nuclear Science Symposium and Medical Imaging Conference. Rome, Italy, 2004.

46. Funk T, Sun M, Hasegawa BH (2004) Radiation dose estimate in small animal SPECT and PET. Med Phys 31:2680–6.

47. Goertzen AL, Janicki C, Rosa-Neto P (2005) Dosimetry of PET tracers in mice using microPET scans as an input function. IEEE Nuclear Science Symposium Conference Record, vol. 3, pp. 1628–1632.

48. Taschereau R, Chatziioannou AF (2007) Monte Carlo simulations of absorbed dose in a mouse phantom from 18-fluorine compounds. Med Phys 34:1026–36.

49. Bahadur AN, Wu IQ, Weinstein DM, Davis MD, Lewis DA, Kochunov P, et al. (2007) Multimodality Chamber for coregistered anatomical and molecular imaging of small animals. Lab Anim (NY) 36:29–35.

50. Stout DB, Chatziioannou AF, Lawson TP, Silverman RW, Gambhir SS, Phelps ME (2005) Small animal imaging center design: the facility at the UCLA Crump Institute for Molecular Imaging. Mol Imaging Biol 7:393–402.

51. Bioscan, Inc. Minerve Small-Animal Environment. Available at http://www.bioscan.com/molecular-imaging/minerve

52. M2M Imaging. Split top mouse chamber for Preclinical Imaging Systems. Available at http://www.m2mimaging.com/products/accessories/animalhandling/multimodal_mouse_siemens.html

53. Christian N, Lee JA, Bol A, De Bast M, Gallez B, Gregoire V (2008) Immobilization device for *in vivo* and in vitro multimodality image registration of rodent tumors. Radiother Oncol 87:147–151.

54. Chow PL, Rannou FR, Chatziioannou AF (2005) Attenuation correction for small animal PET tomographs. Phys Med Biol 50:1837–1850.

55. Zaidi H, Hasegawa B (2003) Determination of the Attenuation Map in Emission Tomography. J Nucl Med 44:291–315.

56. Stout DB, Zaidi H (2008) Preclinical multimodality imaging *in vivo*. PET Clin 3:251–273.

57. Siemens Medical Solutions USA Inc. Inveon Product Brochure. Available at https://www.medical.siemens.com/siemens/en_INT/gg_nm_FBAs/files/broch/br_09_inveon.pdf

58. Townsend DW (2008) Multimodality imaging of structure and function. Phys Med Biol 53:R1–R39.

59. Gamma Medica-Ideas. FLEX Triumph. Available at http://www.gm-ideas.com/index.php?option=com_content&task=view&id=5&Itemid=2

60. Xie S, Ramirez R, Liu Y, Xing TXA-T, Uribe JA-U, J., Li HLA-H, et al. (2005) A pentagon photomultiplier-quadrant-sharing BGO detector for a rodent research PET (RRPET). IEEE Trans Nucl Sci 52:210–216.

61. Bergeron M, Cadorette J, Beaudoin JF, Lepage MD, Robert G, Selivanov V, et al. (2009) Performance Evaluation of the LabPET APD-Based Digital PET Scanner. IEEE Trans Nuc Sci 56:10–16.

62. Gleason SS, Austin DW, Beach RS, Nutt R, Paulus MJ, Shikui Y (2006) A new highly versatile multimodality small animal imaging platform. IEEE Nuclear Science Symposium Conference Record, vol. 4, pp. 2447–2449.

63. Ziemons K, E. Auffray, Barbier R, Brandenburg G, Bruyndonckx P, Choi Y, et al. (2005) The ClearPET™ project: development of a 2nd generation high-performance small animal PET scanner. Nucl Instr Meth A 537:307–311.

64. Khodaverdi M, Nicol S, Loess J, Brunner FC, Karkar S, Morel C (2007) Design study for the ClearPET/XPAD small animal PET/CT scanner. IEEE Nuclear Science Symposium Conference Record, vol. 6, pp. 4300–4302.

65. Lage E, Vaquero JJ, Sisniega A, Espana S, Tapias G, Abella M, et al. (2009) Design and performance evaluation of a coplanar multimodality scanner for rodent imaging. Phys Med Biol 54:5427–5441.

66. National Electrical Manufacturers Association (2008) NEMA Standards Publication NU 4 – 2008. Performance Measurements of Small Animal Positron Emission Tomographs. National Electrical Manufacturers Association, Rosslyn, VA.

67. Tatsumi M, Nakamoto Y, Traughber B, Marshall LT, Geschwind JF, Wahl RL (2003) Initial experience in small animal tumor imaging with a clinical positron emission tomography/computed tomography scanner using 2-[F-18]fluoro-2-deoxy-D-glucose. Cancer Res 63:6252–7.

68. Seemann MD, Beck R, Ziegler S (2006) In vivo tumor imaging in mice using a state-of-the-art clinical PET/CT in comparison with a small animal PET and a small animal CT. Technol Cancer Res Treat 5:537–542.

69. Ziemer LS, Evans SM, Kachur AV, Shuman AL, Cardi CA, Jenkins WT, et al. (2003) Noninvasive imaging of tumor hypoxia in rats using the 2-nitroimidazole 18F-EF5. Eur J Nucl Med Mol Imaging 30:259–266.

70. Seemann MD (2004) Human PET/CT scanners: feasibility for oncological in vivo imaging in mice. Eur J Med Res 9:468–72.

71. Salem N, MacLennan G, Kuang Y, Anderson P, Schomisch S, Tochkov I, et al. (2007) Quantitative evaluation of 2-Deoxy-2[F-18]fluoro-d -glucose-Positron Emission Tomography imaging on the woodchuck model of hepatocellular carcinoma with histological correlation. Mol Imaging Biol 9:135–143.

72. Wienhard K, Schmand M, Casey ME, Baker K, Bao J, Eriksson L, et al. (2002) The ECAT HRRT: performance and first clinical application of the new high resolution research tomograph. IEEE Trans Nuc Sci 49:104–110.

73. Zaidi H, Montandon M-L (2006) The new challenges of brain PET imaging technology. Curr Med Imag Rev 2:3–13.

74. Wu Y, Bowen SL, Yang K, Packard N, Fu L, Jr GB, et al. (2009) PET characteristics of a dedicated breast PET/CT scanner prototype. Phys Med Biol 54:4273–4287.

75. Bowen SL, Wu Y, Chaudhari AJ, Fu L, Packard NJ, Burkett GW, et al. (2009) Initial Characterization of a Dedicated Breast PET/CT Scanner During Human Imaging. J Nucl Med 50:1401–1408.

76. Li H, Wong W-H, Baghaei H, Uribe J, Wang Y, Zhang Y, et al. (2007) The engineering and initial results of a transformable low-cost high-resolution PET camera. IEEE Trans Nucl Sci 54:1583–1588.

77. Gonzalez Trotter DE, Manjeshwar RM, Doss M, Shaller C, Robinson MK, Tandon R, et al. (2004) Quantitation of small-animal (124)I activity distributions using a clinical PET/CT scanner. J Nucl Med 45:1237–1244.

78. Cherry SR (2006) The 2006 Henry N. Wagner lecture: of mice and men (and positrons)- Advances in PET Imaging Technology. J Nucl Med 47:1735–1745.

79. Beekman F, Hutton B (2007) Multi-modality imaging on track. Eur J Nuc Med Mol Imaging 34:1410–1414.

80. Weissleder R, Pittet MJ (2008) Imaging in the era of molecular oncology. Nature 452:580–589.

81. Maintz JB, Viergever MA (1998) A survey of medical image registration. Med Image Anal 2:1–36.

82. Pluim JP, Maintz JB, Viergever MA (2003) Mutual-information-based registration of medical images: a survey. IEEE Trans Med Imaging 22:986–1004.

83. Zanzonico PB, Nehmeh SA (2006) Introduction to clinical and laboratory (small-animal) image registration and fusion. Conf Proc IEEE Eng Med Biol Soc 1:1580–1583.

84. Laforest R, Liu X (2009) Cascade removal and microPET imaging with 76Br. Phys Med Biol 54:1503–1531.

85. Fahey FH, Gage HD, Buchheimer N, Smith HC, Harkness BA, Williams RC, et al. (2004) Evaluation of the quantitative capability of a high-resolution positron emission tomography scanner for small animal imaging. J Comput Assist Tomogr 28:842–848.

86. Toyama H, Ichise M, Liow JS, Modell KJ, Vines DC, Esaki T, et al. (2004) Absolute quantification of regional cerebral glucose utilization in mice by 18F-FDG small animal PET scanning and 2-14C-DG autoradiography. J Nucl Med 45:1398–1405.

87. Kesner AL, Dahlbom M, Huang SC, Hsueh WA, B SP, Czernin J, et al. (2006) Semiautomated analysis of small-animal PET data. J Nucl Med 47:1181–1186.

88. Aide N, Louis MH, Dutoit S, Labiche A, Lemoisson E, Briand M, et al. (2007) Improvement of semi-quantitative small-animal PET data with recovery coefficients: A phantom and rat study. Nucl Med Commun 28:813–822.

89. Vaska P, Rubins DJ, Alexoff DL, Schiffer WK (2006) Quantitative imaging with the micro-PET small-animal PET tomograph. Int Rev Neurobiol 73:191–218.

90. Torres-Espallardo I, Spanoudaki VC, Rafecas M, Ziegler SI (2007) Quantification issues in imaging data of MADPET-II small animal scanner using a system matrix based on Monte Carlo techniques. IEEE Nuclear Science Symposium Conference Record, vol. 6, pp. 4192–4197.

91. Foudray AMK, Chinn C, Levin CS (2005) Component based normalization for PET systems with depth of interaction measurement capability. IEEE Nuclear Science Symposium Conference Record, vol. 4, pp. 2108–2111.

92. Rodriguez M, Barker WC, Liow JS, Thada S, Chelikani S, Mulnix T, et al. (2006) Count rate dependent component-based normalization for the HRRT [abstract]. J Nucl Med 47:197P.

93. Yao R, Seidel J, Liow J-S, Green MV (2005) Attenuation correction for the NIH ATLAS small animal PET scanner. IEEE Trans Nucl Sci 52:664–668.

94. Yu J, Seidel J, Pomper M, Tsui BMW (2007) Experimental evaluation of the bilinear transformation used in the CT-based attenuation correction for small animal PET imaging. IEEE Nuclear Science Symposium Conference Record, vol. 5, pp. 3747–3750.

95. Zaidi H, Montandon M-L, Alavi A (2007) Advances in attenuation correction techniques in PET. PET Clinics 2:191–217.

96. Lubberink M, Kosugi T, Schneider H, Ohba H, Bergstrom M (2004) Non-stationary convolution subtraction scatter correction with a dual-exponential scatter kernel for the Hamamatsu SHR-7700 animal PET scanner. Phys Med Biol 49:833–842.

97. Yang Y, Cherry SR (2006) Observations regarding scatter fraction and NEC measurements for small animal PET. IEEE Trans Nucl Sci 53:127–132.

98. Laforest R, Longford D, Siegel S, Newport DF, Yap J (2007) Performance evaluation of the microPET®—FOCUS-F120. IEEE Trans Nucl Sci 54:42–49.

99. Zaidi H, Montandon M-L (2007) Scatter compensation techniques in PET. PET Clinics 2:219–234.

100. Ferrero A, Poon JK, Badawi RD. Characterization of the scatter fraction arising from different sized objects - a simulation study. IEEE Nuclear Science Symposium and Medical Imaging Conference. Orlando, FL, USA, 2009.

101. Bentourkia M, Sarrhini O (2009) Simultaneous attenuation and scatter corrections in small animal PET imaging. Comput Med Imaging Graph 33:477–488.

102. Rousset O, Rahmim A, Alavi A, Zaidi H (2007) Partial volume correction strategies in PET. PET Clinics 2:235–249.

103. Soret M, Bacharach SL, Buvat I (2007) Partial-volume effect in PET tumor imaging. J Nucl Med 48:932–945.

104. Rahmim A, Rousset O, Zaidi H (2007) Strategies for motion tracking and correction in PET. PET Clinics 2:251–266.

105. Zhou VW, Kyme AZ, Meikle SR, Fulton R (2008) An event-driven motion correction method for neurological PET studies of awake laboratory animals. Mol Imaging Biol 10:315–324.

106. Kyme AZ, Zhou VW, Meikle SR, Fulton RR (2008) Real-time 3D motion tracking for small animal brain PET. Phys Med Biol 53:2651–2666.

107. Qi J, Leahy RM (2006) Iterative reconstruction techniques in emission computed tomography. Phys Med Biol 51:R541-R578.

108. Reader AJ, Zaidi H (2007) Advances in PET image reconstruction. PET Clinics 2:173–190.

109. Comtat C, Kinahan PE, Fessler JA, Beyer T, Townsend DW, Defrise M, et al. (2002) Clinically feasible reconstruction of 3D whole-body PET/CT data using blurred anatomical labels. Phys Med Biol 47:1–20.

110. Baete K, Nuyts J, Van Paesschen W, Suetens P, Dupont P (2004) Anatomical-based FDG-PET reconstruction for the detection of hypo-metabolic regions in epilepsy. IEEE Trans Med Imaging 23:510–519.

111. Dupont P, Warwick J (2009) Kinetic modeling in small animal imaging with PET. Methods 48:98–103.

112. Convert L, Morin-Brassard G, Cadorette J, Archambault M, Bentourkia Mh, Lecomte R (2007) A new tool for molecular imaging: The microvolumetric {beta} blood counter. J Nucl Med 48:1197–1206.

113. Wu H-M, Yu AS, Lin H-D, Ladno W, Huang S-C, Phelps ME (2007) The feasibility of performing longitudinal measurements in mice using small animal PET imaging and a microfluidic blood sampling device. IEEE Nuclear Science Symposium Conference Record, vol. 6, pp. 4174–4175.

114. Huang SC, Hoffman EJ, Phelps ME, Kuhl DE (1979) Quantitation in positron emission computed tomography: 2. Effects of inaccurate attenuation correction. J Comput Assist Tomogr 3:804–14.

115. Prasad R, Ay M, Ratib O, Zaidi H (2009) CT-based attenuation correction on the FLEX Triumph™ preclinical PET/CT scanner. IEEE Trans Nucl Sci. 58:66–75.

116. Kinahan PE, Hasegawa BH, Beyer T (2003) X-ray-based attenuation correction for positron emission tomography/computed tomography scanners. Semin Nucl Med 33:166–179.

117. Ay M, Zaidi H (2006) Assessment of errors caused by x-ray scatter and use of contrast medium when using CT-based attenuation correction in PET. Eur J Nucl Med Mol Imaging 33:1301–1313.

118. Hichwa R (1994) Are Animal Scanners Really Necessary for PET? J Nucl Med 35:1396–1397.

第 **14** 章

临床前 SPECT/MRI 双模态成像

Douglas J. Wagenaar, Dirk Meier, Bradley E. Patt

1 引言

单光子发射计算机断层成像(SPET 或 SPECT)和磁共振(MRI)已在全球医疗机构中常规应用。这些设备的研究量稳步增长,并且对医疗卫生事业做出了重大贡献,每年分别约有 4000 万和 6000 万人次接受 SPECT 和 MRI 检查。在临床前研究领域 SPECT 和 MRI 均发挥重要作用, 截止 2009 年初已有 200 台微型 SPECT 和 400 台小动物 MRI 投入使用。临床和临床前现代 MRI 机器的高场强作用,阻止了在磁体附近使用基于光电倍增管的 SPECT 设备。如果患者或实验室动物需要通过两种模式成像,那么两项研究就必须在不同成像阶段进行——总是在医疗机构中不同房间中,且经常在不同部门甚至不同大楼中进行。SPECT/MRI 的融合成像之所以重要,是因为它能做到无创伤地探查完整的活体生物有机体——人类或实验室动物——可以作为日益深入了解的分子及遗传机制与疾病的表型体现和对治疗的反应之间的桥梁。

本章的主要目的是回顾采用集成硬件设计在临床前成像中双模态 SPECT/MRI 取得的进展。SPECT/MRI 的主要创新在于两种成像模式的工程化,即在成像同时获取数据。PET/CT 与 PET/MRI 的相关问题分别在第 13 章和第 15 章中介绍。

D.J. Wagenaar • B.E. Patt
Gamma Medica-Ideas (USA), Northridge, CA, USA

D. Meier (✉)
Integrated Detector Electronics AS, Fornebu, Norway
e-mail: dirk.meier@ideas.no

2 SPECT/MRI 的应用

2.1 临床应用

大概在 2000 年全身 PET/CT 就成功应用于肿瘤，并在随后近 10 年中持续发展，通过具有成本效益的患者管理和治疗随访明确证实了分子成像的临床疗效。全身 PET/CT 的成功促使研究人员追求其他形式的模式组合，这可使患者管理有额外变化以取得更佳效果。在该方面持支持态度的人认为,对患者管理决策的完善可以降低医疗成本——主要可以减少无效且昂贵的治疗。

每种模式进入新领域的发展轨迹可以推断出 SPECT/MRI 组合设备的应用。例如，动态对比增强(DCE)乳腺成像在 MRI 领域发展迅速,预计 2009 年将有超过 80 万项研究在美国进行,每年增长率约为 20%。与此同时,采用 ^{99m}Tc 的乳腺分子成像[1]或 MBI[1] 成像对乳腺小病灶(<1cm)的检出有效,尤其是具有致密型乳腺的女性。由于 SPECT(以 MBI 的形式)和 MRI 探查不同的或者互补的生物学过程,这表明本身需要考虑同时获取两种图像集的好处,从而从成像过程中去除一些实验变量。

尽管已证明全身 FDG-PET/CT 对大多数肿瘤应用有价值，但这类相对非侵袭性肿瘤中对 FDG 摄取较低，因此前列腺癌成像效果差。与上文提到的女性乳腺成像相同,SPECT/MRI 一个潜在的临床应用是用 SPECT 对比剂进行前列腺癌成像,例如,^{111}In 标记的 Prostascint[2]、^{111}In 标记的抗体 J591[3]或 ^{99m}Tc 标记的前列腺特异膜抗体抑制剂[4]。抗体或受体靶向 SPECT 的高灵敏度可以补充由 MRI 或 MRSI 提供的软组织、功能及生化信息。对于乳腺癌和前列腺癌,SPECT/MRI 是一种很好的成像方式,能无创评估腋下、腹股沟淋巴结,有助于分级和治疗计划的制订。

MRI 对结缔组织成像研究数量很大。这是因为 MRI 具有对软组织成像的独特效能,而这正是 X 线计算机断层扫描(CT)所欠缺的。CT 对于区分基于非相干 X 线谱的衰减差异的软组织受到限制。

SPECT 的加入对于炎症、修复过程(生长因子、血管再生)、细胞凋亡或者与骨骼肌肉损伤或畸形有关的其他生物学过程的成像来说,是一个很好的补充。另一个重要却未得到普及的应用是 SPECT 和 MRI 对功能亢进的甲状旁腺的成像[6]。甲状旁腺的体积小且解剖位置分散,需要 MRI 具备高分辨率及软组织对比度。已证实功能亢进的甲状旁腺在 SPECT 检查中对 ^{99m}Tc 高摄取[7]。已报道 SPECT/CT 对于原发性甲状旁腺功

---

1 又称乳腺特异性伽马射线成像(BSGI)。

能亢进的功能与解剖成像[8]。

2.2　临床前应用

如上文所述,临床应用可以从各种成像技术的临床研究发展而来。在临床前研究领域,潜在应用的数量显著增长,因为在研究模式中的很多应用并没有在临床中使用过。这一点相当重要:临床前成像是本章的主题,因为可从中提取的潜在双模态应用更广泛且更多样化——统计学上更有可能找到一种可以适用于临床的应用。

目前临床前成像领域主要分两大类:①疾病成像;②治疗反应成像。在过去的 10 年中,第三类成像正在兴起并很有可能在未来 10 年内超越前两类,即分子成像方法。我们将在下文中具体介绍这三类成像。

2.2.1　疾病成像研究

神经病学：神经病学成像有两个研究类别——神经退行性疾病成像及受体成像。神经退行性疾病研究包括阿尔茨海默病的老年斑和神经原纤维缠结成像、帕金森病受体摄取率成像及亨廷顿病的扩散张量成像。MRI 可以观察到由于激活而引起脑血流量的改变,即"血氧水平依赖"(BOLD)。尽管 BOLD 空间分辨率低,但它能与 ^{99m}Tc-HMPAO(一种常用的灌注 SPECT 对比剂)灌注成像相结合。受体位点的核成像摩尔灵敏度高,并且在过去的 20 年中已经在 SPECT 文献中广泛报道了诸如多巴胺、血清素、去甲肾上腺素、蕈毒碱、烟酸和苯二氮䓬类受体的应用。受体 SPECT 和活化或扩散 MRI 的结合是神经病学研究中这些模式互补性的很好实例。受体摄取和脑组织灌注的动态特性使两种成像模式进行同时采集成为必要。脑代谢物的局部磁共振波谱(MRS)的空间分辨率可以达到 1.5mm,为双模态神经病学研究提供了新的思路。

心脏病学:与神经病学中的受体/灌注结合一样,心脏病学也有类似的易损斑块和左心室灌注的组合。易损斑块的 SPECT 和 MRI 成像研究在过去 10 年已日趋成熟,而仅有 MRI 可以鉴别脂肪斑块和纤维斑块,SPECT 对比剂可以实现易损斑块的基质金属蛋白酶、细胞凋亡、血管生成,细胞因子与趋化因子通路成像。MRI 可以对心脏解剖结构实时成像,且这种高分辨率数据集可用于门控和分辨率校正的 SPECT 成像。全心脏组织灌注、神经支配、氧合作用及脂肪酸代谢都可以采用 SPECT 成像,而 MRI 同样也可用于组织灌注、冠状动脉血管堵塞和运动机能减退的成像。

肿瘤学:SPECT 可用于许多肿瘤进展过程,即受体靶向抗体、血管生成、组织缺氧、信号通路(细胞因子、趋化因子)、生长因子、侵袭(基质分解)、淋巴结转移和全身转移。每体素分辨率高于 0.1mm 的临床前 MRI 为上述 SPECT 对比剂探查的具体肿瘤进展过程提供解剖学背景。高分辨率 MRI 可以区分有包膜癌症与浸润性癌症。更精细的 MRI 技术可以对氧化作用和灌注进行成像,而 MRI 波谱成像虽然空间分辨率有所减低，但却可以用于与癌症早期相关的内源性分子密度成像。

肌肉-骨骼系统：对肌肉-骨骼系统损伤和修复过程的研究对于处理交通事故创伤、运动创伤或战争伤的创伤科医生来说非常重要。在过去20年里，MRI对软骨、韧带、肌腱和肌肉的成像有了长足的进步。采用骨膦酸酯对比剂的SPECT一大优势是可以对骨骼疾病和微小骨折或压缩骨折的成像。MRI对骨骼的成像欠佳，但如^{99m}Tc-亚甲基二磷酸盐（MDP）之类的骨对比剂可以增强肌肉-骨骼的MRI成像效果。SPECT还可以用于修复机制成像，比如炎症反应、信号通路、生长因子、血管生成和代谢等。SPECT和MRI在肌肉-骨骼疾病和损伤中的结合使得研究者清晰了解了涉及包括软组织和骨骼在内所有组织的自然反应和损伤修复机制的生物学功能。

2.2.2　治疗反应成像

目前很多临床前成像实验室都致力于药物研发。成像技术的使用在药物研发方面是一个很大的进步：当一种药物的体外研发阶段成功时，就需要通过大量减少动物种系的使用来执行标准的ADME-Tox[2]实验。在人体临床实验前，所有程序都需要在一个完整的活体实验室样本中进行详细记录并保存。每种药物的药代动力学均可通过临床前成像进行研究。药代动力学就是"身体对药物的反应"的记录。同样，药效动力学或"药物对身体的反应"也可以用临床前成像来检测。由此可以看出，通过引入并越来越多地使用临床前成像技术，已经对大量研发投资的药物开发领域进行了精简。在药物开发中同时运用SPECT和MRI可以在最初的注射过程中对药物的传送、分布与吸收、排泄，以及最终对身体的作用进行成像，若有必要可在数周后进行随访。特别是在纵向药物研究中，MRI和SPECT可以分别用于检测肿瘤制剂对肿瘤大小和侵袭性的影响。纵向研究中，连续采集就已足够，因为成像程序之间的时间间隔排除了两种方式同时成像的可能。对于神经或精神病药物，使用SPECT的受体摄取动力学或者MRI的活化或扩散的变化都可以视为对新型精神药物的积极反应。

2.2.3　分子成像方法

干细胞疗法、纳米颗粒和基因工程领域的研究正在临床前领域迅速增长。这些疗法都有一个共同点，即高效而无临床症状，发展相对缓慢。传统上，动物干细胞疗法研究需要许多端点分析的高统计数据来建立治疗性干细胞的行为（或通过肿瘤发生的不良行为）。分子成像——通过对标记细胞的非侵入性成像——可以大大减少动物使用量，同时提供精确的实验结论。报告基因，例如，碘化钠同向转运体，可以设计用于感兴

---

[2] ADME-Tox代表吸收（absorption）、分布（distribution）、代谢（metabolism）、排泄（elimination）和毒性（toxicity）。

趣细胞,并在许多细胞分裂后用于监测干细胞(或转基因细胞)在其整个生命周期中的行为。报告基因技术还可以通过连续的细胞分裂检测干细胞后代的分化和行为。"纳米颗粒"代表一种人类设计且快速发展的 10nm 到 1000nm 级生物实体,即从大分子到小细胞的大小。设想这些精心设计出来的细胞能够携带遗传信息,成像对比剂可用于 SPECT、MRI 或其他成像模式和指令在该模态和指示上执行和提供成像信号——从而可以从靶向到透过细胞膜并提供有效治疗载荷——所述成像信号可以得知药物在体内的位置及其成功运作。从这个意义上说,纳米颗粒代表了干细胞与基因工程的融合,通过分子成像技术(如报告基因成像)可以进行特定的修复和治疗。SPECT 以简单放射性标记的纳米胶体形式对纳米粒子进行成像已经有超过 30 年的历史。

3　核医学:SPECT 和 PET

笔者回顾了 MRI 与 SPECT 和 PET 核模式的联合[9]。正电子发射核素通常在生物体中发现较小原子(如 ^{11}C、^{13}N、^{15}O 和 ^{18}F),与之相比,SPECT 核素一般较大(即较重的元素,如碘、铟和铊)。此外,SPECT 核素易于建立生产和销售渠道,因此一般来说都比 PET 核素成本低。PET 核素的半衰期往往比 SPECT 短——通常是数分钟至数小时,而 SPECT 试剂半衰期的时间为数小时至数天。因此,当必须监测一个小的生物相关的分子作用时,PET 可以利用 ^{11}C 正电子发射显像取代 ^{12}C 原子而取得准确的分子分布图。PET 的这种"生物相关"优势可以作为一种重要的临床前研究方式,特别是在药物开发领域。

然而,在临床前研究中 SPECT 优于 PET,这使得 SPECT/MRI 成为一种强大的组合。与 PET 相比,SPECT 的优势之一是理论上无限的空间分辨率,这是由于单光子发射于需要成像原子的确切位置。与正电子成像相反,其核素湮灭位置距放射性衰变的位置提高数毫米 (通常数百微米)。PET 成像中衰变位置的不确定性在湮灭前被正电子–电子(正电子素)质量中心动量进一步降低——这增加了两个 511KeV 湮灭光子之间 180°角的不确定性。这种分辨率的优势在观察小动物(如小鼠)的器官和解剖结构时尤为明显。

为了充分实现 SPECT 的空间分辨率优势, 必须采用多孔技术来收集填充三维体素空间所需的多余光子。孔的数量和结构由周围的 SPECT 探测器大小决定,因此分辨率元件越小则要求越多的孔, 也就是说可以投射到探测器表面的孔图像越多。传统 Anger 伽马相机分辨率约 3mm。目前半导体 CZT 模块采用 1.6mm 的像素,研究人员未来将致力于 0.5mm 以下像素的研发。因此更高像素 SPECT 探测器的开发需要同时改善多孔成像的灵敏度和空间分辨率。

SPECT 的另一优势是可以同时用两个同位素成像,20 多年前就有报道过使用 NaI

Anger 相机的双同位素技术。SPECT 核素组合的实例包括 ^{99m}Tc 和 ^{111}In（140keV、171keV 和 245keV）、^{99m}Tc 和 ^{123}I（140keV 和 159keV）。值得一提的是，这些放射性核素标记到不同的药物，从而可以同时探索不同的生物过程。与传统 NaI/PMT 组合相比，MRI 兼容的探测器材料 CZT 具有极佳的能量分辨率，并已使用超过 50 年，因此能提供优异对比度的双同位素图像。目前，与典型 ^{99m}Tc 发射的 140keV 光子能量得到的 NaI FWHM 值>9%相比，CZT 的能量分辨率低于 4.5%FWHM。因此，两种甚至三种 SPECT 标记的药物可用 CZT 相机成像，而 MRI 通过固有分子或额外的磁共振对比剂来提供解剖、功能或光谱信息。这种"多波长"优势常作为临床前光学技术，也是一种互补优势，同时基于 CZT 的 SPECT 技术也可以取得分子信息。

一般而言，SPECT 超越 PET 的另一优势是核素半衰期更长。如上所述，生化相关的 PET 核素可用于药物研发，尤其是监测没有化学干预标记的小分子的作用。然而，这四种核素的半衰期分别为 110min（^{18}F）、20.4min（^{11}C）、10min（^{13}N）、2min（^{15}O）。因此，这种小的、生化相关性核素的代价是并不能监测其在体内长时间的作用。此外，在配制标记药物时必须加速化学过程，使得通过回旋加速器中核反应产生的放射性核素标记的注射液必须在 1 个小时内准备好。因此，可以将 SPECT 核素及诸如钆的 MRI 相关元件纳入纳米粒子"细胞"，但可能至少需要 1 个小时来制造和填充。标记的纳米颗粒不可作为药物开发的小分子探针，但当受体靶向配体连接时，尽管其体积较大，依旧是高度特异性的分子探针。

核医学成像可以定量，给定成像体积（体素）中放射性原子的数量可以估计，精度的不确定性<20%。为了实现给定体素中放射性原子浓度的准确量化，必须执行许多"校正"。同时采集 MRI 数据和接近校正 MRI 图像的使用可以辅助这些校正的准确性。例如，绝对定量和药代动力学模型取决于"输入函数"，代表将放射性药丸运送到靶向病灶或感兴趣器官的时间过程。传统上，核医学模态 PET[10]和 SPECT[11]用血液样本估算时间输入函数。然而，血液采样过程乏味且常会对实验产生影响（特别是非常小的动物血液量有限）。主要通过大血管[12]的磁共振成像序列来估计输入函数，而不是在整个成像过程中提取和分析血液样本。最近使用其他 MRI 方法估算在小鼠体内 2D 水平上的输入函数[13]也具有很好的前景。

核定量中必须进行的另一个修正就是对于发射光子的衰减。衰减包含光电相互作用（消除光子可能对图像造成的影响），以及康普顿散射的相互作用（降低光子能量并改变其轨迹）。虽然 PET 和 SPECT 在 20 世纪 90 年代至 21 世纪初使用外放源创建"衰减图"，但这些外部源已被 CT 生成的衰减图所取代。现在 CT 硬件几乎总是与 PET 组合售卖，而且也越来越多地与双头 SPECT 系统绑定。CT 衰减图转换为正在使用的给定核素的正确的（已知的）PET 能量（511keV）或 SPECT 能量。组织在软件中是被分段的，这些分段组织用于向核数据提供散射校正。在 SPECT/MRI 中，MRI 将取代 CT 来估计用于定量校正的衰减图。这比 CT 能量缩放更复杂,因为 MRI 信号的产生与衰减特性无关[14]。必须将磁共振成像数据分段转换为组织,并对每个组织类型分配"平均"衰减值。这种方法正在开发用于 PET/MRI[15]。

当成像对象小于或接近于成像系统的空间分辨率时,定量精度会降低,称为"部分容积效应"。如果该系统的分辨率响应函数是已知的,那么部分容积效应可部分校正。然而,具有较高的空间分辨率的量化过程总是优先开始。MRI 具有较高的空间分辨率,通过 MRI 确定的边界可以提供先验信息,以对 SPECT 量化计算的局部容积效应进行改进修正。

因为 SPECT 不需要进一步修正由于计数率死时间效应造成的随机重合和探测效率的变化,与 PET 相比 SPECT 具有优势,在 SPECT 测量中无须对定量精度的不确定性进行修正。现在特别是在临床前成像领域,SPECT 分辨率比 PET 高出约 2 倍(0.5mm 与 1mm 的 FWHM 相比),部分容积效应使 SPECT 在临床量化精度方面优于 PET。

4　SPECT/MRI 的发展回顾

数百年来,医生已经对疾病的症状和体征进行充分研究,并根据这些经验来提供治疗建议。医学影像学的作用旨在帮助医生诊断,并将其总结在表 14.1。从文艺复兴时期开始,尸体解剖的目的是记录人体解剖结构,让医生能"想象"身体中液体流动、肿

表 14.1　强调成像发展的多模态历史进程

时间	发展	示例
前现代时代	部落智慧、天然药物知识	草药、真菌、针灸
~1500	尸体解剖;肌肉骨骼和血管解剖学的基本了解	解剖学图集
~1900	发现 X 线	使用胶片进行堵塞物、异物和畸形的活体成像
~1970	体层摄影(MRI、CT、核医学)、计算机	活体解剖(CT、MRI)、功能(MRI、核医学)和分子(核素)状态的 3D 成像
1995	双模态,顺序	SPECT/CT 和 PET/CT
2005	双模态,同时	PET/MRI 和 SPECT/MRI
将来	单一模式,同时,两个 3D 数据集	多波长光学和 SPECT

注:未来的最终多模式配置可能是单一模式,通过多个波长通道,如光学或 SPECT 技术,同时获取多个图像数据集。

胀、炎症、脓肿形成及其他现象。这一时期根据使用常规的解剖知识并辅以触诊技术来推断是否存在异常。在发现 X 线后的一段时间内，想象力的使用已经被确定的 X 线片取代。20 世纪出现的新模式——超声波、核医学和磁共振成像均为医生的诊断观察提供了独特的临床数据。随着新模式用于探索不同的生物过程，医生再次被要求使用想象力或"精神融合"来结合从多种成像模式所取得的印象，得到改进的诊断判断。从1940 年(超声和核医学加入到 X 线成像之后)至 1995 年(当引入双模态成像)期间的放射学实践需要在不同时间和不同物理条件下采集的成像数据进行融合。

计算机在 20 世纪 70 年代开始运用于医学成像。到了 90 年代，通过可移动媒体或第一代网络的图像数据的有效传输使得各个成像技术的数字图像数据实现"软件融合"。计算机将图像数据集的集合使用是综合系统开发的必要的第一步。如果放射科医生定期进行"精神融合"图像集，那么显然对用以完成这项工作的软件解决方案的需求也是日益增长的。根据成像数据集进行想象和软件融合成像的存在推动了硬件发展来满足需求，以解决减少实验变量、降低成本和分别成像带来不便等问题。

在回顾放射医学的发展历史之后，我们将继续探讨 SPECT/MRI 领域的发展。

图像配准就是对两个三维图像数据集进行缩放和定向(如果需要，也可以弯曲)，进而用于显示融合图像。在 SPECT/MRI 的发展早期致力于探索同时获取融合两个数据的技术[16]，并用高分辨率 MRI 数据作为先验信息来改善 SPECT 重建[17]。早期临床 SPECT 与 MRI 相结合的软件融合实例是脑部成像——MRI 解剖成像与 SPECT 灌注成像相匹配[18]。头骨的固定范围为双模态成像的数据获取和定量分析提供了一个已知的背景[19]。MRI 和 SPECT 软件融合也已经用于临床前列腺成像[20]。

开发 SPECT/MRI 硬件的第一步是将当前的技术推向其操作极限。虽然人们普遍认为以 PMT 为基础的伽马相机不能在比地球磁场更强的磁域中有效运作，但精细的实验规划可以使 PMT 的操作系统在 0.1T 磁场下使用低场 MRI(大约比临床中低一个数量级)和基于 PMT 的旋转 SPECT 系统(Gaede, Freiburg, Germany)中使用[21,22]。该系统不能同时获取 SPECT 和 MRI 成像，但可作为类似于 PET/CT 顺序运行的"同房"(same-room)实例。

磁场敏感的 PMT 可用半导体探测器代替，从而使研究人员能够将 SPECT 成像直接引入目前小动物 MRI 研究中所使用的强磁场中。加利福尼亚大学旧金山分校的研究人员将一个 2mm×5mm×5mm 的 CZT 单晶体放入 7T 动物 MRI 成像仪中[23]。超高分辨率(350μm 像素), 1.1cm×2.2cm 的 CdTe 原型已经证明其作为 4.7T MRI 扫描仪中的成像探测器的可行性[24]。结合笔者的工作及这些努力证实，CTZ 和 CdTe 系列射线成像探测器目前是高性能、同步 SPECT/MRI 的首选。

5　同步 SPECT/MRI 的探测器技术

最先进的临床前 MRI 系统中,磁场强度 B 通常固定在 4.7T、7.0T、9.4T 或 11.7T [3]。B 决定了磁化的极化,这直接决定了 MRI 图像可达到的信噪比。非常高的磁场强度阻碍了在 MRI 系统中使用传统 SPECT 相机硬件,特别是光电倍增管(PMT)。即使在金属屏蔽的情况下,PMT 在强磁场中会失效, 这是集成 SPECT/MRI 设计最重要的技术障碍。解决 SPECT 和 MRI 之间相互干扰的问题有两种方法:①开发可能允许使用基于 PMT 的 SPECT 的低场 MRI 系统;②使用高场 MRI 系统,并开发能在强磁场中工作的基于新的 γ 辐射探测器的 SPECT 系统。PMT 可能的代替物包括固态半导体射线探测器,通常是用硅、锗或更重的化合物,如碲锌镉(CZT)。固态探测器与 PMT 相比有很多额外的优势,例如,稳定性更高、体积更小、功耗更低和潜在更低的成本等。高场 MRI 兼容的 SPECT 可能的探测技术包括:①半导体辐射传感器的直接探测;②闪烁晶体和半导体光敏传感器的组合。

在 PMT 中,初级和次级电子需要在大约 10^{-4}mb(1mb=100hpa)的真空中移动。由于静电场的存在而造成了电子在聚焦电极(倍增电极)之间加速[25]。然而,暴露于磁场中的 PMT 增益变化取决于其相对于磁场的方向。由于洛伦兹力,电子以曲率半径 r 做螺旋运动。与磁场垂直的半径 r、动量分量 $p \times \cos(\lambda)$ 通过下式相关联[26]:

$$r_{[\mu m]} = 3.3 \frac{p_{[keV/c]}}{B_{[T]}} \cdot \cos(\lambda) \tag{14.1}$$

角度 λ 是螺旋线的螺距角。半径相对较小,对于给定的电子动量 $p \times \cos(\lambda)$ 在数 eV/C 至 100eV/C 的范围内,可以计算 1T 磁场中的半径小于 $1\mu m$,这个半径要远远小于光电阴极和第一倍增极之间的距离。洛伦兹力使螺旋中心相对于电场线移动(洛伦兹漂移),从而使电子偏离其正确的轨迹。PMT 的信号幅度取决于倍增电极之间次级电子的正确轨迹,因此小的转向也会极大地影响放大信号。

图 14.1 说明了磁场对来自于五个直线光源的基于 PMT-伽马相机所采集图像的影响。弧线表示相当于 1G、3G、10G 和 30G 磁场(1G=10^{-4} T,其中 G 代表高斯,T 代表特斯拉,均为磁场强度的单位)。线源在小于 3G 的磁场中提供效果良好的图像。磁场高于 10G 时图像变形,30G 时消失。

由于电荷传输和电荷收集的不同,所以磁场对半导体产生的影响也不同于 PMT

---

[3] Varian, Inc.(Palo. Alto, California)和 Bruker Biospin GmbH(Ettingen, Germany)是临床前 MRI 设备的主要供应商。

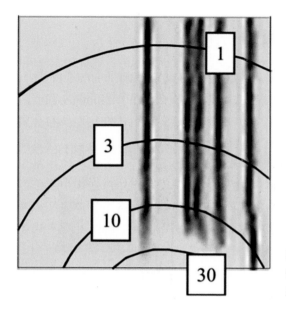

图 14.1 磁场对 PMT–伽马相机的 ⁹⁹ᵐTc 光源图像的影响。线条图像在 10G 时变形,超出 30G 后消失。

在半导体中,光电子在导带中产生电子,在价带中产生空穴。传导的半经典模型预示着晶体中电荷载流子(电子和空穴)的运动[27]。电子和空穴在半导体中的漂移速度与电场强度和其各自的漂移迁移率成正比。漂移迁移率具有影响晶格中散射电子和空穴的特征。在没有磁场的情况下,电子和空穴沿着电场线的相反方向移动。磁场存在的情况下,电荷按照公式 14.1 卷曲,具有亚微米半径,并由于洛伦兹力的作用沿着倾斜轨迹移动。洛伦兹角 θ、电荷速度与电场矢量之间关系为[28]:

$$\theta = \arctan\left(\mu B\right) \tag{14.2}$$

霍尔迁移率 μ 几乎等同于漂移迁移率。室温下电子在硅中迁移率为 $1670\text{cm}^2/\text{Vs}$,因此在 $B=1\text{T}$ 下产生 $\theta=9.5°$[28]。PMT 的电子迁移率比在半导体晶体中大得多,光电倍增管电场外增加的漂移远大于半导体。现已有针对洛伦兹角在位置敏感型硅探测器中影响的研究,其对带电粒子跟踪和成像的影响可以在数据采集后进行修正。

5.1 兼容 MRI 的间接辐射传感器

间接伽马辐射传感器通常由无机闪烁体和光电传感器组成。许多类型的闪烁体已用于强磁场中的核物理和高能物理实验[30]。MRI 系统的实验表明,闪烁体只影响图像质量,取决于其灵敏度和与视野的距离[31]。闪烁体[32]和光电传感器[33]的新发展,特别是半导体光敏元件方面的巨大发展,在临床前和临床影像学中实现了新 MRI 兼容的高分辨率、位置分辨的伽马能谱。图 14.2 显示了最初设计用于临床前 PET/CT 应用的伽马辐射探测器模块的照片。该模块由 LYSO 闪烁晶体阵列和两个单片雪崩光电二极管

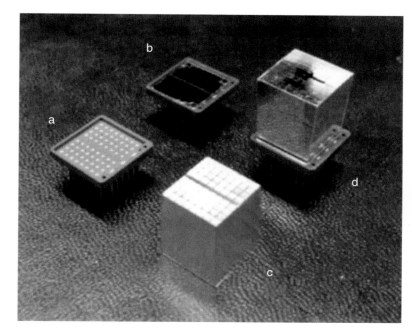

图 14.2　陶瓷封装及针栅阵列(a)、APD 阵列(b)、闪烁探测器阵列(c),以及闪烁体和 APD 的组装(d)。

阵列(APD)组成[34]。APD 是设计用于 LYSO 闪烁晶体阵列一对一读出的半导体光电传感器。闪烁体阵列由光电传感器上的 64 块晶体组成,长 12mm,间距 1.2mm。在 511keV 下平均能量分辨率为 27.5%FWHM,固有空间分辨率为 0.82mm FWHM。这种能量分辨率阻碍了在 SPECT 中的应用,但可用于 MRI 兼容的伽马射线探测器和 MRI 兼容的 PET。闪烁体和 APD[35]或 SiPM/MPPC[4][36]的组合证实可在 MRI 系统中使用。基于单片 NaI 闪烁体和 PMT 的常规 SPECT 系统具有在 140keV 下约 14keV FWHM 的能量分辨率。采用 SiPM 阵列可能为 SPECT 获得足够的能量分辨率[37]。

5.2　与 MRI 兼容的直接辐射传感器

闪烁体的固有能量分辨率由晶体性质、光子散射和电子散射决定[38]。直接转换辐射探测器可以实现比闪烁体更高的能量分辨率。图 14.3 显示了为 SPECT 应用设计的辐射探测器模块的照片。该模块包含一个 5mm 厚的晶体碲锌镉(CZT),可将 γ 量子"直接"转为电信号。辐射入口侧覆盖着一个固体金属电极(阴极),而晶体的相对侧有一个 16×16 像素(阳极)的模块。在晶体中的相互作用的 γ 射线在导带中产生电子,在价带中产生空穴。电子和空穴在电场中以相反方向移动,从而在最靠近相互作用点的

---

[4] 硅光电倍增管(SiPM)和多像素光子计数器(MPPC)是以盖革模式操作的硅光电传感器的两个名称。

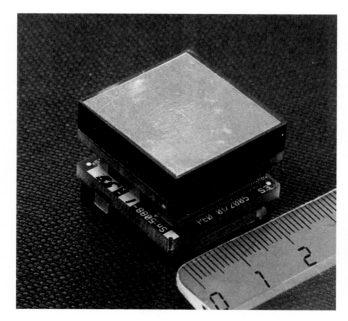

图 14.3　伽马辐射探测器模块中的碲锌镉(CZT)晶体。

像素中感应出电流。探测器模块专为 SPECT 应用而设计，可以测量 20~350keV 伽马射线的能量和位置。该模块的固有空间分辨率等于 1.6mm 的像素间距。在 140keV 时能量分辨率为 5keV FWHM。

　　实验结果表明，和地球的自身磁场相比，在磁场强度为 3T 或 4T 时信号的幅度和 CZT 像素的能量分辨率可以达到最低限度的退化(图 14.5)。实验还表明，CZT 模块的存在和运行并不影响 MRI 的成像表现[39]。因此 CZT 比较适合 MRI 兼容的伽马相机。

5.3　集成的前端电子电路

　　由图 14.2 和 14.3 中的辐射探测器模块组成的探测器头(或探测器环)的成像系统必须具有数千个像素[5]。来自像素的电流相对较小(在不到 1μs 内只有数千电子)，并且把从远距离传来的所有像素都转为信号是不切实际的。因此，设计处理像素周围电流和提供信息的能量、位置和时间的专用集成电路(ASIC)是很重要的。ASIC 中的信号处理包括信号放大、滤波、辨别、模拟、数字数据和进一步的数字逻辑的复用。在图 14.3 中，像素直接连接到位于 CZT 下面的 ASIC 电子读出器[40]。试验表明 MRI 可以兼容 ASIC，在 MRI 系统的内外部均运作良好[41]。每个像素都是一个独立伽马射线能谱仪和 CZT，

---

[5] 例如，Triumph™(Gamma Medica–Ideas，Inc.)临床前微型 SPECT 系统具有 4 个探测器头，每个头有 25 个模块，每个模块有 256 CZT 像素，总共 25 600 像素。

这种辨别力可以让多个同位素同时成像。图 14.4 所示的是 256 像素的电子读出(两个 ASIC)。ASIC 通常有盖子,但图中没有显示。ASIC 附近的两个连接器为电源,控制信号与数据线。数据采集系统由许多 ASIC 获取辐射信息,并提供列表模式把数据传到 MRI 系统以外的计算机。MRI 中的所有电子都被屏蔽以防电磁干扰。

5.4 实验结果

图 14.3 所示模块用于高场 MRI 及地球磁场中,以获得 ^{99m}Tc 的 γ 射线能量谱。测量每个像素的增益,并使用 140keV 的 ^{99m}Tc 光峰和 59keV 钨 X 线荧光峰校准。图 14.5 显示了两个校准能量谱的叠加。能量谱在 140keV 有一个尖锐的光峰,在 59keV 和 68keV 有较小的 X 线荧光峰。所有像素中的最低能量阈值小于 20keV,这非常适用于临床前 SPECT。3T 磁场和地球磁场的光谱形态没有显著差异,说明具有 ASIC 的 CZT 在 MRI 可以保留其光谱性能。

图 14.6 显示使用 3T MRI(左二)及 SPECT(右二)得到的有一致性虚影(上)和分辨率虚影(下)的图像。该虚影直径为 25mm,其内充满水和 ^{99m}Tc(20MBq)。SPECT 采用由 CZT 采集模块(1.6mm 像素)和平行孔准直器模块,将虚影做相对于 CZT 模块的旋转运动而得到图像[39]。图像表明,SPECT 和 MRI 可以在同一视野同时获取物体图像。

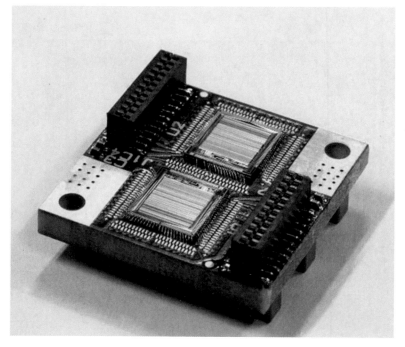

图 14.4　专用集成电路(ASIC)。

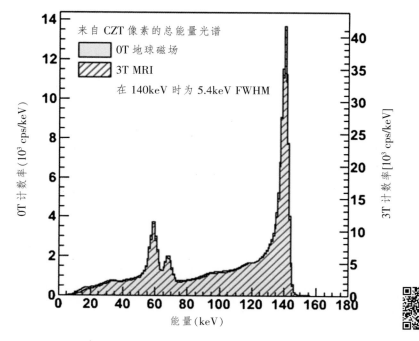

图 14.5 在地球磁场和 3T 磁场下测得来自 ^{99m}Tc 的 CZT 能量光谱。

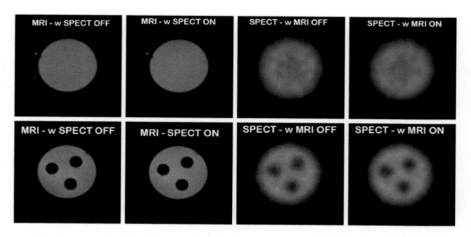

图 14.6 MRI 和 SPECT 的虚影图像——一致性(上)和分辨率虚影(下)。系统分辨率(准直器卷积像素分辨率)大约为 3mm FWHM。

5.5 与 MRI 兼容的 SPECT 成像仪

图 14.7 显示 MRI 兼容的小动物 SPECT 成像仪的照片。该成像仪呈筒状,以适应直径大于 12cm 的 MRI 磁体孔径。由 MRI 兼容材料制成的筒体结构(白色)共支持 32 个 SPECT 成像模块(见图 14.3),这些模块通过 MRI 兼容的弹性电路板(棕色和绿色)连接。支架(白色)可更换,可将 SPECT 嵌入大口径 MRI 成像系统内或作为一个独立的 SPECT 系统使用。32 个成像模块排列成 4 个八边形,根据圆柱形套筒针孔准直器的构型,在成像仪的孔内提供一个球形或圆柱形的视野。位于中心的老鼠被射频(RF)线圈、圆柱准直套筒和成像模块包围。

成像模块排列成以相互为中心旋转的八边形(不对齐,如图 14.7 所示)以提供切线方向的断层角采样。SPECT 成像仪覆盖整个视野,没有移动部件。断层图像是由不同角度获取的投影重建而得到。该 SPECT 配置可以同时采集 FOV 中样本的所有投影,提高了传统 SPECT 的灵敏度,并且对动态 SPECT 显像特别有吸引力。

传统 SPECT 系统使用的伽马射线准直器通常位于主体和辐射探测器之间, 由固体铅构成。可以使用重金属来建立 MRI 兼容的伽马辐射屏蔽和准直器[42]。多个针孔的设计是 γ 射线准直的关键, 它还可以投射从主体通过针孔辐射到探测器模块的 γ 射线。针孔的原理来自众所周知的可见光针孔摄像机原理。多针孔准直器的概念结合高空间分辨率探测器和小于 1 倍的增益相结合可以提高 SPECT 灵敏度[43]。针孔准直器

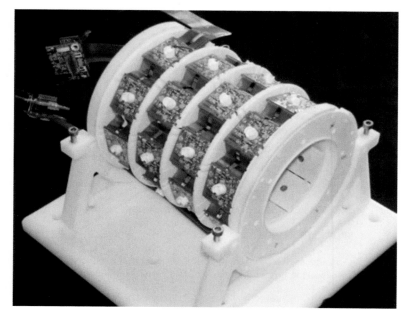

图 14.7 MRI 兼容的
SPECT 相机机头。

很重要的一点是能有效校准和屏蔽的伽马辐射，但允许发送 MRI 射频(RF)并避免MRI 静态磁场或 MRI 梯度场的失真。关于 MRI 试验的安全性和兼容性必须遵循指南[44]。

6　总结

自 10 年前在临床市场上推出第一台 PET/CT 扫描仪以来，多模态成像技术快速发展。因为半导体辐射探测器和传感器技术的发展，目前研究主要集中在 PET 或 SPECT 与 MRI 相结合。上文已经描述了构建用于临床前研究 SPECT/MRI 结合的基本原理，目标是着眼于未来的临床应用。与 ASIC 微电子电路结合的 CZT 模块可以为临床前成像系统的构建(如图 14.7)提供一个灵活的基础。未来 SPECT/MRI 在临床上的应用可能是基于本章所描述的目前最成功三个临床前领域：①以疾病为基础的研究；②治疗反应/药物开发；③分子成像(干细胞、报告成像和纳米颗粒)。

致谢：感谢下列对 SPECT/MRI 进展做出实质性贡献的人士——Benjamin M.W. Tsui、Orhan Nalcioglu、Si Chen、Mark Hamamura、Jingyan Xu、Werner Roeck、Yuchuan Wang、Seung-Hoon Ha、Samir Chowdhury、Gunnar Maehlum、Bjorn Sundal、Jon Gjaerum、Marek Szawlowski、Maciej Kapusta 和 Ryan Gomez。感谢美国国立卫生研究院 (R44 EB006712)和挪威研究委员会的资助。

参考文献

1. Hruska CD, Phillips SW, Whaley DH, Rhodes DJ and O'Connor MK (2008) Molecular breast imaging: use of a dual-head dedicated gamma camera for detection of small breast tumors. Am J Roentgenol **191**(6):1805–1815.
2. Brassell SA (2005) Update on magnetic resonance imaging, Prostascint, and novel imaging in prostate cancer. Curr Opin Urol **15**(3):163–166.
3. Bander NH, Trabulsi EJ, Kostakoglu L et al (2003) Targeting metastatic prostate cancer with radiolabeled monoclonal antibody J591 to the extracellular domain of prostate specific membrane antigen. J Urol **170**:1717–1721.
4. Banerjee SR, Foss CA, Mease RC et al (2007) Synthesis and evaluation of 99mTc/Re labeled PSMA inhibitors. J Nucl Med **48**(Suppl 2):18P.
5. Shukla-Dave A, Hricak H, Ishill NM et al (2009) Correlation of MR imaging and MR spectroscopic imaging findings with Ki-67, phosphor-67, phosphor-Akt, and androgen receptor expression in prostate cancer. Radiology **250**:803–812.
6. Saeed S, Yao M, Philip B and Blend M (2006) Localizing hyperfunctioning parathyroid tissue: MRI or nuclear study or both? Clin Imaging **30**(4):257–265.
7. Eslamy HK and Ziessman HA (2008) Parathyroid scintigraphy in patients with primary hyperparathyroidism: 99mTc sestamibi SPECT and SPECT/CT. Radiographics **28**(5):1461–1476.
8. Neumann DR, Obuchowski NA and DiFilippo FP (2008) Preoperative 123I/99mTc-sestamibi subtraction SPECT and SPECT/CT in primary hyperparathyroidism. J Nucl Med **49**: 2012–2017.
9. Wagenaar DJ, Kapusta M, Li J and Patt BE (2006) Rationale for the combination of nuclear medicine with magnetic resonance for preclinical imaging. Technol Cancer Res Treat **5**: 343–350.

10. Lecomte R (2004) Technology challenges in small animal PET imaging. Nucl Instrum Methods Phys Res **A527** (1–2):157–165.
11. Ito H, Koyama M, Goto R et　al (1995) Cerebral blood flow measurement with 123I-IMP SPECT, calibrated standard input function and venous blood sampling. J Nucl Med **36**(12):2339–2342.
12. Fritz-Hansen T, Rostrup E, Larsson HBW et al (1996) Measurement of the arterial concentration of Gd-DTPA using MRI: a step toward quantitative perfusion imaging. Magn Reson Med **36**(2):225–231.
13. Ribot EJ, Miraux S, Delville MH et al (2009) Study of the MR relaxation of microglia cells labeled with Gd-DTPA-bearing nanoparticles. Contrast Media Mol Imaging **4**(3):109–117.
14. Zaidi H (2007) Is MR-guided attenuation correction a viable option for dual-modality PET/MR imaging? Radiology **244**:639–642.
15. Martinez-Möller A, Souvatzoglou M, Delso G et al (2009) Tissue Classification as a Potential Approach for Attenuation Correction in Whole-Body PET/MRI: Evaluation with PET/CT Data. J Nucl Med **50**:520–526.
16. Yong Z, Fessler JA, Clinthorne NH and Rogers WL (1994) Joint estimation for incorporating MRI anatomic images into SPECT reconstruction. Proc IEEE Nucl Sci Symp/Med Imag Conf **3**:1256–1260.
17. Calvini P, Vitali P, Nobili F and Rodriquez G (2001) Enhancement of SPECT reconstructions by means of coregistered MR data. IEEE Trans Nucl Sci **48**(3, part 2):750–755.
18. Colin A and Boire JY (1997) MRI-SPECT image fusion for the synthesis of high resolution functional images: a prospective study. Proceedings of the 19th Annual International Conference of the IEEE **2**:499–501.
19. Knutsson L, Boerjesson S, Larsson EM et al (2007) Absolute quantification of cerebral blood flow in normal volunteers: correlation between Xe-133 SPECT and dynamic susceptibility contrast MRI. J Mag Res Imag **26**(4):913–920.
20. Seo Y, Kurhanewicz J, Franc BL, Hawkins RA and Hasegawa BH (2005) Improved prostate cancer imaging with SPECT/CT and MRI/MRSI. IEEE Trans Nucl Sci **52**(5, part 1):1316–1320.
21. Breton E, Choquet C, Goetz C et　al (2007) Dual SPECT/MR imaging in small animals. Nucl Instrum Methods Phys Res **A571** (1–2):446–448.
22. Goetz C, Breton E, Choquet P, Israel-Jost V and Constantinesco A (2008) A. SPECT low-field MRI system for small-animal imaging. J Nucl Med **49**:88–93.
23. Després P, Izaguirre EW, Siyuan L et̄al (2007) Evaluation of an MR-compatible CZT detector. Proc IEEE Nucl Sci Symp/Med Imag Conf **6**:4324–4326.
24. Meng LJ, Tan JW and Fu G (2007) Design study of an MRI compatible ultra-high resolution SPECT for in vivo mice brain imaging. Proc IEEE Nucl Sci Symp/Med Imag Conf **4**:2956–2960.
25. Burle Industries Inc (1980) Photomultiplier Handbook. printed in U.S.A.
26. Amsler C et　al (2008) Particle Detectors. Physics Letters　**B667** (1) available on the Particle Data Group website URL: http://pdg.lbl.gov/.
27. Ashcroft NW and Mermin ND (1976) in: Solid State Physics. Saunders College Publishing.
28. Lutz G (2001) Semiconductor Radiation Detectors. Device Physics. Springer 2nd Edition.
29. Bartsch V, de Boer W, Bol J etal (2003) An algorithm for calculating the Lorentz angle in silicon detectors. Nucl Instrum Methods Phys Res **A497**:389–396.
30. Dorenbos SE, Weber MJ, Bourret-Courchesne E and Klintenberg MK (2003) The quest for the ideal inorganic scintillator. Nucl Instrum Methods Phys Res **A505**:111–117.
31. Yamamoto S, Kuroda K and Senda M (2003) Scintillator selection for MR-Compatible Gamma Detectors. IEEE Trans Nucl Sci **50**(5, part 2):1683–1685.
32. Lecoq P (2009) New crystal technologies for novel calorimeter concepts. J Phys Conference Series. **160**:paper 012016. Online at www.iop.org/EJ/toc/1742-6596/160/1.
33. Renker D (2007) New trends on photodetectors. Nucl Instrum Methods Phys Res **A571**:1–6.
34. Berard P, Bergeron M, Pepin CM et　al (2009) Development of a 64-channel APD detector module with individual pixel readout for submillimetre spatial resolution in PET. Nucl Instrum Methods Phys Res **A610**:20–23.
35. Pichler BJ, Judenhofer MS, Catana C et al (2006) Performance Test of an LSO-APD Detector

in a 7-T MRI Scanner for Simultaneous PET/MRI. J Nucl Med **47**:639–647.

36. Schaart DR, van Dam HT, Seifert S et al (2009) A novel, SiPM-array-based, monolithic scintillator detector for PET. Phys Med Biol **54**:3501–3512.

37. Majewski S, Proffitt J, McKisson J et al (2009) Imaging Tests with Silicon Photomultipliers Made from MPPC Arrays in Magnetic Fields up to 14 Tesla. IEEE Nucl Sci Symp/Med Imag Conf, abstract M13–249.

38. Moszynski M, Balcerzyk M, Czarnacki W et al (2004) Intrinsic Energy Resolution and Light Yield Nonproportionality of BGO. IEEE Trans Nucl Sci **51**(3, part 3):1074–1079.

39. Hamamura MJ, Ha SH, Roeck WW et al (2009) Development of an MR-compatible SPECT system (MRSPECT) for simultaneous data acquisition. Phys Med Biol in press.

40. Mikkelsen S, Meier D, Maehlum G et al (2008) Low-Power and Low-Noise Multi-Channel ASIC for X-ray and Gamma Ray Spectroscopy. Proc 2nd Int Workshop Analog Mixed Signal Integrated Circuits for Space Applications AMICSA.

41. Azman S, Gjaerum J, Meier D et al (2007) A Nuclear Radiation Detector System with Integrated Readout for SPECT/MR Small Animal Imaging. Proc IEEE Nucl Sci Symp/Med Imag Conf **3**:2311–2317.

42. Strul D, Cash D, Keevil SF et al (2003) Gamma Shielding Materials for MR-Compatible PET. IEEE Trans Nucl Sci **50**(1, part 1):60–69.

43. Rogulski MM, Barber HB, Barrett HH et al (1993) Ultra-High-Resolution Brain SPECT Imaging: Simulation Results. IEEE Trans Nucl Sci **40**(4, part 1–2):1123–1129.

44. Schaefers G (2008) Testing MR safety and compatibility – An Overview of the Methods and Current Standards. IEEE Eng Med Biol Mag, **27:** 23–27.

第 **15** 章
临床前 PET/MRI 双模态成像

David Schlyer, Bosky Ravindranath

1 引言

正电子发射断层成像(PET)和磁共振成像(MRI)的多模态成像技术作为研究小动物模型疾病和生理过程的一个非常有价值的工具,已经逐渐崭露头角。磁共振成像具有高空间分辨率,但对低丰度分子灵敏度较低,PET 对于放射性探测灵敏度非常高,但空间分辨率相对较差。这两者的分子成像技术相结合,比任何一种单独方式都多了协同优势。融合的解剖和功能的图像提供了许多补充信息,显然更便于我们理解。同时获得两种信息的图像相比起连续取得的图像有明显的优势,这些图像有"完美"的配准和从两种不同的重要方向来观察一个生理过程,保证这两种方向信息的相关性,而这种相关性是无法分别取得的。

PET/CT 已成为临床影像学研究的标准,因为 CT 能获取 PET 不可能得到的解剖细节。然而,作为一种诊断工具,PET/MRI 在一些方面都优于 PET/CT,在临床前的小动物研究中更是如此。在最简单的应用中,使用磁共振成像数据来探测和纠正在 PET 扫描过程中的运动,最大化利用动态数据可能会得到更好、更详细的图像。双标记功能化的纳米颗粒对比剂的肿瘤摄取和动态研究[1],同时用 fMRI 及 PET 检测大脑活动只是这种双重模式系统的两个例子。PET 使用的具有特定靶标位置或分子的放射性示踪剂的灵敏度及放大作用可能比现有的 MRI 更好, 但 PET 不能区分有放射性原子附着的

D. Schlyer (✉)
Biosciences Department, Brookhaven National Laboratory, Upton, NY, USA
e-mail: schlyer@bnl.gov

B. Ravindranath
Biomedical Engineering Department, SUNY Stony Brook, Stony Brook, NY, USA
e-mail: bosky@bnl.gov

分子种类。结合 PET 示踪剂与磁共振波谱(MRS)用 ^{13}C 标记的示踪剂可以显著提高我们观察分子在体内变化过程的能力[2]。下面列出一些其他的优势：

• 辐射量减少。MRI 检查不会给患者带来辐射，但 CT 的射线量很大。

• MRI 和 PET 能得到良好的空间校准，这个功能对于一些位置及形态会快速变化的组织或器官成像是极其重要的功能。

• 软组织对比增强，且组织边界可以比 CT 显示更得清晰。这可能对于 PET 数据的部分容积校准有帮助，这对临床上的数据定量是很重要的。

• 磁共振成像和 PET 扫描之间准确的时间校准可以用于药代动力学和药效学的测定。核磁共振数据也可以用于获得血流量并纠正血管部分容积效应，影响是固有的 PET 数据集，可能完成输入数据的准确测量而不需要动脉采样。

• 由于高能正电子发射器，MRI 的磁场可能轻微地提高 PET 的空间分辨率，正如现在一些非传统的 PET 放射性核素也应用于临床前研究。

在追求 PET 和磁共振同时成像的过程中已经探索了若干方法。在利用磁共振磁场性能[3]来识别与 MRI 兼容的 PET 闪烁体上有了显著的进步。PET/MRI 成像使用光纤将闪烁光从 MRI 磁场外的晶体传送至光电倍增管(PMT)[4-9]。有一些研究小组设计用磁场不敏感的雪崩光电二极管(APD)代替 PET 断层成像所用的光电倍增管[10-16]。PET 和磁共振成像同时运行的一个问题就是二者的潜在干扰，现在研究者在努力设计屏蔽 PET 电子，以避免电磁干扰[17]。然而，为了减少或消除这种干扰，我们仍然面临一些技术挑战。我们在下面的部分描述了这种仪器的发展历史，以及其目前的状态。

2　设备发展

2.1　PET 使用 PMT 及光纤的技术

早期用于人类和动物成像的商用 PET 扫描仪是建立在直接耦合闪烁体的概念上，如锗酸铋(BGO)，直到后来光电倍增管的出现。最早的商用动物 PET 扫描仪——CTI/Siemens 动物断层成像——模型 713[18]正是建立在这一概念上。它利用 Anger 模式来对物体定位，重构的横轴径向空间分辨率从扫描仪中心的 3.8mm 的半峰全宽(FWHM)在半径 12cm 的 6.7mm FWHM 进行轴向重建；扫描仪切向分辨率一般都在 3.8mm FWHM。

自 20 世纪 80 年代初以来，PET 和 MRI 同时成像的技术已经引起了研究者的兴趣。采用在强磁场中使用高能同位素是使这两种成像方式相结合的新方法，它能丰富影像资料和改善 PET 的空间分辨率。对整合二者的最合乎逻辑的方法是研制一种磁共振成像兼容 PET 插入物，Hammer 在 1990 年申请了第一个这样的装置专利[19]。由于光电倍增管的磁场灵敏度,用闪烁光电倍增管组合 PET 的扫描仪无法与 MRI 兼容。光电倍增管的存在也使磁场不均匀,所以会扭曲 MRI 图像。研究人员认为,使两种成像方式兼容的关键是将光电倍增管置于低强度磁场区域,在那里它们可以正常工作而又不干扰核磁共振磁场的均匀性。来自闪烁体块的导光光子通过导光来完成对光电倍增管的屏蔽(图 15.1)。位于 MRI 领域的 PET 的一部分探测器是免铁磁干扰材料,以便最大限度地减少 MRI 图像的不均匀性和灵敏度伪影。

　　实现这样设计的一个原型系统是将两个 NaI(T1)闪烁晶体放置于 5T 磁场内,通过圆柱有机玻璃棒耦合到光电倍增管[4]。测量一个 5T 磁场的 GE-68 的内部来源点扩散函数显示宽达 1.64mm FWHM,而外面的磁铁的 FHWM 宽度是 2.19mm,这表明减少 5T 磁场中的垂直范围可以改善分辨率。

　　为了成像和量化在小动物器官的放射性示踪剂浓度, 小动物 PET 必须具有很高的分辨率。由于晶体的大小阵列,用晶体屏蔽探测器的技术来提高分辨率是有限的,由于光共享技术的使用和不能识别屏蔽块中多次散射的相互作用,会造成错位。BGO 闪烁体由于其高密度而被选定,但却难以找到具有低光输出的更细小的晶体,从而使采用更精细的晶体大阵列的 Anger 逻辑来定位变得困难[20]。Cherry 等[22,21]为解决这一问题提出了一种方法。不同于将一块闪烁体切成较小的晶体阵列,而是将细小单个晶体元件堆叠在一起,随着多通道光电倍增管的单个像素的光纤维的基础——叠加。这种方法克服了单个晶体像素的大小限制,从而提高了内在分辨力,减少错误的定位,消除光共享, 正确识别和抵制散射事件。图 15.2 就是一个这样的探测器阵列, 这是构建 Concord 微型 PET 高分辨率小动物成像系统的框架图。

　　如图 15.2 所示,这种闪烁体和光电倍增管的排列可以同时进行 PET/MRI 成像,类似于 Hammer 的设计。这个闪烁体阵列置于 MRI 的内孔,并通过光纤与放置在磁铁外的低磁场区的光电倍增管一对一耦合。Shao 和 Cherry 用此设计为 MCPET(MRI 兼容 PET)系统[7]。该扫描仪首次同时产生了 PET/MRI 图像。

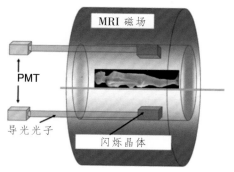

图 15.1　PET/MRI 示意图, 来自 MRI 扫描仪内的半导体块的光经过光导导到置于低磁场中的 PMT, 如上文中 Hammer 所描述的一样。

25cm 双包层光纤

8×8 矩阵
2mm×2mm×10mm
BGO 晶体　　　　Phillips XP1722
　　　　　　　　多通道 PMT

图 15.2　微型 PET 中通过光纤使得多通道 PMT 与 BGO 晶体一对一耦合示意图。

MCPET Ⅰ系统包括一个由 48 个 2mm×2mm×10mm 氧正硅酸镥晶体(LSO)组成的环,内径 38mm,通过直径 2mm、长 4m 的双包层光纤连接三通道光电倍增管(MC-PMT)。每 2mm×2mm LSO 晶体面都耦合一个 MC-PMT 组件。晶体这样布置后,其 10mm 的侧面就可以形成扫描仪的轴向长度。MC-PMT 的晶体环放置于 0.2T 磁共振的开放成像接收器线圈中。MC-PMT 距离磁共振成像孔的中心为 3m, 磁场小于 0.1T 并且 MC-PMT 在此可以正常运行(B 小于或等于 10mT)。钢箱屏蔽 MC-PMT 及其相关的读出电子数据屏蔽环境光、磁场和无线电频率的干扰。图 15.3 是一个 MCPET 系统新版本的图像,显示其在 MRI 机器的位置。

MCPET Ⅰ重构的中心空间分辨率为 2.1mm,在 511keV 的能量分辨率为 41%,具有 20ns FWHM 的一致时间分辨率。

第二个模型,即 MCPET Ⅱ,是由 72 个 2mm×2mm×5mm 的 LSO 晶体组成的环,内径为 54mm。MCPET Ⅱ晶体的排列在射线方向上可以得到 5mm 的层厚。这增加了系统的制动效率,从 MCPET Ⅰ的 14% 增加到的 34%。MCPET Ⅱ有 45% 的能量分辨率和一致时间分辨率为 26ns,由于从光纤耦合到晶体表面(2mm×5mm)的光损失,所以这两个参数都低于 MCPET Ⅰ。

随着 PET 与 MRI 的同时成像技术发展,MCPET Ⅱ首次同时获取位于 9.4 T 核磁共振光谱中离体大鼠心脏的 PET P-31 NMR 光谱信息[23],所谓的 PRADA 采集系统

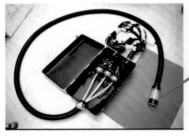

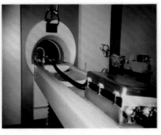

56mm 环直径
72 个 2mm×2mm×5mm LSO 闪烁体

图 15.3　左图为 MCPET 系统的探测器模块,右图为安装于 MRI 磁场中的探测器系统。

（PET 和核磁共振双重采集）。图 15.4 说明了 MCPET Ⅱ 和核磁共振探针的定位。

　　使用光纤电缆将磁共振成像敏感设备安置在远离磁铁的地方，避免在 PET 系统中使用铁磁性材料，最大限度地减少了两者之间成像方式的互相干扰。通过将 MCPET 置于 MRI 系统得到的磁共振和 PET 图像质量分析，显示不会因为干扰而产生明显伪影[24]。

2.2　固态电子学的发展

　　随着半导体探测器技术的发展，光电倍增管限制其在 MRI 中使用的主要缺点被克服了。特别是，雪崩光电二极管(APD)为今天的 PET 技术的发展铺平了道路。APD 的工作原理基于在半导体中将光子能量转换成空载流子，并通过影响电离化的进程来进行倍增。基本的结构单元是 p-n 结。当施加反向偏置电压时，靠近接合处区域的空载流子会被耗尽。电荷载体在耗尽区产生相对于电极方向的电场，并在穿越该区域时，通过碰撞电离获得足够的能量以产生电子–空穴对。新的电荷载体可以创建新的空载流子，然后不断重复。如此，就有一个雪崩的电子和空穴移动通过探测器，然后外部电路就会探测到这些电流脉冲。

　　虽然其他类型的半导体探测器，如 PIN 光电二极管，被研究作为一种光电倍增管

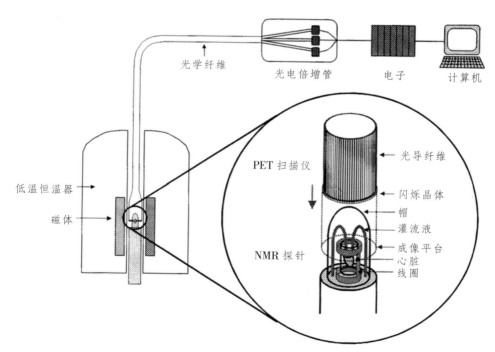

图 15.4　MCPET Ⅱ 置于带有特制 NMR 探针的 Bruker 9.4T 分光仪中的简图。(Reprinted with permission from Garlick et al. [23])

替代物,其较差的时间分辨率和高噪声特性限制了其在PET[25]中的使用。另一方面,APD因其合理时间和能量分辨率,而且非常重要的是磁场不敏感,这对于高分辨率的PET和多模态成像来说,极具吸引力,如同步PET/MRI成像。雪崩光电二极管的耐用性和小尺寸允许PET用非常小的晶体和高填充率来进行构建,但是对于没有光导或光共享屏蔽技术设计的传统光电倍增管来说是无法做到的。

20世纪80年代半导体技术的快速发展带来了一些改进,如较高的增益和增益的均匀性,这都由于更好的掺杂和硅晶片的技术发展,以及在蓝色光谱范围内更高的量子效率(超越PMT量子效率),从而使其适合与闪烁体耦合。APD与光电倍增管相比还有一个优势,即在操作时不需要高偏置电压。然而,由于内部和表面电流、电容等因素的影响,APD容易产生高噪声,由于雪崩效应过程,来自前置放大器等下游电子和噪声统计会造成电容噪声。因此,低噪声的前端电子产品要求最大限度地减少噪音,并保证良好的信号–噪声比。另一个缺点是,APD增益对温度较为敏感,因此,操作APD设备时温度监测或控制是必要的[25,26]。

PET与闪烁体组合在PET中首次应用始于Petrillo等对APD–闪烁体探测器的研究[26]。第一次用穿透APD(RAPD)测试是以NaI(T1)耦合APD的晶体,Cs–137光峰在662keV时产生10.4%FWHM的能量分辨率,在NaI发射波长(415nm)中量子效率超过50%。

随着BGO探测器单元的继续研发,BGO成为当时PET扫描仪和APD的首选晶体[25,27,28]。这些探测器模块由两个3mm×5mm×20mm BGO晶体耦合到4mm×4mm APD。原则上,模块可以堆叠形成较大的阵列。试验证明平均能量分辨率为20%的662keV的Cs–137γ射线,两模块之间一致时间分辨率为15ns FWHM(511keV),性能特点适用PET。这些结论和进一步研究的成果是第一个基于APD构建的小动物PET系统,即Sherbrooke雪崩光电二极管正电子断层成像扫描仪。该扫描仪包括256个BGO APD探测器模块[29],横向FOV为118mm,轴向FOV为10.5mm。图15.5展示了该

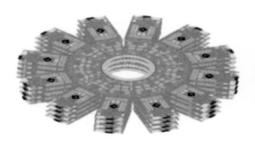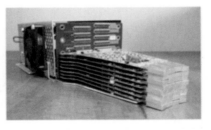

图15.5 左图为Sherbrooke小动物断层成像扫描仪的示意图，也是第一个基于PET扫描仪的LSO–APD。(Fontaine et al. [30] used with permission, ⓒ [2005] IEE)右图为一个探测器"盒"包绕着探测器环。(Reprinted with permission from Bergeron et al. [31], ⓒ [2009] IEEE)

断层成像扫描仪及其探测器模块。

有 Ce 掺杂的 LSO 晶体引入了新的探测器模块，其中就有这种包含闪烁体的 APD。LSO 优于 BGO 的一点是有更快的衰减时间（40ns 对 300ns），从而可以得到更好的时间分辨率。LSO-APD 探测器模块的几个试验证实了这种方法的可行性，特别是通过实现纳秒级时间分辨率[32,33]。各式各样的探测器配置被设计出来，如与 APD 阵列匹配的 LSO 晶体阵列的一对一耦合（图 15.6），同时使用 APD 的位置编码[14,34,35]。此外，设计超低噪声的前端电子已取得进展[36,37]。

Pichler 等对该 LSO-APD 组合的性能参数进行了评估。实验在 9.4 T 的场强下进行[38]，将 3.7mm×3.7mm×12mm LSO 晶体用聚四氟乙烯胶带包裹，通过硅活性橡胶盘将其耦合到一个直径为 3mm 的 APD，并将其放置在磁铁孔中。APD 的输出通过同轴电缆连接到前置放大器，该放大器也被放置于磁场中（图 15.7）。

两个铝盒封闭 LSO-APD 模块、NA-22 点源和前置放大器，用于屏蔽电子免受来自 MRI 的任何类型干扰。另外，用一个铜管包绕铝盒。通过一个长 11m 的同轴电缆，将磁场内的前置放大器输出至磁场外的前置放大器整合器。在安装其他组件时，如用于 APD 偏置的高压电源和多通道分析仪，也位于磁场外。该研究表明 LSO APD 探测器

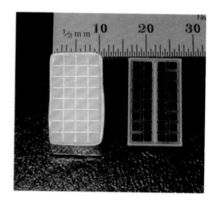

图 15.6 一个 4×8 LSO 晶体阵列和一个 4×8 非磁性 APD 阵列。（Hamamatsu S 8550）

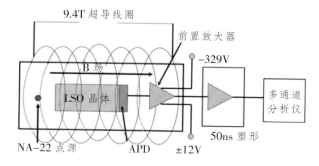

图 15.7 LSO-APD 探测器模块和前置放大器位于 9.4T 磁场内，相关电子元件位于磁场外。

模块在 9.4 T 场强中的稳定性能，对增益和磁场中的 APD 能量分辨率无依赖性（511keV 时为 14.4%）。此外，APD 电场方向的变化相对于主磁场线（平行与垂直）没有任何影响，从而证明了在磁共振成像中使用 PET 探测器模块的可行性。

3   现有仪器

已有多个研究团队正在开发用于小型动物的 PET/MRI 成像系统，还有一些更明确的新技术。在这一节中，我们将讨论当前的技术，以及未来如何发展。

3.1   现有 PET 系统

我们根据如下探测器配置，将临床前 PET/MRI 成像系统进行分类：

（1）闪烁体–PMT 组合，其中 PMT 置于低磁场，通过光导纤维将光从闪烁体引导进入。在 2.1 节中有关于此系统的详细信息；

（2）闪烁体–APD 组合，APD 和电子都位于低磁场中，光通过光导纤维将光从闪烁体引导至 APD；

（3）直接或紧密耦合的闪烁体与 APD 探测器，其中探测器模块是置于 MRI 的现场（FOV）中，也就是在强磁场中。这两种系统将在下文中进行总结；

（4）在一个紧密耦合的组件中将硅光电倍增管用于 APD。

在本节中，我们将阐述这两种直接耦合 APD 闪烁体的 PET/MRI 系统的设计，其中一种是由图宾根大学的 Judenhofer 等设计[15]，而另一种由布鲁克海文国家实验室（BNL）的 Schlyer 等开发[39]。

3.1.1   图宾根大学的 PET/MRI 小动物同时成像系统

该 PET 系统可运行于 7 T 场强的 BioSpec 70/30 超级屏蔽、冷藏功能的 MRI 中，或 7 T 场强的 ClinScan MRI 系统中[15]。该 PET 系统的一个探测器模块由包含 1.6mm×1.6mm×4.5mm LSO 晶体的 12×12 阵列通过 3mm 长的光导至 3×3 APD 阵列中并与之耦合。该系统包括 10 个这样的探测器块组成的环中。这个内径 36mm RF 线圈可使用于 PET 线圈，反过来，也适合内磁共振梯度线圈。这种设计的结果是，PET/MRI 的一个横轴 FOV 直径为 36mm。图 15.8 显示了探测器模块及其在 MRI 中的定位

APD 的输出被送入一个电荷灵敏前置放大器，在这之后缓冲到一个小于 0.0005 T 的磁场中的电子装置中，并用非磁性电子同轴电缆进行屏蔽。电路板（PCB）双面电镀铜（厚 10μm）用以屏蔽探测器模块。屏蔽模块如图 15.9c 所示。将这些屏蔽模块组装在一个环中（图 15.9b）。位于 MRI 孔内的整个结构单元如图 15.9a 所示。

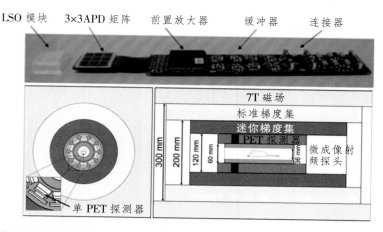

图 15.8　上图为由 LSO 晶体耦合 APD、前置放大器及印制电路组成的探测器模块；下图为 PET 线圈置于 MRI 射频线圈与梯度线圈之间。

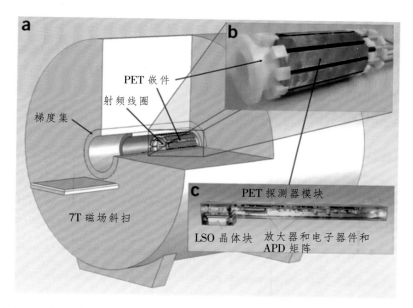

图 15.9　(a)PET 环置于扫描孔内；(b)由 10 个屏蔽探测器模块绕成环而构成的 PET 系统；(c)由镀铜电路板（PCB）所屏蔽的 PET 探测器模块。（PET insert from the Tubingen group. Reprinted with permission from Judenhofer et al. [40]）

3.1.2　BNL 的 PET/MRI 小动物同时成像系统

BNL 的 PET/MRI 小动物同时成像系统是以 RatCAP 技术为基础[39]。探测器模块由 4×8 个 2.2mm×2.2mm×5mm LSO 晶体组成的阵列，直接耦合到一个 4×8 APD 阵列。每

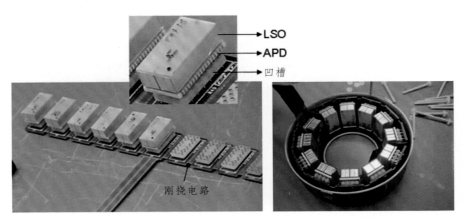

图 15.10   左图为一个由 LSO-APD 探测器模块部分填充的刚挠电路；右图为由卷起的刚挠电路组成的 PET 结构。

个探测器模块被安装在刚挠电路(图 15.10)上的一个插座中。电路中的 12 个探测器模块被卷起来组成 PET 环。

　　APD 信号的放大和数字化使用的是专门为这一系统而开发的特定应用集成电路(ASIC)[41]。ASIC 安装在刚挠电路上每个插座的背面。ASIC 的数字信号输出通过屏蔽的同轴电缆进一步路由到一个数字时戳和信号处理模块(TSPM)；在此，信号被进一步处理和缓冲，并通过光纤[42]连接至一台计算机。TSPM 放在磁孔边缘的铝框内。电源单元和数据采集计算机也在 MRI 室外。

　　PET 系统(图 15.11)被封装在一个聚甲醛塑料盒中，其内部有一个自定义设计的射频线圈，该线圈可以以正交模式运行。带有射频线圈的 PET 具有 31mm 的横轴 FOV。传输 PET 信号到 TSPM 的电缆被放置在同心分割，并可以提供屏蔽及减少涡流

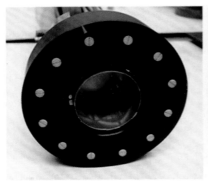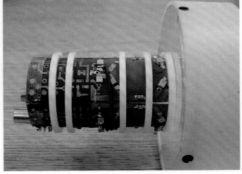

图 15.11   左图内部带有射频线圈的 PET 环，外部被聚甲醛包绕；右图为在 PET 环中定制的 MRI 线圈。

的铜片中。

在实验中，PET 环和射频线圈被放置在 9.4T 的微型 MRI 的中心，同时得到标记为 [^{11}C] 雷氯必利的大鼠大脑 PET/MRI 图像。雷氯必利与多巴胺受体在大脑中特异性结合，并反映在大脑中的 PET 信号强度的增加，如图 15.12 所示[43]。

3.2　具有位置灵敏度的雪崩光电二极管(PSAPD)

用于 PET 应用的半导体技术的一个最新发展就是引入了位置灵敏度的雪崩光电二极管(PSAPD)[44]。简而言之，PSAPD 由带有输出终端定位的连续探测器材料组成(而不是传统 APD 的像素阵列)，因此，在这些接触中所得到的雪崩信号的相对强度可以用于确定光子相互作用的确切位置，该原理与 Anger 逻辑定位(图 15.13)相类似。

有了这样的定位逻辑，得到同样的空间分辨率的情况下，PSAPD 与像素化 APD 相比，大大减少了接触终端的必要数量，从而最大限度地减少了下游加工所必需的电子器材。

反之，降低了使用该技术构建的扫描仪的成本和复杂性，尤其对小动物成像系统来说分辨率是一个关键的要求，因此必须在狭小空间内容纳所有电子产品以读取成千上万的 APD 像素。PSAPD 的测试显示，能量和时间分辨率足够用于 PET 显像，一些研

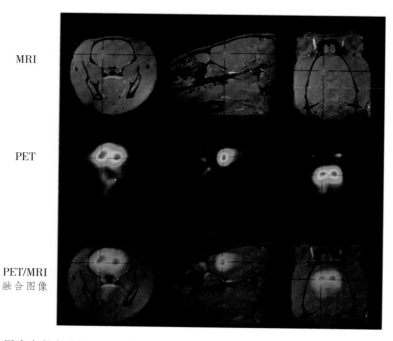

图 15.12　上图为大鼠大脑的 T1 加权 FLASH 3D 等向性图像；中间图为 PET 图像，展示对[^{11}C]雷氯必利的吸收；下图为 PET/MRI 的融合图像。

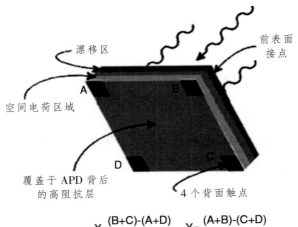

$$X = \frac{(B+C)-(A+D)}{(A+B+C+D)} \qquad Y = \frac{(A+B)-(C+D)}{(A+B+C+D)}$$

图 15.13 PSAPD 包含 A、B、C、D 4 个阳极触点用于位置编码，以及一个的顶部阴极用于能量和定时信息。如图所示,计算 A、B、C、D 信号在 X 轴和 Y 轴方向上的定位。(Reprinted with permission from Shah[45], ©[2004] IEEE. For further details on the principles of PSAPDs and PET, see [45, 46])

究小组已经开始将 PSAPD 应用于扫描仪的设计[11,47-49]。类似于 APD,PSAPD 对磁场不敏感,且电子设备较少,适合同时进行 PET/MRI 扫描,其中 PET 探测器必须可用于高场 MRI 孔内。Catana 等设计了一个具有 7T 磁场的 PET/MRI 扫描仪，同时采集 PET/MRI 图像[11](图 15.14)。

该设备的 PET 探测器由一个 8×8 阵列的 LSO 晶体模块（1.43mm×1.43mm×6mm）组成,通过光纤耦合(约长 10cm)到 14mm×14mm PSAPD 的终端上,其终端进一步连接到电荷敏感前置放大器(CSP)(图 15.14,上图)。PET 环由 16 个模块组成,如图15.14(下

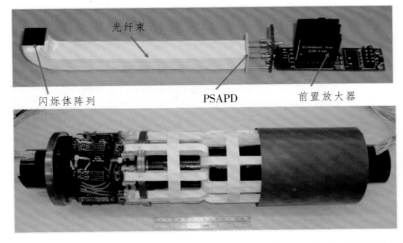

图 15.14 上图为探测器模块,包含一个由光纤耦合到 PSAPD 的 LSO 阵列;下图为 PET 探测器环,由 16 个使用铜屏蔽的探测器模块组成。(Photographs courtesy of Simon Cherry)

图)所示。同心铜柱包绕 CSP 和 MRI 孔中的相关电子器件,最大限度地减少了 PET 和 MRI 之间的电磁干扰。来自 CSP 的信号使用非磁性同轴电缆传送到远离磁场的信号处理电路。PET 环位于射频线圈和梯度线圈之间的 MRI 孔内(图 15.15a)。图 15.15b 显示的是使用该设备采集的小鼠头部 PET/MRI 图像。

由于插入了 PET 探测器,MRI 图像中没有明显的视觉伪影。MRI 对 PET 的影响涉及 MRI 脉冲期间的血流直方图的旋转,但仍可能进行独特的晶体识别。

PSAPD 另一个突出应用是深度交互(DOI)编码。对于需要高灵敏度的小动物扫描仪来说,需要足够长的闪烁晶体(10~20mm)来阻止湮没更多的 γ 射线,且探测器必须非常靠近成像物体以增加立体角覆盖范围。然而,这两个因素的组合可导致严重的视差误差。利用较少的电接触和低伽马衰减特性,通过将 PSAPD 放置在闪烁晶体的两个相对面实现深度交互编码。研究证实 PSAPD 的 DOI 编码能力[50,51],从而提高了空间分辨率。因此,PSAPD 探测器可以支持高灵敏度、兼容 PET 的高分辨率 MRI 扫描仪。

3.3 硅光电倍增管

硅光电倍增管(SiPM)是一种很有前景的新技术,结合了光电倍增管的高增益、低噪声特性和 APD 磁场不灵敏度。这种设备也称为 Geiger 模式 APD,顾名思义,APD 在偏置电压略高于其击穿点或 Geiger 模式下运行[52]。因此,SiPM 在 10^5~10^6 量级上表现出非常高的内部增益,且具有充当单光子计数器的定时特性。图 15.16 显示了 SiPM 阵列的典型结构。该阵列在 1mm×1mm 的基板上有数百到数千的微单元或微像素 APD。

一个入射光子触发电荷载体的产生,进而产生雪崩击穿。SiPM 本质上是光子计数器,为每个单元的单个或多个光子相互作用产生标准输出信号。这就是微单元阵列结构和探测器的单光子计数能力发挥作用的部分。给定区域多个光子的相互作用,多个微单元被触发到雪崩击穿。因此,阵列中发射的微单元与造成相互影响的光子在数量

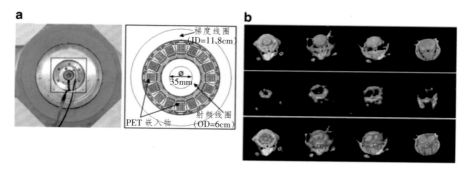

图 15.15 (a)MRI 孔内的 PET 探测器分布。(b)小鼠头部同步 PET/MRI 图像,以 ^{18}F 为示踪剂显示骨骼中的放射物摄取。上图,MRI 图像;中间,PET 图像;下图,PET/MRI 融合图像。(Reprinted with permission from Catana et al. [11])

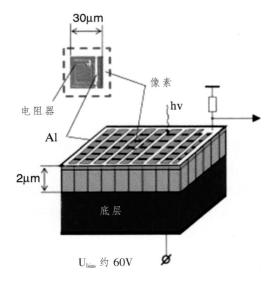

图 15.16 同一基板上包含多个微像素的 SiPM 阵列。（Adapted from [53]）

上成比例。只有当入射光子的速率使得微单元淬灭时间内仅发生单个光子相互作用，也就是说雪崩击穿后微单元 APD 恢复正常状态所需的时间,才能实现这种结果。使用电阻器将阵列中的微单元 APD 连接到一个共用的铝网格，读出阵列中的信号就可以实现被动淬灭。电阻层还用作阵列中相邻微单元之间的去耦元件。然而,这也减少了 SiPM 阵列的有效面积,从而降低其整体探测效率。

从应用于 PET 的角度来看,这些探测器主要具有以下优点:

(1)高增益、低噪声;

(2)对磁场不敏感(特别适合于 PET/MRI 成像);

(3)良好的时间分辨率(皮秒范围);

(4)相比于传统 APD,对温度依赖性低;

(5)工作电压低;

(6)生产成本低。

对具有闪烁晶体的 SiPM 的研究,如用于 PET 的 LSO/LYSO 已证明具有良好的能量和时间分辨率,以及所列出的性能优势[53-55]。然而,SiPM 的一个缺点是在 LSO/LYSO 发射波长(或光谱的蓝端)处探测效率低。因此,需要进行更多的研究来充分开发其在 PET 中的有效性。

3.4 改良 MRI 扫描仪架构

直至最近,PET 和 MRI 结合的大多数研究集中于调整 PET 仪器以适应现有 MRI 扫描仪的功能。然而,PET/MRI 扫描仪已将 MRI 进行修改,以适应 PET 探测器。接下来将介绍两种这样的系统。

3.4.1 微型 PET®–MRI 系统

微型 PET®–MRI，顾名思义，是将微型 PET®（Focus 120）小动物扫描仪安装于 MRI[5]。MRI 扫描仪是一种新型 1T 超导磁体，由间隔 80mm 的两部分组成，即采用"分裂磁铁"设计容纳 PET 探测器。该模型将 LSO 晶体（12×12 阵列）经过环形结构内的光导纤维耦合到位置灵敏的 PMT，如图 15.17 所示。

在图 15.17 中，PMT 位于磁体孔外部，径向位置为 120cm（光学纤维长度），其中场强约为 30mT。进一步用软铁对 PMT 进行屏蔽，将 PMT 的场强降至 1mT。MRI 中心安装 PET 探测器的配置，支持同时完成 PET/MRI。由于磁场的作用，而从 PMT 处获得的灵敏度和能量存在最小的衰减。然而，120cm 长的光纤电缆会因光线损失导致能量分辨率降低。使用这种分裂磁铁扫描仪采集的小鼠脑 MRI 图像，证实了其可产生高质量、高分辨率的图像。

3.4.2 场循环 MRI–PET 系统

场循环 MRI–PET 系统的操作原理是当 MRI 磁场关闭或循环为零时获取 PET 数据[58]。这种做法避免了在磁场环境中操作传统 PET 系统所面临的限制。场循环 MRI 包括两组磁体。第一组被称为极化磁，这是一种高强度磁体，可以极化其视野内的物体。

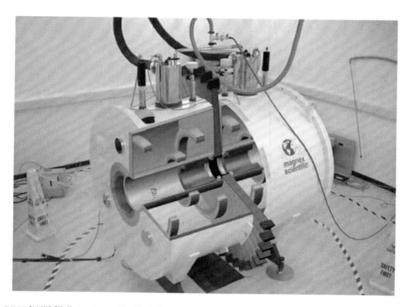

图 15.17 PET 探测器位于 MRI 分裂磁体空间的示意图。（Reprinted with permission from Lucas et al. [57],ⓒ[2006]IEEE）

极化之后,该磁体循环为零,并激活第二组磁体(低场强读出磁体),在读出磁体的拉莫尔频率下处理极化体积。在读出磁体阶段,通过发射射频脉冲和梯度线圈来激发和读出脉冲序列。完成这一阶段的脉冲序列后,读出磁体循环到零并冷却,在此期间采集 PET 图像。由于这一期间没有磁场,可以将 PMT 放置在视野内完成读取,从而能够直接耦合并避免使用减低 PMT 性能的光导。Gilbert[59]提出了这种设计(图 15.18)。MRI 系统的间隙为 9cm,以容纳 PET 系统。

该模式的其他优点是,由于读出磁体低场强保证了磁场均匀,从而降低了图像失真。与标准高磁场 MRI 相比,这一特性还降低了对射频脉冲和梯度功率的要求,从而降低了对 PET 电子设备的影响。

4　MRI 与 PET 数据采集系统的相互作用

MRI 和 PET 系统之间潜在的相互作用会降低各自的图像质量。PET 电子仪器会使 MRI 图像产生干扰和伪影,MRI 数据采集系统的磁场和辐射频率特性可能导致 PET 数据流产生多余的随机数据。在本节中,我们将介绍一些潜在的干扰,并描述减少或消除干扰的不同方法。

4.1　屏蔽方法

有三种基本的方法来最大限度地减少 PET 电子仪器和 MRI 数据采集系统之间的干扰。第一种是将电子设备远离 MRI 数据系统。该方法利用光纤将光线从闪烁晶体传输到光探测装置(PMT 或 APD)。第二种方法是将 PET 电子仪器用大量的屏蔽装置进行屏蔽,并安置在磁场孔中并最大限度地靠近 MRI 传输和接收线圈。这种方法已用于为人类设计的商业 PET 系统,同时也用于小动物扫描仪[12]。第三种方法是在 PET 和

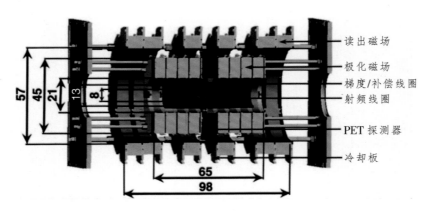

图 15.18　带有 PET 探测器的场循环 MRI 示意图。(Reprinted with permission from Gilbert et al. [59])

MRI 之间使用最小屏蔽或不使用屏蔽。这实现了 MRI 灵敏度最大化，但由于梯度场和射频脉冲对 PET 电子仪器的影响，可导致 PET 系统出现大量的随机数据。

4.2　PET 嵌入物导致的 MRI 图像退化

使用具有光纤和远程电子仪器的配置似乎能保证 MRI 图像受到的干扰最小。在使用原型 MRI 兼容 PET 系统的研究中，通过数字减影图像来显示 MRI 图像中的伪影，结果未观察到任何图像[60]。将可能含有金属成分的 PET 探测器和电子仪器放入 MRI 磁场会影响磁场的均匀性，并可能导致 MRI 的图像伪影。光电二极管或雪崩光电二极管与磁场兼容，但是使用这些设备采集无伪影的 MRI 图像，则需要保证各元件均不含任何磁性材料。

在一些 PET 系统中，PET 使用高频"时钟"信号定时，这种信号通过 PET 插件的电子仪器传播。在这种配置中，如果时钟信号与 MRI 信号频率相互接近，或者互为谐波，就可能会相互干扰。将这些频率轻微抵消就能够大大减少干扰。我们用 1.5T MRI 研究了 PET 电子仪器和硬件对 MRI 图像的影响。这些测试在 PET 没有通电的情况下进行，以证明其潜在影响。我们在 Mini Deluxe Phantom（Data Spectrum Corportation，NC USA）热点插入物中填充了一行，将短链植物油放入热斑，其余的用 1 mM $CuSO_4$ 溶液填充。图 15.19 显示了没有 PET 嵌入和 PET 嵌入并且处于开启状态时模型的中心切片 MRI 图像。黄色箭头示伪影。

因此，我们证实了在没有射频脉冲屏蔽情况下可以获得良好的 MRI 图像。由于干扰导致的轻微伪影，在图像上表现为条纹形式。通过过滤射频脉冲，我们能够消除这些伪影。

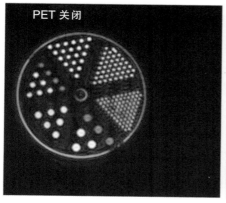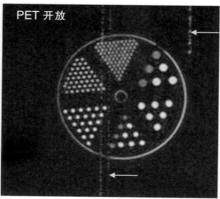

图 15.19　含有水和脂肪分辨率体模的 MRI 图像。左图中没有使用 PET 系统，右图中置入 PET 嵌入物并通电。请注意右上方 MRI 图像中用黄色箭头标示出伪影线，并延伸贯穿图像中心。

将 PET 嵌入物屏蔽就能基本上得到无噪声干扰的 MRI 图像。图 15.20 绘制的是 Simon Cherry（私人通信）一项关于 MRI 图像信噪比的研究结果，表明该比值与脉冲序列存在一致性。

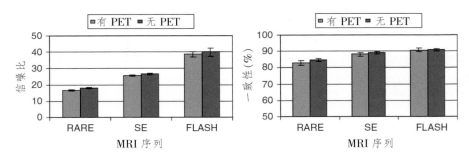

图 15.20   插入和不插入 PET 的 MRI 图像特征比较。（Plot courtesy of Simon Cherry）

4.3   MRI 对 PET 图像空间分辨率和时间分辨率的影响

显然，使用屏蔽光纤维和远程电子仪器对 PET 图像产生的干扰最小。当电子仪器放在 MRI 扫描仪内部时，会产生显著的影响。在 9.4 T 磁场下，使用非屏蔽 RatCAP 获取数据，我们观察到以下干扰[39]。如图 15.21 所示，在非屏蔽的 PET 电子仪器中，射频脉冲序列产生了非常明显噪声信号。该图显示上半部分为 MRI 脉冲序列，下半部分为 PET 单一计数。

解决方法有两种。第一种是通过门控输出射频脉冲来消除数据中的噪声。第二种

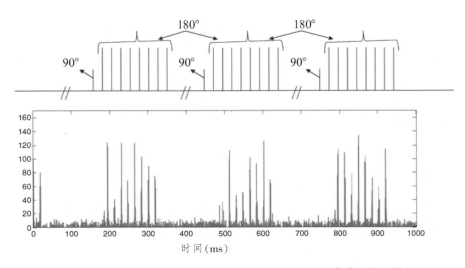

图 15.21   PET 数据显示在无屏蔽 PET 扫描仪中由 RF 脉冲导致的噪音。

是小心地屏蔽 PET 电子仪器周围的射频脉冲序列。图 15.22 展示了我们以此为目的在 BNL 设计的范例。

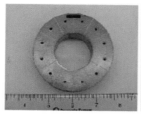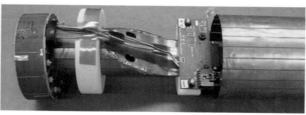

图 15.22 左图为在 BNL 设计的适用于 9.4T 磁场且具备 RF 隔离的 RatCAP 扫描仪；右图为进入整个外围屏蔽装置前带有 RF 隔离的 RatCAP。

屏蔽罩由 G–10 材料构成，表面有一层薄铜层(5μm)，以阻挡射频脉冲的穿透。屏蔽罩通过分段以减少涡流，电子仪器被放置在右图所示的辅助屏蔽罩内。

在使用经屏蔽的短光纤和 APD 的 PET/MRI 扫描仪，每秒钟计数与梯度线圈的运转计数是恒定的。图 15.23 绘制了梯度线圈转动时记录的 PET 计数。

4.4 磁场中 PSAPD 的探测效率

位置敏感的雪崩光电二极管(PSAPD)提供与单通道 APD 类似的噪声、增益和量子效率，但通过阳极之间的电荷获取位置信息。仅需要 5 个接触点以确定光子相互作用的位置，从而大大简化了电子电路。总之，PSAPD 提供了良好的能量、时间、空间分辨率，且大大降低了电子读出要求。

当使用 PSAPD 的 PET 断层扫描对均匀光源进行成像时，位置信息通常会有些失真，呈现出"针垫"效应。这种效应是由于使用 Anger 逻辑来解码事件的位置，事件在电阻片上有 4 个电极，包含 PSAPD。如果失真非常严重，则会使晶体位置的精确分割复杂化。目前已经开发出纠正这种效应的方法[61]。

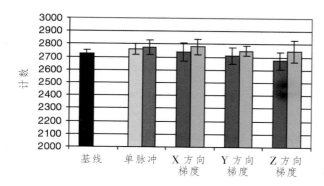

图 15.23 手术期间磁共振梯度线圈数量计数图。灰色直条表示梯度是关闭的，浅蓝色直条表示梯度是开放的。(Plot courtesy of Simon Cherry)

在磁场中放置 PSAPD 的主要潜在问题是，由于磁场的扭曲，"针垫"失真可能会更严重，错误定位事件及影响能量分辨率。在校准的 PET 系统中，使用查找表定位单个晶体，以规范单个晶体的特征，如能源、重合时间窗和效率。在磁场中绘制地图并通过这种校正一致地消除错误定位。唯一增加的问题是由于梯度场引起的失真。探索这些效应及开发算法，以使其尽量减少，并达到准确的分割晶体的效果，甚至可以使分辨率达到 1mm[61-64]。

4.5 正电子范围的磁场效应

研究人员研究了磁场对正电子范围的影响。由于正电子的范围是 PET 最终能达到的空间分辨率的限制因素之一，因此对其进行任何改进，都将改善 MRI 环境，尽管这仅适用于垂直于磁场的二维平面。

Raylman 的 Monte Carlo 研究[65]显示，高能量正电子能够大幅度改善分辨率。表 15.1 列出了所发现的 ^{18}F、^{11}C、^{15}O 和 ^{82}Rb。

Raylman 指出，非共线性湮没的退化会降低大型 PET 扫描仪分辨率，但当使用较小直径的环时影响较小。在 PET 磁场中有一些实验测量的空间分辨率得到了改善[4,66]。使用 ^{68}Ge 作为高能量的正电子源（$E_{max}=1.89$ MeV），得到表 15.2 中的结果。这些数值是在磁场关闭时与磁场开放时分别得到的横轴方向点扩散函数（PSF）的 FWHM 比值，以此反映磁场的功能（表 15.2）[67]。

表 15.1　伴或不伴 10T 磁场情况下，最大正电子能量和分辨率的变化[65]

放射性核素	最大能量（Mev）	FWHM（0 T）（mm）	FWHM（10 T）（mm）
^{18}F	0.64	3.85	3.78
^{11}C	0.96	4.24	3.85
^{15}O	1.7	5.28	3.88
^{82}Rb	3.15	8.03	4.13

表 15.2　磁场关闭时点扩散函数（PSF）的 FWHM 与磁场开放时 PSF 的 FWHM 的比值，作为 ^{68}Ge 在水中的磁场函数

场强	FWHM 关闭/FWHM 开放
0T	1.0
4.0T	1.22
5.0T	1.42
9.4T	2.05

一项类似的研究,使用了一个非常高能的正电子(3 MeV)和 7 T 磁场强度[68],其中运用理论和实验测量方法。图 15.24 是 GEANT 模拟生成的数据图解。

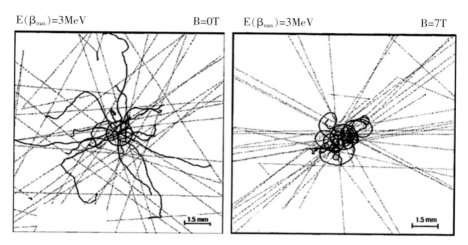

$E(\beta_{max})=3MeV$ B=0T $E(\beta_{max})=3MeV$ B=7T

1.5 mm   1.5 mm

图 15.24 0T 磁场(左)和 7T 磁场中(右)正电子的范围。(Reprinted with permission from Wirrwar et al. [68], ©[1997] IEEE)

4.6 MRI 成像用于 PET 衰减校正

PET 的一个主要优点是能够收集目标对象内部放射性分布的定量信息。然而,PET 为定量性数据,当伽马射线穿透被扫描对象后产生衰减,必须经过校正才能使用。确定某物质对伽马射线衰减作用的关键特性是它的原子序数和电子密度。当单独使用 PET 时,衰减作用通过含有正电子发射器的一个环源或者一个或多个旋转源直接测量(通常是 ^{68}Ge)。由于 PET/CT 的出现,基于 CT 扫描数据能够对衰减进行校正。这会产生一个相对准确的衰减图,虽然有些问题仍然存在,如 511keV 的 γ 射线衰减与 CT 成像中能量更低的 X 线衰减相比存在差异。

随着 MRI 转化为 PET 互补的成像方式,必须依据获取的数据对衰减进行校正。这就产生了相应的问题,因为 MRI 信号与质子密度相关,而不是与决定物体伽马衰减强弱的电子密度直接相关。已经研究了几种从 MRI 数据获取衰减地图的方法,在这里将对其进行论述。

物质对伽马射线的衰减是当伽马射线穿透物质时,该物质的电子密度起的作用。衰减的不同取决于伽马射线的能量和促成的衰减进程。CT 图像的 X 线最大能量是 140keV,而 PET 中光子量为 511keV,必须校正衰减。因此,衰减校正算法必须将来自 CT 图像的 140keV 的衰减系数转换为 511keV。这种转换可能会影响临床研究中出现的不同正常组织密度 PET 图像的衰减校正的准确性,如肺和骨。然而,在临床实践中的 CT 衰减图往往比传统的 ^{68}Ge 衍生图更准确,甚至基于能量差异得出推断,因为 CT 图像噪声水平很低,所以得到一个非常精确的目标地图。

MRI 中通常使用的方法是以某种方式将 MRI 图像进行分割,然后根据这些分割的部分对衰减进行分配[69,70]。一种方法是直接使用 MRI 图像,对骨、软组织和空气区域分配不同的衰减平均值。根据所需的复杂程度,可能会分成更多的区域。另一种方法是获得数名患者的 CT 的衰减图,并依据相应的衰减值形成一个平均衰减图。对此衰减图进行转换(拉伸和调整),以匹配特定患者的 MRI 图像。然后将此衰减校正应用于 PET 图像,以得到一个衰减校正后的图像。这种以人群为基础的方法有一些优点和缺点,优点是比较容易实现,并且不需要其他任何额外的扫描;而缺点是普通的模板必须使用一些手动或自动的拟合以适应每位患者,并且没有简单的方法来调整骨密度的差异。

对 PET 图像进行 MRI 衰减校正最常用的方法是使用某种类型的分割。用于分割的参数和组件的数量决定了模型的复杂性和准确性。不使用传输扫描的最简单的衰减校正方法是在整个成像的个体体积中使用一个统一的衰减系数。对于大脑,通常使用一个简单的椭圆模型。使用这种方法能够改进 PET 数据的精度,但是并没有产生定量性价值。早期尝试遵照该方法使用 MRI 成像数据来完成一个衰减图[71]。通过增加更多具有更好估测的衰减系数的组织,这种方法得到了改善[72]。表 15.3 给出了多个器官和组织成像参数的典型分割值。

目前仍在积极研究使用 MRI 成像对 PET 数据进行衰减校正。几篇综述[72-74]验证了这种可能性,并已开始研究相关工作。普遍的结论是,使用 MRI 成像进行衰减校正不如使用 CT 那样简单,但是可行的。将头骨分割成若干区域,分配衰减系数似乎很有效。对于躯干,似乎最合适的方法是通过调整标准器官大小和形状,将 MRI 图像标准化,以和患者匹配。

5 展望未来

开发同步 PET/MRI 功能扫描仪已迈出了第一步。在仪器改进方面还有很多问题

表 15.3 MRI 分段的典型衰减系数值

器官和组织	典型分割值(cm^{-1})
大脑	0.095~0.099
颅骨	0.143~0.151
鼻旁窦	0.054~0.055
软组织及皮肤	0.095~0.096

需要完善,而应用程序才刚起步。在多模态成像领域中,这是一个非常激动人心的时刻,相信会有不错的发展前景。

5.1　技术挑战

在同步 PET/MRI 成像技术成为一种成熟的技术之前,必须克服几项技术挑战。最终的目标是设计一个理想的系统,在这个系统中 MRI 不会显著降低 PET 图像清晰度,PET 电子仪器与 MRI 电子仪器互相不干扰, 防止伪影形成或降低 MRI 图像的信噪比。两者之间的距离越大,就越容易实现这一目标。即使数毫米的距离也将大大减少两者之间的相互作用。PET/MRI 系统中 PET 部分的任何导电材料,将需要通过调整带有 PET 嵌入物和对象的射频线圈来代偿。因此,能够从机器外部远程调整线圈就变得很重要。

另一个需要考虑的是 APD 在温度变化时的灵敏度增益。通常情况下,轻微的温度变化会就会通过大量因素改变增益。开关梯度的磁场和射频脉冲序列, 有时将会因 PET 仪器的涡流作用或者与被扫描对象产生相互影响而导致温度显著上升。温度补偿机制应纳入 PET 电子设备中以应对温度漂移。MRI 系统中的敏感接收器可以接收到的 PET 电子仪器产生噪声。正确的做法是在 PET 电子仪器中运行一个时钟频率以供应定时信号。该时钟的频率必须不同于 MRI 成像的基本频率或谐波频率,因为接收器是专为这个频率调节的,因此,在这一范围特别敏感。根据我们的经验,从 MRI 图像的信噪比考虑,对于一个 400 MHz(9.4 T)MRI 仪器,100 MHz 和 105 MHz 之间的频率差异是至关重要的。

5.2　联合 PET 技术的 MRI 波谱分析

图 15.25 显示了我们设计的 PET/MRI 成像系统在小动物模型中的特殊潜在应用。通过小鼠的研究说明了 MRI 波谱成像, 当与 PET 联用时, 可以形象地将三羧酸循环(TCA)中各个阶段的通量率转换成图像的装置,与这两种功能数据相比,能够提供时间关联。

5.3　MRI 与 PET 动态域的比较

PET 与 MRI 成像相结合时一个有趣的方面是二者时间域的比较。PET 图像的质量主要取决于其计数。这些计数是通过数秒或数小时获得的,差别不明显(忽略时间因素)。相反,MRI 成像具有相对恒定的信号,且可获得的时域取决于磁体的强度、所使用的脉冲序列和环境的弛豫常数。

MRI 的一个优点是,可以无限量地进行重复研究,所以容易进行纵向研究。相反,PET 进行这样的研究,由于正电子时间很短,通常需要 2~3 次或更多次注射放射性示踪剂。

在特定的条件下,从 PET 处获得的时间信息与 MRI 的信息密切相关。例如,小动

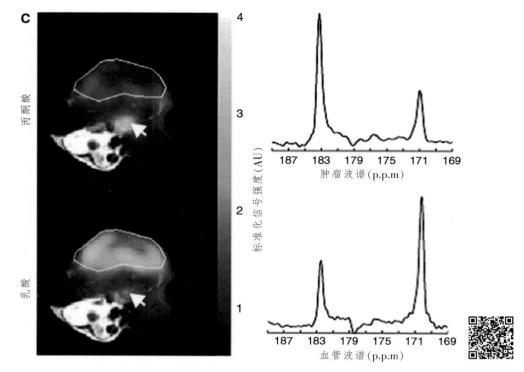

图 15.25　超极化 ^{13}C–MRS 在小鼠肿瘤成像中的应用。在使用依托泊苷(化疗剂)治疗的小鼠中代表 [1–^{13}C]–乳酸和[1–^{13}C]–丙酮酸峰值强度及来自肿瘤和血管(箭头所示)的光谱的彩色图谱。^{1}H 的灰度图像用于确定肿瘤边缘。(Reprinted with permission from Day et al. [75])

物模型的脑功能研究中需要本地化的神经活动和时间序列的激活。神经元激活消耗氧气[76]。神经激活后(特别是在大脑皮质),血流量的增加导致大量含氧血红蛋白的涌入。这种流动降低了局部脱氧血红蛋白浓度。这种效应被称为血流动力学反应(HR)。这种减少可以使用 BOLD fMRI 测量(血氧水平依赖性的功能磁共振成像)[77],这是目前最流行的功能性磁共振成像(fMRI)方法,是分析神经功能的主要实验方法之一。然而,与潜在的功能激活相比, 血管过程至少需要一个数量级的时间。一个短暂的刺激引起 HR 极限的时间通常是延迟 5~8s 后,3~4s 后即消失。^{15}O 和 PET 可用于 BOLD 信号的相关性。这是一个相对较新的区域,但是有希望为神经激活提供新的视角。^{15}O 研究已广泛用于人类脑卒中的分析[78],虽然同时进行 PET 和 MRI 可能对这些研究提供一个新的维度。

5.4　临床前和研究应用

目前正在制订的成像协议中,MRI 成像和 PET 联合用于监测相同的生理参数交叉验证,或者监测代谢活动的不同阶段,用以实现不同的目标。下面我们对这些研究的类型举例说明。

　　神经生理学的一个目标是将行为结果与可观察的非特定或背景心理功能(如意识)相结合。PET 和 fMRI 在非侵入性定位感觉功能方面取得的成功,鼓励研究人员将认知心理学的主观概念转变为客观物理量度。实验结果被解释为在认知概念和本地化程度这两者基础上的灵活定义。新的方法可以将 fMRI、¹³C MRS 和 PET 测量的脑能量与可观察的行为或更难以捉摸的参数(如意识)相结合。感官刺激实验显示了通过 BOLD 信号发现的本地化程度是否与大脑的总能量相关。当实施麻醉时,大脑的总能量将影响认知程度。脑能量对功能成像图的影响正在改变神经影像学实验的理解[79]。Gerstl 等的研究[80]是另一个将发射器的区域分布与使用 fMRI 和 PET 观察到的脑功能领域相结合的例子。他们发现,通过 PET 测量的主要受抑制的 5-羟色胺神经递质受体 5-HT1A 受体亚型的分布格局与 fMRI 视网膜脑图定义的初级和次级视皮层的功能组织相关。这项研究表明,PET 和 fMRI 相结合的多通道神经影像学可以明确神经递质受体的分布与人类大脑皮质区之间功能特化之间的关系。

　　PET 和 MRI 相结合的一个激动人心的地方是同时进行功能性成像和形态成像的能力。一个具体的例子是采用先进的 MRI 成像技术,如扩散张量成像(DTI),划定神经轨道,并将其与神经细胞的 PET 活动相结合。这种方法被用来证明肿瘤细胞侵犯锥体束,并将这一信息与测量细胞增殖的 PET 示踪剂 ¹⁸F-氟代乙-酪氨酸相关联[81]。这些数据将帮助设计更精确的术前计划,以防止破坏重要结构。

　　作为 PET 和 MRI 互补的另一个类似的例子是缺血性脑卒中,当这两者之间不匹配时,弥散加权(DW)和灌注加权(PW)磁共振成像(MRI)用来确定治疗目标。正电子发射断层扫描(PET)可以量化经 MRI 成像技术定义的组织间隔的代谢模式。在一项研究中,不匹配区域没有确切地探测出高氧摄取分数,高估了 PET 定义的半暗带[82]。

　　¹⁵O 标记水成像已经成为评估脑血流(CBF)的金标准。而一种新的技术,动脉自旋标记(ASL),可以使用 MRI 准确测量 CBF,而不使用对比剂。在 ASL 中,通过使用能够反转血中水分子净磁场的 180° 射频(RF)反向脉冲,首先磁标记下方的区域(切片)动脉血中水分子。经过一段时间(称为通过时间),这个"顺磁性示踪剂"流入其与组织中水交换的区域。反向旋转携带的血液进入相关区域,减少总的组织磁化。在此期间,抓取一个图像(称为标签图像),重点突出了这种变化。其主要优点是完全无创,由于导磁性相对不敏感,使其可能测量出绝对的脑血流(CBF),并且可多次重复测量以评估一个或更多的干预或着进行灌注功能磁共振成像[83]。在一项研究中,三名癫痫患者和结节性硬化症患者分别进行了 ASL 脑部 MRI 和正电子发射断层扫描(PET)检查,结果显示均与电生理数据密切相关[84]。Chen 等[85]比较了经流动敏感交互翻转恢复(FAIR)ASL 灌注法测量的脑血流量变化(ΔCBF)与使用 H₂¹⁵O PET 测得的结果,后者被认为

是体内 CBF 成像的金标准。他们拍摄了一组健康志愿者在相同条件下的成像,研究在 5 个水平的视觉刺激和 1 个水平高碳酸血症情况下,局部和全脑 CBF 的变化。使用 3 种类型的兴趣区(ROI)对 CBF 的变化进行比较,发现相互之间关系密切[85]。

海马体的大小与阿尔茨海默病的发展有一定的相关性。近年来,一种 PET 混合物经匹兹堡大学(Pittsburg Compound B 或 PIB)研究人员改进,并申请了专利,显然是淀粉样斑块的标志物。一项旨在研究老年人海马体大小、PIB 的吸收和认知功能障碍程度之间关系的研究[86],这项研究阐述了 MRI 测得的解剖细节如何与激活、酶浓度或者其他措施的生理过程相关联,得到一个更清晰的结构和功能之间的相关性。

同步 PET/MRI 图像的进一步应用,通过图宾根系统得到的小鼠结肠癌吸收结果[40],显示活跃区域与退化区域相比存在选择性吸收(图 15.26)。

相应的磁共振成像图像也显示出肿瘤的活跃区域存在对比剂摄取的增加,同时,在同一时间,提供高分辨率的结构信息。因此,PET 和 MRI 相结合,能准确定位活跃区域与炎症或坏死的肿瘤区域。

5.5 多模态探针

基于上述讨论,同步使用 PET 和 MRI 获得的信息总量明显大于各部分相加的总和。PET 和 MRI 要实现真正的同步,必须具有相同的药效学特性。多模态对比剂和探针的开发将有助于解决这个问题[87]。尽管这些探针提供了丰富的信息,但它们的发展远远不够,这对于合成化学家来说仍是一项重大挑战[88]。图 15.27 显示基于 MRI 活性纳米颗粒的多模态探针的实例。

将适当的分子附着到纳米颗粒上,可以让这些探针对其他成像模式敏感(如光学)。在直观发现解剖学改变之前,通常可通过改变的分子配置和(或)细胞行为,识别疾病的发展过程。我们在这方面了解得越多,就越觉得这似乎是一种普遍现象。深入了解这些过程有助于:①疾病的早期探测;②更精确的预后和个性化治疗;③监测治疗效果;④提高我们对于活体中细胞行为和完整环境中细胞之间相互作用的理解。PET 分子成像已经深刻地影响了我们对包括癌症研究和神经科学在内的许多方面临床前和临床领域的理解。MRI 正处于从结构和功能成像到分子成像的早期阶段,但这需要相当长远的发展。PET 和 MRI 的联合应用及多模态成像的提出,对于促进我们关于细胞病理生理的认识具有极其重要的价值。

纳米颗粒不仅可以为癌症患者提供灵敏和特异的影像学信息,而且还可以选择性地投递抗癌药物至肿瘤部位[89,91]。有一些使用纳米颗粒作为药物递送剂的例子[93,92];最近,磁导纳米颗粒已用于将治疗药物输送到特定区域[94]。虽然已经证明使用靶向磁性氧化铁纳米颗粒(MINO)用于肿瘤成像和治疗的可行性,但仍需要制备具有较高特异性和灵敏度的肿瘤靶向成像探针的方法和策略[95,96]。使用纳米颗粒进行治疗的额外益

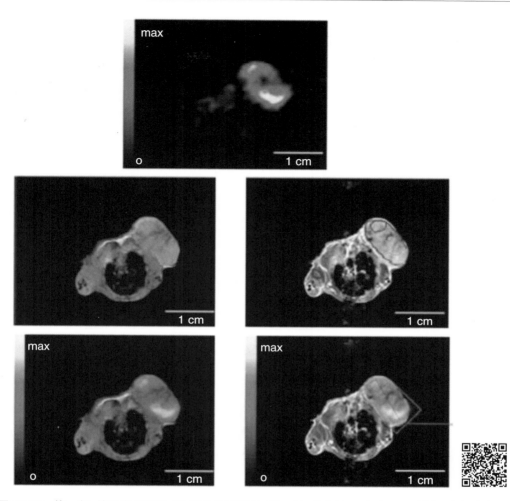

图 15.26 第一行,结肠癌摄取的 ^{18}F–FLT PET 图像;第二行,相应的 T1 加权 MRI 图像,左侧为注入对比剂前增强 MRI,右侧为注入对比剂后增强 MRI;第三行,PET/MRI 融合图像。(Reprinted with permission from Judenhofer et al. [40])

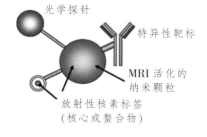

光学探针

特异性靶标

MRI 活化的
纳米颗粒

放射性核素标签
(核心或螯合物)

图 15.27 多模态纳米颗粒可同时用于 PET 和磁共振成像。

处是需要治疗药物保留在纳米粒子中,直到它达到所需部位。经过20年的努力,氧化铁纳米粒子已经成为一个强大的平台,但尚未在临床广泛使用[96]。如何优化纳米颗粒治疗药物的结构,使其将药物递送至肿瘤部位,并能够实现磁场对磁性定向药物优化投递存在问题。将MRI对纳米颗粒的可视化与PET对纳米颗粒浓度的量化相结合,我们有了一个强大的工具来研究这些纳米颗粒。用PET示踪剂标记治疗性药物,经MRI追踪这些纳米颗粒的吸收,当药物在体内分解后,纳米颗粒让我们清楚看到药物的结果。这就有可能在核心标记一个磁性活化的纳米颗粒,观察纳米颗粒的磁性在体内随着时间推移而改变,导致信号减弱。同时使用PET信号跟踪纳米粒子中铁原子的总量及分布,无论铁原子化学形式如何,它都具有灵敏度。

　　附着于纳米颗粒的各种生物分子已用于体内和体外研究。迄今为止,研究表明覆膜纳米颗粒对细胞活力和功能影响最小。示例包括:

　　(1)单克隆抗体。最初的两种方法是耦联葡聚糖包覆的颗粒至单克隆抗体和HIV-tat-肽。第一种情况下,颗粒在细胞内的小囊泡或内涵体内消亡,第二种情况下则是在细胞核内消亡。

　　(2)干细胞。干细胞作为递送载体,为靶向治疗蛋白到达受损或退化的中枢神经系统创造了机会,目前大多数细胞成像的研究是在中枢神经系统(CNS)疾病模型上进行的,最近因心肌梗死受到关注。

　　(3)细胞迁移和细胞转染。CNS中细胞移植后细胞迁移的一些MRI成像实例。

　　(4)转染剂。另一个有趣的领域是利用氧化铁纳米微粒包覆转染试剂(TA)。转染剂通常带正电荷,迅速结合到带负电荷的细胞膜,并能经穿透相关的大分子(即寡核苷酸)进入细胞。相同概念适用于SPIO颗粒的细胞内递送。

　　我们将可定量绘制这些分子成像探针的动力学,并测量其最终浓度。这两种显像剂的比例存在差异。基于铁的MRI对比剂通常需要 $50\sim100\mu mol/kg$ 的铁以提供良好的半定量图像,而PET示踪剂通常需要约 $1nmol/kg$ 的示踪剂。通过联合使用,我们获得PET示踪剂的灵敏度和定量,同时MRI对比剂的解剖灵敏度获得精确位置和体积,这样可以校正PET图像中的小结构的部分体积效应。

6　总结

　　PET与MRI相结合的仪器和应用刚起步,与多模态成像相结合的目标是可以实现的。同时,从多个角度观察代谢或生理过程的能力,为我们提供了一个理解自然的新角度。我们相信PET/MRI是这些新发展的基石。甚至更多的形式,如光学和超声技术可能也会与PET/MRI相结合,在不久的将来,这无疑将是人类和小动物临床前研究的有价值的工具。

致谢：这项研究得到了美国能源部（OBER）（DE–AC02–98CH10886）的支持。

参考文献

1. Shokeen M, Fettig NM, Rossin R (2008) Synthesis, in vitro and in vivo evaluation of radiolabeled nanoparticles. Q J Nucl Med Mol Imaging 52:267–77.
2. Townsend DW, Cherry SR (2001) Combining anatomy and function: the path to true image fusion. Eur Radiol 11:1968–74.
3. Yamamoto S, Kuroda K, Senda M (2003) Scintillator selection for MR-compatible gamma detectors. Nuclear Science, IEEE Transactions on 50:1683–1685.
4. Christensen NL, Hammer BE, Heil BG, Fetterly K (1995) Positron emission tomography within a magnetic field using photomultiplier tubes and lightguides. Phys Med Biol 40:691–7.
5. Lucas AJ, Hawkes RC, Ansorge RE, Williams GB, Nutt RE, Clark JC, et al. (2006) Development of a combined microPET-MR system. Technol Cancer Res Treat 5:337–41.
6. Marsden PK, Strul D, Keevil SF, Williams SC, Cash D (2002) Simultaneous PET and NMR. Br J Radiol 75 Spec No:S53-9.
7. Shao Y, Cherry SR, Farahani K, Meadors K, Siegel S, Silverman RW, et al. (1997) Simultaneous PET and MR imaging. Phys Med Biol 42:1965–70.
8. Shao Y, Cherry SR, Farahani K, Slates R, Silverman RW, Meadors K, et al. (1997) Development of a PET detector system compatible with MRI/NMR systems. Nuclear Science, IEEE Transactions on 44:1167–1171.
9. Slates R, Cherry S, Boutefnouchet A, Yiping S, Dahlborn M, Farahani K (1999) Design of a small animal MR compatible PET scanner. Nuclear Science, IEEE Transactions on 46:565–570.
10. Catana C, Procissi D, Wu Y, Judenhofer MS, Qi J, Pichler BJ, et al. (2008) Simultaneous in vivo positron emission tomography and magnetic resonance imaging. Proc Natl Acad Sci U S A 105:3705–10.
11. Catana C, Wu Y, Judenhofer MS, Qi J, Pichler BJ, Cherry SR (2006) Simultaneous acquisition of multislice PET and MR images: initial results with a MR-compatible PET scanner. J Nucl Med 47:1968–76.
12. Pichler BJ, Judenhofer MS, Catana C, Walton JH, Kneilling M, Nutt RE, et al. (2006) Performance test of an LSO-APD detector in a 7-T MRI scanner for simultaneous PET/MRI. J Nucl Med 47:639–47.
13. Pichler BJ, Judenhofer MS, Wehrl HF (2008) PET/MRI hybrid imaging: devices and initial results. Eur Radiol 18:1077–86.
14. Schlyer D, Rooney W, Woody C, Vaska P, Kriplani A, Stoll S (2004) Development of a simultaneous PET/MRI scanner. Nuclear Science Symposium Conference Record, 2004 IEEE, vol. 6, pp. 3419–3421 Vol. 6.
15. Judenhofer MS, Catana C, Swann BK, Siegel SB, Jung WI, Nutt RE, et al. (2007) PET/MR images acquired with a compact MR-compatible PET detector in a 7-T magnet. Radiology 244:807–14.
16. Woody C, Schlyer D, Vaska P, Tomasi D, Solis-Najera S, Rooney W, et al. (2007) Preliminary studies of a simultaneous PET/MRI scanner based on the RatCAP small animal tomograph. Nuclear Instruments and Methods in Physics Research Section A: Accelerators, Spectrometers, Detectors and Associated Equipment 571:102–105.
17. Junnarkar SS, Fried J, O'Connor P, Radeka V, Vaska P, Purschke M, et al. (2006) MRI Compatible G-Link and PCI Based Data Acquisition Hardware for the RatCAP Scanner. Nuclear Science Symposium Conference Record, 2006. IEEE, vol. 1, pp. 380–383.
18. Cutler PD, Cherry SR, Hoffman EJ, Digby WM, Phelps ME (1992) Design features and performance of a PET system for animal research. J Nucl Med 33:595–604.
19. Hammer BE. NMR-PET scanner apparatus US Patent Number 4,939, 464. 1990.
20. Moses WW, Derenzo SE, Budinger TF (1994) PET detector modules based on novel detector technologies. Nuclear Instruments and Methods in Physics Research Section A: Accelerators,

Spectrometers, Detectors and Associated Equipment 353:189–194.

21. Cherry SR, Shao Y, Siegel S, Silverman RW, Mumcuoglu E, Meadors K, et al. (1995) Optical fiber readout of scintillator arrays using a multi-channelPMT: a high resolution PET detector for animal imaging. vol. 3, pp.

22. Cherry SR, Shao Y, Tornai MP, Siegel S, Ricci AR, Phelps ME (1995) Collection of scintillation light from small BGO crystals. IEEE Transactions on Nuclear Science 42:1058–1063.

23. Garlick PB, Marsden PK, Cave AC, Parkes HG, Slates R, Shao Y, et al. (1997) PET and NMR dual acquisition (PANDA): applications to isolated, perfused rat hearts. NMR Biomed 10:138–42.

24. Slates RB, Farahani K, Shao Y, Marsden PK, Taylor J, Summers PE, et al. (1999) A study of artefacts in simultaneous PET and MR imaging using a prototype MR compatible PET scanner. Phys Med Biol 44:2015–27.

25. Lecomte R, Schmitt D, Lightstone AW, McIntyre RJ (1985) Performance characteristics of BGO-silicon avalanche photodiode detectors for PET. IEEE Transactions on Nuclear Science 32:482–486.

26. Petrillo GA, McIntyre RJ, Lecomte R, Lamoureux G, Schmitt D (1984) Scintillation detection with large-area reach-through avalanche photodiodes. IEEE Transactions on Nuclear Science 31:417–423.

27. Lecomte R, Martel C, Carrier C (1989) Status of BGO-avalanche photodiode detectors for spectroscopic and timing measurements. Nucl. Instrum. Meth. Phys. Res 278:585–597.

28. Lecomte R, Cadorette J, Jouan A, Heon M, Rouleau D, Gauthier G (1990) High resolution positron emission tomography with a prototypecamera based on solid state scintillation detectors. IEEE Transactions on Nuclear Science 37:805–811.

29. Lecomte R, Cadorette J, Rodrigue S, Lapointe D, Rouleau D, Bentourkia M, et al. (1996) Initial results from the Sherbrooke avalanche photodiode positron tomograph. Nuclear Science, IEEE Transactions on 43:1952–1957.

30. Fontaine R, Belanger F, Viscogliosi N, Semmaoui H, Tetrault MA, Michaud JB, et al. (2005) The architecture of LabPET/spl trade/, a small animal APD-based digital PET scanner. Nuclear Science Symposium Conference Record, 2005 IEEE, vol. 5, pp. 2785–2789.

31. Bergeron M, Cadorette J, Beaudoin JF, Lepage MD, Robert G, Selivanov V, et al. (2009) Performance Evaluation of the LabPET APD-Based Digital PET Scanner. Nuclear Science, IEEE Transactions on 56:10–16.

32. Schmelz C, Bradbury SM, Holl I, Lorenz E, Renker D, Ziegler S (1995) Feasibility study of an avalanche photodiode readout for a highresolution PET with nsec time resolution. IEEE Transactions on Nuclear Science 42:1080–1084.

33. Casey ME, Dautet H, Waechter D, Lecomte R, Eriksson L, Schmand M, et al. (1998) An LSO block detector for PET using an avalanche photodiode array. vol. 2, pp.

34. Pichler BJ, Swann BK, Rochelle J, Nutt RE, Cherry SR, Siegel SB (2004) Lutetium oxyorthosilicate block detector readout by avalanche photodiode arrays for high resolution animal PET. Phys Med Biol 49:4305–19.

35. Pichler B, Boning C, Lorenz E, Mirzoyan R, Pimpl W, Schwaiger M, et al. (1998) Studies with a prototype high resolution PET scanner based onLSO-APD modules. IEEE Transactions on Nuclear Science 45:1298–1302.

36. Binkley DM, Puckett BS, Casey ME, Lecomte R, Saoudi A (1999) A power efficient, low noise, wideband, integrated CMOSpreamplifier for LSO/APD PET systems. vol. 1, pp.

37. Lecomte R, Pepin CM, Lepage MD, Pratte JF, Dautet H, Binkley DM (2001) Performance analysis of phoswich/APD detectors and low-noise CMOSpreamplifiers for high-resolution PET systems. IEEE Transactions on Nuclear Science 48:650–655.

38. Pichler B, Lorenz E, Mirzoyan R, Pimpl W, Roder F, Schwaiger M, et al. (1997) Performance test of a LSO-APD PET module in a 9.4 Tesla magnet. Nuclear Science Symposium, 1997. IEEE, vol. 2, pp. 1237–1239 vol.2.

39. Schlyer D, Vaska P, Tomasi D, Woody C, Maramraju SH, Southekal S, et al. (2007) A Simultaneous PET/MRI scanner based on RatCAP in small animals. Nuclear Science Symposium Conference Record, 2007. NSS '07. IEEE, vol. 5, pp. 3256–3259.

40. Judenhofer MS, Wehrl HF, Newport DF, Catana C, Siegel SB, Becker M, et al. (2008) Simultaneous PET-MRI: a new approach for functional and morphological imaging. Nat Med

14:459–65.

41. Pratte JF, Junnarkar S, Deptuch G, Fried J, O'Connor P, Radeka V, et al. (2008) The RatCAP Front-End ASIC. Nuclear Science, IEEE Transactions on 55:2727–2735.

42. Junnarkar SS, Fried J, Southekal S, Pratte JF, O'Connor P, Radeka V, et al. (2008) Next Generation of Real Time Data Acquisition, Calibration and Control System for the RatCAP Scanner. Nuclear Science, IEEE Transactions on 55:220–224.

43. Maramraju SH, Junnarkar S, Ravindranath B, Southekal S, Stoll S, Smith SD, et al. (2008) An MR compatible PET scanner based on RatCAP for small animal imaging at 9.4T. Nuclear Science Symposium Conference Record, 2008. NSS '08. IEEE, pp. 3679–3682.

44. Karplus E, Farrell R, Shah K. Position sensitive solid state detector with internal gain. US patent No : 6,998,619 B2. 2004.

45. Shah KS, Grazioso R, Farrell R, Glodo J, McClish M, Entine G, et al. (2004) Position sensitive APDs for small animal PET imaging. IEEE Transactions on Nuclear Science 51:91–95.

46. Burr KC, Ivan A, LeBlanc J, Zelakiewicz S, McDaniel DL, Kim CL, et al. (2003) Evaluation of a position sensitive avalanche photodiode for PET. Nuclear Science, IEEE Transactions on 50:792–796.

47. Levin CS, Foudray AMK, Olcott PD, Habte F (2004) Investigation of position sensitive avalanche photodiodes for a new high-resolution PET detector design. Nuclear Science, IEEE Transactions on 51:805–810.

48. Yang Y, Wu Y, Qi J, St James S, Du H, Dokhale PA, et al. (2008) A prototype PET scanner with DOI-encoding detectors. Journal of Nuclear Medicine 49:1132.

49. Burr KC, Ivan A, Castleberry DE, LeBlanc JW, Shah KS, Farrell R, et al. (2004) Evaluation of a prototype small-animal PET detector with depth-of-interaction encoding. IEEE Transactions on Nuclear Science 51:1791–1798.

50. Dokhale PA, Silverman RW, Shah KS, Grazioso R, Farrell R, Glodo J, et al. (2004) Performance measurements of a depth-encoding PET detector module based on position-sensitive avalanche photodiode read-out. Physics in Medicine and Biology 49:4293–4304.

51. Yang Y, Dokhale PA, Silverman RW, Shah KS, McClish MA, Farrell R, et al. (2006) Depth of interaction resolution measurements for a high resolution PET detector using position sensitive avalanche photodiodes. Physics in Medicine and Biology 51:2131–2142.

52. Saveliev V, Golovin V (2000) Silicon avalanche photodiodes on the base of metal-resistor-semiconductor (MRS) structures. Nuclear Instruments and Methods in Physics Research Section A: Accelerators, Spectrometers, Detectors and Associated Equipment 442:223–229.

53. Otte AN, Barral J, Dolgoshein B, Hose J, Klemin S, Lorenz E, et al. (2005) A test of silicon photomultipliers as readout for PET. Nuclear Instruments and Methods in Physics Research Section A: Accelerators, Spectrometers, Detectors and Associated Equipment 545:705–715.

54. Llosa G, Belcari N, Bisogni MG, Collazuol G, Del Guerra A, Marcatili S, et al. (2008) Evaluation of the first Silicon Photomultiplier matrices for a small animal PET scanner. Nuclear Science Symposium Conference Record, 2008. NSS '08. IEEE, pp. 3574–3580.

55. Llosa G, Belcari N, Bisogni MG, Collazuol G, Marcatili S, Moehrs S, et al. (2009) Energy and Timing Resolution Studies With Silicon Photomultipliers (SiPMs) and 4-Pixel SiPM Matrices for PET. Nuclear Science, IEEE Transactions on 56:543–548.

56. Herbert DJ, Saveliev V, Belcari N, D'Ascenzo N, Del Guerra A, Golovin A (2006) First results of scintillator readout with silicon photomultiplier. Nuclear Science, IEEE Transactions on 53:389–394.

57. Lucas AJ, Hawkes RC, Guerra P, Ansorge RE, Nutt RE, Clark JC, et al. (2006) Development of a combined microPET®-MR system. Nuclear Science Symposium Conference Record, 2006. IEEE, vol. 4, pp. 2345–2348.

58. Gilbert K, Handler W, Scholl T, Odegaard J, Chronik B (2006) Design of field-cycled magnetic resonance systems for small animal imaging. Physics in Medicine and Biology 51:2825–2842.

59. Gilbert KM, Scholl TJ, Handler WB, Alford JK, Chronik BA (2009) Evaluation of a positron emission tomography (PET)-compatible field-cycled MRI (FCMRI) scanner. Magn Reson Med.

60. Slates R, Shao Y, Farahani K, Marsden PK, Cherry SR, Meadors K, et al. (1997) Assessment of artifacts in simultaneous PET and MR imaging. Nuclear Science Symposium, 1997. IEEE,

vol. 2, pp. 1357–1360 vol.2.

61. Zhang Z, Olcott PD, Levin CS (2007) A New Positioning Algorithm for Position-Sensitive Avalanche Photodiodes. Nuclear Science, IEEE Transactions on 54:433–437.

62. Chaudhari AJ, Joshi AA, Yibao W, Leahy RM, Cherry SR, Badawi RD (2008) Spatial distortion correction and crystal identification for position-sensitive avalanche photodiode-based PET scanners. Nuclear Science Symposium Conference Record, 2008. NSS '08. IEEE, pp. 5045–5052.

63. Chaudhari AJ, Joshi AA, Yibao W, Leahy RM, Cherry SR, Badawi RD (2009) Spatial Distortion Correction and Crystal Identification for MRI-Compatible Position-Sensitive Avalanche Photodiode-Based PET Scanners. Nuclear Science, IEEE Transactions on 56:549–556.

64. Zhang J, Foudray AMK, Olcott PD, Farrell R, Shah K, Levin CS (2007) Performance Characterization of a Novel Thin Position-Sensitive Avalanche Photodiode for 1 mm Resolution Positron Emission Tomography. Nuclear Science, IEEE Transactions on 54:415–421.

65. Raylman RR, Hammer BE, Christensen NL (1996) Combined MRI-PET scanner: a Monte Carlo evaluation of the improvements in PET resolution due to the effects of a static homogeneous magnetic field. Nuclear Science, IEEE Transactions on 43:2406–2412.

66. Hammer BE, Christensen NL (1995) Measurement of positron range in matter in strong magnetic fields. Nuclear Science, IEEE Transactions on 42:1371–1376.

67. Hammer BE, Christensen NL, Heil BG (1994) Use of a magnetic field to increase the spatial resolution of positron emission tomography. Med Phys 21:1917–20.

68. Wirrwar A, Vosberg H, Herzog H, Halling H, Weber S, Muller-Gartner HW (1997) 4.5 tesla magnetic field reduces range of high-energy positrons-potential implications for positron emission tomography. Nuclear Science, IEEE Transactions on 44:184–189.

69. Zaidi H, Hasegawa B (2003) Determination of the attenuation map in emission tomography. J Nucl Med 44:291–315.

70. Zaidi H, Montandon ML, Slosman DO (2003) Magnetic resonance imaging-guided attenuation and scatter corrections in three-dimensional brain positron emission tomography. Med Phys 30:937–48.

71. Rowell NP, Glaholm J, Flower MA, Cronin B, McCready VR (1992) Anatomically derived attenuation coefficients for use in quantitative single photon emission tomography studies of the thorax. Eur J Nucl Med 19:36–40.

72. Zaidi H (2007) Is MR-guided attenuation correction a viable option for dual-modality PET/MR imaging? Radiology 244:639–42.

73. Hofmann M, Pichler B, Scholkopf B, Beyer T (2009) Towards quantitative PET/MRI: a review of MR-based attenuation correction techniques. Eur J Nucl Med Mol Imaging 36 Suppl 1:S93–104.

74. Beyer T, Weigert M, Quick HH, Pietrzyk U, Vogt F, Palm C, et al. (2008) MR-based attenuation correction for torso-PET/MR imaging: pitfalls in mapping MR to CT data. Eur J Nucl Med Mol Imaging 35:1142–6.

75. Day SE, Kettunen MI, Gallagher FA, Hu DE, Lerche M, Wolber J, et al. (2007) Detecting tumor response to treatment using hyperpolarized 13C magnetic resonance imaging and spectroscopy. Nat Med 13:1382–7.

76. Thompson JK, Peterson MR, Freeman RD (2003) Single-neuron activity and tissue oxygenation in the cerebral cortex. Science 299:1070–2.

77. Belliveau JW, Cohen MS, Weisskoff RM, Buchbinder BR, Rosen BR (1991) Functional studies of the human brain using high-speed magnetic resonance imaging. J Neuroimaging 1:36–41.

78. Mountz JM (2007) Nuclear medicine in the rehabilitative treatment evaluation in stroke recovery. Role of diaschisis resolution and cerebral reorganization. Eura Medicophys 43:221–39.

79. van Eijsden P, Hyder F, Rothman DL, Shulman RG (2009) Neurophysiology of functional imaging. Neuroimage 45:1047–54.

80. Gerstl F, Windischberger C, Mitterhauser M, Wadsak W, Holik A, Kletter K, et al. (2008) Multimodal imaging of human early visual cortex by combining functional and molecular measurements with fMRI and PET. Neuroimage 41:204–11.

81. Stadlbauer A, Polking E, Prante O, Nimsky C, Buchfelder M, Kuwert T, et al. (2009) Detection of tumour invasion into the pyramidal tract in glioma patients with sensorimotor deficits by correlation of (18)F-fluoroethyl-L: -tyrosine PET and magnetic resonance diffusion tensor imaging. Acta Neurochir (Wien) 151:1061–9.

82. Sobesky J, Zaro Weber O, Lehnhardt FG, Hesselmann V, Neveling M, Jacobs A, et al. (2005) Does the mismatch match the penumbra? Magnetic resonance imaging and positron emission tomography in early ischemic stroke. Stroke 36:980–5.

83. Wolf RL, Detre JA (2007) Clinical neuroimaging using arterial spin-labeled perfusion magnetic resonance imaging. Neurotherapeutics 4:346–59.

84. Wissmeyer M, Altrichter S, Pereira VM, Viallon M, Federspiel A, Seeck M, et al. (2009) Arterial spin-labeling MRI perfusion in tuberous sclerosis: Correlation with PET. J Neuroradiol.

85. Chen JJ, Wieckowska M, Meyer E, Pike GB (2008) Cerebral Blood Flow Measurement Using fMRI and PET: A Cross-Validation Study. Int J Biomed Imaging 2008:516359.

86. Jack CR, Jr., Lowe VJ, Senjem ML, Weigand SD, Kemp BJ, Shiung MM, et al. (2008) 11C PiB and structural MRI provide complementary information in imaging of Alzheimer's disease and amnestic mild cognitive impairment. Brain 131:665–80.

87. Jennings LE, Long NJ (2009) 'Two is better than one'--probes for dual-modality molecular imaging. Chem Commun (Camb):3511–24.

88. Cheon J, Lee JH (2008) Synergistically integrated nanoparticles as multimodal probes for nanobiotechnology. Acc Chem Res 41:1630–40.

89. Gupta AK, Naregalkar RR, Vaidya VD, Gupta M (2007) Recent advances on surface engineering of magnetic iron oxide nanoparticles and their biomedical applications. Nanomed 2:23–39.

90. Hanessian S, Grzyb JA, Cengelli F, Juillerat-Jeanneret L (2008) Synthesis of chemically functionalized superparamagnetic nanoparticles as delivery vectors for chemotherapeutic drugs. Bioorg Med Chem 16:2921–31.

91. Yang CH, Huang KS, Lin YS, Lu K, Tzeng CC, Wang EC, et al. (2009) Microfluidic assisted synthesis of multi-functional polycaprolactone microcapsules: incorporation of CdTe quantum dots, Fe3O4 superparamagnetic nanoparticles and tamoxifen anticancer drugs. Lab Chip 9:961–5.

92. Peng XH, Qian X, Mao H, Wang AY, Chen ZG, Nie S, et al. (2008) Targeted magnetic iron oxide nanoparticles for tumor imaging and therapy. Int J Nanomedicine 3:311–21.

93. Murakami T, Tsuchida K (2008) Recent advances in inorganic nanoparticle-based drug delivery systems. Mini Rev Med Chem 8:175–83.

94. Barry SE (2008) Challenges in the development of magnetic particles for therapeutic applications. Int J Hyperthermia 24:451–66.

95. McCarthy JR, Weissleder R (2008) Multifunctional magnetic nanoparticles for targeted imaging and therapy. Adv Drug Deliv Rev 60:1241–51.

96. Xie J, Huang J, Li X, Sun S, Chen X (2009) Iron oxide nanoparticle platform for biomedical applications. Curr Med Chem 16:1278–94.

第 16 章

临床前 PET-OI 双模态成像的概念及设备

Jörg Peter

1 动机

通过 CT 或 MRI 提供的对解剖结构的认识来解释功能和分子数据具有很多优点，将两种成像方式结合，如 PET 和光学成像(OI)，后者包括生物发光成像(BLI)，荧光介导成像(FMI)和荧光介导断层扫描(FMT)，乍看之下似乎不是很有必要。然而，其在药物的研究和发展方面有很多潜在的应用，例如，利用完全集成的时间分辨 PET-OI 双模态仪器进行转化研究设计或合作的药代动力学建模。在撰写本文时(2011 年)，体内成像仪器的发展还处于婴儿阶段，即基于光子的高散射性，光在组织中的分布一般局限于小体积中，因此，在非均匀介质中不容易发现涉及三维断层图像重建的复杂反问题的解决方案，故研究主要集中在小动物(特别是小鼠)的临床前应用。本章提供了当前状态的双模态集成概念的综述，包括概念的提出和分别用于小动物 PET-OI 的工作系统，通过最近发表文献中的方法分为以下几种类型：

(1)通过次感元模块化组合体现的系统方法；

(2)双模态系统，使用反射镜从多能级光子流中提取光学光子，用于 PET 系统视场(FOV)外进行外部探测；

(3)使用单光子传感器系统，用于探测高能(PET)和低能(光学)的光子；

(4)完全集成系统，使用直接安装在 PET 探测器 FOV 前方和内部的光学探测器。

J. Peter (✉)
Division of Medical Physics in Radiology, German Cancer Research Center (DKFZ),
Heidelberg, Germany
e-mail: j.peter@dkfz-heidelberg.de

1.1　多模态成像技术的论证

　　识别和选择适当的分子靶标(基因、蛋白质)是关键的先决条件,不仅是分子途径中的关键组成部分,也是用于分子成像的合格靶标及用于治疗药物开发的潜在选择。一旦目标被选中,它需要与一个成像探针相连接,用来把体内的靶标信号信息携带至外部定位成像传感器。虽然设计和应用成像探针时必须满足各种关键标准[1],以便在生命系统具有高灵敏度和空间(及时间的)分辨率的成像仪器中有效地监控特定的分子靶标,满足来探测探针的需要。然而,直至今日,由于内在原因,仅依靠单一的成像模式很难满足所有标准(表 16.1)。此外,各种成像方式通常提供补充的诊断信息。这不仅可结合高灵敏度的功能/分子成像(PET、OI)与高分辨率解剖成像(CT、MRI)。相反,在许多研究中也已证实,结合两种(甚至三种)的分子成像方式能够帮助改善任何单一方法的诊断价值,或者在研究成果中的优势。

　　比较 PET 与 OI 策略,PET 具有提高分辨率和定量、缺乏衰减和减少伪像、断层充分三维数据表示的优点。相反,对于同一种靶标来说,生物发光光学成像(尤其是报告基因的表达)比 PET 成像通常更敏感、更便宜、更方便,更具有"用户亲和性"。表 16.1

表 16.1　使用正电子及光学成像方法进行小动物成像时的注意事项

	PET	OI
粒子的横截面	散射 ≤ 衰减	散射 ≥ 衰减
空间分辨率	约 1mm	随深度变化
时间分辨率	数秒至数小时	数秒至数天
组织穿透力	无限制,整个身体	限制在数厘米内
探测器的复杂性	复杂(能量转换)	简单,高分辨率
图像重建	全 3D	可能具备
定量影像	具备	可能具备(FMT)
标记探针	直接的/间接的	直接的/间接的/可激活的
探测灵敏度(mol/L)	10^{-10} 至 10^{-12}	10^{-15} 至 10^{-17}(BLI)
		10^{-9} 至 10^{-12}(FMI)
背景	中速到高速	低速(BLI)
		中速(FMI)
质量含气率	ngrams	μ/mgrams
转化应用	具备	非常有限
辐射危害	存在	不存在
化学合成	复杂	简单
成本研究	高	低

总结并比较了在小动物应用时 PET 和光学成像的主要方面。

PET 和光学探针的寿命在时间分辨率方面有很大的差异。而正电子发射代表一个衰减过程——大部分放射性同位素被用于临床前 PET，如 ^{18}F 或 ^{11}C 具有相对短半衰期，光信号可以在光产生底物的施用后数天或数周仍可被探测，并且，很重要的是，光发射可以通过各种刺激被激活或失活。这种时间动力学上的差异可以用于纵向研究，在纵向研究中，PET 探针被评估用于早期探针分布分析，而光强度的变化可在随后进行观察，例如，监测靶组织的治疗效果。

如果多模态成像被用于同时监控多个分子靶标，在这种情况下通过光学成像和 PET 的方式，那么研究人员可能会希望利用本章所介绍的仪器同时获取数据。然而，如果单个分子靶标是由多个可能融合成像探针进行监控，或者，如果进行一个研究，其目的是通过另一个探针交叉验证一个成像探针，在其他的研究目标中，完全集成成像仪器（具有叠加的视野）可能被强制使用。同时成像的目标——至少交叉验证一个用于体内成像的分子与另一个分支系统——也可以使一个探针被另一互补方式的探针所代替，以产生相等的靶向信号，因为，例如，用荧光染料代替放射性核素可能改变摄取的靶标部位上的体内探针分布或速率。用多模态成像的另一个理由在于，没有任何一个单一的报告基因探针系统满足所有分子成像标准，目前最佳的方式仍在探讨和设计中，如跨越固有的防止探针达到目的靶点的生物屏障的能力，探针代谢不稳定导致吸收和排泄不足，或探针靶点积累建立图像对比，或涉及物理和数学方面的考虑，例如，在光学图像重建策略方面，通过来自各自图像重建后的 PET 探针的空间分布的先验信息来构成潜在有利的制约等。

1.2 多模态 PET-OI 探针

在体内分子成像领域中，多数方法旨在将报告基因[2-5]的概念用于可视化和基因表达的定量。截至今日，报告基因成像系统特别是对光学[2,6]和放射性核素[7-9]的应用 [1] 已被研发出来（表 16.2）。

最近，一些团体已经开始合成融合了多种方式的多模态探针[24]。事实上，结合成像仪器还处于开发研究阶段，利用多模态成像探针已被多次报道，尽管这些融合多模态探针在大多数情况下为连续的成像。真正的多模态探针不是应用在机体内分布不同的成像剂，而是将两个成像系统的部分信号整合到一个分子中（单分子多模态成像剂）。这种独特的探针设计确保了信号由同一起点发出，允许了对比数据的融合。与 MRI-

---

[1] 对于 MRI/MRS[4]，如酪氨酸激酶、精氨酸激酶、肌酐激酶 β-半乳糖苷酶靶蛋白的应用报道较少，还有些目标蛋白可以用 SPECT 成像。

表 16.2　使用正电子或光子成像方式的报告基因成像系统

目标蛋白	方式 (配体/基质)
胸苷激酶	PET (尿嘧啶 , 更昔洛韦 , 喷昔洛韦 , FHPG)[10,11]
胞嘧啶脱氨酶	PET (胞嘧啶 , 氟化高活性化合物)[12,13]
生长抑素受体	PET (多肽类)[14,15]
多巴胺-2 受体	PET (^{18}F 螺环哌啶酮)[16,17]
绿色荧光蛋白	光学成像 (−)[18,19]
荧光素酶	光学成像 (荧光素)[20,21]
蛋白酶	光学成像 (湮灭荧光分子)[22,23]

OI 相比，融合核和光学方法的多模态探针的频谱仍然不是经常使用的多模态成像策略[25]。对于用于双模态 (甚至三模态 , PET-FMI-BLI) 成像的 PET-OI 探针 , 其中大部分已经经过测试 , 现在已经在体外和小动物成像[26]中得到应用。下文总结了一些近期发展的简短概述。

　　探测报道基因的表达是已经证明非常有用的小 PET 放射性核素结合生物发光的领域之一。两个报告基因 , 突变的单纯疱疹病毒 1 型胸苷激酶 (HSV1-sr39tk) 和海肾荧光素酶 (RL) , 已单独被使用于多次不同的研究 , 与 20 个氨基酸的长间隔区序列融合在一起 , 形成单个载体来研究在癌症发展过程中[27]的基因表达模式。在那篇报道中 , HSV1-sr39tk 包含一个 FBDG 附属物 , RL 包含生物荧光标记 , 即腔肠素。由 PET 和 FMI[28]和由 PET 和 BLI[29]监控的嵌合融合基因或双顺反子载体也已用于报道基因表达的非侵入性成像。在文献中[30] , 证明了 FL 和 HSV1-sr39tk 报道基因在小鼠中的表达可由阳离子脂质介导监控。多模态报告基因也被用于乳腺肿瘤模型的成像[31]。

　　Ottobrini 等开发的细胞模型在 BLI (FL) 和多巴胺 D2 受体 PET 成像对活体乳腺癌模型中的雌激素受体活性[32]进行评估。体外研究表明 , 该载体可有效协调两个基因的表达。此外 , 植入受体动物的稳定转染细胞保持其表达受体能力以进行全身治疗 , 通过 PET 和 BLI 成像允许体内雌激素反应活性的研究。Brader 和同事[33]则使用放射性示踪剂和光学成像技术进行细菌成像。

　　各个小组广泛地研究多模态成像策略来分析在活体内癌症发生、进展和药物治疗的分子途径[34]。融合报告蛋白的基因编码在融合荧光和 PET 报告蛋白之间的分子成像方面具有很大的潜力 , 可以用充分断层的方式从体外单个细胞翻译信息到活体动物体内[35]。即使荧光成像可以断层 , 它具有比生物发光成像更低的灵敏度并阻碍自身荧光。另一方面生物发光性报告基因已成为一种非常敏感的用于小动物的探测工具。因此 Ray 和同事提出了通过生物发光蛋白 (RL 酶)、一种红色荧光蛋白 (mRFP1 蛋白) 和一种 PET 报告基因蛋白 (HSV1-sr39tk 酶) 所融合编码的三模态融合蛋白 , 高灵敏度地桥接单个细胞到整个活体动物成像基因的表达[36,37]。该报告载体已被用于鉴定细胞组织切片、流式细胞仪分选细胞,通过 BLI 成像活体动物中报告基因的表达,以及由非侵入性的 PET 成像报告基因的表达。通过在活鼠中成像肿瘤异种移植物,所有研究中发现了每种成分的信息信号与所有三种模式呈线性相关。在文献[38]中,作者通过与半胱天冬酶–3 识别的多肽连接器融合合成了三模态报告基因,监控半胱天冬酶–3 的激活。随后通过感应星形孢菌素,在 mRFP1 中的特异性增加,并且在 293T 细胞中的 tk 活性被定量观察,通过各种标准化办法验证所述成像信号之间令人满意的相关性。在另一项研究中,Ponomarev 等已构建了两个用于全身荧光、生物发光和核成像(SPECT 和 PET)的三模态报告基因系统[39]。

在所有涉及 BLI 的研究中,生物发光信号的探测灵敏度远高于 HSV1–sr39tk,因此 OI 法探测到的细胞数量少于 PET 法。融合蛋白中 PET 报告基因的存在,使报告基因表达的断层可视化成为可能。因此,双模态 PET–OI 策略提供了唯一的途径,可以在细胞数量非常少的小动物模型中验证新方法,同时方法可最终转化为临床应用。

一种多模态成像剂也被设计用于生长抑素受体[40]。这里,光学[通过近红外(NIRF)荧光染料 cypate)]和 PET(^{64}Cu)的受体已经合并为单个分子。然而在这项研究中,没有观察到预期的介导受体在靶组织中积累,但光学和放射化学生物分布之间吻合得很好。相似的研究使用半胱氨酸标记血管内皮生长因子(VEGF)受体,利用 NIRF 染料 Cy5.5 和 ^{64}Cu–DOTA(1,4,7,10–四氮杂环十二烷–1,4,7,10–四乙酸)单元进行 PET 成像[41]。两种探针保留了 VEGF 体外的活性,显示在小鼠肿瘤脉管系统及宿主组织周围的特定焦点摄取。荧光对比剂显示出了长期持续性和与内皮细胞标记的共定位,这表明内在化是由受体介导的。

此外,已有文献[42]证明阳离子两亲性药物(CAD)可以被带有 ^{11}C 及小的有机荧光团标记,如衍生螺环哌啶酮,CAD 及多巴胺配体。小的荧光团非常有优势,因为低分子量抑制标记失真效应及允许穿过生物接口,如血脑屏障。用这样的方法,使用化学上相同的分子对与体外细胞系和薄组织切片黏合的药物进行成像,而等效的正电子发射可在体内实现可视化。

近年来,量子点(QD)已被设计为光学探针用于某些生物系统[43,44]。量子点是具有量子限制效应的纳米颗粒团簇的半导体材料,也就是,其光学性质由自身尺寸,而非其组成物所控制,由于具有改变发射光谱的能力而使这种材料成为非常有用的光学成像剂。尽管量子点因其成像能力而备受关注,溶解性和毒性仍是在体外和体内生物应用之前需要解决的潜在问题。虽然大多数量子点探针的应用都集中于光学 (和 MRI)成像,多模态探针最近已经占有越来越大的比例。肿瘤脉管的 VEGF 受体是由胺功能化量子点耦联 VEGF 蛋白和 DOTA 螯合剂组成,用于 VEGF 靶向受体 PET(标记 ^{64}Cu)光学(NIRF)成像[45]的评估。这项研究用 OI 方法进行定量能力的检查,而 PET 因为有限的组织渗透和异构的组织只能维持定性结果。另一量子点方法已在文献[46]中被报道，表面被胺功能化的碲化镉量子点已被修改为与精氨酸-甘氨酸-冬氨酸（RGD）肽和 DOTA 螯合剂连接用于整合素 $\alpha_v\beta_3$ 靶向 PET-NIRF 成像。体内 PET 结果与体外 OI 和组织匀浆荧光测定的结果之间具有线性关系。虽然这项研究集中在量子点探针的灵敏度、靶向能力、可定量性和毒性问题上，作者揭示了 PET 模式的一个有趣的问题，即肿瘤-背景比在 NIRF 和 PET 图像中类似，但 OI 测量的骨髓摄取明显高于 PET 的测量值。究其原因，可能与 PET 系统的局部容积效应有关。值得注意的是，这些多模态纳米材料的多价性质可以被进一步利用，可通过调整量子信号探测器来正常化不同信号的探测灵敏度的差异来实现。

为了得出目前所有研究中的结论，通常寄希望于双模态 PET-OI 系统应提供 OI（尤其 BLI）的便利性和灵敏度与 PET 的分辨率、量化及三维属性合并。虽然前提条件是双模态 PET-OI 仪器的可用性。此外，使用单个融合报告（PET-OI 兼容）基因要加快将细胞培养转化为临床前和临床模型报告基因方法的验证。PET 光学探针方法的另一个优点是准确量化体内光强度的能力。因此，毫无疑问，任何多模态成像方法都有助于更好地了解所涉及的每种成像方式。多模态方法还提供临床前研究和临床研究之间高通量分析的链接。因此，我们必须了解哪些分子探针或成像技术最适合于特定应用领域中特定分子过程的分子成像，如肿瘤学、神经病学、药理学或病理生理学。

2　仪器概念

既然多模态放射性核素-光学探针的概念已被提出并得以发展，使用常规的，即如前所述的顺序成像策略，集成仪器的需求马上变得明显。因此，一些研究小组开始研究具有可能性的仪器方法使光学（生物发光、荧光）和放射性同位素（SPECT、PET）探针同时成像。相对于既定的临床和现在已经成功等比缩小的临床前模式，在小动物中的光学（断层）成像技术是相比较而言一个非常年轻的学科，没有以前的临床积累。因此，在撰写本章时对量化数据分析或对非均匀介质中光学探针分布的三维图像重建的各种方法进行了深入的研究[47-51]。

为了研究核医学仪器，Monte Carlo（MC）模拟对于理解高能光子传输及探测中复杂的物理和技术方面具有很高的价值[52-55]。因为组织中的近似光传播更困难（keV 光子分布相比），MC 模拟作为理解、研究和改善光介导成像的有效研究工具似乎具有更高的价值，尤其是为了更好地理解测量光场及组织光学性能之间反比关系。因此，各种 MC 模拟方法和光传输算法已被提出[56-63]。文献[64]中，MC 算法为光学全面一体化仿真（eV）和同位素（keV）光子被开发。此代码已经参与了一些放射性同位素-光学仪器的研究[69]。基于 MC 的双模态 PET-OI 成像仪器的研究也正在进行中[65-67]。

这里提到的 MC 模拟概念,因为大部分仪器概念在下文中已进行初步的或并行的描述,通过可视化进行研究,并利用该数学工具验证想法。一旦这些想法有足够的潜力,在某些情况下就会建立进一步的学术研究原型。不过,据笔者所知,目前还没商用的集成 PET-OI 仪器。

2.1　互补融合的概念

双模态 PET-OI 成像最直接的方法可能是通过模块化仪器设置体现的,其中专用的 PET 和光学相机(包括荧光激发光源)放置于靠近成像动物的位置,成像动物被放置在兼容两个成像系统的具有支撑装置的固定夹中。在这种情况下,动物概念性地按顺序成像,尽管数据采集在非常短的时间间隔内进行[2]。因为动物被限制在保持器上,保持器可配备框标使数据配准更易执行。

只有当两款相机同时进行成像时,才能实现完全集成,从而完成同步数据采集,整个图像采集过程中要求子系统共享相同的视场领域。图 16.1 阐明了三个可行的双模态 PET-OI 概念研究,包括一个或多个被集成到探测光学光子的光学相机中的(微型)PET 模块。

图 16.1a 展示了具有两个集成光相机的双探头 PET 系统组合。为了获取断层数据,机架(未示出)保持四个探测器在数据采集期间以 180°单步模式围绕采集对象旋转。而时间分辨率会一定程度上限制使用平面 PET 探测器的优点,相邻的光学相机可

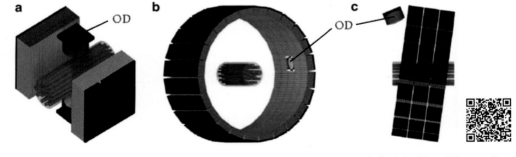

图 16.1　具有相同视场的概念性双模态 PET-OI 系统布局:(a)具有两个集成光学探测器(OD)的双头 PET 系统,(b)具有被光学相机模块替换的 PET 探测器块的圆柱形 PET 系统,(c)由倾斜 OD 集成的倾斜圆柱形 PET 系统。在所有的设计中,子模块(包括光源,未示出)被安装在一个共同的可旋转机架上。

---

[2] 许多公司已将这种方法用于连接各种模式的多种工具。

以调节各自的旋转半径,以优化不同尺寸实验室动物的探测效率。原则上,这样的设计可以使弧形探测器块配置延长, 概念上在 PET 设计的基础上设计出小动物 PET-CT 扫描仪[68]。

图 16.1b 展示了对传统微型 PET 进行改进的设计,即通过由一个或多个光相机模块替换一个或多个 PET 探测器块。代替 PET 探测器块基本上对应于截断数据获取问题,可以在 PET 数据的图像重建算法中得到补偿。如图所示,给定几何中心环的修剪角截面为 15.65°。在笔者的实验室中已进行了各种模拟研究,在使用标准最大似然期望最大法(MLEM)重建时重建数据中计量截断工作很少(静态 2D PET)或不明显(旋转 3D PET)。与相同几何形状的专用 PET 系统相比,集成光学相机的整个敏感区域减少了 1.45%。图 16.1c 显示了一个由集成倾斜光学相机组成的倾斜圆柱状的 PET 系统。在此概念提议中,PET 探测器环通过-8°旋转,光学探测器则通过+18°转动,倾斜的程度可根据对象的尺寸和成像任务来调节。给出的例子中,因为其空间分辨率是各向异性的,所以 PET 系统以较少数量旋转,由于其视场因探测器环的数量受轴向限制,因此轴向比反向轴向更高。获得(和重建)的双模式图像由简单的数字代数通过倾斜相机的角度来校正。

图 16.1 中展示了所有概念体系的建议,PET 和光学探测器块被安装在一个可绕成像对象的长轴充分旋转及平移的共用机架上。旋转/平移通用机架使得光学探测器和(示意图中未显示)光纤集成网络能够不受约束地任意轨道定位,该光纤束集成网络将来自外部多波长激光器的激光激发光引导至成像对象。对于圆柱形 PET 探测器几何,纤维的出口点可在探测器横截面上以固定的间距偏移。允许各种激光激发模式的纤维可被任意激活。在德国癌症研究中心,笔者的实验室中研究了所有这些集成成像系统。这些系统代表了双模态 PET-OI 的有效概念。但是,由于各种多模态小动物成像仪器在实验室中被提出并得以发展,2.3 节中所描述的 PET-OI 仪器中都没有实现这些概念。

图 16.2 展示了加利福尼亚大学戴维斯分校的 Li 和 Cherry 提出的正在构建的 PET 和多光谱荧光光学同时成像的另一种双模态系统。拟三维荧光光学断层摄影(FOT),作者采用了一种特制的截断锥形反射镜,可以通过放置在 PET 系统的视场外的光学相机同时观察整个动物的表面。

光学模态被放置于快速切换滤光轮上,在 10 波长下进行多光谱发射数据的收集。锥形反射镜由铝制成并有涂银层,外径(155mm)小到足以被插入现有的微型 PET Ⅱ 扫描仪的机架[70]。这种锥形反射镜反射光线朝向(任意焦点荧光激发)并远离被成像物体,以便同时进行 PET 和 3D FOT 成像。有了这种几何形状的锥形反射镜,CCD 相机区域可更有效地使用,与在一个锥体结构中使用多个平面镜相比,可探测到更多的发射光子。激发束定位是通过 x-y 镜扫描系统来实现的。因为锥形反射镜的厚度为 10mm, 在制造原型仪器时一小部分的湮没光子在其内被散射和吸收, 从而导致 PET

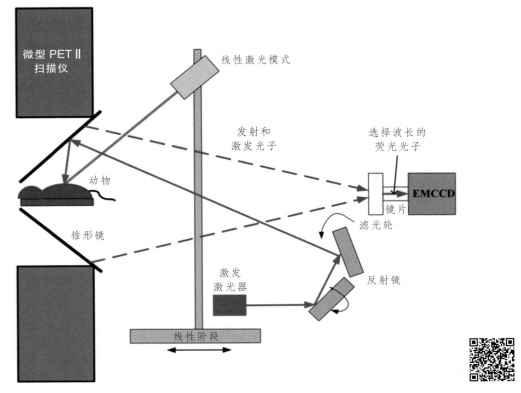

图 16.2　PET 和 3D 荧光光学断层摄影(FOT)同时成像系统的原理图,其中线性激光模式被用于小鼠表面的提取[71]。

图像质量稍有下降。然而,锥形反射镜的厚度被显著缩短,从而降低其对高能量光子通量的影响。FOT 成像中,特定形状中性密度滤光片的阵列安装在一个线台上,用来增加该系统的测量动态范围。用如图 16.3 所示的融合重建 PET 和 FOT 图像进行 PET 和 FOT 幻影实验,以评价锥形反射镜对 PET 成像的效果及 PET 在 FOT 成像中的效果。

2.2　基于单一传感器设计的探测器概念

　　在加利福尼亚大学洛杉矶分校的 Crump 分子影像研究所内,一种 OPET 的双模态 PET–BLI 成像仪器的概念设计已被提出并得到发展[72-75]。这个概念极富创新性的,用一个单一(经改进)的 PET 探测器模块同时检测正电子湮没产生的高能量光子及生物光源发射出的光。图 16.4a 描述了该 OPET 系统。

　　这个概念的动机来源于一个事实,即光电倍增管(PMT)确实代表优秀的光传感器。然而,即使是多通道光电倍增管的空间分辨率都远低于 CCD 或 CMOS 光子传感

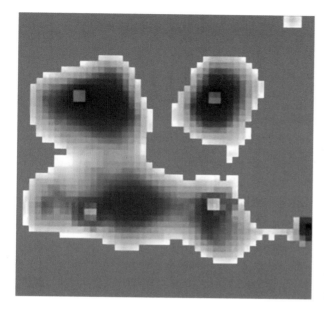

图 16.3 融合重建后 PET（热线部分）和三维荧光光学断层扫描（白蓝部分）的图像显示了横向重建截面,4 个放射性/荧光靶标嵌入立方混浊介质[7],同时采集 PET 和荧光数据。

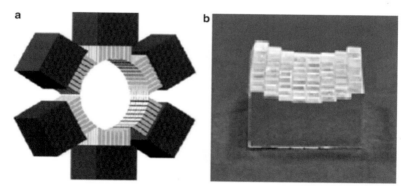

图 16.4 (a)用于显示各个探测器模块的 OPET 探测器环的示意图[74]。每个模块包括一个耦合到特殊形状闪烁体阵列的多通道光电倍增管,(b)每个晶体都与下一个晶体间光隔离。

器。原型组件所使用的特定的 PMT 是一个有多碱光电阴极的 8×8 多通道光电倍增管, 可提高在红色波长范围内的量子效率。在管入口窗上连接一个特制的由 2mm×2mm 的横截面光学隔离 GSO 晶体元件所组成的 8×8 阵列。如图 16.4b 所示,它被以形成朝向成像动物的圆锥面方式组装。这种特殊几何形状的晶体是必要的,因为晶体阵列还作为光导的光学光子, 除此之外的主要目的是作为相互作用的 keV 光子的闪烁体。然而,光学模式中只有当被成像物体被带到与该晶体元件接触时光导才进行操作,因为元件本身没有明确视场光学限制。与 PET 成像中使用的专用闪烁体相比,该晶体的成像空间没有光密密封,以实现光学光子组成的光导从成像对象至光电倍增管的同时探测光学探测光的功能。在 PET 模式中,探测器如同一个普通的伽马射线探测器块。应当指出的是,选择适当的闪烁材料对两种模式有关键影响。除了在 PET 模式中操作时对高能量光子探测的要求,上述晶体在整个光学成像光谱,最好在 NIRF 的范围内必须是透明的。幸运的是,一些适合于 PET 成像的晶体,如 GSO 在 600nm 到 NIRF 波长范围内的确具有 70%~75%的传输效率。

初步测量研究表明,OPET 设计确实较好地维持光学光子的灵敏度。但是,由于没有光学元件,如用于耦合光学光子的准直透镜,各个光学探测器通道的光学视场不能从光学窗的距离很好地分离。成像对象需要在整个周长上与晶体连接,这使得在小动物成像中的应用变得相当困难。

2.3 压缩集成的概念

图 16.5 中提出了一种光学断层成像的新型仪器概念[76,77]。该光学成像仪器不仅适用于非接触 BLI 和 FMI/FMT 而且可以用于多模态 PET–OI,因为光学探测器单元被设计得非常薄,而且具有半透明的高能光子。该光学仪器由基于光子传感探测器的 6 个微透镜阵列组成六边形组件,完全包围成像对象的周向,形成了 60mm 的内孔开口。各个探测器的视场合并成完整的 25mm 半径, 圆柱形的未截断的覆盖对象等于或小于 50mm 的直径(小鼠)。装配的总尺寸——特别是有 125mm 外径的圆柱形成像外壳——

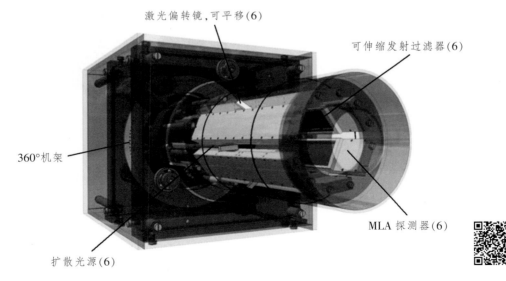

激光偏转镜,可平移(6)

可伸缩发射过滤器(6)

360°机架

MLA 探测器(6)

扩散光源(6)

图 16.5 基于显微镜头的断层光学成像组件。圆筒形壳体的外径测量值为 125mm。为了实现多模态成像,其被嵌入到一个合适的 PET 孔中。

是小到可以与二次成像模式整合的,如 PET。它允许在相同的视场同时进行多模态数据获取。此外,相比于基于镜像的单相机设置,光学系统有若干优点,如具有改进的动态覆盖和完整对象覆盖。

图 16.5 所示的断层成像的单个光学探测器单元如图 16.6 所示。允许整个小鼠成像的有效探测器区域具有轴向 10cm×横轴 5cm 的有效面积。探测器单元由 4 部分组成:用于定义视场(FOV)的微透镜阵列(MLA)[3],用于光学探测的大面积互补金属氧化物半导体(CMOS)芯片,用于串扰抑制的隔膜和用于波长选择的可更换过滤器。一个非常薄的(包括外壳)有效完整探测器的所有部分的组件,其设计厚度小于 8.0mm。由于统一的透镜焦距,光子传感器正好放置在 MLA 的焦平面。MLA 和 CMOS 之间的间隙中填充了隔膜(400μm 孔径)。由铝制成的隔膜和探测器外壳会引起高能量 PET 光子的相对低的散射和衰减作用。

所有探测器都安装在一个共用的可旋转机架上。与每个探测器(图 16.5)相邻的 6 个激光二极管产生的光束可以在朝向荧光染料激发的成像对象的任何轴向位置进行投影。用于大面积照明的可伸缩扩散光纤维机械附着于光束组件。这些光源也用于提取一系列反射率图像,用来进行物体表面重建。进行荧光成像时可伸缩过滤器可以移动到探测器的前方。成像对象被限制在直径为 45mm 的独立玻璃圆筒隔间内,提供用于通风和其他监测设备的配件。这种成像器用于简单幻影(phantom)实验的应用结果如图 16.7 所示。

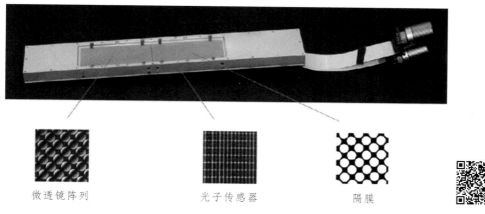

微透镜阵列　　　　光子传感器　　　　隔膜

图 16.6　基于 MLA 的小鼠全身成像的光学探测器(拍摄于阳极氧化前)。

---

[3] 可以在高能探测器物理学(如 SPECT)中使用多孔准直器时,用于说明该光学成像应用中微透镜阵列用途的举例。

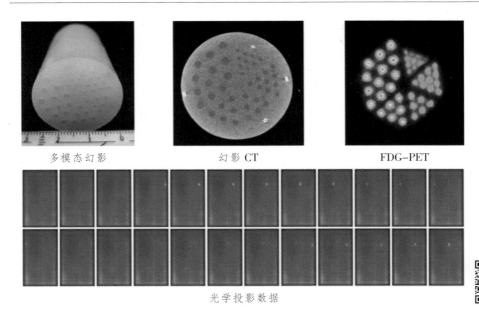

多模态幻影　　　　　　　　幻影 CT　　　　　　　　　FDG-PET

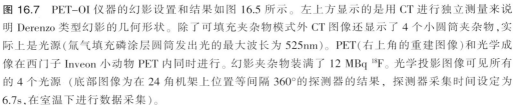

光学投影数据

图 16.7　PET-OI 仪器的幻影设置和结果如图 16.5 所示。左上方显示的是用 CT 进行独立测量来说明 Derenzo 类型幻影的几何形状。除了可填充夹杂物模式外 CT 图像还显示了 4 个小圆筒夹杂物，实际上是光源(氚气填充磷涂层圆筒发出光的最大波长为 525nm)。PET(右上角的重建图像)和光学成像在西门子 Inveon 小动物 PET 内同时进行。幻影夹杂物装满了 12 MBq ^{18}F。光学投影图像可见所有的 4 个光源（底部图像为在 24 角机架上位置等间隔 360°的探测器的结果，探测器采集时间设定为 6.7s，在室温下进行数据采集）。

2.4　总结及展望

　　虽然多模态 PET 光学成像仪器的发展仍处于起步阶段，但多模态成像探针的发展已经有显著的进步。纳米技术和成像科学的最新研究进展提供了用于分子成像的新工具，基于纳米技术的多模态探针有望出现，并进一步推动多模态成像领域。

　　放射性同位素与光学探针的结合拓宽了现有分子成像应用的范围，该领域将继续发展。这种进步也是一种内在潜力，可以提高任一成像模态的性能和适用性。在所有的研究报告中，多模态成像都非常有效。随着时间的推移，从小鼠的荧光/生物发光成像无缝过渡到患者的核成像的过程可能会成为一个标准程序。通过体外、原位和体内的各种方式的过渡进一步方便了获得交叉对比和交叉验证的结果。这种研究策略是迫切需要的，因为它揭示了个别分子成像方式的有效性。最后，多模态无创成像探针的发展使研究人员能够调查选择最适合于生物问题的成像技术，而不是其他的方式。

参考文献

1. Herschman HR (2003) Molecular imaging: Looking at problems, seeing solutions. Science 302:605–608.
2. Contag CH, Spilman SD, Contag PR et al (1997) Visualizing gene expression in living mammals using a bioluminescent reporter. Photochemistry Photobiology 66:523–531.
3. Gambhir SS; Barrio JR, Wu L et al (1998) Imaging of adenoviral-directed herpes simplex virus type 1 thymidine kinase reporter gene expression in mice with radiolabeled ganciclovir. J. Nuclear Medicine 39:2003–2011.
4. Louie AY, Huber MM, Ahrens ET et al (2000) In vivo visualization of gene expression using magnetic resonance imaging. Nature Biotechnology 18:321–325.
5. Tjuvajev JG, Stockhammer G, Desai R et al (1995) Imaging the expression of transfected genes in-vivo. Cancer Research 55:6126–6132.
6. Mather S (2009) Molecular Imaging with Bioconjugates in Mouse Models of Cancer. Bioconjugate Chem. 20:631–643.
7. Blankenberg FG and Strauss HG (2002) Nuclear medicine applications in molecular imaging. J. Magnetic Resonance Imaging 16:352–361.
8. Blankenberg FG and Strauss HW (2007) Nuclear medicine applications in molecular imaging: 2007 update. Quarterly J. Nuclear Medicine Mol. Imaging 51:99–110.
9. Phelps ME (2000) Positron emission tomography provides molecular imaging of biological processes. Proc. National Acad. Sciences United States Am. 97:9226–9233.
10. Buursma AR, Rutgers V, Hospers GAP et al (2006) F–18-FEAU as a radiotracer for herpes simplex virus thymidine kinase gene expression: in-vitro comparison with other PET tracers. Nuclear Medicine Comm. 27:25–30.
11. Hospers GAP, Calogero A, van Waarde A et al (2000) Monitoring of herpes simplex virus thymidine kinase enzyme activity using positron emission tomography. Cancer Research 60:1488–1491.
12. Haberkorn U, Mier W and Eisenhut M (2005) Scintigraphic imaging of gene expression and gene transfer. Current Medicinal Chem. 12:779–794.
13. Haberkorn U, Oberdorfer F, Gebert J et al Monitoring gene therapy with cytosine deaminase: In vitro studies using tritiated–5-fluorocytosine. J. Nuclear Medicine 37:87–94.
14. Cornelio DB, Roesler R and Schwartsmann G (2003) Gastrin-releasing peptide receptor as a molecular target in experimental anticancer therapy. Annals Oncology 18:1457–1466.
15. Marka M, Semjeni M, Treszl A et al (2009) Expression of somatostatin receptor subtypes in human bladder carcinomas. Acta Physiologica Hungarica 96:100–101.
16. MacLaren DC, Gambhir SS, Cherry S et al (1998) Repetitive and non-invasive in vivo imaging of reporter gene expression using adenovirus delivered dopamine D2 receptor as a PET reporter gene and FESP as a PET reporter probe. J. Nuclear Medicine 39:130.
17. Shiba K, Torashima T, Hirai H et al (2009) Potential usefulness of D2R reporter gene imaging by IBF as gene therapy monitoring for cerebellar neurodegenerative diseases. J. Cerebral Blood Flow Metabolism 29:434 – 440.
18. Cao HST, Reynoso J, Yang M et al (2009) Development of the Transgenic Cyan Fluorescent Protein (CFP)-Expressing Nude Mouse for Technicolor Cancer Imaging. J. Cellular Biochem. 107:328–334.
19. Shimomura O (1998) The discovery of green fluorescent protein. Green Fluorescent Protein: Properties, Applications, Protocols :3–15.
20. Contag PR, Olomu IN, Stevenson DK et al (1998) Bioluminescent indicators in living mammals. Nature Medicine 4:245–247.
21. Zabala M, Alzuguren P, Benavides C et al (2009) Evaluation of bioluminescent imaging for noninvasive monitoring of colorectal cancer progression in the liver and its response to immunogene therapy. Mol. Cancer 8:2.
22. Jaffer FA, Kim DE, Quinti L et al (2007) Optical visualization of cathepsin K activity in atherosclerosis with a novel, protease-activatable fluorescence sensor. Circulation 115:2292–2298.

23. Tung CH, Bredow S, Mahmood U et al (1999) Preparation of a cathepsin D sensitive near-infrared fluorescence probe for imaging. Bioconjugate Chem. 10:892–896.

24. Lee S and Chen XY (2009) Dual-Modality Probes for In Vivo Molecular Imaging. Mol. Imaging 8:87–100.

25. Frullano L and Meade TJ (2007) Multimodal MRI contrast agents. J. Biological Inorg. Chem. 12:939–949.

26. Park JM and Gambhir SS (2005) Multimodality radionuclide, fluorescence, and bioluminescence small-animal imaging. Proc. IEEE 93:771–783.

27. Ray P, Wu AM and Gambhir SS (2003) Optical bioluminescence and positron emission tomography imaging of a novel fusion reporter gene in tumor xenografts of living mice. Cancer Research 63:1160–1165.

28. Dubey P, Su H, Adonai N et al (2003) Quantitative imaging of the T cell antitumor response by positron-emission tomography. Proc. National Acad. Sciences United States Am. 100:1232–1237.

29. De A, Lewis XZ and Gambhir SS (2003) Noninvasive imaging of lentiviral-mediated reporter gene expression in living mice. Mol. Therapy 7:681–691.

30. Iyer M, Berenji M, Templeton NS et al (2002) Noninvasive imaging of cationic lipid-mediated delivery of optical and PET reporter genes in living mice. Mol. Therapy 6:555–562.

31. Lin MM, Kim DK, El Haj AJ et al (2008) Development of Superparamagnetic Iron Oxide Nanoparticles (SPIONS) for Translation to Clinical Applications. IEEE Transactions On Nanobioscience 7:298–305.

32. Ottobrini L, Ciana P, Moresco R et al (2008) Development of a bicistronic vector for multimodality imaging of estrogen receptor activity in a breast cancer model: preliminary application. European J. Nuclear Medicine Mol. Imaging 35:365–378.

33. Brader P, Stritzker J, Riedl CC et al (2008) Escherichia coli Nissle 1917 facilitates tumor detection by positron emission tomography and optical imaging. Clinical Cancer Research 14:2295–2302.

34. Massoud TF and Gambhir SS (2003) Molecular imaging in living subjects: seeing fundamental biological processes in a new light. Genes & Development 17:545–580.

35. Ponomarev V, Doubrovin M, Serganova I et al (2003) A novel triple modality reporter gene for whole body fluorescent, bioluminescent and nuclear non-invasive imaging. J. Nuclear Medicine 44:150.

36. Ray P, De A, Min JJ et al (2004) Imaging tri-fusion multimodality reporter gene expression in living subjects. Cancer Research 64:1323–1330.

37. Ray P, Tsien R and Gambhir SS (2007) Construction and validation of improved triple fusion reporter gene vectors for molecular imaging of living subjects. Cancer Research 67:3085–3093.

38. Ray P, De A, Patel M et al (2008) Monitoring caspase–3 activation with a multimodality Imaging sensor in living subjects. Clinical Cancer Research 14:5801–5809.

39. Ponomarev V, Doubrovin M and Serganova I et al (2004) A novel triple-modality reporter gene for whole-body fluorescent, bioluminescent, and nuclear noninvasive imaging. European J. Nuclear Medicine Mol. Imaging 31:740–751.

40. Edwards WB, Xu B, Akers W et al (2008) Agonist–antagonist dilemma in molecular imaging: Evaluation of a monomolecular multimodal imaging agent for the somatostatin receptor. Bioconjugate Chem. 19:192–200.

41. Backer MV, Levashova Z, Patel V et al (2007) Molecular imaging of VEGF receptors in angiogenic vasculature with single-chain VEGF-based probes. Nature Medicine 13:504 –509.

42. Hostetler KY and Matsuzawa Y (1981) Studies on the mechanism of drug-induced lipidosis – cationic amphiphilic drug-inhibition of lysosomal phospholipases-a and phospholipases-c. Biochemical Pharmacology 30:1121–1126.

43. Medintz IL, Uyeda HT, Goldman ER et al (2005) Quantum dot bioconjugates for imaging, labelling and sensing. Nature Materials 4:435– 446.

44. Michalet X, Pinaud FF; Bentolila LA et al (2005) Quantum dots for live cells, in vivo imaging, and diagnostics. Science 307:538–544.

45. Chen K, Li ZB, Wang H et al (2008) Dual-modality optical and positron emission tomography imaging of vascular endothelial growth factor receptor on tumor vasculature using quantum dots. European J. Nuclear Medicine Mol. Imaging 35:2235–2244.

46. Cai WB and Chen XY (2007) Nanoplatforms for targeted molecular imaging in living subjects. Small, 3:1840–1854.
47. Bangerth W and Joshi A (2008) Adaptive finite element methods for the solution of inverse problems in optical tomography. Inverse Problems 24:034011.
48. Gibson A and Dehghani H (2009) Diffuse optical imaging. Philosophical Transactions Royal Soc. A-mathematical Phys. Engineering Sciences 367:3055–3072.
49. Hu G, Yao JJ and Bai J (2008) Full-angle optical imaging of near-infrared fluorescent probes implanted in small animals. Progress In Natural Science 18:707–711.
50. Kumar ATN, Raymond SB, Bacskai BJ et al (2008) Comparison of frequency-domain and time-domain fluorescence lifetime tomography. Optics Lett. 33:470– 472.
51. Wang DF, Liu X, Chen YP et al (2009) A Novel Finite-Element-Based Algorithm for Fluorescence Molecular Tomography of Heterogeneous Media. IEEE Transactions on Information Technology In Biomedicine 13:766–773.
52. Barret O, Carpenter TA, Clark JC et al (2005) Monte Carlo simulation and scatter correction of the GE Advance PET scanner with SimSET and Geant4. Phys. In Medicine Biol. 50: 4823– 4840.
53. Buvat I and Castiglion I (2007) Monte Carlo simulations in SPET and PET. Quarterly J. Nuclear Medicine 46:48–61.
54. Reaside D (1976) Monte Carlo principles and applications. Phys. In Medicine Biol. 21: 181–197.
55. Zaidi H (1999) Relevance of accurate Monte Carlo modeling in nuclear medical imaging. Medical Physics 26:574 –608.
56. Boas DA, Culver JP, Stott JJ and Dunn AK (2002) Three dimensional Monte Carlo code for photon migration through complex heterogeneous media including the adult human head. Optics Express 10:159–170.
57. Dehghani H, Srinivasan S, Pogue BW et al (2009) Numerical modelling and image reconstruction in diffuse optical tomography. Philosophical Transactions Royal Soc. A-mathematical Phys. Engineering Sciences 367:3073–3093.
58. Gardner CM and Welch AJ (1994) Monte-carlo simulation of light transport in tissue – unscattered absorption events. Appl. Optics 33:2743–2745.
59. Jagajothi G and Raghavan S (2007) Estimation of optical properties in biological tissues using Monte Carlo simulation. J. Mechanics in Medicine Biol. 7:449– 462.
60. Prahl SA, Fischer DG and Duncan DD (2009) Monte Carlo Green‹s function formalism for the propagation of partially coherent light. J. Opt. Soc. Am. A-Optics Image Science Vision 26:1533–1543.
61. Swartling J, Pifferi A, Enejder AMK et al (2003) Accelerated Monte Carlo models to simulate fluorescence spectra from layered tissues. J. Opt. Soc. Am. A-optics Image Science Vision 20: 714 –727.
62. Tian HJ, Liu Y, Wang LJ et al (2009) Hybrid diffusion approximation in highly absorbing media and its effects of source approximation. Chinese Optics Lett. 7:515–518.
63. Wang LH, Jacques SL and Zheng LQ (1995) MCML – Monte-Carlo modeling of light transport in multilayered tissues. Computer Methods Programs in Biomedicine 47:131–146.
64. Peter J and Semmler W (2007) vECTlab – A Fully Integrated Multi-Modality Monte Carlo Simulation Framework for the Radiological Imaging Sciences. Nuclear Instruments & Methods in Physics Research A 580:955–959.
65. Alexandrakis G, Rannou FR and Chatziioannou AF (2006) Effect of optical property estimation accuracy on tomographic bioluminescence imaging: simulation of a combined optical-PET (OPET) system. Phys. In Medicine Biol. 51:2045–2053.
66. Alexandrakis G, Rannou FR and Chatziioannou AF (2005) Tomographic bioluminescence imaging by use of a combined optical-PET (OPET) system: a computer simulation feasibility study. Phys. In Medicine Biol. 50:4225– 4241.
67. Rannou FR, Kohli V, Prout DL et al (2004) Investigation of OPET performance using GATE, a Geant4-based simulation software. IEEE Transactions On Nuclear Science 51:2713–2717.
68. Khodaverdi M, Nicol S, Loess J et al (2007) Design study for the ClearPET/ XPAD small animal PET/ CT scanner. Proceedings of the Nuclear Science Symposium Conference 4300– 4302.

69. Peter J, Unholtz D and Schulz R et al (2007) Development and Initial Results of a Tomographic Dual-Modality Positron/ Optical Small Animal Imager. IEEE Transactions On Nuclear Science 54:1553–1560.

70. Tai YC, Chatziioannou AF, Yang YF et al (2003) MicroPET II: design, development and initial performance of an improved microPET scanner for small-animal imaging. Phys. In Medicine Biol. 48:1519–1537.

71. Li C, Wang G, Qi J, Cherry SR (2009) Three-dimensional fluorescence optical tomography in small-animal imaging using simultaneous positron-emission-tomography priors. Optics Letters 34:2933–2935.

72. Prout DL, Silverman RW and Chatziioannou A (2004) Detector concept for OPET – A combined PET and optical Imaging system. IEEE Transactions On Nuclear Science 51:752–756.

73. Prout DL, Silverman RW and Chatziioannou A (2005) Readout of the optical PET (OPET) detector. IEEE Transactions on Nuclear Science 52:28–32.

74. Vu NT, Silverman RW and Chatziioannou AF (2006) Preliminary performance of optical PET (OPET) detectors for the detection of visible light photons. Nuclear Instruments & Methods In Phys. Research Section A-accelerators Spectrometers Detectors Associated Equipment 569:563–566.

75. Douraghy A, Rannou FR, Silverman RW et al (2008) FPGA Electronics for OPET: A Dual-Modality Optical and Positron Emission Tomograph. IEEE Transactions On Nuclear Science 55:2541–2545.

76. Unholtz D, Semmler W, Dössel W et al Image Formation with a Microlens-Based Optical Detector: a 3D Mapping Approach. Journal of Applied Optics 48:D273–D279.

77. Peter J, Schulz R and Semmler W (2005) Micro Lens Array Based Optical Detector Design for in Vivo Tomographic Imaging of Small Animals. Molecular Imaging 4: 373.

第 **17** 章
小动物成像数据的量化

Habib Zaidi

1 引言

　　分子成像领域起源于核医学,核医学技术本身的主要目的是对具体任务进行图像质量优化,以及对体内代谢和生理参数的定量评估[1]。基于这个立足点,与高分辨率显像模式(CT 和 MRI)相比,SPECT 和 PET 扫描暴露出其根本的劣势,即较低的分辨率与较高的图像噪声,而高分辨率成像模式可以显示更精细的解剖细节。目前现有的扫描设备之间运行原理的差异以及设备老化造成的性能下降都可以灵敏地反映在阅片质量上。这就促使了一些标准及可重复指标的制订与发展,以观测和适应系统性能的变化,进行对比研究,同时完成质量保证及质量控制的任务。另外,利用分子影像学评估特殊疾病的代谢及生理特征的研究进一步促进了分子影像参数定量的发展。

　　利用分子成像可进行量化的潜力使其可以评估多种不同的生理参数,包括器官功能、组织灌注、示踪物分布及动力学以及多种其他亟须定量的生理参数。定量分析可以将器官组织随时间变化的活性集聚程度与相同组织器官发生的生物学活动代表的相关定量参数直接联系起来[2]。

　　组织、器官或者器官系统对特定示踪物的摄取率取决于多种方面,包括其输送率、局部生化反应、物理半衰期以及生物清除能力。定量分子成像利用 SPECT 和 PET 设备,结合这些因素,无创地提供组织或器官生理特性的离散型数值估计。许多生理学过程可通过以下方法定量, 例如脑或肿瘤代谢葡萄糖的速率, 称为葡萄糖代谢率(MRGlc),通常表示为每 100g 组织每分钟代谢的葡萄糖微摩尔数。这些方法可进一步

H. Zaidi (✉)
Department of Radiology & Medical Informatics, Geneva University Hospital,
Geneva, Switzerland
e-mail: habib.zaidi@hcuge.ch

与临床结果相联系,例如肿瘤的进展,以及针对其进展的相关病理生理学而进行的治疗。这些定量评估也可以作为前临床治疗试验结束点的替代方法。

专用小动物成像仪的最新研究进展,可为生物学研究提供独一无二的信息参考[3]。致力于研究基于分子影像临床前试验的基础研究实验室所需求的多种能力、资源以及训练有素的人员,远超普通医疗设施需要的程度。这些实验室通常由多学科团队组成,这些团队紧密合作,通过对由放射示踪研究得到的生理学或药代动力学参数进行局部定量估计,以解决基础研究问题。

为了充分利用 PET 成像的定量分析能力,必须对背景的个体特异性以及物理衰减因素进行修正[4]。临床成像时通常利用复杂的计算模型来进行修正,与此相比,临床前成像几乎不考虑这些效果的修正,而是更多地注重 SPECT 和 PET 设备的物理性能,即空间分辨率和灵敏度(见第 4、5 章)的修正,以及动物的准备工作(见第 18 章)。用于量化生理学或药物动力学过程的临床前 PET 成像所面临的难点可分为以下 5 类[5]。

(1)仪器及测量因素:与成像系统性能及数据采集协议有关的因素。

(2)物理因素:辐射粒子与生物学组织相互作用的物理因素。

(3)重建因素:图像重建算法引起的伪影。

(4)生理因素:运动产生的伪影以及其他组织的干扰。

(5)示踪物动力学因素:建立和应用示踪剂模型的难点,特别是在体素水平(成像参数)上。

以上 5 个参考情况(除仪器因素在本书第 4、5 章介绍外)将在以下章节中详细介绍。

2   图像重建策略的进展

图像重建的基本原理是将目标数据从一系列由反相程序得到的不同角度的投影中精确地重建出来。近一个世纪以来,解决反相问题的解析方法已被普遍应用,这要归功于奥地利数学家 J. Radon 的历史性研究成果。PET 大体上有两类图像重建程序:直接分析法及迭代法。直到 20 多年前,由于较快的计算速度及简单的推导过程,直接分析技术一直是 PET 中应用最广泛的图像重建方法。然而,用于重建投影数据的线积分模型过于简单,极大地限制了图像的质量。另一方面,迭代重建技术的计算虽然复杂得多,但图像质量明显更好(主要由于更精确的统计学模型),现已取代直接分析技术,另外,迭代重建技术除了在研究领域至关重要,也在临床上广泛应用。

时间相关重建可用于一系列独立的"静态"重建序列[7],也可用于直接时间依赖的 4D 重建序列[8]。前者仍然是动态 PET 图像重建的常用方法,由每个动态帧内的断层数据独立重建组成。通过这些步骤,统计一组贯穿整个重建视野(FOV)的动态图像随时间的活动变异度。这仍然是实际上普遍应用于常规临床及临床前研究的标准方法。与静态成像相反,动态 PET 重建通过特殊的示踪剂和实验设计可以提供更多有用的信息。

最新的一些综述[6,7,9]和参考书中[1,10]详细地更新了图像重建的基础,提供了全面的图像重建技术介绍,包括恰当的定义、测量的数据以及数学推导算法。同时,应用于研究的先进的 4D 图像重建策略也越来越引起研究者的兴趣[8]。因此,为了使医疗团体广泛接受,本节仅简略介绍较新颖的 PET 重建程序的进展,特别着重于普及统计迭代重建技术。PET 图像重建的未来发展方向仍值得商榷,主要着眼于改进数据采集程序的建模,以及图像重建预估数据特异性功能的确定[7]。

2.1　分析重建技术

分析重建算法的逆问题体现在将连续结构用算法实现为一个连续解的离散近似综述[7]中使用的符号。我们回顾一下正电子体层直接分析反向程序,假设将 2D 的平行投影表示为一系列回归线(LORs),$p(s,\hat{u})$ 表示通过放射示踪剂分布 $f(r)$(3D X 线变换)得到的一组线积分:

$$p(\mathbf{s},\hat{\mathbf{u}}) = \int\limits_{-\infty}^{+\infty} f(\mathbf{s}+x'\hat{\mathbf{u}})dx' \tag{17.1}$$

图像容积中的 3D 矢量 r 分解为 2D 平面投影位置矢量 $s=[y'\ z']^T$ 以及 1D 方向单位矢量 $x'\ \hat{u}$。这个线积分方程代表贯穿 FOV 的线,每个探测器对代表一组 LOR i(用穿过 FOV 中心的位移 s,方向角度 $\hat{u}=(\varphi,\theta)$ 以及由连续函数 p 代替的矢量 q 表示)。

图像 f 的投影数据 p 由公式(1)利用中心截面定理[7,12]逆向推导得出。定理说明 3D 图像 $f(r)$ 的 3D 傅里叶变换函数 $F(k)$ 的中心面等于相同方向 $\hat{u}=(\varphi,\theta)$ 的 2D 投影数据的 2D 傅里叶变换函数 $P(k)$。2D(连续层)图像重建的等价情况是 1D 投影的 1D 傅里叶变换等于 f 的 2D 傅里叶变换中的一条直线。可以得知,这些 1D 傅里叶变换的叠加(所有投射角度)就是 f 的 2D 傅里叶变换。然而,每个 $1/|r|$ 对 2D 傅里叶变换的加权将体现在叠加结果上。换言之,把斜面过滤定义为这种加权的倒数,也就是说,频率空间的|r|用来平衡无效作用。利用背景投射的卷积算法来过滤物体投影,也经常用于傅里叶空间里图像重建。同样,示踪剂分布 f 经已获得的投影数据 p 进行重建分两步进行:①过滤由斜面滤过|r|的投影;②对由已滤过的投影计算得到的每个体素的强度进行反向投影。

有文献介绍,许多分析重建技术,包括简单反向投射,可产生被重建物体模糊投影[13];过滤后反向投射(BRF)[14]以及滤波反投影(FBP)/卷积反投影(CBP)。在 3D PET 成像中,3D 再投影方法(3DRP)为最普遍的方法,一直以来在实践中广泛应用[15]。只要给予 3D 重建需要的重要计算资源，许多类似的技术已可将斜面投影数据转换成 2D 直接正弦数据系以使得 2D 重建技术得以应用，因此缩短了计算时间。傅里叶重排（FORE），利用傅里叶空间内数据的频率距离关系将斜射线合并为轴向层面[16]，是当前最有前途的新技术。

之前提到，尽管分析重建技术有诸多优点（快速、简单易行），其明显缺点（噪声、条纹伪影、示踪剂高低浓度交界区干扰等）促使了迭代技术替代分析重建技术在临床和科研中应用。鉴于最先进的统计学重建技术的发展，分析重建方法的热度实际上已显著降低。因此，本章不再对此技术做进一步讨论。

2.2 迭代重建技术

前文介绍的分析重建技术最主要的局限性是其依靠线性积分模型 [公式(17.1)]，要首先假设得到的投影数据完全符合示踪剂分布，由于存在噪声以及其他物理衰减造成的影响[7]，实际上不可能达到这种理想状态。迭代技术的优点不仅体现在其可以通过现实途径适应更复杂的 PET 数据采集过程模型，并且可以运用非正交基础函数。迭代法常用于解决优化问题。这种图像重建问题可视为一种特殊情况，旨在确定一组投影数据代表的示踪剂分布的最佳近似值。

迭代重建方法在早期体层摄影中就已应用，但其是在 30 年前[17]统计学重建方法出现后才发展为首选技术，并替代分析重建技术成为主流。推迟迭代重建技术广泛应用于临床的原因主要有 3 个：转移矩阵需要大量内存；与单程分析技术相比更多的复杂计算；缺乏一个可以客观地选择给定场景中迭代次数的可靠的停止标准。随着计算机技术的发展，这些问题已不再是瓶颈。由于如果不能恰当地控制，过多的额外迭代运算可导致重建图像上出现无法接受的噪声，故停止标准仍然是当前研究团队积极致力研究的热点[18]。实际应用中常常人为规定迭代次数，因此，迭代算法不具有收敛性。

与分析技术相似，迭代算法也是对投影数据进行反向投影以评估示踪剂分布。与分析法不同的是，迭代算法还可使用前向投影算法来计算与示踪剂分布及衰减图一致的投影数据。这种正投/反投算法基于选定的迭代次数可多次应用。因此，获得最佳性能最重要的就是根据精确度和计算效率制订相应的算法。

迭代重建技术由两个基本内容组成：①需要估计的参数（一组反映示踪剂分布的体素强度数据）；②描述示踪剂分布与测得的投影数据均值之间关系的系统模型。值得强调的是，它是通常建模的测量投影数据的平均值。迭代算法提供合适的模型以及确定这个均值所需的灵活性。映射参数及平均值的系统模型通常是不随时间变化的[7]。

PET 中许多迭代重建方法设计为极大值期待（EM），最常见的应用方式是利用一种迭代算法计算示踪剂分布极大似然估计值（ML）[17]。这种方法假设测得的投影数据由来自一组随机变量的样本组成,这些随机变量的概率密度函数由数据采集过程的数学模型与实际示踪剂分布情况联系起来。

EM 算法需要两个不同步骤[19]:①使用预先估计系统模型(a_{ij}),在第一次迭代开始初始猜测(通常是一个均匀柱面),根据结果利用前向投影算法估计迭代前的示踪剂分布,再计算当前的投影数据;②当前的估计值 f_j^{new} 通过测量的(p_i)与估计投影的比值的反向投影被重复迭代估计值 f_j^{old} 覆盖,通过此法得到极大值。给出 ML-EM 方程如下:

$$f_j^{new} = \frac{f_j^{old}}{\sum_l a_{lj}} \sum_i a_{ij} \frac{p_i}{\sum_k a_{ik} f_k^{old}}$$

(17.2)

基于一个有序集合方法,一个 EM 的加速版本,即有序子集 EM 算法(OSEM)在 1994 年被提出[20]。这种算法将每次迭代的投影数据放入子集(块),以便通过与子集数成比例的系数加速收敛过程。许多研究报道,OSEM 生成的相同质量图像所用的时间仅为普通 EM 技术所需的几分之一。

传统上,PET 图像利用经过对不同物理衰减因素(衰减、离散、随机等)进行修正的分析技术(FBP)重建。迭代重建值得注意的优点是,数据采集过程的物理模型和扫描器几何结构可以通过加权或消除的方式并入重建算法。统计学重建方法通常整合对光子衰减与空间分辨率衰减(分辨率恢复)的修正。附加的限制和补偿函数同样也被整合,以减少统计学噪声,或者保证图像具有其他所需特性。因此,应允许算法符合特殊的临床协议(个体特异性)的要求。大量文献证明,使用迭代算法技术,特别是在肿瘤学或其他相似研究中投影数据较少(低统计量)的情况下,PET 的图像质量和精确度可以得到实质性的提高。图 17.1 做了一项对 ^{18}F-NaF 标记骨骼的小鼠使用分析法(3DRP)和迭代法(ML-EM)进行 PET 重建的对比研究。可看到使用迭代法时图像质量和空间分辨率的显著增强。用于临床及临床前扫描设备的厂商已逐渐使用迭代算法对光子衰减、离散、随机事件、空间分辨率降低以及其他因素带来的影响建立模型,整合成为补偿算法来改进其重建程序。这种趋势有望保持至未来,传统的分析算法将成为历史。

迭代算法面临的一个主要问题是 PET 图像重建中的病态逆问题。通常来说,使用适当的技术,如重建后平滑、提前终止迭代过程以及贝叶斯先验[将 ML 目标修饰为最大后验概率(MAP)目标]等方法抵消这些问题[7]。

如果没有关于示踪剂分布的先验知识,最大化可能性就等同于最大化后验数据。然而,一些先验知识总是可用的,换言之,重建图像不应有太多噪声[19]。由 Markov 随机场或者 Gibbs 随机场[21]可确定一种由先验分布优化的平滑方法。Markov 随机场中体素的概率取决于符合 Gibbs 分布的特定体素附近的体素强度。这种技术已成功应用于小动物 PET 成像中,并且也应用于某些商业扫描器上[22]。来源于 MRI 扫描的解剖学信息

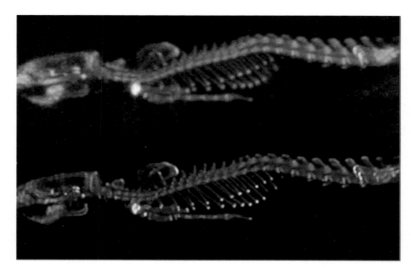

图 17.1　比较分别用分析法（3DRP，上图）以及 list-mode EM 迭代算法（下图）对一只以 ^{18}F-NaF 标记骨骼的小鼠扫描产生的最大信号投影进行重建。EM 迭代算法得益于对 PET 数据的改进模型，明显提高了图像质量和空间分辨率。（Reprinted with permission from [7]）

也同样被用来在 MAP-type 算法中抑制噪声，可通过限制解剖信息提示的器官边界的平滑度来实现[23,24]。若针对 PET 扫描器的有限的空间分辨率建立模型，这种算法可以使解剖学边界附近产生很强的分辨率恢复效果。

　　过去 10 年间，分辨率恢复图像重建越来越受到重视[25]。已有报道称，这些技术可同时改善重建图像的噪声性能和空间分辨率，使得更精确的定量成为可能。这得益于此类技术对系统矩阵中图像和投影数据之间关系更精确的建模。基于对空间可变或不变的扫描器特征性点扩散函数（PSF）的精确描述，这些技术不仅可以在图像中实现，还可应用于投影空间。系统矩阵通常结合多种物理和设备相关因素，例如扫描器几何结构、正电子射程、判读误差、晶体内散射和湮没光子的非共线性等，这些都可以通过分析计算[26]、蒙特卡洛模拟[27]或实验测量[28-31]等方法来预估。对 PET 扫描器的空间分辨率特性的精确测量是确定空间可变 PSF 函数的最好方法。通常使用点光源在轴位和横断位 FOV 的不同位置进行采样以及确定空间可变 PSF 函数的参数。这种算法最近已经应用于临床 PET 扫描，并且已被证明对小动物成像同样有用[32]。

　　最近，由于着眼于通过合并重建过程中的目标对象而进行的目标特异性重建领域的最新进展，使得我们离目标更近了一步。我们不仅可以得到有高分辨率、低噪声特性的高质量图像（通常达到临床诊断要求），还可以直接估计感兴趣的动力学参数（通常达到临床前试验的需要，包括小动物研究）。利用 ^{18}F-FDG PET 扫描估计葡萄糖代谢率取代观察 ^{18}F-FDG PET 在组织内随时间集聚的动态图像只是其中一个例子。PET 图像通常包含非常复杂的噪声分布,需要建模使示踪剂动力学模型更加精确。由于利用了已测得的服从泊松分布的数据,来自动态数据系的动力学参数的直接估计方法可以简化这项工作[8]。这个概念应用于 EM 算法构架中,通过最大化测得的动态数据的泊松对数近似函数来估计动力学参数[33]。这些方法已被诸多研究团队进一步补充,并且在上文提到的参考文献中有更加详尽的描述[8]。

3　散射模型及修正

随着商业临床前 PET 扫描仪的引入,小动物成像变得低成本并且越来越流行。在技术规格限制下,选择一个在大多数情况下均适用的特定系统尤为重要,需要更加注重描述系统性能时运用的方法。由于可运用不同的方法估计散射分率,出现差异的原因可能是方法的不同,而非任何相关的扫描设备的性能差异的反映。因此,性能特点评估的标准化是必不可少的[34]。

很少有关于小动物 PET 扫描中对散射分量建模的报道,因为与临床成像相比,啮齿类动物成像中的散射分率相当小。小动物成像中的散射来源并未明确定义,但是据猜测,可能更多来源于固定架和周围环境,而不是来源于动物本身[35]。由于散射修正通常不包含对探测器自身的修正,由此支持了上述论点。图 17.2 阐明了物体和探测器散射成分之间在来源和形状方面产生的差异。

一种原型 PET 机可利用雪崩二极管(APD)读取两层氧正硅酸镥晶体(LSO)包含的深层交互信息,称为慕尼黑雪崩二极管 PET(MADPET),这种原型机的散射分数可由蒙特卡洛算法进行估值[36]。在更先进的原型机(MADPET–Ⅱ)中观察散射分数时,观察一个小鼠大小的圆柱形体模(直径 6cm,高 7cm),其中心放置一个球形放射源(直径 5mm),当体模温度较低时观察到散射分数为 16.2%,使体模接受 100keV 低能量射线照射时,无论接受角大小,散射分数都会升高到 37.7%[37]。一项研究报道在鼠脑中应用 ¹¹C 雷氯必利时测得的散射分数为 25%~45%,使用散射校正后组织药物分布的体积比增加了 3.5%[38]。蒙特卡洛算法显示小动物 PET 扫描同样对照射野外的随机散射线敏感[39]。

Bentourkia 等[40]对此领域的贡献显著,他们在 Sherbrooke 小动物雪崩二极管 PET 扫描器上利用多频谱数据采集的方法,通过简单的单指数衰减函数来匹配被照物体、准直器及探测器不同的散射成分的空间分布。利用此扫描器,通过蒙特卡洛算法估计的小鼠成像的散射分数为 33.8%,其中最强独立散射成分的散射分数为 27%[41]。每个散射成分的位置依赖的散射参数可进一步为投影各个空间点设计非稳定散射修正的核心程序。这些核心程序使用一种非稳定卷积算法将物体、准直器及探测器从投影中消去[42]。这项技术作为空间变化卷积函数散射修正法的基础,应用于具有多指数散

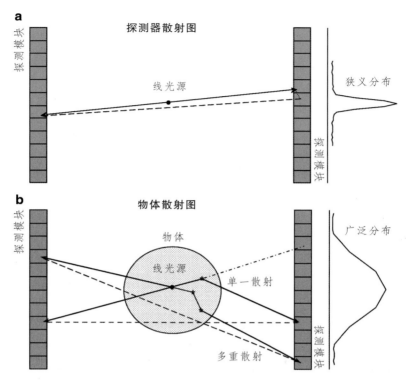

图 17.2　(a)利用空中的线光源估计圆柱形多环 PET 扫描设备几何结构散射部分的来源及形状原理图。(b)利用中心线光源估计圆柱形体模散射部分来源于形状原理图。同时说明了单一散射和多重散射。

射核心程序的 Hamamatsu SHR-7700 小动物 PET 扫描器上[43]。

　　SF 和噪声等值信号脉冲率(NCER)通常使用不同规格的单独的体模来测定[35,44,45]。NEMA 关于估计散射分数的理念是使用特定规格的圆柱形体模,将一个线光源插入其中预定好的距离,估计其散射分数,测得的结果代表的是整个体模的散射分数[46]。为了实现这个目的,他们分别使用大鼠及小鼠体模,将 18F 线光源置入其中来确定散射分数及脉冲率性能。小鼠体模长(70±0.5)mm,直径(25±0.5)mm,平行于中央轴线距离 10mm 钻一个直径 3.2mm 的圆孔。大鼠体模直径(50±0.5)mm,长(150±0.5)mm,平行于中央轴线距离 17.5mm 钻一个直径 3.2mm 的圆孔。举例来说,FLEX Triumph™ PET/CT 扫描器的 X-PET™ 子系统测得其小鼠体模的散射分数为 7.9%,同时大鼠体模的散射率为 21%[47]。这些由 LabPET™-8 测得的分别值为 19% 和 31%。

　　蒙特卡洛模拟研究表明,用于估计散射分数相关性的最佳照射距离等于到中心线 3/4 体模直径[44],这个数据很接近 NEMA 适用于小动物扫描的 NU-4 标准[46]建议的距离,而与适用于临床全身扫描的 NU-2 标准[49]建议的数值相差较大。

关于 microPET Ⅱ 小动物 PET 设备,为了确定散射辐射的大小及来源[35],研究人员也进行了详尽的实验室测量。对于鼠类扫描来说,可以通过置于物体上方空气控制器中的线光源测量扫描架及室内环境中的散射线。环境中的散射分数在低能量射线能量降低时快速升高, 在射线于 150~750keV 变动时, 环境中的散射分数可以升高超过30%。来源于小鼠体模的散射非常少(3%~4%),提高射线能量不会使其发生变化。大鼠体模的散射分数在不同能量窗下于 10%~35% 变动,并且随射线能量降低而升高。

相应地,NEMA 体模在 microPET-R4 和 microPET®-FOCUS-F120 上使用 250keV能量照射测得的小鼠(和大鼠)的散射分数分别为 14%(29%) 和 12.3%(26.3%)[50]。如果将能量升至 350keV,散射分数将分别降至 8.3%(19.6%) 和 8.2%(17.6%)。因此,小鼠扫描时更要注意进行散射修正,同时,为了提高精细结构(如鼠脑扫描)的系统灵敏度,应使用较大的能量窗(例如 250~750keV)。

许多实验报道,对于特定的啮齿类动物,特别是大鼠及小兔,当它们为幼崽或者给予高热量饮食的糖尿病模型动物时,体型会发生很大的变化。特别是大鼠和其他较大的动物,其身体从头至骨盆的横截面会增大[51]。所以,有学者建议,使用可变横截面及大小的体模更适合在临床 PET 系统中估计相关参数[52]。此外,当前实际研究中也需要增加小动物 PET 的容纳量,以在同一照射野内的不同位置同时扫描多只动物[53]。

最近,Prasad 等[51]报道了他们的最新设计与进展。他们设计了一个锥形体模,用以测量大小依赖的 SF 和 NECR,其次,利用此体模根据径向偏移、物体大小和低能量临界值测得两种小动物 PET 设备 X-PET™ 和 LabPET™-8 的参数。锥形体模的最佳大小为长 158mm,最小直径 20mm,最大直径 70mm,锥角 9°。由于到中心照射野的径向偏移不同 (直径 3~6cm),X-PET™ 上测得的 SF 在 26.3%~18.2% 、18.6%~13.1%以及10.1%~7.6%变动, 在 LabPET™-8 上测得的 SF 在 34.4%~26.9% 、19.1%~17.0% 以及9.1%~7.3%变动,低能量阈值(LET)分别为 250 、350 及 425keV。SF 随着径向偏移量的减少、LET 的减少及物体大小的增加而增加。总体来说,与 X-PET™ 相比,LabPET™-8的 SF 较高。图 17.3 显示 LabPET™-8 小动物 PET 设备在照射野内使用锥形体模时的蒙特卡洛模型(左侧)。同时还展示了在使用 250 、350 及 425keV 的 LET 时与锥形体模相对应的 FOVmouse 的 SF 大小(右侧)。SF 利用放置于距体模中心 10mm 及 15mm 位移量的线光源测得[51]。

同一作者描述了小动物 PET 成像中单个及多个动物同时扫描散射部分的数量及空间分布,并估计了相似条件下基于模型的散射修正性能[54]。利用单一散射模拟(SSS)技术对 LabPET™-8 扫描器的散射部分进行建模,与蒙特卡洛算法模拟的结果进行了比较。可以观察到,在单个和多个物体成像时,计算出的与蒙特卡洛算法模拟出的散射数据相一致。LabPET™-8 扫描器中,探测器覆盖的涂料(铁镍钴合金)导致了最强的散射现象,同时,由于铅屏蔽导致的散射可以忽略不计。与单一物体扫描相比,多个不同

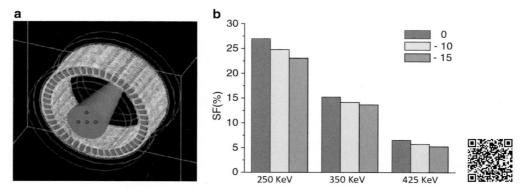

图 17.3 LabPET™-8 小动物扫描器的蒙特卡洛模拟模型(左图)。在使用 250、350 及 425keV 的 LET 时与锥形体模相对应的 FOVmouse 的 SF 大小(右图)。

大小的物体同时扫描(3~5 个)时的 SF 可增加 25%~64%。

　　相似的方法也应用于正电子发射乳腺摄影(PEM)中,这种成像技术同时需要较高的空间分辨率与对比分辨率,以满足不做活组织检查就能早期检测肿瘤的目的。因此,出现了一种为正规化的列表模式 ML-EM 重建程序而制订的散射修正方法[55]。物体散射部分,在重建程序的正演模型中,由额外的泊松随机变量建模。平均散射正弦图仅需在每次 PEM 扫描中利用长蒙特卡洛算法模拟估计一次即可[54]。

　　更新的思路提出,同时对散射和衰减进行补偿[56]。利用发射及转换图像,结合康普顿散射概率及扫描器探测效率的先验知识,对散射光子的空间分布进行分析估计,这项技术可借此实现。作者指出,与 Watson[57] 的基于建模的方法相比,性能有显著提高。

4　衰减补偿

　　与散射修正[58]相似,由于对小动物成像时衰减因素的影响较小(与临床成像相比),很少有关于小动物 PET 成像衰减修正(AC)的报道。直径 40cm 的人体修正系数为 45,直径 5cm 的大鼠下降至 1.6,而直径 3cm 的小鼠则变为 1.3[59]。这就说明了为何即使第三代科研已用 PET 研发出来,依然忽视小动物成像中的光子衰减问题[60]。PET 设备的校准系数通常伴或不伴有 AC,但在小动物成像中的 AC 功能尚未完善。

　　Fahey 等[61]表明,利用基于数据传输(TX)的衰减修正可以改进量化精确性,但也会降低可变衰减数据的精确性。这些可以通过分割 TX 数据等噪声抑制方案进行补偿。另一项研究在 microPET Focus 220 小动物扫描器上比较了几种测量过的基于 TX 的技术[62]。这项技术包括伴或不伴有标杆窗口的一致模式,具有两个不同的 TX 源(^{68}Ge 和 ^{57}Co)的信号模式,以及注射后 TX 扫描等。此外,还测量了 TX 图像分割的有效性以及 TX 偏斜传播和光学图像噪声等参数。结论是,基于 ^{57}Co 的衰减补偿提供了最精确的衰减图,具有最高的信噪比。单光子 TX 扫描利用 ^{68}Ge 源由于物体的康普顿散射而衰减明显。蒙特卡洛模拟研究同样证明,由于探测器晶体存在固有的放射性 176Lu,而使 ^{68}Ge 信号模式数据产生的背景污染,可以通过一项简单的技术进行补偿[63]。散射修正改进了圆柱形体模(直径为 10cm)的精确度,但是对小鼠体模发生了衰减补偿过度的现象。在注射后 TX 扫描照射野内活动时,低于 20MBq 的基于低能量 ^{57}Co 的衰减补偿也会导致低偏差及噪声的现象。衰减图分割用于 ^{57}Co 单光子源时效果最显著,但是对量化精确度和信噪比有限的改进影响了其发挥,特别是在小动物成像领域。更多复杂的技术正在发展,这些技术在 TX 扫描中利用多光源,每个点光源都被结合了微型光电倍增管的塑料闪烁体环绕,可以回收正电子湮灭前损失的能量[64,65]。通过塑料闪烁体损失的能量提供的脉冲确定当前源位置与探测器位置连接的 LoR,同时,扫描器的固有探测器可提供第二次脉冲。

　　结合了解剖分子学的 PET/CT 成像同样提供先验的物体特异性解剖学信息,这些信息可用来校正由于光子衰减和其他物理效应造成的 PET 数据偏差。可以确定的是,小动物 CT 衰减补偿的应用,使其在低剂量 microCT 成像领域可发挥巨大的潜力,此领域可以推动多模态小动物 PET/CT 未来的发展[66]。与 SPECT/CT 相似[67,68],临床前成像中基于 CT 的衰减补偿(CT-AC)的精确度可由体模和动物研究反映,在这些研究中,低剂量 CT 同时适用于 PET 数据修正以及 PET 示踪剂定位[59]。CT-AC 的原理见图 17.4。此技术的优点为环境噪声低,可以得到高质量的解剖学信息,PET 光子湮灭的干扰小,X 线剂量低以及图像输出量大。基于 TX 方法的体模研究得到的噪声分析表明,TX 数据的噪声可使已校正过的 PET 发射数据的噪声增加,与之相比,基于 CT 的方法

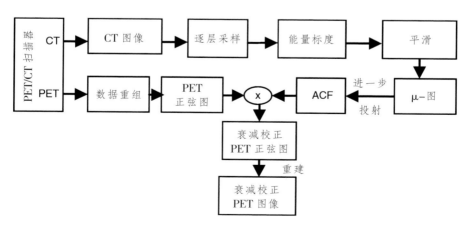

图 17.4　在临床前 PET/CT 扫描器上实现基于 CT 的衰减校正的方法。

更精确且噪声更低。对于小动物成像来说，硬件图像配准方法依赖于特制的成像室，可以严格并灵活安装独立的 PET 和 CT 临床前设备[69]，这对结合 PET/CT 设计是一个合理的选择[70-72]。在衰减中值符合 PET 发射源分布的前提下，对于体模和小鼠扫描时，与 CT-AC 相比，计算的 AC 可以提供相似的补偿值[73]。但当辐射图像轮廓小于衰减量中值时（辐射源分布与衰减中值不匹配），会发生补偿不足的现象。

需要注意的是，从 CT 设备的低能量多源 X 线光谱到 511keV 的线性衰减常数得到的 CT 值的精确稳定的转换，对于 PET 数据 CT-AC 的应用至关重要。有文献报道了多种转换方法，包括分割[74]、缩放[75]、混合（分割/缩放）[76]、双线程或分段缩放[77]、二次多项式寻址[78,79] 以及双能减影等[80]。能量测绘方法通常由当前管电压及管电流推导得出。这些方法广泛应用，并且已被临床 PET 系统验证[81]；但依然需要在小动物成像中需要高分辨率小照射野的条件下进行彻底验证。图 17.5 显示一张符合 NEMA NU 4-2008 图像质量标准的体模横断面 PET 图像，并对是否进行衰减校准进行比较，同时显示了水平断面线[79]。

尽管 CT-AC 已经因其在高分辨率临床前 PET 成像中可达到更精确的量化程度，而作为一项可靠的技术被广泛认可，其巨大的潜力仍需要继续探索，特别是在应用于结合散射与射束硬化修正的锥形束 CT 数据中时[82]。结合了 PET 设备与锥形束 CT 的临床前 PET-CT 系统，对其中锥形束 CT 子系统 X 线散射的影响，已有少数研究者开始着手探讨[83-85]。大多数方法是利用光束阻挡方法或蒙特卡洛模拟，通过 3D 锥形束的几何投影估计主射束比（SPR）。另外，还可通过近似 Klein-Nishina 公式建立分析模型，估计初级 X 线散射，将其表达为一个关于探测器初始光子通量的函数[86]。

下面介绍小动物 PET/MRI 混合系统[87-92]（亦可见于第 15 章），在一些科学文献中，MRI 指导的衰减补偿得到了密切关注[93-95]。这是非常前沿的研究热点，并且无疑会影响未来的 PET/MRI 混合技术。MRI 指导的衰减补偿面临的主要难题在于，与 CT 相比，MRI 信号或组织强度与 MRI 图像转换成的衰减图的电子密度并不直接相关。有方法利用经典的解剖学图谱与物体的 MRI 图像相对应，并提前了解图谱衰减特性（如通过 CT 图像得到），以此来获得具有主体特异性的衰减图[96]。这也是 Chaudhari 等[97]提出的方法的基础，他们在小鼠成像中应用了 Digimouse 图谱。这种方法最具争议也最重要的部分，就是登记程序可能会由于物体较大的形变而失效[98,99]。其他基本问题仍待解决：例如图谱描绘的通用解剖结构能否预测每个特殊个体的衰减图[93]。

5 部分容积效应

PET 定量精确性可受到当前设备较低的空间分辨率性能的限制。公认的标准是，对于半峰全宽（FWHM）等于或大于系统的空间分辨率 2~3 倍的源，才可以精确地量化

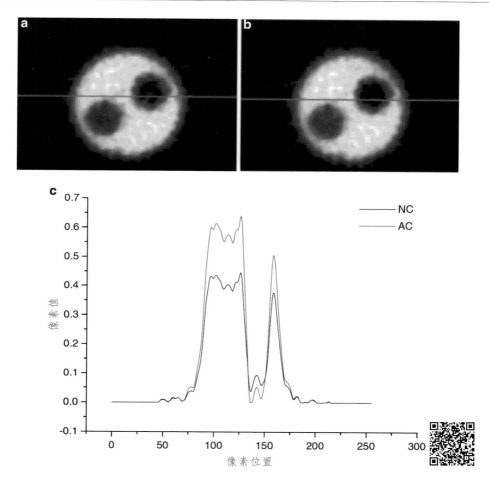

图 17.5　断层图像显示：(a)未进行校正。(b)FLEX Triumph™ PET/CT 扫描器上得到的符合 NEMA NU 4–2008 图像质量标准的经过基于 CT 衰减校正的图像。(c)在(a)和(b)中出现的水平线相应的剖面。

其集聚浓度[100,101]。较小的辐射源只能部分地覆盖特征性容积,因此,由于系统的空间分辨率有限,统计出来的容积会大于实际物体的物理体积。值得注意的是,统计总量被保存在相应的 PET 图像中。在这种情况下,PET 图像显示的物体浓聚总量并不是实际活性浓度。这个现象称作部分容积效应(PVE),可用多种成熟技术予以校正[102]。

　　在临床 PET 成像中,部分容积误差是影响 PET 成像量化的主要误差种类。在临床前 PET 成像中,由于专用的孔径系统的高空间分辨率,部分容积误差并不严重。然而,实际上,小动物成像的定量精确度仍然受到其限制,特别是在量化心脑等器官对示踪剂摄取的时候[103]。有报道称,专用的临床前 PET 扫描器对大于 10mm 的物体量化精确度可达到 6% 以内。对于 4mm 大小的物体，将有约 60% 的物体对比被保留下来[61]。

专用的临床前扫描器价格高昂，一些组织也希望可以利用用于临床研究的普通商业性扫描进行临床前研究，这促使临床 PET 设备在实验室动物成像方面得以应用。此外，许多措施可以实现在同一照射野的不同位置对多个动物同时扫描，以提高 PET 扫描的效率[104]。然而，临床扫描器有限的空间分辨率，部分容积误差影像的增强，降低了小动物成像的图像质量，妨碍了其定量的精确性。尽管存在这些限制，一些研究者还是成功地在临床 PET 设备上实施了实验室动物实验[105-107]。其中一些研究利用简单的方法进行部分容积效应的修正，这些方法基于对回归系数（RC）的计算[108-109]。在此方法中，先选定一个具有大小依赖 RC 的特定的感兴趣区（ROI），再对该 ROI 中的摄取值进行倍增，继而确定补偿度。RC 通常通过对物体的实验性测量数据计算得到，这些数据包括已知的大小、形状、活性浓度以及照射野内的位置等[110]。许多方法可分别导致周围组织"溢出"（活性丢失）以及"溢空"（活性减低）。少有研究报道涉及小动物 PET 扫描的临床前研究中部分容积效应校正的内容[103,111]。利用这种简单的方法对部分容积效应进行校正，可以显著增强大鼠试验中小动物 PET 半定量数据的精确性，还可以改善其与肿瘤增殖的相互关系，巨大的坏死性肿瘤除外[111]。

文献中还介绍了更多复杂的措施，这些措施特别适用于对大鼠脑成像[112]、肿瘤成像[113]以及心血管成像[114-117]中的部分容积效应的补偿，包括对利用图像导出输入函数来进行动力学建模时出现的部分容积效应的补偿[118,119]。大多数研究证明，存在部分容积效应时，利用这些方法可使定量准确性得到显著改善。研究还表明，图像修正和重建技术、物体大小和其在 FOV 中的位置对部分容积效应有很大的影响[120]。在上述引用的方法中，利用小波变换将高分辨率结构信息（CT 或 MRI）整合至低分辨率 PET 图像中的方法更为可靠，值得进一步研究[121]。

6　量子化和动力学模型相关问题

PET 数据的动力学模型依赖于用于成像的放射性示踪剂、数据的采集协议和被研究的生物组织或器官。每一种放射性示踪剂在体内的表现不同，相同的示踪物在不同的组织类型也可以产生不同的影响。动力学模型的一般原理可以在其他地方得到广泛查阅，故本文将不再讨论[122,123]。动力学分析基本采用两种方法：①通过以每个体素为基础得到的示踪物依赖的模型来产生参数化图像；②分组体素代表感兴趣区间的同类组织（VOI）。第一种方法有一些内在的缺点，比如，在体素水平上生成噪声时间曲线（TAC），这对于半衰期短的放射性示踪剂产生的数据来说很难匹配相应的模型。为此，有学者已经提出一些方法应对这一难题，包括空间降噪技术、群集分析、空间约束加权非线性最小平方法以及小波去噪方法[124]。相反，第二种方法则更加健全，由于每个 VOI

所包含的体素可取得平均值,从而可以使用更好的统计特性处理数据。这也可以显著降低计算时间,因为处理过程仅限于一个预定义的 VOI 数量,而非大量的体素。但是,这种方法存在一些局限性,尤其是当一个 VOI 中的组织均一性假设存疑时。

在小动物成像的研究中,相比对人体的研究,示踪剂的动力学模型存在若干问题和额外的挑战,需要在技术能够发挥出充分的潜力之前通过研究去解决[125]。这包括提高图像校正、重建和分析技术,以及将血浆数据的应用和先进的动力学模型相结合等。除了这些技术问题,另外两个问题仍然需要认真解决:首先,研究麻醉对生理过程的影响[126],其次,动物受到的辐射剂量[127-129],尤其是对动物自控的纵向研究。

涉及动力学模型小动物成像的数据采集过程包括以下步骤[125]:①动物的处理和准备;②示踪剂注入(通常通过尾静脉);③动态或列表模式显示 PET 数据获取;④若要寻求基于图像的输入函数的推导,可通过直接才学或者在心脏水平采集一个早期的动态帧来实现。通常的做法是,在快速注射的同时开始采集。必须着重注意的是,在扫描初期测量相对较高的初始活性时,需要进行空载时间校正。同样,在 PET 扫描仪、放射线剂量校准器和井式计数器之间也应该进行适当的交叉校正程序。还应该同步不同的时钟,以限制衰减校正误差。如果通过列表模式格式和动物的生理过程获取数据,总采集时间会影响数据集的大小。在不研究某些参数对生理和代谢过程产生的影响时,通常认为这些生理和代谢过程保持不变(例如活化研究)。

输入函数通常需要通过动力学模型研究来确定组织血液(或血浆)中放射性示踪物的量,并能够通过动脉血液样本进行评估。实际上,血液样本是有风险的,在小动物的特定情况下,特别是在重复的研究中,采血过程非常困难,而且可能会出现血样不足的现象。因此,通常只取出总血容量的一小部分来降低这些风险。所以,当需要以不连续或连续的方式手动或自动提取血液样本时,势必对样本量有明显的影响。新颖的自动化微流体血液取样设备允许获得与总血容量的一小部分相一致的少量血样[130,131]。如上所述,这种替代方法可直接从图像中提取输入函数。利用这种方法,在心脏研究中,可通过在左心房或左心室确定 VOIS 的方式来评估动脉血中的放射性活度[132,133]。另外,还要特别注意矫正示踪剂从血液到组织溢出还是相反(主要由于心脏相对于扫描仪的空间分辨率较小),以及其代谢产物。另一种选择是使用适应小样本血样的 ^{18}F-FDG 低流速团注法得到的标准动脉输入函数[134]。另外一些无须血液样本推导输入函数的方法具有广泛的前景,包括参考组织方法[135,136]和使用因子分析分解图像[137,138]或者独立成分分析[139]。Beta 探针也被用于确定输入函数[140,141],但是,准确地估计输入函数可能会需要复合式术[142],因此也具有一定的局限性。

分子学 PET 数据的自动量化分析是十分必要的,它可以增强不同语言、不同经历研究者的相容性,还可以减少多中心试验的变异性。例如,在示踪剂特异性小动物 PET 技术中,可以将概率图谱[143]与解剖学模板(如 MRI 图像)相对应,这种技术使得仅用最低的终端用户交互程度便可实现自动化兴趣容积或者基于体素的小动物 PET 数据分析[144]。Kesner 等[145]编写了这样一种工具软件，实现了通过小动物 PET 数据估计 PET 示踪剂的生物分布的功能。此软件通过自动计算 22 个代表整个身体和主要器官的预制 VOI 中的示踪剂浓度得到小动物 PET 图像，并将其与一种数字大鼠模型进行非刚性融合，最后得以实现其功能。先进的解剖学模型包括风格化及更写实的基于体素的小鼠[146–149]及大鼠[150–153]模型，这些模型可由连续冰冻切片或者高分辨率小动物 CT 和 MRI 设备获得，这些先进模型的发展毫无疑问将有助于本领域研究的持续发展[154,155]。图 17.6 显示通过数字大鼠模型得到的典型的 PET、CT、冰冻切片、图谱以及重叠影像[147]。新近报道了一种通过对解剖学大鼠模型进行可变配准，从而实现对小动物 PET 数据进行由图谱指导的全自动分析的方法[156]。实验性大鼠研究以及数字大鼠图谱的典型的图像配准结果对比见图 17.7。还有文献报道，功能性 PET 图像的直接分割技术可降低对解剖学信息或图谱的需要[157]。这些方法对体内不同器官组织 TAC 的自动化计算起到至关重要的作用，这些计算是动力学模型的基础。

7　总结以及未来方向

令人欣慰的是，从烦琐的手工技术以及通过半自动化方法，到多峰性成像的实用性，以及新近的图谱引导的完全自动化的分析方法，小动物 PET 数据定量分析已经取得了进展。人们越来越多的关注点集中于优化算法的设计、优化计算性能以及平衡相互冲突。近似方法适合于不需要精确定量测量的情景，同时，用于研究更加强调准确性的定量测量的更复杂方法也正在研究中。在进行各种基本的研究用以理解复杂性疾

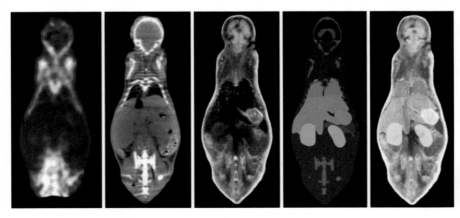

图 17.6　空间准值的(从左到右)PET、CT、冰冻切片、通过数字大鼠模型冠状切片获得的图册和叠加图像。(Reprinted with permission from [147])

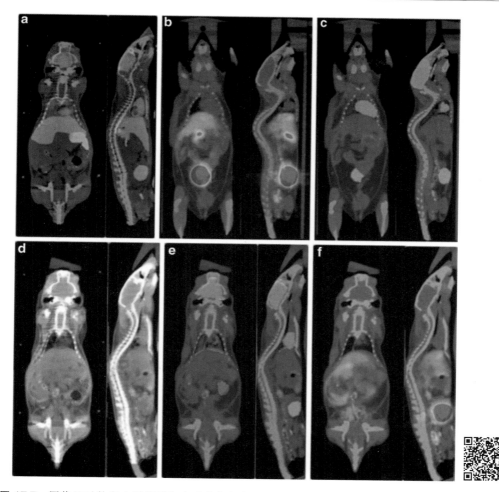

图 17.7　图像显示数字大鼠模型与实验大鼠研究之间典型的可变准直样本比较：(a)在 CT 图像上覆盖一层数字大鼠模型图谱。(b)实际 ¹⁸F–FDG PET/CT 大鼠研究的图像。(c)在(b)研究的基础上覆盖 CT 图像的分割(7 个器官)。(d)数字大鼠模型的 CT 对 CT 准直以及在(c)研究中的实际大鼠。(e)利用(d)中得到的准直参数将变形的图像分割(7 个器官)覆盖到 CT 图像上。(f)利用(d)中得到的准直参数转换的 PET/CT 研究。(Reprinted with permission from [156])

病、生理学过程、协助药物发现以及许多依赖使用人类疾病的小动物模型的其他应用领域中，定量高分辨率临床前期多峰性成像将毋庸置疑在很多方面成为一个准确且简便的方法。

　　定量影像仍然面临技术挑战，尤其是在运动跟踪和校正领域，扫描自由移动的清醒啮齿类动物时[158-160]，准确地量化图像，使用独特的非常规放射性核素[161,162]，并在体素水平上发展更准确的动力学模型。随着迎接挑战和经验的积累，这些难题将逐渐被解决，定量小动物分子成像将吸引更多的关注，并且对生物医学研究产生更深远的影响。

　　致谢：本书由瑞士国家科学基金会（SHSF 31003A–125246）资助，作者特别感谢Rameshwar Prasad（PHD 在读）对本章部分内容提供的支持。

参考文献

1. H. Zaidi (2006) Ed., *Quantitative analysis in nuclear medicine imaging* (Springer, New York).
2. P. D. Acton, H. Zhuang, A. Alavi (2004) Quantification in PET. Radiol Clin North Am 42: 1055–1062
3. C. S. Levin, H. Zaidi (2007) Current trends in preclinical PET system design. PET Clinics 2: 125–160
4. M. A. Bahri, A. Plenevaux, G. Warnock, A. Luxen, A. Seret (2009) NEMA NU4-2008 image quality performance report for the microPET Focus 120 and for various transmission and reconstruction methods. J Nucl Med 50: 1730–1738
5. H. Zaidi, M.-L. Montandon, S. Meikle (2007) Strategies for attenuation compensation in neurological PET studies. Neuroimage 34: 518–541
6. J. Qi, R. M. Leahy (2006) Iterative reconstruction techniques in emission computed tomography. Phys Med Biol 51: R541–R578
7. A. J. Reader, H. Zaidi (2007) Advances in PET image reconstruction. PET Clinics 2: 173–190
8. A. Rahmim, J. Tang, H. Zaidi (2009) Four-dimensional (4D) image reconstruction strategies in dynamic PET: beyond conventional independent frame reconstruction. Med Phys 36: 3654–3670
9. R. M. Lewitt, S. Matej (2003) Overview of methods for image reconstruction from projections in emission computed tomography. Proceedings of the IEEE 91: 1588–1611
10. H. H. Barrett, K. Myers (2003) Foundations of Image Science John Wiley & Sons, Hoboken, New Jersey.
11. D. C. Solman (1976) The x-ray transform. J Math Anal Appl 56: 61-83
12. F. Natterer (1986) The mathematics of computerized tomography. Wiley, New York.
13. K. E. Kuhl, R. Q. Edwards (1963) Image separation radioisotope scanning. Radiology 80: 653–661
14. G. Chu, K.-C. Tam (1977) Three-dimensional imaging in the positron camera using Fourier techniques. Phys Med Biol 22: 245–265
15. P. E. Kinahan, J. G. Rogers (1989) Analytic 3D image reconstruction using all detected events. IEEE Trans Nucl Sci 36: 964–968
16. M. Defrise, P. E. Kinahan, D. W. Townsend, et al. (1997) Exact and approximate rebinning algorithms for 3-D PET data. IEEE Trans Med Imaging 16: 145–158
17. L. A. Shepp, Y. Vardi (1982) Maximum likelihood reconstruction for emission tomography. IEEE Trans Med Imaging 1: 113–122
18. H. Zaidi, B. H. Hasegawa (2003) Determination of the attenuation map in emission tomography. J Nucl Med 44: 291–315
19. B. Hutton, J. Nuyts, H. Zaidi: Iterative image reconstruction methods. In Quantitative analysis in nuclear medicine imaging. H. Zaidi, Ed. Springer, New York, 2006. 107–140
20. H. M. Hudson, R. S. Larkin (1994) Accelerated image reconstruction using ordered subsets of projection data. IEEE Trans Med Imaging 13: 601–609
21. S. Geman, D. E. McClure (1987) Statistical methods for tomographic image reconstruction. Bull Int Stat Inst 52–4: 5–21
22. J. Qi, R. M. Leahy, S. R. Cherry, A. Chatziioannou, T. H. Farquhar (1998) High-resolution 3D Bayesian image reconstruction using the microPET small-animal scanner. Phys. Med. Biol. 43: 1001–1013

23. S. Sastry, R. E. Carson (1997) Multimodality Bayesian algorithm for image reconstruction in positron emission tomography: a tissue composition model. IEEE Trans Med Imaging 16: 750–761

24. K. Baete, J. Nuyts, W. Van Paesschen, P. Suetens, P. Dupont (2004) Anatomical-based FDG-PET reconstruction for the detection of hypo-metabolic regions in epilepsy. IEEE Trans Med Imaging 23: 510–519

25. A. Rahmim, J. Qi, V. Sossi (2013) Resolution modeling in PET imaging: Theory, practice, benefits, and pitfalls. Med Phys 40: 064301–15

26. S. Moehrs, M. Defrise, N. Belcari, et al. (2008) Multi-ray-based system matrix generation for 3D PET reconstruction. Phys Med Biol 53: 6925–6945

27. M. Rafecas, B. Mosler, M. Dietz, et al. (2004) Use of a Monte Carlo-based probability matrix for 3-D iterative reconstruction of MADPET-II data. IEEE Trans Nucl Sci 51: 2597–2605

28. V. Y. Panin, F. Kehren, C. Michel, M. Casey (2006) Fully 3-D PET reconstruction with system matrix derived from point source measurements. IEEE Trans Med Imaging 25: 907–921

29. M. S. Tohme, J. Qi (2009) Iterative image reconstruction for positron emission tomography based on a detector response function estimated from point source measurements. Phys Med Biol 54: 3709–3725

30. A. M. Alessio, C. W. Stearns, S. Tong, et al. (2010) Application and evaluation of a measured spatially variant system model for PET image reconstruction. IEEE Trans Med Imaging 29: 938–949

31. F. A. Kotasidis, J. C. Matthews, G. I. Angelis, et al. (2011) Single scan parameterization of space-variant point spread functions in image space via a printed array: the impact for two PET/CT scanners. Phys Med Biol 56: 2917–2942

32. J. Zhou, J. Qi (2011) Fast and efficient fully 3D PET image reconstruction using sparse system matrix factorization with GPU acceleration. Phys Med Biol 56: 6739–6757

33. R. E. Carson, K. Lange (1985) The EM parametric image reconstruction algorithm. J Am Statist Assoc 80: 20–22

34. S. Weber, A. Bauer (2004) Small animal PET: aspects of performance assessment. Eur J Nucl Med Mol Imaging 31: 1545–1555

35. Y. Yang, S. R. Cherry (2006) Observations regarding scatter fraction and NEC measurements for small animal PET. IEEE Trans Nucl Sci 53: 127–132

36. S. I. Ziegler, W. K. Kuebler (1993) Monte Carlo simulation of the scatter component in small animal positron volume-imaging devices. Z Med Phys 3: 83–87

37. M. Rafecas, G. Boning, B. J. Pichler, et al. (2001) A Monte Carlo study of high-resolution PET with granulated dual-layer detectors. IEEE Trans Nucl Sci 48: 1490–1495

38. D. L. Alexoff, P. Vaska, D. Marsteller, et al. (2003) Reproducibility of 11C-raclopride binding in the rat brain measured with the microPET R4: effects of scatter correction and tracer specific activity. J Nucl Med 44: 815–822

39. A. Fulterer, S. Schneider, B. Gundlich, et al. (2007) Scatter analysis of the ClearPET™ Neuro using Monte Carlo simulations. In Advances in Medical Engineering. Springer, Heidelberg, pp 109–114

40. M. Bentourkia, P. Msaki, J. Cadorette, R. Lecomte (1995) Energy dependence of scatter components in multispectral PET imaging. IEEE Trans Med Imaging 14: 138–145

41. M. Bentourkia, M. Laribi, E. Lakinsky, J. Cadorette (2002) Scatter restoration in PET imaging, IEEE Nuclear Science Symposium Conference Record, 10-16.11.2002, Norlfolk, VA, USA.

42. M. Bentourkia, R. Lecomte (1999) Energy dependence of nonstationary scatter subtraction-restoration in high resolution PET. IEEE Trans Med Imaging 18: 66–73

43. M. Lubberink, T. Kosugi, H. Schneider, H. Ohba, M. Bergstrom (2004) Non-stationary convolution subtraction scatter correction with a dual-exponential scatter kernel for the Hamamatsu SHR-7700 animal PET scanner. Phys Med Biol 49: 833–842

44. A. Ferrero, J. K. Poon, A. J. Chaudhari, L. R. MacDonald, R. D. Badawi (2011) Effect of object size on scatter fraction estimation methods for PET- A computer simulation study. IEEE Trans Nucl Sci 58: 82–86

45. A. Konik, M. T. Madsen, J. J. Sunderland (2010) GATE simulations of human and small animal PET for determination of scatter fraction as a function of object size. IEEE Trans Nucl Sci 57: 2558–2563

46. National Electrical Manufacturers Association, "NEMA Standards Publication NU 4 – 2008. Performance Measurements of Small Animal Positron Emission Tomographs" (National Electrical Manufacturers Association, 2008)

47. R. Prasad, O. Ratib, H. Zaidi (2010) Performance evaluation of the FLEX Triumph™ X-PET scanner using the NEMA NU-04 standards. J Nucl Med 51: 1608–1615

48. R. Prasad, O. Ratib, H. Zaidi (2011) NEMA NU-04-based performance characteristics of the LabPET-8™ small animal PET scanner. Phys Med Biol 56: 6649–6664

49. National Electrical Manufacturers Association, "Standards Publication NU 2-2007. Performance measurements of positron emission tomographs." *NU 2-2007* (National Electrical Manufacturers Association, 2007)

50. R. Laforest, D. Longford, S. Siegel, D. F. Newport, J. Yap (2007) Performance evaluation of the microPET®—FOCUS-F120. IEEE Trans Nucl Sci 54: 42–49

51. R. Prasad, H. Zaidi (2012) A cone-shaped phantom for assessment of small animal PET scatter fraction and count rate performance. Mol Imaging Biol 14: 561–571

52. J. M. Wilson, S. J. Lokitz, T. G. Turkington (2011) Development of a fillable, tapered PET/CT phantom. IEEE Trans Nuc Sci 58: 651–659

53. A. Rominger, E. Mille, S. Zhang, et al. (2010) Validation of the octamouse for simultaneous 18F-fallypride small-animal PET recordings from 8 mice. J Nucl Med 51: 1576–1583

54. R. Prasad, H. Zaidi (2014) Scatter characterization and correction for simultaneous multiple small-animal PET imaging. Mol Imaging Biol 16: 199–209

55. J. Qi, R. H. Huesman (2002) Scatter correction for positron emission mammography. Phys Med Biol 47: 2759–2771

56. M. Bentourkia, O. Sarrhini (2009) Simultaneous attenuation and scatter corrections in small animal PET imaging. Comput Med Imaging Graph 33: 477–488

57. C. C. Watson (2000) New, faster, image-based scatter correction for 3D PET. IEEE Trans Nucl Sci 47: 1587–1594

58. H. Zaidi, M.-L. Montandon (2007) Scatter compensation techniques in PET. PET Clinics 2: 219–234

59. P. L. Chow, F. R. Rannou, A. F. Chatziioannou (2005) Attenuation correction for small animal PET tomographs. Phys Med Biol 50: 1837–1850

60. Y. C. Tai, R. Laforest (2005) Instrumentation aspects of animal PET. Annu Rev Biomed Eng 7: 255–285

61. F. H. Fahey, H. D. Gage, N. Buchheimer, et al. (2004) Evaluation of the quantitative capability of a high-resolution positron emission tomography scanner for small animal imaging. J Comput Assist Tomogr 28: 842–848

62. W. Lehnert, S. R. Meikle, S. Siegel, et al. (2006) Evaluation of transmission methodology and attenuation correction for the microPET Focus 220 animal scanner. Phys Med Biol 51: 4003–4016

63. E. Vandervoort, M. L. Camborde, S. Jan, V. Sossi (2007) Monte Carlo modelling of singles-mode transmission data for small animal PET scanners. Phys Med Biol 52: 3169–3184

64. C. J. Thompson, R. Lecomte, J. Cadorette (2000) Feasibility of using beta-gamma coincidence for 3D PET attenuation correction. IEEE Trans Nucl Sci 47: 1176–1181

65. M.-L. Camborde, C. J. Thompson, D. Togane, N. Zhang, A. Reader (2004) A positron-decay triggered transmission source for positron emission tomography. IEEE Trans Nucl Sci 51: 53–57

66. E. L. Ritman (2002) Molecular imaging in small animals-roles for micro-CT. J Cell Biochem Suppl 39: 116–124

67. A. Hwang, B. Hasegawa (2005) Attenuation correction for small animal SPECT imaging using x-ray CT data. Med Phys 32: 2799–2804

68. A. B. Hwang, C. C. Taylor, H. F. Vanbrocklin, M. W. Dae, B. H. Hasegawa (2006) Attenuation correction of small animal SPECT images acquired with 125I-Iodorotenone. IEEE Trans Nucl Sci 53: 1213–1220

69. P. L. Chow, D. B. Stout, E. Komisopoulou, A. F. Chatziioannou (2006) A method of image registration for small animal, multi-modality imaging. Phys Med Biol 51: 379–390

70. A. L. Goertzen, A. K. Meadors, R. W. Silverman, S. R. Cherry (2002) Simultaneous molecular and anatomical imaging of the mouse in vivo. Phys Med Biol 21: 4315–4328

71. R. Fontaine, F. Belanger, J. Cadorette, et al. (2005) Architecture of a dual-modality, high-resolution, fully digital positron emission tomography/computed tomography (PET/CT) scanner for small animal imaging. IEEE Trans Nucl Sci 52: 691–696

72. H. Liang, Y. Yang, K. Yang, et al. (2007) A microPET/CT system for in vivo small animal imaging. Phys Med Biol 52: 3881–3894

73. R. Yao, J. Seidel, J.-S. Liow, M. V. Green (2005) Attenuation correction for the NIH ATLAS small animal PET scanner. IEEE Trans Nucl Sci 52: 664–668

74. P. E. Kinahan, B. H. Hasegawa, T. Beyer (2003) X-ray-based attenuation correction for positron emission tomography/computed tomography scanners. Semin Nucl Med 33: 166–179

75. T. Beyer, P. E. Kinahan, D. W. Townsend, D. Sashin (1994) The use of X-ray CT for attenuation correction of PET data, *Proc.* IEEE Nuclear Science Symposium and Medical Imaging Conference, 30 Oct.–5 Nov., Norfolk, VA, USA

76. P. E. Kinahan, D. W. Townsend, T. Beyer, D. Sashin (1998) Attenuation correction for a combined 3D PET/CT scanner. Med Phys 25: 2046–2053

77. C. Bai, L. Shao, A. J. Da Silva, Z. Zhao (2003) A generalized model for the conversion from CT numbers to linear attenuation coefficients. IEEE Trans Nucl Sci 50: 1510–1515

78. M. R. Ay, M. Shirmohammad, S. Sarkar, A. Rahmim, H. Zaidi (2011) Comparative assessment of energy-mapping approaches in CT-based attenuation correction for PET. Mol Imaging Biol 13: 187–198

79. R. Prasad, M. R. Ay, O. Ratib, H. Zaidi (2011) CT-based attenuation correction on the FLEX Triumph™ preclinical PET/CT scanner. IEEE Trans Nucl Sci 58: 66–75

80. M. J. Guy, I. A. Castellano-Smith, M. A. Flower, et al. (1998) DETECT-dual energy transmission estimation CT-for improved attenuation correction in SPECT and PET. IEEE Trans Nucl Sci 45: 1261–1267

81. J. P. Carney, D. W. Townsend, V. Rappoport, B. Bendriem (2006) Method for transforming CT images for attenuation correction in PET/CT imaging. Med Phys 33: 976–983

82. M. Ay, H. Zaidi (2006) Assessment of errors caused by x-ray scatter and use of contrast medium when using CT-based attenuation correction in PET. Eur J Nucl Med Mol Imaging 33: 1301–1313

83. P. L. Chow, N. T. Vu, A. F. Chatziioannou (2004) Estimating the magnitude of scatter in small animal cone-beam CT, IEEE Nuclear Science Symposium Conference Record. Vol. 5; pp 2752–2754

84. Y. C. Ni, M. L. Jan, K. W. Chen, et al. (2006) Magnitude and effects of X-ray scatter of a cone-beam micro-CT for small animal imaging. Nucl Instr Meth A 569: 245–249

85. D. Gutierrez, H. Zaidi (2011) Assessment of scatter for the micro-CT subsystem of the trimodality FLEX Triumph preclinical scanner. Med Phys 38: 4154–4165

86. W. Yao, K. W. Leszczynski (2009) An analytical approach to estimating the first order x-ray scatter in heterogeneous medium. Med Phys 36: 3145–3156

87. M. S. Judenhofer, C. Catana, B. K. Swann, et al. (2007) Simultaneous PET/MR images, acquired with a compact MRI compatible PET detector in a 7 Tesla magnet. Radiology 244: 807–814

88. M. S. Judenhofer, H. F. Wehrl, D. F. Newport, et al. (2008) Simultaneous PET-MRI: a new approach for functional and morphological imaging. Nat Med 14: 459–465

89. C. Catana, D. Procissi, D. Wu, et al. (2008) Simultaneous in vivo positron emission tomography and magnetic resonance imaging. Proc Natl Acad Sci U S A 105: 3705–3710

90. S. H. Maramraju, S. D. Smith, S. S. Junnarkar, et al. (2011) Small animal simultaneous PET/MRI: initial experiences in a 9.4 T microMRI. Phys Med Biol 56: 2459–2480

91. H. F. Wehrl, M. S. Judenhofer, A. Thielscher, et al. (2011) Assessment of MR compatibility of a PET insert developed for simultaneous multiparametric PET/MR imaging on an animal system operating at 7 T. Magn Reson Med 65: 269–279

92. S. Yamamoto, T. Watabe, H. Watabe, et al. (2012) Simultaneous imaging using Si-PM-based PET and MRI for development of an integrated PET/MRI system. Phys Med Biol 57: N1–N13

93. H. Zaidi (2007) Is MRI-guided attenuation correction a viable option for dual-modality PET/MR imaging? Radiology 244: 639–642

94. M. Hofmann, B. Pichler, B. Schölkopf, T. Beyer (2009) Towards quantitative PET/MRI: a review of MR-based attenuation correction techniques. Eur J Nuc Med Mol Imaging 36: S93–S104

95. H. Zaidi, A. Del Guerra (2011) An outlook on future design of hybrid PET/MRI systems. Med Phys 38: 5667–5689

96. M.-L. Montandon, H. Zaidi (2005) Atlas-guided non-uniform attenuation correction in cerebral 3D PET imaging. Neuroimage 25: 278–286

97. A. J. Chaudhari, A. A. Joshi, A. W. Toga, et al. (2009) Atlas-based attenuation correction for small animal PET/MRI scanners, IEEE Nuclear Science Symposium & Medical Imaging Conference, 25–31 October 2009, Orlando (FL), USA, *unpublished*.

98. E. Schreibmann, J. A. Nye, D. M. Schuster, et al. (2010) MR-based attenuation correction for hybrid PET-MR brain imaging systems using deformable image registration. Med Phys 37: 2101–2109

99. M. Hofmann, I. Bezrukov, F. Mantlik, et al. (2011) MRI-based attenuation correction for whole-body PET/MRI: Quantitative evaluation of segmentation- and Atlas-based methods. J Nucl Med 52: 1392–1399

100. O. Rousset, H. Zaidi: Correction of partial volume effects in emission tomography. In Quantitative analysis of nuclear medicine images. H. Zaidi, Ed. Springer, New York, 2006. pp 236–271

101. M. Soret, S. L. Bacharach, I. Buvat (2007) Partial-volume effect in PET tumor imaging. J Nucl Med 48: 932–945

102. O. Rousset, A. Rahmim, A. Alavi, H. Zaidi (2007) Partial volume correction strategies in PET. PET Clinics 2: 235–249

103. C. Kuntner, A. L. Kesner, M. Bauer, et al. (2009) Limitations of small animal PET imaging with [18F]FDDNP and FDG for quantitative studies in a transgenic mouse model of Alzheimer's disease. Mol Imaging Biol 11: 236–240

104. N. Aide, C. Desmonts, J. M. Beauregard, et al. (2010) High throughput static and dynamic small animal imaging using clinical PET/CT: potential preclinical applications. Eur J Nucl Med Mol Imaging 37: 991–1001

105. M. Tatsumi, C. Cohade, Y. Nakamoto, R. L. Wahl (2003) Fluorodeoxyglucose uptake in the aortic wall at PET/CT: possible finding for active atherosclerosis. Radiology 229: 831–837

106. M. D. Seemann, R. Beck, S. Ziegler (2006) In vivo tumor imaging in mice using a state-of-the-art clinical PET/CT in comparison with a small animal PET and a small animal CT. Technol Cancer Res Treat 5: 537–542

107. A. Helisch, O. Thews, H.-G. Buchholz, et al. (2010) Small animal tumour imaging with MRI and the ECAT EXACT scanner: application of partial volume correction and comparison with microPET data. Nucl Med Commun 31: 294–300

108. E. J. Hoffman, S. C. Huang, M. E. Phelps (1979) Quantitation in positron emission computed tomography: 1. Effect of object size. J Comput Assist Tomogr 3: 299–308

109. R. M. Kessler, J. R. Ellis, M. Eden (1984) Analysis of emission tomographic scan data: limitations imposed by resolution and background. J Comput Assist Tomogr 8: 514–522

110. L. Geworski, B. O. Knoop, M. L. de Cabrejas, W. H. Knapp, D. L. Munz (2000) Recovery correction for quantitation in emission tomography: a feasibility study. Eur J Nucl Med 27: 161–169

111. N. Aide, M. H. Louis, S. Dutoit, et al. (2007) Improvement of semi-quantitative small-animal PET data with recovery coefficients: A phantom and rat study. Nucl Med Commun 28: 813–822

112. W. Lehnert, M. C. Gregoire, A. Reilhac, S. R. Meikle (2012) Characterisation of partial volume effect and region-based correction in small animal positron emission tomography (PET) of the rat brain. Neuroimage 60: 2144–2157

113. L. Arhjoul, O. Sarrhini, M. Bentourkia (2006) Partial volume correction using continuous wavelet technique in small animal PET imaging, IEEE Nuclear Science Symposium Conference Record Vol. 5; pp 2717–2721

114. A. E. Spinelli, D. D'Ambrosio, G. Fiacchi, et al. (2008) Pixel-based partial volume correction of small animal PET images using Point Spread Function system characterization: Evaluation of effects on cardiac output, perfusion and metabolic rate using parametric images, IEEE Nuclear Science Symposium Conference Record, pp 4260–4265.

115. D. D'Ambrosio, G. Fiacchi, P. Cilibrizzi, et al. (2008) Partial volume correction of small animal PET cardiac dynamic images using iterative reconstruction: effects on glucose meta-

bolic rate measurement, Proc. Conf. Computers in Cardiology, pp 1093–1096.

116. T. Dumouchel, R. A. deKemp (2011) Analytical-based partial volume recovery in mouse heart imaging. IEEE Trans Nucl Sci 58: 110–120

117. T. Dumouchel, S. Thorn, M. Kordos, et al. (2012) A three-dimensional model-based partial volume correction strategy for gated cardiac mouse PET imaging. Phys Med Biol 57: 4309–4334

118. Y. H. Fang, R. F. Muzic, Jr. (2008) Spillover and partial-volume correction for image-derived input functions for small-animal 18F-FDG PET studies. J Nucl Med 49: 606–614

119. K. H. Su, J. S. Lee, J. H. Li, et al. (2009) Partial volume correction of the microPET blood input function using ensemble learning independent component analysis. Phys Med Biol 54: 1823–1846

120. J. G. Mannheim, M. S. Judenhofer, A. Schmid, et al. (2012) Quantification accuracy and partial volume effect in dependence of the attenuation correction of a state-of-the-art small animal PET scanner. Phys Med Biol 57: 3981–3993

121. A. Le Pogam, M. Hatt, P. Descourt, et al. (2011) Evaluation of a 3D local multiresolution algorithm for the correction of partial volume effects in positron emission tomography. Med Phys 38: 4920–4923

122. R. Carson. Tracer kinetic modeling in PET (2003). In Positron Emission Tomography: Basic Science and Clinical Practice**.** P. E. Valk, D. L. Bailey, D. W. Townsend, M. N. Maisey, Eds. Springer-Verlag, London, pp 147–179

123. M. h. Bentourkia, H. Zaidi (2007) Tracer kinetic modeling in PET PET Clinics 2: 267–277

124. Y. Su, K. I. Shoghi (2008) Wavelet denoising in voxel-based parametric estimation of small animal PET images: a systematic evaluation of spatial constraints and noise reduction algorithms. Phys Med Biol 53: 5899–5915

125. P. Dupont, J. Warwick (2009) Kinetic modelling in small animal imaging with PET. Methods 48: 98–103

126. T. Hideo, S. Nishiyama, T. Kakiuchi, et al. (2001) Ketamine alters the availability of striatal dopamine transporter by [11C]ß-CFT and 11C]ß-CIT-FE in the monkey brain. Synapse 42: 273–280

127. T. Mauxion, J. Barbet, J. Suhard, et al. (2013) Improved realism of hybrid mouse models may not be sufficient to generate reference dosimetric data. Med Phys 40: 052501–11

128. T. Xie, H. Zaidi (2013) Effect of emaciation and obesity on small animal internal radiation dosimetry for positron-emitting radionuclides. Eur J Nucl Med Mol Imaging 40: 1748–1759

129. T. Xie, H. Zaidi (2013) Assessment of S-values in stylized and voxel-based rat models for positron-emitting radionuclides. Mol Imaging Biol 15: 542–551

130. H. M. Wu, G. Sui, C. C. Lee, et al. (2007) In vivo quantitation of glucose metabolism in mice using small-animal PET and a microfluidic device. J Nucl Med 48: 837–845

131. L. Convert, F. G. Baril, V. Boisselle, et al. (2012) Blood compatible microfluidic system for pharmacokinetic studies in small animals. Lab Chip 12: 4683–4692

132. S. Gambhir, M. Schwaiger, S. Huang, et al. (1989) Simple noninvasive quantification method for measuring myocardial glucose utilization in humans employing positron emission tomography and fluorine-18 deoxyglucose. J Nucl Med 30: 359–366

133. G. Germano, B. Chen, S. Huang, et al. (1992) Use of the abdominal aorta for arterial input function determination in hepatic and renal PET studies. J Nucl Med 33: 613–620

134. P. T. Meyer, V. Circiumaru, C. A. Cardi, et al. (2006) Simplified quantification of small animal [18F]FDG PET studies using a standard arterial input function. Eur J Nucl Med Mol Imaging 33: 948–954

135. F. Hermansen, A. A. Lammertsma (1996) Linear dimension reduction of sequences of medical images: III. Factor analysis in signal space. Phys Med Biol 41: 1469–1481

136. R. N. Gunn, S. R. Gunn, V. J. Cunningham (2001) Positron emission tomography compartmental models. J Cereb Blood Flow Metab 21: 635–652

137. J. Ahn, D. Lee, J. Lee, et al. (2001) Quantification of regional myocardial blood flow using dynamic H2(15)O PET and factor analysis. J Nucl Med 42: 782–787

138. H. Wu, S. Huang, V. Allada, et al. (1996) Derivation of input function from FDG-PET studies in small hearts. J Nucl Med 37: 1717–1722

139. M. Naganawa, Y. Kimura, T. Nariai, et al. (2005) Omission of serial arterial blood sampling in neuroreceptor imaging with independent component analysis. Neuroimage 26: 885–890

140. S. Yamamoto, K. Tarutani, M. Suga, et al. (2001) Development of a phoswich detector for a continuous blood-sampling system. IEEE Trans Nucl Sci 48: 1408–1411

141. F. Pain, P. Laniece, R. Mastrippolito, et al. (2004) Arterial input function measurement without blood sampling using a beta-microprobe in rats. J Nucl Med 45: 1577–1582

142. R. Laforest, T. L. Sharp, J. A. Engelbach, et al. (2005) Measurement of input functions in rodents: challenges and solutions. Nucl Med Biol 32: 679–685

143. C. Casteels, P. Vermaelen, J. Nuyts, et al. (2006) Construction and evaluation of multitracer small-animal PET probabilistic atlases for voxel-based functional mapping of the rat brain. J Nucl Med 47: 1858–1866

144. D. J. Rubins, W. P. Melega, G. Lacan, et al. (2003) Development and evaluation of an automated atlas-based image analysis method for microPET studies of the rat brain. Neuroimage 20: 2100–2118

145. A. L. Kesner, M. Dahlbom, S. C. Huang, et al. (2006) Semiautomated analysis of small-animal PET data. J Nucl Med 47: 1181–1186

146. W. P. Segars, B. M. Tsui, E. C. Frey, G. A. Johnson, S. S. Berr (2004) Development of a 4-D digital mouse phantom for molecular imaging research. Mol Imaging Biol 6: 149–159

147. B. Dogdas, D. Stout, A. F. Chatziioannou, R. M. Leahy (2007) Digimouse: a 3D whole body mouse atlas from CT and cryosection data. Phys Med Biol 52: 577–587

148. R. Taschereau, P. L. Chow, A. F. Chatziioannou (2006) Monte Carlo simulations of dose from microCT imaging procedures in a realistic mouse phantom. Med Phys 33: 216–224

149. A. Bitar, A. Lisbona, P. Thedrez, et al. (2007) A voxel-based mouse for internal dose calculations using Monte Carlo simulations (MCNP). Phys Med Biol 52: 1013–1025

150. M. G. Stabin, T. E. Peterson, G. E. Holburn, M. A. Emmons (2006) Voxel-based mouse and rat models for internal dose calculations. J Nucl Med 47: 655–659

151. L. Wu, G. Zhang, Q. Luo, Q. Liu (2008) An image-based rat model for Monte Carlo organ dose calculations. Med Phys 35: 3759–3764

152. P. H. Peixoto, J. W. Vieira, H. Yoriyaz, F. R. Lima (2008) Photon and electron absorbed fractions calculated from a new tomographic rat model. Phys Med Biol 53: 5343–5355

153. G. Zhang, T. Xie, H. Bosmans, Q. Liu (2009) Development of a rat computational phantom using boundary representation method for Monte Carlo simulation in radiological imaging. Proceedings of the IEEE 97: 2006–2014

154. H. Zaidi, X. G. Xu (2007) Computational anthropomorphic models of the human anatomy: The path to realistic Monte Carlo modeling in medical imaging. Annu Rev Biomed Eng 9: 471–500

155. H. Zaidi, B. M. W. Tsui (2009) Computational anthropomorphic anatomical models. Proceedings of the IEEE 97: 1935–1937

156. D. F. Gutierrez, H. Zaidi (2012) Automated analysis of small animal PET studies through deformable registration to an atlas. Eur J Nucl Med Mol Imaging 39: 1807–1820

157. R. Maroy, R. Boisgard, C. Comtat, et al. (2010) Quantitative organ time activity curve extraction from rodent PET images without anatomical prior. Med Phys 37: 1507–1517

158. A. Rahmim, O. Rousset, H. Zaidi (2007) Strategies for motion tracking and correction in PET. PET Clinics 2: 251–266

159. A. Z. Kyme, V. W. Zhou, S. R. Meikle, C. Baldock, R. R. Fulton (2011) Optimised motion tracking for positron emission tomography studies of brain function in awake rats. PLoS One 6: e21727

160. A. Kyme, S. Meikle, C. Baldock, R. Fulton (2012) Tracking and characterizing the head motion of unanaesthetized rats in positron emission tomography. J R Soc Interface 9: 3094–3107

161. R. Laforest, X. Liu (2009) Cascade removal and microPET imaging with 76Br. Phys Med Biol 54: 1503–1531

162. X. Liu, R. Laforest (2009) Quantitative small animal PET imaging with nonconventional nuclides. Nucl Med Biol 36: 551–559

第 **18** 章
动物处理和成像准备

David B. Stout

1 引言

　　分子成像技术旨在观测活体动物细胞中的分子生理过程[1]。而分子生理过程的变化又受分子药物动力学(PK)和药效学(PD)等方面的影响,因此,尽可能地了解、掌握甚至消除上述因素的影响至关重要。即使分子成像的相关研究都是在离体组织中进行,分子靶目标形成的环境和成像探针暴露的条件依然会影响研究的实验结果。活体生物组织迅速的自身调节能力使其时刻处于潜在的不稳定状态。

　　实验动物生理状况受多种因素的影响,包括麻醉机制、动物体温、室温、注射方法以及注射时间[2]。上述因素反过来又会影响对比剂的特异性聚集和清除。因此,有效地控制上述因素即可降低甚至消除其对成像实验的影响。

　　除了实验动物的生理因素,成像仪器物理参数的正确设置也是分子成像能够获得最佳数据的重要影响因素。研究所用成像设备都有灵敏度和分辨率相对较高的特殊区域,例如 SPECT、PET 或 CT 扫描探测器的中心。对于实验动物所选的成像序列和实验动物的扫描定点都很重要。上述图像采集设备负责采集数据和进行数据分析。

　　此章将会对影响动物体内生理过程和成像探针信号的因素进行探讨。通过在 CT 等成像技术中使用分子对比剂,降低活体动物自身生理变化所造成的自身成像误差。

2 麻醉

　　摄影机等分子成像系统,采集一幅图像需要一定的时间。它可能需要数秒或数小

D.B. Stout (✉)
Department of Molecular and Medical Pharmacology, University of California,
Los Angeles, CA, USA
e-mail: davidstoutphd@gmail.com

时，成像的时候要求实验标本尽可能地保持静止状态。例如，如今的 PET 成像系统分辨力可达 1~2mm，小于此距离的小幅度移动并不会对成像结果造成严重的影响。运用某些光学成像系统采集图像时，散射光线虽然会使探测信号变得模糊，但小幅度的移动还是可以接受的。分辨力越高的成像系统越需要受检对象保持静止，如 MRI、CT 和高分辨力 SPECT 等成像系统，具有极高的分辨力，对于移动幅度太大的实验动物根本无法得出可用的数据。因此，想要得到高质量的图像，须利用麻醉剂制动被扫描动物，但这也有一定的局限性，因为麻醉剂避免了动物肢体移动，却无法避免动物的心跳和呼吸运动，这些心跳和呼吸运动伪影依然会被成像系统采集到。

麻醉剂按给药方式分为两类：注射式和吸入式。注射麻醉剂如戊巴比妥、氯胺酮、咪达唑仑和甲苯噻嗪，需要使用者的处方权，并且在使用过程中全程监测生命体征，上述药物滥用会影响生命体的多巴胺能系统。若主要研究多巴胺能系统，了解注射用麻醉剂对神经回路的效应尤为重要[3]。注射用麻醉剂操作简便，只需注射剂、针头、麻醉剂即可完成麻醉过程，应用其麻醉非灵长类大型动物非常便捷实用，而且，吸入式麻醉剂对大型非灵长类动物存在一定的安全隐患。

注射用麻醉剂也有多种不良影响，戊巴比妥利弊皆有，其药效持久，被麻醉动物可长时间处于昏睡状态，这有利于研究者对其长时间成像。氯胺酮和甲苯噻嗪药效短，应用这类麻醉剂需要多次甚至不间断注射，不间断注射有可能导致麻醉深度改变，最终改变了动物在成像过程中的生理状况[4]。在成像中途对实验动物追加麻醉剂操作不便且药量不好估算。即使追加注射麻醉剂可行，后续校正麻醉剂的滴度也比较困难。注射用麻醉剂容易过量，尤其是对于处置实验动物缺少经验的操作者而言。大多数麻醉致死案例中，麻醉药剂量基本都是少于深麻醉计量的。如果麻醉剂注射过多，意外致死不可挽回。尽管存在上述不利因素，注射用麻醉剂依然应用广泛，在合理利用的情况下，安全且效果显著。

在大多数分子影像研究中，吸入式麻醉是防止动物移动更好的方法。七氟醚对血糖影响较小，这对于 PET 下的氟脱氧葡萄糖成像相当重要，因此，七氟醚的应用日益得到关注，但当今应用最普遍的依然是异氟烷[5]。吸入式麻醉可不间断给药，并可根据需要持续很久，很少导致动物的超剂量致死。若给药剂量过高导致动物呼吸困难，调低药量可迅速恢复动物到适当的呼吸频率。不同的物种甚至是不同的动物品系都具有不同的呼吸和心跳频率，因此，知道其正常的频率才能知道何为最佳。动物能从吸入式麻醉中迅速清醒，其生理变化不大，这对于经常被应用于成像的动物来说非常重要。除了其安全性，快速有效的吸入式麻醉随手可得，且当前在美国不受限制(图 18.1)。无须使用鼻插管法换气，不会造成痛觉缺失，并且使其呼吸频率高于注射麻醉法。如果麻醉注射过多，意外致死不可挽回，尽管存在上述不利因素，注射用麻醉剂依然应用广泛，在合理利用的情况下，安全且效果显著。

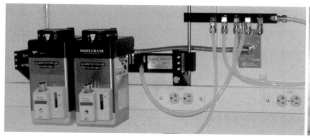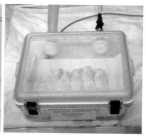

图 18.1　左图:壁装式气体麻醉系统集成供应异氟醚给多个点使用。右图:有简单的开/关气体控制按钮的感应吸入箱。

由于麻醉影响了动物的生理状况[5],我们试着考虑不对动物进行麻醉。这意味着在某些实验中控制意识清醒的动物[6],或者说任由其自由走动后追踪其运动[7]。有一支团队已经研制出一种安装在动物身上的微型摄像机[8]。另有一些人进一步去训练动物在成像过程中持着这种微型摄像机,这样能得到更有意义和价值的信息,但是训练动物所耗费的资源巨大[9]。还有某些机构使得小鼠自由行走产生光学视频信号[10]。尽管大多数小动物分子影像学将继续使用麻醉剂,清醒意识下的小动物研究会日益重要,也将会产生新的理念,形成新型成像系统。

麻醉一般应用于基础研究,鲜少应用于临床研究。生理学影响和探针信号也许意义重大,这也将揭示人类和动物体内可被观察到的探针信号存在巨大的差别。一种办法是,在清醒意识时注射麻醉,药物吸收过程中诱导吸入麻醉快速成像。虽然后续扫描属于无意识扫描,但这种放法总归还是属于清醒意识扫描。探针和背景活性已经消失,因此,麻醉剂吸入之前信号和对比对已经形成。上述观点于某些实验中得到证实,此种方法使得信号被探测到,而不至于被麻醉机制所掩盖(如图 18.2)。在无意识大鼠中使用

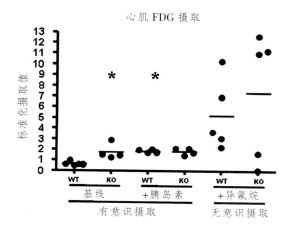

图 18.2　野生大鼠(WT)和敲除胰岛素敏感性基因(KO)的大鼠在注射 60 分钟后的心脏FDG标准化摄取值(SUV)。图像显示异氟烷麻醉后的无意识大鼠心脏标准化摄取值高。基因模型大鼠(左)与野生大鼠(右)之间存在显著差异。

了异氟烷大鼠的 FDG 增长率掩盖了基因敲除模型鼠的意义,这种意义在有意识大鼠中被观察到(未发布结果)。在动物意识清醒的情况下,心脏摄入量和 SUV 变量都会减小,这也就揭示了模型鼠和胰岛素依赖鼠之间的差异。因此,我们认为,清醒的意识可加强动物的应激变化,从而改变皮质醇、葡萄糖或其他影响实验结果的代谢因素。

3 温度

高分辨力、高对比度成像系统的发展使得分子影像学的研究从大型动物向小型动物转移。例如,小型动物 PET 成像系统——microPET 的发展,使得学者可从研究灵长类、猪、狗等大型动物转移到研究大鼠和小鼠。研究啮齿动物利于节省开支,且相对安全,日常可同时研究多只,啮齿动物易于掌控,小空间也可大量饲养。或许最主要的有利因素是我们熟知基因组,利用基因敲除或基因植入的物种可用于研究多种疾病。动物供应商可提供多种基因处理的老鼠。在研究小动物的过程中,标识温度非常重要,因为其热容量较低。

啮齿动物体型较小,需要更好地掌控温度,因为其体型较小,体内发热物质也相对少,维持体温相对困难,尤其是被麻醉后。老鼠被麻醉后,在 20℃ 的房间内,5~6 分钟即致体温过低[11]。灵长类或狗等大型动物在成像过程中几乎不需要热量,或者只是需要在成像后应用温水浴或者加热毯恢复其体温,所以成像设备几乎不对大体型实验动物的体温进行控制。

生物通过代偿机制,可于一定程度内耐受低温以保护其自身健康。外科医生有时通过在术中降低被手术者的体温而减缓其生理过程[12]。当生物寒冷时,其体内血液将会由外周组织聚集到中心以维持体温,这也将导致外周组织肿瘤血供下降[2]。由于温度改变所致的肿瘤血供的改变,产生一系列后续效应以及诸多的影响。通常肿瘤转移到肩背区,这区域远离膀胱、胃肠道、肝脏的活性区域,而肩背区域 FDG 摄入量被棕色脂肪组织代谢的高数值所掩盖,如图 18.3 所示。鉴于老鼠通过尾巴血液流动调节自身体温,我们在对老鼠尾巴进行注射或者测值时须对其进行保暖。低温所致的体内代谢紊乱最终导致实验结果的变化,这与成像之前和城乡过程中的状况有关。实验结果还须考虑品系间的差异,因为不同品系对温度的反应不同,也许反应最明显的是裸鼠,因为其缺少保暖的皮毛[14]。

生物系统并不像耐受低温一样耐受高温,仅高于正常体温 3~4℃ 即可导致蛋白质变性和热冲击[15]。因此,应谨慎预防动物过热。任何模式的加热系统都需要配套的体温监测,以防止任何类型的加热系统过热。如果加热系统与感温系统分离,体温检测尤其关键,温差电偶即被用于监测独立热源的温度。独立热源若在接触动物之前开始热散射,且独立热源与温差电偶耦合,那么此温差电偶效能良好。其中一种有效方式是利用

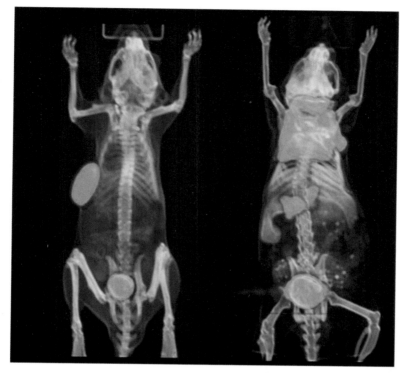

图 18.3　PET/CT 图像显示裸鼠的 FDG 摄入量。左边鼠扫描前和扫描中都是温暖的,图像显示肿瘤和膀胱的 X 线片。右边鼠温度较低,并且在肩部区域显示出明显的棕色脂肪量。

电阻丝加热元件,发热和感温来自同一电阻丝。此模式的电回路可精准调控到所需温度而不致过载。精准控制电阻丝加热、快速平衡动物和外周环境的温度意味着创伤性温差电偶测量是非必需的,以此可节省开支、时间,减少对实验动物的伤害。另一种加热方式是利用一种 MRI 中惯用的空气加热法。MRI 起重架虽然提供的热能不多,且有可能因时间过长导致动物脱水,但在密闭空间中,空气发热效能还是可以的。

4　注射方法

　　动物可以使用多种方法注射,针头或导管的静脉注射,经口腔、眼窝甚至经皮造影喷雾[16]。成像研究中惯用尾部或者大腿静脉注射, 或者如图 18.3 所示的腹膜内注射。可单次推入静脉,或通过输液团注在组织中达到稳定状态[17]。这些方法适用于各自特定的实验,且各有优缺点。

　　啮齿动物中最常用尾静脉注射法,其他物种如兔子则常用耳静脉注射法。老鼠的静脉非常细小,实验人员常将成像探针注射到易得易见的尾静脉。静脉注射可将成像探针和对比剂快速有效地输注到血流中。静脉通常位置表浅壁薄，且血管压力低，这有利于血管扩张来容纳相对较粗的针头和导管。移除针头会导管导致少许出血，而不像动脉穿刺那般。小鼠的尾部注射更是一个挑战，因为小鼠的尾部皮肤坚硬厚实，所以穿刺前切口有利于静脉穿刺。

尾静脉注射可以在鼠麻醉或清醒状态下完成，如图18.4。清醒状态下注射需要固定小鼠，手持固定或者固定装置。清醒小鼠血压较高，易于定位，但清醒小鼠会在针穿刺进入的时候恐惧畏缩因而对穿刺造成困难。清醒小鼠的注射对于小鼠和缺乏经验的实验者都会产生压力。麻醉后小鼠注射由于其血压下降使注射难度提升，但使实验者压力减小，实验者时间充裕，且可以通过温暖小鼠的尾巴增加血流。是否选用麻醉后注射取决于实验是否要求最大限度地降低麻醉所带来的生理学改变(图18.2)。

任何尾静脉注射都有可能发生外渗，即注射液流到注射点周围的组织中。这部分外渗的溶液，不能通过血液进行生物利用，在计算注射入生物体内溶剂量时也应该被忽略不计。规范的静脉注射不应该有外渗，只有在注射不合规的时候才会有大量外渗。因此，应该以观察成像数据为依据，全面考虑，估算动物体内的试剂活性，这比直接计算注射筒内的试剂活性要准确。以成像数据为依据，可免于在同一测量单元中计算注

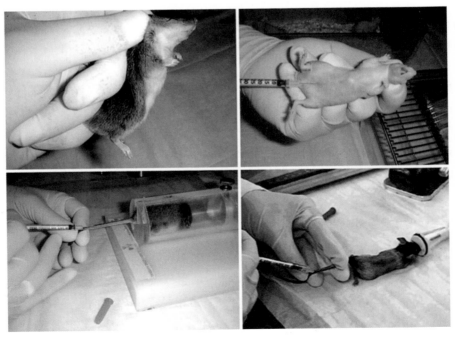

图18.4　注射常用操作步骤：左上图，抓牢小鼠；右上图，皮下注射；左下图，清醒下注射尾静脉；右下图，麻醉状态下注射尾静脉。

射量和图像计算率数据。有一点需要额外注意:由于实验动物可通过尿便排泄一部分生物活性,所以利用图像来估算注射入量会有失准确性。某些实验研究中使用半衰期长的同位素,长达数天成像,此种情况就需要用以注射时间为依据的活性测量,而并非注射后的即刻测量。

使用小鼠等小型动物进行研究的局限性在于其较低的血容量。总血容量的 10% 为注射入体内或体内丧失血容量的安全极限,如小鼠的安全极限值是 200UL[18]。丢失此数值以上的血容量将会致使小鼠贫血并改变其生理状况。若小鼠被注入超过次数值的血容量将会导致肺水肿。若注入的溶液温度不够,还将造成小鼠的温度性休克。容量限制意味着人类使用的对比剂浓度太低,当应用于小血容量动物的时候,须对对比剂进行浓缩才能获得可用信号。

由于动脉有供组织吸收的活性,所以动脉更易于测量血流随时间推移的放射性改变。静脉血流经毛细血管床,且含有少量活性和代谢物,如果是第一次提取探针,则什么都没有。动脉注射时,血液不经过心脏和肺循环直接流经下游组织,所以动脉注射效果较好。动脉壁肌肉相对较厚,穿刺困难,故通常选取远段动脉穿刺。动脉壁较厚不易扩张,也就意味着不易容纳针头和导管。动脉导管穿刺的一个潜在缺陷是,往往需要割断动脉并在此处固定导管以防滑脱。这就意味着,动脉完全阻塞,除了经导管取样的一瞬间,平时都是无血流通过的。切断动脉是一种终极实验,因此每只动物只能用一次。

皮下注射(subQ)和 IP 注射相对简便易行。实验动物数量多时,这是一种保障时间进度的快速有效的注射方式。很少有探针以这种方式注射,部分原因是探针可能残留在注射区域,且探针由淋巴系统转移到血液需要相当长的时间。应用 IP 注射,有刺穿肠道或膀胱的风险,这可能导致探头停留在错误的区域,进而导致动物的健康问题。然而,若交付的速度不是关键因素,上述动物注射方法最为简单可靠,可提供成像剂由皮肤或 IP 腔移动进入血液的图像。

逆行眶内注射或血液采样是在血管丰富的眼睛后面采样或插入成像剂。虽然有效,但内部成像较难,且往往被限制于每 2 周只能做一次。可以注射入此处或抽出的血液量是非常有限的,而且血液采样有可能导致感染和失明。类似于 IP 注射,若操作熟练,这种技术可快速安全地应用于大量动物。

口服灌胃法是用短筒注射器把对比剂、药物和成像探针直接灌注到胃的方法。需要应用到上消化道造影所需的口服对比剂。由于药物和探针的消化过程,在药物或者探针进入血液之前灌胃给药受者体内的分子过程就有可能改变。口服药物是首选的方法,主要是为了避免注射,并且可有效测试出通过胃肠道的化合物如何进入血液。应用灌胃法可每日或频繁给药,因为它不会损伤血管系统,方便显像剂的注射。

无论使用何种方法注射动物,良好的照明位置都很重要。所需的任何支持设备都应事先准备妥当,包括酒精擦拭布、针头和注射器、废物处理容器、麻醉控制和舒适的

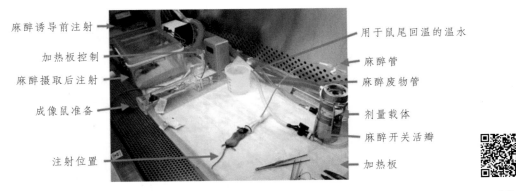

麻醉诱导前注射 →
用于鼠尾回温的温水 ←
加热板控制 →
麻醉管 ←
麻醉摄取后注射 →
麻醉废物管 ←
成像鼠准备 →
剂量载体 ←
麻醉开关活瓣 ←
注射位置 →
加热板 ←

图 18.5 多个小鼠体内的吸收和清除之后，短时间的成像导致小鼠处于注射和成像过程的不同阶段。这张图片显示小鼠在许多阶段，包括麻醉诱导、注射、吸收和准备成像。

工作环境。如果使用免疫功能低下的动物（见下节），应在如图 18.5 所示的生物安全柜内进行注射。这个数据显示，在整个实验过程中，动物第一次麻醉后注射，在麻醉状态下保持 45 分钟，然后进行断层成像。很有可能多达 8 只动物同时进行成像，因此，一个良好的布局和易于使用的设施是必不可少的。

当老鼠被放置在感应盒或暴露于麻醉气体中，它们往往四处奔跑以至于难辨别哪只被注射、哪只未被注射。褪色模糊的耳标干扰 CT 扫描和动物标记很容易导致动物被注射两次或根本不注射。简单的解决方案是准备 2 个感应盒：一个用于正在注射的动物；另一个盒子用于接下来即将被注射的动物。已注射完毕的动物已被麻醉不动，可以很容易地被排列为成像顺序。对于有意识摄取研究，可以使用单独、干净的注射动笼来方便分离动物；但是需要仔细标记以确保动物的成像顺序正确。简单、易于遵循的解决方案，如双感应盒、简单的加热和麻醉开关，以及所有必要的支持设备是成功实验的关键。

5 动物处理

在影像学实验中，动物通常被放置在部分或完全封闭的空间内。外壳可以挡住光线（光技术）、确保辐射（CT）或成像探测器获得最佳的动物图像数据（PET、SPECT 和 MRI）。大多数光学成像方法耗时短，无须观察或以其他方式接触实验动物。随着成像时间的延长，观察呼吸作用和监测心率对动物的生理状态有重要作用。这些观测可以通过眼睛或遥感系统进行（见下文关于门控的章节）。最好每 10~15 分钟检查一次麻醉深度，以确保动物仍然活着，并可以控制麻醉剂量。通常情况下，动物在麻醉下的时间越长，保持动物的运动状态所需的麻醉剂浓度越低。根据所使用的加热系统，也可能需要监测动物的体温。

　　动态影像是在动物注射连续一段时间后观察探头的分布变化的成像。这就可以观察到与分娩和早期代谢或消除相关的快速时间变化。在成像系统中注入是一项或简单或复杂的任务,这取决于控制动物的能力。在密闭空间中,使用一根针直接注射非常具有挑战性,因此,大多数动态成像是使用短导管插入静脉并连接到注射器。导管具有一定的体积,称为死体积,这部分体积并没有注入,除非随后用盐水冲洗。经常冲洗是不切实际的,因为它会导致双脉冲注入,更换注射器可能很困难,或者有一个不增加其相当大死体积的开关。在某些情况下,可以使用注射泵注入对比剂,但可能很难使泵接近动物,从而导致长期用于注射的导管管路中充满放射性物质。应尽量减少注射器的死体积,以减少辐射的散射,特别是如果它们在成像过程中被留在原地。通常是在注射后将导管放置到位;否则,管内压力和动物的血压会导致血液和注入液体溢出动物体表。

　　成像时,可能需要采集血样测定其放射性,以及测定成像探针代谢产物和内源性竞争物的血浓度,如葡萄糖或葡萄糖苷。需要测量组织摄取的成像探针的内源性竞争分子,以提高测量的精度。与注射一样,对动物进行取样可能是一项挑战,特别是在封闭系统中。如果动物是可接近的,它可能是在导管插入前成像或通过刻痕尾静脉取血抽出一个小样本。许多研究者已经开发出了微流体取样装置,它使用导管在成像过程中抽取少量且有时频繁的连续血液样本[19,20]。

　　当实验持续超过 90 分钟,需提供生理盐水或林格乳酸盐以防止小鼠脱水。一个简单的方法是在成像前注入少量约 $100\mu L$ 的液体于肩胛骨之间。过多的生理盐水可能导致成像过程中排尿,进而导致探针通过尿液排出体外,这使得图像分析工作变得复杂。

6　昼夜节律效应

　　众所周知,昼夜节律影响着动物的生理活动[18],其对成像剂的影响却鲜为人知。啮齿类动物于夜间活动,因此在白天进行成像会与夜间成像显示出差异。葡萄糖水平、氨基酸浓度甚至酶的表达遵循昼夜循环规律[18]。因此,应避免在一天中大约相同的时间进行实验,而是要在一天中获取多个测量数值。另一种方法是通过照明序列改变昼夜循环。

　　在某些情况下,麻醉可能会使动物产生重要的生理变化,消除昼夜的影响[21]。麻醉可能掩盖 PET 对 FDG 的影响,但由于酶的水平比葡萄糖/胰岛素反馈周期长,酶的表达周期不太可能从时间尺度被改变。荧光素/荧光素酶光学成像研究表明,酶表达基于日节律的变化[22]。内源性氨基酸的正常波动的周期性可以改变宠物探针的摄取运输[23]。

7 可重复定位和多模态成像

大多数成像系统具有成像中心,在该领域内的分辨率和(或)灵敏度有最佳值。因此,实验目的在于将感兴趣区成像到上述中心位置,因此难以对试验对象进行全身成像或者同时对两个器官进行成像。例如,某一实验需在大脑中追踪探针摄取的同时对心脏成像,以获得左心室血池的图像测量值,以此作为其输入函数的动力学模型。老鼠大脑和心脏之间的距离很短,是否可同时观测取决于大脑与心脏的轴向程度。PET 或SPECT 分辨率有限, 需要使用较大的动物对其进行脑部成像, 如大鼠或小灵长类动物。以心脏和大脑之间的位置为中心扫描大鼠时,心脏和大脑的分辨力和图像质量均会降低,因此导致部分感兴趣区图像丢失。鉴于这种情况,对每一个器官结构同时进行多重交替的快速扫描是一种较为有利的方法。某些系统还载有进动检查床,在开始和结束位置之间来回移动动物,以此获得更高灵敏度的图像[24]。

对于涉及两种或两种以上成像方法的多模工作,有两种定位方法:单机架和分离系统。1 个单机架或 2 个单机架刚性连接在一起,只需要在环境支持系统对动物进行一次定位。然后在两种成像模式的同一位置对动物进行成像,或者在成像区域之间穿梭,而不必将动物从支架或动物室中取出。在 PET/CT 中,动物在不同位置之间穿梭是很常见的,由于 PET 扫描仪环几何结构不容易为 CT 源和探测器留出空间,因此,这两种模式通常位于相邻位置,需要将动物从一个位置移动到另一个位置。单机架系统的优点是,该动物只放置到位一次,在大多数情况下,图像可以很容易地从两个系统共同注册。使用 SPECT/CT 和 PET/MRI 系统获取同步数据是两种成像方式中确保动物的位置和生理状态的最佳方法。组合系统的缺点是无法对动物进行体内注射,难以采集血样或监测动物的心脏或呼吸频率。除非连接到心脏和呼吸监测仪,否则无法监测动物的健康状况。监测系统虽易实现,但其加重了实验的复杂性,甚至可能干扰数据采集。电场和少量的金属可能造成 CT 和 MRI 图像上的伪影。

封闭式单机架的替代方案是单独的成像系统,这需要使用可用于两种系统的动物支架的共用部分[11]。其优点是,大口径 PET 可实现可视性和访问性高的动物成像,有了PET 扫描,封闭式 CT 或磁共振成像系统的局限性将会消除。MRI 和 CT 系统的长孔和屏蔽防护有效地隔离了动物与调查员, 但某些 PET 和 SPECT 系统未达到更好的采集效果,因为它们并非总是完全封闭。使 PET 和 SPECT 的探测器尽可能靠近动物以提高灵敏度和降低系统成本。对于使用小或大口径 PET 扫描仪的选择取决于动物扫描的要求或用于远程控制的监测和采样系统的可用性。

单独成像系统具有一定的挑战性, 因为必须将动物精准地放置在扫描系统中,以匹配融合图像的位置。成像动物进行扫描时难免有移位的风险。校正两个图像之间的

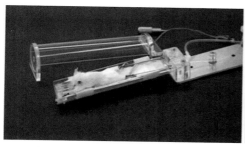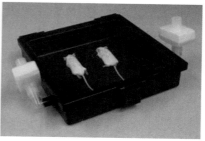

图 18.6　为 PET/CT 研制的环境室(左)和光学生物发光或荧光成像(右)。

偏差是必不可少的,CT 和 MRI 图像所包含的解剖信息有限,SPECT 或 PET 图像包含常见的代谢信息。共同录入两个图像信息,然后在两次扫描中使用固定的或预先设置的床位[25]。另一种方法是使用标记校正图像,但是这可能在信号中添加不必要的数据,花费大,使复杂度增加,可用精心设计的室内系统加以避免。随着放射源的衰变,标记也需要更换。

某些公司建成像系统,如图 18.6 的两个例子所示。在 2D 光学成像中,需要最小失真光线的表面成像。PET、CT 和 MRI 是减少图像中人为因素的最佳旋转对称系统。系统材料须具有特异性,如光学用非磷光,CT 中避免金属,PT、MRI 中避免磁性物质。对于环境还要求加热、定位、麻醉和温度控制,以及表面消毒。

8　呼吸和心脏门控

某些实验需采用呼吸或心脏运动的检测。许多系统准确地监测到啮齿类动物具有相对高的心率和呼吸频率。小鼠典型的呼吸频率为 600~700 次/分[26]。人类和灵长类动物的脉冲干扰仪通常最大值为 250 次/分,因此不适合对鼠应用。

心脏和呼吸频率可以用几种不同的物理方法进行测量,包括在皮肤下插入针头提供心电图数据。虽然这种方法效果好,但金属针和导线不适合用于某些成像方法,如 MRI 或 CT 成像。碳电极因其不具备磁性可作为替代品,在 PET/CT 和磁共振成像中不会造成显著的图像伪影。也可在尾部使用一个加压环,但许多研究者并不赞同,主要是因为尾巴的血流量直接与鼠的体温相关联,从而改变实验数据[13]。对于人类和灵长类动物,最容易使用的系统是红色发光二极管和探测器。该灯和传感器可使用弹簧卡子、黏合纱条、胶带或其他方法来连接。但当实验动物皮肤为深色或太多的光照在传感器上时,偶尔也会出现一些问题,这类传感器很容易使用,效果好,非侵入性。

麻醉深度和呼吸速率的密切联系意味着需要经常监测呼吸速率,并随时调整麻醉浓度。在实验过程中呼吸速率不是恒定的,需要测量系统,探测并记录实验动物的呼吸数据。同样,心率也随着麻醉深度而变化。

许多成像系统通过电连接接受心率和呼吸数据。该信号可以触发数据采集,或将其计入数据流,用于后续处理。图像可以被分为呼吸和(或)心动周期等多个部分。类似于把时间分成一系列的帧周期,因此称为选通成像。数据分割成单独的系统,结果产生更多的数据集,并减少在每个图像的数据事件。太多的数据分区导致噪声和超大的数据集。完整的麻醉镇静下,吸气阶段大约是 1/4 的呼吸周期;所以八门控可以较好地阐释呼吸运动[27]。轻度麻醉使呼吸速率加快 2~3 秒,因此需要更精细的采样周期。随着深麻醉和吸入阶段的时间缩短,许多人因其对图像质量改善的微弱作用而不再重视呼吸门控。动物麻醉和激动时呼吸运动幅度相当大,即大喘气或大口吸入空气。因此,此时应适当对其麻醉以减少呼吸运动。

心脏运动幅度相当小,但门控可用于将收缩(收缩)从舒张(放松)阶段的心脏运动中分离出来,如图 18.7 所示。门控提高了心脏壁和左右心室血池的可视化,如果左心室血池被用来推导血时间活动数据,则可最大限度地减少溢出和部分容积效应[28]。

与心脏运动不同,呼吸运动可以通过插管或动物通气来控制或消除。气管插管和气囊充气用以阻止挡管子周围的气流。使用泵可将空气、氧气或其他气体混合物排出肺部。这种方法可以控制呼吸运动。在呼吸周期中或在呼吸周期的特定阶段,通气单元可以触发成像并获得数据。高频振荡通气设备可以在不移动动物的情况下为其带来新鲜的气体并去除二氧化碳[29]。这种独特的方法在长时间成像过程中为动物提供连续的通风而无须移动动物。在特定的成像系统中使用短管和磁力泵存在一些困难。

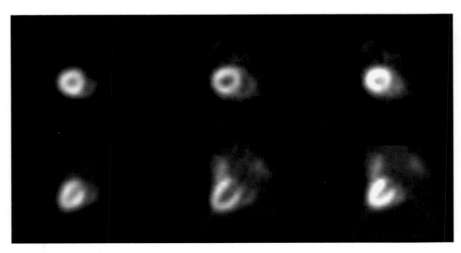

图 18.7　C57 小鼠的心脏 FDG 图像。上排:非门控型、舒张期和收缩期的横断面图像。下排:相同数据的冠状位图。

9　免疫受损的动物

肿瘤学研究极大地受益于小鼠缺失部分或全部免疫系统的产生,其使得人类肿瘤得以移植和生长无排斥反应的小鼠免疫系统[30]。无毛小鼠和大鼠胸腺缺失,并缺乏产生T细胞的能力。严重损害免疫功能缺陷或 SCID 的小鼠也没有胸腺,而且不能产生 B 细胞,并在 16 号染色体上有一个使 DNA 修复机制失活的缺陷。鉴于部分或完全缺乏免疫功能,这些动物都生了疾病,除非在屏障条件下得到环境病原体的保护。这些动物对分子成像构成了一个特殊的挑战,因为在成像过程的所有步骤中保持屏障条件是可取的。

各种成像工作须在清洁环境中进行,以避免病原体暴露,须满足生物安全 3 级条件(BSL3)以及洁净的操作间。操作员须精心防护,并且对动物群之间的成像系统进行消毒,这都有一定的难度。在 BSL3 条件下实验成本极其高昂,系统的维修服务人员也难以访问多个站点。感染和危险的药物需要践行 BSL3 条件;然而,若病原体不包含生物公害或致癌物质,免疫缺陷动物只需要避免暴露以免受病原体的接触。

近期,笔者的大学将人类肿瘤异种移植由 BSL1 改变为 BSL2,因此需要对这些动物的饲养和处理增加额外的安全要求。潜在的危害性生物如疱疹、艾滋病等血源性病原体虽然可能不是啮齿类动物的威胁,却对处理这些组织的人员造成危害。关于异种移植没有广泛一致性的解释,因此对饲养环境的要求可能会有所不同。BSL2 条件相对于 BSL1 可能需要相当大的不切实际的更改。AAALAC 认证要求分开饲养 BSL1 和 BSL2 动物,这是否可行最终取决于饲养条件。

对免疫功能低下的动物成像,一个简单的解决方案是把动物放在成像室内(见图18.5)[11]。在生物安全柜内对动物进行处理、注射和准备工作,然后在密封或正压室内进行成像。此举有超出病原体控制室的附加优势,包括控制加热能力、可移动动物、保持恒定的麻醉水平,以及为多模式成像提供平台。

10　危害性和感染性的工作

在免疫缺陷动物的研究中,正压是保持环境中动物的安全所必需的。而分子影像中所研究的小动物包含生物危害性、致癌或传染病,必须隔离。因此要求密封或负压容器。如果成像室密闭且位于 BSL3 室附近,可以把含有致癌或其他传染、危害废物的动物封闭在成像容器中,且对容器外面进行消毒,对上述成像容器中的动物在 BSL1 和 BSL2 条件下进行成像。这种方法实现了开放的成像系统环境,并避免了系统的交叉感染。

不同生物安全水平的动物不可混养,在同一个空间中不利于一起饲养和成像。成像容器和独立的准备室有多种用处;但是,必须仔细确定成像工作设计的合理性,以确保其混合使用的有效性。单独的饲养和操作空间对于多种危险生物剂成像的灵敏度至关重要。另外，BSL1 动物可以用 BSL2 规格饲养，则允许它在 BSL2 条件下进行成像操作。

基因改变的动物往往使用了病毒载体注入遗传物质[31]。这些载体通常复制不良，但仍然需要隔离和治疗，它们是否感染取决于病毒剂。许多用于治疗癌症的化疗药物实际上是致癌物，因此是生物危险药物，需要特殊处理的注射和动物储存。即使使用药物的量很小，也必须保持人员免受暴露。在某些情况下，微隔离器笼可用于将未受致癌物感染的动物与致癌和生物危险动物放置在一个普通的容器中。但更常见的情况是，要求这些动物被关在单独的空间中，需要一个额外的房间。程序区域的病毒载体和生物危险材料需要通风罩或生物安全柜，控制进入和对房间使用的要求等于或大于生物安全 2 级条件。

11　对比剂

从广义上讲，任何成像剂都可以被认为是对比剂，因为对背景和参考组织之间的差异表现出特定的信号和测量值。对比剂更常被定义为用于区分解剖结构与解剖系统，如磁共振成像或断层解剖结构的对比剂。在磁共振成像中，钆、锰和铁的频率往往用来给 T1 图像阳性对照，而超顺磁性氧化铁用于负对比。在 CT 中，碘、钡用来表现可视化的血管和血流量密度。

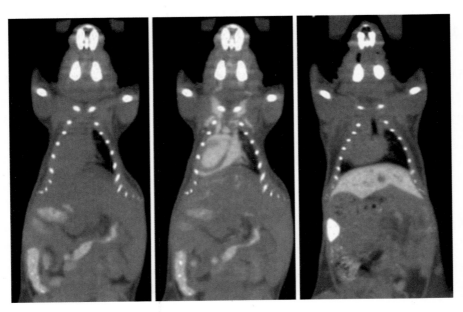

图 18.8　小鼠平扫 CT 图像（左）、血管 Fenestra VC 注射 100μL 后 10 分钟图像（中）、Fenestra LC 以 10mg/kg 摄取 2 小时后的肝和脾（右）。

临床前影像学成像具备一定难度,对比剂是必需的,因为成像可能需要从数秒到几个小时才能获得数据。人体 CT 扫描和血管造影非常快速,只需要几秒时间。人类的高浓度对比剂快速地注射只持续数秒。这些对比剂很快就会被稀释,不会持久地存在,很快就不再有用了。临床前系统的成像时间长,因此,商业上可用的对比剂不太可能用于人类临床前实验工作。幸运的是,已有一些持久对比剂可用,包括 Fenestra[32]和 Exia[33],两者都在小鼠体内。这些药物是脂质体包裹的碘剂,可以靶向到肝和脾或保持在血管系统中,如图 18.8 所示。

在使用这些对比剂时,需要注意注射温度和注射速度,否则会对动物产生不利的影响。高浓度药物可能有毒,达到所需最小对比度图像的剂量通常为 $100\mu L$,最多为 $200\mu L$。鉴于这些药物需在注射后数小时或数天才能达到峰值,1 分钟或 2 分钟的缓慢注射比快速注射更安全。CT 对比剂的应用相当有限,目前还没有广泛应用。

12　动物饮食

动物喂养的食物可能会由于成像方式不同而影响实验结果。用于断层扫描的小鼠,经常会在其扫描图像中发现金属点,那是由于饲料加工过程中的研磨加工。这些颗粒也可能影响磁共振成像研究。啮齿动物吃的绿色食物中含有叶绿素也是天然的荧光团,它会增加荧光光学方法成像时的信号。研究表明,小鼠改用无叶绿素饮食的可以消除与食物相关的信号表达,使胃肠道和腹部的荧光信号较低[34],提高在这些区域看到荧光信号的能力。

氟脱氧葡萄糖(FDG)是葡萄糖转运蛋白和磷酸己糖激酶的酶,常用于 PET 成像探针。内源性葡萄糖与 FDG 摄取竞争,因此,FDG 信号量与血液中的葡萄糖水平成反比[35]。血糖水平依次与一天的时间和饲养周期[18]有关,因此,动物的空腹状态会改变葡萄糖和 FDG 的吸收测量。有一个特殊的情况是心脏成像时,心脏优先使用葡萄糖,但在空腹条件下,可以切换到以脂肪酸作为能量来源。实际上,禁食的动物可以关掉心脏 FDG 摄取[36],并降低肿瘤信号[2,37]。这可能是一个有益于肺部的工作,但可能有损于心脏成像。因此,测量动物的血糖水平在使用 FDG 成像时很重要,因此图像数据可以被归为内源性葡萄糖水平,以去除其中的测量变量。小鼠的血糖浓度平均约为 100mmol/L[18],但是压力和其他因素可以很容易使这一浓度增加 3 倍,导致 FDG 摄取的实质性变化。

许多成像探针被转运系统吸收,随后被磷酸化或代谢为一种分子,被困在组织中,在摄取发生时产生信号,背景活动被冲走了。任何通常使用这些转运蛋白和酶途径的内源性分子都会竞争探针,因此它们浓度的变化会反过来影响探针的吸收。一个例子是血浆大浓度中性氨基酸对 FDOPA 脑摄取的竞争[23]。这些氨基酸因饮食和一天中的时间而异。另一个受此影响的 PET 成像探针是氟-l-胸腺嘧啶核苷(FLT),这是一种氨基酸类似物，与 FDOPA 同样大的中性氨基酸转运系统的约束。

13　数据库和档案管理

实验所采集到的图像应涵盖足够详细的信息。例如成像所用的探头、成像过程中处理动物的细节、麻醉参数、血糖水平、对比剂注入的时间和剂量，以及其他相关的详细 Meta 数据。数据库中须涵盖如下信息：成像时间，研究者的姓名、编号，动物和辐射的使用授权等。如此一来，在任何一个影像中心使用该数据库都可获知实验所涉及的成像辐射、实验动物使用情况等相关信息。以数据库作为基础，调查人员可以得到密码保护访问此数据，使他们能够从实验室的任何一台计算机上调用记录。基于 Web 的系统对于查看和建模动力学速率常数也很有用[38]。

通过使用一个唯一的会话标识号，可以相当简单地跟踪图像数据，该编号可以通过多种方法生成，从电子表格中的一个简单的表，到一个基于 Web 的数据库系统。它也有助于创建动物识别号码，因为每只动物都可能被多次成像。随着成像实验的进展，数据记录的创建通常是启动实验的第一步之一。

无论数据如何存储，档案管理对于成像中心都是必不可少的。成像系统通常有一个单一的硬盘驱动器，用于收集没有任何冗余的数据，如果驱动器失效，则用于数据保存。计算机系统也可以大大减缓硬盘驱动器变满。最佳的传输时间和最小的数据丢失机会可以通过每天归档数据和清空采集计算机驱动器来实现。

存储和检索数据有几种选择，包括基于 Web 的检索系统、网络存储驱动器、DVD、USB 驱动器、磁带和外部硬盘驱动器。然而，通过 FTP 服务器间接使用网络是一种检索数据的便捷方式，利用上述系统，用户可足不出户就实现数据的共享。由于数据的存储和传播无须物理媒介，也就避免了数据由于传输媒介的损坏而造成的损失。档案网站还可以用来制作软件、分析图像，为使用者提供很大的便利。

14　总结

动物注射、处理和成像的方式都对最终的实验数据有着深远的影响，因此，必须严格控制上述这些因素。虽然起初处理起来可能会比较棘手，但达到实验环境和实验程序最优化以后，事情就会简单得多。大多数成像工作只需遵循常规，操作过程中只需轻微地调整。例如加热和麻醉等实验操作，在大多数实验研究中都有统一的共识，而某些其他的细微措施只能被研究者作为一种参考。一般情况下，实验操作越实用，研究者得到实验结论越快捷。注重细节才能保证实验数据稳定，实验过程中尽可能少地使用实验动物和人力才能更好地节省成本和时间。

致谢：作者特别感谢 Crump 临床前成像技术中心的众多用户和我们的专职工作人员 Waldemar Ladno。此项工作获得了美国国家癌症研究所（NCI）#R25 CA098010：01、体内细胞和分子影像中心（NIH ICMIC）#R01 EB001943、小动物成像资源计划（SAARP）#R24 CA92865、加州大学洛杉矶分校 Jonsson 综合癌症中心以及 NCI 前列腺癌 SPORE 的资金支持。

参考文献

1. Massoud TF, Gambhir SS (2007) Integrating noninvasive molecular imaging into molecular medicine: an evolving paradigm. Trends Mol Med 13:183–91.
2. Fueger BJ, Czernin J, Hildebrandt I, Tran C, Halpern BS, Stout D, et al. (2006) Impact of animal handling on the results of 18F-FDG PET studies in mice. J Nucl Med 47:999–1006.
3. Tsukada H, Nishiyama S, Kakiuchi T, Ohba H, Sato K, Harada N, et al. (1999) Isoflurane anesthesia enhances the inhibitory effects of cocaine and GBR12909 on dopamine transporter: PET studies in combination with microdialysis in the monkey brain. Brain Res 849:85–96.
4. Brandstater B, Eger, E., Edelist, G. (1965) Constant-depth halothane anesthesia in respiratory studies. J Appl Physiol 20:171–174.
5. Flores JE, McFarland LM, Vanderbilt A, Ogasawara AK, Williams SP (2008) The effects of anesthetic agent and carrier gas on blood glucose and tissue uptake in mice undergoing dynamic FDG-PET imaging: sevoflurane and isoflurane compared in air and in oxygen. Mol Imaging Biol 10:192–200.
6. Itoh T, Wakahara S, Nakano T, Suzuki K, Kobayashi K, Inoue O (2005) Effects of anesthesia upon 18F-FDG uptake in rhesus monkey brains. Ann Nucl Med 19:373–7.
7. Kyme AZ, Zhou VW, Meikle SR, Fulton RR (2008) Real-time 3D motion tracking for small animal brain PET. Phys Med Biol 53:2651–66.
8. Vaska P, Woody CL, Schlyer DJ, Shokouhi S, Stoll SP, Pratte J-F, et al. (2004) RatCAP: miniaturized head-mounted PET for conscious rodent brain imaging. IEEE Trans Nucl Sci 51:2718–2722.
9. Tsukada H, Kakiuchi T, Shizuno H, Nishiyama S (1998) Interactions of cholinergic and gluta-matergic neuronal systems in the functional activation of cerebral blood flow response: a PET study in unanesthetized monkeys. Brain Res 796:82–90.
10. Ansaldi D, Smith, S., Urban, K., Vigil, M., Rathbun, B., Ninov, V., Troy, T., Whalen, J., Rice, B., Francis, K., Lassota, P.. Dual Bioluminescence and Fluorescence Fast Imager for Biological Applications Requiring Continuous Monitoring in Real Time. Caliper Life Sciencesx. Available at www.caliperls.com/assets/016/7463.pdf
11. Suckow C, Kuntner C, Chow P, Silverman R, Chatziioannou A, Stout D (2009) Multimodality rodent imaging chambers for use under barrier conditions with gas anesthesia. Mol Imaging Biol 11:100–6.
12. Bigelow WG, Lindsay WK, Greenwood WF (1950) Hypothermia; its possible role in cardiac surgery: an investigation of factors governing survival in dogs at low body temperatures. Ann Surg 132:849–66.
13. Bunag RD (1983) Facts and fallacies about measuring blood pressure in rats. Clin Exp Hypertens A 5:1659-81.
14. David, John M1; Chatziioannou, Arion F2; Taschereau, Richard2; Wang, Hongkai2, Stout, David B2 The Hidden Cost of Housing Practices: Using Noninvasive Imaging to Quantify the Metabolic Demands of Chronic Cold Stress of Laboratory Mice Comparative Medicine, 1 October 2013, vol. 63, no. 5, pp. 386–391(6).
15. Kampinga HH (2006) Cell biological effects of hyperthermia alone or combined with radiation or drugs: a short introduction to newcomers in the field. Int J Hyperthermia 22:191–6.
16. Arora A, Hakim I, Baxter J, Rathnasingham R, Srinivasan R, Fletcher DA, et al. (2007) Needle-free delivery of macromolecules across the skin by nanoliter-volume pulsed microjets. Proc Natl Acad Sci U S A 104:4255–60.

17. Carson RE, Channing MA, Blasberg RG, Dunn BB, Cohen RM, Rice KC, et al. (1993) Comparison of bolus and infusion methods for receptor quantitation: application to [18F] cyclofoxy and positron emission tomography. J Cereb Blood Flow Metab 13:24–42.
18. Jilge B, Kunz E (2004) *The Laborartory Mouse*: Elsevier Academic Press.
19. Wu HM, Sui G, Lee CC, Prins ML, Ladno W, Lin HD, et al. (2007) In vivo quantitation of glucose metabolism in mice using small-animal PET and a microfluidic device. J Nucl Med 48:837–45.
20. Convert L, Morin-Brassard G, Cadorette J, Archambault M, Bentourkia M, Lecomte R (2007) A new tool for molecular imaging: the microvolumetric beta blood counter. J Nucl Med 48:1197–206.
21. Colwell CS, Kaufman CM, Menaker M, Ralph MR (1993) Light-induced phase shifts and Fos expression in the hamster circadian system: the effects of anesthetics. J Biol Rhythms 8:179–88.
22. Collaco AM, Rahman S, Dougherty EJ, Williams BB, Geusz ME (2005) Circadian regulation of a viral gene promoter in live transgenic mice expressing firefly luciferase. Mol Imaging Biol 7:342–50.
23. Stout DB, Huang SC, Melega WP, Raleigh MJ, Phelps ME, Barrio JR (1998) Effects of large neutral amino acid concentrations on 6-[F-18]Fluoro-L-DOPA kinetics. J Cereb Blood Flow Metab 18:43–51.
24. Dahlbom MY, D.-C.; Cherry, S.R.; Chatziioannou, A.; Hoffman, E.J., (1991) Methods for improving image quality in whole body PET scanning. Conference Record of the 1991 IEEE 3:1587–1591.
25. Chow PL, Stout DB, Komisopoulou E, Chatziioannou AF (2006) A method of image registration for small animal, multi-modality imaging. Phys Med Biol 51:379–90.
26. Davies B, Morris T (1993) Physiological parameters in laboratory animals and humans. Pharm Res 10:1093–5.
27. Yang Y, Rendig S, Siegel S, Newport DF, Cherry SR (2005) Cardiac PET imaging in mice with simultaneous cardiac and respiratory gating. Phys Med Biol 50:2979–89.
28. Kreissl MC, Wu HM, Stout DB, Ladno W, Schindler TH, Zhang X, et al. (2006) Noninvasive measurement of cardiovascular function in mice with high-temporal-resolution small-animal PET. J Nucl Med 47:974–80.
29. Whalen M, Shapiro JI (1991) Controlled ventilation during NMR spectroscopic studies: hemodynamic and biochemical consequences. Magn Reson Imaging 9:229–34.
30. Kerbel RS (2003) Human tumor xenografts as predictive preclinical models for anticancer drug activity in humans: better than commonly perceived-but they can be improved. Cancer Biol Ther 2:S134–9.
31. Wang II, Huang II (2000) Adenovirus technology for gene manipulation and functional studies. Drug Discov Today 5:10–16.
32. Suckow CE, Stout DB (2008) MicroCT liver contrast agent enhancement over time, dose, and mouse strain. Mol Imaging Biol 10:114–20.
33. Willekens I, Lahoutte T, Buls N, Vanhove C, Deklerck R, Bossuyt A, et al. (2009) Time-course of contrast enhancement in spleen and liver with Exia 160, Fenestra LC, and VC. Mol Imaging Biol 11:128–35.
34. MacLaurin SA, Bouchard, M., Dwyer, P., Levenson, R., Mansfield, J., Krucker, T. (2006) Reduction of skin and food autofluorescence in different mouse strains through diet changes. Mol Imaging Biol 5:252.
35. Huang SC, Phelps ME, Hoffman EJ, Sideris K, Selin CJ, Kuhl DE (1980) Noninvasive determination of local cerebral metabolic rate of glucose in man. Am J Physiol 238:E69–82.
36. Kreissl M, Stout D, Wu H-M, Ladno W, Caglayan E, Zhang X, et al. (2006) Influence of insulin and fasting on myocardial, muscle and brain [18F]-FDG uptake and kinetics in mice. J Nucl Med 47:71P.
37. Lee KH, Ko BH, Paik JY, Jung KH, Choe YS, Choi Y, et al. (2005) Effects of anesthetic agents and fasting duration on 18F-FDG biodistribution and insulin levels in tumor-bearing mice. J Nucl Med 46:1531–6.
38. Huang SC, Truong D, Wu HM, Chatziioannou AF, Shao W, Wu AM, et al. (2005) An internet-based "kinetic imaging system" (KIS) for MicroPET. Mol Imaging Biol 7:330–41.

第 **19** 章

小动物成像在神经病学和精神病学中的应用

Cindy Casteels, Habib Zaidi, Koen Van Laere

1 引言

在基因检测和行为观察之后,神经影像学研究开始更多地应用于灵长类动物和啮齿类动物的人类疾病模型。大脑疾病动物模型不仅可用于大多数主要的神经退行性疾病、癫痫、卒中,也可用于精神疾病,如神经性厌食症、肥胖症、抑郁症和焦虑症等[1]。

大多数情况下,大脑疾病的动物模型用于阐述人体的生理机制,并且评估药物、行为治疗或其他方法对疾病的疗效。实验用动物模型至少应满足两个条件:①可靠性;②预测效度。尽管还有其他类型的效度与动物模型相关,如建构效度、病原学效度、聚合效度、区分效度、表面效度等[2],但只有预测效度和可靠性是判别模型是否适用于特定条件的充分必要条件。简单来说:①可靠性指的是观察疾病变量时的一致性与稳定性;②预测效度包括了对人类疾病有效的治疗方法的特异性。毫无疑问,一个动物模型满足越多类型的效度,就与人类的疾病或者身体状况更相关,更有效用和价值。

建立与人类神经疾病或精神疾病完全一致的动物模型在许多情况下是相当困难的。建立疾病动物模型进行临床前研究通常面临两种选择:①通过不一定在患者体内

C. Casteels (✉) • K. Van Laere
Division of Nuclear Medicine, Leuven University Hospital, Leuven, Belgium
e-mail: Cindy.Casteels@med.kuleuven.be; koen.vanlaere@uz.kuleuven.ac.be

H. Zaidi
Department of Radiology & Medical Informatics, Geneva University Hospital,
Geneva, Switzerland
e-mail: habib.zaidi@hcuge.ch

发生的机制再现疾病的主要病理特征；②基于疾病的病理机制，但可能无法重现患者的所有病理特征。

神经病和精神病模型的建立分为 3 种基础机制：①基因改造；②基于药理学；③通过先进的生物学技术建立，如病毒载体技术。模型可能包含灵长类动物和啮齿类动物在内的数个物种。与现有的临床前成像系统的分辨率限制相比，小鼠在功能性神经成像研究中的应用更加受到它们大脑体积太小的限制。

在疾病动物模型的研究中，最常用的神经影像技术是正电子放射断层造影术(PET)、单光子发射计算机断层显像(SPECT)和磁共振(MRI)，它们各自有其优点和缺点(见第 4、5、7 章)。在本章中，我们将主要讨论功能成像技术(PET 和 SPECT)如何促进我们对人类神经疾病和精神疾病的了解。我们主要介绍这些成像技术在评价帕金森病、亨廷顿舞蹈症、阿尔茨海默病、癫痫、卒中、成瘾、抑郁症、躁狂症和饮食失调等疾病的动物模型中的作用。

一般来说，开发专用的小动物 PET/SPECT 系统为我们提供了研究小动物活体不同时期的分子改变的方法，包括：①正常发育；②各种生物学过程和反应；③疾病发生期和发展期。因此，这一系统也许可以帮我们找到替代标志物，并可通过一段时间的扫描，使我们能够评估同一动物在治疗干预后的效果。选择性的放射性配体可用于许多神经递质受体[3]、其他作为酶底物的细胞蛋白质[4,5]或者可干扰神经功能的蛋白质[6]等。

与 SPECT 相比，PET 的显著优势在于可获得相对快速动态数据(秒的量级)，并可定量这些观察[7]。与 MRI 这些结构成像设备相比，PET 的空间分辨率相对受限，现今 PET 的最高分辨率为 1~2mm 半峰全宽。专用的 SPECT 的灵敏度通常比 PET 低一个数量级。最先进的临床前 SPECT 扫描仪的空间分辨率可以低至 0.35mm，不过，灵敏度和分辨率之间的权衡是必须考虑的[8,9]。然而，皮摩尔级和飞摩尔级浓度的放射性配体用 PET 和 SPECT 都可以检测[10]。

在设计或者进行小动物大脑研究时，以下的方法问题必须加以考虑：

● 运动预防：

在进行 PET/SPECT 扫描时，使被扫描动物保持静止是首先需要考虑的问题。虽然现在先进的系统和程序已经可以使我们用清醒的猴子进行 PET 扫描[11]，专用的仪器还可以在它们的生存环境中扫描老鼠[12]，但是麻醉仍然是确保小动物在活体成像时保持静止的基础。成像的基本要求是不干扰正在进行研究的生物系统。然而，很多时候，麻醉对各项大脑的参数会有一定的影响。这些影响是不可预测的，因为，目标受体、酶或者转运系统在麻醉剂的作用下产生了不同程度和类型的变化。因此麻醉剂的选择对研究是极其重要的，它需要对示踪动力学和研究问题产生尽量小的影响，以获得有效的生物学结果(见第 18 章)。例如，麻醉剂异氟烷除了可以改变大脑中质膜上的多巴胺转运体的表达[13]，在多巴胺转运蛋白成像中应避免使用。Matsumara 等研究了 6 种不同的麻醉剂在老鼠大脑摄取 ^{18}F–FDG 中的作用[14],并证明了不同麻醉剂在摄取阶段对 ^{18}F–FDG 的代谢有重要的影响。通过对体外放射自显影的实验测量,只有在细胞摄取开始后再进行麻醉,即注射 ^{18}F–FDG 后 40 分钟,小动物的 PET 成像才能反映清醒状态下的糖代谢情况[14]。然而,关于 PET 配体的管理,一味推迟麻醉诱导是不可行的。这会限制静息状态下的成像,推迟成像的时间,限制动态成像的时机。

- **绝对定量:**

完全定量和房室模型分析是精确测量各项生物学指标的前提, 如受体密度(Bmax)和亲和力(KD),或是衍生出的组合参数,如结合潜力。动力学建模通常需要采取动脉血样来计算随时间变化的血液活性浓度(输入函数)[15]。但是,测量人类血液活性浓度的技术在应用于动物实验时应该谨慎,因为动物的血管有更多的问题,比如动物的血容量更小,而心率却比人类的更快[16]。采集啮齿类动物的动脉血样技术要求较高,它需要大量的动物储备、复杂的导管操作和生理监测。除此之外,还会妨碍到数周或数月的连续小动物 PET/SPECT 研究。其他的一些技术可以从缺乏受体的参考组织、心脏图像或(动脉)探针的使用中获得输入函数,可以降低血液样本的需求。例如,后两种技术只在放射性示踪剂没有发生显著的代谢[20]或描述代谢的标准曲线可用时才可以。

- **示踪剂原理:**

注射后聚集效应的评价是另一个问题,尤其是在受体成像中[21]。在人体成像研究中,仅有皮克或微克级的小部分的放射性示踪剂被注入体内。这一剂量有几个优点,包括符合真正的示踪动力学以及较低的毒性。然而,为了获得小动物大脑的足够数据,需要注射相对较高的剂量。实际上,在小动物成像中,为了获得更高分辨率增加的剂量和因体重减轻而减少的剂量相互抵消。因此,动物中放射性配体的浓度比人体内的质量比率更高。在低密度的结合部位,如受体,增加注射量会导致相应的生理效应和非线性的动力效应。因此,在小动物研究中,我们必须尽可能地降低注射浓度。

- **定量分析:**

从本质上来看,SPECT 特别是 PET 是定量成像模式,它们为物理退化因素提供适当的修正成像(详见第 17 章)。由于 PET 代谢数据的自动化定量评估可以降低设备间的差异,增加不同水平阅片者的对于图像判断的一致性,因此这项技术可以革新分子成像的方式,并受到了很大的关注。例如,随着特异性小动物示踪 PET 概率图集[22]结合解剖结构成像方式(如 MRI)的发展,现在,我们可以利用最小的终端用户交互,来实现感兴趣区(VOI)或基于体素的小动物 PET 数据分析的自动化过程[23]。如 Kenser[24]等发明的一种软件程序,可以利用小动物 PET 数据评估 PET 示踪剂的生物分布。它是通过小鼠数字化解剖模型和小动物 PET 成像的非刚性配准,自动计算 22 个代表全身和主要器官的感兴趣区的示踪剂浓度实现的。现在我们可以从一系列冰冻切片或专用高分辨率小动物 CT/MRI 扫描仪获得程式化的和更逼真的基于体素的小鼠[25-27]和大鼠[28,29]模型,这些先进的解剖模型的发展将会帮助我们改进这一领域的研究。为了神经学的应用,近期还开发了高分辨率的大鼠大脑。

2 神经学的应用

2.1 帕金森病

帕金森病(PD)是一种进行性神经退行性疾病,其特征是基底节区黑质致密部多巴胺神经元大量变性[33]。这种黑质神经元的减少导致纹状体多巴胺的缺乏,被认为是帕金森病最明显病状的基础。在 65 岁以上的普通人群中, 帕金森病的发病率超过 2%。它的平均发病年龄大约在 60 岁,但是仍有 10%左右的人在 45 岁甚至更年轻时便发病,这些人被认为是青年帕金森病。当大约 80%的纹状体多巴胺和 50%的黑质神经元缺失的时候,患者会出现明显的帕金森病体征[34]。

帕金森病的传统模型分为两种类型:①药理学模型,例如用利血平或苯丙胺消耗大量多巴胺,这种损伤多数是可逆的;②神经毒素损伤构建的不可逆模型,例如 Hantraye[35]等研究报道的脑实质内注射 6-羟多巴胺(6-OHDA)或全身注射 1-甲基-4 苯基-1,2,3,6-四氢吡啶(MPTP)。基于对帕金森病的单基因家族遗传病的鉴定(已经识别了至少 11 种具有 6 种基因突变的不同连接),已经尝试开发了帕金森病模型的更新的方法,从而产生了转基因和非转基因实验模型[37]。以上提到的模型在代表人体情况时都有其各自的优点和缺点,而且都有广泛的行为学和神经学特征[38]。

实验性帕金森病模型在 PET 成像中主要运用放射性配体来监测突触前和突触后纹状体多巴胺的功能,以此来跟踪疾病的病理过程和检测代偿机制。可以用至少 3 种不同功能的适用于成像的放射性配体来评估突触前黑质纹状体末端功能:①芳香族氨基酸脱羧酶(AADC);②囊泡单胺转运体 2 型(VMAT2);③多巴胺质膜转运体(DAT)。突触后多巴胺功能成像主要集中于多巴胺 D_2 样受体系统。

多巴胺代谢的变化已经在帕金森病患者和 MPTP 处理的非人类灵长动物模型上广泛地进行研究,主要是利用 6-^{18}F-氟代左旋多巴(^{18}F-FDOPA)[39-42]或 6-^{18}F-氟代左旋-甲基-酪氨酸(^{18}F-FMT)[43,44]、多巴胺或其类似物的分解代谢和捕获的示踪剂。令人吃惊的是,^{18}F-FDOPA 尽管可以成功地运用于老鼠体内[46],但是其在老鼠大脑中没有摄取[45]。帕金森病的小鼠模型,不论是转基因模型还是 MPTP 处理的模型,由于其大脑太小,因此,到目前为止都没有进行广泛的体内成像技术研究。然而,由于黑质纹状体体积相对较大,许多研究已经证明了其可行性。Sharma 和他的同事已经研究表明,纯合子 weaver 基因突变的老鼠(一种帕金森病的基因模型),其黑质纹状体对 ^{18}F-FDOPA

的摄取要少于杂合子老鼠和野生基因型老鼠[46]。而且,纯合子 weaver 基因突变老鼠的纹状体 ^{18}F-FDOPA 摄取量呈现出随年龄降低的特征[47]。

在大多数大鼠帕金森病模型的成像研究中,主要用可卡因类似物作为示踪剂来检测由于 DAT 损伤造成的突触前多巴胺的损失。通过注射损毁单侧中脑黑质多巴胺能神经元,引起转运体密度降低,缺乏伴随产物改变其亲和性,造成减少 ^{11}C-CFT 和 ^{11}C-RTI-121 的结合已经被关注[48]。VMAT2 密度改变造成的变化同样也已经被研究(图 19.1b)[48]。研究发现,增加 ^{11}C-雷氯必利来结合 D_2 受体[50,51],其 PET 结果与人类早期帕金森病患者存在一致性[52]。对于 D_2 受体上调是不是由于改变了受体密度或亲和力这一问题,至今尚未研究清楚,尽管其作为特征已经被发现[51,53]。同时,同一动物纹状体 D_2 受体纵向的微 PET 分析证实,通过 6-OHDA 损伤单侧中脑黑质多巴胺能神经元后,双侧 D_2 受体密度增加[53]。Nikolaus 及其合作者发现,双侧 D_2 受体的密度在损伤后两天开始增加,而对侧 D_2 受体在损伤后 14 天时明显增加。作者认为,对侧为纹状体的补偿变化表明损伤侧多巴胺被耗尽[53]。突触前多巴胺终末端结合减少这一表现,在通过注射 6-OHDA 损伤单侧中脑黑质多巴胺能神经元的动物模型中,通过 ^{18}F-FECT 在基底节区黑质致密部同样被观察到(图 19.1a)[54],而且,以慢病毒为载体介导纹状体中 α-突触核蛋白过表达同样通过 ^{123}I-FPCIT 被观察到[55]。

这些 PET 检测同样也揭示了纹状体多巴胺系统的完整性与注入的 6-OHDA 的量的关系。一项研究显示,6-OHDA 损伤引起倒数,剂量依赖性变化在 ^{11}C-PE2I 结合 DAT 时降低,而在 ^{11}C-雷氯必利结合 D_2 受体时增加(图 19.1c,d)[56]。另一项研究也意图利用 ^{11}C-DTBZ 探究 6-OHDA 剂量和纹状体多巴胺完整性的关系,同样得到了类似之前研究的结果[48]。

纹状体多巴胺系统的功能成像不仅可以检测到帕金森病多巴胺功能的丧失,还可以为我们提供潜在治疗方法的效果监测。评价帕金森病模型治疗效果的指标发现,可恢复疾病的方法是纹状体植入,主要包括人和猪胚胎的中脑细胞,释放左旋多巴/多巴胺的视网膜细胞、胚胎干细胞和神经营养因子等。

在 6-OHDA 损伤的大鼠模型中,通过 MRI 测量发现,胚胎多巴胺能神经元的纹状体植入可修复局部大脑血容量(rCBV)对安非他命的反应性,同时,也可以恢复损伤的纹状体与 ^{11}C-CFT 的结合[57]。动物模型行为的恢复直到 ^{11}C-CFT 的结合力恢复到 75%~85% 的完整侧才发生[58]。然而,由于胚胎细胞本身的逻辑性、实用性和伦理性等问题,导致研究者们不得不使用别的细胞系来代替胚胎细胞系。

替代细胞,例如视网膜色素上皮(RPE)细胞,目前只在较大的动物模型上进行过相关研究。视网膜色素上皮细胞能合成左旋多巴,生物化学合成多巴胺过程中的前体物质,是神经黑色素的一种中间产物。在 MPTP 介导双侧纹状体损伤的猴子模型中单侧植入人视网膜色素上皮细胞,两个月后发现动物模型运动技能提高、^{18}F-FDOPA 的

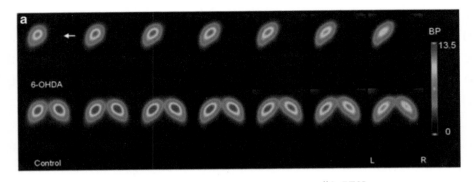

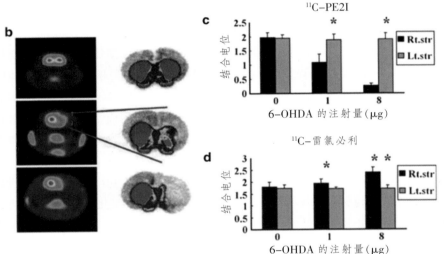

图 19.1　帕金森病 6-OHDA 模型突触前和突触后黑质纹状体的功能。(a)轴位扫描(腹侧到背侧,层间隔 1.0mm)显示,在背侧纹状体用 6-OHDA 引导大鼠 DAT 活性降低,与对照组相比,运用 ^{18}F-FECT 检测。颜色条表示多巴胺转运体的结合力。(b)在同样的模型中,使用 ^{11}C-DTBZ 减少 VMAT2 密度,使用微 PET(左)和放射自显影(右)检测。最上侧的图为正常对照动物;中间的图为右侧中脑黑质多巴胺能神经元轻微损伤动物;底部的图为右侧中脑黑质多巴胺能神经元严重损伤动物。(b~d)PET 检测黑质纹状体多巴胺功能的完整性与 6-OHDA 注射量的关系。^{11}C-PE2I 结合 DAT(c)和 ^{11}C-雷氯必利结合 D_2 受体(d)由于 6-OHDA 注射浓度不同而减少和增加[48,54,56]。

摄取量增加以及 ^{11}C-雷氯必利结合力降低[59]。

　　同样,胚胎干细胞(ES)作为另外一种移植可用的细胞系,已经使用 6-OHDA 介导的单侧纹状体损伤的大鼠模型进行了效果评估。Bjorklund 等[60]研究发现,胚胎干细胞在移植进入大鼠纹状体内以后,胚胎干细胞分化为多巴胺能神经元,并减少了行为不对称性。此外,移植区域的 ^{11}C-CFT 结合力随着 TH+神经元的增加而增加[60]。同样,在相同的动物模型中,在纹状体内注射一种名为 GDNF 的神经营养因子,通过检测 ^{11}C-

TRI-121 发现,可以防止侧脑室由于 6-OHDA 引起 DAT [61,62]。

目前为止,不论是动物模型的组织学检查还是 PET 检查,上述移植技术与对照实验相比都没有明确的临床有效性[63,64]。移植实验中,"关闭"期间的运动障碍是研究中所面临的严重问题。然而,仍然可以从中获得一些对帕金森病治疗的有效方法。

近年来,除了多巴胺系统以外,由于神经变性疾病的炎性进展可能为帕金森病提供可行的替代疗法,也已经成为研究的热点。小胶质细胞是一种大脑组织中的巨噬细胞,当受到有害刺激时,它能改变形态、细胞表面标志物和释放促炎细胞因子[65]。活化的小胶质细胞在神经元损伤后的扩展有重要作用。活化的小胶质细胞和巨噬细胞向损伤部位的迁移与急性神经元损伤后的二次损伤密切相关[66]。此外,慢性神经退行性疾病中神经元损伤扩也可能是由类似的机制造成的,比如帕金森病。

Cicchetti 和他的合作者们使用 ^{11}C 标记的示踪剂与外周苯二氮䓬受体结合(^{11}C-PK11195)研究帕金森病中活化的小胶质细胞。他们发现,3 周后,单侧纹状体注射 6-OHDA 的动物模型的纹状体损伤区域,^{11}C-PK11195 的结合与基线相比明显增加[67]。在同样的模型中,在损伤 12 天后,长期使用选择性抑制剂环氧合酶(COX-2)来抑制炎性反应,通过 ^{11}C-CFT 检测和免疫组化检测发现,纹状体多巴胺能神经元的进展性损害得到显著抑制[68]。

在之前的动物研究中,同样使用了通过放射自显影生成的脑代谢图,以此来检测与帕金森病病原学相关的区域的脑功能的改变[69,70]。这项技术也被应用于研究左旋多巴在 6-OHDA 损伤纹状体的大鼠的相关机制中[71]。如今,^{14}C-2-脱氧葡萄糖放射自显影通常用 ^{18}F-FDG 代替。根据神经元截留和 ^{18}F-FDG-6-PO4 的集聚,可认为 ^{18}F-FDG 是大脑消耗葡萄糖的标志[6]。在帕金森病患者中,通过使用 ^{18}F-FDG 检测特定部位直接分析或网络分析,已经得到了皮质-皮质下的代谢改变[73]。目前为止,在小动物上的相关研究仅有一例。最新研究表明, 由 6-OHDA 引起的单侧黑质内损伤会造成同侧感觉-运动皮质的严重代谢损伤,而对侧中脑包括纹状体在内的组织的代谢相对增加[54]。对侧中脑的这种变化是对损伤侧多巴胺过度损耗的代偿反应, 与之前提到的对侧 D_2 受体上调反应一致[53]。总的来说,动物模型表现的代谢改变与帕金森病患者皮层-皮质下代谢损伤一致[54]。

2.2　亨廷顿舞蹈症

亨廷顿舞蹈症(HD)也称为亨廷顿舞蹈病,是一种常染色体显性遗传的进行性神经退行性病,发病率约为 1/10 000,以像舞蹈般不自主运动、情绪化和认知失常为特点[74]。一般来说,HD 在中年发病。HD 是由于位于 4 号染色体上,HD 基因的 1 号外显子上的胞嘧啶-腺嘌呤-鸟嘌呤(CAG)重复扩增引起的[75]。CAG 重复的患者各年龄段约占 60%,余下的由于基因和环境改变引起[76]。

最早的 HD 动物模型基于对兴奋性毒素氨基酸具有选择性脆弱的纹状体神经元进行构建的[77]。纹状体内注射喹啉酸(QA)[78]或者 3-硝基丙酸(3-NP)[79]全身用药可以构建 HD 的病理模型。近年来，随着 HD 中基因突变的发现，新的转基因模型也受到了人们的关注。HD 的转基因模型最先使用老鼠构建[80]，随后又使用果蝇[81]；之后，转基因 HD 大鼠的相关模型也被构建[82]。

HD 小动物成像的数据多使用 PET 检测获得，其检测使用类似于检测帕金森病的标志物，同时更多地应用 FDG 来定位代谢减低区，以此代表细胞的缺失[6]。HD 动物模型成像已经广泛应用于评估模型有效性和各种干预措施的影响。

在 QA 介导纹状体损伤的大鼠模型中，^{18}F-FDG 摄取在损伤 1 周后大幅降低，损伤 5~7 周后持续降低[83]。相比之下，通过对比 ^{18}F-FESP 在损伤前、损伤后 1 周和损伤后 5 周的摄取发现，损伤对多巴胺 D_2 受体结合的影响更严重[83]。其他实验揭示了多巴胺 D_2 受体在 QA 注射 3 天后表达上调[83]。Ishiwata 等使用 ^{11}C-KFI8446 证实腺苷酸 A2A 受体结合力降低，类似于纹状体损伤模型中 ^{11}C-雷氯必利于 D_2 受体结合降低，但比 ^{11}C-SCH23390 结合 D_1 受体强[84]。在同样的模型中，QA 损伤在第 5 天后不影响 ^{11}C-氟马西尼与苯二氮䓬受体结合[85]。此外，Moresco 等发现腺苷酸 A2A 受体和多巴胺 D_2 受体的缺失是平行发展的，这一发现是通过使用 ^{11}C-PK11195 检测到小胶质细胞活性增加证实的[86]。注射 QA 24 小时后开始检测，^{11}C-PK11195 的结合只有轻微增加。然而，在第 8、30、60 天时，^{11}C-PK11195 的结合力都是对照组的 3 倍以上。

与纹状体内注射 QA 相比，全身反复使用 3-NP 可导致更广泛的纹状体损伤。使用纵向 ^{18}F-FDG 研究系统使用 3-NP 的急性和慢性影响，发现模型应对毒素产生了两性间的变异[87]。纹状体损伤的大鼠模型纹状体和皮质的糖利用率在注射 3-NP 1 天后降低。纹状体没有损伤的大鼠则表现出皮质葡萄糖利用的可逆性增强，纹状体糖代谢无改变。通过降低糖代谢可观察到纹状体进行性退化[87]。

转基因啮齿类动物表达出突变的 HD 基因，用于研究疾病进展和治疗效果。最近的一个纵向研究中，用 ^{18}F-FDG 连续观测 R6/2 老鼠，证实糖代谢在老鼠 8 周大时开始成指数降低，而且在接下来的 6 周，纹状体、皮质、小脑的糖代谢持续降低[88]。使用谷氨酰胺转移酶抑制剂乌托洛品治疗这些动物，发现有剂量依赖的神经保护效果，减缓纹状体、大脑皮质和小脑的 ^{18}F-FDG 摄取降低[88]。

2.3　阿尔茨海默病

阿尔茨海默病(AD)最常见的病因是随着年龄增长发生的进行性认知障碍，占所有发病者的 50%~70%[89]。阿尔茨海默病发病起始于对学习新知识和记忆的困难，导致健忘近期发生的事。阿尔茨海默病随着时间推移恶化，通常是许多年，导致语言、推理障碍，完成日常行为障碍，最终死亡。阿尔茨海默病最严重的神经病理变化发生在海马,紧接着是联合皮层和一些皮层下结构,比如杏仁核[90]。神经病理变化的特点是大量神经元细胞突触丧失[91],β-淀粉样蛋白板块和神经纤维损伤[90]。构成蛋白板块的主要蛋白是来源于淀粉样前代白(APP)的多肽 β 淀粉状蛋白质。神经纤维损伤包括微管结合蛋白 tau 过度磷酸化聚集和细胞体、树突顶端的神经元纤维缠结(NFT)。

低于 1% 的阿尔茨海默病患者是由于 3 个常染色体显性基因的突变造成的,包括APP[92]。编码 tau 的基因突变与神经退化和痴呆也有关系[93]。在后来的研究中,进一步证实了这些编码沉积在斑块上的蛋白质和 NFT 的基因在疾病中的作用, 并指导构建了阿尔茨海默病的转基因动物模型[94]。最常用的动物模型包括小鼠和无脊椎动物,大鼠模型则很少。由于神经解剖、记忆和运动功能是相关的,因此,转基因小鼠模型比无脊椎动物模型效果更好,因为小鼠和人更接近[95]。许多不同的菌株包含人 APP,但是过度表达。

目前为止, 由于小鼠大脑太小以及第一代小动物 PET 扫描仪固有分辨率的限制等原因,并不是所有的转基因小鼠的 PET 研究都能成功[96]。虽然 ^{18}F–FDG 正成为诊断阿尔茨海默病最常用的方法之一[97],但是由于转基因鼠自身的原因,这项技术并没有广泛地应用于动物研究中。尽管放射自显影研究显示了扣带回皮层糖代谢的降低,但是体内成像并不支持这一改变的识别[98]。

体内可视化 β 淀粉状蛋白质沉积是另一种新的诊断工具, 它可能对阿尔茨海默病的明确诊断和治疗效果监测有价值。最早的探针是一种名为 BSB 的染料,用它来标记 Tg2576 小鼠的 β 淀粉状蛋白质斑块[99]。近年来,新型 PET 示踪剂,^{11}C 标记的 PIB 已经受到了人们的关注[100]。PIB 可以在几分钟内快速进入大脑并标记斑块[101]。它被用作APP 转基因鼠的 PET 示踪剂,但是最初却未能反映 β 淀粉样蛋白质的数量[102]。在APP23 小鼠中, 年龄依赖的放射性配体结合与进展性的 β 淀粉状蛋白质集聚是一致的[103]。重要的是,β-淀粉状蛋白质疫苗和抗 β-淀粉状蛋白质抗体结合减少 ^{11}C–PIB 的结合。但是,使用转基因鼠进行临床前研究受限于 β-淀粉状蛋白质集聚的物种差异,相关结论已经有报道[103]。

为了降低 PET 空间分辨率的限制, 高分辨率的 MRI 可以和临床前 PET 成像结合,以此得到更精准的解剖定位。在一项研究中,Heneka 等将阿尔茨海默病的转基因老鼠和特异性靶向蓝斑核去甲肾上腺素神经元的毒素 N-(2-氯乙基)-N-乙基-布罗莫-苄胺(dsp4)结合,证明 β-淀粉样蛋白沉积和去甲肾上腺素神经元传递两者之间相互联系[104]。只有用 dsp4 处理的转基因鼠表现出皮层/小脑 ^{18}F–FDG 摄取比的降低,^{11}C–氟马西尼结合与 ^{11}C–N–甲基–4–哌啶—醋酸盐摄取, 分别表示大脑葡萄糖代谢降低、神经元的完整性降低,以及乙酰胆碱酯酶活性降低。

2.4　癫痫

癫痫是一种常见的慢性神经系统疾病,其特点是周期性、无故抽搐[105],其发病率约为 3%[106]。癫痫发病是由于皮质神经元异常放电引起的[107]。60%~70% 的患者表现为病灶对应区或部分癫痫,30%~40% 的人则为合并癫痫[108]。大约 70% 的癫痫患者使用药物控制。但是当药物控制效果不佳时,则考虑手术切除癫痫区的脑皮质。

许多癫痫综合征与大脑结构和功能的异常相关,尤其是颞叶癫痫(TLE)。这些异常与癫痫的发生、发展、预后的关系目前尚不明确。

癫痫神经影像学的动物模型研究一直是神经生物性、癫痫预后效果的重要研究方法。动物模型的使用使我们能更深入地探究癫痫发生时神经生物学的改变,这在人体内研究是很难实现的,因为大多数患者是慢性发病,而不是早期即表现出临床症状。此外,对高危患者进行前瞻性研究,从高危到第一次发病耗时长、成本高、难以掌控。

用于癫痫研究的动物模型通常包括两种,即癫痫发作模型和癫痫模型[109]。对于前者,癫痫发作是由大脑急性损伤引起的,通常为电损伤和化学损伤,而后者癫痫的发作则与人类癫痫类似。在这些慢性模型中,癫痫发生通常是由急性损伤(基因引发或后天继发)导致的,这些损伤引起一系列脑部组织从正常状态向易于引发癫痫发作进展,最终导致癫痫在潜伏后或静止期后的周期性、自发性发生。

在 2000 年,Kornblum 等第一次发表了急性癫痫发作期小动物活体 PET 的 ^{18}F-FDG 成像[110]。^{18}F-FDG 是临床上诊断和研究癫痫最常用的一种 PET 放射示踪剂,也用于难治性癫痫患者术前脑功能丧失区的定位[111]。在红藻氨酸引起的癫痫发作模型中,在癫痫持续状态的过程中,大脑局部区域糖代谢显著增加,尤其是海马区和鼻内侧皮质区[110]。大鼠癫痫从平和状态到严重状态,海马区 ^{18}F-FDG 的摄取分别增加了 1.6 倍和 2.3 倍。这一现象在 C57BI/6 鼠同样存在[112]。使用毛果芸香碱使动物处于癫痫持续状态,海马区 ^{18}F-FDG 摄取增加与癫痫持续时间直接相关。

Wang 等使用小动物 PET 研究小鼠 GLUT-1 基因单倍剂量不足模型[113]。GLUT-1 是表达在血脑屏障上的葡萄糖转运体,其功能是将葡萄糖转运进入大脑[114]。研究者发现,GLUT-1 单倍剂量不足小鼠除了脑电图表现出自发癫痫样放电外,与野生型 GLUT-1 小鼠相比,其大脑内同时出现弥漫的低代谢区[113]。

近年来,纵向小动物 PET 成像常被用于研究两种颞叶损伤癫痫模型在癫痫发作期的糖代谢情况[115]。在杏仁核兴奋的大鼠模型中,通过练习 2 周兴奋后扫描研究,研究者们发现,在兴奋末期,同侧海马区葡萄糖摄取降低。在红藻氨酸引起的持续癫痫发作模型中,使用红藻氨酸以后 24 小时,全脑呈现出低代谢表现。这种低代谢状态在接下来的 6 周持续降低,而且不影响自发性抽搐的发生。

最近,有学者通过基于体素的分析方法,使用锂-毛果芸香碱引发癫痫的大鼠模型研究大脑葡萄糖代谢和癫痫发生的关系[116]。在癫痫静止早期(3 天),虽然没有脑电波节律障碍或是抽搐样行为,但是大鼠仍然表现出全脑严重的低代谢。这种低代谢最常发生在海马区、鼻内侧皮质区和双侧丘脑区(图 19.2);这些区域在癫痫发作期都表现为 ^{18}F-FDG 摄取最高。在慢性癫痫相时,则表现出正常的葡萄糖代谢。

除了 ^{18}F-FDG 外,作为神经元活性的标志,特异性神经化学变化可以使用特异性受体-配体检测到。这些受体系统中有一些可能是潜在的成像靶点和治疗靶点。

这些受体中最常用于人体癫痫 PET 成像研究的是中央苯二氮䓬受体(cBZ),常使用核素标记的氟马西尼(FMZ)成像。局部癫痫中,GABAA/cBZ 受体复合体的表达变化已经被深入研究[111]。Liefaard 等使用群体药代动力学模型来研究颞叶损伤兴奋模型中 GABAA/cBZ 受体复合体的变化[117]。在注射过量的 ^{11}C-FMZ 完全渗透受体后,测量血液和大脑的 ^{11}C-FMZ 的浓度-时间曲线,通过该曲线估计 KD 和 B_{max}。兴奋后,KD 不受影响,但是癫痫大鼠的 B_{max} 相对于对照组降低了 64%。同样,完全兴奋的大鼠模型的大脑

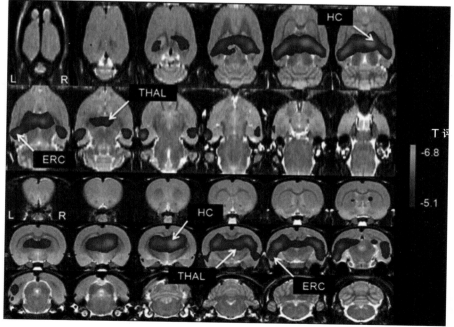

图 19.2　第 3 天时,癫痫持续状态动物模型与对照组大脑糖代谢的对比。用颜色标记不同的大脑区域并叠加在 MRI 模板上。轴位(上 2 行)和冠状位(下 3 行)大脑部分显示第 3 天时,癫痫持续状态大鼠与对照组相比,^{18}F-FDG 显著降低,最常发生于海马区(HC),鼻内侧皮质区(ERC)和双侧丘脑区(THAL)(白色箭头示)。体素水平的重要性用 T 统计颜色柱表示[116]。(Reprinted from [116], with permission from Elsevier)

体积的分布增加了 180%,表示在这些动物中,转运出大脑的 $^{11}C–FMZ$ 减少[117]。

另一个可用于小动物癫痫模型潜在的受体核素示踪剂是[N–[2–(3–氰基–苯基)–3–(4–2–^{18}F–荧光乙氧基)苯基–1–十九烷–2–(5–甲基–2–吡啶氧基)–2–甲基酰胺](^{18}F–MK–9470),它可以用来标记大脑 1 型大麻素(CB_1)受体[3]。中枢 CB_1 受体属于内源性大麻素系统(ECS),该系统由天然脂质、内源性大麻素和相关的转运、降解蛋白质共同组成[118]。ECS 可以保护神经元免受异常放电的伤害[119]。在啮齿类动物的癫痫模型中,使用大麻素可以防止癫痫发作[120,121],并且可以影响癫痫发作的频率和持续时间。内源性大麻素和 CB_1 受体的水平在癫痫动物模型中增加[122]。最近,通过小动物 PET 研究更精确的 CB_1 受体和抗癫痫药丙戊酸钠(VPA)的作用机制,证实了 ECS 的组成[123]。与安慰剂治疗组相比,持续 2 周 VPA 治疗动物模型的全脑 ^{18}F–MK–9470 的结合显著增加(+32%)。由于 VPA 并不对 CB_1 受体并不表现出高度的亲和力,这种上调可能是由于对 ECS 的间接影响造成的, 如前所述,CB_1 受体的激活会降低兴奋性和兴奋性中毒的需求[119]。

现在,以上所述的神经生物学变化没有一个已经被证明是可预测癫痫发作的生物标志物。

2.5 脑缺血

脑卒中是世界上致死率第二高的疾病,也是造成残疾的主要原因[124]。脑卒中通常是由于二次血栓栓塞一条或多条脑动脉,引发大脑血流暂时或永久性减少导致的。血流供应不足导致功能损害,随之而来的则是由于缺乏灌注导致的神经元结构崩解。最初的功能障碍是可逆的,继发的细胞死亡则不可逆。尽管一些脑组织可能会不可逆地损伤,但是其他低灌注区虽然存在坏死风险,却是可逆的。这些区域随后称为半影[125]。如果所有人都能活到预期寿命,4 例 80 岁男性中就会有一例患上致残性脑卒中,这一发生率在 85 岁女性中为 1/5[126]。脑卒中对患者本人、家属和社会带来的压力是巨大的。

神经影像学的脑卒中动物模型的主要应用于以下几个方面:①理解半影的概念;②开发用于脑卒中诊断和监测预后的新成像技术;③研究导致细胞死亡的潜在过程和探索脑卒中的治疗手段。

在过去 10 年里, 各种脑缺血动物模型的研究已经综合阐述了许多脑卒中的机制以及与人类脑卒中的相关性[127]。实验模型可以大致区分大脑血流量的减少,包括全脑或局部,甚至可以实现可逆性损伤或永久性损伤。局灶性缺血模型常常涉及单侧、短暂性或大脑中动脉永久性阻塞,导致大脑皮层和(或)尾状核–壳核缺血性损伤[128]。由于持续性全脑缺血容易引发死亡,因此全脑缺血模型通常是短暂性的。 短暂性全脑缺血可以由于低氧通气和(或)多血管阻塞引起[129]。

半影是急性脑卒中治疗最重要的目标。由于半影通常被认为是缺血组织向梗死发展的暂时相,治疗窗通常只有几小时,因此早期诊断是很关键的。在临床上,多通道 PET 测量血流和代谢仍然是诊断半影的金标准[130]。磁共振中的 DWI、PWI、灌注 CT 成像由于其便捷性和适于重复研究,而更常被用于检测半影;然而,它们可能无法准确区分脑卒中后的梗死、半影和缺血[130]。阻塞雄性自发性高血压大鼠和正常血压雄性鼠的大脑中动脉,两个组的脑血流量与对侧半球相比,在阻塞后均下降至 30% 以下,大脑耗氧代谢率同样下降到类似的程度,氧摄取分数增加,代表痛苦灌注[131]。在永久闭塞情况下,自发性高血压大鼠的潜在生理损伤重于正常血压大鼠,表面高血压是引发脑卒中的危险因素,同时也会引发更严重的卒中后并发症[131]。在相同的模型中,脑摄氧量的代偿机制在阻塞后 24 小时失效[132]。

将大鼠行大脑中远段动脉闭塞术,注射 ^{18}F-FDG,以 PET 连续监测研究证明 MRI 显示卒中区域糖代谢降低[133]。在 ^{18}F-FDG 注射 1、15 和 22 天时,卒中区域的摄取量约为注射量的 0.5%。在术后第 8 天,卒中区域变小,^{18}F-FDG 摄取量增加,这一现象可能是由于炎性反应引起。

其他的 PET 研究已经开始研究区分梗死和半影的新方法,并在动物模型上得到验证。将 ^{18}F-FMISO 的 PET 成像用于评估大鼠大脑中动脉永久性阻塞和暂时性阻塞[134]。硝基咪唑复合物如 FMISO 可以捕获追踪坏死组织外含氧量低的细胞[135,136],因此,它可以提供简单直接的半影图像。在大脑中动脉永久性闭塞后的超急性期(30 分钟内),整个阻塞 MCA 同侧供血区 ^{18}F-FMISO 摄取增加,48 小时后恢复正常,几乎整个阻塞 MCA 供血区梗死。相比之下,在大脑中动脉暂时性阻塞模型中没有明显的示踪剂滞留,这些区域组织学显示仅仅为缺血性改变,证实了 ^{18}F-FMISO 作为卒中后显示半影区域的可行性。

最近,Reshef 等报道了 ^{18}F 标记的 5-氟戊基-2 甲基-丙二酸(^{18}F-ML-10)作为潜在放射性配体可用于成像脑卒中区域凋亡细胞的可能性[137]。尽管坏死在卒中的超急性期占了细胞死亡的绝大部分,但是凋亡在确认病变分级时起了主要作用[138]。大脑中动脉永久性阻塞的鼠模型中,^{18}F-ML-10 摄取在大脑中动脉缺血区域选择性增加,并与组织切片中细胞死亡区域一致。然而,血脑屏障的缺陷所导致的 ^{18}F-ML-10 摄取增加量的程度尚未确定。

目前没有相应的治疗可恢复卒中后受损神经的功能。在卒中后几天内,卒中区域周围血管生成增加与神经恢复相关[139],不仅可以作为有价值的预后因素,而且可以作为成功介导治疗后血管生成的检测手段。使用 ^{64}Cu-DOTA-VEGF$_{121}$ 进行远段 MCA 闭塞手术的大鼠发现血管生成在卒中后(即闭塞后 2 天)出现得非常快速[133]。^{64}Cu-DOTA-VEGF$_{121}$ 摄取在手术后 10 天的卒中区域达高峰,通过组织学和放射自显影证实,之后摄取量减少。^{64}Cu-DOTA-VEGF$_{121}$ 摄取与长期卒中结局的相关性尚未进行,以评估潜在的预后价值。

在 SPECT 研究中，^{99m}Tc-HYNIC-膜联蛋白 V（另一种用于成像细胞凋亡的放射性配体）用于监测在瞬时 MCA 闭塞的啮齿动物模型中针对 FasL 产生的单克隆抗体的神经保护疗法的应答[140]。FasL 是 Fas 死亡受体的同源配体，是肿瘤坏死受体亚家族的成员[141]。FasL 在缺血性损伤后迅速增加其半暗神经元的表达，从而诱导促凋亡机制[142]。Blankenberg 等证明放射性标记的膜联蛋白 V 检测神经元缺血损伤的早期阶段及其对抗 FasL 治疗的反应。抗 FasL 治疗显著减少膜联蛋白摄取 92%，第 1 天凋亡神经元数量减少 60%。在第 6 天，治疗的大鼠的示踪剂摄取减少 80%，梗死面积比对照组减少75%。两组对照组和对照组动物中的膜联蛋白 V 摄取与梗死面积和凋亡细胞核数量相关。

相同的放射性配体也用于顺序 SPECT 研究，以证明米诺环素，一种具有抗细胞凋亡特性的抗生素[143]在接受单侧远段 MCA 闭塞的 CB6/F1 小鼠中的神经保护潜力[144]。发现 7 天米诺环素治疗在损伤后 1~30 天显著降低膜联蛋白 V 摄取，符合梗死面积。在第 1 天和第 7 天，膜联蛋白 V 摄取受到控制和处理−最大值，随后在第 30 天下降。

3　精神病学的应用

小动物 PET/SPECT 在生物精神病学领域的应用受到没有合适的动物模型的阻碍。尽管人类 PET/SPECT 研究显著，但动物却很少有功能成像研究。使用动物来观察精神疾病的较明显症状的异质性以重现人类的精神疾病确实比较困难，即使是同一临床定义（内在表型）。例如，在啮齿类动物中难以模拟并评估特定的人类情绪。此外，人类精神疾病异常行为的症状也不尽相同，特别是那些与啮齿类动物没有同源性的脑通路介导，例如扩大的大脑前额叶皮层。

尽管这些困难存在于人类精神疾病表型，但最近也取得了一些成功，主要是在小鼠身上确定遗传突变，了解了焦虑、抑郁、精神分裂症、自闭症、强迫症和躁郁症的特征[145]。此外，在这里，小鼠模型在小动物 PET/SPECT 应用研究中受到小鼠大脑较小的限制。我们对小动物 PET/SPECT 研究中多种神经系统提供的可能的分子靶点做了一个概述。

在不同的神经递质系统中，在药物滥用和成瘾中多巴胺能系统非常特别。脑机制的研究一直集中在伏核，多巴胺从腹侧被盖区输入该区[146]，包括眶额皮层、前扣带皮层和最近被确认的其他边缘皮层区[147-149]。虽然药物成瘾的确切病因尚不清楚，但已知与某些人格特质（例如冒险者、感觉刺激或猎奇者)[150,151]和被诊断为如注意缺陷多动障碍（ADHD）等特定的大脑疾病的个体有关[152]。

在最近的小动物 PET 研究中，Dalley 等对比研究了高冲动与非冲动性大鼠在背侧和腹侧纹状体的多巴胺 $D_{2/3}$ 受体的可用性以评价冲动和药物滥用的脆弱性之间的因果关系[153]。在使用药物前采用放射配体 ^{18}F-fallypride 对大鼠进行扫描。作者发现，对比非冲动的个体，高冲动个体的伏隔核中 ^{18}F-fallypride 的结合明显减少，但背侧纹状体未减少。使用体内微透析测定伏隔核细胞外多巴胺水平[153]；两组多巴胺 $D_{2/3}$ 受体之间没有差异，提示可能在高脉冲大鼠伏隔核 $D_{2/3}$ 受体少。作者从 PET 结果假设低多巴胺 $D_{2/3}$ 受体与具有一定的人格特质有关，可能是一种敏感的神经生物学标志物，用于赋予药物实验的脆弱性和鼓励过度使用药物。

此外，在冲动行为的个体间变异的起源仍是未知，但可能涉及遗传和环境的影响[154,155]。多巴胺 D_2 受体的环境的重要性在猴脑纹状体证明[156]。通过 ^{18}F-fluoroclebopride 测量发现，下属的猴子多巴胺 D_2 受体的可用性会低于占主导地位的猴子。最重要的是，这种差异只存在于猴子被安置在一起，而安置在一起前不会出现，表明这种效果是与社会背景，而不是特征变量有关。作者也证实在纹状体和可卡因自我管理间较低的多巴胺 D_2 受体可用性之间的联系。这一发现被最近的一项猴脑纵向 PET 研究证实，表明多巴胺 D_2 受体可用性基线与预测的可卡因的自我管理成反比，可卡因可进一步降低本区多巴胺 D_2 受体的可用性[157]。

在大鼠中也观察到后一种情况，即自我管理精神兴奋剂 D-苯丙胺[158]。药物暴露和生理盐水对照组大鼠在自我管理中止后使用 PET 和 ^{11}C-雷氯必利扫描 24 小时。与上述猴子研究一致，苯丙胺慢性给药明显降低 ^{11}C-雷氯必利在背侧纹状体的结合力（图 19.3）。

除了药物滥用和成瘾，分子神经影像学研究也认为多巴胺失调是精神分裂症的主要病理特征。精神分裂症影响了 1% 的人口[159]，通常在青春期后期或成年早期开始。它的特点是阳性精神病性症状，如妄想、幻觉、言语紊乱和阴性精神症状，如情感迟钝和缺乏动力。PET 和 SPECT 成像研究表明，精神分裂症与增加的突触前纹状体多巴胺的合成和储存有关[160,161]，并且随着苯丙胺的使用，纹状体多巴胺的释放增加[162,163]。因此，治疗包括使用作为中枢多巴胺 D_2 受体拮抗剂的抗精神病药物[164]。

小动物 PET/SPECT 在精神分裂症研究中的应用主要是专注于这些抗精神病药物治疗这种疾病的发展和评价。尽管对抗精神病药物有丰富的临床经验，但长期以来对应该给予的剂量一直没有广泛的共识。以前，大多数抗精神病药物管理的经验是根据临床剂量发现的研究，在患者人群中选择任意剂量进行测试以找到"最有效的"剂量范围，没有考虑测试药物的分子效应。健康大鼠脑 PET 显像研究表明，至少 65% 的多巴胺 D_2 受体在临床抗精神病药物反应中是必要的，而超过 72% 和 78% 与不良反应作用的高风险相关，这为典型抗精神病药的相对低剂量使用提供了依据[165]。

在评估精神分裂症患者使用 ^{11}C-SCH23390 和 ^{11}C-NCC112 后前额叶皮层多巴胺

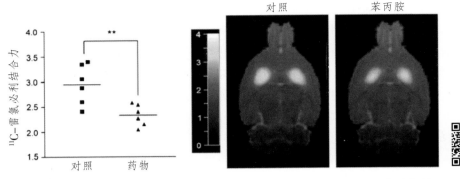

图 19.3　静脉注射 D–苯丙胺和生理盐水，对比大鼠背侧纹状体多巴胺 $D_{2/3}$ 受体拮抗剂 ^{11}C–雷氯必利的结合力（左图）。同时显示生理盐水对照组和苯丙胺大鼠 ^{11}C–雷氯必利的结合电位图和 MRI 图像。**$P<0.01$（学生未配对 t 检验）。（Reprinted from [158], with permission from Elsevier）

D_1 受体水平的 PET 研究中，产生了矛盾的结果[166-168]。健康大鼠的小动物 PET 阐明了这种不一致性[169]。急性多巴胺耗竭的 Sprague–Dawley 大鼠的纹状体和前额叶皮层 ^{11}C–NCC112 没有显示改变，而纹状体 ^{11}C–SCH23390 结合降低。另一方面，亚慢性多巴胺耗竭与这些区域 ^{11}C–NCC112 结合增加、^{11}C–SCH23390 结合降低有关，表明精神分裂症患者示踪剂的结合可能反映多巴胺 D_1 受体改变继发于前额叶多巴胺功能的持续减低。

除了多巴胺能系统，中枢 5–羟色胺能系统也在抑郁症中有所研究[170]。5–羟色胺能激活的修饰导致许多症状，例如情绪、食欲、睡眠、性和认知功能障碍。抑郁症是所有精神疾病中患病率最高的，女性的发生率是男性的 2 倍。它可以在任何年龄发生，但其平均发病年龄在 25 岁左右[171]。

抑郁症中 5–羟色胺能系统的参与部分是基于观察选择性 5–羟色胺再摄取抑制剂（SSRI）发挥的抗抑郁作用，大多数抗抑郁药物直接或间接地提高 5–羟色胺（5–HT）的传输[172]。中枢 5–羟色胺神经传递缺陷最可靠的证据是抗抑郁药物治疗的补偿，涉及突触后 5–羟色胺–1A 受体（$5–HT_{1A}$）。在人 PET 研究中，对 $5–HT_{1A}$ 受体的表达及功能的变化有很好的描述，特别是在颞叶皮层和中缝核[173]。目前，大多数的药物开发是为了成像 $5–HT_{1A}$ 受体，在啮齿类动物中也得到验证，但尚未应用于抑郁症的研究。$5–HT_{1A}$ 受体亚型已被广泛用于使用 ^{11}C–WAY–100635 的小动物 PET 中[174]。采用 ^{18}F–MPPF 进行这种受体亚型在啮齿类动物的体内成像也是最近提出的一个新的有前途的工具[175]。Aznavour 和同事证明，大鼠使用 ^{18}F–MPPF 结合力的值与以前测得的猫、非人灵长类动物和人类的 PET 相比，分别为海马（1.2）、内嗅皮层（1.1）、内侧前额叶皮质（1.0）和中缝核（0.6）[175]。在较大的脑区，重测变异性也在 10%，小核区也低于 20%。

受抑郁症影响的人也可能患有双相情感障碍的躁狂症，已经影响到世界人口的

1%[176]。Hougland 等在大鼠模型上进行了躁狂症的体内 ^{18}F–FDG 成像[177]。侧脑室注射毒毛花苷后,相比接受相同体积的人工脑脊液的动物,脑 ^{18}F–FDG 摄取量有所减少。并应用躁狂症的标准治疗方法进行预处理,使 ^{18}F–FDG 摄取标准化。双相患者的成像显示出一致的研究结果[178,179]。

多巴胺和 5–羟色胺能神经递质系统也被集中研究于饮食失调患者的功能成像。厌食症(AN)和神经性贪食症(BN)患者表现为焦虑、抑郁、自杀或其他与奖励和过度活动相关的症状[180]。在 AN 的人体成像研究中,病理生理学中包括顶叶、额叶和扣带回皮质已经使用放射性标志物的 5–羟色胺能通路[181]及 ^{18}F–FDG 进行了很好的证实[182]。

在 AN 的动物模型中,Barabarich–Marsteller 等利用 ^{18}F–FDG 探究证实了在有意识或无意识的绝食人群中是否存在精神生物学变化(如,引导程序导致基于活动的厌食症或 ABA)[183],即限制大鼠每日膳食至基线的 40%,直到体重损失 30%。结合食物的限制与访问进入循环,引发多动和食物的摄入量的自发限制,在人类中也会发生[184]。仅限食的大鼠显示小脑 ^{18}F–FDG 摄取增加,而在海马和纹状体显著减少;后者与之前的临床报告一致[182]。

最近,使用基于体素的分析方法对这些在相同的 ABA 模型中脑代谢变化进行了监测[185]。与 Barabarich–Marsteller 研究一致,小脑呈高代谢,腹侧纹状体呈低代谢。此外,[18]F–FDG 摄取在背中部丘脑、腹侧脑桥核相对增加,而体重减轻与扣带回皮质脑代谢和相邻的躯体感觉皮层呈正相关。得出的结论是,AN 的活动大鼠模型确实与人类疾病的几个特点相同,特别是不同环路如运动活动、食物相关的行为、躯体感觉区之间复杂的相互影响,从而证明了该模型的有效性。

尽管上述证据表明了多巴胺和 5–羟色胺能神经递质在各种精神疾病的突出作用,但是,PET/SPECT 研究其他神经化学系统在精神病患者或模型的作用是有限的。人类的研究表明,GABA 能的异常与压力、焦虑和抑郁有关[186-188]。另一方面,谷氨酸能神经传递可能参与了强迫性行为和精神分裂症[189,190]。虽然放射性成像系统已在小动物身上得到验证[191,192],但它们都没有被广泛应用于精神科动物研究。

4　总结

临床前活体成像技术,如 PET 和 SPECT,在神经精神疾病的动物模型中起到了一定的基本水平作用,有助于提高我们对人类疾病的了解。特别是,这些研究工具的主要优点是受试者可以随着时间的推移纵向调查疾病的过程、代偿性变化的发展和长期评价基于药物、外科手术、细胞或基因的干预措施的安全性和有效性。

使用小动物成像的潜在疗法的临床前评价主要应用于神经科领域。在精神病学中,小动物 PET/SPECT 显像受限于缺乏合适的动物模型。

　　致谢：CC 是比利时鲁汶天主教大学研究委员会的博士后研究员；KVL 是比利时佛兰德科学研究基金(FWO)的高级临床研究员。这项工作的部分资金来自欧盟 FP7-卓越网络 INMiND(拨款协议编号 278850)。HZ 知识支持由瑞士国家科学基金会授予 SNSF 31003A-125246 提供。

参考文献

1. Lythgoe MF, Sibson NR, Harris NG (2003) Neuroimaging of animal models of brain disease. Br Med Bull 65:235-257.
2. Hitzemann R (2000) Animal models of psychiatric disorders and their relevance to alcoholism. Alcohol Res Health 24:149-158.
3. Burns HD, Van Laere K, Sanabria-Bohorquez S et al (2007) [18F]MK-9470, a positron emission tomography (PET) tracer for in vivo human PET brain imaging of the cannabinoid-1 receptor. Proc Natl Acad Sci U S A 104:9800-9805.
4. Chitneni SK, Garreau L, Cleynhens B et al (2008) Improved synthesis and metabolic stability analysis of the dopamine transporter ligand [(18)F]FECT. Nucl Med Biol 35:75-82.
5. Birchfield NB and Casida JE (1996) Protoporphyrinogen oxidase: high affinity tetrahydrophthalimide radioligand for the inhibitor/herbicide-binding site in mouse liver mitochondria. Chem Res Toxicol 9:1135-1139.
6. Wienhard K (2002) Measurement of glucose consumption using [(18)F]fluorodeoxyglucose. Methods 27:218-225.
7. Myers R and Hume S (2002) Small animal PET. Eur Neuropsychopharmacol 12:545-555.
8. Vastenhouw B and Beekman F (2007) Submillimeter total-body murine imaging with U-SPECT-I. J Nucl Med 48:487-493.
9. van der Have F, Vastenhouw B, Ramakers RM et al (2009) U-SPECT-II: An Ultra-High-Resolution Device for Molecular Small-Animal Imaging. J Nucl Med 50:599-605.
10. Massoud TF and Gambhir SS (2003) Molecular imaging in living subjects: seeing fundamental biological processes in a new light. Genes Dev 17:545-580.
11. Tsukada H (1999) Delivery of radioligands for positron emission tomography (PET) in the central nervous system. Adv Drug Deliv Rev 37:175-188.
12. Vaska P, Woody CL, Schlyer DJ et al (2004) RatCAP: miniaturized head-mounted PET for conscious rodent brain imaging. IEEE Trans Nucl Sci 51:2718-2722.
13. Votaw J, Byas-Smith M, Hua J et al (2003) Interaction of isoflurane with the dopamine transporter. Anesthesiology 98:404-411.
14. Matsumura A, Mizokawa S, Tanaka M et al (2003) Assessment of microPET performance in analyzing the rat brain under different types of anesthesia: comparison between quantitative data obtained with microPET and ex vivo autoradiography. Neuroimage 20:2040-2050.
15. Ingvar M, Eriksson L, Rogers GA, Stone-Elander S, Widen L (1991) Rapid feasibility studies of tracers for positron emission tomography: high-resolution PET in small animals with kinetic analysis. J Cereb Blood Flow Metab 11:926-931.
16. Laforest R, Sharp TL, Engelbach JA et al (2005) Measurement of input functions in rodents: challenges and solutions. Nucl Med Biol 32:679-685.
17. Gunn RN, Lammertsma AA, Hume SP, Cunningham VJ (1997) Parametric imaging of ligand-receptor binding in PET using a simplified reference region model. Neuroimage 6:279-287.
18. Wu HM, Huang SC, Allada V et al (1996) Derivation of input function from FDG-PET studies in small hearts. J Nucl Med 37:1717-1722.
19. Pain F, Laniece P, Mastrippolito R et al (2004) Arterial input function measurement without blood sampling using a beta-microprobe in rats. J Nucl Med 45:1577-1582.
20. Sossi V and Ruth TJ (2005) Micropet imaging: in vivo biochemistry in small animals. J Neural Transm 112:319-330.
21. Jagoda EM, Vaquero JJ, Seidel J, Green MV, Eckelman WC (2004) Experiment assessment

of mass effects in the rat: implications for small animal PET imaging. Nucl Med Biol 31:771-779.

22. Casteels C, Vermaelen P, Nuyts J et al (2006) Construction and Evaluation of Multitracer Small-Animal PET Probabilistic Atlases for Voxel-Based Functional Mapping of the Rat Brain. J Nucl Med 47:1858-1866.

23. Rubins DJ, Melega WP, Lacan G et al (2003) Development and evaluation of an automated atlas-based image analysis method for microPET studies of the rat brain. Neuroimage 20:2100-2118.

24. Kesner AL, Dahlbom M, Huang SC et al (2006) Semiautomated analysis of small-animal PET data. J Nucl Med 47:1181-1186.

25. Segars WP, Tsui BM, Frey EC, Johnson GA, Berr SS (2004) Development of a 4-D digital mouse phantom for molecular imaging research. Mol Imaging Biol 6:149-159.

26. Dogdas B, Stout D, Chatziioannou AF, Leahy RM (2007) Digimouse: a 3D whole body mouse atlas from CT and cryosection data. Phys Med Biol 52:577-587.

27. Taschereau R, Chow PL, Chatziioannou AF (2006) Monte carlo simulations of dose from microCT imaging procedures in a realistic mouse phantom. Med Phys 33:216-224.

28. Stabin MG, Peterson TE, Holburn GE, Emmons MA (2006) Voxel-based mouse and rat models for internal dose calculations. J Nucl Med 47:655-659.

29. Wu L, Zhang G, Luo Q, Liu Q (2008) An image-based rat model for Monte Carlo organ dose calculations. Med Phys 35:3759-3764.

30. Zaidi H and Xu XG (2007) Computational anthropomorphic models of the human anatomy: the path to realistic Monte Carlo modeling in radiological sciences. Annu Rev Biomed Eng 9:471-500.

31. Zaidi H and Tsui BMW (2009) Review of anthropomorphic computational anatomical and physiological models. Proceedings of the IEEE 97:1938-53.

32. Beekman F, Vastenhouw B, vander Wilt G et al (2009) 3D rat phantom for ultra-high resolution molecular imaging. Proceedings of the IEEE 97:1997-2005.

33. Samii A, Nutt JG, Ransom BR (2004) Parkinson's disease. Lancet 363:1783-1793.

34. Fearnley JM and Lees AJ (1991) Ageing and Parkinson's disease: substantia nigra regional selectivity. Brain 114 (Pt 5):2283-2301.

35. Hantraye P (1998) Modeling dopamine system dysfunction in experimental animals. Nucl Med Biol 25:721-728.

36. Schapira AH (2006) Etiology of Parkinson's disease. Neurology 66:S10-S23.

37. Recchia A, Debetto P, Negro A et al (2004) Alpha-synuclein and Parkinson's disease. FASEB J 18:617-626.

38. Jenner P (2008) Functional models of Parkinson's disease: a valuable tool in the development of novel therapies. Ann Neurol 64 Suppl 2:S16-S29.

39. Doudet DJ, Chan GL, Holden JE et al (1998) 6-[18F]Fluoro-L-DOPA PET studies of the turnover of dopamine in MPTP-induced parkinsonism in monkeys. Synapse 29:225-232.

40. Yee RE, Irwin I, Milonas C et al (2001) Novel observations with FDOPA-PET imaging after early nigrostriatal damage. Mov Disord 16:838-848.

41. Melega WP, Raleigh MJ, Stout DB et al (1996) Longitudinal behavioral and 6-[18F]fluoro-L-DOPA-PET assessment in MPTP-hemiparkinsonian monkeys. Exp Neurol 141:318-329.

42. Doudet DJ, Wyatt RJ, Cannon-Spoor E et al (1993) 6-[18F]fluoro-L-dopa and cerebral blood flow in unilaterally MPTP-treated monkeys. J Neural Transplant Plast 4:27-38.

43. Eberling JL, Bankiewicz KS, Jordan S, VanBrocklin HF, Jagust WJ (1997) PET studies of functional compensation in a primate model of Parkinson's disease. Neuroreport 8:2727-2733.

44. Eberling JL, Pivirotto P, Bringas J, Bankiewicz KS (2000) Tremor is associated with PET measures of nigrostriatal dopamine function in MPTP-lesioned monkeys. Exp Neurol 165:342-346.

45. Hume SP, Lammertsma AA, Myers R et al (1996) The potential of high-resolution positron emission tomography to monitor striatal dopaminergic function in rat models of disease. J Neurosci Methods 67:103-112.

46. Sharma SK and Ebadi M (2005) Distribution kinetics of 18F-DOPA in weaver mutant mice. Brain Res Mol Brain Res 139:23-30.

47. Sharma SK, El Refaey H, Ebadi M (2006) Complex-1 activity and 18F-DOPA uptake in genetically engineered mouse model of Parkinson's disease and the neuroprotective role of coenzyme Q10. Brain Res Bull 70:22-32.

48. Strome EM, Cepeda IL, Sossi V, Doudet DJ (2006) Evaluation of the integrity of the dopamine system in a rodent model of Parkinson's disease: small animal positron emission tomography compared to behavioral assessment and autoradiography. Mol Imaging Biol 8:292-299.

49. Sossi V, Holden JE, Topping GJ et al (2007) In vivo measurement of density and affinity of the monoamine vesicular transporter in a unilateral 6-hydroxydopamine rat model of PD. J Cereb Blood Flow Metab 27:1407-1415.

50. Nguyen TV, Brownell AL, Iris Chen YC et al (2000) Detection of the effects of dopamine receptor supersensitivity using pharmacological MRI and correlations with PET. Synapse 36:57-65.

51. Hume SP, Myers R, Bloomfield PM et al (1992) Quantitation of carbon-11-labeled raclopride in rat striatum using positron emission tomography. Synapse 12:47-54.

52. Kaasinen V, Ruottinen HM, Nagren K et al (2000) Upregulation of putaminal dopamine D2 receptors in early Parkinson's disease: a comparative PET study with [11C] raclopride and [11C]N-methylspiperone. J Nucl Med 41:65-70.

53. Nikolaus S, Larisch R, Beu M et al (2003) Bilateral increase in striatal dopamine D2 receptor density in the 6-hydroxydopamine-lesioned rat: a serial in vivo investigation with small animal PET. Eur J Nucl Med Mol Imaging 30:390-395.

54. Casteels C, Lauwers E, Bormans G, Baekelandt V, Van Laere K (2007) Metabolic-dopaminergic mapping of the 6-hydroxydopamine rat model for Parkinson's disease. Eur J Nucl Med Mol Imaging

55. Lauwers E, Beque D, Van Laere K et al (2007) Non-invasive imaging of neuropathology in a rat model of alpha-synuclein overexpression. Neurobiol Aging 28:248-257.

56. Inaji M, Okauchi T, Ando K et al (2005) Correlation between quantitative imaging and behavior in unilaterally 6-OHDA-lesioned rats. Brain Res 1064:136-145.

57. Chen YI, Brownell AL, Galpern W et al (1999) Detection of dopaminergic cell loss and neural transplantation using pharmacological MRI, PET and behavioral assessment. Neuroreport 10:2881-2886.

58. Brownell AL, Livni E, Galpern W, Isacson O (1998) In vivo PET imaging in rat of dopamine terminals reveals functional neural transplants. Ann Neurol 43:387-390.

59. Doudet DJ, Cornfeldt ML, Honey CR, Schweikert AW, Allen RC (2004) PET imaging of implanted human retinal pigment epithelial cells in the MPTP-induced primate model of Parkinson's disease. Exp Neurol 189:361-368.

60. Bjorklund LM, Sanchez-Pernaute R, Chung S et al (2002) Embryonic stem cells develop into functional dopaminergic neurons after transplantation in a Parkinson rat model. Proc Natl Acad Sci U S A 99:2344-2349.

61. Opacka-Juffry J, Ashworth S, Hume SP et al (1995) GDNF protects against 6-OHDA nigrostriatal lesion: in vivo study with microdialysis and PET. Neuroreport 7:348-352.

62. Sullivan AM, Opacka-Juffry J, Blunt SB (1998) Long-term protection of the rat nigrostriatal dopaminergic system by glial cell line-derived neurotrophic factor against 6-hydroxydopamine in vivo. Eur J Neurosci 10:57-63.

63. Olanow CW, Goetz CG, Kordower JH et al (2003) A double-blind controlled trial of bilateral fetal nigral transplantation in Parkinson's disease. Ann Neurol 54:403-414.

64. Freed CR, Greene PE, Breeze RE et al (2001) Transplantation of embryonic dopamine neurons for severe Parkinson's disease. N Engl J Med 344:710-719.

65. Minghetti L and Levi G (1998) Microglia as effector cells in brain damage and repair: focus on prostanoids and nitric oxide. Prog Neurobiol 54:99-125.

66. Ullrich O, Diestel A, Eyupoglu IY, Nitsch R (2001) Regulation of microglial expression of integrins by poly(ADP-ribose) polymerase-1. Nat Cell Biol 3:1035-1042.

67. Cicchetti F, Brownell AL, Williams K et al (2002) Neuroinflammation of the nigrostriatal pathway during progressive 6-OHDA dopamine degeneration in rats monitored by immunohistochemistry and PET imaging. Eur J Neurosci 15:991-998.

68. Sanchez-Pernaute R, Ferree A, Cooper O et al (2004) Selective COX-2 inhibition pre-

vents progressive dopamine neuron degeneration in a rat model of Parkinson's disease. J Neuroinflammation 1:6-

69. Palombo E, Porrino LJ, Bankiewicz KS et al (1988) Administration of MPTP acutely increases glucose utilization in the substantia nigra of primates. Brain Res 453:227-234.

70. Porrino LJ, Burns RS, Crane AM et al (1987) Changes in local cerebral glucose utilization associated with Parkinson's syndrome induced by 1-methyl-4-phenyl-1,2,3, 6-tetrahydropyridine (MPTP) in the primate. Life Sci 40:1657-1664.

71. Wooten GF and Collins RC (1983) Effects of dopaminergic stimulation on functional brain metabolism in rats with unilateral substantia nigra lesions. Brain Res 263:267-275.

72. Kuhl DE, Metter EJ, Riege WH (1984) Patterns of local cerebral glucose utilization determined in Parkinson's disease by the [18F]fluorodeoxyglucose method. Ann Neurol 15:419-424.

73. Lozza C, Baron JC, Eidelberg D et al (2004) Executive processes in Parkinson's disease: FDG-PET and network analysis. Hum Brain Mapp 22:236-245.

74. Walker FO (2007) Huntington's disease. Lancet 369:218-228.

75. The Huntington's Disease Collaborative Research Group (1993) A novel gene containing a trinucleotide repeat that is expanded and unstable on Huntington's disease chromosomes. The Huntington's Disease Collaborative Research Group. Cell 72:971-983.

76. Wexler NS, Lorimer J, Porter J et al (2004) Venezuelan kindreds reveal that genetic and environmental factors modulate Huntington's disease age of onset. Proc Natl Acad Sci U S A 101:3498-3503.

77. Coyle JT and Schwarcz R (1976) Lesion of striatal neurones with kainic acid provides a model for Huntington's chorea. Nature 263:244-246.

78. Beal MF, Kowall NW, Ellison DW et al (1986) Replication of the neurochemical characteristics of Huntington's disease by quinolinic acid. Nature 321:168-171.

79. Borlongan CV, Koutouzis TK, Sanberg PR (1997) 3-Nitropropionic acid animal model and Huntington's disease. Neurosci Biobehav Rev 21:289-293.

80. Mangiarini L, Sathasivam K, Seller M et al (1996) Exon 1 of the HD gene with an expanded CAG repeat is sufficient to cause a progressive neurological phenotype in transgenic mice. Cell 87:493-506.

81. Marsh JL, Pallos J, Thompson LM (2003) Fly models of Huntington's disease. Hum Mol Genet 12 Spec No 2:R187-R193.

82. von Horsten S, Schmitt I, Nguyen HP et al (2003) Transgenic rat model of Huntington's disease. Hum Mol Genet 12:617-624.

83. Araujo DM, Cherry SR, Tatsukawa KJ, Toyokuni T, Kornblum HI (2000) Deficits in striatal dopamine D(2) receptors and energy metabolism detected by in vivo microPET imaging in a rat model of Huntington's disease. Exp Neurol 166:287-297.

84. Ishiwata K, Ogi N, Hayakawa N et al (2002) Adenosine A2A receptor imaging with [11C]KF18446 PET in the rat brain after quinolinic acid lesion: comparison with the dopamine receptor imaging. Ann Nucl Med 16:467-475.

85. Ishiwata K, Ogi N, Hayakawa N et al (2002) Positron emission tomography and ex vivo and in vitro autoradiography studies on dopamine D2-like receptor degeneration in the quinolinic acid-lesioned rat striatum: comparison of [11C]raclopride, [11C]nemonapride and [11C]N-methylspiperone. Nucl Med Biol 29:307-316.

86. Moresco RM, Lavazza T, Belloli S et al (2008) Quinolinic acid induced neurodegeneration in the striatum: a combined in vivo and in vitro analysis of receptor changes and microglia activation. Eur J Nucl Med Mol Imaging 35:704-715.

87. Brownell AL, Chen YI, Yu M et al (2004) 3-Nitropropionic acid-induced neurotoxicit--ssessed by ultra high resolution positron emission tomography with comparison to magnetic resonance spectroscopy. J Neurochem 89:1206-1214.

88. Wang X, Sarkar A, Cicchetti F et al (2005) Cerebral PET imaging and histological evidence of transglutaminase inhibitor cystamine induced neuroprotection in transgenic R6/2 mouse model of Huntington's disease. J Neurol Sci 231:57-66.

89. Fratiglioni L, De Ronchi D, Guero-Torres H (1999) Worldwide prevalence and incidence of dementia. Drugs Aging 15:365-375.

90. Jellinger KA (2008) Neuropathological aspects of Alzheimer disease, Parkinson disease and frontotemporal dementia. Neurodegener Dis 5:118-121.

91. Selkoe DJ (2002) Alzheimer's disease is a synaptic failure. Science 298:789-791.
92. Williamson J, Goldman J, Marder KS (2009) Genetic aspects of Alzheimer disease. Neurologist 15:80-86.
93. Spillantini MG, Murrell JR, Goedert M et al (1998) Mutation in the tau gene in familial multiple system tauopathy with presenile dementia. Proc Natl Acad Sci U S A 95:7737-7741.
94. Gotz J, Deters N, Doldissen A et al (2007) A decade of tau transgenic animal models and beyond. Brain Pathol 17:91-103.
95. Gotz J and Ittner LM (2008) Animal models of Alzheimer's disease and frontotemporal dementia. Nat Rev Neurosci 9:532-544.
96. Levin CS and Zaidi H (2007) Current trends in preclinical PET system design. PET Clinics 2:125-160.
97. Herholz K, Carter SF, Jones M (2007) Positron emission tomography imaging in dementia. Br J Radiol 80 Spec No 2:S160-S167.
98. Valla J, Chen K, Berndt JD et al (2002) Effects of image resolution on autoradiographic measurements of posterior cingulate activity in PDAPP mice: implications for functional brain imaging studies of transgenic mouse models of Alzheimer's Disease. Neuroimage 16:1-6.
99. Skovronsky DM, Zhang B, Kung MP et al (2000) In vivo detection of amyloid plaques in a mouse model of Alzheimer's disease. Proc Natl Acad Sci U S A 97:7609-7614.
100. Klunk WE, Engler H, Nordberg A et al (2004) Imaging brain amyloid in Alzheimer's disease with Pittsburgh Compound-B. Ann Neurol 55:306-319.
101. Bacskai BJ, Hickey GA, Skoch J et al (2003) Four-dimensional multiphoton imaging of brain entry, amyloid binding, and clearance of an amyloid-beta ligand in transgenic mice. Proc Natl Acad Sci U S A 100:12462-12467.
102. Klunk WE, Lopresti BJ, Ikonomovic MD et al (2005) Binding of the positron emission tomography tracer Pittsburgh compound-B reflects the amount of amyloid-beta in Alzheimer's disease brain but not in transgenic mouse brain. J Neurosci 25:10598-10606.
103. Maeda J, Ji B, Irie T et al (2007) Longitudinal, quantitative assessment of amyloid, neuroinflammation, and anti-amyloid treatment in a living mouse model of Alzheimer's disease enabled by positron emission tomography. J Neurosci 27:10957-10968.
104. Heneka MT, Ramanathan M, Jacobs AH et al (2006) Locus ceruleus degeneration promotes Alzheimer pathogenesis in amyloid precursor protein 23 transgenic mice. J Neurosci 26:1343-1354.
105. Fisher RS, Van Emde BW, Blume W et al (2005) Epileptic seizures and epilepsy: definitions proposed by the International League Against Epilepsy (ILAE) and the International Bureau for Epilepsy (IBE). Epilepsia 46:470-472.
106. Hauser WA and Kurland LT (1975) The epidemiology of epilepsy in Rochester, Minnesota, 1935 through 1967. Epilepsia 16:1-66.
107. Gram L (1990) Epileptic seizures and syndromes. Lancet 336:161-163.
108. The Commission on Classification and Terminology of the International League Against Epilepsy (1981) Proposal for revised clinical and electroencephalographic classification of epileptic seizures. Epilepsia 22:489-501.
109. Purpura DP, Penry JK, Woodbury DM, Tower DB, Walter RD (1972) Experimental Models of Epilepsy - A Manual for the Laboratory Worker. New York, Raven
110. Kornblum HI, Araujo DM, Annala AJ et al (2000) In vivo imaging of neuronal activation and plasticity in the rat brain by high resolution positron emission tomography (microPET). Nat Biotechnol 18:655-660.
111. Goffin K, Dedeurwaerdere S, Van Laere K, Van Paesschen W (2008) Neuronuclear assessment of patients with epilepsy. Semin Nucl Med 38:227-239.
112. Mirrione MM, Schiffer WK, Siddiq M, Dewey SL, Tsirka SE (2006) PET imaging of glucose metabolism in a mouse model of temporal lobe epilepsy. Synapse 59:119-121.
113. Wang D, Pascual JM, Yang H et al (2006) A mouse model for Glut-1 haploinsufficiency. Hum Mol Genet 15:1169-1179.
114. Dick AP, Harik SI, Klip A, Walker DM (1984) Identification and characterization of the glucose transporter of the blood-brain barrier by cytochalasin B binding and immunological reactivity. Proc Natl Acad Sci U S A 81:7233-7237.

115. Jupp B, Williams J, Binns D, Hicks R, O'Brien T (2007) Imaging small animal models of epileptogenesis. Neurology Asia 12 (supplement 1):51-54.
116. Goffin K, Van Paesschen W, Dupont P, Van Laere K (2009) Longitudinal microPET imaging of brain glucose metabolism in rat lithium-pilocarpine model of epilepsy. Exp Neurol
117. Liefaard LC, Ploeger BA, Molthoff CF et al (2009) Changes in GABAA receptor properties in amygdala kindled animals: in vivo studies using [11C]flumazenil and positron emission tomography. Epilepsia 50:88-98.
118. Di Marzo V, Melck D, Bisogno T, De Petrocellis L (1998) Endocannabinoids: endogenous cannabinoid receptor ligands with neuromodulatory action. Trends Neurosci 21:521-528.
119. Marsicano G, Goodenough S, Monory K et al (2003) CB1 cannabinoid receptors and on-demand defense against excitotoxicity. Science 302:84-88.
120. Wallace MJ, Wiley JL, Martin BR, Delorenzo RJ (2001) Assessment of the role of CB1 receptors in cannabinoid anticonvulsant effects. Eur J Pharmacol 428:51-57.
121. Wallace MJ, Martin BR, Delorenzo RJ (2002) Evidence for a physiological role of endocannabinoids in the modulation of seizure threshold and severity. Eur J Pharmacol 452:295-301.
122. Wallace MJ, Blair RE, Falenski KW, Martin BR, Delorenzo RJ (2003) The endogenous cannabinoid system regulates seizure frequency and duration in a model of temporal lobe epilepsy. J Pharmacol Exp Ther 307:129-137.
123. Goffin K, Bormans G, Casteels C et al (2008) An in vivo [(18)F]MK-9470 microPET study of type 1 cannabinoid receptor binding in Wistar rats after chronic administration of valproate and levetiracetam. Neuropharmacology
124. Murray CJ and Lopez AD (1997) Mortality by cause for eight regions of the world: Global Burden of Disease Study. Lancet 349:1269-1276.
125. Paciaroni M, Caso V, Agnelli G (2009) The Concept of Ischemic Penumbra in Acute Stroke and Therapeutic Opportunities. Eur Neurol 61:321-330.
126. Seshadri S and Wolf PA (2007) Lifetime risk of stroke and dementia: current concepts, and estimates from the Framingham Study. Lancet Neurol 6:1106-1114.
127. Wiebers DO, Adams HP, Jr., Whisnant JP (1990) Animal models of stroke: are they relevant to human disease? Stroke 21:1-3.
128. Carmichael ST (2005) Rodent models of focal stroke: size, mechanism, and purpose. NeuroRx 2:396-409.
129. McBean DE and Kelly PA (1998) Rodent models of global cerebral ischemia: a comparison of two-vessel occlusion and four-vessel occlusion. Gen Pharmacol 30:431-434.
130. Heiss WD (2000) Ischemic penumbra: evidence from functional imaging in man. J Cereb Blood Flow Metab 20:1276-1293.
131. Temma T, Kuge Y, Sano K et al (2008) PET O-15 cerebral blood flow and metabolism after acute stroke in spontaneously hypertensive rats. Brain Res 1212:18-24.
132. Temma T (2008) In-vivo positron emission tomography (PET) measurement of cerebral oxygen metabolism in small animals. Yakugaku Zasshi 128:1267-1273.
133. Cai W, Guzman R, Hsu AR et al (2009) Positron emission tomography imaging of poststroke angiogenesis. Stroke 40:270-277.
134. Takasawa M, Beech JS, Fryer TD et al (2007) Imaging of brain hypoxia in permanent and temporary middle cerebral artery occlusion in the rat using 18F-fluoromisonidazole and positron emission tomography: a pilot study. J Cereb Blood Flow Metab 27:679-689.
135. Nunn A, Linder K, Strauss HW (1995) Nitroimidazoles and imaging hypoxia. Eur J Nucl Med 22:265-280.
136. Miller GG, Ngan-Lee J, Chapman JD (1982) Intracellular localization of radioactively labeled misonidazole in EMT-6-tumor cells in vitro. Int J Radiat Oncol Biol Phys 8: 741-744.
137. Reshef A, Shirvan A, Waterhouse RN et al (2008) Molecular imaging of neurovascular cell death in experimental cerebral stroke by PET. J Nucl Med 49:1520-1528.
138. Mattson MP, Duan W, Pedersen WA, Culmsee C (2001) Neurodegenerative disorders and ischemic brain diseases. Apoptosis 6:69-81.
139. Krupinski J, Kaluza J, Kumar P, Kumar S, Wang JM (1994) Role of angiogenesis in patients with cerebral ischemic stroke. Stroke 25:1794-1798.

140. Blankenberg FG, Kalinyak J, Liu L et al (2006) 99mTc-HYNIC-annexin V SPECT imaging of acute stroke and its response to neuroprotective therapy with anti-Fas ligand antibody. Eur J Nucl Med Mol Imaging 33:566-574.

141. French LE and Tschopp J (2003) Protein-based therapeutic approaches targeting death receptors. Cell Death Differ 10:117-123.

142. Martin-Villalba A, Hahne M, Kleber S et al (2001) Therapeutic neutralization of CD95-ligand and TNF attenuates brain damage in stroke. Cell Death Differ 8:679-686.

143. Wang X, Zhu S, Drozda M et al (2003) Minocycline inhibits caspase-independent and -dependent mitochondrial cell death pathways in models of Huntington's disease. Proc Natl Acad Sci U S A 100:10483-10487.

144. Tang XN, Wang Q, Koike MA et al (2007) Monitoring the protective effects of minocycline treatment with radiolabeled annexin V in an experimental model of focal cerebral ischemia. J Nucl Med 48:1822-1828.

145. Flint J and Shifman S (2008) Animal models of psychiatric disease. Curr Opin Genet Dev 18:235-240.

146. Roberts DC, Corcoran ME, Fibiger HC (1977) On the role of ascending catecholaminergic systems in intravenous self-administration of cocaine. Pharmacol Biochem Behav 6:615-620.

147. Everitt BJ, Hutcheson DM, Ersche KD et al (2007) The orbital prefrontal cortex and drug addiction in laboratory animals and humans. Ann N Y Acad Sci 1121:576-597.

148. Hester R and Garavan H (2004) Executive dysfunction in cocaine addiction: evidence for discordant frontal, cingulate, and cerebellar activity. J Neurosci 24:11017-11022.

149. Volkow ND, Fowler JS, Wang GJ, Goldstein RZ (2002) Role of dopamine, the frontal cortex and memory circuits in drug addiction: insight from imaging studies. Neurobiol Learn Mem 78:610-624.

150. Adams JB, Heath AJ, Young SE et al (2003) Relationships between personality and preferred substance and motivations for use among adolescent substance abusers. Am J Drug Alcohol Abuse 29:691-712.

151. Dawe S and Loxton NJ (2004) The role of impulsivity in the development of substance use and eating disorders. Neurosci Biobehav Rev 28:343-351.

152. Levin FR and Kleber HD (1995) Attention-deficit hyperactivity disorder and substance abuse: relationships and implications for treatment. Harv Rev Psychiatry 2:246-258.

153. Dalley JW, Fryer TD, Brichard L et al (2007) Nucleus accumbens D2/3 receptors predict trait impulsivity and cocaine reinforcement. Science 315:1267-1270.

154. Crabbe JC and Cunningham CL (2007) Trait or state? Science 317:1033-1035.

155. Uhl G (2007) Premature poking: impulsivity, cocaine and dopamine. Nat Med 13:413-414.

156. Morgan D, Grant KA, Gage HD et al (2002) Social dominance in monkeys: dopamine D2 receptors and cocaine self-administration. Nat Neurosci 5:169-174.

157. Nader MA, Morgan D, Gage HD et al (2006) PET imaging of dopamine D2 receptors during chronic cocaine self-administration in monkeys. Nat Neurosci 9:1050-1056.

158. Dalley JW, Fryer TD, Aigbirhio FI et al (2009) Modelling human drug abuse and addiction with dedicated small animal positron emission tomography. Neuropharmacology 56 Suppl 1:9-17.

159. Lopez AD and Murray CC (1998) The global burden of disease, 1990-2020. Nat Med 4:1241-1243.

160. Hietala J, Syvalahti E, Vilkman H et al (1999) Depressive symptoms and presynaptic dopamine function in neuroleptic-naive schizophrenia. Schizophr Res 35:41-50.

161. McGowan S, Lawrence AD, Sales T, Quested D, Grasby P (2004) Presynaptic dopaminergic dysfunction in schizophrenia: a positron emission tomographic [18F]fluorodopa study. Arch Gen Psychiatry 61:134-142.

162. Laruelle M, Bi-Dargham A, Gil R, Kegeles L, Innis R (1999) Increased dopamine transmission in schizophrenia: relationship to illness phases. Biol Psychiatry 46:56-72.

163. Breier A, Su TP, Saunders R et al (1997) Schizophrenia is associated with elevated amphetamine-induced synaptic dopamine concentrations: evidence from a novel positron emission tomography method. Proc Natl Acad Sci U S A 94:2569-2574.

164. Seeman P, Chau-Wong M, Tedesco J, Wong K (1975) Brain receptors for antipsychotic drugs and dopamine: direct binding assays. Proc Natl Acad Sci U S A 72:4376-4380.

165. Mukherjee J, Christian BT, Narayanan TK, Shi B, Mantil J (2001) Evaluation of dopamine

D-2 receptor occupancy by clozapine, risperidone, and haloperidol in vivo in the rodent and nonhuman primate brain using 18F-fallypride. Neuropsychopharmacology 25:476-488.

166. Okubo Y, Suhara T, Suzuki K et al (1997) Decreased prefrontal dopamine D1 receptors in schizophrenia revealed by PET. Nature 385:634-636.

167. Karlsson P, Farde L, Halldin C, Sedvall G (2002) PET study of D(1) dopamine receptor binding in neuroleptic-naive patients with schizophrenia. Am J Psychiatry 159:761-767.

168. Bi-Dargham A, Mawlawi O, Lombardo I et al (2002) Prefrontal dopamine D1 receptors and working memory in schizophrenia. J Neurosci 22:3708-3719.

169. Guo N, Hwang DR, Lo ES et al (2003) Dopamine depletion and in vivo binding of PET D1 receptor radioligands: implications for imaging studies in schizophrenia. Neuropsychopharmacology 28:1703-1711.

170. Arango V, Underwood MD, Mann JJ (2002) Serotonin brain circuits involved in major depression and suicide. Prog Brain Res 136:443-453.

171. Doris A, Ebmeier K, Shajahan P (1999) Depressive illness. Lancet 354:1369-1375.

172. Neumeister A, Nugent AC, Waldeck T et al (2004) Neural and behavioral responses to tryptophan depletion in unmedicated patients with remitted major depressive disorder and controls. Arch Gen Psychiatry 61:765-773.

173. Drevets WC, Thase ME, Moses-Kolko EL et al (2007) Serotonin-1A receptor imaging in recurrent depression: replication and literature review. Nucl Med Biol 34:865-877.

174. Mathis CA, Simpson NR, Mahmood K, Kinahan PE, Mintun MA (1994) [11C]WAY 100635: a radioligand for imaging 5-HT1A receptors with positron emission tomography. Life Sci 55:L403-L407.

175. Aznavour N, Benkelfat C, Gravel P et al (2009) MicroPET imaging of 5-HT 1A receptors in rat brain: a test-retest [18F]MPPF study. Eur J Nucl Med Mol Imaging 36:53-62.

176. Goodwin R and Jamison KR (1990) Manic-depressive illness. Oxford University Press, New York

177. Hougland MT, Gao Y, Herman L et al (2008) Positron emission tomography with fluorodeoxyglucose-F18 in an animal model of mania. Psychiatry Res 164:166-171.

178. Baxter LR, Jr., Phelps ME, Mazziotta JC et al (1985) Cerebral metabolic rates for glucose in mood disorders. Studies with positron emission tomography and fluorodeoxyglucose F 18. Arch Gen Psychiatry 42:441-447.

179. Al-Mousawi AH, Evans N, Ebmeier KP et al (1996) Limbic dysfunction in schizophrenia and mania. A study using 18F-labelled fluorodeoxyglucose and positron emission tomography. Br J Psychiatry 169:509-516.

180. Sigel E (2008) Eating disorders. Adolesc Med State Art Rev 19:547-72, xi.

181. Bailer UF, Frank GK, Henry SE et al (2005) Altered brain serotonin 5-HT1A receptor binding after recovery from anorexia nervosa measured by positron emission tomography and [carbonyl11C]WAY-100635. Arch Gen Psychiatry 62:1032-1041.

182. Delvenne V, Lotstra F, Goldman S et al (1995) Brain hypometabolism of glucose in anorexia nervosa: a PET scan study. Biol Psychiatry 37:161-169.

183. Barbarich-Marsteller NC, Marsteller DA, Alexoff DL, Fowler JS, Dewey SL (2005) MicroPET imaging in an animal model of anorexia nervosa. Synapse 57:85-90.

184. Casper RC, Sullivan EL, Tecott L (2008) Relevance of animal models to human eating disorders and obesity. Psychopharmacology (Berl) 199:313-329.

185. Van Kuyck K, Casteels C, Vermaelen P et al (2007) Motor- and food-related metabolic cerebral changes in the activity-based rat model for anorexia nervosa: A voxel-based microPET study. Neuroimage 35:214-221.

186. Tokunaga M, Ida I, Higuchi T, Mikuni M (1997) Alterations of benzodiazepine receptor binding potential in anxiety and somatoform disorders measured by 123I-iomazenil SPECT. Radiat Med 15:163-169.

187. Kaschka W, Feistel H, Ebert D (1995) Reduced benzodiazepine receptor binding in panic disorders measured by iomazenil SPECT. J Psychiatr Res 29:427-434.

188. Geuze E, van Berckel BN, Lammertsma AA et al (2008) Reduced GABAA benzodiazepine receptor binding in veterans with post-traumatic stress disorder. Mol Psychiatry 13:74-83, 3.

189. McGuire P, Howes OD, Stone J, Fusar-Poli P (2008) Functional neuroimaging in schizophrenia: diagnosis and drug discovery. Trends Pharmacol Sci 29:91-98.

190. Rosenberg DR, Mirza Y, Russell A et al (2004) Reduced anterior cingulate glutamatergic concentrations in childhood OCD and major depression versus healthy controls. J Am Acad Child Adolesc Psychiatry 43:1146-1153.
191. Dedeurwaerdere S, Gregoire MC, Vivash L et al (2009) In-vivo imaging characteristics of two fluorinated flumazenil radiotracers in the rat. Eur J Nucl Med Mol Imaging
192. Shetty HU, Zoghbi SS, Simeon FG et al (2008) Radiodefluorination of 3-fluoro-5-(2-(2-[18F](fluoromethyl)-thiazol-4-yl)ethynyl)benzonitrile ([18F]SP203), a radioligand for imaging brain metabotropic glutamate subtype-5 receptors with positron emission tomography, occurs by glutathionylation in rat brain. J Pharmacol Exp Ther 327:727-735.

第**20**章
小动物分子成像在心脏病学中的应用

Ravi Marfatia，Sina Tavakoli，Mehran M. Sadeghi

1 引言

　　心血管疾病(CVD)是工业化国家和发展中国家的主要死亡原因,据称最近几年在美国有超过 80 万人死亡,在世界其他国家有数百万人死亡。尽管最近限于特定年龄群体的心血管死亡率降低了,但寿命的延长、城市化和工业化导致心血管疾病在发达国家和发展中国家的发病率迅速上升。随着医疗费用的激增,重点正在从治疗转向疾病的预防以及开发有效的诊断和预后成本的策略。常规的成像方式,如冠状动脉血管造影术、超声心动图、心肌灌注成像、计算机断层扫描(CT)和磁共振成像(MRI),已经在历史上用于定义结构和功能以及监视对治疗的反应,依靠解剖、生理和代谢异质性所提供的对比。因此,它们提供了关于血管的有价值的脉管系统解剖和生理信息(例如疾病的范围、位置、存在钙化的程度)以及心肌(例如射血分数、管壁增厚、扩张、活力和心排血量)。然而,在检测分子和细胞活动以确定疾病的过程和其对治疗性干预的响应方面,传统的成像方式已被限制使用。利用靶向相关分子和细胞的活动的探针的新兴分子成像方式可以促进病理生理学方面的研究,早期发现疾病,帮助设计新疗法,促进监测疾病的活动性和对治疗的反应,并提供预后信息。

　　我们已经知道,心血管分子影像学的发展在过去 10 年中已取得相当大的进展,在特定情况下,心血管分子影像学已经达到临床实践的边缘。在这个过程中,小动物的临床前成像已发挥并继续发挥着关键作用。在这次回顾中,我们将首先着眼于影响心血管系统和其他系统共同的病理过程,如炎症、细胞凋亡和血栓形成中分子小动物成像的应用。在

R. Marfatia • S. Tavakoli • M.M. Sadeghi (✉)
Cardiovascular Molecular Imaging Laboratory, Yale University School of Medicine,
New Haven, CT 06520-8017, USA
e-mail: marfatia@uchc.edu; tavakoli@uthscsa.edu; mehran.sadeghi@yale.edu

这之后,对特定的血管和心脏病症中的分子小动物成像的状态将进行更详细的回顾。

2 常见病理生理过程中的成像

2.1 炎症

炎症在心血管疾病发病机制中的作用,近年来被越来越多地认可。动脉粥样硬化是一个由改性脂蛋白引起的慢性炎症过程[1]。同样,炎症在心力衰竭的发展和进展中发挥着核心作用。尽管特定背景存在差异,各种炎症过程有许多共同的特征,包括内皮细胞的活化,这是炎性细胞募集的早期步骤。正常的内皮维持血液之间的动态屏障,含有循环细胞和大分子物质,以及内皮下结构。内皮细胞(EC)由促炎细胞因子和其他大分子[如改性的低密度脂蛋白(LDL)]通过触发内皮黏附分子的表达[如选择素 E,细胞间黏附分子-1(ICAM-1)和血管细胞黏附分子-1(VCAM-1)]和抗黏接性能丧失而活化。循环白细胞调节滚动、黏附和移行时 EC 和相关物表达出的黏附分子的复杂和分层的相互作用,使炎性细胞穿过内皮进入内皮下分隔趋化因子,如单核细胞趋化蛋白-1(MCP-1),提供了直接炎性细胞趋向炎症部位的化学引诱物梯度。先天免疫和适应性免疫的各种细胞和分子的参与者在特异性炎症条件下发挥主导作用。

内皮黏附分子的上调似乎是进行炎症早期阶段成像的一个有前途的靶点。VCAM-1 不存在于静息内皮细胞,因响应于促炎刺激物而被上调。VCAM-1 的表达是动脉粥样硬化过程中的早期事件[2]。因此,VCAM-1 可能是检测早期粥样硬化斑块的有用靶标。因为其在内皮上的表达,VCAM-1 可以轻易地被靶向,使用分子成像方式依赖有限的内皮下结构靶向剂成像(例如 MRI 和超声成像)。VCAM-1 在活化内皮细胞中的低水平表达是通过常规的基于放射性示踪剂的成像方式进行检测的潜在限制因素[3]。然而,已经开发出替代的方法以提高 VCAM-1 的依赖性信号和提高靶向-背景比。其中一种方法是使用可能参与 VCAM-1 介导配体内化的极迟抗原-4(VLA-4,为 VCAM-1 激活白细胞的自然结合配偶)中同源性 α 链的肽[4]。当掺入磁-荧光纳米粒子时,这种肽通过 MRI 和光学成像可以在体内检测高胆固醇喂养的载脂蛋白 E(apoE)‑/‑小鼠的动脉粥样硬化病变中的激活内皮细胞[5]。或者,选择素 P 和 VCAM-1 抗体连接到氧化铁微粒[6]或 VCAM-1 抗体连接到微泡(图 20.1)[7,8]已被用于 MRI 和超声成像,以检测动脉粥样硬化和动脉生成的内皮细胞活化。

分子成像技术提供了非常有价值的实验工具来跟踪白细胞在小动物心血管疾病模型炎症过程中的运输和激活。小鼠单核细胞与 ¹¹¹In-羟基喹啉的直接标记可以使调查人员追踪和研究心肌梗死后心肌内的不同单核细胞亚群,并进一步明确其功能[9]。他汀类药物对 apoE‑/‑小鼠动脉粥样硬化单核细胞的治疗抑制效果已由单核细胞标记

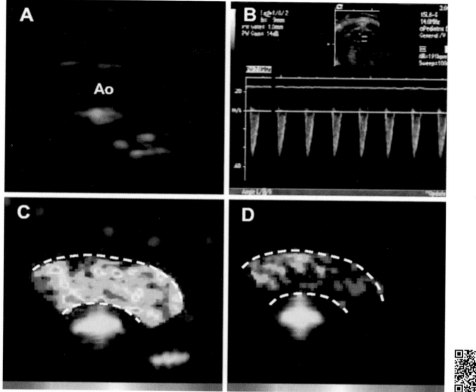

图 20.1　高胆固醇喂养 apoE$^{-/-}$小鼠的主动脉血管内皮活化 VCAM-1 靶向微泡超声造影成像。图像 (A)和(B)显示由二维和脉冲多普勒成像检测到的主动脉弓(Ao)。相比于非靶向的对比微泡(D),静脉注射 VCAM-1 靶向 10 分钟后主动脉弓有更高的增强(C)。(Reprinted with permission from Kauffman et al. [7])

的 ^{111}In-羟基喹啉通过 MicroSPEC-CT 成像被证实(图 20.2)[10]。其他成像动物心血管疾病模型中白细胞生物学方法的例子包括使用放射性标记的趋化因子（如 ^{99m}Tc 标记的 MCP-1）靶向趋化因子受体上的活化单核细胞[11]、靶向增强细胞代谢(例如,通过 ^{18}F-FDG 成像)[12]、检测巨噬细胞的吞噬活性[13,14]和成像活化白细胞产生的蛋白酶[15,16]。这些将在下面的章节中更详细地讨论。这种成像方法提供了那些经典体外研究中获得的细胞和分子生物学的炎症互补信息,开辟了新的研究途径,阐明了炎症在心血管疾病中的作用。

2.2　细胞凋亡及细胞死亡

细胞凋亡是一种高度调节、能量依赖、复杂的细胞死亡程序,是正常发育和体内稳

注射单核细胞到　　　　　注射 PBMC 到　　　　注射单核细胞到
apoE⁻∕⁻小鼠　　　　　　apoE⁻∕⁻小鼠　　　　　C57BL/6 野鼠

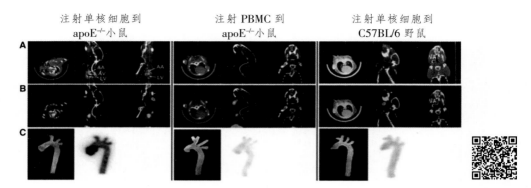

图 20.2 动脉粥样硬化斑块单核细胞募集的成像。注射 ¹¹¹In-羟基喹啉的鼠单核细胞 5 天后获得 CT (A) 和融合 MicroSPEC/CT(B) 的图像(左图)或单核细胞耗尽的外周血单核细胞(中图)注射到高胆固醇喂养 apoE⁻∕⁻小鼠。给 C57BL/6 野生型小鼠(右图)注射标记单核细胞作为对照。大量 ¹¹¹In-羟基喹啉标记的单核细胞在 apoE⁻∕⁻小鼠的升主动脉而不是在其他地方被观察到,由收获主动脉的放射自显影验证(C)。(Reprinted with permission from Kircher et al. [10])

态的组成部分。在心血管系统中,细胞凋亡在许多病理过程,包括动脉粥样硬化斑块破裂、心肌梗死和缺血-再灌注损伤、心力衰竭和移植排斥的发病机制中起重要作用。心肌细胞是再生能力有限的高度分化细胞。因此,通过细胞凋亡(或其他方式)造成的心肌细胞损失对心脏功能恶化存在显著的影响,缺血再灌注的啮齿动物模型中的凋亡抑制已被证明有心脏保护的作用[17]。细胞凋亡成像有助于在体内阐明这一过程,并为新的凋亡预防治疗和治疗监测策略的发展铺平道路。

细胞凋亡是几种形态和生化不同但重叠的细胞死亡途径中的一个,和坏死不同,其不会产生炎症反应[18]。细胞凋亡的生物诱导是通过所谓的"外在"或"内在"途径发生的,并为分子成像提供了几个靶点。外源性途径是由外部刺激如细胞因子或毒素发起,并涉及跨膜死亡受体与其配体的结合。由此产生的配合物激活称为胱天蛋白酶的细胞,其致力于凋亡下游蛋白酶的级联。在内在途径中,细胞内释放的 caspase 活化的蛋白通过线粒体响应于细胞应激,如缺氧、病毒感染、辐射等,通过形成凋亡体复合物和激活胱天蛋白酶级联导致细胞凋亡。常用的目标成像细胞凋亡的非特异性,一方面是磷脂酰丝氨酸(PS)的外化[19]。PS 是一种带负电荷的氨基磷脂,在正常细胞内积极维持,并在细胞凋亡过程中早期易位到细胞膜的外表面,作为巨噬细胞吞噬凋亡细胞的标记[20]。PS 的表面表达及其高表达水平促进其靶向成像细胞凋亡。然而,PS 外翻和暴露于它的配体并不排斥在细胞凋亡、其他形式的细胞死亡、某些形式的白细胞活化[21-23]和活化的血小板中观察到细胞凋亡[24]。靶向 PS 用于检测细胞凋亡的另一个重要的因素是 PS 外翻可以是一个可逆的过程,而不是所有细胞中的 PS 的表面表达都经历凋亡[25]。膜联蛋白 A5(也称为膜联蛋白 V)是一种对 PS 具有高结合亲和性的蛋白,已被广泛用于细胞凋亡的成像研究。膜联蛋白 A5 已经结合各种放射性同位素 (^{99m}Tc、^{18}F 和 ^{124}I)[26-28]、荧光剂[29,30]或掺入磁性纳米颗粒[31]用于小动物和人类成像的细胞凋亡。其他 PS 结合示踪剂已经开发[32],并处于不同的评估阶段。

细胞凋亡的外在和内在途径中,几个半胱氨酸蛋白酶的顺序激活使得细胞凋亡成像有了具有吸引力的靶点。此外,与 PS 外化不同,半胱氨酸蛋白酶级联激活是合理特异于细胞凋亡的。利用放射性标记的半胱氨酸蛋白酶的结合分子[33]和半胱氨酸蛋白酶–敏感报告探针[34]进行光学成像和 PET 成像的策略已经开发完毕。然而,在心血管系统中,半胱氨酸蛋白酶靶向细胞凋亡的成像尚处于早期发展阶段,有待进一步的实验验证。

心血管系统细胞凋亡的膜联蛋白 V 成像已迅速从临床前研究发展至人体研究[27,35]。然而,关于不同细胞凋亡示踪剂的特异性细胞死亡及在心血管疾病中的生物学意义尚不清楚。动脉粥样硬化、缺血再灌注、心力衰竭和移植排斥反应可以帮助解决许多悬而未决的问题,这些问题阻碍了凋亡成像在临床上的应用。其中一些应用将在下面的章节中讨论。

2.3　血管再生

血管再生和动脉粥样硬化形成,从之前就存在的血管上形成新的血管,是发育、伤口愈合和缺血反应不可或缺的组成部分。最近几年,治疗性血管再生用来改善心肌及外周缺血得到了越来越多的关注。然而,血管再生术同样会导致动脉粥样硬化的发展,并可能影响斑块的稳定性。因此,心血管系统血管再生术的调节需要在这两种相反的作用之间进行复杂的平衡。

血管再生术可以通过不同的机制发生。其中一个机制是,萌芽,通过缺氧、炎症反应和其他细胞及分子的诱因刺激产生前血管生成因子来诱导。缺氧通过基因表达的转录调节来启动血管再生术。低氧诱导因子(HIF)黏合物,在常氧下会不断降解而灭活,在缺氧状态下稳定,与缺氧诱导基因的启动子结合导致前血管生成因子(如 VEGF)的预调控[36]。细胞因子、生长因子和蛋白酶的局部分泌也有助于炎性细胞的生长这种前血管生成的环境。这会导致内皮通透性增加、基底膜溶解和细胞外基质重组,所谓的顶端细胞的迁移、EC 的扩增以及血管随后的重建。这些原始的血管结构随着周细胞和血管平滑肌细胞(VSMC)的募集而稳定。

很多前血管生成分子和抗血管生成分子参与了这一复杂的过程[36],其中一些分子能被用作成像靶点[8,37-39]。NO 诱导血管扩张,并在某种程度上能够解释局部的 VEGF 产生。基质金属蛋白酶(MMP)通过重塑基质以及释放能被细胞外蛋白正常保留的生长因子,如 VEGF、碱性 FIB broblast 生长因子(bFGF)和胰岛素样生长因子(IGF)–1 导致血管再生。此外,MMP 对基质蛋白的作用揭示了血管细胞新的黏附表位。血管稳定因子是一种 EC 增殖的抑制剂,其通过 MMP-7 和 MMP-9 对血纤维蛋白溶酶原进行蛋白水解而生成。生长因子如 VEGF、FGF 和血小板源生长因子,通过内皮增殖和VSMC、周细胞的募集参与了血管再生。整合素参与了细胞基质的交互作用,并在 EC迁移、增殖和存活中起着关键作用。$\alpha_v\beta_3$ 整合素可能是心血管系统血管再生成像最为普遍的靶标[37,40]。

VEGF 成像是血管再生的活体检测有前途的替代方法。生长因子的 VEGF 家族由6 个成员构成, 即 VEGF-A、-B、-C、-D、PIGF 和 Orf VEGF (又称 VEGF-E)[41]。VEGF-A 是血管生长因子的原型,是一种同型二聚体蛋白,有几种亚型,通过可变剪接生成。$VEGF_{121}$ 和 $VEGF_{165}$ 是可溶解的分泌蛋白,$VEGF_{189}$ 和 $VEGF_{206}$ 主要束缚于细胞表面或细胞外基质[42]。VEGF 与 3 种高亲和力 VEGF 受体(VEGFR)结合,VEGF 家族的每一个成员都表现出不同的结合模式。VEGFR-1 和-2 通过动脉、毛细血管和静脉内皮细胞表达,而 VEGFR-3 的表达限制于淋巴内皮。许多 VEGF 对 EC 的影响,包括内皮增殖、存活和通透性提高,可归因于 VEGFR-2 信号,VEGFR-1 似乎是 VEGFR-2 信号的调节因子。除了上述提及的,VEGF 与神经纤毛蛋白结合同样能作为共受体来增强VEGFR-2 信号。示踪的 $VEGF_{121}$ 缺乏 $VEGF_{165}$ 的肝素结合域,因此被认为是非常特殊的 VEGFR,已被广泛用于各种动物模型的血管再生成像[43]。然而,最近的资料表明,$VEGF_{121}$ 同样可以与神经纤毛蛋白结合,这可能会使这些研究解释复杂化[44]。

治疗性血管再生在动物缺血模型中的研究调查发现,其利用了生长因子、基因和细胞疗法,从而取得了很好的结果。然而,这些最初的成功并没有在大量临床试验中实现。可靠的成像模式的开发和验证用于活体内检测血管再生,能够帮助理解这些失败的内在原因以及帮助发展和评估新的血管闭塞性疾病的治疗方法。

2.4　基质重塑

多细胞生物的细胞外空间由构成细胞外基质(ECM)的大分子网络组成。ECM 在产生它的细胞附近聚集,并主动调节它们的功能。ECM 组分的差异,包括通常与蛋白多糖相关的糖胺聚糖和纤维蛋白(例如胶原蛋白、弹性蛋白、纤连蛋白和弹性蛋白),是造成各种组织物理性质差异的部分原因,并且可能是成像靶点。整合素与 ECM 蛋白结合,主要通过特定的三肽序列(精氨酸-甘氨酸-天冬氨酸,RGD)和锚定细胞到周围基质。除了它们在细胞存活、增殖和迁移中的作用之外,整联蛋白还充当机械感受器,将机械刺激转导成细胞内信号。现已开发并研究了几种基于 RGD 的示踪剂用于体内整联蛋白表达和活化的检测[37,45,46]。随着生物学和血流动力学的改变,ECM 经历了主要的结构和功能变化,这一过程称为"基质重塑"。ECM 重塑可能通过蛋白质合成、收缩和蛋白水解降解发生,并且是发育、组织修复和纤维化的组成部分。ECM 稳态的改变,即基质重塑,是心肌和血管重塑的主要病理特征。心脏成纤维细胞合成 ECM 蛋白并调节对化学、机械和电刺激的反应。它们还可以分化为肌成纤维细胞,其特征在于存在平滑肌标志物(例如平滑肌 α-肌动蛋白),可通过增强 ECM 分子的产生和张力而促进基质重塑[47]。各种生长因子、炎症分子和机械刺激调节心肌成纤维细胞的形成和功能,刺激胶原蛋白分泌(主要是 Ⅰ 型和 Ⅲ 型),增加并导致心肌纤维化[48]。

MMP 是参与基质重塑的蛋白酶家族。它们构成了一组近 25 种锌依赖性蛋白酶,负责降解和去除 ECM 的特定成分。炎症细胞是 MMP 的主要来源,可作为无活性的酶产生并且通过暴露催化位点的蛋白水解切割而活化。金属蛋白酶组织抑制剂(TIMP)调节 MMP 活性,由表达水平、活化状态和抑制剂调节。除了在基质重塑中的作用外,MMP 也可通过消化其他蛋白质[包括肌钙蛋白、肌球蛋白轻链和聚(ADP-核糖)聚合酶]促进心血管生物学[49]。最值得注意的是,MMP 在许多常见的心血管疾病中起着重要作用。两种明胶酶 MMP-2[50]和 MMP-9[51]已证明在基因缺失小鼠心脏破裂的发展中起关键作用。TIMP-3 缺陷小鼠基质稳态功能失调,导致严重的心脏功能障碍[52]。在慢性容量超负荷的大鼠模型中,MMP 上调发生在左心室(LV)重塑之前,MMP 抑制降低 LV 功能障碍[53]。在终末期心力衰竭中,MMP-2 和-9 血浆水平升高[54],MMP-13 水平升高(通常较低)[55]。MMP 在血管重塑中也是至关重要的,它们的参与将单独讨论。因此,MMP 构成了许多心血管疾病中基质重塑的分子成像的强大靶点。

已经采用各种策略来检测体内 MMP 的活性。通过 MMP 的蛋白水解切割激活的近红外荧光探针已经用于小鼠 MI 后 MMP 活性的光学成像[56,57]。由于 MMP 信号依赖于酶活性,该方法显著地放大了信号并且可以允许检测难以检测的活性。虽然这是一种非常有效的小动物成像方法,可能或多或少地容易扩展到特定的 MMP,但是光学成像的有限穿透深度限制了它在大型动物和人类中的应用。另一种方法使用放射性标记的示踪剂(如 ^{111}In 标记的 RP782 和 ^{99m}Tc 标记的 RP805[58,59]),直接结合在 MMP 分子上的特定位点(在 RP782 和 RP805 的情况下,活化的催化位点)(图 20.3)。

许多现有的 MMP 靶向示踪剂具有广泛的靶特异性。挑战在于开发对 MMP 家族的个体成员具有特异性的新型示踪剂,其可能更适合于成像特定条件。尽管如此,现有的示踪剂已证明可用于研究许多心血管疾病,其用途将在以下章节中讨论。

2.5　血管重塑

成体动脉响应损伤经历形态、细胞含量和基质组成的变化,该过程广泛地标记为血管重塑。在动脉粥样硬化中,通过改性脂质和其他促炎分子以及增强损伤作用的血流动力学因素引发重塑。在特定病理中,动脉损伤的影响可能更为显著。经皮冠状动脉成形术(PTCA)时,血管壁的机械损伤导致动脉瞬时扩张,随后出现弹性反冲和新内膜增生,这两者在 PTCA 术后再狭窄中起着重要作用。免疫损伤是心脏移植后移植物动脉硬化(GA)的主要介质。GA 与冠状动脉的同心性狭窄和小血管修剪相关,其最终导

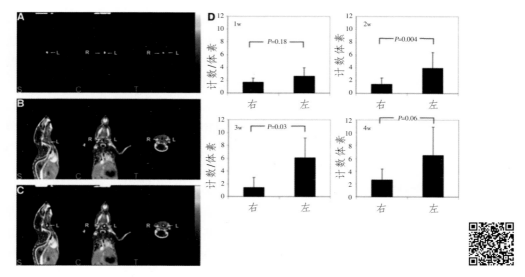

图 20.3　用 RP782（[111]In 标记的 MMP 靶向示踪剂）对血管重塑中的 MMP 活化进行成像。apoE[-/-]小鼠左颈动脉损伤 3 周后体外 MicroSPEC（A），CT 血管造影（B）和融合 MicroSPEC/CT（C）图像与对照组（右）相比 MMP 激活增强。S，矢状；C，冠状；T，横切片；w，周）。（D）显示在损伤后不同时间点颈动脉 RP782 摄取图像衍生的定量分析。（Reprinted with permission from Zhang et al.[59]）

致心肌缺血和移植物丢失。动脉瘤是血管重塑的另一个例子，是发病率和死亡率的主要原因。腹主动脉瘤的动脉扩张与机械应变相关，最终可导致动脉瘤破裂和死亡。

　　VSMC 增殖和迁移以及细胞外基质重塑是血管重塑的两个主要组成部分，已成为成像的靶点。在每种血管病理中，这些因素和伴随炎症之间的平衡决定了血管形态和生物学方面的转归。媒介中静息 VSMC 处于分化或收缩状态。为了应对损伤，它们经历表型调节并转化为高度增殖和合成细胞，通过迁移进入新内膜和细胞外基质合成参与血管重塑[60]。VSMC 的这种表型调节与其分子结构的显著变化相关，包括 VSMC 特异性标记基因表达的减少、肌原纤维的减少和合成细胞器的增加，这似乎有助于修复过程。这些变化大多提供了在重塑动脉中成像 VSMC 增殖的潜在目标。Z_2D_3 是一种表达于动脉粥样硬化中无特征性抗原的抗体，但在增殖的 VSMC 中表达上调。10 多年前使用放射性标记的 Z_2D_3 进行血管重塑的分子成像是首例成功的血管壁生物学分子成像[61]。整合素 $\alpha_v\beta_3$ 在血管重塑中上调，并成为可以靶向的构象变化，从而为成像提供额外的特异性。RP748，一种 [111]In 标记的拟肽分子，优先结合活化的（高亲和力构象）$\alpha_v\beta_3$（和可能的其他 α_v）整合素定位于 apoE[-/-]小鼠受损的颈动脉，并可通过放射自显影检测[45]。该模型中的 RP748 摄取与细胞增殖平行，提供了检测由动脉壁机械损伤诱导的 VSMC 增殖的潜在工具。

2.6　血栓形成

凝血系统的主要功能是维持循环系统的完整性并防止在受伤情况下失血。在病理环境下,该系统激活可导致血栓形成和血管的部分或完全闭塞。深静脉血栓形成、肺栓塞和急性冠脉综合征是最常见的心血管疾病的例子,其中,血栓形成起着因果作用,并且分子成像可以提供重要的诊断信息。血小板活化是血凝块形成的核心。凝血酶是一种促炎症分子,除其他功能外,还可将纤维蛋白原裂解成纤维蛋白并激活血小板。通过内源性或外源性(主要由于组织因子)凝血途径激活一系列凝血蛋白酶以及它们的辅因子会聚在凝血酶原上以产生凝血酶。血小板活化也可能通过暴露于内皮下胶原而独立于凝血酶而发生[62]。

在破裂的动脉粥样硬化斑块上形成血栓导致不稳定型心绞痛和 MI。斑块的纤维帽破裂或内皮层的侵袭使血液暴露于血栓形成的内皮下组分。血液、斑块成分和局部同质性因素之间的相互作用决定了它的最终结果,即自限性壁血栓、临床无症状患者常见的尸检结果或致死性心肌梗死。斑块炎症是血栓形成的决定因素之一[63]。当血液暴露于内皮下区室时,斑块巨噬细胞组织因子的表达与血栓的形成有关。内皮细胞脱落和凋亡(部分由髓过氧化物酶介导)也可使血小板暴露于内皮下组分。

血栓形成的不同方面,包括血小板活化[64]、纤维蛋白原交联[65]和纤维蛋白沉积[66]已成为动物模型或早期临床研究中分子成像的目标。整合素 $\alpha IIb\beta_3$ 在血小板活化和聚集中起重要作用。$\alpha IIb\beta_3$ 整合素的激活与构象变化相关,这增加了它对纤维蛋白原和冯维勒布兰德因子的亲和力。Apcitide 是一种 ^{99m}Tc 标记的肽,与整合素 $\alpha IIb\beta_3$ 结合,并已广泛用于研究急性深静脉血栓的形成[67,68]。通过表征血栓形成的成分,分子成像有助于阐明急性冠脉综合征的发病机制,并有助于跟踪对治疗干预的反应。

分子成像的最新进展有助于揭示心血管疾病的分子和细胞基础,这里将讨论它们的进展和并发症(表 20.1)。虽然我们已经将此讨论组织为针对特定病理的章节,但我们承认这种分离在某种程度上是任意的和人为的,因为在特定主题下讨论的许多问题也适用于其他血管和心脏病。

3　心血管病理学的分子成像

3.1　动脉粥样硬化

3.1.1　内皮细胞活化

如前所述,EC 激活是动脉粥样硬化形成过程中的早期事件。EC 在血液和血管壁

表 20.1　小动物心血管成像举例

疾病过程	分子过程	靶标	试剂	动物物种	成像模式
动脉粥样硬化	炎症	内皮细胞活化	活化 VCAM-1 内化纳米粒子-28[101]	小鼠	MRI/光学成像
	炎症	内皮细胞活化	VCAM-1 靶向微泡[59]	小鼠	超声
	炎症	单核细胞运输	^{111}In-氧化物标记的单核细胞[3]	小鼠	MicroSPEC
	炎症	巨噬细胞负荷	碘化纳米颗粒对比剂(N1177)[6]	兔	CT
	炎症	巨噬细胞负荷	HDL-纳米颗粒[75,76]	小鼠	MRI
	炎症	巨噬细胞负担	Ferumoxtran-10[77]	兔	MRI
	基质重构	蛋白酶活性(MMP)	P947[96,97]	小鼠/兔	MRI
	基质重构	蛋白酶活性(MMP)	可激活的近红外线荧光探针[98]	小鼠	光学成像
	基质重构	蛋白酶活性(组织蛋白酶 K)	组织蛋白酶-K 敏感蛋白酶活化剂[99]	小鼠	光学成像
	脂质生物学	LDL 氧化	含有 MDA2.E06,IK17 的钆标记胶束[90]	小鼠	MRI
	细胞凋亡	磷脂酰丝氨酸重新分布	^{99m}Tc-annexin-V[106]	小鼠	MicroSPEC
动脉瘤	血管生成	$\alpha_v\beta_3$ 整合素	顺磁性纳米颗粒[34]	兔	MRI
血栓更新	血栓更新	血小板活性	^{99m}Tc-annexin-V[107]	大鼠	SPECT
基质重塑	基质重构	蛋白酶(MMP)活性	^{111}In-RP782(58)	小鼠	双 MicroSPEC/CT
	血管重塑	VSMC 增殖	^{111}In-labeled 常规 Z_2D_3[120]	兔	闪烁扫描术
心肌梗死/缺血	细胞凋亡	磷脂酰丝氨酸重新分布	^{99m}Tc-annexin-V 和 ^{111}In-antimyosin 抗体[131]	大鼠	闪烁扫描术
	细胞凋亡	磷脂酰丝氨酸重新分布	磁性和近红外线荧光纳米粒子(AnxCLIO-Cy5.5)[132]	小鼠	MRI/光学成像
	细胞凋亡	突触结合蛋白的 C2A 结构域	^{99m}Tc-C2A-GST[135]	大鼠	SPECT

(待续)

表 20.1(续)

疾病过程	分子过程	靶标	试剂	动物物种	成像模式
	炎症	髓过氧化物酶活性	基于钆的髓过氧化物酶可激活传感器(MPO-Gd)[137]	小鼠	MRI
	炎症	组织蛋白酶活性/吞噬细胞聚集	蛋白酶激活荧光传感器(Prosense-680)/磁性荧光氧化铁纳米粒子(CLIO-VT750)[9]	小鼠	荧光分子断层扫描
	基质重构	MMP活性	近红外荧光探针[53]	小鼠	光学成像
	重构	VEGF受体表达	^{64}Cu-DOTA-VEGF121[139]	大鼠	PET
	重构	FXIII活性	^{111}In标记的来和肽[144,145]	小鼠	SPECT
	纤维化	胶原	^{99m}Tc-B-collagelin[141]	大鼠	SPECT
	纤维化	肌成纤维细胞	^{99m}Tc-Cy5.5-RGD成像肽[142]	小鼠	MicroSPEC
	血管生成	α$_{v}$β$_{3}$整合素	^{99m}Tc标记的RGD肽(NC100692)[138]	小鼠	MicroSPEC
	血管生成	α$_{v}$β$_{3}$整合素	^{18}F-Galacto-RGD[42]	大鼠	PET
移植排斥	炎症	炎症蛋白酶活性/吞噬细胞聚集	蛋白酶激活荧光传感器(Prosense-680)/磁性荧光氧化铁纳米粒子(CLIO-VT750)[11]	小鼠	荧光分子断层扫描/MRI
	炎症	巨噬细胞	氧化铁微粒[158]	大鼠	MRI
	炎症	巨噬细胞	葡聚糖包覆的超小氧化铁颗粒[159]	大鼠	MRI
基因和细胞疗法	细胞追踪	移植细胞	铁标记的骨髓干细胞[166]	大鼠	MRI
	细胞追踪	移植细胞	报告基因[167]	小鼠	光学成像/PET

的其余部分之间形成屏障，在正常条件下对大多数大分子是不可渗透的。然而，由促炎细胞因子、剪切应力和高胆固醇血症的变化等因素引发的 EC 激活破坏了这种屏障，并导致大分子非特异性扩散到内皮下。活化 EC 的非特异性超渗透性已成为用非特异性对比剂（例如，钆-二亚乙基三胺五乙酸或 Gd-DTPA）成像动脉粥样硬化的基础[69]。然而，这种大分子的渗漏和积累也可能干扰更具体的标志物的分子成像。

作为体内动脉粥样硬化发展的早期步骤，我们已经采用许多策略来检测内皮激活。内皮细胞活化与 EC 上的许多黏附分子（例如 VCAM-1）表达上调有关，通过与其对应物的相互作用介导循环白细胞的聚集和向内皮下区室的迁移。VCAM-1 结合肽的直接放射性标志物[70]或 VCAM-1 结合肽或抗体与纳米颗粒[5]或微泡[7]的结合已成功用于小动物的动脉粥样硬化形成。P-selectin 和 VCAM-1 的多靶点（使用与特异性抗体耦联的氧化铁微粒）以及 ICAM-1 和选择素（使用唾液酸化 Lewis x 和抗 ICAM-1 抗体耦联的微泡）已作为提高早期斑块成像灵敏度和特异性的方法[6]。EC 和血液之间的直接接触有助于递送用于分子成像的示踪剂，这尤其适用于 MRI 和基于超声的成像所需的较大颗粒，其通过携带多个结合位点可以克服与黏附分子的低表达水平相关的技术挑战。靶向内皮激活以检测动脉粥样硬化可以作为研究动脉粥样硬化因子，以及追踪新型预防性疗法效果的研究工具。然而，目前在动脉粥样硬化中成像内皮激活的潜在临床应用仍未得到解决。

3.1.2　炎症细胞运输和活化

动脉粥样硬化病变早期可以检测到炎症细胞，包括巨噬细胞、T 细胞、树突细胞和肥大细胞[1]。技术挑战限制了使用标准分子和细胞生物学技术将白细胞运输到斑块中的研究。然而，分子成像的最新进展为研究动脉粥样硬化中的白细胞生物学开辟了独特的机会。在一系列原理实验证明中，用 ^{111}In-oxine 直接标记的鼠单核细胞成功地用于通过 MicroSPEC 成像检测 apoE$^{-/-}$小鼠中单核细胞向动脉粥样硬化病变的转移（图 20.2）[10]。已经鉴定了几种具有不同生物活性的单核细胞/巨噬细胞和淋巴细胞亚群，并且它们在动脉粥样硬化和其他血管病变的发展中的作用正在深入研究中。然而，使用经典的研究工具，通常很难确定这些细胞是否像斑块一样被募集到斑块中，或者它们是否原位分化。通过分子成像跟踪特定白细胞亚群的流量，使用类似的方法可以帮助解决血管病理学中的这一关键问题。

除了直接标记细胞外，还开发了几种用于成像炎性细胞生物学的替代方法，并在动脉粥样硬化的小动物模型中进行了测试。靶向单核细胞向巨噬细胞分化及其活化相关的表型变化是有望在体内成像巨噬细胞生物学的方法实例。单核细胞分化与几种清道夫受体（例如清道夫受体 A、清道夫受体 BI、CD36 和 CD68）的上调有关。通过分化的巨噬细胞摄取高度氧化和其他修饰的脂蛋白也导致形态变化和泡沫细胞的形成，这是脂肪条纹的组织学标志。几种巨噬细胞膜蛋白,如清道夫受体[71-73]和凝集素样氧化的 LDL 受体 1[74],已成功被放射性示踪剂和其他靶向剂所靶向。富含巨噬细胞的动脉粥样硬化斑块的代谢活性增强也可通过 18F-FDG PET 成像检测[75,76]。巨噬细胞生物学的另一个方面是吞噬活性,可以使用高密度脂蛋白为基础的纳米颗粒对比剂或衍生物试剂通过 MRI 进行非侵入性检测[77,78]。使用在巨噬细胞中累积的氧化铁的超小超顺磁性纳米颗粒,例如 ferumoxtran-10,是另一种检测动脉粥样硬化斑块巨噬细胞负荷的方法[79]。N1177 是一种碘化纳米颗粒对比剂,巨噬细胞吞噬积聚,已成功用于临床 CT 扫描仪对兔动脉粥样硬化斑块成像(图 20.4)[13]。趋化因子,例如 MCP-1,在炎症细胞募集中起关键作用[80],并且在动脉粥样硬化中成像趋化因子受体是成像组织巨噬细胞的替代方法。CCR-2 是 MCP-1 的受体,在炎症过程中单核细胞中表达上调,并且在各种心血管疾病中用 125I 或 99mTc-标记的 MCP-1 靶向以检测单核细胞募集[11,81]。

3.1.3　脂质积累

脂质保留和修饰是动脉粥样化形成各个阶段发病机制的组成部分之一,并且脂质靶向成像可以提供关于该过程的重要信息。LDL 是第一个用 125I 标记的药物,用于研究兔受损动脉壁中的脂质运输[82]。随后的研究使用各种放射性标记的 LDL 制剂来研究脂质积累和成像动脉粥样硬化[83,84]。尽管有一些有希望的初步数据,但由于示踪剂的血液清除速度慢,导致放射性标记的 LDL 成像动脉粥样硬化无效[84],并且研究人员已经转向标记其他脂质以研究斑块生物学[85]。

在动脉粥样硬化中,成像脂质生物学的替代方法集中在氧化 LDL、LDL 衍生物和 LDL 靶向抗体[86-88]。LDL 经化学修饰后,增强其促动脉粥样硬化和促炎症特性。这种修饰产生氧化的 LDL,相比于天然 LDL 而言,与巨噬细胞清道夫受体的结合更强,且血液清除更快[87]。氧化 LDL 触发巨噬细胞产生 MMP[89]。MDA2 是氧化低密度脂蛋白(和其他类似的修饰蛋白)上的表位抗体,定位于高胆固醇血症兔和 apoE-/-和 LDL 受体(LDLR)-/-小鼠的动脉粥样硬化病变,其摄取可以追踪斑块进展中饮食干预的影响[88,90]。此外,MDA2 摄取的减少与斑块中 VSMC 和胶原蛋白表达的增加、斑块稳定性的特征有关[91]。最近,许多 LDL 氧化特异性抗体、MDA2、E06 和 IK17 已纳入含有钆的靶向胶束中,用于 MRI 成像动脉粥样硬化[92]。apoE-/-小鼠动脉粥样硬化的 MRI 显示靶向胶束(过量的游离抗体阻断)的主动脉强化。这种摄取与斑块中巨噬细胞的存在有关。虽然氧化 LDL 已成为这些影像学研究的主要目标,但要着重注意的是,类似的表位存在于由其他细胞表达的其他修饰脂质上,包括凋亡巨噬细胞[93]。

3.1.4　斑块易损性

动脉粥样硬化斑块破裂或侵袭血液暴露于内皮下结构,并促进局部动脉内血栓形

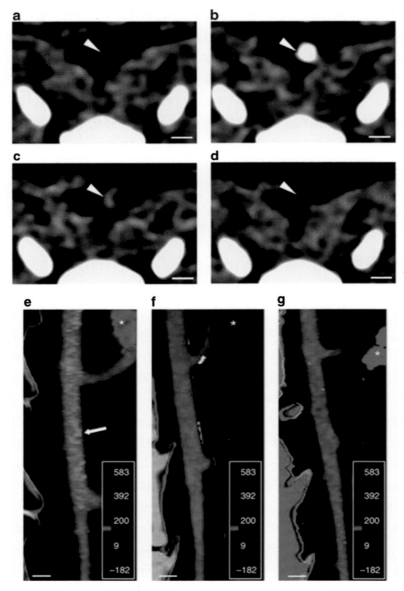

图 20.4 使用 N1177(碘化纳米颗粒对比剂)对动脉粥样硬化中的巨噬细胞活性进行 CT 成像。在注射 N1177 之前(a)、注射过程中(b)、注射后 2 小时(c)和注射常规对比剂(d),球囊损伤的高胆固醇血症兔主动脉的轴位 CT 图像显示用 N1177 对比剂的主动脉有强化。彩色编码图像显示 N1177(e)的主动脉增强,但高胆固醇血症的常规对比剂(f)和对照组(g)兔的 N1177 则没有。(Reprinted with permission from Hyafil et al. [13])

成,可表现为急性冠脉综合征。因此,急需非侵入性成像方法来表征在体斑块生物学。易损斑块的特征是薄纤毛帽、大坏死中心、明显的炎症细胞浸润以及胶原和 VSMC 的丢失[94]。许多这些特征已通过新型分子成像方法在小动物模型的动脉粥样硬化中研究,其中一些在前面的段落中已经讨论。由于炎性细胞对不同蛋白酶组的表达增加,基质合成和降解之间的不平衡似乎有助于斑块物理完整性的不稳定。VSMC 的凋亡丧失导致基质合成减少,并进一步使斑块不稳定。斑块中脆弱的新生血管可能因炎症细胞募集和斑块内出血而导致斑块不稳定,即坏死核心增大。

蛋白酶激活是斑块易损性成像的一个非常有前途的靶点。MMP 和组织蛋白酶是由炎症细胞诱导和激活的蛋白水解酶的例子,被认为在斑块破裂过程中起决定性作用。放射性标记的 MMP 靶向示踪剂已在各种小型动物模型中进行治疗干预后,对动脉粥样硬化及其生物学变化进行成像,包括在 apoE$^{-/-}$ 或 LDLR$^{-/-}$ 小鼠的颈动脉结扎后自发性动脉粥样硬化或加速动脉粥样硬化[95,96]或高胆固醇血症兔的腹主动脉去内皮化诱发动脉粥样硬化[97]。虽然其中一些研究表明,示踪剂摄取与斑块巨噬细胞含量和 MMP-2 和 -9 表达[95,97]之间有很强的相关性,但目前尚不清楚广谱 MMP 示踪剂的摄取与特异性 MMP 的激活和组织抑制剂存在的相关性。除了基于闪烁显像成像外,钆与MMP 的四肽抑制剂的结合已成功应用于小鼠和家兔动脉粥样硬化的 MRI[98,99]。MMP-2 和 -9 的蛋白水解活性也可以通过明胶酶"可激活"近红外荧光底物来靶向,该底物可以对 apoE$^{-/-}$ 小鼠中的动脉粥样硬化进行光学成像[100]。已经使用类似的方法来开发近红外荧光探针,以对动脉粥样硬化中特定组织蛋白酶(例如组织蛋白酶 B 和 K)的活性进行成像(图 20.5)[101,102]。尽管未直接测试斑块易损性成像,但髓过氧化物酶是一种由嗜中性粒细胞和巨噬细胞产生的酶,有助于了解动脉粥样硬化的发病机制,并可通过体内生物发光成像来成像[103]。

凋亡细胞的存在与斑块易损性有关[104,105]。斑块中死亡的巨噬细胞和其他细胞有助于坏死核心的扩大。因此,凋亡成像可能是获得斑块易损性信息的一种很有前途的方法。^{99m}Tc-Annexin V 已被广泛应用于小动物及人类的动脉粥样硬化病变的成像研究中[35,106,107],发现其在斑块中的摄取与巨噬细胞的存在和凋亡指数有关。如前所述,Annexin V 研究的解释中一个混杂因素是其靶标的局限性,即外部暴露的 PS 导致细胞凋亡,并已为使用 Annexin V 成像研究动脉瘤和实验性心内膜炎中血小板活化和血栓形成奠定了基础[108,109]。还需要注意的是,最近的研究表明,凋亡在动脉粥样硬化发生中的作用取决于其阶段,凋亡在早期具有保护作用,并在较发达的病变中有助于斑块扩大[110]。

斑块血管生成成像的一个早期实例是使用以 $\alpha_v\beta_3$ 整合素为靶点的顺磁性纳米粒子通过 MRI 检测兔的早期动脉粥样硬化病变[38]。这种方法提供了将靶向纳米粒子携

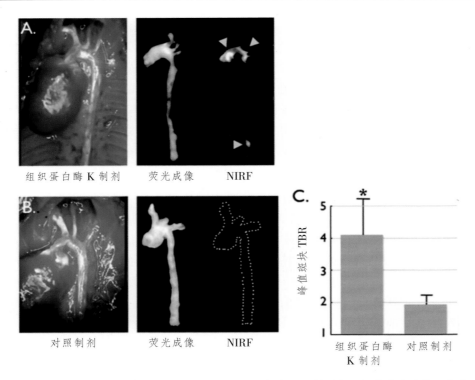

组织蛋白酶 K 制剂　　荧光成像　　NIRF

对照制剂　　荧光成像　　NIRF

图 20.5　用组织蛋白酶 K 敏感蛋白酶激活剂对组织蛋白酶 K 活性进行近红外荧光成像。荧光反射成像显示 apoE$^{-/-}$ 小鼠(A)的主动脉根、主动脉弓和腹主动脉对应动脉粥样硬化斑块处可见很强的局灶信号(箭头所示)。对照组(B)显示最小的近红外荧光信号。在组织蛋白酶 K 组(C)中，靶向斑块–背景信号比明显较高。(Reprinted with permission from Jaffer et al. [101])

带治疗剂单独或与全身疗法相结合(图 20.6)[112,113]的机会，将靶向纳米粒子携带的治疗剂递送至斑块的新生血管。尽管在技术上具有挑战性，但也可能使用靶向微泡(例如，对 $\alpha_v\beta_3$ 整联蛋白)通过超声成像检测斑块血管生成。基于放射性示踪剂的成像是成像斑块血管生成的替代性方法[114]。鉴于用于血管生成成像众多靶点(例如，$\alpha_v\beta_3$ 整合素、VEGF 受体)的广泛分布，在这种情况下信号不太可能仅来自新生血管。

几何重塑在动脉粥样硬化的症状表现中起着重要作用[115]。在动脉粥样硬化形成过程的早期，对动脉进行扩张性重塑以维持管腔大小和血流量。在发展的某个时刻，这种庞大的改型无法弥补斑块负担的增加，导致管腔狭窄并减少流量。在某些情况下，动脉会发生收缩而不是扩张，增加了管腔狭窄的可能性和慢性缺血的症状。在晚期动脉粥样硬化中，扩张性重塑与斑块易损性有关[116]。因此，小动物的分子成像重塑过程可能为斑块生物学及其并发症的发生提供重要信息[45,59]。

对动脉粥样硬化的代谢活性进行成像是评估斑块生物学的最先进的临床分子成

协同药物治疗组　　　　无药物治疗组

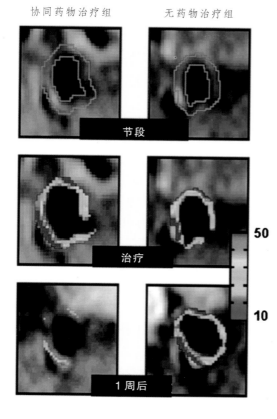

图 20.6　$\alpha_v\beta_3$ 整合素靶向性、包含抗血管生成剂–烟曲霉素的顺磁性纳米颗粒在高脂血症家兔中的 MRI。注射 $\alpha_v\beta_3$ 靶向性纳米粒子之前（最上面）、4 小时后（中间）和 1 周后（最下面）的腹主动脉图像，左边为协同药物治疗组，右边为无药物治疗组。靶向给药的有效性通过药物治疗组在 1 周时的信号增强减弱来证实。(Reprinted with permission from Winter et al. [112])

像方法。部分患者的颈动脉中 ^{18}F–FDG 摄取增加与斑块破裂和卒中的风险有关[75,76]。对动脉粥样硬化动物模型的研究已证实 ^{18}F–FDG 摄取与斑块炎症和巨噬细胞负担相关[117]。最近的研究表明，在他汀类药物治疗过程中，斑块中 ^{18}F–FDG 的摄取减少了[118]，提高了 ^{18}F–FDG 显像可作为追踪治疗干预对斑块炎症影响的替代物的可能性。然而，关于动脉粥样硬化中的 ^{18}F–FDG 摄取的本质及特异性仍有许多尚未解决的问题，小动物的分子成像无疑将在解决这些问题方面发挥重要作用。

　　鉴于动脉粥样硬化形成的生物学复杂性，对单个分子或细胞过程进行成像可能不足以提供其复杂生物学的全貌。不同病理状态下生物学之间的重叠（例如巨噬细胞的存在和"稳定"、脆弱斑块之间的新生血管形成[119]）增加了对动脉粥样硬化成像研究的解释难度。而应用经典成像评估斑块形态和负荷具有相当大的应用价值（例如，评估纤维帽厚度、脂质含量、动脉大小和钙化的存在）。认识到这些问题，许多研究人员将精力集中在动脉粥样硬化的多模态成像上，将解剖和功能成像结合起来。动脉粥样硬化的小动物模型为研究动脉粥样硬化生物学的许多方面提供了一个有价值的工具。然而，这些动物模型中的动脉粥样硬化缺乏人类疾病的一些显著特征，因此，在将小动物的发现推断为人类病理时需要谨慎。这对于斑块的易损性成像尤其如此，因为尽管存在广泛的动脉粥样硬化负荷，但现有的动物模型都没有表现出自发斑块破裂和（或）急性冠脉事件。

3.2　其他血管疾病

虽然动脉粥样硬化是最常见的血管疾病，但其他血管疾病也相当常见，并且在人类血管发病率和死亡率中起重要作用。在许多情况下（例如，在血管成形术后再狭窄、移植物动脉硬化和动脉瘤中），动脉粥样硬化与这些疾病的发展和并发症有关。与其在动脉粥样硬化中的作用相似，小动物成像可以帮助我们理解这些血管疾病的病理生理学、诊断和治疗。再狭窄是 PTCA 的主要长期并发症，发生率约为 40%。尽管使用支架（裸金属或药物洗脱）可大大降低再狭窄的发生率，但再狭窄仍然是动脉对损伤反应的典型例子。机械损伤的动物模型为研究再狭窄和其他与形态重塑和新生内膜增生相关的血管病理的发病机制提供了独特的工具。如前几节所述，VSMC 的增殖和基质重塑，再狭窄的关键致病过程已成为各种小动物模型的分子成像的靶点[45,59,120]。α_v 整合素在 apoE$^{-/-}$ 的小鼠颈动脉管壁损伤模型中的表达和激活与细胞增殖平行，为整合素靶向血管重建中的细胞增殖成像提供了分子基础[45]。

GA 是心脏移植术后晚期移植失败的主要原因，其特征是继发于内膜增生的冠状动脉管腔弥漫性同心变窄。免疫在 GA 的发展中起着核心作用，GA 具有许多再狭窄的细胞和分子特征。当治疗干预的效果可能受限时，通常会在晚期诊断出 GA。针对小动物相关病理特征的分子成像可能显示早期 GA 的发生和发展，并有助于提高我们对发病机制的理解。然而，关于各种动物移植模型与人类 GA 的相关性存在一些争论。GA 使用最广泛的模型是基于跨次要抗原的主动脉同种异体移植或在存在免疫抑制的情况下进行的，这会导致内侧 VSMC 丢失并被供体来源的细胞替代。在另一种方法中，可以将人动脉段移植到免疫缺陷小鼠身上。在此模型中，人类单核细胞的过继转移会导致一种模拟人类 GA 的许多特征的动脉病变[121]。研究表明，类似于再狭窄中的新内膜增生，这种嵌合人/小鼠 GA 模型中的细胞增殖可以通过靶向 $\alpha_v\beta_3$ 整合素体内激活来检测[121]。研究动脉粥样硬化中白细胞运输和炎症的影像学方法的最新发展提出了将相同方法应用于影像学 GA 的可能性[10]。

主动脉瘤是另一个相当普遍的血管疾病，具有较高的发病率和死亡率[122]。主动脉瘤破裂或剥离可能具有致死性，这证明对高并发症风险的动脉瘤亚组进行手术干预是合理的。尽管动脉瘤的大小是其破裂倾向的最著名的预测指标，但与动脉瘤扩张、破裂或解剖有关的分子和细胞特征很可能可以通过分子成像来定位，并有助于识别高风险的小动脉瘤[123]。动脉瘤血栓形成可能导致高度病态的栓塞事件,并且可能有助于通过分子成像检测动脉瘤中的血栓形成。如前所述,^{99m}Tc-Annexin V 已用于检测腹主动脉瘤大鼠模型中的动脉血栓形成[108]。

3.3　心肌病理学

尽管心肌生物学存在物种特异性差异,但小动物模型已成为许多心肌病理、影像学和治疗的研究起点,这些研究结果后来在大型动物和人类身上得到验证。心肌分子影像学始于心肌代谢研究,现在已扩展至对心肌结构、神经内分泌功能紊乱、炎症、免疫以及治疗干预等方面的研究,下文将对这些研究进行综述。

3.3.1　缺血和梗死

心肌缺血会引起心肌能量代谢的底物由脂肪酸转变为葡萄糖。这一变化是用 ^{18}F-FDG[124]或放射性标记脂肪酸及其类似物(如 ^{123}I-碘苯基十五烷酸和 β-甲基-对碘苯基-十五烷酸,BMIPP)进行心肌缺血记忆成像的基础[125]。BMIPP 的摄取与其他脂肪酸一样,可由 CD36 或脂肪酸转位酶(FAT)促进[126],而 BMIPP 的滞留则取决于其摄取的不可逆性以及心肌缺血时 ATP 依赖性代谢的减少[127]。尽管在小动物心肌缺血模型中的成像仍然能够提供心脏代谢的重要信息,但该领域的大部分研究已转向对大型动物和人类的成像。

在长时间缺血或再灌注损伤后,心肌细胞会发生凋亡和坏死。这些细胞的细胞膜完整性遭到破坏,暴露了细胞内的肌球蛋白,而在正常状态下,成像示踪剂无法接触到肌球蛋白。因此,利用标记抗体对各种动物模型和人体中心肌缺血进行的抗肌球蛋白成像得到了广泛研究[128-130]。这种心肌损伤成像的方法已逐步发展至使用具有更好药代动力学特性的示踪剂对其他生物学相关过程进行靶向成像。心肌凋亡现已具有多种成像方式。例如,利用标记的膜联蛋白 V 可对大鼠缺血再灌注后的细胞死亡进行闪烁显像[131],而 AnxCLIO-Cy5.5,一种膜联蛋白标记的磁性荧光纳米颗粒,在小鼠心肌细胞凋亡模型中实现了高分辨率成像[132]。其他研究人员则使用荧光标记的膜联蛋白 V,在跳动的小鼠心脏中,对再灌注损伤后的细胞凋亡动力学进行了实时成像[133]。突触结合蛋白 I 是一种跨膜转运蛋白,它的 C2A 结构域与 PS 和磷脂酰肌醇具有特异性的高度亲和力。最近已有研究人员对突触结合蛋白 I 的 C2A 结构域进行标记,用于肿瘤死亡细胞的 MRI 成像[134]和大鼠缺血再灌注模型的闪烁成像[135]。

3.3.2　愈合、重塑和心力衰竭

急性损伤后,心肌被炎症浸润,从而启动愈合过程。转录因子核因子(NF)-κB 在缺血再灌注炎性反应的早期发生激活。有研究者在 NF-κB 控制条件下,通过对表达荧

光素酶的转基因小鼠进行体内分子成像,研究了心肌梗死后的 NF-κB 活化动力学[136]。研究表明 NF-κB 活化发生在许多血管内皮细胞黏附分子(如 VCAM-1)的上游调节过程中,缺血再灌注后,这些分子表达上调,并可通过活体分子成像检测到。炎性浸润的细胞组成是动态变化的,先天免疫和获得性免疫成分同时存在。因此,各种白细胞亚群及其产物的分子成像可以在心肌梗死后愈合的研究中发挥重要作用[9,15,137]。髓过氧化物酶是一种由心肌梗死后活化的中性粒细胞和单核巨噬细胞产生的炎症酶,已有研究人员用可激活的 MRI 示踪剂在小鼠体内对其进行了成像[137]。组织蛋白酶和基质金属蛋白酶(MMP),协同其他炎症成分,在心肌愈合、血管生成和重塑中发挥重要作用,其他研究则主要集中在两者上。

MMP 可通过直接改变细胞外基质成分,或间接影响其他分子和细胞过程,在心肌梗死后重构中发挥重要作用。用药物干预或基因敲除来抑制 MMP 有利于改变心肌梗死后的心室重构,并显示出预防心力衰竭的治疗潜力。多种成像策略可用于评估体内 MMP 的活性,以进一步阐明其在心肌梗死后重构中的作用以及评价治疗干预措施。研究人员通过酶激活近红外荧光探针的光学成像,对心肌梗死小鼠模型中 MMP-2 和-9 的活性进行了纵向跟踪[57]。同一系列 ^{111}In 或 ^{99m}Tc 标记的广谱 MMP 示踪剂(RP782,RP805),以多种激活的 MMP 为靶点,已用于啮齿动物心肌梗死和重塑的非侵入性成像(图 20.7)[58]。除梗死区外,这些探针也在远处可能健康的区域被摄取,反映了心肌梗死后 MMP 激活的弥漫性。这些研究为病理性心室重构前 MMP 激活的时空模式提供了新的视角,强调了小动物分子成像对心血管疾病研究的贡献。类似的方法将有助于进一步阐明 MMP 家族的各个成员在心肌病发病机制和心室重构中的作用,并可能成为预测和评估心室重构治疗干预效果的临床工具。

血管形成和动脉形成是心肌梗死后愈合的必要过程。虽然它们的主要功能可能是增加血液供应以减少缺血,但它们在调节病理重塑和预防心力衰竭方面同样发挥着重要作用。心肌梗死大鼠模型初步证明了血管生成分子成像的可行性[37]。RP748 是一种 ^{111}In 标记的喹诺酮类药物,可以靶向活化的 $\alpha_v\beta_3$ 整合素。体外分析显示在 ^{201}Tl 滞留减少检测到的灌注减少区域,RP748 的摄取显著增加。随后的研究使用 NC100692,一种用 ^{99m}Tc 标记的 RGD 肽,对野生型和 MMP-9$^{-/-}$小鼠进行 SPECT 显像,证实了 MMP-9 基因缺失对缺血诱导下血管生成的促进效应[138]。有研究者用 ^{18}F-半乳糖基-RGD 进行的 PET 显像显示了大鼠心肌梗死后,新生血管和整合素表达随时间的变化过程[46]。心肌梗死后 1 天时,无明显示踪剂摄取,3 天时可检测到示踪剂摄取,并于再灌注之后 1~3 周达高峰。

血管内皮生长因子受体在缺血期间上调,同时,如前所述,它可有效实现对血管生成的靶向成像。在血管新生时,除了 VEGR 受体,生长因子及其受体也参与心肌梗死后重构。一种名为 ^{64}Cu-6DOTA-$VEGF_{121}$ 的 PET 示踪剂已成功用于监测梗死后大鼠心肌 VEGF 受体表达的动力学[139]。与 $\alpha_v\beta_3$ 整合素类似，血管内皮生长因子受体也在血管内皮细胞和其他细胞(包括在心室重构中起重要作用的炎性细胞)中表达,因此,在将示踪剂摄取仅归因于梗死区的血管新生时,应十分谨慎。

心肌损伤后的愈合过程常导致心肌纤维化, 对其检测可能有助于心肌病的研究。无论是局限性的(如梗死后瘢痕)还是弥漫性的(如非缺血性心肌病)所致的心肌纤维化,MRI 都能很容易地检测到[140]。虽然越来越多的靶向探针可以用于检测瘢痕[141,142],但是心肌病中的弥漫性纤维化还没有探针可以检测。在对新示踪剂的研究中,应注意适当控制瘢痕组织对探针的非特异性摄取。

转谷氨酰胺酶因子 XIII(FXIII)是一种被凝血酶激活的凝血因子[143],能够参与细胞外基质代谢,调节炎症反应,稳定梗死,从而在心肌梗死后重构中起到心脏保护作用。有 FXIIIa 敏感性探针(^{111}In-NQEQVSPLTLLK)[144]已经用于进行体内 FXIII 活化的 SPECT 成像[144]。该探针与细胞外基质成分的交联使得局部探针滞留,反映了活化 FXIII 的存在。通过在心肌梗死小鼠模型中使用这种探针,研究人员能够直接监测体内 FXIII 活性[145],表明凝血酶抑制剂达肝素钠的治疗降低了 FXIII 活性,并增加了心室破裂的发生率。因此,心肌梗死后的 FXIII 活性成像将有助于监测愈合情况和判断预后。

3.3.3　神经内分泌系统和心脏神经支配

肾素-血管紧张素系统的激活会引起病理重塑和进展性心功能不全。肾素-血管紧张素系统激活的许多效应由血管紧张素 Ⅱ 介导,同时,血管紧张素 Ⅱ 还能够增强血管平滑肌细胞张力,导致水钠潴留,促进心肌细胞肥大、成纤维细胞增生[146]和细胞外基质沉积[147]。许多临床试验已经证明,血管紧张素转换酶(ACE)抑制剂[148,149]、血管紧张素 Ⅱ 、Ⅰ 型受体(A-T1R)阻滞剂[150]和醛固酮抑制剂[151]治疗可提高存活率、延缓心力衰竭进展以及逆转左室重构。目前,几种放射性标记的 ACE 抑制剂和 AT1R 拮抗剂已经被标记,并在初步实验中进行了评估,以确定心肌梗死后血管紧张素受体的表达动力学和心室重构的检测[152,153]。正在进行中的小动物模型影像学研究将确定该方法在预测病理性心室重塑和治疗反应方面的实用性。

心肌神经支配异常是心肌缺血、心力衰竭和心律失常的常见表现。^{123}I-间碘苄基胍(MIBG)是一种假性神经递质,是去甲肾上腺素和 ^{11}C-羟基麻黄碱(HED)的类似物。MIBG 已得到广泛研究, 它可通过平面显像、SPECT 显像和 PET 显像评估全身和局部的心脏交感神经支配[154],并正在用于进行心力衰竭和心律失常临床评估的研究。同样,正在应用小动物模型评估的其他示踪剂, 可用于成像心脏神经支配异常的各个方面,为评估心力衰竭的预后和治疗干预的效果提供了新的机会[155]。

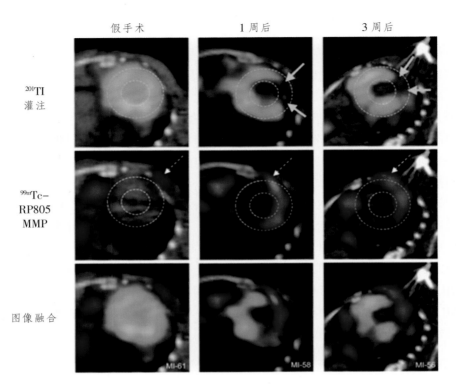

图 20.7　心肌梗死后重构中，MMP 活化的 MicroSPEC/CT 显像。对心肌梗死或假手术后 1 周和 3 周的小鼠进行双示踪显像，发现 ^{201}Tl 探测到的灌注减低区域，^{99m}Tc 标记的 MMP 示踪剂（RP805）摄取增强。（Reprinted with permission from Su et al. [58]）

3.3.4　急性移植排斥反应

心脏移植通常用于治疗终末期心力衰竭，但有大量患者并发急性排斥反应。对心脏移植受者的监测包括定期进行多处心内膜心肌活检，这是一种有创操作，并且容易出现采样误差。分子影像学可以提供一种无创性的移植物监测方法，更早发现排斥反应，提高预测价值并减少并发症。有初步临床实验使用 ^{111}In 标记的抗肌球蛋白抗体检测心肌细胞死亡[156]，使用 ^{99m}Tc–Annexin V 靶向心肌细胞凋亡[157]，以评估分子影像对心脏移植急性排斥反应的无创检测效果，但这一策略尚未得到广泛的临床应用。最近的动物研究集中在对急性排斥过程中的免疫反应进行成像，可通过靶向巨噬细胞的吞噬活性和蛋白酶表达来成像移植排斥反应[16,158,159]。

3.3.5　对基因和细胞疗法进行示踪

基因和细胞疗法是治疗各种疾病(包括心力衰竭)的新方法,具有良好的发展前景[160]。研究人员最初对基因疗法抱有热情,但基因疗法如今面临着一些障碍,包括安全性的问题,这限制了它在临床试验中的使用。在动物研究中,使用各种细胞的再生疗法已经证明可以改善心脏功能、缩小梗死面积。然而,这些有益作用的机制尚不清楚,可能与旁分泌作用、心肌细胞分化或融合、血管新生的增多和有益细胞向梗死区的募集等有关。再生疗法的研究结果不确定,有时甚至会出现相互矛盾的结果,最佳的细胞类型和给药方式也尚未确定,使其难以应用于临床。分子影像有助于评估移植细胞的分布和存活情况,并了解它们的作用机制。

示踪移植细胞的方法包括在移植之前用放射性同位素标记细胞,然后进行高灵敏度的 SPECT 或 PET 成像。几种用于细胞标记的方法,包括 $^{111}In-oxine$[161,162]、$^{111}In-tropolone$[163]、$^{99m}Tc-exetazime$[164]和 $^{18}F-FDG$[165],已经在动物实验中进行了测试。这些研究同其他研究一起,确定了放射性标记细胞在活体显像中的有效性,证明了移植细胞在啮齿类动物全身低摄取和梗死区滞留的特点。将 $^{111}In-oxine$ 标记的造血祖细胞直接引入正常或心肌梗死大鼠的心室腔内,对其进行成像,表明存在一种可能的归巢机制,将细胞定向到梗死区[161]。这种方法具有局限性,放射性示踪剂的半衰期短,将移植细胞的跟踪时间限制在几天内,此外还可能具有辐射毒性,空间分辨率也较低。另一种标记方法是细胞装载顺磁性氧化铁颗粒,这些粒子在 MRI 的 T2 加权像上产生信号。利用这种方法,铁标记的骨髓基质细胞在心肌梗死大鼠模型中被跟踪了 16 周[166]。MRI 的局限性是无法将活细胞和非活细胞以及保留铁颗粒的巨噬细胞区分开。

追踪移植细胞的另一种方法是间接标记报告基因。使用病毒或非病毒载体,将报告基因整合到细胞中,并编码与成像探针相互作用的蛋白质,以产生 MRI、SPECT、PET 和光学成像可检测到的信号。因为转录和翻译只发生在活细胞及其后代中,所以可以实现细胞的纵向跟踪。有研究证明,基于生物发光和荧光的光学成像在追踪小动物干细胞方面有很大的帮助。在最近的研究中,研究人员用萤火虫荧光素酶、红色荧光蛋白和截短的疱疹病毒胸苷激酶组成的三重融合报告基因转染至小鼠胚胎干细胞,将其引入大鼠心肌梗死模型后,用光学和 PET 成像成功地追踪了它们的存活、迁移和增殖过程(图 20.8)[167]。尽管目前光学成像的探测灵敏度很高,但其使用受到穿透深度的限制,并且仅限于小动物成像。

4　总结

如前所述,成像技术和示踪剂开发方面的最新进展,为小动物心血管系统分子成

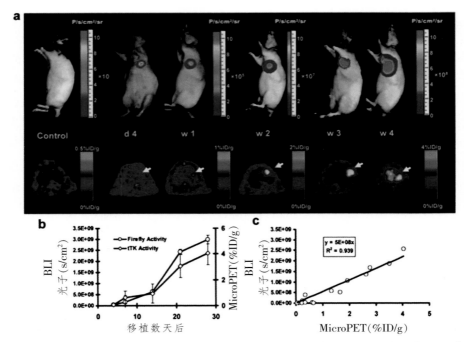

图 20.8　通过系列生物发光和 PET 成像追踪移植的胚胎干细胞。将含有萤火虫荧光素酶、红色荧光蛋白和截短的疱疹病毒胸苷激酶组成的三重融合报告基因转染至小鼠细胞,将其注射到成年无胸腺大鼠心脏,4 周后进行显像。生物发光(上)和 PET(下)信号从第 4 天到第 4 周(a,b)逐渐增加,并显示出很强的相关性(C)(BLI 生物发光)。(Reprinted with permission from Cao et al. [58])

像的进步开辟了道路。虽然这篇综述对最新技术的回顾并不详尽,且限于篇幅,省略了许多信息丰富的原始研究,但很明显,在 10 年的实验和发展之后,我们即将进入心血管分子成像的新时代。一些已在小动物身上得到验证的方法,在患者身上进行了测试,并即将进入常规临床实践。初步研究已经确定了心血管病理生物学的许多分子和细胞特点,而它们可以作为分子影像的潜在靶点。研究工作还要进一步扩展,以建立更好的具有代表性的动物模型,例如动脉粥样硬化斑块破裂和糜烂模型、主动脉瘤模型、慢性排斥反应模型以及非缺血性心肌病模型。对于小动物分子成像,包括图像重建和分析,还没有建立标准方案。易被忽视的研究领域需要新型示踪剂,包括糖尿病和其他系统性疾病的心血管并发症。虽然从经济和监管的角度来看,有必要重点关注几种具有广泛临床应用前景的示踪剂,但仅仅选择几种用于临床开发的示踪剂并不能准确反映心血管生物学的复杂性。因此,确定现有示踪剂的有效性,同时努力寻找用于对心血管进行成像的新靶点和探针,这对心血管系统的研究具有重要意义。多模态成像技术的进步克服了单一成像技术的一些局限性,这有望使得小动物心血管分子影像成为了解病理生物学和药物开发的工具。

致谢：此项工作获得了美国国立卫生研究院 R01 HL85093 和退伍军人事务部对 MMS 的优异奖的支持。

参考文献

1. Hansson GK, Robertson AK, Soderberg-Naucler C (2006) Inflammation and atherosclerosis. Annu Rev Pathol 1:297-329.
2. Cybulsky MI, Gimbrone MA, Jr. (1991) Endothelial expression of a mononuclear leukocyte adhesion molecule during atherogenesis. Science 251:788-91.
3. Sadeghi MM, Schechner JS, Krassilnikova S, Gharaei AA, Zhang J, Kirkiles-Smith N, et al. (2004) Vascular cell adhesion molecule-1-targeted detection of endothelial activation in human microvasculature. Transplant Proc 36:1585-91.
4. Kelly KA, Allport JR, Tsourkas A, Shinde-Patil VR, Josephson L, Weissleder R (2005) Detection of vascular adhesion molecule-1 expression using a novel multimodal nanoparticle. Circ Res 96:327-36.
5. Nahrendorf M, Jaffer FA, Kelly KA, Sosnovik DE, Aikawa E, Libby P, et al. (2006) Noninvasive vascular cell adhesion molecule-1 imaging identifies inflammatory activation of cells in atherosclerosis. Circulation 114:1504-11.
6. McAteer MA, Schneider JE, Ali ZA, Warrick N, Bursill CA, von zur Muhlen C, et al. (2008) Magnetic resonance imaging of endothelial adhesion molecules in mouse atherosclerosis using dual-targeted microparticles of iron oxide. Arterioscler Thromb Vasc Biol 28:77-83.
7. Kaufmann BA, Sanders JM, Davis C, Xie A, Aldred P, Sarembock IJ, et al. (2007) Molecular imaging of inflammation in atherosclerosis with targeted ultrasound detection of vascular cell adhesion molecule-1. Circulation 116:276-84.
8. Behm CZ, Kaufmann BA, Carr C, Lankford M, Sanders JM, Rose CE, et al. (2008) Molecular imaging of endothelial vascular cell adhesion molecule-1 expression and inflammatory cell recruitment during vasculogenesis and ischemia-mediated arteriogenesis. Circulation 117: 2902-11.
9. Nahrendorf M, Swirski FK, Aikawa E, Stangenberg L, Wurdinger T, Figueiredo JL, et al. (2007) The healing myocardium sequentially mobilizes two monocyte subsets with divergent and complementary functions. J Exp Med 204:3037-47.
10. Kircher MF, Grimm J, Swirski FK, Libby P, Gerszten RE, Allport JR, et al. (2008) Noninvasive in vivo imaging of monocyte trafficking to atherosclerotic lesions. Circulation 117:388-95.
11. Hartung D, Petrov A, Haider N, Fujimoto S, Blankenberg F, Fujimoto A, et al. (2007) Radiolabeled Monocyte Chemotactic Protein 1 for the detection of inflammation in experimental atherosclerosis. J Nucl Med 48:1816-21.
12. Ogawa M, Ishino S, Mukai T, Asano D, Teramoto N, Watabe H, et al. (2004) (18)F-FDG accumulation in atherosclerotic plaques: immunohistochemical and PET imaging study. J Nucl Med 45:1245-50.
13. Hyafil F, Cornily JC, Feig JE, Gordon R, Vucic E, Amirbekian V, et al. (2007) Noninvasive detection of macrophages using a nanoparticulate contrast agent for computed tomography. Nat Med 13:636-41.
14. Nahrendorf M, Zhang H, Hembrador S, Panizzi P, Sosnovik DE, Aikawa E, et al. (2008) Nanoparticle PET-CT imaging of macrophages in inflammatory atherosclerosis. Circulation 117:379-87.
15. Nahrendorf M, Sosnovik DE, Waterman P, Swirski FK, Pande AN, Aikawa E, et al. (2007) Dual channel optical tomographic imaging of leukocyte recruitment and protease activity in the healing myocardial infarct. Circ Res 100:1218-25.
16. Christen T, Nahrendorf M, Wildgruber M, Swirski FK, Aikawa E, Waterman P, et al. (2009) Molecular imaging of innate immune cell function in transplant rejection. Circulation 119:1925-32.
17. Yaoita H, Ogawa K, Maehara K, Maruyama Y (1998) Attenuation of ischemia/reperfusion injury in rats by a caspase inhibitor. Circulation 97:276-81.

18. Edinger AL, Thompson CB (2004) Death by design: apoptosis, necrosis and autophagy. Curr Opin Cell Biol 16:663-9.

19. Jaffer FA, Sosnovik DE, Nahrendorf M, Weissleder R (2006) Molecular imaging of myocardial infarction. J Mol Cell Cardiol 41:921-33.

20. Zhou Z (2007) New phosphatidylserine receptors: clearance of apoptotic cells and more. Dev Cell 13:759-60.

21. Fischer K, Voelkl S, Berger J, Andreesen R, Pomorski T, Mackensen A (2006) Antigen recognition induces phosphatidylserine exposure on the cell surface of human CD8+ T cells. Blood 108:4094-101.

22. Martin S, Pombo I, Poncet P, David B, Arock M, Blank U (2000) Immunologic stimulation of mast cells leads to the reversible exposure of phosphatidylserine in the absence of apoptosis. Int Arch Allergy Immunol 123:249-58.

23. Dillon SR, Mancini M, Rosen A, Schlissel MS (2000) Annexin V binds to viable B cells and colocalizes with a marker of lipid rafts upon B cell receptor activation. J Immunol 164: 1322-32.

24. Thiagarajan P, Tait JF (1990) Binding of annexin V/placental anticoagulant protein I to platelets. Evidence for phosphatidylserine exposure in the procoagulant response of activated platelets. J Biol Chem 265:17420-3.

25. Balasubramanian K, Mirnikjoo B, Schroit AJ (2007) Regulated externalization of phosphatidylserine at the cell surface: implications for apoptosis. J Biol Chem 282:18357-64.

26. Keen HG, Dekker BA, Disley L, Hastings D, Lyons S, Reader AJ, et al. (2005) Imaging apoptosis in vivo using 124I-annexin V and PET. Nucl Med Biol 32:395-402.

27. Kietselaer BL, Reutelingsperger CP, Boersma HH, Heidendal GA, Liem IH, Crijns HJ, et al. (2007) Noninvasive detection of programmed cell loss with 99mTc-labeled annexin A5 in heart failure. J Nucl Med 48:562-7.

28. Murakami Y, Takamatsu H, Taki J, Tatsumi M, Noda A, Ichise R, et al. (2004) 18F-labelled annexin V: a PET tracer for apoptosis imaging. Eur J Nucl Med Mol Imaging 31:469-74.

29. Petrovsky A, Schellenberger E, Josephson L, Weissleder R, Bogdanov A, Jr. (2003) Near-infrared fluorescent imaging of tumor apoptosis. Cancer Res 63:1936-42.

30. Medarova Z, Bonner-Weir S, Lipes M, Moore A (2005) Imaging beta-cell death with a near-infrared probe. Diabetes 54:1780-8.

31. Schellenberger EA, Bogdanov A, Jr., Hogemann D, Tait J, Weissleder R, Josephson L (2002) Annexin V-CLIO: a nanoparticle for detecting apoptosis by MRI. Mol Imaging 1:102-7.

32. Tait JF (2008) Imaging of apoptosis. J Nucl Med 49:1573-6.

33. Smith G, Glaser M, Perumal M, Nguyen QD, Shan B, Arstad E, et al. (2008) Design, synthesis, and biological characterization of a caspase 3/7 selective isatin labeled with 2-[18F]fluoroethylazide. J Med Chem 51:8057-67.

34. Laxman B, Hall DE, Bhojani MS, Hamstra DA, Chenevert TL, Ross BD, et al. (2002) Noninvasive real-time imaging of apoptosis. Proc Natl Acad Sci U S A 99:16551-5.

35. Kietselaer BL, Reutelingsperger CP, Heidendal GA, Daemen MJ, Mess WH, Hofstra L, et al. (2004) Noninvasive detection of plaque instability with use of radiolabeled annexin A5 in patients with carotid-artery atherosclerosis. N Engl J Med 350:1472-3.

36. Semenza GL (2003) Angiogenesis in ischemic and neoplastic disorders. Annu Rev Med 54:17-28.

37. Meoli DF, Sadeghi MM, Krassilnikova S, Bourke BN, Giordano FJ, Dione DP, et al. (2004) Noninvasive imaging of myocardial angiogenesis following experimental myocardial infarction. J Clin Invest 113:1684-91.

38. Winter PM, Morawski AM, Caruthers SD, Fuhrhop RW, Zhang H, Williams TA, et al. (2003) Molecular imaging of angiogenesis in early-stage atherosclerosis with alpha(v)beta3-integrin-targeted nanoparticles. Circulation 108:2270-4.

39. Lu E, Wagner WR, Schellenberger U, Abraham JA, Klibanov AL, Woulfe SR, et al. (2003) Targeted in vivo labeling of receptors for vascular endothelial growth factor: approach to identification of ischemic tissue. Circulation 108:97-103.

40. Hua J, Dobrucki LW, Sadeghi MM, Zhang J, Bourke BN, Cavaliere P, et al. (2005) Noninvasive imaging of angiogenesis with a 99mTc-labeled peptide targeted at alphavbeta3 integrin after murine hindlimb ischemia. Circulation 111:3255-60.

41. Veikkola T, Karkkainen M, Claesson-Welsh L, Alitalo K (2000) Regulation of angiogenesis via vascular endothelial growth factor receptors. Cancer Res 60:203-12.
42. Ferrara N, Houck KA, Jakeman LB, Winer J, Leung DW (1991) The vascular endothelial growth factor family of polypeptides. J Cell Biochem 47:211-8.
43. Ferrara N, Gerber HP, LeCouter J (2003) The biology of VEGF and its receptors. Nat Med 9: 669-76.
44. Pan Q, Chathery Y, Wu Y, Rathore N, Tong RK, Peale F, et al. (2007) Neuropilin-1 binds to VEGF121 and regulates endothelial cell migration and sprouting. J Biol Chem 282: 24049-56.
45. Sadeghi MM, Krassilnikova S, Zhang J, Gharaei AA, Fassaei HR, Esmailzadeh L, et al. (2004) Detection of injury-induced vascular remodeling by targeting activated alphavbeta3 integrin in vivo. Circulation 110:84-90.
46. Higuchi T, Bengel FM, Seidl S, Watzlowik P, Kessler H, Hegenloh R, et al. (2008) Assessment of alphavbeta3 integrin expression after myocardial infarction by positron emission tomography. Cardiovasc Res 78:395-403.
47. Powell DW, Mifflin RC, Valentich JD, Crowe SE, Saada JI, West AB (1999) Myofibroblasts. I. Paracrine cells important in health and disease. Am J Physiol 277:C1-9.
48. Diez J, Lopez B, Gonzalez A, Querejeta R (2001) Clinical aspects of hypertensive myocardial fibrosis. Curr Opin Cardiol 16:328-35.
49. Nagase H, Visse R, Murphy G (2006) Structure and function of matrix metalloproteinases and TIMPs. Cardiovasc Res 69:562-73.
50. Hayashidani S, Tsutsui H, Ikeuchi M, Shiomi T, Matsusaka H, Kubota T, et al. (2003) Targeted deletion of MMP-2 attenuates early LV rupture and late remodeling after experimental myocardial infarction. Am J Physiol Heart Circ Physiol 285:H1229-35.
51. Romanic AM, Harrison SM, Bao W, Burns-Kurtis CL, Pickering S, Gu J, et al. (2002) Myocardial protection from ischemia/reperfusion injury by targeted deletion of matrix metalloproteinase-9. Cardiovasc Res 54:549-58.
52. Fedak PW, Smookler DS, Kassiri Z, Ohno N, Leco KJ, Verma S, et al. (2004) TIMP-3 deficiency leads to dilated cardiomyopathy. Circulation 110:2401-9.
53. Chancey AL, Brower GL, Peterson JT, Janicki JS (2002) Effects of matrix metalloproteinase inhibition on ventricular remodeling due to volume overload. Circulation 105:1983-8.
54. Kai H, Ikeda H, Yasukawa H, Kai M, Seki Y, Kuwahara F, et al. (1998) Peripheral blood levels of matrix metalloproteases-2 and -9 are elevated in patients with acute coronary syndromes. J Am Coll Cardiol 32:368-72.
55. Spinale FG (2002) Matrix metalloproteinases: regulation and dysregulation in the failing heart. Circ Res 90:520-30.
56. Bremer C, Tung CH, Weissleder R (2001) In vivo molecular target assessment of matrix metalloproteinase inhibition. Nat Med 7:743-8.
57. Chen J, Tung CH, Allport JR, Chen S, Weissleder R, Huang PL (2005) Near-infrared fluorescent imaging of matrix metalloproteinase activity after myocardial infarction. Circulation 111:1800-5.
58. Su H, Spinale FG, Dobrucki LW, Song J, Hua J, Sweterlitsch S, et al. (2005) Noninvasive targeted imaging of matrix metalloproteinase activation in a murine model of postinfarction remodeling. Circulation 112:3157-67.
59. Zhang J, Nie L, Razavian M, Ahmed M, Dobrucki LW, Asadi A, et al. (2008) Molecular imaging of activated matrix metalloproteinases in vascular remodeling. Circulation 118: 1953-60.
60. Doran AC, Meller N, McNamara CA (2008) Role of smooth muscle cells in the initiation and early progression of atherosclerosis. Arterioscler Thromb Vasc Biol 28:812-9.
61. Johnson LL, Schofield LM, Verdesca SA, Sharaf BL, Jones RM, Virmani R, et al. (2000) In vivo uptake of radiolabeled antibody to proliferating smooth muscle cells in a swine model of coronary stent restenosis. J Nucl Med 41:1535-40.
62. Furie B, Furie BC (2008) Mechanisms of thrombus formation. N Engl J Med 359:938-49.

63. Libby P (2008) The molecular mechanisms of the thrombotic complications of atherosclerosis. J Intern Med 263:517-27.

64. Bates SM, Lister-James J, Julian JA, Taillefer R, Moyer BR, Ginsberg JS (2003) Imaging characteristics of a novel technetium Tc 99m-labeled platelet glycoprotein IIb/IIIa receptor antagonist in patients With acute deep vein thrombosis or a history of deep vein thrombosis. Arch Intern Med 163:452-6.

65. Jaffer FA, Tung CH, Wykrzykowska JJ, Ho NH, Houng AK, Reed GL, et al. (2004) Molecular imaging of factor XIIIa activity in thrombosis using a novel, near-infrared fluorescent contrast agent that covalently links to thrombi. Circulation 110:170-6.

66. Botnar RM, Perez AS, Witte S, Wiethoff AJ, Laredo J, Hamilton J, et al. (2004) In vivo molecular imaging of acute and subacute thrombosis using a fibrin-binding magnetic resonance imaging contrast agent. Circulation 109:2023-9.

67. Taillefer R, Edell S, Innes G, Lister-James J (2000) Acute thromboscintigraphy with (99m) Tc-apcitide: results of the phase 3 multicenter clinical trial comparing 99mTc-apcitide scintigraphy with contrast venography for imaging acute DVT. Multicenter Trial Investigators. J Nucl Med 41:1214-23.

68. Dunzinger A, Hafner F, Schaffler G, Piswanger-Soelkner JC, Brodmann M, Lipp RW (2008) 99mTc-apcitide scintigraphy in patients with clinically suspected deep venous thrombosis and pulmonary embolism. Eur J Nucl Med Mol Imaging 35:2082-7.

69. Cai J, Hatsukami TS, Ferguson MS, Kerwin WS, Saam T, Chu B, et al. (2005) In vivo quantitative measurement of intact fibrous cap and lipid-rich necrotic core size in atherosclerotic carotid plaque: comparison of high-resolution, contrast-enhanced magnetic resonance imaging and histology. Circulation 112:3437-44.

70. Broisat A, Riou LM, Ardisson V, Boturyn D, Dumy P, Fagret D, et al. (2007) Molecular imaging of vascular cell adhesion molecule-1 expression in experimental atherosclerotic plaques with radiolabelled B2702-p. Eur J Nucl Med Mol Imaging 34:830-40.

71. Mulder WJ, Strijkers GJ, Briley-Saboe KC, Frias JC, Aguinaldo JG, Vucic E, et al. (2007) Molecular imaging of macrophages in atherosclerotic plaques using bimodal PEG-micelles. Magn Reson Med 58:1164-70.

72. Lipinski MJ, Amirbekian V, Frias JC, Aguinaldo JG, Mani V, Briley-Saebo KC, et al. (2006) MRI to detect atherosclerosis with gadolinium-containing immunomicelles targeting the macrophage scavenger receptor. Magn Reson Med 56:601-10.

73. Amirbekian V, Lipinski MJ, Briley-Saebo KC, Amirbekian S, Aguinaldo JG, Weinreb DB, et al. (2007) Detecting and assessing macrophages in vivo to evaluate atherosclerosis noninvasively using molecular MRI. Proc Natl Acad Sci U S A 104:961-6.

74. Ishino S, Mukai T, Kuge Y, Kume N, Ogawa M, Takai N, et al. (2008) Targeting of lectinlike oxidized low-density lipoprotein receptor 1 (LOX-1) with 99mTc-labeled anti-LOX-1 antibody: potential agent for imaging of vulnerable plaque. J Nucl Med 49:1677-85.

75. Tawakol A, Migrino RQ, Bashian GG, Bedri S, Vermylen D, Cury RC, et al. (2006) In vivo 18F-fluorodeoxyglucose positron emission tomography imaging provides a noninvasive measure of carotid plaque inflammation in patients. J Am Coll Cardiol 48:1818-24.

76. Rudd JH, Warburton EA, Fryer TD, Jones HA, Clark JC, Antoun N, et al. (2002) Imaging atherosclerotic plaque inflammation with [18F]-fluorodeoxyglucose positron emission tomography. Circulation 105:2708-11.

77. Frias JC, Ma Y, Williams KJ, Fayad ZA, Fisher EA (2006) Properties of a versatile nanoparticle platform contrast agent to image and characterize atherosclerotic plaques by magnetic resonance imaging. Nano Lett 6:2220-4.

78. Chen W, Vucic E, Leupold E, Mulder WJ, Cormode DP, Briley-Saebo KC, et al. (2008) Incorporation of an apoE-derived lipopeptide in high-density lipoprotein MRI contrast agents for enhanced imaging of macrophages in atherosclerosis. Contrast Media Mol Imaging 3:233-42.

79. Hyafil F, Laissy JP, Mazighi M, Tchetche D, Louedec L, Adle-Biassette H, et al. (2006) Ferumoxtran-10-enhanced MRI of the hypercholesterolemic rabbit aorta: relationship between signal loss and macrophage infiltration. Arterioscler Thromb Vasc Biol 26:176-81.

80. Libby P (2002) Inflammation in atherosclerosis. Nature 420:868-74.
81. Blankenberg FG, Wen P, Dai M, Zhu D, Panchal SN, Tait JF, et al. (2001) Detection of early atherosclerosis with radiolabeled monocyte chemoattractant protein-1 in prediabeteic Zucker rats. Pediatr Radiol 31:827-35.
82. Roberts AB, Lees AM, Lees RS, Strauss HW, Fallon JT, Taveras J, et al. (1983) Selective accumulation of low density lipoproteins in damaged arterial wall. J Lipid Res 24:1160-7.
83. Rosen JM, Butler SP, Meinken GE, Wang TS, Ramakrishnan R, Srivastava SC, et al. (1990) Indium-111-labeled LDL: a potential agent for imaging atherosclerotic disease and lipoprotein biodistribution. J Nucl Med 31:343-50.
84. Lees AM, Lees RS, Schoen FJ, Isaacsohn JL, Fischman AJ, McKusick KA, et al. (1988) Imaging human atherosclerosis with 99mTc-labeled low density lipoproteins. Arteriosclerosis 8:461-70.
85. Nielsen LB, Stender S, Kjeldsen K, Nordestgaard BG (1996) Specific accumulation of lipoprotein(a) in balloon-injured rabbit aorta in vivo. Circ Res 78:615-26.
86. Hardoff R, Braegelmann F, Zanzonico P, Herrold EM, Lees RS, Lees AM, et al. (1993) External imaging of atherosclerosis in rabbits using an 123I-labeled synthetic peptide fragment. J Clin Pharmacol 33:1039-47.
87. Iuliano L, Signore A, Vallabajosula S, Colavita AR, Camastra C, Ronga G, et al. (1996) Preparation and biodistribution of 99m technetium labelled oxidized LDL in man. Atherosclerosis 126:131-41.
88. Tsimikas S, Palinski W, Halpern SE, Yeung DW, Curtiss LK, Witztum JL (1999) Radiolabeled MDA2, an oxidation-specific, monoclonal antibody, identifies native atherosclerotic lesions in vivo. J Nucl Cardiol 6:41-53.
89. Rajavashisth TB, Xu XP, Jovinge S, Meisel S, Xu XO, Chai NN, et al. (1999) Membrane type 1 matrix metalloproteinase expression in human atherosclerotic plaques: evidence for activation by proinflammatory mediators. Circulation 99:3103-9.
90. Tsimikas S, Shortal BP, Witztum JL, Palinski W (2000) In vivo uptake of radiolabeled MDA2, an oxidation-specific monoclonal antibody, provides an accurate measure of atherosclerotic lesions rich in oxidized LDL and is highly sensitive to their regression. Arterioscler Thromb Vasc Biol 20:689-97.
91. Torzewski M, Shaw PX, Han KR, Shortal B, Lackner KJ, Witztum JL, et al. (2004) Reduced in vivo aortic uptake of radiolabeled oxidation-specific antibodies reflects changes in plaque composition consistent with plaque stabilization. Arterioscler Thromb Vasc Biol 24: 2307-12.
92. Briley-Saebo KC, Shaw PX, Mulder WJ, Choi SH, Vucic E, Aguinaldo JG, et al. (2008) Targeted molecular probes for imaging atherosclerotic lesions with magnetic resonance using antibodies that recognize oxidation-specific epitopes. Circulation 117:3206-15.
93. Chang MK, Binder CJ, Miller YI, Subbanagounder G, Silverman GJ, Berliner JA, et al. (2004) Apoptotic cells with oxidation-specific epitopes are immunogenic and proinflammatory. J Exp Med 200:1359-70.
94. Aikawa M, Libby P (2004) The vulnerable atherosclerotic plaque: pathogenesis and therapeutic approach. Cardiovasc Pathol 13:125-38.
95. Ohshima S, Petrov A, Fujimoto S, Zhou J, Azure M, Edwards DS, et al. (2009) Molecular imaging of matrix metalloproteinase expression in atherosclerotic plaques of mice deficient in apolipoprotein e or low-density-lipoprotein receptor. J Nucl Med 50:612-7.
96. Schafers M, Riemann B, Kopka K, Breyholz HJ, Wagner S, Schafers KP, et al. (2004) Scintigraphic imaging of matrix metalloproteinase activity in the arterial wall in vivo. Circulation 109:2554-9.
97. Fujimoto S, Hartung D, Ohshima S, Edwards DS, Zhou J, Yalamanchili P, et al. (2008) Molecular imaging of matrix metalloproteinase in atherosclerotic lesions: resolution with dietary modification and statin therapy. J Am Coll Cardiol 52:1847-57.
98. Amirbekian V, Aguinaldo JG, Amirbekian S, Hyafil F, Vucic E, Sirol M, et al. (2009) Atherosclerosis and matrix metalloproteinases: experimental molecular MR imaging in vivo. Radiology 251:429-38.

99. Lancelot E, Amirbekian V, Brigger I, Raynaud JS, Ballet S, David C, et al. (2008) Evaluation of matrix metalloproteinases in atherosclerosis using a novel noninvasive imaging approach. Arterioscler Thromb Vasc Biol 28:425-32.

100. Deguchi JO, Aikawa M, Tung CH, Aikawa E, Kim DE, Ntziachristos V, et al. (2006) Inflammation in atherosclerosis: visualizing matrix metalloproteinase action in macrophages in vivo. Circulation 114:55-62.

101. Jaffer FA, Kim DE, Quinti L, Tung CH, Aikawa E, Pande AN, et al. (2007) Optical visualization of cathepsin K activity in atherosclerosis with a novel, protease-activatable fluorescence sensor. Circulation 115:2292-8.

102. Chen J, Tung CH, Mahmood U, Ntziachristos V, Gyurko R, Fishman MC, et al. (2002) In vivo imaging of proteolytic activity in atherosclerosis. Circulation 105:2766-71.

103. Gross S, Gammon ST, Moss BL, Rauch D, Harding J, Heinecke JW, et al. (2009) Bioluminescence imaging of myeloperoxidase activity in vivo. Nat Med 15:455-61.

104. Bjorkerud S, Bjorkerud B (1996) Apoptosis is abundant in human atherosclerotic lesions, especially in inflammatory cells (macrophages and T cells), and may contribute to the accumulation of gruel and plaque instability. Am J Pathol 149:367-80.

105. Kolodgie FD, Narula J, Burke AP, Haider N, Farb A, Hui-Liang Y, et al. (2000) Localization of apoptotic macrophages at the site of plaque rupture in sudden coronary death. Am J Pathol 157:1259-68.

106. Kolodgie FD, Petrov A, Virmani R, Narula N, Verjans JW, Weber DK, et al. (2003) Targeting of apoptotic macrophages and experimental atheroma with radiolabeled annexin V: a technique with potential for noninvasive imaging of vulnerable plaque. Circulation 108:3134-9.

107. Isobe S, Tsimikas S, Zhou J, Fujimoto S, Sarai M, Branks MJ, et al. (2006) Noninvasive imaging of atherosclerotic lesions in apolipoprotein E-deficient and low-density-lipoprotein receptor-deficient mice with annexin A5. J Nucl Med 47:1497-505.

108. Sarda-Mantel L, Coutard M, Rouzet F, Raguin O, Vrigneaud JM, Hervatin F, et al. (2006) 99mTc-annexin-V functional imaging of luminal thrombus activity in abdominal aortic aneurysms. Arterioscler Thromb Vasc Biol 26:2153-9.

109. Rouzet F, Dominguez Hernandez M, Hervatin F, Sarda-Mantel L, Lefort A, Duval X, et al. (2008) Technetium 99m-labeled annexin V scintigraphy of platelet activation in vegetations of experimental endocarditis. Circulation 117:781-9.

110. Gautier EL, Huby T, Witztum JL, Ouzilleau B, Miller ER, Saint-Charles F, et al. (2009) Macrophage apoptosis exerts divergent effects on atherogenesis as a function of lesion stage. Circulation 119:1795-804.

111. Doyle B, Caplice N (2007) Plaque neovascularization and antiangiogenic therapy for atherosclerosis. J Am Coll Cardiol 49:2073-80.

112. Winter PM, Neubauer AM, Caruthers SD, Harris TD, Robertson JD, Williams TA, et al. (2006) Endothelial alpha(v)beta3 integrin-targeted fumagillin nanoparticles inhibit angiogenesis in atherosclerosis. Arterioscler Thromb Vasc Biol 26:2103-9.

113. Winter PM, Caruthers SD, Zhang H, Williams TA, Wickline SA, Lanza GM (2008) Antiangiogenic synergism of integrin-targeted fumagillin nanoparticles and atorvastatin in atherosclerosis. JACC Cardiovasc Imaging 1:624-34.

114. Matter CM, Schuler PK, Alessi P, Meier P, Ricci R, Zhang D, et al. (2004) Molecular imaging of atherosclerotic plaques using a human antibody against the extra-domain B of fibronectin. Circ Res 95:1225-33.

115. Abrams J (2005) Clinical practice. Chronic stable angina. N Engl J Med 352:2524-33.

116. Raffel OC, Merchant FM, Tearney GJ, Chia S, Gauthier DD, Pomerantsev E, et al. (2008) In vivo association between positive coronary artery remodelling and coronary plaque characteristics assessed by intravascular optical coherence tomography. Eur Heart J 29:1721-8.

117. Zhang Z, Machac J, Helft G, Worthley SG, Tang C, Zaman AG, et al. (2006) Non-invasive imaging of atherosclerotic plaque macrophage in a rabbit model with F-18 FDG PET: a histopathological correlation. BMC Nucl Med 6:3.

118. Tahara N, Kai H, Ishibashi M, Nakaura H, Kaida H, Baba K, et al. (2006) Simvastatin attenuates plaque inflammation: evaluation by fluorodeoxyglucose positron emission tomography. J Am Coll Cardiol 48:1825-31.

119. Fleiner M, Kummer M, Mirlacher M, Sauter G, Cathomas G, Krapf R, et al. (2004) Arterial neovascularization and inflammation in vulnerable patients: early and late signs of symptomatic atherosclerosis. Circulation 110:2843-50.

120. Narula J, Petrov A, Bianchi C, Ditlow CC, Lister BC, Dilley J, et al. (1995) Noninvasive localization of experimental atherosclerotic lesions with mouse/human chimeric Z2D3 F(ab')2 specific for the proliferating smooth muscle cells of human atheroma. Imaging with conventional and negative charge-modified antibody fragments. Circulation 92:474-84.

121. Zhang J, Krassilnikova S, Gharaei AA, Fassaei HR, Esmailzadeh L, Asadi A, et al. (2005) Alphavbeta3-targeted detection of arteriopathy in transplanted human coronary arteries: an autoradiographic study. Faseb J 19:1857-9.

122. Isselbacher EM (2005) Thoracic and abdominal aortic aneurysms. Circulation 111:816-28.

123. Longo GM, Xiong W, Greiner TC, Zhao Y, Fiotti N, Baxter BT (2002) Matrix metalloproteinases 2 and 9 work in concert to produce aortic aneurysms. J Clin Invest 110:625-32.

124. Dilsizian V (2008) 18F-FDG uptake as a surrogate marker for antecedent ischemia. J Nucl Med 49:1909-11.

125. Dilsizian V, Bateman TM, Bergmann SR, Des Prez R, Magram MY, Goodbody AE, et al. (2005) Metabolic imaging with beta-methyl-p-[(123)I]-iodophenyl-pentadecanoic acid identifies ischemic memory after demand ischemia. Circulation 112:2169-74.

126. Abumrad NA, el-Maghrabi MR, Amri EZ, Lopez E, Grimaldi PA (1993) Cloning of a rat adipocyte membrane protein implicated in binding or transport of long-chain fatty acids that is induced during preadipocyte differentiation. Homology with human CD36. J Biol Chem 268:17665-8.

127. Hosokawa R, Nohara R, Fujibayashi Y, Okuda K, Ogino M, Hata T, et al. (1997) Myocardial kinetics of iodine-123-BMIPP in canine myocardium after regional ischemia and reperfusion: implications for clinical SPECT. J Nucl Med 38:1857-63.

128. Khaw BA, Fallon FT, Strauss HW, Haber E (1980) Myocardial infarct imaging of antibodies to canine cardiac myosin with indium-111-diethylenetriamine pentaacetic acid. Science 209:295-7.

129. Khaw BA, Gold HK, Yasuda T, Leinbach RC, Kanke M, Fallon JT, et al. (1986) Scintigraphic quantification of myocardial necrosis in patients after intravenous injection of myosin-specific antibody. Circulation 74:501-8.

130. Weissleder R, Lee AS, Khaw BA, Shen T, Brady TJ (1992) Antimyosin-labeled monocrystalline iron oxide allows detection of myocardial infarct: MR antibody imaging. Radiology 182:381-5.

131. Sarda-Mantel L, Hervatin F, Michel JB, Louedec L, Martet G, Rouzet F, et al. (2008) Myocardial uptake of 99mTc-annexin-V and 111In-antimyosin-antibodies after ischemia-reperfusion in rats. Eur J Nucl Med Mol Imaging 35:158-65.

132. Sosnovik DE, Schellenberger EA, Nahrendorf M, Novikov MS, Matsui T, Dai G, et al. (2005) Magnetic resonance imaging of cardiomyocyte apoptosis with a novel magneto-optical nanoparticle. Magn Reson Med 54:718-24.

133. Dumont EA, Reutelingsperger CP, Smits JF, Daemen MJ, Doevendans PA, Wellens HJ, et al. (2001) Real-time imaging of apoptotic cell-membrane changes at the single-cell level in the beating murine heart. Nat Med 7:1352-5.

134. Zhao M, Beauregard DA, Loizou L, Davletov B, Brindle KM (2001) Non-invasive detection of apoptosis using magnetic resonance imaging and a targeted contrast agent. Nat Med 7:1241-4.

135. Liu Z, Zhao M, Zhu X, Furenlid LR, Chen YC, Barrett HH (2007) In vivo dynamic imaging of myocardial cell death using 99mTc-labeled C2A domain of synaptotagmin I in a rat model of ischemia and reperfusion. Nucl Med Biol 34:907-15.

136. Tillmanns J, Carlsen H, Blomhoff R, Valen G, Calvillo L, Ertl G, et al. (2006) Caught in the act: in vivo molecular imaging of the transcription factor NF-kappaB after myocardial infarction. Biochem Biophys Res Commun 342:773-4.

137. Nahrendorf M, Sosnovik D, Chen JW, Panizzi P, Figueiredo JL, Aikawa E, et al. (2008) Activatable magnetic resonance imaging agent reports myeloperoxidase activity in healing

infarcts and noninvasively detects the antiinflammatory effects of atorvastatin on ischemia-reperfusion injury. Circulation 117:1153-60.

138. Lindsey ML, Escobar GP, Dobrucki LW, Goshorn DK, Bouges S, Mingoia JT, et al. (2006) Matrix metalloproteinase-9 gene deletion facilitates angiogenesis after myocardial infarction. Am J Physiol Heart Circ Physiol 290:H232-9.

139. Rodriguez-Porcel M, Cai W, Gheysens O, Willmann JK, Chen K, Wang H, et al. (2008) Imaging of VEGF receptor in a rat myocardial infarction model using PET. J Nucl Med 49:667-73.

140. Rodriguez E, Soler R (2008) New MR insights of cardiomyopathy. Eur J Radiol 67: 392-400.

141. Muzard J, Sarda-Mantel L, Loyau S, Meulemans A, Louedec L, Bantsimba-Malanda C, et al. (2009) Non-invasive molecular imaging of fibrosis using a collagen-targeted peptidomimetic of the platelet collagen receptor glycoprotein VI. PLoS One 4:e5585.

142. van den Borne SW, Isobe S, Verjans JW, Petrov A, Lovhaug D, Li P, et al. (2008) Molecular imaging of interstitial alterations in remodeling myocardium after myocardial infarction. J Am Coll Cardiol 52:2017-28.

143. Muszbek L, Yee VC, Hevessy Z (1999) Blood coagulation factor XIII: structure and function. Thromb Res 94:271-305.

144. Nahrendorf M, Hu K, Frantz S, Jaffer FA, Tung CH, Hiller KH, et al. (2006) Factor XIII deficiency causes cardiac rupture, impairs wound healing, and aggravates cardiac remodeling in mice with myocardial infarction. Circulation 113:1196-202.

145. Nahrendorf M, Aikawa E, Figueiredo JL, Stangenberg L, van den Borne SW, Blankesteijn WM, et al. (2008) Transglutaminase activity in acute infarcts predicts healing outcome and left ventricular remodelling: implications for FXIII therapy and antithrombin use in myocardial infarction. Eur Heart J 29:445-54.

146. Sadoshima J, Izumo S (1993) Molecular characterization of angiotensin II-induced hypertrophy of cardiac myocytes and hyperplasia of cardiac fibroblasts. Critical role of the AT1 receptor subtype. Circ Res 73:413-23.

147. Lijnen PJ, Petrov VV (2003) Role of intracardiac renin-angiotensin-aldosterone system in extracellular matrix remodeling. Methods Find Exp Clin Pharmacol 25:541-64.

148. (1991) Effect of enalapril on survival in patients with reduced left ventricular ejection fractions and congestive heart failure. The SOLVD Investigators. N Engl J Med 325:293-302.

149. St John Sutton M, Pfeffer MA, Plappert T, Rouleau JL, Moye LA, Dagenais GR, et al. (1994) Quantitative two-dimensional echocardiographic measurements are major predictors of adverse cardiovascular events after acute myocardial infarction. The protective effects of captopril. Circulation 89:68-75.

150. Cohn JN, Tognoni G (2001) A randomized trial of the angiotensin-receptor blocker valsartan in chronic heart failure. N Engl J Med 345:1667-75.

151. Pitt B (2009) Aldosterone blockade in patients with heart failure and a reduced left ventricular ejection fraction. Eur Heart J 30:387-8.

152. Shirani J, Narula J, Eckelman WC, Narula N, Dilsizian V (2007) Early imaging in heart failure: exploring novel molecular targets. J Nucl Cardiol 14:100-10.

153. Verjans JW, Lovhaug D, Narula N, Petrov AD, Indrevoll B, Bjurgert E, et al. (2008) Noninvasive imaging of angiotensin receptors after myocardial infarction. JACC Cardiovasc Imaging 1:354-62.

154. Henneman MM, Bengel FM, van der Wall EE, Knuuti J, Bax JJ (2008) Cardiac neuronal imaging: application in the evaluation of cardiac disease. J Nucl Cardiol 15:442-55.

155. Tipre DN, Fox JJ, Holt DP, Green G, Yu J, Pomper M, et al. (2008) In vivo PET imaging of cardiac presynaptic sympathoneuronal mechanisms in the rat. J Nucl Med 49:1189-95.

156. Frist W, Yasuda T, Segall G, Khaw BA, Strauss HW, Gold H, et al. (1987) Noninvasive detection of human cardiac transplant rejection with indium-111 antimyosin (Fab) imaging. Circulation 76:V81-5.

157. Narula J, Acio ER, Narula N, Samuels LE, Fyfe B, Wood D, et al. (2001) Annexin-V imaging for noninvasive detection of cardiac allograft rejection. Nat Med 7:1347-52.

158. Wu YL, Ye Q, Foley LM, Hitchens TK, Sato K, Williams JB, et al. (2006) In situ labeling of immune cells with iron oxide particles: an approach to detect organ rejection by cellular MRI. Proc Natl Acad Sci U S A 103:1852-7.

159. Kanno S, Wu YJ, Lee PC, Dodd SJ, Williams M, Griffith BP, et al. (2001) Macrophage accumulation associated with rat cardiac allograft rejection detected by magnetic resonance imaging with ultrasmall superparamagnetic iron oxide particles. Circulation 104:934-8.

160. Fuster V, Sanz J (2007) Gene therapy and stem cell therapy for cardiovascular diseases today: a model for translational research. Nat Clin Pract Cardiovasc Med 4 Suppl 1:S1-8.

161. Aicher A, Brenner W, Zuhayra M, Badorff C, Massoudi S, Assmus B, et al. (2003) Assessment of the tissue distribution of transplanted human endothelial progenitor cells by radioactive labeling. Circulation 107:2134-9.

162. Brenner W, Aicher A, Eckey T, Massoudi S, Zuhayra M, Koehl U, et al. (2004) 111In-labeled CD34+ hematopoietic progenitor cells in a rat myocardial infarction model. J Nucl Med 45:512-8.

163. Jin Y, Kong H, Stodilka RZ, Wells RG, Zabel P, Merrifield PA, et al. (2005) Determining the minimum number of detectable cardiac-transplanted 111In-tropolone-labelled bone-marrow-derived mesenchymal stem cells by SPECT. Phys Med Biol 50:4445-55.

164. Barbash IM, Chouraqui P, Baron J, Feinberg MS, Etzion S, Tessone A, et al. (2003) Systemic delivery of bone marrow-derived mesenchymal stem cells to the infarcted myocardium: feasibility, cell migration, and body distribution. Circulation 108:863-8.

165. Hofmann M, Wollert KC, Meyer GP, Menke A, Arseniev L, Hertenstein B, et al. (2005) Monitoring of bone marrow cell homing into the infarcted human myocardium. Circulation 111:2198-202.

166. Stuckey DJ, Carr CA, Martin-Rendon E, Tyler DJ, Willmott C, Cassidy PJ, et al. (2006) Iron particles for noninvasive monitoring of bone marrow stromal cell engraftment into, and isolation of viable engrafted donor cells from, the heart. Stem Cells 24:1968-75.

167. Cao F, Lin S, Xie X, Ray P, Patel M, Zhang X, et al. (2006) In vivo visualization of embryonic stem cell survival, proliferation, and migration after cardiac delivery. Circulation 113:1005-14.

第 21 章

小动物分子成像在肿瘤学中的应用

Marybeth A. Pysz，Jürgen K. Willmann

1 引言

1.1 肿瘤特性:定义分子靶标

目前,有大量研究表明了肿瘤生成的复杂性,并且此类研究仍在不断探索中(比如正常细胞向肿瘤细胞转化的过程)。除基因突变之外(表 21.1),作为癌症表型的一个主要方面,近期的文献也在分子水平阐述了转录调控机制(如表观遗传学改变[1])以及转录后修饰(如 miRNA[2])。虽然这些个别事件会使单一细胞发生变化,而肿瘤是由类癌细胞、基质细胞、成纤维细胞、肿瘤干细胞、炎性细胞等构成,这些物质共同作用,构成了使肿瘤稳定生存生长的微环境[3,4]。同时,改变肿瘤细胞蛋白质组和细胞外沟通促成了信号网络重编程,以针对不受控制的扩增和复制、自给自足、抗细胞凋亡与死亡、刺激血管生成以及侵袭和转移[5]。这些与癌症相关的生理特性和遗传学改变可以用来作为分子靶标①,在多种分子成像设备中作为检测癌症的分子探针②,设计新型化疗手段③(结合①和②),建立针对肿瘤的靶向化疗药物传送体系,以此来减少对正常细胞/组织的不良反应。

1.2 利用分子影像手段进行临床癌症检测

对于癌症的临床影像学检查主要有 3 个目标:①病变探测及诊断;②对病变进行

M.A. Pysz • J.K. Willmann (✉)

Departments of Radiology and MIPS, Stanford University, Stanford, CA, USA

e-mail: willmann@stanford.edu

表 21.1　常见的不同肿瘤的基因突变和(或)基因/蛋白表达的改变类型

肿瘤部位	亚型(最常见)	常见基因突变和(或)不同表达改变
乳腺	1.导管癌	BRCA1,BRAC2,ERα,PTEN,LKB1,p53,Casp8,TGFβ1,FGFR2,M4P3K1,PGR,FOX P3,ATF2,HER2[188,189],CCND1,cMYC[190]
肺	1.非小细胞肺癌(NSCLC)	K-Ras-2,H-Ras-1[191],ERBB2,EGFR,RARβ,RB,p53,p16,cMYC,EIF4e,CCND1,COX2,VEGF[190]
	2.小细胞肺癌(SCLC)	
	3.支气管肺癌	
结直肠	1.结肠癌	APC,CTNNB,p16,SMAD4,CCKBR,TGFβRII,COX2,DCC,BCL2 p53,K-Ras,hMSH2,PI3KCA,cMYC,BAX,CCND1[21,190]
	2.GIST(胃小肠平滑肌)	
	3.直肠癌	
皮肤	1.黑色素瘤	NRas,BRAF,c-Kit,MITF,PTEN[192]
	2.基底细胞癌	
	3.鳞状上皮细胞癌	
肝脏	1.肝细胞癌	CTNNB1,p53,APC,HNF1a[193],K-Ras,PDGF,TGF-β,DDR1,IGF2R,M6F,PTEN,CCND1,IEGF,MMP9/14,cMYC,EGFR[194]
胰腺	1.导管腺癌	K-Ras2,pl6/INK4A,p53,DPC4/SMAD4,BRCA2,TGFβRII[195]
脑	1.恶性胶质瘤	p53,VEGF,p16,PTEN,COX2,CCNE,CCNA,p27,HER2/HER4,INK4a,cMYC,EGFR[196]
	2.髓母细胞瘤	
造血系统	1.白血病(AML/ALL)	RB(and p130),p16INK4A,p15INK4B,p53,MDM-2,ATM,CBP/p300,NF1,AML1,WT-1,IκBα,DCC,MSH2,PTEN,SMAD4/TGF-β,BAX,FAS/APO-1,hMLH1[190,197]
Å	2.非霍奇金淋巴瘤	
	3.霍奇金淋巴瘤	
	4.多发性骨髓瘤	
前列腺	1.激素依赖型	cMYC,c-Met,CCND1,CKN1B,FGF8,FLT1,VEGF,TGF-β,PTEN,BLC2,pl6,p53,RAF,RB,AR[190]
	2.激素非依赖型	
卵巢		K-Ras,BRAF,AKT,p53,RB,PTEN,BRCA1/2,HOX[198]

分级；③治疗监测。首先，传统影像学手段最常应用于对肿瘤的探测及诊断——主要为CT、MRI[6,7]及超声[6,8]。这些病变基于解剖形态学改变来发现病变，最常用来检测直径大于 1cm 的肿瘤[8]；这主要因为患者大多不表现出肿瘤相关症状，直到肿瘤长到足够大的体积，但影像学发现病变时一般已到肿瘤晚期阶段。一旦发现病变位置，影像引导下的活检可进行组织病理学诊断来确定病变的良恶性。如果为恶性病变，第二步则须通过影像学检查对病变进行分级，确定病变是否已扩散（如检测是否存在原位或远处转移病变），并推荐适当的治疗方案[如手术和(或)放疗/化疗][6]。术后的影像学检查同样关键，目的在于确定是否有残留病变[6]。如果发现淋巴结转移和(或)残留癌细胞就需有更高灵敏度的影像检查技术。因此，闪烁成像技术 [如单光子发射计算机断层扫描(SPECT)和正电子放射断层造影术(PET)]常被在临床中结合解剖和形态学成像以进行癌症分期[9,10]。更具体来说，^{18}F-fluorodeoxy glucose(^{18}F-FDG)是应用最广泛的 PET 放射示踪剂（约应用于 95% 的临床 PET[8,10]），该物质在肿瘤组织中较正常组织呈现明显的高代谢[10,11]。利用 ^{18}F-FDG 示踪肿瘤病灶，因其肿瘤组织呈现高敏感性（亚纳米摩尔到亚毫摩尔范围[11,12]），而正常组织表现为低信号背景（除脑、肾脏及膀胱），使 PET 诊断成功率超过了 85%。此外，利用 ^{18}F-FDG 的高灵敏度 PET/CT 可以发现早期肿瘤病变和(或)癌前病变，同时，可以预估治疗反应[11]。然而，一些肿瘤不能通过 ^{18}F-FDG PET/CT 显影，因为这些肿瘤不能摄取探针（如甲状腺和神经内分泌肿瘤[11]），或者因为炎性病变或正常细胞的高代谢状态使作为背景的正常组织呈高信号（如脑组织）[10]。另一个分子成像的示例是通过 MRI 检测淋巴结转移灶进行病变分期。强化 MRI 使用磁性纳米微粒靶向淋巴结内的巨噬细胞，可以探测到前列腺癌在淋巴结内的毫米级转移灶[13]，这一方法已被应用于多种癌症淋巴结转移灶的诊断（如，泌尿生殖系统肿瘤、乳腺癌以及头颈部癌症)[8]。对癌症的敏感和定量检测也需要第三步成像：治疗监测。^{18}F-FDG-PET/CT 是一种最常用的监测肿瘤大小变化的分子影像方法（如，体积测量）作为一种可读取的化疗反应数据。然而，很多研究中已经建立了非特异性摄取体系[如，基于肿瘤缺氧状态和多种药物抵抗（下文会进一步阐述）]，所注射对比剂可监测分子水平特异性治疗管理类型[8]。基于以上所述，发展其他分子探针和(或)改进其他分子影像检查手段的灵敏度已迫在眉睫。大多数对新型分子探针和(或)对比剂临床前期的评估包括癌症小动物模型中的药物体内分布、药代动力学、敏感性和毒性水平测定，这一部分也将在下一段落进行讨论。

1.3 小动物模型在肿瘤学中的应用

在体研究肿瘤表型共有几种啮齿类动物模型，其中包括：①皮下肿瘤移植；②向感兴趣器官或部位局部注射肿瘤细胞或外科移植实性肿瘤组织；③改变动物遗传基因从而促进肿瘤发生；④用已知致癌物处理动物以诱发肿瘤发生[14]。第一个模型——皮下

表 21.2　啮齿类动物建立癌症的方法：基因工程,应用化学致癌物,注射人肿瘤细胞

癌症类型	转基因小鼠/大鼠模型 a	化学诱导模型	常用人细胞系 b
乳腺癌	BRCA1/2−/−,ATM−/−,Tp53−/−,FoxP+/−,Atf2+/−[188,199]	小鼠乳腺肿瘤病毒(MMTV)[188]	MCF7,SK−BR−3,MCF−10A,MCF−10F,MCF−12A,MCF−12F
肺癌	蛋白C启动子驱动的 craf−BxB,腺病毒 Cre−V600EBRaf[200] 或 LSL−K−ras G12D 和(或)LSL−p53R276H[19,201]	二氯甲烷,氯丁橡胶,五氧化二钒[202]	A549,HT −1080,NCI −H2126,NCI −HI688,NCI −H1755,W1 −26 VA4,DMS 79,DMS 53,Hs 573.T,A−427,SK−MES−1,SK−LU−I,Hs 57.T
结肠癌	APCMin/+[203],APC4638N[204],Muc2−/−[205],KRasV12[220]	氧化偶氮甲烷[206,207],高脂肪饮食,十二碳六烯酸,高热量摄入[208]	Colo 320DM,DLD −I,HCT −116,HCT −15,RCA,Colo205,Colo201,LoVo,SW48,SW403,SWI116,SW837,SW948,SWI417,HCT −8,T84,LS123,CaCo −2,RKO,GEO,LS174T/LS180,SW620,SW480,HT−29
皮肤癌	Tg.AC[209],RasH2[210] SENCAR,Tyr−H−ras;Ink4a/Arf(del2/3),Tyr−H−ras p53−/−[211]	12−O−四−十−烷基酚聚−13 醋酸酯(TPA),UV 照射,7,12−二甲基苯[a]蒽黑(DMBA)[212]	A−375,Hs 834.T,Hs 839.T,Hs 852.T,A2058,HT −144
肝癌	白蛋白启动子诱发的乙型或丙型肝炎病毒转基因的表达[213],Mdr2−KO 鼠[214],4 LAP−tTA/TRE−MET[215]	乙醇,2−乙酰氨基芴,4−二甲基氨基偶氮苯,除草剂,雌二醇[216],奥皮素菌感染[213]	HEP G2,HEP 3B,SNU −398,SNU −449,SNU −182,SNU −475,SNU −387,SNU −423,SK −HEP−I,C3A
胰腺癌	Pdx 1−Cre,Kras G12D[221],Pdx 1−Cre,Trp53 R172H/Kras G12D[228]	雨蛙肽素[217]	PANC −1 MiaPaCa −2,SU86.86,Capan −l,Capan−2. HPAC,HPAF−II,BxPC−3
脑癌	GFAP −Cre,RCAS −Cre,Math 1 −Cre,Nestin −Cre,Olig2 −Cre,or Tlx −Cre driven: Ptch+/−,SmoM2,Brca2−/−p53−/−,Nf1 +/−p53 +/−,Kras −Pten−/−(see[218] for review)	铅化合物,乙腈,丙烯酰胺,2−甲基吡啶,1,2−丙烷磺酸,烷基硝基苯钾酸酯[219]	U87MG,M059K,M059J,DBTRG −05MG,Hs,683,A−172,LN−229,LN−18

（待续）

表 21.2(续)

癌症类型	转基因小鼠/大鼠模型 [a]	化学诱导模型	常用人细胞系 [b]
血液细胞肿瘤	Mx1/Cre—^{V600E}BRaf or ^{G12D}Kras[200], RB$^{-/-}$, p16INK4A$^{-/-}$/p19ARF$^{-/-}$, p53$^{-/-}$/BCR–ABL–骨髓细胞表达[197], BCR–ABL[210], PML–RARa, MII 嵌入小鼠[211,220]	苯[221], 甲醛[222], 1,3–丁二烯[223]	HL−60, U937, MI, CCRF−CEM, CCRF−SB, RPMI 6666, Mo−B, KG−1, CCRFHSB−2, MOLT−3, NALM−1, ARH−77, RS4;11, GA−10, A3, AML−193, TALL−104, NC−37, HS−Sultan, BC−1
前列腺癌	ARKO(1−5), SCARKO, SPARKI(AR 嵌入 或敲除小鼠模型, 见[224]), TRAMP[225], PB−or C3−启动子诱发的癌细胞的表达 (e.g., KRas, cMYC, p27$^{Kip1-/-}$, PTEN$^{+/-}$, p53$^{-/-}$, pRB$^{-/-}$[226]	N−甲基−N−硝基脲, N−硝基松香 (2−氧丙基胺), 3,2'−二甲基−4−氨基联苯, 和 2−氨基−6− phenylimidazo [4,5−b]异吡啶[227]	PC−3, LNCaP, DU−145, CA−HPV−10
卵巢癌	TP53$^{-/-}$, RB1$^{-/-}$[228], MSIIRI−driven SV40 Tag[98,29], Cre−recombinase APC$^{-/-}$/PTEN$^{-/-}$[20]	7,12−二甲基苯 (a) 蒽黑[231]	SKOV−3, SW626, Caov−3, Caov−4, ES−2, OVCAR−3

[a] 转基因鼠通过 Jackson 实验室获得 (http://www.jax.org)

[b] 通过美国组织培养收藏中心 (ATCC) 获得 (http://www.atcc.org)

肿瘤移植——涉及皮下注射建立肿瘤细胞系[通常为人(即移植瘤)],表 21.2 列出了常用癌症细胞系)形成水疱。由于有几种不同的基因型细胞系,这种模型对于分子显像研究非常有用;因此,研究人员可以很轻松地找到或操作细胞系进行阳性和(或)阴性对照操作。比如,RKO 表达的是结肠癌细胞是腺瘤性息肉病(APC)的野生型,而大部分结肠癌细胞表达一个突变的无功能的 APC 类型。如果研究人员想要设计一种探针,只靶向表达突变 APC 的结肠癌细胞,那么就可以应用 RKO 结肠癌细胞作为阴性对照。科学家也可以选择利用从患者肿瘤中分离出来的原代肿瘤细胞;然而,这些细胞通常很少具有遗传改变的特征。这类模型的另一个优势在于可以很快建立 3D 肿瘤样本(通常在 1~4 周内),可具有肿瘤中常见的典型表型特征(如增生、新生血管和坏死)。这类模型的缺点是对固有细胞系的使用,细胞系只能包含一种肿瘤细胞类型,因此形成的肿瘤肿块性质均一。皮下种植瘤的另一个缺点在于形成肿瘤的微环境不能反映出器官中的真实状态。比如,皮下种植的胰腺肿瘤细胞其周围均为皮肤及肌肉组织,其出现的大部分新生血管均来自肌肉组织,这与体内胰腺组织富含大量血管及其他多种结构(导管、腺泡细胞及纤维)的环境大相径庭。

　　第二种类型的模型——原位肿瘤模型——用以弥补肿瘤组织生长微环境的差异,并通过注射肿瘤细胞或移植实性肿瘤至特定组织/部位。原位肿瘤肿物模型有很多优点:①相对于皮下种植肿瘤,原位种植肿瘤的生长速度相对较快(尽管可能较慢,因为通常注射较少的细胞以适应较小的体积和增加器官密度);②这些模型部分也被用以进行分子影像学研究,因为经原位种植的肿瘤在相应部位出现不同的图像信号特征;③原位种植肿瘤模型可以用来研究转移灶[15]。转移性病变的原位种植肿瘤模型,根据部位的不同分为多种类型。例如,肝细胞癌(HCC)的转移瘤就是通过将人 HCC 细胞种植于小鼠肝脏获得[16],或通过注射人 HepB HCC 细胞株的悬液于联合免疫缺陷小鼠的手术暴露肝脏[17]。另一个研究转移病变的模型是通过静脉注射肿瘤细胞至小动物体内,观察这些肿瘤细胞的归巢情况(如黏附)[18]。但是这种模型的缺点在于还是不能模拟肿瘤发生的相关特异性因素(如,胰腺导管腺癌发生在胰腺导管,却往往侵袭至腺泡细胞,但这种肿瘤模型在建立时往往同时混有这两种组织细胞)。

　　第三种啮齿类动物模型应用为基因工程或转基因鼠。有两种策略来修改啮齿动物的基因:①"knock-in"技术指在其基因组中插入一种新的基因;②"knock-out"技术指用失活的啮齿类动物基因或人类基因来替代某种基因。"knock-out"技术已被广泛应用于多种癌症相关基因变异的结果研究(表 21.1)。其中包括癌基因的过表达(如 CCND1,编码细胞周期蛋白 D_1,一种促有丝分裂的蛋白),突变致癌基因的表达(如癌基因 $KRas^{V12G}$),删除或下调抑癌基因的表达(如 p53),或表达一个突变的无功能的抑癌基因(如 APC^{1638N})。然而,这些基因变异,包括 $cKRas^{V12G}$ 的表达和 p53 的缺失,都是很常见的癌症类型;同时也必须小心,这些突变对于每种类型的癌症贡献不同。比如,

K-Ras 突变发生在肺肿瘤发生的早期并与肿瘤起始相关[19]，但是 K-Ras 突变发生在结肠癌晚期并与肿瘤进展相关[20,21]。"knock-out" 转基因小鼠/啮齿类动物是通过两只转基因小鼠繁殖得来：一只"knock-in"表达一种叫 Cre recombinase 的酶，一只"knock-in"一种质粒跟随"替换"基因在两个 LoxP 部位表达靶基因（如，在靶基因序列之前及之后分别识别插入位点）。这种方法称为 Cre/lox 系统介导的位点特异性重组技术，可在某基因（如，一段突变或缩短的基因）前用组织特异性启动子特异表达一种特定的器官[14]。如，K-Ras（K-Ras^{V12D} 或 K-Ras^{G12D}）的突变经常在多种癌症中遇到，包括乳腺癌、结肠癌、胰腺癌和肺癌。如果这些位置全部出现突变，那么各种肿瘤的发生就可以重新产生一种动物，不容乐观的是，这种动物将出现炎性反应而影响肿瘤的生长，和（或）最佳情况是健康的动物在肿瘤发生之前便丧失抵抗力。因此，这是器官/组织利用组织特异性启动子直接表达的最佳方式。很多小鼠模型（表 21.2）已经用来研究癌基因 K-Ras 在特异组织中与肿瘤形成的关系。肿瘤特异性启动子包括：①pVillin（结直肠）[20]，Pdx1（胰腺）[22]；②甲状腺素（甲状腺）[23]；③LA1（肺）[24]。其他组织特异性启动子在 Ristevski 等[25]的一篇综述中进行了总结。试验中必须确保已知所选组织特异性启动子的全部特征[25]。比如，Tuveson 等[26]用 Mist1 启动子在胰腺腺泡细胞内诱导胰腺肿瘤生成，并同时观察到肝细胞癌。用 Cre LoxP 重组系统-生成的转基因小鼠是研究特定基因改变影响的精准工具。这一体系的优势在于可以非常相近的方式模拟人类的肿瘤发生方式。例如，利用 Pdx1-Cre LoxP-Stop-LoxP（LSL）-KRas^{V12G} 小鼠模型胰腺上皮内瘤变，该模型与人类组织学特征有相似进展模式和动力学[22,27]：①导管上皮细胞延长形成一个柱状的形状（非立方形），开始生产大量的胞质黏蛋白（PanIN-1A 级别肿瘤开始于小鼠 2 周龄）；②形成乳头状或微乳头导管病变（如，异常导管上皮细胞向内侧导管生长：级别 PanIN-1B）；③中等（级别 PanIN-2）或显著（PanIN-3）频率出现非典型细胞核和细胞极性损失。另外，作者指出，基质/腺泡分隔出现与肿瘤相关的异常表现，包括大量的炎症细胞和成纤维细胞以及胶原蛋白沉积[22]。这一例子清晰地阐述了转基因小鼠模型模拟人类肿瘤的能效性。另外，多重致癌基因的影响可由多品种转基因小鼠进行验证。Hingorani 等[22,28]用杂交 p53^{R172H} 突变小鼠的方式拓展了 Pdx1-CreLSL-K-Ras^{V12G} 小鼠模型，用来研究 K-Ras 和 p53 同时突变的影响（小鼠模型：Pdx1-CreLSL-K-Ras^{V12G}/p53^{R172H}），他们发现双突变启动子增加了肿瘤的侵袭性和肝脏转移风险。这些小鼠的平均生存时间为 5 个月；然而，在一些模型中（尤其重要的是研究之前未报到基因的影响效应时）基因改变可能导致胚胎损伤。在这种情形下，最好有条件地表达癌基因，从而可以暂时控制基因的表达[25,29]。可通过利用可诱导基因表达系统实现这一要求，在这一系统中，"替换"基因的启动子依赖于化学物的有无来发挥作用。有很多诱导系统可选用：①金属结合蛋白启动子（依赖于重金属的存在）；②干扰素-诱导启动子（如，6-16、Mx1 或 OAS；依赖于干扰素的存在）；③激素诱导型（如，注入激素 20-OH 蜕皮素或合成雌激素依赖于与激素捆绑受体的表达和激素的存在);④抗生素诱导型[如四环素(Tet);需要 Tet 受体的表达来上调 Tet 水平以及 Tet 的有无][25]。诱导系统可以更好地调控基因的表达;然而也涉及需要在循环中加入化学制剂(有时可为受体/催化剂的表达)。这种方式的缺点就是在循环系统中加入化学品时须严格评估加入剂量,以诱导整个靶标的特定基因表达,使用的化学品可能造成对实验动物的毒副作用并影响其他系统功能,从而影响实验结果(如,用以诱导金属硫蛋白启动子的重金属就可能存在毒性)[25]。总体来说,转基因动物模型有很多种方法可以被用来进行疾病早期探测的研究,特别是分子影像学,这一技术拥有更好的灵敏度以及更出色的分辨率(即使在肿瘤早期或微小病变均可利用这种模型进行研究)。转基因小鼠模型最大的缺点是复杂的制备步骤、成本较高并且大量耗时,其中包括克隆、繁殖、基因分型、组织学评估和动力学特征等。事实上,转基因小鼠还需若干年时间去发展;然而,如同以上所说,用这一独特的方法进行肿瘤发生发展的研究可以为人类提供无价的宝贵经验,并且将在评估新分子成像策略中发挥重要作用。

第四类小动物肿瘤模型主要通过化学品(如,毒素如杀虫剂、酒精和病毒)或物理手段(如,改变饮食结构、紫外辐射或运动)研究肿瘤的发生(见表 21.2)。这些模型可以更贴近真实水平的模拟人类癌症的发生。例如,过量饮酒可导致"酒精性肝硬化",这与肝脏重量的增加、甘油三酯堆积和脂质代谢的改变有关[30,31]。这些情况导致基因表达改变,并从化学成分角度改变了微环境(如,酒精增加了自由基的产生并可导致细胞损伤[32]),从而促进炎症进展(即,肝炎的进展)及肿瘤发生的风险。这类动物模型多数被用以研究肿瘤的预防[也就是说,分析何种生活方式和(或)化学物质会增加癌症的风险],同样也可被用来研究何种物质可导致癌症的发生[如,人乳头状瘤病毒(HPV)被认为可引发宫颈癌]。使用这个模型有几个优势:第一,许多癌症的发生与人们生活方式有关(如,吸烟、过量饮酒、缺乏锻炼),或者与化学因素暴露有关(如,环境中的毒物诸如含铅油漆或石棉材料);因此,这类模型可以用来分析这类肿瘤的生物效应。第二,这类动物模型对进行风险评估有很高的研究价值。对于癌症高风险患者来说,需要进行更频繁的癌症筛查,这种筛查可鉴别出良恶性病变、炎性病变或正常组织。有大量文献报道炎症与癌症间存在转化关系,包括慢性炎性病变具有引起肿瘤的能力[33],同时,癌症可引起炎性反应[34]。通常情况下,炎症与癌症具有相同的特征表现:基因组不稳定性、基因表达的改变、物理结构的改变、血管生成、活性氧的产生等[34,35]。因此,炎性病变与肿瘤鉴别困难,但我们可应用这些肿瘤模型来探索一种方法从而建立判别标准。例如,血管生成常见于炎症和癌症,应用传统影像学手段难以显示微血管生成,从而也就难以区分炎症与癌症。但是应用血管生成相关分子标志物成像就可显示组织中的炎性成分和肿物。利用化学或物理方式诱导肿瘤发生动物模型的缺点包括需要继续优化改进的时间(如剂量、管理技术、动力学),会对动物产生毒性作用,并可能导致一种不均匀分布的反应(虽然对此仍存在争议,因为一些人认为,这种情况的发生恰好可用于预测在人体实验中的反应,不应作为不利因素,但是如果不能平均分布,将难以成像及体外观察)。

所有这些小动物模型都是用来研究新的分子成像技术及对比剂应用,包括:①制订筛选标准(如、炎症与肿瘤疾病的比较);②检测癌前病变及癌症病灶;③对肿瘤进行分级并检测转移灶;④发现并监测化疗效果及缓解情况。以下篇幅将讨论小动物肿瘤模型的不同分子影像技术。

2 分子成像对比剂分子靶标的确定在肿瘤学中的应用

2.1 靶向肿瘤生理

癌症表型涉及多种行为,可使肿瘤细胞与非转移性细胞、正常细胞区分开来,这些行为还包括不受控制的增殖和复制、逃避细胞死亡或凋亡的能力、增强细胞生存能力(如对生长抑制信号的不敏感性)、通过血管生成自我供养、通过侵袭及转移的无限制生长[5]。细胞可通过基因突变、表观遗传学事件、转录后/转录后修饰进行重编码(表21.1),并以此来观察肿瘤表型。然而,肿瘤作为多种肿瘤细胞共存的一个整体,较单个癌症细胞表现出更多种行为特点。虽然大多数肿瘤都是从单个癌细胞增殖而来(如癌症的发生启动过程称为"克隆"),组成肿瘤的细胞仍然可以随着微环境的变化而改变其特性。如图21.1所示,单个启动细胞无序的扩大自身数量。但在一个三维的形式中,肿瘤可以由多种因素组成,生长的刺激和(或)可通过细胞位置改变不同细胞信号转导。所有这些因素均可影响表型;因此,即使虽然一个已转化细胞以"无性克隆方式增殖",肿瘤除其他(如成纤维细胞)组织成分之外表现出异质性,包括血管生成血管、缺氧细胞、侵入和转移细胞、炎症性细胞(例如白细胞)[34]。最近的研究还表明,血液系统恶性肿瘤[36]和实体肿瘤[37]包含一小部分亚型细胞即肿瘤干细胞,或可同时表达上皮和干细胞抗原的细胞。事实上,干细胞与肿瘤细胞在自我更新能力方面有着相似之处(常见 Wnt 和 Sonic hedgehog 信号转导通路),并逃避凋亡(例如通过增加表达的抗凋亡基因 bcl2)[38]。正常的干细胞也可以改变成为引发癌症干细胞,从而导致癌症的发生;这一论点已在急性髓系白血病的研究中有所阐述[39]。

这种肿瘤异质性不断变化的影响(如随时间不断变化)在分子影像上是巨大的,因为分子靶点也会随时间的变化而有所改变[40,41])。早期诊断是提高生存可能的关键;然而,这就要求用来检测病变的分子靶点必须存在于即将成为肿瘤的细胞和(或)正在发生转变的细胞。分子影像检查也常常用于监测疗效,这有可能影响一些肿瘤亚群,会再一次对所用分子靶点产生潜在影响。对比剂是用来靶向肿瘤表型显示肿瘤快速增殖的

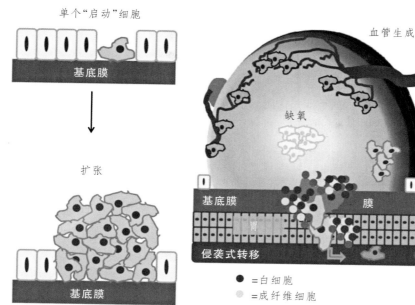

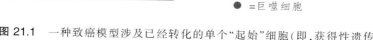

图 21.1　一种致癌模型涉及已经转化的单个"起始"细胞(即,获得性遗传改变),其扩增形成三维肿瘤。该肿瘤可以被认为是具有细胞信号梯度的球体,使肿瘤内不同位置的细胞产生不同的细胞-细胞相互作用。例如,血管生成血管附近的细胞(粉红色)与营养素和其他刺激物非常接近,而中心的细胞可能远离生长刺激物,并且因缺乏"营养","氧气等导致"饥饿"状态。此外,因白细胞(紫色)、成纤维细胞(黄色)和巨噬细胞(蓝色)的浸润出现了炎性反应。因此,肿瘤内的每个细胞可以在变化的肿瘤微环境中与不同细胞相互作用/交流[40,41]。

能力、生长因子的代谢、抵抗化疗药物、形成血管生成血管并包含缺氧区域(图 21.2a)。这些表型的许多特征变化可以被标记出来,如,可靶向它们所包含的基因/蛋白。例如,许多这些表型特征有这样针对性的相关基因/蛋白质的特点。例如,对于肿瘤来说,它有一套完善的血管生成机制,或者可招募新的血管来维持肿瘤生长,它通过内皮细胞高表达 2 型血管内皮生长因子受体(VGEFR-2)和整合素 $\alpha_v\beta_3$ 亚基促进这一过程[42]。多种对比剂被开发出来用以靶向这两种物质中的任意一种,应用于 PET、SPECT、MRI和超声影像学(这些内容会在本章的后续部分详细讨论)。

2.2　靶向癌症基因组和(或)蛋白质组学

很多癌症具有相似的基因改变(表 21.1),因此,这种常见的变化或蛋白产物对于分子探针或癌症治疗来说可作为一种灵活的靶标(例如,基因突变的 K-Ras,即使在癌症中会出现不同的突变类型)。然而,大多数分子成像对比剂被用来靶向表型,因为这

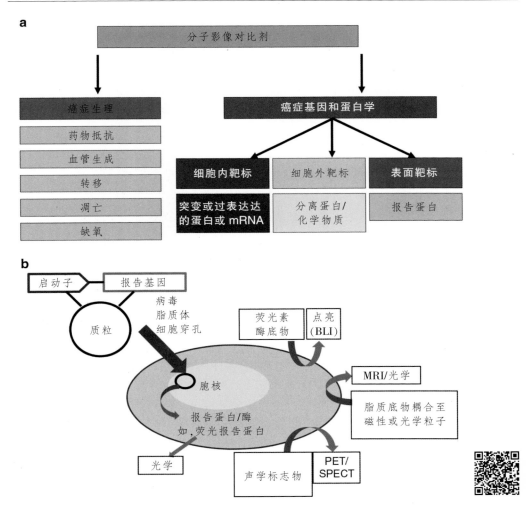

图 21.2　分子影像对于癌症检测、监测和(或)治疗效果的评估涉及两种肿瘤"标记"方法:(a)针对肿瘤特征(癌症生理系统)或癌细胞特异性特征(癌症基因组)的对比剂,或(b)一种由 DNA 编码诱导的存在于癌细胞中的酶或蛋白的报告基因,有关详细信息,请参阅文本。

些对比剂可以放大分子事件(例如,增殖活动或血管生成)或细胞外基质/细胞表面的蛋白表达,使其更利于观察。被切除肿瘤或呼吸道液体在影像检查后的活检通常被用来验证其发生的突变,但是如果可以实现实时非侵入性的图像检查来验证这些信息,将会更有利于临床。这种方法尤其可作为癌症高风险患者的理想检查,利用影像检查结果来区分炎症和癌症。一些大分子事件(例如,血管生成)可能常见于炎症及癌症间区分,但是对于一些小分子事件(例如,改变的基因/蛋白表达)来说,就比较困难。最近的某项研究利用一种 mRNA–靶向的淬灭荧光分子探针用来在体外探测胰腺癌细胞系突变的 K-Ras 基因和生存素转录的表达[43]。然而,在体内通过细胞内化检测细胞内酶活性或基因/转录物表达的对比剂面临相当大的挑战:①这意味着它们在达到靶标之前极易被降解;②它们可能由于过早的猝灭而导致非特异性荧光信号;③它们必须能够被细胞内化,同时无需额外的化学方法(例如转染载体如脂质体或病毒包装)[44]。对于基于 DNA 或 RNA 的分子探针,核酸靶序列可以与肽或小分子[例如与硫代磷酸酯(抑制内切核酸酶)]连接,这可以提供一些保护以使其免受降解[44]。荧光检测对于低拷贝数的检测能力有限,对人体应用的翻译水平有限。最近,使用基于 RNA 的报告基因策略的突变型 p53 的生物发光检测已经成功应用于鼠肿瘤异种移植模型[45]。在本研究中,与编码荧光素酶的报告 mRNA 序列连接的靶 mRNA 序列可以通过添加荧光素底物产生生物发光进行检测(报告基因成像方法和生物发光两部分内容将在本章后面更详细地解释)。用于可视化 mRNA 表达的另一个策略是肽-核酸(PNA)嵌合体,涉及两个碱基肽序列(例如,N-末端)侧翼的 12 个核苷酸序列[类似于反义 RNA 或短干扰 RNA(siRNA)的想法,如 N-Gly-D-Ala-Gly-Gly-Aba-[46]],提供具有良好稳定性的内切/外切核酸酶和蛋白酶[47]。这些 PNA 已成功应用于 SPECT 成像(^{99m}Tc-标记)或 PET 成像(^{64}Cu 标记)以检测乳腺癌和胰腺癌鼠模型中的 MYC、CCND1(细胞周期蛋白 D1)和致癌 K-Ras mRNA 的表达[46,48-50]。类似的嵌合体与纳米颗粒结合产物已被用于在有 K-Ras^{G12D} mRNA 表达的胰腺癌中 PET 成像(^{64}Cu PET)[51],目前正在研究用 Gd^{3+} 颗粒和 MRI 进行致癌 K-Ras mRNA 检测[52]。

　　除了癌症特异性基因表达成像之外,蛋白质表达的可视化与肽、蛋白质(例如,与受体结合的配体)或抗体的可视化相类似。因为这些物质不能穿过细胞膜,肽/蛋白质主要限于细胞外或细胞表面蛋白质。例如,可以使用抗体/蛋白质-蛋白质相互作用、肽(短蛋白质序列)-蛋白质相互作用来进行细胞表面或胞外蛋白的图像检测。一些研究通过成像血管生成中血管内皮生长因子受体 2 型(VEGFR-2)信号传导的作用来证明以上论述,　其方法主要涉及 3 个方面:①抗 VEGFR-2 抗体靶向内皮细胞上 VEGFR-2(例如,与抗体结合的靶向微泡[53]);②肽靶向内皮细胞 VEGFR-2(例如,与肽结合的靶向微泡[54]);③抗 VEGF 抗体靶向 VEGF 结合 VEGFR 和(或)由肿瘤和肿瘤相关基质细胞分泌的 VEGF(例如放射性鉴别标签和 PET 成像:89Zr-VEGF 抗体[42,55])。为了成像细胞内蛋白质表达,已经使用的一种策略是将肽与多聚精氨酸缀合(因为聚精氨酸可以穿透细胞),并且该类研究仅限于光学成像(参见第 3.6 节对该类型的对比剂的进一步描述)。

2.3　分子影像的报告系统应用

　　用于可视化肿瘤特异性基因/蛋白质表达的另一种方法是将报告构建体递送至靶(即癌症)细胞。报告构建体是具有促进报告基因/产物表达的启动子增强元件的质粒

（图 21.2b）。然后使用病毒递送系统（例如，腺病毒、慢病毒、反转录病毒），脂质体/胶束颗粒或机械穿孔（例如，具有超声波的超声）将质粒引入细胞[56]。或者，动物可以被遗传工程化以表达报告基因[例如，表达雌激素-应答元件（ERE）-启动子驱动的荧光素酶的转基因小鼠[57]]。然后可以用光学成像（例如荧光蛋白或荧光素酶）、MRI（例如铁蛋白）或 PET/SPECT（例如，HSV1-tk）对报告基因/产物进行成像[58]。报告基因/产物和检测它们的分子探针将在下面的每个成像模式中讨论。用于驱动报告基因表达的启动子可以"一直开启"（如，CMV、RSV、LTR），用于成像细胞传播，或者它们可以被特定的细胞内或细胞外蛋白质/分子"诱导"。例如，可以在肿瘤异种移植模型中使用一种癌细胞，该种细胞具有稳定表达的由"诱导型"启动子驱动的报告基因，然后可以由科研人员激活该启动子。Korpal 等[59]使用这个想法来研究转化生长因子-β（TGF-β）在乳腺癌骨转移中的作用。以前已知转移到肺和骨的 SP28 乳腺癌细胞用几种表达系统转染：①用于控制 SMAD4 表达（SMAD4 刺激的 TGF-β 信号传导）的诱导型表达系统，由（a）一种 CMV 驱动的四环素激活剂（tTA）基因，和（b）四环素应答元件（TRE）-驱动的 SMAD4 基因组成；②CMV 驱动的海肾荧光素酶基因（Rluc）；③SMAD 结合元件驱动的萤火虫荧光素酶基因（Fluc）（关于这些荧光素酶的详细描述，参见第 3.6 节）。在该系统中，SMAD4 表达受四环素激活剂结合 TRE 元件的能力所控制。当动物施用多西环素（Dox；四环素类似物；通过饮用水给予 0.5mg/mL）时，Dox 将结合 tTA 蛋白并阻止其结合 TRE 启动子（即，SMAD4 表达将被关闭；也称为 Tet-off 系统）。在不存在 Dox 的情况下，tTA 蛋白可以结合 TRE（即将发生 SMAD4 表达）。利用生物光学成像，Korpal 等[59]可以确定 TGF-β（例如，从 SMAD 依赖表达的 Fluc 获得信号）占全部肿瘤细胞（例如，从 CMV-驱动的 Rluc 获得信号）的百分比（请参考对 Fluc、Rluc 和生物发光成像的应用介绍）。这项研究能够证明，如果 TGF-β 信号传导早期中断，骨转移负荷可以降低，但如果骨损伤已经发生，则不会产生影响[59]。除了在啮齿动物中使用报告细胞之外，目前也已经开发了具有报告系统的转基因小鼠模型。最近，Woolfenden 等[60]开发了 Cre-LoxP 驱动的荧光素酶小鼠模型（有关 Cre-LoxP 重组方法的详细描述，请参见第 2.3 节），并且当将该菌株与 K-Ras$^{tm4tyj/1}$ 小鼠（非转基因小鼠模型）表达致癌 K-Ras^{G12D} 的小细胞肺癌，生物发光成像可以测量肺肿瘤随时间延长的生长情况。

　　除了使用报告系统进行成像之外，这些构建体已经被设计用于基因治疗，如自杀基因单纯疱疹病毒 1-驱动的胸苷激酶（HSV1-TK）。自杀基因治疗的想法依赖于酶（例如胸苷激酶）将无毒药物前体（如更昔洛韦）转化为有毒药物；因此，如果该报告基因可以递送到特定的靶细胞（例如癌细胞），则不会影响周围的非靶向组织（例如正常组织）[61]。可以通过选择肿瘤特异性启动子（即，与正常细胞相比在癌细胞中具有高活性的"诱导型"启动子）来驱动 HSV1-TK 表达来实现靶向癌细胞。几项研究中已经使用癌症特异性启动子表达了癌症特异性 HSV1-TK 基因治疗：COX-2[62]、eIF4E[61]和热休克蛋白[63]等。报告基因治疗将在第 4 节讨论。HSV1-TK 表达也可以用作报告基因，并且可以使用酶底物的分子成像检测其表达。由于 TK 磷酸化胸苷或嘧啶，因此这些底物的类似物可被放射性标记以通过 PET 或 SPECT 成像进行检测。

3　小动物肿瘤分子成像技术

分子成像技术(图 21.4)正在朝着"实时癌症活检"的目标前进，以便进行瞬时诊断和治疗监测。从业人员高度依赖于体内小动物肿瘤成像来进行探针设计并扩展至人类医疗领域。小动物癌症成像策略常常基于实验目标,如:①检测原发灶或转移灶;②检测大的晚期病变及早期或者癌前病变;③药物治疗或递送的量化;④细胞或分子追踪实现生物分布的可视化等。这些因素着决定着分辨率、速度、量化、信噪比和对比剂的选择。例如,FDG-PET 成像广泛应用于检测癌灶及治疗监测,但是该类物质也在脑和心脏高代谢,并通过膀胱排出;因此,如果肿瘤在这些器官附近或来自这些脏器,那么将与邻近结构信号难于区分。在本章节会涉及各种常用对比剂在不同成像方法的应用比较。在这些对比剂的使用及设计中,有些不同的检查手段有相似的部分,但都致力于在最佳显像时间内获得最好的信噪比(如获得足够的时间去上调或清除非靶向或非病变区对比剂)。对比剂也可以靶向小化学分子、生物分子、囊泡、微粒、纳米粒子(图 21.3)。多模态探针可以用以进行多模态成像。例如,Cai 等[64]用 RGD 标记量子点 QDs (靶向肿瘤新生血管中的 $\alpha_v\beta_3$ 整合素)，同时使用 PET 进行 ^{64}Cu 检测双探针是常用的靶向和信号测量,可用来评估靶向成像其他组织器官的生物分布。相类似的多模态分子基团也可用来实现诊疗一体化。例如,Blanco 及其同事[65]构建了一个多功能探针,包括 SPIO NP(MRI 成像)与阿霉素(抗肿瘤药物)包裹于 RGD 构建的壳内。利用这种探针,他们在 MRI 图像中进行肿瘤成像,并可以利用生物发光成像技术来测量治疗后肿瘤的体积变化。这种复合探针数量庞大,但目的都是实现多模态成像。

该成像技术同时被用以观察癌症生物学以及正常细胞与肿瘤细胞的相互作用。比如,为了了解癌症的转移,被标记的肿瘤细胞会进入循环系统,我们就可以通过追踪被标记细胞来进行定位。近期研究也显示通过光学成像免疫细胞[66]和间充质干细胞[67,68]可以找到肿瘤原发灶并进行治疗。绿色荧光蛋白在转基因小鼠模型中的应用也可用来显示肿瘤与宿主组织相互作用。利用双色荧光全身成像,鼠标宿主组织之间和植入红色荧光蛋白(RFP)表达可以观察到肿瘤细胞[69]。

3.1　正电子发射断层扫描(PET)

正电子发射断层扫描(PET)是一种具有无限穿透深度的高灵敏度、定量成像技术(见第 5 章);然而,它涉及放射源的管理并且检测费用昂贵(基于放射性示踪剂合成的

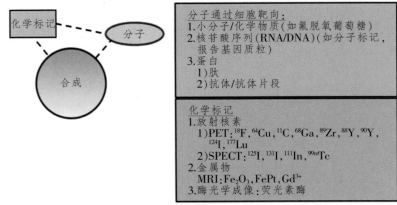

分子通过细胞靶向:
1.小分子/化学物质(如氟脱氧葡萄糖)
2.核苷酸序列(RNA/DNA)(如分子标记,报告基因质粒)
3.蛋白
　1)肽
　2)抗体/抗体片段

化学标记
1.放射核素
　1)PET: $^{18}F, ^{64}Cu, ^{11}C, ^{68}Ga, ^{89}Zr, ^{88}Y, ^{90}Y, ^{124}I, ^{177}Lu$
　2)SPECT: $^{125}I, ^{131}I, ^{111}In, ^{99m}Tc$
2.金属物
　MRI: $Fe_2O_3, FePt, Gd^{3+}$
3.酶光学成像:荧光素酶

合成材料			
类型	大小	金属物	成像类型
量子点(QD)	2~12nm	CdSe/ZnS 核半导体纳米颗粒	荧光成像,PET
		顺磁涂层	MRI
		共轭的 Fe_2O_3、FePt 或 Gd^{3+}	MRI
纳米粒子(NP)	2~100nm	单晶氧化铁(MION)	MRI
		超顺磁氧化铁(SPIO)	MRI
		磁性设计的氧化铁(MEIO)	MRI
		氧化锰(MnO)	MRI
		金纳米壳	荧光成像
		单壁碳纳米管(SWNT)	PET,荧光成像
		全氟化碳	SPECT,MRI,US
		聚合物胶束	全部
微泡(MB)	1~10μm	脂质双层壳	US
脂质体	100~200nm	脂质双层壳	MRI,US

图21.3 分子成像探针的设计涉及分子、化学标记和(或)合成微粒材料。不同尺寸和材料的合成颗粒可用于各种小型动物成像方式[65,71,171,179,187]。

仪器和成本)。如前几章所讨论的,当放射性核素发射正电子时,PET 会检测到发射的两个 γ 线(每个约 511keV、180°分开的两个光线)的一致性,这反过来又消灭了一个相邻的电子。探测器环记录重合并将其转换为光;然后将电子映射到活体中的特定位置。在 PET 中使用几种放射性核素(见第 9 章)[70],最常见的用于癌症成像包括 ^{18}F[半衰期 $(t_{1/2})$=1.83h]和 ^{64}Cu[$t_{1/2}$=12.7h][70~73]。虽然 ^{18}F 通常在回旋加速器中大量生产,但因其较短的半衰期造成难以合成新的示踪剂在小型动物中应用。用 ^{18}F 标记分子可以通过几种方式进行:①含氟化物的分子可以用 ^{18}F 替代 F。②具有氟尿嘧啶的"桥连"分子可以连接到靶向分子上(例如,肽/蛋白质,抗体;实施例研究:硫醇基团 4–^{18}F–氟苯甲醛–O–{2-[2-[2-(吡咯-2,5-二酮-1-基)乙氧基]-乙氧基]-乙基}肟(^{18}F-FBOM),4–^{18}F–氟苯甲醛–O–[6-(2,5-二氧代-2,5-二氢吡咯-1-基)-己基]肟(^{18}F-FBAM)和琥珀酰亚胺基–4–^{18}F–氟苯甲酸酯(^{18}F-SFB)作为 ^{18}F 和含半胱氨酸的三肽谷胱甘肽之间的桥接基团,含半胱氨酸的二聚神经丝氨酸衍生物和人天然低密度脂蛋白[74])。③H,OH 或另一

个原子可以用 ^{18}F 代替(尽管这种方法是时间密集的,并且可以改变其结合性质)[71]。使用 ^{18}F 的优点包括其广泛的可用性(它在可用于临床使用的回旋加速器中生产)和其短的半衰期(即,快速衰减速率)允许动物同一进行反复成像。近期研究已经证明所涉及的化学反应可以在 2 小时以内进行(例如,^{18}F–FBEM 标记的 RGD 肽[75]);然而,在这种情况下,必须考虑放射性物质的量和校正衰减率,以获得 PET 扫描的最佳灵敏度。另一方面,^{64}Cu 可以使用各种螯合剂(例如,DOTA、TETA)[76]与生物分子耦联,并且,由于其较长的半衰期(12.7 小时),因此,不太需要长时间关注放射性标记反应。^{64}Cu 的一个大缺点是它不易得(通常必须从商业供应商购买,因此使用成本昂贵),相对于 ^{18}F,由于其相对较长的半衰期,对于纵向研究而言不太可行。

表 21.3 列出了用于各种癌症成像的靶标,包括与癌症物理学相关靶标(如癌细胞代谢、血管生成和缺氧)以及与癌症基因组/蛋白质组相关靶标(即肿瘤受体);此外,几种 PET 示踪剂可用于检测 HSV1–TK 的表达。^{18}F–脱氧葡萄糖(^{18}F–FDG)是迄今为止最常用的 PET 示踪剂,因为已被批准临床应用,可以在大多数回旋加速器中容易获得[76]。^{18}F–FDG 具有较高的转运蛋白(GLUT)和糖酵解酶表达,能被快速增殖的细胞摄取;因此,它是细胞代谢增加的指标。值得注意的是,已经发现 GLUT 表达上调是由缺氧诱导的[即缺氧诱导因子(HIF)-1α 的表达],并且已经证实分别在 ^{18}FFDG 和 ^{18}F–FMISO 的 PET 小鼠成像研究中具有直接相关性,在低氧($\leqslant$1000 转/分氧气)环境中得到高度还原/反应性的硝基咪唑化合物类,并共价结合细胞内大分子,防止 ^{18}F–FMISO 离开细胞[77])[78]。用于成像肿瘤增殖的示踪剂是 3–细胞脱氧–3–18 氟化脱氧胸苷(^{18}F–FLT),其通过细胞膜传输并被胸苷激酶 1(TK1)捕获,或者,通过胸苷激酶 2(TK2)捕获 ^{18}F–1–(29–脱氧–29–氟尿嘧啶–阿拉伯呋喃糖基)胸腺嘧啶(^{18}F–FMAU)。放射性标记的胸苷/胸腺嘧啶的两种版本均可掺入 DNA;因此,这些示踪剂是 DNA 合成的指标[77]。那么,它们有什么区别呢? TK1 是细胞周期的 G_1 期、S 期和 G_2/M 期高水平表达的胞质蛋白,而 TK2 位于线粒体中,其表达与细胞周期无关。结果,^{18}F–FLT 和 ^{18}F–FMAU 具有不同的药效学(例如,^{18}F–FLT 摄取在骨、心脏、肠和脑中高,而在肝和肾中观察到 ^{18}F–FMAU 的显著摄取)[77]。^{18}F–氟甲酰胆碱(^{18}F–FEC)是通过整合到膜磷脂中的肿瘤增殖的另一种 PET 示踪剂;因此,快速分裂的细胞会产生含有 ^{18}F–FEC 的膜的子细胞。虽然这 4 种 PET 示踪剂旨在成像快速增殖的癌细胞,但是当相互比较时,它们的行为差异很大。如本节所介绍的,优化信号背景比是分子成像探针设计的关键组成部分。Von Forstner 等[79]比较了 ^{18}F–FDG、^{18}F–FLT 和 ^{18}F–FEC 植入不同人类细胞系的胰腺癌小鼠模型检测中的表现。已经表明,除了肿瘤摄取之外,在心脏、肝脏和膀胱中观察到 ^{18}F–FDG 的组织吸收,并且在胆囊、肝、肾和膀胱中观察到 ^{18}F–FLT。值得注意的是,^{18}F–FLT 被所有肿瘤强烈吸收,而 ^{18}F–FDG 仅占一半肿瘤。相比之下,^{18}F–FEC 未被肿瘤占据,

表 21.3　PET 示踪剂开发以及小动物分子成像癌症模型的应用

分子事件/类型	分子靶标	PET 示踪剂	小鼠肿瘤模型示例
细胞代谢[79]	GLUT	^{18}F-氟脱氧葡萄糖(^{18}F-FDG；FDG)	胰腺癌[79]
	TK1	^{18}F-氟嘧啶(^{18}F-FLT)	胰腺癌[79]
		^{18}F-氟氏胆碱(^{18}F-FEC)	胰腺癌[79]
血管生成[42,55]	VEGFR-1/2	^{89}Zr-VEGF(抗体)	卵巢癌[42,55]
		^{64}Cu-DOTA-VEGF(肽)	胶质瘤[232]，乳腺癌[233]
		^{64}Cu-DOTA-VEGF(肽)(QD)	胶质瘤[234]
		^{18}F-SNB-anti VEFGR-2(Ab)(MB)	血管平滑肌肉瘤[119]
	$\alpha_V\beta_3$ 整合素	^{64}Cu-RGD(SWNT)	胶质瘤[84]
		^{64}Cu-RGD(QD)	胶质瘤[64]
		^{64}Cu-RGD(SPIO)	胶质瘤[42,55]
		^{64}Cu-敲入肽	胶质瘤[235]
缺氧[236,237]	碳酸酐酶(IX)	^{124}I-anti-cG250(CAIX Ab)	肾癌[236,237]
		^{18}F-FMISO	结肠癌[238]
	缺氧反应元件(9HRE)	^{124}I-FIAU	结肠癌[238]
	双受体 HSV1-tk	^{18}F-FAZA	乳腺癌[239]
肿瘤细胞受体	HER-2	^{90}Y，^{86}Y，^{68}Ga-anti-HER-2(Ab)	卵巢癌[240]
	ER	^{64}Cu-曲妥单抗	卵巢癌[241]
		^{94m}Tc-环非尼	乳腺癌[242]
		^{18}F-雌二醇(FES)	乳腺癌[243]
		^{18}F-他莫昔芬	乳腺癌[244]
	叶酸受体	^{18}F-叶酸	鼻咽癌[245]
		^{66}Ga，^{68}Ga-deferoxamine-folate	鼻咽癌[246]
前列腺特异抗原(PSA 及 PSMA)		^{64}Cu-anti PSMA Ab	前列腺癌[247]
凋亡	Annexin V	^{124}I-Annexin	肝癌[248]
受体成像	HSV1-TK	^{18}F-FHBG	胶质瘤[82]
		^{18}F-FHPG	胶质瘤[82]
		^{18}F-FMAU	胶质瘤[82]
		^{18}F-FEAU	胶质瘤[82]

并在肝、肾、十二指肠中观察到。这项研究显示了肿瘤分布和肿瘤摄取水平的明显差异。最重要的是，这项研究强调了比较 ^{18}F-FDG 和 ^{18}F-FLT 对肿瘤与正常组织背景与发炎组织背景的区分的重要性[79,80]。另外一项研究比较了 ^{18}F-FDG 和 ^{18}F-FMISO 在

携带肉瘤的小鼠和炎性损伤小鼠（通过注射松节油诱导的诱导）中的作用,证实了 ^{18}F–FDG 在肿瘤和炎症损伤中被吸收,而 ^{18}F–FMISO 摄取在肉瘤中具特征性[81]。在设计用于成像血管发生的示踪剂时必须考虑到类似的问题,因为在炎症过程中存在血管生成[35]。

除了成像癌症表型（例如,血管生成、增殖和缺氧等）之外,癌基因/蛋白质表达已经用各种 PET 示踪剂成像。目前,已经开发了几种 PET 示踪剂来靶向通常在癌细胞中过表达的受体蛋白;该长列表不限于雌激素受体（ER）、叶酸受体、表皮生长因子受体（EGFR）和 2 型人表皮生长因子受体（HER–2;该受体的小鼠同源物是 ErbB–2）,其中（见表 21.3）。由于放射性核素可以内化,因此还开发了用于检测细胞内基因/蛋白质的 PET 示踪剂。例如,Tian 等[49]构建了用于检测乳腺癌的多靶向探针。用于靶向胰岛素样生长因子受体（IGF1R）表达的 ^{64}Cu 标记的探针和细胞周期蛋白 D_1（涉及有丝分裂发生的重要蛋白）。值得注意的是,这项研究表明,多重靶向可以提高灵敏度,并且允许局部肿瘤摄取的可视化:PET 成像显示,MCF–7 肿瘤异种移植物的中心显示出细胞周期蛋白 D_1 mRNA 最高水平的表达,表明 PET 可进行癌症的活体遗传剖析。

PET 示踪剂目前也被用来检测报告蛋白。最常见的报告蛋白是 HSV1–TK（在第2.3 节中讨论）和突变形式 HSV1–sr293TK。野生型的 TK 会磷酸化胸腺嘧啶和嘧啶,而突变形式 sr293TK 磷酸化非佐剂素。这些酶的放射性标志物包括胸苷类似物 ^{18}F–FEAU[1–(2'–脱氧–2'–氟–β–D–阿拉伯呋喃糖基)–5–乙基尿苷]和 ^{18}F–FFEAU[1–(2'–脱氧–2'–氟–β–D–阿拉伯呋喃糖基)–5–(2–氟乙基)尿苷],嘧啶类似物 ^{18}F–FIAU[1–(2'–脱氧–2'–氟–β–d–阿拉伯呋喃糖基)–5–碘嘌呤],^{18}F–FMAU [1–(2'–脱氧–2'–氟–bd–阿拉伯呋喃糖基)–5–甲基尿苷],^{18}F–FIAC [1–(2'–脱氧–2'–氟–d–阿拉伯呋喃糖基)–5–碘胞嘧啶)]和鸟苷类似物{^{18}F–FHBG(9–[4–氟–3–(羟基甲基)丁基]鸟嘌呤},^{18}F–FHPG FHBG 化合物名称确定为{9–[4–氟–3–(羟甲基)丁基]鸟嘌呤}{9–[(1–溴–3–羟基–2–丙氧基)甲基]鸟嘌呤}。对于 HSV1–TK 报告基因检测的这些 PET 示踪剂的直接比较显示了其生物分布的差异,并强调了肿瘤与背景比的重要性[82]。例如,^{18}F–FEAU 和 ^{18}F–FFEAU 比 ^{18}F–FHBG 或 ^{18}F–FHPG 产生更敏感的信号（即更高的信噪比）,但它们不能穿过血脑屏障;因此,它们对于检测表达 HSV1–TK 的神经胶质瘤不是最佳选择[82]。

如所讨论的,开发分子成像探针时非常重要的考虑因素是如何实现最高的肿瘤与背景比。放射化学可以被优化,以实现不同的生物分布模式,以增强癌症成像中的肿瘤与背景比。除了放射性同位素和生物分子之间的化学"跨桥"的不同选择（上文讨论）之外,靶向分子的部分添加或立体化学改变可影响生物分布和肿瘤与背景比。例如,Urakami 等[83]比较了 D 和 L 立体化学对 PET 示踪剂 O–^{18}F–氟甲基–d–酪氨酸(^{18}F–FMT;

用于指示高水平蛋白质合成/氨基酸代谢）的影响，发现放射性标记的 d–酪氨酸产生比酪氨酸高约 1.5 倍的肿瘤与背景比。改进肿瘤与背景比的其他尝试包括使用放射性标记纳米粒子（NP），包括量子点、单壁碳纳米管（SWNT）[84]和 SPIOS[42,55]来提供稳定示踪器。Liu 等[84]比较了用 PET 两个示踪剂对皮下肿瘤成像的能力：①靶向 $\alpha_v\beta_3$ 整联蛋白（PEG–RGD–DOTA–^{64}Cu）的放射性标记的肽和②靶向 $\alpha_v\beta_3$ 整联蛋白的放射性标记的 SWNT，即 SWNTs，用两个实体进行标记：PEG–RGD 靶向 $\alpha_v\beta_3$ 整联蛋白，PEG–DOTA–^{64}Cu 放射性标记。值得注意的是，与 PEG–RGD–DOTA–^{64}Cu 相比，SWNT 相关的 PEG–RGD/PEG–DOTA–^{64}Cu 的存在提供了更多的肿瘤摄取，并从小鼠体内迅速清除；因此，SWNT 稳定了探针，并增强了肿瘤与背景比。

　　基于 PET 的癌症分子成像通常与解剖学成像方法如 CT（第 13 章）和 MRI（第 15章）相结合，以提供解剖和分子信息的结合[70,85]。此外，使用多标记纳米颗粒的分子成像的双重模式方法可以提供高度灵敏的测量和目标验证。除了多模态成像之外，PET 可以使用示踪剂进行放射检查和放射治疗，具有多功能性。例如，^{90}Y 放射性同位素发射用于 PET 成像的 γ 线，而且还发射用于放射治疗的 β 粒子，目前仍需要进一步的研究来充分表征 γ/β 颗粒的全身效应[86]。

3.2　单光子发射断层扫描（SPECT）

　　SPECT 成像，和 PET 成像一样，可以检测由于光子发射而产生的 γ 线。然而，其缺点是它比 PET 的空间分辨率更小（小动物中约 1mm^3；人类中 12~15mm^3）（PET 空间分辨率：小动物中 1~2mm^3；人类中 4~8mm^3）图 21.4[71]。SPECT 扫描仪（例如针孔照相机）和软件（例如，考虑光子散射和衰减）的技术进步具有改进分辨率、灵敏度和量化的潜力[87]。SPECT 设备也比 PET 扫描仪价廉。SPECT 成像装置由旋转的 γ 照相机构成，用于检测平行 γ 线（见第 4 章），然后将其转换为与 γ 线能量成比例的电信号[71]。由于可以测量分离的能量，所以，可以在一次扫描中测量具有不同 γ 线能量的几种放射性同位素。放射性同位素通常与 SPECT 成像一起使用：^{99m}Tc（发射 1γ 线：140keV；$t_{1/2}$=6h），^{111}In（发射 2γ 线：171keV 和 245keV；$t_{1/2}$=2.8d），和 ^{123}I（发射 2γ 线：27keV 和159keV；$t_{1/2}$=8d）。几种同位素（碘除外）通过螯合剂/桥连分子与生物分子结合[71]，化学反应通常比用于 PET 示踪剂的放射性同位素更容易[73]。表 21.4 列出了用于小动物癌症检测的几种 SPECT 示踪剂。注意，有许多分子靶标类似于用于 PET 示踪剂的分子靶标（表21.3），它们仅由螯合部分和放射性同位素区别。类似地，像 ^{90}Y（上述 3.1）、^{131}I（β 粒子的发射）或 ^{111}In（发射俄歇粒子）可用于 SPECT 成像（γ 线检测）和放射治疗[70,86]。SPECT 示踪剂设计的注意事项与 PET 类似：目标始终是提高肿瘤对背景信号。与 PET 一样，用 CT 或 MRI 获取的解剖图像与 SPECT 分子成像数据的结合也将提供高灵敏度的测

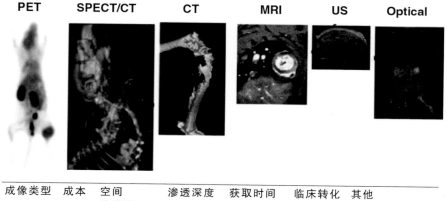

成像类型	成本	空间分辨率	渗透深度	获取时间	临床转化能力?	其他
PET	\$\$\$	1~2mm	没有限制	Min	有	放射性
SPECT	\$\$	1~2mm	没有限制	Min	有	辐射
CT	\$\$	50μm	没有限制	Min	有	1.辐射 2.靶向性差 3.软组织对比度差
MRI	\$\$\$	10~100μm	没有限制	Min/Hrs	有	1.解剖结构成像 2.对比剂应用
US	\$~\$\$	50μm	mm	可以进行最小/实时成像	有	1.依赖于运营商 2.仅用于脉管的对比剂 3.不能全身骨骼肺部成像
光学(FRI/BLI)	\$~\$\$	1~several mm	≤1cm	Sec/Min	应用有限	1.高穿透性 2.高敏感性

图 21.4　常见的小动物成像模式示例图像[71],小动物体内癌症研究的方式比较,突出了优点(红色)和缺点(蓝色)。(Adapted from reviews [71, 179])

量结果。

3.3　计算机断层成像(CT)

　　CT 成像本身不是分子成像技术;然而,纳米颗粒的发展正在探索相应 CT 靶向对比剂。CT 扫描仪由旋转 X 线源和探测器(180°分开)构成,用于测量组织的吸收(参见第 6 章)获得高分辨率解剖 X 线图像。临床中常规使用 CT 检测癌症病灶,而在小动物成像研究中,它主要用于解剖图像的共同配准,同时通过其他成像方式获得分子图像(例如,PET、SPECT;第 12 章和第 13 章中的上述讨论)[71]。虽然 CT 在空气、骨骼、脂肪和软组织之间具有高分辨率,但它通常不能在软组织提供高对比度差异;因此,对比剂用于突出特定器官、组织和(或)血管。它们包括碘、钡或硫酸钡的溶液。纳米技术的最

表 21.4 SPECT 示踪剂开发及小动物分子成像应用

分子事件/类型	分子靶点	SPECT 示踪剂	小动物肿瘤模型示例
血管生成 ([42,55])	VEGFR-1/2	^{125}I-VEGF$_{165}$, (^{125}I 或 ^{99}Tc)-VEGF$_{121}$, ^{111}In-hnTf-VEGF	胶质母细胞瘤，乳腺瘤[42,55]
	$\alpha_V\beta_3$ 整合素	^{111}In-perfluorocarbon NP-RGD	肺癌[249]
肿瘤细胞受体	HER-2	^{111}In-, ^{131}I-, or ^{99m}Tc-labeled anti-HER-2 antibodies/fragments	乳腺癌[240]
	ER	^{131}I-tamoxifen	乳腺癌[244]
		tridentate $^{99m}Tc(I)$-estradiol-pyridin-2-yl hydrazine	乳腺癌、子宫内膜癌[250]
	叶酸受体	^{111}In-DTPA-folate	卵巢癌[251]
		^{99m}Tc-folate	鼻咽癌[252]
凋亡	Annexin V	^{99m}Tc-Annexin	纤维肉瘤[253]
受体基因	HSV1-TK	^{123}I-FIAU	胶质瘤[254]

新进展主要在于 CT 的碘化纳米粒子；然而，此类研究高度依赖于感兴趣区的定位。此外，CT 图像增强所需的大量对比剂（例如碘）可能受到 NP 的稳定性和毒性的影响，特别是对于临床应用。Aviv 等[88]合成并表征了碘化共聚物纳米颗粒[即，2-甲基丙烯酰氧基乙基(2,3,5-三碘苯甲酸酯)和甲基丙烯酸 2-羟乙酯的共聚合]，用于检测小鼠和大鼠的肝脏损伤。几个报告描述了 CT 的靶向对比剂。Wyss 等[89]附着了 E-选择蛋白（即在癌症中经常过表达并涉及细胞黏附的蛋白质)-结合肽与碘化脂质体，并且在小鼠模型中观察到人结肠肿瘤的增强效应。目前对 CT 对比剂的研究已经从传统的对比剂转向不同成像材料的研究中，包括金纳米粒子（即，金诱发强烈的 X 线衰减）。Jackson 等观察到金纳米材料具有碘 88%~115% 的增强对比度[90]。事实上，金 NP 能够在人类肉芽肿异种移植物的 CT 扫描中"突出显示"肿瘤微血管[91]。同样，Rabin 等开发出聚合物涂覆的硫化铋纳米晶体，其碘离子吸收量比碘大 5 倍，循环时间>2 小时。这些药物通常用于血管生成血管和淋巴结成像的成像[92]。

3.4 磁共振成像(MRI)

MRI 基于磁共振(NMR)的原理：将磁场施加到某些核（例如，^1H、^{19}F）使得它们将对准改变为平行或反平行对准。在 MRI 中，射频波的发射激发核到更高的能量状态，并且该能量与施加的磁场成比例。大多数 MRI 研究利用生物组织中高浓度的水(1H 浓度约为 80M)，并且通过测量水含量/密度的局部/区域变化产生图像。在释放这种能量发射时，核在特征时间 T1（纵向弛豫的速率常数）中返回（即"弛豫"）到其原始能量状态,并且与其他核相互作用(例如,通过自旋–自旋相互作用)具有特征时间 T2(也称为横向弛豫)。测量由核心激发/弛豫和核密度变化引起的磁场变化,并将其转换为表示软组织解剖图像的信号强度(参见第 7 章以获得有关 MRI 仪器和概念的更详细背景)[71,93]。像 CT 一样,MRI 通常与 PET 或 SPECT 结合使用来共同解释分子信息(见第 14 章和第 15 章)。MRI 波谱(MRS)是另一种相关的成像技术,它使用 MRI 来测量代谢物的质子/核(例如,胆碱、乳酸、脂质和多胺)[94]。值得注意的是,该技术可以通过单次扫描测量多种代谢物。例如,乳腺癌细胞的脑转移小鼠模型中代谢物的浓度分布图显示代谢物浓度随时间的特征差异:早期测量 N–乙酰乙酸酯减少,而胆碱、肌酸、乳酸和脂质随着肿瘤的增加而增加[95]。

MRI 对比剂用于减少 T1 和(或)T2:T1 对比剂(例如顺磁性离子如 Gd^{3+})使其质子紧密靠近自身,导致图像变亮;而 T2 对比剂(例如,超顺磁性和铁磁性化合物)导致磁场中的局部干扰,并且导致图像变暗[93]。动态对比度增强(DCE)–MRI 利用非靶向对比剂[例如,Gd–二乙基三烯五氟乙酸(DPTA)]来成像血管,并已被用于突出与肿瘤相关的血管生成血管[96]和肿瘤基质[97]。用于成像血管生成的 DCE–MRI 技术包括评估对比剂灌注,血管通透性和(或)组织血容量[98],并已被用于测量化疗的肿瘤反应(例如,Gd–DOTA 灌注成像证实 VEGFR 抑制黑素瘤生长[99])。虽然这些基于重金属离子的非靶向对比剂提供了一些对比,但纳米技术的进步已经使重金属(例如,Gd^{3+}、Fe^{2+})和(或)合成纳米颗粒和(或)脂质体中的嵌入。NP 和(或)脂质体允许加载数千种重金属离子,导致更高的对比度[93],并允许在纳摩尔水平上进行定量生物标志物检测[100]。例如,Gd^{3+} 本身具有 4.5 倍的 T1 常数,但具有大于 74 000 个 Gd^{3+} 离子的全氟化碳纳米颗粒的 T1 常数为 34[101]。已经开发了具有不同弛豫率的几种纳米颗粒用于 MRI(图 21.3)[101],并已被用于灌注[102]或与靶向分子结合用于癌症检测(表 21.6)[103]。尽管目前已有重金属直接共轭分子研究(例如,Gd^{3+}–anti–HER–2 抗体以检测乳腺癌[104]),但最近该类对比剂主要涉及纳米颗粒:氧化铁(IO NP,SPIO 等;图 21.3)或 Gd^{3+} 负载的脂质体、过氟烃或树枝状大分子(表 21.5)。为了靶向癌症物理学,已经使用 RGD 肽、$\alpha_v\beta_3$ 整联蛋白肽拮抗剂或抗 $\alpha_v\beta_3$ 整联蛋白抗体开发了靶向 $\alpha_v\beta_3$ 整联蛋白的几种对比剂[98]。已经构建了其他目标对比剂来靶向癌细胞受体,包括 HER–2、表皮生长因子受体(EGFR)、尿激酶–纤溶酶原激活物(uPA)/受体(uPAR)和叶酸受体(表 21.5)等[101,103]。癌症的报告基因成像与 MRI 主要利用细胞摄取铁以铁受体作为报告源(表 21.5)[105]。例如,使用表达四环素诱导型 eGFP–铁蛋白报告基因的 C6 胶质瘤细胞的肿瘤异种移植小鼠模型来验证使用 MRI 检测报告基因的可行性,因为它与荧光成像定量结果一致[106]。值得注意的是,已经开发了表达铁蛋白的转基因小鼠用于跟踪器官(和潜在的癌症)基因表达[107]。MRI 适用的报告基因和(或)NP 也用于细胞跟踪。如上所述,进行细胞跟踪研究

表 21.5 靶向对比剂开发并用于癌症的体内小动物分子 MRI 成像

分子事件/类型	分子靶标	MRI 对比剂	小动物肿瘤类型
血管生成	$\alpha_V\beta_3$ 整合素	含有 RGD 肽–Gd 顺磁和荧光脂质体	结肠癌[255]
		RGD 肽–SPIOs	鳞状细胞癌[98]
肿瘤细胞受体	HER-2	抗生物素蛋白–Gd^{3+}–抗 HER-2 抗体	乳腺癌[104]
		赫塞汀–IO NPs	乳腺癌[256]
	EGFR	抗 EGFR 抗体–IO NPs	胰腺癌[257]
	uPA/uPAR	uPA/Upar–特异性肽—IO NPs	乳腺癌[258](uPA,[258]),
			胰腺癌(uPAR,[259])
	叶酸受体	PEG–G3–(Gd–DTPA)11–(folate)5	纤维肉瘤[260]
受体成像[105]	β–gal	叶酸	前列腺癌[261]
	转铁蛋白受体	转铁蛋白–MION	乳腺癌[262]
	铁蛋白	铁	胶质瘤[106]
	富含赖氨酸的 蛋白	–	胶质瘤[263]

以了解癌症转移以及递送免疫和(或)基于细胞的疗法(例如间充质干细胞)。例如，Partlow 等[108]使用 ^{19}F(另一个质子/核)MRI 成像在小鼠静脉注射后跟踪全氟化碳 NP 标记的干细胞。同样，以全氟聚醚标记的树突细胞追踪淋巴结，以此用于免疫治疗的研究[109]。磁性纳米颗粒也被用于"热疗法"(即多功能用途作为诊断和治疗)[103]。除了携带重离子和化学治疗药物的多功能聚合物胶束(如上文[65]所述)外，磁性纳米粒子也被用于"热疗法"。当施加强磁场时，IO NP 吸收能量并将其转化为热。如果这些 IO NP 位于肿瘤内，则会导致局部温度升高至 42~45℃，使肿瘤细胞死亡(称为肿瘤高热)。Wang 等[110]证明，磁流体热疗(即施加于 Fe_2O_3 和 As_2O_3/Fe_2O_3 磁性微球的磁场诱导热)导致小鼠肝肿瘤细胞的坏死。

3.5 超声(US)

超声是一种非侵入性、实时、价廉、便携式和非放射的成像技术。通过向组织发送高频声波(>1MHz)并记录从组织散射回来的回波来产生图像。在 2D 横截面视图中使用几种技术进行成像：①亮度调制(B 模式)，其中由不同密度的组织返回的声波由其强度记录[即，回波强度被转换为不同的阴影灰色：含有液体(如血液)的低回声(减少回波)区域呈黑色，含有固体的高回波(增加回波)区域呈白色]。②彩色多普勒记录发射频率和响应回波的变化，以测量液体流速和流向。该方法经常用于心血管成像(见第 20 章)，也可用于微血管成像(如肿瘤血管生成血管)。③对比增强分子超声(CEMUS)涉及对比剂的超声检测。B 超对比剂[例如，微泡(图 21.3)]通常用气体填充，并被确定为脉管系统(即,通过血管而不漏出;但是,它们足够小可以穿过毛细管,从而可视化的小血管)[111]。微泡(MB:1~4μm 磷脂壳-全氟尿苷-气泡)是使用最广泛的对比剂。当 US 波发射到 MB 上时,气体膨胀/收缩,导致粒子振荡和回波散射。除了振荡之外,超声波还可能导致 MB 压缩,使得压力差异导致不对称回波/频率,也称为谐波。谐波表示相对于发射的超声波-大(泛音)或更小(下划线)。通常使用较高振幅的谐波成像来获得更好的信噪比。脉冲反转是另一种方法,其发射 2 个 US 波并记录从这些波回收的回波之间的差异。由于组织没有移动、振荡或压缩,所返回的回波相互抵消导致无信号。但是,由于 MB 振荡和压缩导致多个不对称的回波,所以两个波形导致正信号强度。临床超声机器也被用于小动物成像 (尽管分辨率为使用大约 15MHz 的换能器频率显著降低),目前已生产了几台具有高频换能器的专用高分辨率小动物分子成像仪(例如,由 VisualSonics,Inc. 制造的 40MHz 换能器和超声机器)。三维超声成像系统 (例如,Vevo2100,VisualSonics,Inc)通过添加电动机来移动换能器并在毫米范围内获取 2D 帧来提供额外信息,这些帧被堆叠在一起以形成 3D 图像。有关超声成像的其他背景材料可在参考文献[71,112-115]中找到。

　　分子成像的优点包括量化体内分子事件的能力, 并且几种技术可用于对比剂的 US 成像;然而, 所有方法都代表量化血管分布的不同方法。首先,可以计算灌注到器官/肿瘤中对比剂的量,以评估血液流动模式并"突出显示"异常区域(例如,突出显示肿瘤血管以区分肿瘤的血管化区域和坏死区域)。随着时间的推移,以观察到的对比剂强度变化进行曲线绘制,并比较不同实验条件下这些曲线变化情况。例如,Ding 等[116]用纤维肉瘤异种移植物上的非靶向微泡进行超声成像,以测量丝裂原活化蛋白激酶(MAPK/MKK)信号对肿瘤血管生成的影响。这项研究表明 MKK 信号传导的抑制导致肿瘤灌注降低,如 US 测量(虽然它不影响肾脏灌注),然后与通过离体定量方法评估的微血管数量相关。有报道分析灌注参数并与多普勒超声相关。Krix 等[117]使用多普勒超声灌注检查来鉴定抗血管生成治疗后肿瘤血管分布的减少情况。用于量化血管分布的第二种方法是使用分子靶向肿瘤血管生成血管的对比剂。由于大多数超声对比剂与脉管系统相关,因此,这些对比剂可以靶向肿瘤微血管的内皮细胞。研究表明,与正常组织中的血管相比,肿瘤血管生成血管表达不同水平的基因/蛋白质,如血管内皮生长因子受体 2(VEGFR-2)或 $\alpha_V\beta_3$ 整联蛋白[118]。Willmann 等[53,119,120]等[121]已经发表了关于使用 VEGFR-2 和(或)$\alpha_V\beta_3$ 整联蛋白靶向 MBs 来量化肿瘤微血管中这些标志物的若干研究(表 21.6)。Pysz 等[54]报道了临床上可翻译的 MB(即通过将肽与脂质包被的 MBs 直接结合而构建;与使用通过链霉抗生物素蛋白-生物素化学结合到 MB 上的抗体相反,其在人体中是有毒的)靶向人类激酶结构域受体(KDR,VEGFR-2 的人类类似物),用于测量鼠结肠肿瘤异种移植物中抗血管生成治疗的反应(即,研究表征了与鼠 VEGFR-2 的交叉反应性)。可以使用脉冲补充方法进行量化:①在给予足够的时间后,

表 21.6 靶向对比剂在小动物分子超声成像中的开发和利用

分子事件/类型	分子靶标	US 对比剂	小动物肿瘤类型
血管生成	$\alpha_v\beta_3$ 整合素	Echistatin-涂层 MB	胶质瘤[264,265]
		抗-3 Ab-MB	卵巢癌[123],鳞状细胞癌[266]
		β_3-靶向全氟碳 NP	乳腺癌[123]
	VEGFR-2	抗-VEGFR-2 Ab-MB	卵巢癌[121],血管平滑肌瘤[53],胶质瘤[53],鳞状细胞癌[267],乳腺癌[122],胰腺癌[268],黑色素瘤[121]
		KDR-肽-MB	结肠癌[54]
	内皮因子肿瘤 (靶标未知)	抗-内皮糖蛋白 Ab-MB	胰腺癌[268]
		三肽精氨酸-精氨酸-亮氨酸(R-R-L)-脂质体	基底细胞癌[269]

测量结合和未结合 MB 的信号强度;②应用高频脉冲破坏气泡;和③测量补充未绑定 MB 的信号强度[53]。在乳腺癌小鼠模型中,Lee 等[122]还发现,VEGFR-2 靶向超声信号强度与 VEGFR-2 表达水平(通过离体方法评估)相关;因此,超声具有体内基因/蛋白质表达量化能力。用 β_3 整合靶向纳米颗粒的肿瘤检测也通过超声成像来评估量化熵水平的差异[123]。然而,超声的 NP 应用(例如,全氟化碳填充的脂壳化的纳米气泡,聚乳酸/空气填充的聚合物壳层的纳米气泡,固体纳米颗粒等正在出现[112]。鉴于 NP 具有更长的保留时间,并且其较小的尺寸将使其能够从肿瘤血管生成血管中泄漏以结合癌细胞,强度测量将依赖于在特定区域中 NP 积累的增强。目前正在对具有各种气体/液体并用各种壳体构成的纳米颗粒(例如,聚合物壳化纳米/微胶囊[124]、金纳米颗粒[125]、SPIO[126])的声学性质进行研究,并已开始纳米颗粒的体外应用(例如,具有乳腺癌细胞的 HER-2 靶向聚乳酸纳米颗粒[127])。然而,为了活体应用,很多工作仍须进一步研究,比如测量前的循环时间、NP 对比剂用量、强度定量方法的进一步确定等[128]。

除了其作为分子成像模式在癌症检测中的直接作用外,超声已经间接用于其他分子成像模式,用于癌症检测和通过超声孔进行基因治疗。当 US 波发射到 MB 上时,振荡和 MB 膨胀可以产生剪切力,其导致内皮细胞的空化(即,在细胞膜中产生孔/孔以增强渗透性)。或者,也可以通过施加更高的频率用于 MB 的快速膨胀/压缩而产生空化,从而产生高压和温度并产生膜孔。几项研究表明,超声波也可能在没有 MB 的情况下产生膜孔(另见于 Newman 等[130]对超声孔的综述)[129]。例如,超声介导的超声孔被用于标记肉瘤细胞,同时这些细胞具有 SPIO NP,用于 MRI 的细胞跟踪[131]。凭借具有 3D 功能的先进的超声机器,这种超声技术还具有用于增强体内纳米颗粒递送的潜力,用于其他方式(例如 MRI 和光学)的分子成像。超生介导的超声孔也用于基因转染[132],并且已经使用转录报告基因[例如,荧光素酶(参见第 3.6 节)]来表征。此外,已经显示某些微泡(例如带正电荷的 MB)和 DNA 的组合保护 DNA 免于内切核酸酶降解,这可能有助于体内更高的转染[133-135]。几项研究使用超声介导的基底膜疗法,包括递送自杀基因(HSV1-TK)治疗(例如[136])、siRNA(例如靶向 Akt3 和突变体 B-Raf[137]的 siRNA)和干扰素 β(例如[138])等。也报道了肿瘤特异性基因治疗以避免在肝脏中表达(即由于 MB累积)。Nie 等[139]使用 VEGFR-2 启动子驱动肝细胞癌鼠模型中胸苷激酶的表达;由于VEGFR-2 在肿瘤微血管细胞中的表达增加, 并且 US 可以应用于特定的解剖区域以提供区域性声波,本研究表明,使用超声介导的超声波技术,肿瘤特异性基因治疗是非常可行的。类似地,超声介导的超声波已经用于靶向递送化疗药物,例如多柔比星[140,141]、紫杉醇[142]和蛋白质类药物[143](例如抗体)[144]。这些研究利用了包封化疗药物的微泡;然而,循环化疗药物也证实了超声增强的治疗效果[145]。超声肿瘤学成像的其他应用包括侵入性手术(例如手术、针头注射/治疗或活组织检查)的指导,以及癌细胞的直接热消融(即,在表面施加的高强度聚焦超声)[146]。

3.6　光学成像

光学成像可以分为几个亚组:荧光成像、生物发光成像、光声成像和光谱成像。第8 章和第 16 章回顾了用于小动物光学成像的光学仪器。各项研究正在不断地努力致力于提高空间分辨率、减少采集时间、准确的定量,更深的组织穿透和增加肿瘤与背景比以临床转化[147]。例如,Sokolov 等[148]已经展示了实时、便携和廉价的光学共焦内显微镜系统的方法,以在体内成功地进行宫颈细胞形态成像,并产生与离体组织学非常相似的实时图像。此外,分子靶向荧光对比剂[例如靶向表皮生长因子受体(EGFR)的金纳米颗粒]可以提供除了形态之外的基因/蛋白质表达信息的实时的体内"活组织检查"。光学显微镜已被临床用于探索早期结直肠和肺部肿瘤[147,150,515],这些较小的成像装置以及各种对比剂目前正在开发用于小型动物成像。与光学成像系统一起使用的对比剂包括荧光(绿色、远红色和可光开关)标记的分子、细胞或颗粒;光散射粒子[例如,金、金属或聚合物纳米粒子,量子点(半导体纳米晶体)];以及生物发光蛋白/酶(例如萤光素酶)。光学检测标签(或颗粒)可以包括:①直接结合到将与其分子靶标结合的化合物/颗粒;或②记录系统,其中细胞表达光学检测的蛋白质/酶。第一个例子是最常用的;然而,报告系统正在越来越多地应用于体内转染/递送方法研究。

荧光标记包括绿色或红色荧光蛋白、Cy5.5、Alexa 系列染料和吲哚菁绿等[152]。荧光团安全、廉价、化学稳定、非放射性[8]、亮度、溶解度和光稳定性的仍在不断改进中[153]。它们可以直接连接到分子探针,如 Veiseh 等[154]的研究,其使用 Cy5.5 标记的蝎氯毒素以光学显示脑中的胶质瘤细胞。正如用于 PET 成像的 ^{18}F 标记一样,荧光标记的 2-DG已被成功地用于活体对癌细胞进行成像[44]。自熄荧光染料还可以包装在靶向并结合特定细胞表面受体（例如 LDL 受体）的脂质体样囊泡中，以内化成癌细胞；一旦囊泡将染料释放到细胞中，染料变得活跃并发光[44]。荧光染料还可以连接到与猝灭剂相关的分子探针，使得仅当探针与其靶标"相关"时才被激活。在这种情况下，染料和猝灭剂彼此靠近（在 100Å 内），并且当该距离延长时，染料将能量转移到猝灭剂并释放光。染料猝灭剂分离距离可以通过连接染料和猝灭剂的分子"接头"延长，并且被破坏（例如，接头由易于蛋白酶切割的肽序列构成）或构象改变（例如，接头是由 RNA 发夹制成，其在类似于 shRNA 的细胞中被加工、线性化，然后结合其靶 mRNA）[44]。Weissleder 及其同事已经实施了这种染料猝灭剂系统（也称为分子信标），用于成像多种组织蛋白酶和 MMP-型蛋白酶，这些蛋白酶通常在许多癌症中过度表达。NIRF 标记的蛋白酶激活的探针已经用于多模态癌症成像，例如 NIRF 成像微导管/内镜用于结肠腺癌[160,161]和外周肺癌[162]病变，以及胶质瘤荧光分子断层扫描（FMT）和 MRI 成像[163]。除了用于癌症检测之外，荧光探针成像的高度定量能力还可以准确测量监测治疗。可以使用荧光结合的治疗性抗体（例如 Avastin 抗人 VEGF 抗体）来验证靶标，并区分靶内和离靶效应，以及测量随时间降低靶标表达的纵向效应[164]。此外，这些探针可用于特异性地靶向癌细胞的治疗，以使正常的组织损伤降至最低；例如，MMP-7-蛋白酶切割的分子信标在局部肿瘤区域中释放光敏剂（即，由于癌细胞附近的高细胞外MMP-7 活性），并且该光敏剂可以通过

表 21.7　对比剂在小动物光学分子成像中开发和利用

分子事件/类型	分子靶标	光学对比剂	小动物肿瘤类型
血管生成	VEGFR-1/2	Cy5.5-VEGF	乳腺癌[270]
		^{64}Cu-DOTA-VEGF（peptide）（QD）	胶质瘤[234]
	$\alpha_V\beta_3$ 整合素	RGD-QD705	胶质瘤[271]
		罗丹明/PE-RGD-脂质体	结肠癌[255]
		Cy5.5-结蛋白肽	胶质瘤
肿瘤受体	HER-2	Cy5.5-抗-HER-2Ab	乳腺癌[272]
	ER	荧光素酶受体（BLI）	乳腺癌[57]，脑[267]
蛋白酶	组织蛋白酶（H,K, D,Z)[44,274]	叶酸受体-肽叶酸	纤维肉瘤[273]
		菁肽	乳腺癌[275]
	MMP-(2,7,9)	Cy5.5-肽	纤维肉瘤，肺[276,277]
前列腺特异膜抗体（PSMA）		QD-抗 PSMA Ab	前列腺癌[187]
凋亡	半胱天冬酶活性膜联蛋白	荧光标记[278]	胰腺癌[279]
		荧光标记	结肠癌[280]
受体基因	荧光素酶	酶底物 d-荧光素，腔肠素	乳腺癌[59]
	GFP/RFP	荧光蛋白	间充质干细胞[68]

光动力学治疗来激活以产生细胞杀伤单氧种株[44,165](表 21.7)。

荧光素酶(来自细菌、昆虫或海三色堇)表达的生物发光成像是另一种类型的光学成像,其检测从促红细胞素(被施用于动物)到氧化荧光素的酶 ATP 依赖性转化释放的光。波长取决于荧光素酶类型。荧光素(photinus pyralis)荧光素酶催化反应在约 580nm 发光。点击甲虫(pyrophorus plagiophthalamus)荧光素酶已经被设计成在反应之后产生绿色(544nm)或红色(611nm)光。雷尼斯(海三色堇)和高斯(海洋 capecod)荧光素酶以肠球菌素底物以 ATP 独立的方式反应以产生蓝光(480nm)[152]。由于组织不产生显著水平的生物发光,背景信号非常低,并且可以检测少至 100~10 000 个细胞,这取决于注射的组织深度[166]。此外,荧光素酶的稳定表达可以在明显的时间周期内进行纵向研究,因为底物仅在成像之前才能递送。因为它是一种高灵敏度和定量的方法,生物发光成像通常用于两个应用:①测量植入荧光素酶表达肿瘤细胞的体积变化(例如,随访治疗效果[65]);②记录细胞传播和(或)蛋白质表达的成像[59]使用 BLI 跟踪表达荧光素酶的乳腺癌细胞对骨的转移(第 2.3 节中方法的详细描述)。最近的报道还描述了荧光素酶共轭合成纳米材料以实现靶向成像[167]。由于量子点需要外部光源被激发并发出荧光,荧光素酶的附着可提供该光源:添加荧光素酶底物与酶反应将产生光。因此,即使在用于体内成像的深层组织中也可以产生位于 QD 周围的光源。

与其他成像方式一样,用于用光学成像装置检测癌细胞的对比剂已经发展成包括肽或抗体缀合的纳米颗粒,包括量子点、金属纳米颗粒和碳纳米管[168]。量子点是自然发射荧光的半导体晶体(直径 2~12nm),并且根据其尺寸和组成,它们可以发射多种颜色(即,具有相同发射波长的不同波长);因此,它们可以同时多靶标应用。此外,它们比荧光剂更亮(例如,摩尔消光系数大于 10~50 倍),较荧光剂有更好的耐光性和化学稳定性[169]。最值得注意的是,它们的发光和尺寸特性是高度灵活和可调的。它们也可以与多种成像模式一起使用以获得更多信息。量子点已经与 Fe_2O_3、FePt 或 Gd^{3+} 耦合,用于使用 3D 光学成像系统[例如 VisEn Medical,Inc.的荧光分子层析(FMT)]和 MRI 成像分别获得分子靶向和解剖信息[169]。量子点可以与用于分子靶向的各种部分缀合,包括链霉抗生物素蛋白(例如,用于生物素化部分例如抗体或 DNA 质粒的缀合)、荧光素酶或部分直接缀合到 PEG 包被的 QD。它们也可以用聚阳离子肽包被,其促进细胞内靶向量子点的细胞摄取(类似于上面讨论的分子信标构建策略)[170]。与量子点相反,金属 NP 具有吸收和散射特性,并且可以用 NIRF、暗视显微镜和光声成像进行可视化研究[171]。

光声成像涉及纳米颗粒的光学激发,然后将光能转换成热。产生的热量导致组织的热弹性膨胀和压力增加,产生超声波[172]。Li 等[173]报道了分别在 785nm 和 1000nm 激活的 HER-2 和 EGFR 靶向金纳米棒用于鼠肿瘤异种移植模型中的鳞状细胞癌的活体检测。在小动物癌症模型的活体光声成像中还应用了金纳米壳[171]和 SWNT[174]。碳和金属 NP 还表现出光子的表面增强拉曼散射，并且可以与测量分散光子的拉曼光谱一起使用。Zavaleta 及其同事[175,176]已经描述了使用 RGD 靶向 SWNT 和非靶向金 NP 用拉曼显微镜成像皮下肿瘤异种移植物。拉曼光谱和光声成像技术与传统光学成像技术相比具有更高的空间分辨率和更大的软组织深度，并且具有在表面扫描仪器中实现的潜力，特别是内镜检查[172]或者需要低光穿透（例如皮肤或乳房）的应用。有关拉曼光谱和光声成像技术的更详细的描述见综述[171,177,178]。

4　癌症治疗的发展、监测和递送的分子成像

4.1　癌症治疗发展的实验室到临床之路

小动物的临床前研究在评估医疗行为和药物开发方面起着关键的作用。实验室到临床研究的过程是非常耗时和昂贵的，因此，像分子成像这样准确、定量和稳健的方法对分子探针和药物的开发是很有价值的[71,147,179]（图 21.5）。

这个过程中的第一步是确定感兴趣靶点。正如表 21.1 所示，几个常见的基因改变导致的多种癌症已经被研究得很透彻了。乍一看，利用丰富的可用基因/蛋白质组学/

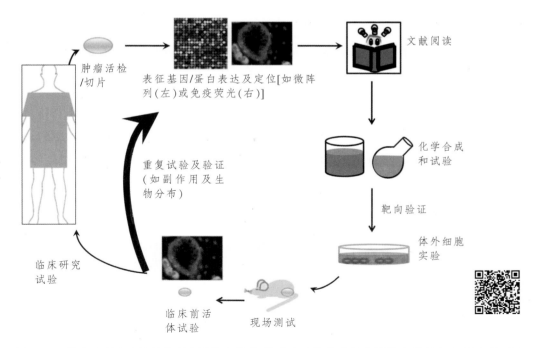

图 21.5　从床边到床边的转化研究涉及在体外、体内和离体前进行大量临床前研究和验证，然后应用于临床患者。对分子成像探针设计和癌症治疗试验均须遵循该过程。

表型信息来确定用于成像和治疗癌症的潜在靶点是非常简单的。然而,有几个因素会使过程复杂化,尤其是考虑到临床上发生的情况。癌症是一种进展性疾病,可在不同的时间和空间改变基因/蛋白表达和肿瘤特征。例如,缺氧区可以在肿瘤生长期存在,有研究表明,这些区域是动态的"移动"。缺氧诱导 HIF-1α 的表达及活性增加,从而促进可以作用于自由基的蛋白表达;因此,发生缺氧–复氧循环。放疗和化疗经常需要氧气或氧自由基以产生细胞毒作用,因此,在缺氧的情况下,这些缺氧的地区往往是多重耐药[180]。导致治疗抵抗的其他因素包括:

(1)通过不断的肿瘤微环境(如肿瘤细胞与正常细胞、肿瘤基质、免疫细胞浸润等)相互作用(如细胞间的通信通过分泌细胞因子、生长因子、酶和其他蛋白质/化学物)增强内皮细胞和肿瘤细胞的存活。

(2)缺氧诱导的基因组不稳定性,促进了对 DNA 损伤(如放疗)或凋亡(如通过化学诱导剂如 TRAIL 配体)的抵抗[180]。

缺氧还可诱导血管生成,从而使宿主的血管形成新血管穿过肿瘤(图 21.1);因此,肿瘤形成其自身的血管供应。由于缺氧和细胞间作用在不同位置,这些血管的排列混乱(方向/位置)且通透性高[180]。分子成像和癌症治疗是高度依赖于新生血管的,如分子成像探针(例如,靶向超声微泡对比剂或纳米颗粒)和化疗药物的传递。同时缺氧影响血管生成的程度, 这反过来又影响到肿瘤的可及性。所有这些因素随时间而变化,因此,强调癌症的不同阶段需要的不同策略。这种原理促进多靶向探针的发展。Willmann 等[120]表明应用超声采用的双靶向微泡对 $\alpha_V\beta_3$ 整合素和 VEGFR-2 的表达进行检测。这项研究表明新形成的血管可能比以前建立的老血管的基因表达不同;因此,对参与血管生成的两个关键蛋白质靶向成像可能证明血管生成的"活动"。

除了考虑肿瘤的进展,肿瘤微环境的位置和种类也可以影响成像和治疗策略。例如,肿瘤基质成分对胰腺癌的侵袭性行为有重要的影响,因此,针对肿瘤基质成分可能是一个更好的策略。分子成像具有提供此信息的能力,可对体内局部基因/蛋白表达进行成像显示。影响靶向效果的其他因素包括原发肿瘤与转移性疾病和肿瘤亚型(例如,雄激素依赖性前列腺癌与雄激素非依赖性前列腺癌)。因此, 分子成像可提供一个平台,用于癌症的检测和分期,还可优化"个性化"(即肿瘤特征依赖)和特异性(即肿瘤靶向性)肿瘤治疗[182]。

第二步是靶点的评价和验证。一旦靶点确定,需要对靶向成像的药物和(或)靶向分子进行合成及和严格的体外和体内测试。成千上万的化合物可能需要被测试,通常只有一种化合物,最终临床试验合格。在体外和体内的几轮试验需要确保:①靶向的特异性;②非靶效应的识别(肿瘤细胞的非特异性靶向及对正常细胞的影响);③吸收和代谢效率;④对肿瘤和(或)正常细胞的毒性评价;⑤体内释放效率及药代动力学;⑥整体效应的测量(例如,肿瘤根除水平);⑦剂量优化等[71]。在体外(如利用生物发光成像定量各种药物组分对细胞的不同影响)和体内,分子成像可用于所有这些步骤中[71]。在这一节中,我们将只专注于评价癌症治疗的成像,尽管过程(图21.5)与用于评价分子成像探针的靶向性是相似的。在癌症治疗的临床前评价中分子成像有两种主要用途:①使用已建立的分子影像探针测量肿瘤响应(例如,肿瘤细胞死亡、肿瘤体积、端点效应等)(整章讨论);②测定药物的生物分布和(或)定位。

4.2 评估癌症治疗效果

癌症治疗的最终目标是根除所有的肿瘤细胞以达患者的完全缓解。这个过程需要时间,并可能包括需要多种治疗药物协同作用的治疗。分子影像可在评估治疗对目标的影响中发挥几个作用。首先,肿瘤大小/体积可以被测量。如CT、MRI甚至3D超声解剖模式可以提供肿瘤的物理测量。其次,分子活性的测量可以被用于评估肿瘤响应的变化。几种FDA批准的癌症化疗药物靶蛋白(例如,EGFR、HER-2、ER)或细胞过程(例如,微管破裂)与增殖相关(表21.8)。代谢活性或增殖率的变化,可以分别使用 ^{18}F-FDG-PET 或 ^{18}F-FLT-PET 测量。如上所讨论的,增加的 FDG 摄取是在缺氧区域观察到的,因此,可能不能精确地反映增殖率的降低[71]。抗血管生成治疗[例如,阿瓦斯汀(Genentech 公司)]是 FDA 批准用于某些癌症(例如,结肠直肠癌)的治疗。可以使用血管生成的分子成像监视此化疗治疗的效果。血管生成的临床成像,包括 CT[72]、MRI 和 US[71]的灌注研究以及 ^{18}F-RGD-PET 成像[71]。用于评估继发效应的其他方法(例如,放

表 21.8　FDA 批准的用于小动物癌症分子成像的化学治疗药物

治疗药物	靶点	标志物	成像方式	小动物模型
贝伐珠单抗/阿瓦斯汀	VEGFR	^{89}Zr	PET	卵巢癌[281,282]
		^{111}In	SPECT	卵巢癌[282]
曲妥珠单抗([240,283])	HER-2	^{111}In	SPECT	卵巢癌,乳腺癌[240,283]
		^{90}Y,^{86}Y,^{68}Ga	PET	卵巢癌[240,283]
		MnO NP	MRI	乳腺癌[240,283]
		Cy5.5	Optical	乳腺癌[240,283]
他莫昔芬[244]	ER	^{131}I	SPECT	乳腺癌[244]
		^{18}F	PET	乳腺癌[244]
吉非替尼	EGFR	^{11}C	PET	乳腺癌[284]
西妥昔单抗	EGFR	^{64}Cu	PET	头颈部鳞状细胞癌[240]
		Cy5.5	Optical	头颈部鳞状细胞癌[285]
厄洛替尼/特罗凯	EGFR	^{11}C	PET	肺癌[286]
紫杉醇	微管破裂	^{18}F	PET	乳腺癌[287]

射性同位素示踪的膜联蛋白 V 的凋亡成像(参见第 3.1 节和第 3.2 节)或缺氧的水平(例如,^{18}F-FAZA-PET 的抗增殖或抗血管生成药物)已经被描述[71]。

用于测量化疗药物功效的另一种方法是直接放射性标记,并使用它作为成像探针并进行治疗。表 21.8 列出了几种常见的已用放射性同位素、纳米粒子或荧光染料标记的化疗药物,可在小动物进行肿瘤检测。放射性标记的化学治疗剂的 PET 成像也已经在患者中使用[71,182]。此方法对确定药物是否可以穿透肿瘤以及表征是否分布到其他器官十分有用。随后的纵向成像扫描将反映药品活性。例如,放射性标记的抗 VEGF 抗体将结合 VEGF,因此,可用于进行肿瘤血管生成的测量。假设治疗效果是抑制血管生成并导致营养物质的缺乏及增加细胞死亡,血管内皮细胞在表达 VEGF 受体的数目将减少,并且因此预计再次扫描将反映与肿瘤相关联的信号降低。Kurdziel 等[182]还报道化疗的直接标记对评价耐药性有用。这种策略包括使用药物对肿瘤摄取/渗透的分子成像,这样,如果肿瘤没有/微弱地吸收药物,则可以进行替代或附加/协同疗法以改善疗效,并避免不必要的副作用。

4.3　靶向治疗和(或)位点特异性切除术的分子影像学

如上所述,药物对肿瘤的特异性定位可直接通过化学标记的药物实现可视化。在第 3 节已经对每种成像方式的肿瘤靶向药物传递机制进行了讨论,包括:①由肿瘤特异性启动子驱动的自杀基因疗法;②US 介导的化疗期间的声孔效应;③药物包封在靶向合成颗粒中;④使用 γ- 和 β/α 发射放射性同位素标记靶向分子用于双 PET 和(或)SPECT 成像和放射治疗。诸如 MRI、CT 或光(例如,内镜)的成像方式可提供解剖学信息,也可以用于辅助外科手术切除肿瘤,或直接提供治疗(例如,MRI 无线电波传送"温热疗法"诱导肿瘤热疗)。例如,MRI 引导 HIFU 消融通常被用于去除前列腺[183,184],而且用于治疗其他癌症也已经评估(例如,肝脏[185]、乳腺癌[186])。

5　总结及展望

小动物的临床前分子成像在癌症转化研究中起着非常重要的作用。设备技术的发展(例如,更高的分辨率或与单一仪器结合的设备如 PET/CT、PET/MRI 或内镜/US)、材料化学(如纳米颗粒的新合成材料)和新的分子靶点的确定和(或)治疗已显著提高了我们从分子水平(例如,肿瘤基因/蛋白表达)到高分子水平(例如,肿瘤与微环境的相互作用)对癌症的了解。然而,实际上许多上述分子成像探针和(或)治疗对临床实践仍然是一个重大的挑战。美国食品药品管理局(FDA)批准的分子成像探针和(或)癌症治疗受到严格的监管,即使可以进行小剂量的成像探针(例如,注入微量 PET 示踪剂)的探索性试验[71]。例如,癌症治疗药物从靶点的确定到 FDA 批准和临床应用,它可能需要大量的资源和及平均 14.2 年的时间(如图 21.5 所示)[71]。癌症研究的未来发展方向是希望提高研究的成本/时间因素,但最重要的是,在临床中通过可以通过分子成像实现:①早期检测;②癌症在体内的分子特征;③肿瘤靶向性和肿瘤特异性治疗方法,最终提高生存率和(或)完全缓解。

致谢:此项工作获得了北美国放射学会(RSNA;RSD0809)和 the National Institutes of Health/National Cancer Institute (NIH/NCI;CA139279–01A1,CA114747,CA118681)的资助。

参考文献

1. Delcuve G. P., Rastegar M., and Davie J. R., Epigenetic control. *J Cell Physiol* **219:**243-50 (2009)
2. Osaki M., Takeshita F., and Ochiya T., MicroRNAs as biomarkers and therapeutic drugs in human cancer. *Biomarkers* **13:**658-70 (2008)
3. Ischenko I., Seeliger H., Schaffer M., *et al.*, Cancer stem cells: How can we target them? *Curr Med Chem* **15:**3171-84 (2008)
4. Polyak K., Haviv I., and Campbell I. G., Co-evolution of tumor cells and their microenvironment. *Trends Genet* **25:**30-8 (2009)
5. Hanahan D. and Weinberg R. A., The hallmarks of cancer. *Cell* **100:**57-70 (2000)
6. Benaron D. A., The future of cancer imaging. *Cancer Metastasis Rev* **21:**45-78 (2002)
7. Pomper M. G., Translational molecular imaging for cancer. *Cancer Imaging* **5 Spec No A:**S16-26 (2005)
8. Weissleder R., Molecular imaging in cancer. *Science* **312:**1168-71 (2006)
9. Wong F. C. and Kim E. E., A review of molecular imaging studies reaching the clinical stage. *Eur J Radiol* **70:**205-11 (2009)
10. Gambhir S. S., Molecular imaging of cancer with positron emission tomography. *Nat Rev Cancer* **2:**683-93 (2002)
11. Ben-Haim S. and Ell P., ^{18}F-FDG PET and PET/CT in the evaluation of cancer treatment response. *J Nucl Med* **50:**88-99 (2009)
12. Massoud T. F. and Gambhir S. S., Molecular imaging in living subjects: Seeing fundamental biological processes in a new light. *Genes Dev* **17:**545-80 (2003)
13. Harisinghani M. G., Barentsz J., Hahn P. F., *et al.*, Noninvasive detection of clinically occult lymph-node metastases in prostate cancer. *N Engl J Med* **348:**2491-9 (2003)
14. Mather S., Molecular imaging with bioconjugates in mouse models of cancer. *Bioconjug Chem* **20:**631-43 (2009)
15. Kerbel R. S., Human tumor xenografts as predictive preclinical models for anticancer drug activity in humans: Better than commonly perceived-but they can be improved. *Cancer Biol Ther* **2:**S134-9 (2003)
16. Tang Z. Y., Sun F. X., Tian J., *et al.*, Metastatic human hepatocellular carcinoma models in nude mice and cell line with metastatic potential. *World J Gastroenterol* **7:**597-601 (2001)
17. Finn R. S., Bentley G., Britten C. D., *et al.*, Targeting vascular endothelial growth factor with the monoclonal antibody bevacizumab inhibits human hepatocellular carcinoma cells growing in an orthotopic mouse model. *Liver Int* **29:**284-90 (2009)
18. Bani M. R., Garofalo A., Scanziani E., *et al.*, Effect of interleukin-1-beta on metastasis formation in different tumor systems. *J Natl Cancer Inst* **83:**119-23 (1991)
19. Shaw A. T., Kirsch D. G., and Jacks T., Future of early detection of lung cancer: The role of mouse models. *Clin Cancer Res* **11:**4999 s-5003s (2005)
20. Janssen K. P., El-Marjou F., Pinto D., *et al.*, Targeted expression of oncogenic K-Ras in intestinal epithelium causes spontaneous tumorigenesis in mice. *Gastroenterology* **123:**492-504 (2002)

21. Vogelstein B., Fearon E. R., Hamilton S. R., *et al.*, Genetic alterations during colorectal-tumor development. *N Engl J Med* **319:**525-32 (1988)

22. Hingorani S. R., Petricoin E. F., Maitra A., *et al.*, Preinvasive and invasive ductal pancreatic cancer and its early detection in the mouse. *Cancer Cell* **4:**437-50 (2003)

23. Chiappetta G., Fabien N., Picone A., *et al.*, Transgenic mice carrying the human Kras oncogene under the control of a thyroglobulin promoter: Kras expression in thyroids analyzed by in situ hybridization. *Oncol Res* **8:**85-93 (1996)

24. Yang Y., Wislez M., Fujimoto N., *et al.*, A selective small molecule inhibitor of c-Met, PHA-665752, reverses lung premalignancy induced by mutant K-ras. *Mol Cancer Ther* **7:**952-60 (2008)

25. Ristevski S., Making better transgenic models: Conditional, temporal, and spatial approaches. *Mol Biotechnol* **29:**153-63 (2005)

26. Tuveson D. A., Zhu L., Gopinathan A., *et al.*, Mist1-KrasG12D knock-in mice develop mixed differentiation metastatic exocrine pancreatic carcinoma and hepatocellular carcinoma. *Cancer Res* **66**:242-7 (2006)

27. Feldmann G., Beaty R., Hruban R. H., *et al.*, Molecular genetics of pancreatic intraepithelial neoplasia. *J Hepatobiliary Pancreat Surg* **14:**224-32 (2007)

28. Hingorani S. R., Wang L., Multani A. S., *et al.*, Trp53R172H and KrasG12D cooperate to promote chromosomal instability and widely metastatic pancreatic ductal adenocarcinoma in mice. *Cancer Cell* **7:**469-83 (2005)

29. Sun Y, Chen X, and Xiao D. Tetracycline-inducible expression systems: new strategies and practices in the transgenic mouse modeling. *Acta Biochim Biophys Sin (Shanghai)* **39**:235-46 (2007)

30. Baillie M., Alcohol and the liver. *Gut* **12:**222-9 (1971)

31. Forgione A., Miele L., Cefalo C., *et al.*, Alcoholic and nonalcoholic forms of fatty liver disease. *Minerva Gastroenterol Dietol* 53:83-100 (2007)

32. Mufti S. I., Eskelson C. D., Odeleye O. E., *et al.*, Alcohol-associated generation of oxygen free radicals and tumor promotion. *Alcohol Alcohol* **28:**621-8 (1993)

33. Balkwill F. and Mantovani A., Inflammation and cancer: Back to Virchow? *Lancet* **357:**539-45 (2001)

34. Colotta F., Allavena P., Sica A., *et al.*, Cancer-related inflammation, the seventh hallmark of cancer: Links to genetic instability. *Carcinogenesis* **30:**1073-81 (2009)

35. Porta C., Larghi P., Rimoldi M., *et al.*, Cellular and molecular pathways linking inflammation and cancer. *Immunobiology* **214:**761-77 (2009)

36. Bonnet D. and Dick J. E., Human acute myeloid leukemia is organized as a hierarchy that originates from a primitive hematopoietic cell. *Nat Med* **3:**730-7 (1997)

37. Ailles L. E. and Weissman I. L., Cancer stem cells in solid tumors. *Curr Opin Biotechnol* **18:**460-6 (2007)

38. Reya T., Morrison S. J., Clarke M. F., *et al.*, Stem cells, cancer, and cancer stem cells. *Nature* **414:**105-11 (2001)

39. Miyamoto T., Weissman I. L., and Akashi K., AML1/ETO-expressing nonleukemic stem cells in acute myelogenous leukemia with 8;21 chromosomal translocation. *Proc Natl Acad Sci U S A* **97:**7521-6 (2000)

40. Merlo L. M., Pepper J. W., Reid B. J., *et al.*, Cancer as an evolutionary and ecological process. *Nat Rev Cancer* **6:**924-35 (2006)

41. Polyak K. and Weinberg R. A., Transitions between epithelial and mesenchymal states: Acquisition of malignant and stem cell traits. *Nat Rev Cancer* **9:**265-73 (2009)

42. Cai W. and Chen X., Multimodality molecular imaging of tumor angiogenesis. *J Nucl Med* 49 Suppl **2:**113S-28S (2008)

43. Yang L., Cao Z., Lin Y., *et al.*, Molecular beacon imaging of tumor marker gene expression in pancreatic cancer cells. *Cancer Biol Ther* **4:**561-70 (2005)

44. Stefflova K., Chen J., and Zheng G., Using molecular beacons for cancer imaging and treatment. *Front Biosci* **12:**4709-21 (2007)

45. So M. K., Gowrishankar G., Hasegawa S., *et al.*, Imaging target mRNA and siRNA-mediated gene silencing in vivo with ribozyme-based reporters. *Chembiochem* **9:**2682-91 (2008)

46. Rao P. S., Tian X., Qin W., *et al.*, 99mTc-peptide-peptide nucleic acid probes for imaging

oncogene mRNAs in tumours. *Nucl Med Commun* **24:**857-63 (2003)

47. Good L. and Nielsen P. E., Progress in developing pna as a gene-targeted drug. *Antisense Nucleic Acid Drug Dev* **7:**431-7 (1997)

48. Tian X., Aruva M. R., Qin W., *et al.*, Noninvasive molecular imaging of MYC mRNA expression in human breast cancer xenografts with a [99mTc]peptide-peptide nucleic acid-peptide chimera. *Bioconjug Chem* **16:**70-9 (2005)

49. Tian X., Aruva M. R., Zhang K., *et al.*, PET imaging of CCND1 mRNA in human MCF7 estrogen receptor positive breast cancer xenografts with oncogene-specific [64Cu]chelator-peptide nucleic acid-IGF1 analog radiohybridization probes. *J Nucl Med* **48:**1699-707 (2007)

50. Tian X., Chakrabarti A., Amirkhanov N. V., *et al.*, External imaging of CCND1, MYC, and KRAS oncogene mRNAs with tumor-targeted radionuclide-PNA-peptide chimeras. *Ann N Y Acad Sci* **1059:**106-44 (2005)

51. Chakrabarti A., Zhang K., Aruva M. R., *et al.*, Radiohybridization PET imaging of Kras G12D mRNA expression in human pancreas cancer xenografts with [(64)Cu]DO3A-peptide nucleic acid-peptide nanoparticles. *Cancer Biol Ther* **6:**948-56 (2007)

52. Amirkhanov N. V., Dimitrov I., Opitz A. W., *et al.*, Design of (Gd-DO3A) n-polydiamidopropanoyl-peptide nucleic acid-D(cys-ser-lys-cys) magnetic resonance contrast agents. *Biopolymers* **89:**1061-76 (2008)

53. Willmann J. K., Paulmurugan R., Chen K., *et al.*, US imaging of tumor angiogenesis with microbubbles targeted to vascular endothelial growth factor receptor type 2 in mice. *Radiology* **246:**508-18 (2008)

54. Pysz M. A., Foygel K., Rosenberg J., *et al.*, Antiangiogenic cancer therapy: monitoring with molecular US and a clinically translatable contrast agent (BR55). *Radiology* **256:**519-27 (2010)

55. Cai W., Gambhir S. S., and Chen X., Chapter 7. Molecular imaging of tumor vasculature. *Methods Enzymol* **445:**141-76 (2008)

56. Serganova I., Mayer-Kukuck P., Huang R., *et al.*, Molecular imaging: Reporter gene imaging. *Handb Exp Pharmacol* **185(Part 2):**167-223 (2008)

57. Rando G., Ramachandran B., Rebecchi M., *et al.*, Differential effect of pure isoflavones and soymilk on estrogen receptor activity in mice. *Toxicol Appl Pharmacol* **237:**288-97 (2009)

58. Kang J. H. and Chung J. K., Molecular-genetic imaging based on reporter gene expression. *J Nucl Med* **49 Suppl 2:**164S-79S (2008)

59. Korpal M., Yan J., Lu X., *et al.*, Imaging transforming growth factor-beta signaling dynamics and therapeutic response in breast cancer bone metastasis. *Nat Med* **15:**960-6 (2009)

60. Woolfenden S., Zhu H., and Charest A., A CRE/LoxP conditional luciferase reporter transgenic mouse for bioluminescence monitoring of tumorigenesis. *Genesis* **47:**659-66 (2009)

61. Mathis J. M., Williams B. J., Sibley D. A., *et al.*, Cancer-specific targeting of an adenovirus-delivered herpes simplex virus thymidine kinase suicide gene using translational control. *J Gene Med* **8:**1105-20 (2006)

62. Wang Z. X., Bian H. B., Yang J. S., *et al.*, Adenovirus-mediated suicide gene therapy under the control of Cox-2 promoter for colorectal cancer. *Cancer Biol Ther* **8:**1480-8 (2009)

63. Isomoto H., Ohtsuru A., Braiden V., *et al.*, Heat-directed suicide gene therapy mediated by heat shock protein promoter for gastric cancer. *Oncol Rep* **15:**629-35 (2006)

64. Cai W., Chen K., Li Z. B., *et al.*, Dual-function probe for PET and near-infrared fluorescence imaging of tumor vasculature. *J Nucl Med* **48:**1862-70 (2007)

65. Blanco E., Kessinger C. W., Sumer B. D., *et al.*, Multifunctional micellar nanomedicine for cancer therapy. *Exp Biol Med (Maywood)* **234:**123-31 (2009)

66. Edinger M., Cao Y. A., Verneris M. R., *et al.*, Revealing lymphoma growth and the efficacy of immune cell therapies using in vivo bioluminescence imaging. *Blood* **101:**640-8 (2003)

67. Wang H., Cao F., De A., *et al.*, Trafficking mesenchymal stem cell engraftment and differentiation in tumor-bearing mice by bioluminescence imaging. *Stem Cells* **27:**1548-1558 (2009)

68. Sasportas L. S., Kasmieh R., Wakimoto H., *et al.*, Assessment of therapeutic efficacy and fate of engineered human mesenchymal stem cells for cancer therapy. *Proc Natl Acad Sci U S A* **106:**4822-7 (2009)

69. Yang M., Reynoso J., Jiang P., *et al.*, Transgenic nude mouse with ubiquitous green fluorescent protein expression as a host for human tumors. *Cancer Res* **64:**8651-6 (2004)

70. Maurer A. H., Combined imaging modalities: PET/CT and SPECT/CT. *Health Phys* **95:**571-6 (2008)
71. Willmann J. K., Van Bruggen N., Dinkelborg L. M., *et al.*, Molecular imaging in drug development. *Nat Rev Drug Discov* **7:**591-607 (2008)
72. Fass L., Imaging and cancer: A review. *Mol Oncol* **2:**115-52 (2008)
73. Mariani G., Bruselli L., and Duatti A., Is PEt always an advantage versus planar and SPECT imaging? *Eur J Nucl Med Mol Imaging* **35:**1560-5 (2008)
74. Wuest F., Kohler L., Berndt M., *et al.*, Systematic comparison of two novel, thiol-reactive prosthetic groups for ^{18}F labeling of peptides and proteins with the acylation agent succinimidyl-4-[^{18}F]fluorobenzoate ([^{18}F]SFB). *Amino Acids* **36:**283-95 (2009)
75. Cai W., Zhang X., Wu Y., *et al.*, A thiol-reactive ^{18}F-labeling agent, n-[2-(4-1[18]F-fluorobenzamido)ethyl]maleimide, and synthesis of RGD peptide-based tracer for PET imaging of alpha v beta 3 integrin expression. *J Nucl Med* **47:**1172-80 (2006)
76. Shokeen M. and Anderson C. J., Molecular imaging of cancer with copper-64 radiopharmaceuticals and positron emission tomography (PET). *Acc Chem Res* **42:**832-41 (2009)
77. Dunphy M. P. and Lewis J. S., Radiopharmaceuticals in preclinical and clinical development for monitoring of therapy with PET. *J Nucl Med* **50 Suppl 1:**106S-21S (2009)
78. Dierckx R. A. and Van De Wiele C., FDG uptake, a surrogate of tumour hypoxia? *Eur J Nucl Med Mol Imaging* **35:**1544-9 (2008)
79. von Forstner C., Egberts J. H., Ammerpohl O., *et al.*, Gene expression patterns and tumor uptake of ^{18}F-FDG, ^{18}F-FLT, and ^{18}F-FEC in PET/MRI of an orthotopic mouse xenotransplantation model of pancreatic cancer. *J Nucl Med* **49:**1362-70 (2008)
80. Pakzad F., Groves A. M., and Ell P. J., The role of positron emission tomography in the management of pancreatic cancer. *Semin Nucl Med* **36:**248-56 (2006)
81. Liu R. S., Chou T. K., Chang C. H., *et al.*, Biodistribution, pharmacokinetics and PET imaging of [(18)F]FMISO, [(18)F]FDG and [(18)F]FAC in a sarcoma- and inflammation-bearing mouse model. *Nucl Med Biol* **36:**305-12 (2009)
82. Miyagawa T., Gogiberidze G., Serganova I., *et al.*, Imaging of HSV-tk reporter gene expression: Comparison between [^{18}F]FEAU, [^{18}F]FFEAU, and other imaging probes. *J Nucl Med* **49:**637-48 (2008)
83. Urakami T., Sakai K., Asai T., *et al.*, Evaluation of o-[(18)F]fluoromethyl-D-tyrosine as a radiotracer for tumor imaging with positron emission tomography. *Nucl Med Biol* **36:**295-303 (2009)
84. Liu Z., Cai W., He L., *et al.*, In vivo biodistribution and highly efficient tumour targeting of carbon nanotubes in mice. *Nat Nanotechnol* **2:**47-52 (2007)
85. Bolus N. E., George R., Washington J., *et al.*, PET/MRI: The blended-modality choice of the future? *J Nucl Med Technol* **37:**63-71; quiz 72-3 (2009)
86. Williams L. E., Denardo G. L., and Meredith R. F., Targeted radionuclide therapy. *Med Phys* **35:**3062-8 (2008)
87. Rahmim A. and Zaidi H., PET versus SPECT: Strengths, limitations and challenges. *Nucl Med Commun* **29:**193-207 (2008)
88. Aviv H., Bartling S., Kieslling F., *et al.*, Radiopaque iodinated copolymeric nanoparticles for X-ray imaging applications. *Biomaterials* **30:**5610-6 (2009)
89. Wyss C., Schaefer S. C., Juillerat-Jeanneret L., *et al.*, Molecular imaging by micro-CT: Specific E-selectin imaging. *Eur Radiol* **19:**2487-94 (2009)
90. Jackson P. A., Rahman W. N., Wong C. J., *et al.*, Potential dependent superiority of gold nanoparticles in comparison to iodinated contrast agents. *Eur J Radiol* **75:**104-9
91. Cai Q. Y., Kim S. H., Choi K. S., *et al.*, Colloidal gold nanoparticles as a blood-pool contrast agent for X-ray computed tomography in mice. *Invest Radiol* **42:**797-806 (2007)
92. Rabin O., Manuel Perez J., Grimm J., *et al.*, An X-ray computed tomography imaging agent based on long-circulating bismuth sulphide nanoparticles. *Nat Mater* **5:**118-22 (2006)
93. Tran T. D., Caruthers S. D., Hughes M., *et al.*, Clinical applications of perfluorocarbon nanoparticles for molecular imaging and targeted therapeutics. *Int J Nanomedicine* **2:**515-26 (2007)
94. Serkova N. J., Hasebroock K. M., and Kraft S. L., Magnetic resonance spectroscopy of living tissues. *Methods Mol Biol* **520:**315-27 (2009)

95. Simoes R. V., Martinez-Aranda A., Martin B., *et al.*, Preliminary characterization of an experimental breast cancer cells brain metastasis mouse model by mri/mrs. *MAGMA* **21**: 237-49 (2008)

96. Palmowski M., Schifferdecker I., Zwick S., *et al.*, Tumor perfusion assessed by dynamic contrast-enhanced mri correlates to the grading of renal cell carcinoma: Initial results. *Eur J Radiol* **74**:e176-80

97. Farace P., Merigo F., Fiorini S., *et al.*, DCE-MRI using small-molecular and albumin-binding contrast agents in experimental carcinomas with different stromal content. *Eur J Radiol* **78**:52-9 (2011)

98. Kiessling F., Morgenstern B., and Zhang C., Contrast agents and applications to assess tumor angiogenesis in vivo by magnetic resonance imaging. *Curr Med Chem* **14**:77-91 (2007)

99. Rudin M., Mcsheehy P. M., Allegrini P. R., *et al.*, PTK787/ZK222584, a tyrosine kinase inhibitor of vascular endothelial growth factor receptor, reduces uptake of the contrast agent gddota by murine orthotopic B16/BL6 melanoma tumours and inhibits their growth in vivo. *NMR Biomed* **18**:308-21 (2005)

100. Morawski A. M., Winter P. M., Crowder K. C., *et al.*, Targeted nanoparticles for quantitative imaging of sparse molecular epitopes with mri. *Magn Reson Med* **51**:480-6 (2004)

101. Artemov D., Bhujwalla Z. M., and Bulte J. W., Magnetic resonance imaging of cell surface receptors using targeted contrast agents. *Curr Pharm Biotechnol* **5**:485-94 (2004)

102. Reichardt W., Hu-Lowe D., Torres D., *et al.*, Imaging of VEGF receptor kinase inhibitor-induced antiangiogenic effects in drug-resistant human adenocarcinoma model. *Neoplasia* **7**:847-53 (2005)

103. Mccarthy J. R. and Weissleder R., Multifunctional magnetic nanoparticles for targeted imaging and therapy. *Adv Drug Deliv Rev* **60**:1241-51 (2008)

104. Artemov D., Mori N., Ravi R., *et al.*, Magnetic resonance molecular imaging of the HER-2/NEU receptor. *Cancer Res* **63**:2723-7 (2003)

105. Gilad A. A., Ziv K., Mcmahon M. T., *et al.*, MRI reporter genes. *J Nucl Med* **49**:1905-8 (2008)

106. Cohen B., Dafni H., Meir G., *et al.*, Ferritin as an endogenous MRI reporter for noninvasive imaging of gene expression in C6 glioma tumors. *Neoplasia* **7**:109-17 (2005)

107. Cohen B., Ziv K., Plaks V., *et al.*, MRI detection of transcriptional regulation of gene expression in transgenic mice. *Nat Med* **13**:498-503 (2007)

108. Partlow K. C., Chen J., Brant J. A., *et al.*, 19F magnetic resonance imaging for stem/progenitor cell tracking with multiple unique perfluorocarbon nanobeacons. *FASEB J* **21**:1647-54 (2007)

109. Ahrens E. T., Flores R., Xu H., *et al.*, In vivo imaging platform for tracking immunotherapeutic cells. *Nat Biotechnol* **23**:983-7 (2005)

110. Wang Z. Y., Song J., and Zhang D. S., Nanosized As2O3/Fe2O3 complexes combined with magnetic fluid hyperthermia selectively target liver cancer cells. *World J Gastroenterol* **15**:2995-3002 (2009)

111. Kiessling F., Huppert J., and Palmowski M., Functional and molecular ultrasound imaging: Concepts and contrast agents. *Curr Med Chem* **16**:627-42 (2009)

112. Deshpande N. S. and Willmann J. K., "Micro- and nano-particle based contrast-enhanced ultrasound imaging". in: *Nanoplatform based molecular imaging*, Edited by Chen X., Wiley Publications (2011)

113. Balaban R. S. and Hampshire V. A., Challenges in small animal noninvasive imaging. *ILAR J* **42**:248-62 (2001)

114. Qin S., Caskey C. F., and Ferrara K. W., Ultrasound contrast microbubbles in imaging and therapy: Physical principles and engineering. *Phys Med Biol* **54**:R27-57 (2009)

115. Ferrara K., Pollard R., and Borden M., Ultrasound microbubble contrast agents: Fundamentals and application to gene and drug delivery. *Annu Rev Biomed Eng* **9**:415-47 (2007)

116. Ding Y., Boguslawski E. A., Berghuis B. D., *et al.*, Mitogen-activated protein kinase kinase signaling promotes growth and vascularization of fibrosarcoma. *Mol Cancer Ther* **7**:648-58 (2008)

117. Krix M., Kiessling F., Vosseler S., *et al.*, Sensitive noninvasive monitoring of tumor perfusion during antiangiogenic therapy by intermittent bolus-contrast power doppler sonography.

Cancer Res **63:**8264-70 (2003)

118. Folkman J., Angiogenesis. *Annu Rev Med* **57:**1-18 (2006)

119. Willmann J. K., Cheng Z., Davis C., *et al.*, Targeted microbubbles for imaging tumor angiogenesis: Assessment of whole-body biodistribution with dynamic micro-PET in mice. *Radiology* **249:**212-9 (2008)

120. Willmann J. K., Lutz A. M., Paulmurugan R., *et al.*, Dual-targeted contrast agent for us assessment of tumor angiogenesis in vivo. *Radiology* **248:**936-44 (2008)

121. Rychak J. J., Graba J., Cheung A. M., *et al.*, Microultrasound molecular imaging of vascular endothelial growth factor receptor 2 in a mouse model of tumor angiogenesis. *Mol Imaging* **6:**289-96 (2007)

122. Lee D. J., Lyshchik A., Huamani J., *et al.*, Relationship between retention of a vascular endothelial growth factor receptor 2 (VEGFR2)-targeted ultrasonographic contrast agent and the level of VEGFR2 expression in an in vivo breast cancer model. *J Ultrasound Med* **27:**855-66 (2008)

123. Hughes M. S., Marsh J. N., Zhang H., *et al.*, Characterization of digital waveforms using thermodynamic analogs: Detection of contrast-targeted tissue in vivo. *IEEE Trans Ultrason Ferroelectr Freq Control* **53:**1609-16 (2006)

124. Pisani E., Tsapis N., Paris J., *et al.*, Polymeric nano/microcapsules of liquid perfluorocarbons for ultrasonic imaging: Physical characterization. *Langmuir* **22:**4397-402 (2006)

125. Yadav R. R., Mishra G., Yadawa P. K., *et al.*, Ultrasonic properties of nanoparticles-liquid suspensions. *Ultrasonics* **48:**591-3 (2008)

126. Nolte I., Vince G. H., Maurer M., *et al.*, Iron particles enhance visualization of experimental gliomas with high-resolution sonography. *AJNR Am J Neuroradiol* **26:**1469-74 (2005)

127. Liu J., Li J., Rosol T. J., *et al.*, Biodegradable nanoparticles for targeted ultrasound imaging of breast cancer cells in vitro. *Phys Med Biol* **52:**4739-47 (2007)

128. Liu J., Levine A. L., Mattoon J. S., *et al.*, Nanoparticles as image enhancing agents for ultrasonography. *Phys Med Biol* **51:**2179-89 (2006)

129. Manome Y., Nakamura M., Ohno T., *et al.*, Ultrasound facilitates transduction of naked plasmid DNA into colon carcinoma cells in vitro and in vivo. *Hum Gene Ther* **11:**1521-8 (2000)

130. Newman C. M. and Bettinger T., Gene therapy progress and prospects: Ultrasound for gene transfer. *Gene Ther* **14:**465-75 (2007)

131. Mo R., Lin S., Wang G., *et al.*, Preliminary in vitro study of ultrasound sonoporation cell labeling with superparamagnetic iron oxide particles for MRI cell tracking. *Conf Proc IEEE Eng Med Biol Soc* **2008:**367-70 (2008)

132. Feril L. B., Jr., Ultrasound-mediated gene transfection. *Methods Mol Biol* **542:**179-94 (2009)

133. Wang D. S., Panje C., Pysz M. A., *et al.*, Cationic versus neutral microbubbles for ultrasound-mediated gene delivery in cancer. *Radiology* **264:**721-32 (2012)

134. Lentacker I., De Geest B. G., Vandenbroucke R. E., *et al.*, Ultrasound-responsive polymer-coated microbubbles that bind and protect DNA. *Langmuir* **22:**7273-8 (2006)

135. Christiansen J. P., French B. A., Klibanov A. L., *et al.*, Targeted tissue transfection with ultrasound destruction of plasmid-bearing cationic microbubbles. *Ultrasound Med Biol* **29:**1759-67 (2003)

136. Aoi A., Watanabe Y., Mori S., *et al.*, Herpes simplex virus thymidine kinase-mediated suicide gene therapy using nano/microbubbles and ultrasound. *Ultrasound Med Biol* **34:**425-34 (2008)

137. Tran M. A., Gowda R., Sharma A., *et al.*, Targeting V600EB-Raf and Akt3 using nanoliposomal-small interfering rna inhibits cutaneous melanocytic lesion development. *Cancer Res* **68:**7638-49 (2008)

138. Hayashi S., Mizuno M., Yoshida J., *et al.*, Effect of sonoporation on cationic liposome-mediated IFNbeta gene therapy for metastatic hepatic tumors of murine colon cancer. *Cancer Gene Ther* **16:**638-43 (2009)

139. Nie F., Xu H. X., Lu M. D., *et al.*, Anti-angiogenic gene therapy for hepatocellular carcinoma mediated by microbubble-enhanced ultrasound exposure: An in vivo experimental study. *J Drug Target* **16:**389-95 (2008)

140. Lentacker I., Geers B., Demeester J., *et al.*, Design and evaluation of doxorubicin-containing microbubbles for ultrasound-triggered doxorubicin delivery: Cytotoxicity and mechanisms involved. *Mol Ther* **18:**101-8 (2009)

141. Rapoport N., Gao Z., and Kennedy A., Multifunctional nanoparticles for combining ultrasonic tumor imaging and targeted chemotherapy. *J Natl Cancer Inst* **99**:1095-106 (2007)

142. Xing W., Gang W. Z., Yong Z., *et al.*, Treatment of xenografted ovarian carcinoma using paclitaxel-loaded ultrasound microbubbles. *Acad Radiol* **15**:1574-9 (2008)

143. Zhao Y. Z., Lu C. T., Fu H. X., *et al.*, Phospholipid-based ultrasonic microbubbles for loading protein and ultrasound-triggered release. *Drug Dev Ind Pharm* **35**:1121-7 (2009)

144. Gao Z., Kennedy A. M., Christensen D. A., *et al.*, Drug-loaded nano/microbubbles for combining ultrasonography and targeted chemotherapy. *Ultrasonics* **48**:260-70 (2008)

145. Larkin J. O., Casey G. D., Tangney M., *et al.*, Effective tumor treatment using optimized ultrasound-mediated delivery of bleomycin. *Ultrasound Med Biol* **34**:406-13 (2008)

146. Sibille A., Prat F., Chapelon J. Y., *et al.*, Characterization of extracorporeal ablation of normal and tumor-bearing liver tissue by high intensity focused ultrasound. *Ultrasound Med Biol* **19**:803-13 (1993)

147. Weissleder R. and Pittet M. J., Imaging in the era of molecular oncology. *Nature* **452**:580-9 (2008)

148. Sokolov K., Aaron J., Hsu B., *et al.*, Optical systems for in vivo molecular imaging of cancer. *Technol Cancer Res Treat* **2**:491-504 (2003)

149. Sokolov K., Follen M., Aaron J., *et al.*, Real-time vital optical imaging of precancer using anti-epidermal growth factor receptor antibodies conjugated to gold nanoparticles. *Cancer Res* **63**:1999-2004 (2003)

150. Dekker E. and Fockens P., New imaging techniques at colonoscopy: Tissue spectroscopy and narrow band imaging. *Gastrointest Endosc Clin N Am* **15**:703-14 (2005)

151. Herth F. J., Eberhardt R., and Ernst A., The future of bronchoscopy in diagnosing, staging and treatment of lung cancer. *Respiration* **73**:399-409 (2006)

152. Luker G. D. and Luker K. E., Optical imaging: Current applications and future directions. *J Nucl Med* **49**:1-4 (2008)

153. Ballou B., Ernst L. A., and Waggoner A. S., Fluorescence imaging of tumors in vivo. *Curr Med Chem* **12**:795-805 (2005)

154. Veiseh M., Gabikian P., Bahrami S. B., *et al.*, Tumor paint: A chlorotoxin:Cy5.5 bioconjugate for intraoperative visualization of cancer foci. *Cancer Res* **67**:6882-8 (2007)

155. Chen J., Tung C. H., Allport J. R., *et al.*, Near-infrared fluorescent imaging of matrix metalloproteinase activity after myocardial infarction. *Circulation* **111**:1800-5 (2005)

156. Jiang T., Olson E. S., Nguyen Q. T., *et al.*, Tumor imaging by means of proteolytic activation of cell-penetrating peptides. *Proc Natl Acad Sci U S A* **101**:17867-72 (2004)

157. Mahmood U., Tung C. H., Bogdanov A., Jr., *et al.*, Near-infrared optical imaging of protease activity for tumor detection. *Radiology* **213**:866-70 (1999)

158. Tung C. H., Bredow S., Mahmood U., *et al.*, Preparation of a cathepsin D sensitive near-infrared fluorescence probe for imaging. *Bioconjug Chem* **10**:892-6 (1999)

159. Weissleder R., Tung C. H., Mahmood U., *et al.*, In vivo imaging of tumors with protease-activated near-infrared fluorescent probes. *Nat Biotechnol* **17**:375-8 (1999)

160. Alencar H., Funovics M. A., Figueiredo J., *et al.*, Colonic adenocarcinomas: Near-infrared microcatheter imaging of smart probes for early detection--study in mice. *Radiology* **244**:232-8 (2007)

161. Gounaris E., Tung C. H., Restaino C., *et al.*, Live imaging of cysteine-cathepsin activity reveals dynamics of focal inflammation, angiogenesis, and polyp growth. *PLoS One* **3**:e2916 (2008)

162. Figueiredo J. L., Alencar H., Weissleder R., *et al.*, Near infrared thoracoscopy of tumoral protease activity for improved detection of peripheral lung cancer. *Int J Cancer* **118**:2672-7 (2006)

163. McCann C. M., Waterman P., Figueiredo J. L., *et al.*, Combined magnetic resonance and fluorescence imaging of the living mouse brain reveals glioma response to chemotherapy. *Neuroimage* **45**:360-9 (2009)

164. Chang S. K., Rizvi I., Solban N., *et al.*, In vivo optical molecular imaging of vascular endothelial growth factor for monitoring cancer treatment. *Clin Cancer Res* **14**:4146-53 (2008)

165. Zheng G., Chen J., Stefflova K., *et al.*, Photodynamic molecular beacon as an activatable

photosensitizer based on protease-controlled singlet oxygen quenching and activation. *Proc Natl Acad Sci U S A* **104:**8989-94 (2007)

166. Edinger M., Cao Y. A., Hornig Y. S., *et al.*, Advancing animal models of neoplasia through in vivo bioluminescence imaging. *Eur J Cancer* **38:**2128-36 (2002)

167. So M. K., Xu C., Loening A. M., *et al.*, Self-illuminating quantum dot conjugates for in vivo imaging. *Nat Biotechnol* **24:**339-43 (2006)

168. Smith B. R. and Gambhir S. S., "Chapter 17: Nanoparticle-based molecular imaging in living subjects." in: *Molecular imaging in oncology*, Edited by: Pomper M. G. and Gelovani J. G., Taylor & Francis, Inc., (2008), *pp.* 261-282.

169. Nie S., Xing Y., Kim G. J., *et al.*, Nanotechnology applications in cancer. *Annu Rev Biomed Eng* **9:**257-88 (2007)

170. Smith A. M., Duan H., Mohs A. M., *et al.*, Bioconjugated quantum dots for in vivo molecular and cellular imaging. *Adv Drug Deliv Rev* **60:**1226-40 (2008)

171. Hirsch L. R., Gobin A. M., Lowery A. R., *et al.*, Metal nanoshells. *Ann Biomed Eng* **34:**15-22 (2006)

172. Wang L. V., Prospects of photoacoustic tomography. *Med Phys* **35:**5758-67 (2008)

173. Li P. C., Wang C. R., Shieh D. B., *et al.*, In vivo photoacoustic molecular imaging with simultaneous multiple selective targeting using antibody-conjugated gold nanorods. *Opt Express* **16:**18605-15 (2008)

174. De La Zerda A., Zavaleta C., Keren S., *et al.*, Carbon nanotubes as photoacoustic molecular imaging agents in living mice. *Nat Nanotechnol* **3:**557-62 (2008)

175. Keren S., Zavaleta C., Cheng Z., *et al.*, Noninvasive molecular imaging of small living subjects using raman spectroscopy. *Proc Natl Acad Sci U S A* **105:**5844-9 (2008)

176. Zavaleta C., De La Zerda A., Liu Z., *et al.*, Noninvasive raman spectroscopy in living mice for evaluation of tumor targeting with carbon nanotubes. *Nano Lett* **8:**2800-5 (2008)

177. Haisch C., Quantitative analysis in medicine using photoacoustic tomography. *Anal Bioanal Chem* **393:**473-9 (2009)

178. Nijssen A., Koljenovic S., Bakker Schut T. C., *et al.*, Towards oncological application of raman spectroscopy. *J Biophotonics* **2:**29-36 (2009)

179. Weissleder R., Scaling down imaging: Molecular mapping of cancer in mice. *Nat Rev Cancer* **2:**11-8 (2002)

180. Teicher B. A., Acute and chronic in vivo therapeutic resistance. *Biochem Pharmacol* **77:**1665-73 (2009)

181. Vonlaufen A., Phillips P. A., Xu Z., *et al.*, Pancreatic stellate cells and pancreatic cancer cells: An unholy alliance. *Cancer Res* **68:**7707-10 (2008)

182. Kurdziel K. A., Kalen J. D., Hirsch J. I., *et al.*, Imaging multidrug resistance with 4-[^{18}F]fluoropaclitaxel. *Nucl Med Biol* **34:**823-31 (2007)

183. Barqawi A. B. and Crawford E. D., Emerging role of HIFU as a noninvasive ablative method to treat localized prostate cancer. *Oncology (Williston Park)* **22:**123-9; discussion 129, 133, 137 passim (2008)

184. Grenier N., Quesson B., De Senneville B. D., *et al.*, Molecular MR imaging and MR-guided ultrasound therapies in cancer. *JBR-BTR* **92:**8-12 (2009)

185. Maruyama H., Yoshikawa M., and Yokosuka O., Current role of ultrasound for the management of hepatocellular carcinoma. *World J Gastroenterol* **14:**1710-9 (2008)

186. Lu P., Zhu X. Q., Xu Z. L., *et al.*, Increased infiltration of activated tumor-infiltrating lymphocytes after high intensity focused ultrasound ablation of human breast cancer. *Surgery* **145:**286-93 (2009)

187. Gao X., Cui Y., Levenson R. M., *et al.*, In vivo cancer targeting and imaging with semiconductor quantum dots. *Nat Biotechnol* **22:**969-76 (2004)

188. Szpirer C., and Szpirer J., Mammary cancer susceptibility: Human genes and rodent models. *Mamm Genome* **18:**817-31 (2007)

189. Winter S. F., and Hunter K. W., Mouse modifier genes in mammary tumorigenesis and metastasis. *J Mammary Gland Biol Neoplasia* **13:**337-42 (2008)

190. Garnis C., Buys T. P., and Lam W. L., Genetic alteration and gene expression modulation during cancer progression. *Mol Cancer* **3:**9 (2004)

191. Jackson M. A., Lea I., Rashid A., *et al.* Genetic alterations in cancer knowledge system:

Analysis of gene mutations in mouse and human liver and lung tumors. *Toxicol Sci* **90**:400-18 (2006)

192. Singh M., Lin J., Hocker T. L., *et al.* Genetics of melanoma tumorigenesis. *Br J Dermatol* **158**:15-21 (2008)

193. Rebouissou S., Bioulac-Sage P., and Zucman-Rossi J., Molecular pathogenesis of focal nodular hyperplasia and hepatocellular adenoma. *J Hepatol* **48**:163-70 (2008)

194. Lemmer E. R., Friedman S. L., and Llovet J. M., Molecular diagnosis of chronic liver disease and hepatocellular carcinoma: The potential of gene expression profiling. *Semin Liver Dis* **26**:373-84 (2006)

195. Ottenhof N. A., Milne A. N., Morsink F. H., *et al.*, Pancreatic intraepithelial neoplasia and pancreatic tumorigenesis: Of mice and men. *Arch Pathol Lab Med* **133**:375-81 (2009)

196. Shiraishi T. and Tabuchi K., Genetic alterations of human brain tumors as molecular prognostic factors. *Neuropathology* **23**:95-108 (2003)

197. Krug U., Ganser A., and Koeffler H. P., Tumor suppressor genes in normal and malignant hematopoiesis. *Oncogene* **21**:3475-95 (2002)

198. Shan W. and Liu J., Epithelial ovarian cancer: Focus on genetics and animal models. *Cell Cycle* **8**:731-5 (2009)

199. Borowsky A., Special considerations in mouse models of breast cancer. *Breast Dis* **28**:29-38 (2007)

200. Pritchard C., Carragher L., Aldridge V., *et al.*, Mouse models for braf-induced cancers. *Biochem Soc Trans* **35**:1329-33 (2007)

201. Dutt A. and Wong K. K., Mouse models of lung cancer. *Clin Cancer Res* **12**:4396 s-4402s (2006)

202. Wakamatsu N., Devereux T. R., Hong H. H., *et al.*, Overview of the molecular carcinogenesis of mouse lung tumor models of human lung cancer. *Toxicol Pathol* **35**:75-80 (2007).

203. Moser A. R., Pitot H. C., and Dove W. F., A dominant mutation that predisposes to multiple intestinal neoplasia in the mouse. *Science* **247**:322-4 (1990)

204. Fodde R., Edelmann W., Yang K., *et al.*, A targeted chain-termination mutation in the mouse APC gene results in multiple intestinal tumors. *Proc Natl Acad Sci U S A* **91**:8969-73 (1994)

205. Velcich A., Yang W., Heyer J., *et al.*, Colorectal cancer in mice genetically deficient in the mucin MUC2. *Science* **295**:1726-9 (2002)

206. Hirose Y., Hata K., Kuno T., *et al.*, Enhancement of development of azoxymethane-induced colonic premalignant lesions in C57BL/KSJ-DB/DB mice. *Carcinogenesis* **25**:821-5 (2004)

207. Reddy B. S., Studies with the azoxymethane-rat preclinical model for assessing colon tumor development and chemoprevention. *Environ Mol Mutagen* **44**:26-35 (2004)

208. Taketo M. M. and Edelmann W., Mouse models of colon cancer. *Gastroenterology* **136**:780-98 (2009)

209. Leder A., Kuo A., Cardiff R. D., *et al.*, V-Ha-Ras transgene abrogates the initiation step in mouse skin tumorigenesis: Effects of phorbol esters and retinoic acid. *Proc Natl Acad Sci U S A* **87**:9178-82 (1990)

210. Saitoh A., Kimura M., Takahashi R., *et al.*, Most tumors in transgenic mice with human C-Ha-Ras gene contained somatically activated transgenes. *Oncogene* **5**:1195-200 (1990)

211. Borowsky A. D., Munn R. J., Galvez J. J., *et al.*, Mouse models of human cancers (part 3). *Comp Med* **54**:258-70 (2004)

212. Lynch D., Svoboda J., Putta S., *et al.*, Mouse skin models for carcinogenic hazard identification: Utilities and challenges. *Toxicol Pathol* **35**:853-64 (2007)

213. Rogers A. B., and Fox J. G., Inflammation and cancer. I. Rodent models of infectious gastrointestinal and liver cancer. *Am J Physiol Gastrointest Liver Physiol* **286**:G361-6 (2004)

214. Katzenellenbogen M., Mizrahi L., Pappo O., *et al.*, Molecular mechanisms of liver carcinogenesis in the MDR2-knockout mice. *Mol Cancer Res* **5**:1159-70 (2007)

215. Tward A. D., Jones K. D., Yant S., *et al.* Distinct pathways of genomic progression to benign and malignant tumors of the liver. *Proc Natl Acad Sci U S A* **104**:14771-6 (2007)

216. Kohle C., Schwarz M., and Bock K. W., Promotion of hepatocarcinogenesis in humans and animal models. *Arch Toxicol* **82**:623-31 (2008)

217. Carriere C., Young A. L., Gunn J. R., *et al.*, Acute pancreatitis markedly accelerates pancreatic cancer progression in mice expressing oncogenic KRas. *Biochem Biophys Res Commun*

382:561-5 (2009)

218. Huse J. T. and Holland E. C., Genetically engineered mouse models of brain cancer and the promise of preclinical testing. *Brain Pathol* **19:**132-43 (2009)
219. Rice J. M. and Wilbourn J. D., Tumors of the nervous system in carcinogenic hazard identification. *Toxicol Pathol* **28:**202-14 (2000)
220. Bernardi R., Grisendi S., and Pandolfi P. P., Modelling haematopoietic malignances in the mouse and therapeutical implications. *Oncogene* **21:**3445-58 (2002)
221. Huff J. E., Haseman J. K., Demarini D. M., *et al.*, Multiple-site carcinogenicity of benzene in Fischer 344 rats and B6C3FL mice. *Environ Health Perspect* **82:**125-63 (1989)
222. Bosetti C., McLaughlin J. K., Tarone R. E., *et al.*, Formaldehyde and cancer risk: A quantitative review of cohort studies through 2006. *Ann Oncol* **19:**29-43 (2008)
223. Melnick R. L. and Huff J., 1,3-butadiene: Toxicity and carcinogenicity in laboratory animals and in humans. *Rev Environ Contam Toxicol* **124:**111-44 (1992)
224. Kerkhofs S., Denayer S., Haelens A., *et al.*, Androgen receptor knockout and knock-in mouse models. *J Mol Endocrinol* **42:**11-7 (2009)
225. Gingrich J. R., Barrios R. J., Morton R. A., *et al.*, Metastatic prostate cancer in a transgenic mouse. *Cancer Res* **56:**4096-102 (1996)
226. Kasper S., Survey of genetically engineered mouse models for prostate cancer: Analyzing the molecular basis of prostate cancer development, progression, and metastasis. *J Cell Biochem* **94:**279-97 (2005)
227. Shirai T., Takahashi S., Cui L., *et al.*, Experimental prostate carcinogenesis - rodent models. *Mutat Res* **462:**219-26 (2000)
228. Flesken-Nikitin A., Choi K. C., Eng J. P., *et al.*, Induction of carcinogenesis by concurrent inactivation of p53 and Rb1 in the mouse ovarian surface epithelium. *Cancer Res* **63:**3459-63 (2003)
229. Connolly D. C., Bao R., Nikitin A. Y., *et al.*, Female mice chimeric for expression of the simian virus 40 TAG under control of the MISIIR promoter develop epithelial ovarian cancer. *Cancer Res* **63:**1389-97 (2003)
230. Wu R., Hendrix-Lucas N., Kuick R., *et al.*, Mouse model of human ovarian endometrioid adenocarcinoma based on somatic defects in the Wnt/beta-catenin and PI3K/PTEN signaling pathways. *Cancer Cell* **11:**321-33 (2007)
231. Wang Y., Zhang Z., Lu Y., *et al.*, Enhanced susceptibility to chemical induction of ovarian tumors in mice with a germ line p53 mutation. *Mol Cancer Res* **6:**99-109 (2008)
232. Chen K., Cai W., Li Z. B., *et al.*, Quantitative PET imaging of VEGF receptor expression. *Mol Imaging Biol* **11:**15-22 (2009)
233. Wang H., Cai W., Chen K., *et al.*, A new PET tracer specific for vascular endothelial growth factor receptor 2. *Eur J Nucl Med Mol Imaging* **34:**2001-10 (2007)
234. Chen K., Li Z. B., Wang H., *et al.*, Dual-modality optical and positron emission tomography imaging of vascular endothelial growth factor receptor on tumor vasculature using quantum dots. *Eur J Nucl Med Mol Imaging* **35:**2235-44 (2008)
235. Kimura R. H., Cheng Z., Gambhir S. S., *et al.*, Engineered knottin peptides: A new class of agents for imaging integrin expression in living subjects. *Cancer Res* **69:**2435-42 (2009)
236. Reischl G., Dorow D. S., Cullinane C., *et al.*, Imaging of tumor hypoxia with [124I]IAZA in comparison with [18F]FMISO and [18F]FAZ--irst small animal PET results. *J Pharm Pharm Sci* **10:**203-11 (2007)
237. Ljungkvist A. S., Bussink J., Kaanders J. H., *et al.*, Dynamics of tumor hypoxia measured with bioreductive hypoxic cell markers. *Radiat Res* **167:**127-45 (2007)
238. He F., Deng X., Wen B., *et al.*, Noninvasive molecular imaging of hypoxia in human xenografts: Comparing hypoxia-induced gene expression with endogenous and exogenous hypoxia markers. *Cancer Res* **68:**8597-606 (2008)
239. Piert M., Machulla H. J., Picchio M., *et al.*, Hypoxia-specific tumor imaging with 18F-Fluoroazomycin arabinoside. *J Nucl Med* **46:**106-13 (2005)
240. Niu G., Cai W., and Chen X., Molecular imaging of human epidermal growth factor receptor 2 (HER-2) expression. *Front Biosci* **13:**790-805 (2008)
241. Niu G., Li Z., Cao Q., *et al.*, Monitoring therapeutic response of human ovarian cancer to 17-DMAG by noninvasive pet imaging with (64)Cu-DOTA-trastuzumab. *Eur J Nucl Med*

Mol Imaging **36:**1510-9 (2009)

242. Bigott H. M., Parent E., Luyt L. G., *et al.*, Design and synthesis of functionalized cyclopentadienyl tricarbonylmetal complexes for technetium-94 m PET imaging of estrogen receptors. *Bioconjug Chem* **16:**255-64 (2005)

243. Aliaga A., Rousseau J. A., Ouellette R., *et al.*, Breast cancer models to study the expression of estrogen receptors with small animal PET imaging. *Nucl Med Biol* **31:**761-70 (2004)

244. Yang D. J., Li C., Kuang L. R., *et al.*, Imaging, biodistribution and therapy potential of halogenated tamoxifen analogues. *Life Sci* **55:**53-67 (1994)

245. Bettio A., Honer M., Muller C., *et al.*, Synthesis and preclinical evaluation of a folic acid derivative labeled with ^{18}F for PET imaging of folate receptor-positive tumors. *J Nucl Med* **47:**1153-60 (2006)

246. Mathias C. J., Lewis M. R., Reichert D. E., *et al.*, Preparation of 66Ga- and 68Ga-labeled Ga(iii)-deferoxamine-folate as potential folate-receptor-targeted pet radiopharmaceuticals. *Nucl Med Biol* **30:**725-31 (2003)

247. Elsasser-Beile U., Reischl G., Wiehr S., *et al.*, PET imaging of prostate cancer xenografts with a highly specific antibody against the prostate-specific membrane antigen. *J Nucl Med* **50:**606-11 (2009)

248. Keen H. G., Dekker B. A., Disley L., *et al.*, Imaging apoptosis *in vivo* using 124I-Annexin V and PET. *Nucl Med Biol* **32:**395-402 (2005)

249. Hu G., Lijowski M., Zhang H., *et al.*, Imaging of VX-2 rabbit tumors with alpha(nu)beta3-integrin-targeted 111In nanoparticles. *Int J Cancer* **120:**1951-7 (2007)

250. Nayak T. K., Hathaway H. J., Ramesh C., *et al.*, Preclinical development of a neutral, estrogen receptor-targeted, tridentate 99mTc(i)-estradiol-pyridin-2-yl hydrazine derivative for imaging of breast and endometrial cancers. *J Nucl Med* **49:**978-86 (2008)

251. Muller C., Schibli R., Krenning E. P., *et al.*, Pemetrexed improves tumor selectivity of 111In-DTPA-folate in mice with folate receptor-positive ovarian cancer. *J Nucl Med* **49:**623-9 (2008)

252. Muller C., Hohn A., Schubiger P. A., *et al.*, Preclinical evaluation of novel organometallic 99mTc-folate and 99mTc-pteroate radiotracers for folate receptor-positive tumour targeting. *Eur J Nucl Med Mol Imaging* **33:**1007-16 (2006)

253. Mukherjee A., Kothari K., Toth G., *et al.*, 99mTc-labeled Annexin V fragments: A potential SPECT radiopharmaceutical for imaging cell death. *Nucl Med Biol* **33:**635-43 (2006)

254. Choi S. R., Zhuang Z. P., Chacko A. M., *et al.*, SPECT imaging of herpes simplex virus type1 thymidine kinase gene expression by [(123)I]FIAU(1). *Acad Radiol* **12:**798-805 (2005)

255. Mulder W. J., Strijkers G. J., Habets J. W., *et al.*, MR molecular imaging and fluorescence microscopy for identification of activated tumor endothelium using a bimodal lipidic nanoparticle. *FASEB J* **19:**2008-10 (2005)

256. Chen T. J., Cheng T. H., Chen C. Y., *et al.*, Targeted herceptin-dextran iron oxide nanoparticles for noninvasive imaging of HER2/Neu receptors using MRI. *J Biol Inorg Chem* **14:**253-60 (2009)

257. Yang L., Mao H., Wang Y. A., *et al.*, Single chain epidermal growth factor receptor antibody conjugated nanoparticles for *in vivo* tumor targeting and imaging. *Small* **5:**235-43 (2009)

258. Yang L., Peng X. H., Wang Y. A., *et al.*, Receptor-targeted nanoparticles for *in vivo* imaging of breast cancer. *Clin Cancer Res* **15:**4722-32 (2009)

259. Yang L., Mao H., Cao Z., *et al.*, Molecular imaging of pancreatic cancer in an animal model using targeted multifunctional nanoparticles. *Gastroenterology* **136:**1514-25 e2 (2009)

260. Chen W. T., Thirumalai D., Shih T. T., *et al.*, Dynamic contrast-enhanced folate-receptor-targeted MR imaging using a Gd-loaded PEG-dendrimer-folate conjugate in a mouse xenograft tumor model. *Mol Imaging Biol* **12:**145-54 (2009)

261. Liu L., Kodibagkar V. D., Yu J. X., *et al.*, 19F-NMR detection of LacZ gene expression via the enzymic hydrolysis of 2-fluoro-4-nitrophenyl beta-D-galactopyranoside *in vivo* in PC3 prostate tumor xenografts in the mouse. *FASEB J* **21:**2014-9 (2007)

262. Shan L., Wang S., Sridhar R., *et al.*, Dual probe with fluorescent and magnetic properties for imaging solid tumor xenografts. *Mol Imaging* **6:**85-95 (2007)

263. Gilad A. A., McMahon M. T., Walczak P., *et al.*, Artificial reporter gene providing mri contrast based on proton exchange. *Nat Biotechnol* **25:**217-9 (2007)

264. Kumar C. C., Nie H., Rogers C. P., *et al.*, Biochemical characterization of the binding of echistatin to integrin alphaVbeta3 receptor. *J Pharmacol Exp Ther* **283**:843-53 (1997)

265. Ellegala D. B., Leong-Poi H., Carpenter J. E., *et al.*, Imaging tumor angiogenesis with contrast ultrasound and microbubbles targeted to alpha(v)beta3. *Circulation* **108**:336-41 (2003)

266. Palmowski M., Huppert J., Ladewig G., *et al.*, Molecular profiling of angiogenesis with targeted ultrasound imaging: Early assessment of antiangiogenic therapy effects. *Mol Cancer Ther* **7**:101-9 (2008)

267. Stell A., Belcredito S., Ciana P., *et al.*, Molecular imaging provides novel insights on estrogen receptor activity in mouse brain. *Mol Imaging* **7**:283-92 (2008)

268. Korpanty G., Carbon J. G., Grayburn P. A., *et al.*, Monitoring response to anticancer therapy by targeting microbubbles to tumor vasculature. *Clin Cancer Res* **13**:323-30 (2007)

269. Weller G. E., Wong M. K., Modzelewski R. A., *et al.*, Ultrasonic imaging of tumor angiogenesis using contrast microbubbles targeted via the tumor-binding peptide arginine-arginine-leucine. *Cancer Res* **65**:533-9 (2005)

270. Backer M. V. Gaynutdinov T. I., Patel V., *et al.*, Vascular endothelial growth factor selectively targets boronated dendrimers to tumor vasculature. *Mol Cancer Ther* **4**:1423-9 (2005)

271. Cai W., Shin D. W., Chen K., *et al.*, Peptide-labeled near-infrared quantum dots for imaging tumor vasculature in living subjects. *Nano Lett* **6**:669-76 (2006)

272. Hilger I., Leistner Y., Berndt A., *et al.*, Near-infrared fluorescence imaging of HER-2 protein over-expression in tumour cells. *Eur Radiol* **14**:1124-9 (2004)

273. Stefflova K., Li H., Chen J., *et al.*, Peptide-based pharmacomodulation of a cancer-targeted optical imaging and photodynamic therapy agent. *Bioconjug Chem* **18**:379-88 (2007)

274. Funovics M., Weissleder R., and Tung C. H., Protease sensors for bioimaging. *Anal Bioanal Chem* **377**:956-63 (2003)

275. Bremer C., Tung C. H., Bogdanov A., Jr., *et al.*, Imaging of differential protease expression in breast cancers for detection of aggressive tumor phenotypes. *Radiology* **222**:814-8 (2002)

276. Allport J. R. and Weissleder R., Murine lewis lung carcinoma-derived endothelium expresses markers of endothelial activation and requires tumor-specific extracellular matrix *in vitro*. *Neoplasia* **5**:205-17 (2003)

277. Bremer C., Tung C. H., and Weissleder R., *In vivo* molecular target assessment of matrix metalloproteinase inhibition. *Nat Med* **7**:743-8 (2001)

278. Edgington L. E., Berger A. B., Blum G., *et al.*, Noninvasive optical imaging of apoptosis by caspase-targeted activity-based probes. *Nat Med.* **15**:967-73 (2009)

279. Kizaka-Kondoh S., Itasaka S., Zeng L., *et al.*, Selective killing of hypoxia-inducible factor-1-active cells improves survival in a mouse model of invasive and metastatic pancreatic cancer. *Clin Cancer Res* **15**:3433-41 (2009)

280. Manning H. C., Merchant N. B., Foutch A. C., *et al.*, Molecular imaging of therapeutic response to epidermal growth factor receptor blockade in colorectal cancer. *Clin Cancer Res* **14**:7413-22 (2008)

281. Nagengast W. B., De Vries E. G., Hospers G. A., *et al.*, *In vivo* VEGF imaging with radiolabeled bevacizumab in a human ovarian tumor xenograft. *J Nucl Med* **48**:1313-9 (2007)

282. Dijkers E. C., Kosterink J. G., Rademaker A. P., *et al.*, Development and characterization of clinical-grade 89Zr-trastuzumab for HER2/Neu immunopet imaging. *J Nucl Med* **50**:974-81 (2009)

283. Mankoff D. A., Link J. M., Linden H. M., *et al.*, Tumor receptor imaging. *J Nucl Med* 49 Suppl **2**:149S-63S (2008)

284. Kawamura K., Yamasaki T., Yui J., *et al.*, *In vivo* evaluation of P-glycoprotein and breast cancer resistance protein modulation in the brain using [(11)C]gefitinib. *Nucl Med Biol* **36**:239-46 (2009)

285. Kulbersh B. D., Duncan R. D., Magnuson J. S., *et al.*, Sensitivity and specificity of fluorescent immunoguided neoplasm detection in head and neck cancer xenografts. *Arch Otolaryngol Head Neck Surg* **133**:511-5 (2007)

286. Memon A. A., Jakobsen S., Dagnaes-Hansen F., *et al.*, Positron emission tomography (PET) imaging with [11C]-labeled erlotinib: A micro-PET study on mice with lung tumor xenografts. *Cancer Res* **69**:873-8 (2009)

287. Gangloff A., Hsueh W. A., Kesner A. L., *et al.*, Estimation of paclitaxel biodistribution and uptake in human-derived xenografts *in vivo* with (18)F-Fluoropaclitaxel. *J Nucl Med* **46**:1866-71 (2005)

第 22 章

小动物分子成像在炎症及感染性疾病中的应用

Alberto Signore, Eri F.J.de Vries, Filippo Galli, Gaurav Malviya

1 引言

在过去的几十年中,由于对诊断、预后和治疗巨大的临床需求,炎症/感染的分子成像领域已经急剧扩展。

炎症和感染成像是在组织和器官形态学变化甚微的情况下,组织病理学成像的典范。这使得使用传统的放射技术,例如超声(US)、计算机断层扫描(CT)甚至磁共振成像(MRI)很难被检测到。进行感染成像并评估其范围和严重程度的最佳时机是放射性标记探针(放射性药物)的使用,其特异性地结合在炎症/感染部位高表达的相关靶分子[1]。

除诊断外,感染分子成像一个非常重要的应用是帮助临床医生进行治疗决策和早期治疗随访。我们的目标是提供广泛的放射性药物,以指导临床医生选择最合适的疗

A. Signore (✉)
Nuclear Medicine Unit, II Faculty of Medicine and Surgery, 'Sapienza' University of Rome,
St. Andrea Hospital, Rome, Italy
Department of Nuclear Medicine and Molecular Imaging, University of Groningen,
University Medical Centre Groningen, Groningen, The Netherlands
e-mail: alberto.signore@uniroma1.it

E.F.J. de Vries • G. Malviya
Department of Nuclear Medicine and Molecular Imaging, University of Groningen,
University Medical Centre Groningen, Groningen, The Netherlands
e-mail: e.f.j.de.vries@umcg.nl; g.malviya@umcg.nl

F. Galli
Nuclear Medicine Unit, II Faculty of Medicine and Surgery, 'Sapienza' University of Rome,
St. Andrea Hospital, Rome, Italy
e-mail: filippo.galli@hotmail.com

法,并尽早评估除临床相关性之外明显经济的疗法疗效。

在这种观点中,放射性标记探针的特异性是关键。我们必须能够区分无菌炎症和微生物感染,而两者并不总是相关的。实际上,在器官特异性自身免疫疾病、退行性疾病、动脉粥样硬化和慢性移植物排斥等中可以发现无菌性炎症。相比之下,急性或慢性感染的特征在于感染组织中存在微生物,并且主要浸润具有不同程度水肿的多形核细胞。

因此,"炎症""感染""急性"和"慢性"对于组织病理学家、临床医生和核医学医生具有不同的含义。以成像为目的,我们定义了一种炎症,一种反应性炎症性无菌过程(通常是慢性的,并且主要是组织浸润单核细胞);感染,外来微生物的存在(通常是急性的,并且主要是组织浸润多形核细胞);急性,一种在数天或数周内发展的过程(内皮细胞活化、多形核细胞浸润和大量组织渗出物);慢性,一种在数月或数年内发展的过程,通常在急性发作之后(少量内皮细胞活化、单核细胞浸润和少量渗出物)。

为了实现在炎症或感染过程中的分子成像,我们需要将高度先进和复杂的成像装置与定制的放射性药物组合。

2　成像工具

为了对小动物的炎症和感染进行成像,必须使用高分辨率和灵敏成像工具,因为病灶可能很小,且炎症过程轻微。有几种成像方式可用于小动物,根据它们提供的主要信息,可以大致分为形态和功能。表 22.1 总结了小动物成像的成像方式特征。在以下段落中,我们将简要讨论与小动物感染和炎症成像相关的最重要部分。

2.1　CT

CT 是一种形态学成像技术,由旋转 X 线管和探测器系统组成[3]。专用小型动物 CT

表 22.1　小动物成像的成像方式特征

	PET	SPECT	生物发光	荧光	MRI	CT
探针浓度	pM	nM–pM	pM–fM	nM–pM	mM–μM	不适用
功能信息	非常高	高	高	中	高	非常低
解剖信息	低	低	低	低	非常高	非常高
组织	不限	不限	0.1~1cm	0.1~5cm	不限	不限
空间分辨率(mm)[a]	1~4	0.5~5	3~10	2~10	0.025~0.1	0.03~0.4
采集时间(每帧)[a]	1~300	60~2000	10~300	10~2000	60~3000	1~300
信号量化	高	中等	低至中等	低至中等	中等	高

Adapted from Lecchi et al. [2]

摄像机可提供高分辨率(<50μm)的身体结构 3D 信息，这是由于各种组织对 X 线的衰减存在差异。虽然 CT 非常适合骨骼等结构的成像，但不同软组织之间的对比度很差。为了改善软组织对比度，可以使用血池对比剂。然而，目前并没有特异性针对炎症部位的 CT 对比剂。由于炎症和感染通常不会引起 CT 可见的组织变化，因此，该技术通常不用于研究感染和炎症，但是当与功能成像模式组合使用时，它可以提供补充的解剖学信息。

2.2　MRI

MRI 是一种高分辨率成像技术，主要用于研究软组织形态[4]。MRI 测量当磁场中的射频脉冲激发的原子核返回其低能量自旋状态时产生的电磁流。可以基于纵向(重新排列)弛豫时间 T1 或横向(旋转相位)弛豫时间 T2 来获取 MRI 图像。T1 和 T2 加权 MRI 的信号取决于弛豫核的环境。MRI 通常测量水中存在的质子的自旋弛豫。然而，其他原子如 ^{13}C、^{23}Na 和 ^{31}P 也可以用于 MRI，但这些原子产生的信号要弱得多，在体内的数量远低于 1H。MRI 相机由产生均匀静磁场的磁铁、射频发射器和接收器以及 3 个正交磁梯度线圈组成。对于小型动物成像，通过使用更高强度的磁场(高达 20T)、更小的孔径和专用射频线圈，开发出具有更高灵敏度和分辨率(低至几立方微米)的专用 MRI 系统。为了增加 MRI 的特异性，已经开发了不同的对比剂。两类对比剂：顺磁性和超顺磁性。顺磁对比剂，通常是钆络合物，在 T1 加权 MRI 中增强信号，而超顺磁对比剂如氧化铁颗粒减弱 T2 信号。

MRI 可以根据其含水量区分不同的组织。因此，形态学 MRI 可以用来观察由于炎症或感染而形成的水肿中较高的水浓度[5]。除水肿外，感染和炎症通常不会引起实质性的形态学改变，这可以通过解剖 MRI 进行监测。

除了形态学信息，使用对比剂后 MRI 还可以提供功能学信息[6]。对于靶向成像感染和炎症病灶，超小超顺磁性氧化铁(USPIO)粒子引起了学者格外的兴趣。当 USPIO 被注射到血管中后，可以经胞吞作用被巨噬细胞摄取，随后，标记了 USPIO 的巨噬细胞迁移到感染部位，从而可以进行 MR 成像[7]。炎性病灶和无菌性炎症可以通过两者巨噬细胞聚集的不同进行鉴别。此外，免疫细胞(白细胞、NK 细胞)可以通过氧化铁颗粒进行体外标记，进行 MRI 细胞追踪。氧化铁颗粒还可以标记生物活性分子。例如，USPIO 可以与针对 CD4 的抗体耦联[8]。这样标记的抗体可以在不同抗体模型中成功检测到 CNS 浸润的辅助 T 细胞，抗体也可以与螯合剂 DTPA 耦联标记钆[6]。尽管利用 MRI 对比剂进行靶向成像是可行的，但是由于该项技术要求，靶点部位对比剂的浓度应达到微摩尔至毫摩尔级别，因此灵敏感度有待提高。例如，100~1000 个钆原子必须绑定到一个单独的抗体分子上以达到适宜的信号强度，而如此高的钆负载量易导致抗体丧失亲和力。USPIO 可以产生比钆更强的信号强度，因此灵敏度更高。

2.3　光学成像

　　光学分子成像是一种低成本、快速且灵敏的非侵入性成像技术,可监测光在组织中的传播[9,10]。使用最广泛的光学成像技术是荧光和生物发光成像。在荧光成像中,外部光源将动物体内的荧光成像探针激发到更高的能量状态。荧光报告探针随后通过发射具有更长波长的光返回其基态能量状态,然后通过光敏相机在动物外部检测发射的光。当使用发射不同波长的光的多个荧光团时,原则上可以使用适当的发光滤光器同时研究各种过程。用于荧光成像的仪器通常包括电荷耦合器件(CCD)照相机,安装在具有动物支撑装置的不透光室、外部光源、激发和发射滤光器上。荧光成像的灵敏度受组织光学和背景光的限制。为降低基线噪声,CCD 相机可以冷却到$-105℃$。荧光成像灵敏度的缺陷是自发荧光,以及由于吸收和散射导致的光穿透组织差。GFP 和 DsRed 等经典荧光探针在 400~650nm 的可见光谱范围内发光。在波长<600nm 时,光被血红蛋白和其他蛋白质高度衰减,因此,只有浅表炎性病灶(<1cm)可以用在该光谱范围内发光的探针成像。为了克服这个问题,已经开发了新的探针,如在近红外(NIR)区域(700~1000nm)吸收和发射光的染料和量子点(半导体纳米晶体),用于荧光成像[11]。大多数组织在 NIR 区域显示出比在可见区域中更少的自发荧光和吸收,因此,可以用 NIR 荧光团实现更深组织的可视化。荧光成像仍然主要适用于小动物。组织对光的非线性衰减使得光学成像数据的量化成为复杂的任务。2D 光学图像优先显示表面活动并且不能解析深度。现在已经开发出层析成像光学成像装置来克服这些限制[12]。使用可以用多个光源-探测器对生成的透射图像可以实现改进的量化和体积定位角度[13]。

　　生物发光成像时[14],动物体内的细胞经过设计,可以产生一种发光的酶(荧光素酶)。萤火虫荧光素酶是最常用于生物发光成像的物质。在三磷酸腺苷的存在下,萤火虫荧光素酶将底物荧光素氧化,发出发射光峰值将近 560nm 的黄绿色光。其他物种的荧光素酶(例如磕头虫),和荧光素酶作用于不同的底物,如海肾(光素酶)和海洋桡足类(Gaussia)也有广泛应用。除了这些荧光素酶,P 发光细菌的 lux 操纵子也可用于生物发光成像。由于细菌操纵子编码了所有用于生物发光的蛋白质,因此不需要额外的底物。但是,将细菌操纵子转染至哺乳类动物细胞中的尝试仍尚未成功。尽管不需要外部光源,生物发光成像的设备同样适用于荧光成像。萤火虫荧光素酶生物发光产生发射光谱的 30% 在 600nm 以上。尽管大部分光会经过组织吸收和散射,但与生物发光相关的低背景使这种技术比荧光成像更灵敏。

　　感染和炎性成像时,可以通过两种光学成像方式进行鉴别:报告基因成像和靶向配体成像。例如进行细胞追踪常使用报告基因的方法。免疫细胞或病原体(如,淋巴细胞、细菌、病毒)可以通过基因编辑表达荧光或发冷光的报告基因(如,GFP、荧光素酶、lux 操纵子)。经活体内编辑的细胞,其迁移过程和治疗干预可以被反复监测,由于与这项技术有关的低背景环境允许探测到仅有的少数细胞团,因此,特别是生物发光成像,可以很好地达到这一目的[15]。靶向配体法通常用于荧光成像,而不适用于生物发光成像,荧光成像中荧光团与配体耦联,对炎症或感染的特殊特定过程有亲和力,例如可与病原体或免疫细胞过表达的生物分子耦联进行成像。现已有很多可荧光标记的配体,包括抗体[16]、酶底物[17]、抗菌多肽[18]和抗生素[19]。

2.4　核素显像

正电子发射断层扫描(PET)和单光子发射计算机断层扫描(SPECT)是核成像技术,其提供关于生物化学和生理过程的功能信息。PET 和 SPECT 成像均基于专用相机检测目标示踪剂的放射性辐射[20,21]。在静脉内注射后,放射性示踪剂迁移到靶器官,在那里它通过与如受体、转运蛋白、酶或抗原的相互作用而被捕获。靶器官中放射性的积累是所研究的生物学参数的量度。PET 和 SPECT 的不同之处在于用于标记示踪剂和相机检测技术的放射性核素。

PET 显像剂通常标记短寿命同位素,如 ^{11}C、^{13}N、^{15}O、^{18}F、^{64}Cu、^{68}Ga、^{89}Zr 和 ^{124}I,半衰期为 2 分钟到 4 天不等。这些同位素均为发射正电子衰减,在组织内穿行距离短,完全依赖于自身能量。当正电子丧失大部分能量时会与负电子相互作用,发生湮灭现象。在湮灭过程中,正电子与负电子转变为两个带有 511keV、向相反方向发射的光子,负电子从体内穿出后,由 PET 相机捕获从而成像。PET 相机包括放置于物体处围绕孔排布的探测环。PET 相机仅能储存由对侧探测器监测到同时发生(如 10ns 之内)的合适能量的光子,最常用的探测器由氧正硅酸镥晶体(LSO)或其等价物(LYSO)和硅酸钆晶体(GSO)构成,因为这些物质有很高的 γ 线阻止能力。由于 PET 不需要准直器,因此灵敏度很高(兆摩尔浓度)。与光学成像相反,PET 与组织深度无关,因为身体吸收辐射可以通过使用外部放射源或 CT 扫描制成的传输扫描来得到衰减校正的补偿(融合系统)。PET 的空间分辨率取决于正电子的能量、探测器大小和相机孔径大小。目前,大多数临床 PET 扫描仪分辨率为 5mm 左右。由于孔径和探测器晶体尺寸变小,小动物专用 PET 扫描仪分辨率大约为 1mm。然而对于大多数动物扫描仪而言,从视野中心移动时,空间分辨率会快速降低。PET 比其他成像技术更有优势的地方在于,PET 可以通过药代动力学模型对感兴趣的生物化学参数进行绝对定量。就定量参数而言,不仅可以获得 PET 动态扫描数据, 还能获得血清放射和代谢随时间变化的信息。在 PET 扫描时,血清摄入功能和代谢可以通过重复动脉血取样来确定。定量分析的动脉血取样对于像小鼠这样非常小的动物而言是一项很大的挑战[22]。虽然这样的方法通常在大鼠中是可行的,但由于动脉插管和抽出了相对大量的血液而致纵向方案无法完成。一些需要进行定量的显像剂输入曲线可以利用 PET 图像,通过分析心脏或相关组织血池的感兴趣区获取信息。

SPECT 成像用到了发射单个光子的放射性核素,例如 ^{99m}Tc、^{111}In 和 ^{123}I。SPECT 相机的探测器之前放置了一个准直器。这种准直器是一个多孔板——铅或钨——反射了所有不能按照特定方向穿过的光子。由于准直器阻碍了大部分光子,SPECT 的灵敏度比 PET 约低 2 个数量级。大多数系统中的准直器和探测器围绕被试对象旋转,以获取三维数据。临床使用的 SPECT 相机,其准直器有多个平行孔,并垂直于探测器。对于有平行孔准直器的 SPECT 相机,其分辨率主要取决于准直器的几何结构和探测器尺寸。对于小动物成像,由平行孔准直器(7~15mm)得到的分辨率是不够的。因此,小孔准直器主要用于小动物 SPECT 成像。小孔准直器可以根据同针孔照相机的原理放大目标物体。针孔系统获得的放大系数,等于探测器和针孔之间的距离与主体和针孔之间距离的比率。现有的商业机器中,针孔系统分辨率在大鼠为 0.5mm 以下,在小鼠中为 1mm 以下。针孔系统中,存在在分辨率、灵敏度和视野之间进行权衡。为了提高图像表现力,现已开发出了多孔专用固定系统[23]。这种系统使用了很大数量的小探测器,结合多个针孔几何结构,可以显著提高灵敏度,而被多个针孔 SEPCT 系统同时遮盖的视野是很小的(大约 $1cm^3$),最后,获得一个"完整体部扫描"是十分耗费时间的。受设备限制和成像过程影响,获取 SPECT 定量数据是一项很大的技术挑战[24],衰减和散射取决于光子能量——由于同位素影响——和物体大小。由软组织的啮齿类动物,其 ^{125}I 光子衰减可达 50%,^{99m}Tc 光子衰减为 25%,而衰减可能为总量的 10%~25%。外部放射源或 CT 扫描可以很容易地进行衰减矫正,之后再进行 SPECT 图像后处理。而散射矫正的方法仍在研究阶段。由于 SPECT 灵敏度低,系统计数率可能会严重影响动态成像的时间分辨率。与 PET 相反,多能量窗可以用于 SPECT,利用不同同位素的不同显像剂进行同时成像,以提供不同能量窗中不同同位素适宜的干扰矫正。

目前,很多可以使用的靶向放射性标记探针能够用于 PET 和 SPECT 的感染和炎症成像,包括抗体、受体配体和酶底物。可用的放射示踪剂将在下一节进行介绍。

2.5 图像融合

以上提到的每种成像方法各有利弊。多模态的成像方式结合了互补的成像方法所得到的信息,这种成像方式可以补偿单一成像方式的不足[2]。将形态学成像(如 CT、MR)与分子影像方式(如 PET、SPECT 和光学成像)结合整合了大体解剖与功能学信息,以此可以精准地确定病变位置。但是相较于肿瘤学和神经学,感染和炎性病变的解剖图像融合并非如此重要。从另一方面来讲,两种功能性成像方式的结合(如光学成像与 PET),如在转化研究方面实用价值很高。整合不同成像方式得来的信息有两种基本方法:软件融合和硬件整合。对于软件融合而言,不同成像方式所得的图像应该转换为匹配对象后才可进行融合。由于功能性图像几乎没有解剖信息来纠正图像以重新匹配,而且当研究对象从一种成像设备移动到另一种成像设备时内部器官(尤其腹部器官)可能会移位,因此这种方法容易出错。外标记或小动物限制系统可以进行小动物成像的再匹配。而整合硬件系统并没有这些缺点。PET/CT 和 SPECT/CT 等整合硬件系统已在临床中,尤其在肿瘤成像方面得到普遍应用。小动物成像中,PET/CT 和 SPECT/CT 的系统联合,甚至是 3 种融合系统 PET/SPECT/CT 也已于去年开始使用(表 22.1)。但是如今用于 PET 和 SPECT 探测器读出的光电倍增管无法在 MRI 的磁场中起作用,PET 或 SPECT 与 MRI 结合是一个技术难点。因此,PET/MRI 融合系统仍然处于实验开发阶段, 有研究者尝试将光电倍增管外置于 MRI 的磁场或使用电子雪崩光电二极管以取代光电倍增管[25]。PET/MRI 系统样机已经建成而且首次结果前景极大。本书其他章节详细介绍了融合图像系统的信息。

3　放射性药物

炎性成像传统使用的放射性药物是 ^{99m}Tc-白蛋白纳米胶体和放射性标记的白细胞,分别利用了炎性病变中增强的血管通透性和白细胞的汇集。过去的 20 多年中,白细胞亚群所表达受体的不同受体结合配体类似物已在小动物和人类的感染和炎性病变中经过了测试。除了血浆的防御蛋白,很多不同种类的化学介质(如白介素、趋化因子和血管介质)出现在受影响的区域,这些区域调节了本区域免疫细胞的活性。有关的免疫细胞(粒细胞、单核细胞和淋巴细胞)的表面有这些化学介质的特异性受体。总体来讲,这些化学介质都对白细胞质膜有高度亲和性($Kd=10^{-8}$-10^{-10}M),因此特别适合用于核素可视化的显示感染性和炎性病变中心的白细胞归巢[25]。表 22.2 概述了用于炎性/感染性的主要放射药物。

3.1　单克隆抗体和单克隆抗体的 Fab 片段

抗体单体呈"Y"形结构,由两条完全相同的轻链和重链组成,可以是免疫接种的、嵌合的、人工合成的或人类的,分子量约为 150 000Da。单克隆抗体(mAbs)特异性连接到靶标上,靶标可以是黏附因子、活化标志物、抗原或受体。一些单克隆抗体和其 Fab 片段,包括抗-TNG-α、抗-CD25、抗-CD20、抗-DR、抗-CD3、抗-CD4、抗-MIF、抗-粒细胞和抗-E 选择素抗体,放射性标记了 ^{99m}Tc、^{111}In 或 ^{125}I 后可用于炎性/感染性病变。这些放射性标记 mAbs 的核素研究在不同炎性疾病动物模型的特异性靶标检测方面提供了令人兴奋的可能性, 而且阳性核素成像在炎性疾病中显示了其靶向分子的存在。这样的技术可以进行全身成像, 并且在临床检查和 X 线成像方法判断困难的疾病早期进行检测。前炎性细胞因子(例如 TNF-α、IL-1 和 IL-6)和膜结合受体(例如 CD3 和 CD4)是这些单克隆抗体的靶点。相对于使用放射性标记的自体白细胞而言,使用对抗粒细胞表面或淋巴细胞抗原的抗体因其高亲和性可以提高检测炎性过程的能力。

表 22.2　炎症感染成像的放射性药物

放射性药物	靶标	标记的同位素	分子成像中的应用	参考文献
单克隆抗体和 Fab'片段				
Infliximab (Remicade®)[chimeric IgG1 mAb]	TNFα	^{99}Tc	克罗恩病，类风湿性关节炎成像	[26-28]
Adalimumab(Humira®)[fully human IgG1 mAb]	TNFα	^{99m}Tc	类风湿性关节炎成像	[29]
1D09C3[humanized IgG4 mAb]	HLA-DR	^{99m}Tc	淋巴瘤成像（试验阶段）	[30]
Basiliximab (Simulect®)[chimeric IgG1 mAb]	CD25	^{211}At	T 细胞白血病成像	[31]
Daclicumab (Zenapax®)[humanized IgG1 mAb]	CD25	^{18}F, ^{99m}Tc, ^{111}In, ^{125}I, ^{212}Bi, ^{67}Ga	T 细胞白血病成像	[32]
OKT-3 (Muromonab®)[murine IgG2a mAb]	CD3	^{99m}Tc	动物模型和人体的类风湿性关节炎，肾移植排斥反应成像	[33]
Visilicumab(Nuvion®)[humanized IgG2 mAb]	CD3	^{99m}Tc	动物模型 T 淋巴细胞成像	[34]
MAX 16H5[murine IgG1 mAb]	CD4	^{99m}Tc	动物模型的类风湿性关节炎成像	[35]
Anti-MIF mAb	MIF	^{125}I	动物模型的炎症成像	[36]
Anti E-Selectin[murine IgG1 mAb]	E-Selectin	^{111}In	动物模型的类风湿性关节炎成像	[37]
Rituximab(Mabthera®)[chimeric IgG1 mAb]	CD20	^{99m}Tc	动物模型和人体的前肖淋巴结和类风湿关节炎成像	[38,39]
Anti-granulocyte mAb (Leukoscan, sulesomab)[IgG1 mAb]	人类粒细胞	^{99m}Tc, ^{111}In	未和原因的发热和急性炎性反应成像	[40,41]
多肽，细胞因子，趋化因子，干扰素和生长因子				
IL-1α/β	IL1R I ⁼=B, Mo, n, IL1R II =En, Fi, He, Ke, T	^{12}I, ^{125}I	动物模型的炎症过程成像	[42]

（待续）

表 22.2（续）

放射性药物	靶标	标记的同位素	分子成像中的应用	参考文献
IL-1ra（受体拮抗剂）	IL1R	^{123}I, ^{125}I	动物模型和人体的类风湿性关节炎，炎症过程成像	[43]
IL-2	T,B,NK	^{123}I, ^{125}I, ^{99m}Tc, ^{35}S	动物模型和人体 Grave 眼病，1 型糖尿病，腹部疾病，甲状腺疾病，皮肤自身免疫性疾病，肾移植排斥反应，皮肤黑色素瘤，动脉粥样硬化，同种异体肾移植成像	[44-48]
IL-8	N,Ba,T	^{123}I, ^{125}I, ^{99m}Tc, ^{131}I	检测动物模型和人体感染灶（脓肿），无菌感染和骨髓炎	[49-50]
IL-6,IL-10 G-CSF	T,B,MΦ,He,HP,N,吞噬细胞	^{125}I	动物模型感染灶成像	[51]
IL-12	T,NK	^{125}I	动物模型的 T 淋巴细胞和冻结性炎症成像	[52]
MCP-1	Mo,MΦ,Gr	^{99m}Tc	动物模型的亚急性炎症成像	[53,54]
IFN-g	许多不同细胞	^{123}I	肺炎成像	[55]
上皮生长因子（EGF）	EGFR	^{123}I, ^{125}I, ^{111}In	人体淋巴结转移，乳腺癌成像，皮肤损伤研究	[56]
肿瘤生长因子，（TGF-β）	TGF-RI-V，许多不同细胞	^{125}I	血管成形研究成像	[57]
白三烯（LTB4）	BLT1,BLT2	^{99m}Tc	动物模型炎症/感染成像	[58]
LTB 受体拮抗剂(RP517;DPC11870-11;MB88,fMLFK)LTB4 受体	LTB4 受体	^{99m}Tc, ^{111}In	动物模型感染成像	[59,60]
IIa~IIIb 受体拮抗剂 (DMP444)	IIa~IIIb	^{99m}Tc	试验性感染性心内膜炎成像	[61]
咯中性粒细胞弹性蛋白抑制剂 (EPI-HNE-2/4)	中性粒细胞弹性蛋白	^{99m}Tc	动物模型炎症/感染成像	[62]

（待续）

表 22.2(续)

放射性药物	靶标	标记的同位素	分子成像中的应用	参考文献
抗菌多肽(UBI29–41,P483H,HNP1–3,hLF)	细菌和真菌感染	99mTc	动物模型炎症及感染成像	[25,63,64]
噬菌体抗生素	细菌和真菌感染	99mTc	动物模型的感染成像	[65]
环丙沙星(Infecton™)	原核拓扑异构酶 IV 和 DNA 旋转酶	99mTc	动物模型和人体的微生物感染成像	[66]
司帕沙星	格兰阳性和格兰阴性细菌	99mTc	动物模型的细菌感染成像	[67]
头孢唑肟	细菌壁	99mTc	动物模型的细菌感染成像	[68]
异烟肼	分枝杆菌	99mTc	动物模型的分枝杆菌结核感染	[69]
乙胺丁醇	分枝杆菌	99mTc	动物模型的分枝杆菌结核感染	[70]
氟康唑	真菌感染	99mTc	动物模型的真菌感染成像	[71]
其他放射药物人类多克隆免疫球蛋白(HIG)	非特异性	99mTc, 111In	动物模型炎症/感染成像	[72,73]
氟脱氧葡萄糖	激活的淋巴细胞、单核细胞和粒细胞	18F	动物模型和人类的淋巴关节炎,血管炎,结节病,类风湿性关节炎,老年痴呆症和帕金森病等炎症性疾病,骨髓炎	[74]
67 枸橼酸盐	转铁蛋白受体(CD71)	67Ga	动物肿瘤模型成像和 HIV 患者未知原因发热的成像	[75]
自体人类白细胞	炎症损伤的活性迁移	111In 99mTc–HMPAO	动物模型和人体的急性炎症成像	[76]
白蛋白纳米胶体	非特异性渗出	99mTc	类风湿关节炎和其他炎性疾病成像	[77]
J001X	CD11b,CD14(巨噬细胞,单核细胞)	99mTc	动物模型的关节炎、慢性炎性病 berilliosis 和其他炎性病变成像	[78]

(待续)

表22.2(续)

放射性药物	靶标	标记的同位素	分子成像中的应用	参考文献
奥曲肽(Octreoscan®)	生长激素抑制素受体	^{99m}Tc, ^{111}In, ^{123}I	动物模型和人体的肉芽肿和慢性炎症成像	[79]
脂质体	网状内皮组织系统细胞	^{99m}Tc, ^{111}In	动物模型的骨髓炎、试验性结肠炎和局限性感染	[80,81]
亲和素-生物素	非特异性渗出	^{111}In	骨髓炎和心内膜炎成像	—

缩写:BB,淋巴细胞;Ba,嗜碱性粒细胞;EGFR,表皮生长因子受体;Ep,上皮细胞;En,内皮细胞;Fi,成纤维细胞;Gr,粒细胞;He,造血细胞;HP,血细胞生成前体;Ke,角化细胞;Lym,淋巴细胞;Mo,单核细胞;MΦ,巨噬细胞;N,中性粒细胞;NC,肿瘤细胞;NK,自然杀伤细胞;SMS,平滑肌细胞。

a IL1R I,IL1R II,TNF-R1,TNF-R2:受体 I 型和 II 型。

BW250/183（Antigranulocyte®）为市售 ^{99m}Tc 标记的 mAbs，是由 IgG1 识别的人类粒细胞、前中幼粒细胞和中幼粒细胞表达的非特异性交叉反应抗原 95（NCA-95），具有高亲和力的 Fab 片段分别为 IMMU-MN3（Leukoscan®）和 SSEA-1，一种抗 CD15 IgM（LeuTech®）。此外，进行核素成像的放射性标记 mAbs 剂量通常为示踪剂的注射剂量（非药理学的），几乎不会引起研究对象任何临床作用或副作用。

3.2　多肽、细胞因子、趋化因子、干扰素和生长因子

多肽/受体系统的研究为表征细胞结构和组织提供了新方法。多肽为小的低分子量蛋白质（通常小于 10 000kDa，少于 100 个氨基酸）。目前，不同的放射性同位素可用于多肽标记。除此以外，最常用的还有碘同位素（^{123}I 和 ^{131}I）、^{111}In 和 ^{99m}Tc。^{99m}Tc 是核医学研究领域最受欢迎的同位素，由于其良好的物理性质和剂量特点，可以广泛使用且有相对较低的价格。尽管使用放射金属，如 ^{99m}Tc 进行放射性标记特别困难且相当复杂；尤其是对于小多肽，直接标记很不稳定而且无特异性，因此一般都使用双官能团螯合剂的 ^{99m}Tc 标记多肽。与更大的分子相比较，如蛋白质和 mAbs，多肽摄取快并且可以在靶组织内滞留，与因肾排泄所致的快速血浆清除相一致。多肽的主要特点包括：①快速药代动力学；②排泄途径改变的可能性；③生物活性；④无免疫原性；⑤高度受体亲和力。对于单克隆抗体和小多肽而言，放射性同位素和放射性标记法的选择在整个体内分布和所得的放射性计数比值占据很重要的位置。

阳离子人类抗微生物多肽片段，泛醌希酮 29-41（分子量 1.69kDa），氨基酸序列为苏-甘-精-丙-赖-精-精-蛋-谷氨酰胺-酪-天冬酰胺-精-精，以及标记了 ^{99m}Tc 的 6 个正电荷残基（5 个精氨酸+1 个赖氨酸）。^{99m}Tc-UBI 在革兰阳性和革兰阴性细菌感染的动物研中究显示出快速可视化，但是在无菌性炎症过程中几乎没有累积。近期一项研究记录了兔感染金黄色葡萄球菌后使用环丙沙星治疗时对 ^{99m}Tc-UBI 的定量摄取。结果表明放射性示踪剂的摄取在治疗后明显下降并与细菌数成比例，说明示踪剂可能在检测治疗的有效性和治疗的持续时间中起作用[82]。

细胞因子属于蛋白质，是在生理和病理情况下，调节免疫系统和其他器官控制稳态中有重叠区且相互依赖分子的糖蛋白家族成员。大多数细胞因子的分子量在 15~25kDa，其大小、电荷和糖基化十分相似。细胞因子的主要来源是 T 细胞和巨噬细胞，它们的产物取决于个别细胞因子的变化；IL-2 主要由活化的 T 细胞产生，而 IL-1 主要由巨噬细胞、上皮细胞、大颗粒淋巴细胞、T 细胞、B 细胞、成纤维细胞、上皮细胞、星形胶质细胞、角质细胞和成骨细胞产生。细胞因子通过已知细胞群的细胞表面特异性受体进行相互作用；细胞因子受体通常有高度亲和力，在静息细胞中表达水平低，活化后表达水平会上调。许多细胞因子有与放射性药物媲美的特点，分为以下几类：①与其

他放射性药物相比分子量较小；②半衰期和血浆清除率很快；③与特异性受体的高度亲和力；④可以通过 DNA 重组技术获得；⑤人类重组体起源，缺乏免疫原性。

由 Signore 等[44,83]领导的一些小组已经用 [125]I 或 [99m]Tc 放射性标记了 IL-2 用来靶向慢性疾病中的 T 淋巴细胞和单核细胞,单核细胞介导的炎性过程如自身免疫性疾病、肾移植排斥反应和特点为 CD25 过表达(IL-2 受体)的黑色素瘤。临床研究已经表明,使用核素法检测放射性标记的 IL-2 可以特异性靶向活化的淋巴细胞, 这与组织淋巴细胞浸润的严重程度相关,并且可以用于监测治疗的有效性。在动物模型中已有显示,[125]I 标记 IL-12 来源的多肽——IL-12p40,是 Th1-特异性细胞因子,与组织浸润淋巴细胞有特异性连接。放射性 IL-1 和 IL-1 受体拮抗剂(IL-1ra)已在急性炎症的动物模型中进行了广泛研究,研究结果说明放射性标记的 IL-1 和 IL-1ra 与粒细胞可以特异性结合,在人类风湿性关节炎亦如是。

其他细胞因子也在一些病理过程中用于特异性受体的检测。[125]I 标记的肿瘤生长因子 β(TGF-β)已经用于血管生成的研究,放射性标记的上皮生长因子(EGF)已在乳腺癌成像和皮肤创伤中用于研究转移的淋巴结。大多数放射性标记的细胞因子在炎性病变的研究中进行了应用,如 [99m]Tc 标记的单核细胞趋化肽-1(MCP-1)在亚急性炎性的动物模型中可以对巨噬细胞进行特异性成像,IL-6 用于靶向急性炎症,[123]I 干扰素-γ 用于研究肺部疾病。

已有研究使用标记的趋化因子受体配体对炎性部位进行体内成像。临床前研究已对 IL-8 进行了广泛深入的研究。IL-8 是趋化因子 CXC 家族的成员之一,CXC 家族与中性粒细胞和单核细胞上表达丰富的 I 型和 II 型 CXC 受体有高度亲和力。动物和人体注射后几小时内,放射性标记的 IL-8 在急性感染局灶有高度特异性浓聚。

3.3 抗生素

由于感染性和炎性疾病的共同特征, 炎性反应时招募的细胞会积聚在一个点,因此靶向浸润炎性组织细胞表达受体的显像剂无法鉴别两者的不同。特异性靶向感染器官(例如细菌、真菌或病毒)的显像剂有区分细菌性炎症和无菌性炎症的可能性。过去的十几年中已经出现了通过靶向感染器官得以特异性观察感染病灶的显像剂。为了寻找可以诊断感染的显像剂,Solanki 等早在 20 世纪初提出了抗生素的放射性标记。理想情况下,放射性标记的抗生素是可进行新陈代谢的,特别是合并了微生物的感染性病灶,使积累的放射性物质与微生物存在的数量成正比。目前为止已有一些抗生素进行了放射性标记,如环丙沙星、司帕沙星、恩诺沙星、左氧氟沙星、诺氟沙星和氧氟沙星,大部分属于喹诺酮类药物。尽管放射性标记的抗生素为感染性疾病的对比剂开启了全新且有前景的大门,但目前发表的结果存在争议,仍需要更多的研究阐明这些放射性药物在辨别感染灶和无菌性炎症中的能力[45]。

3.4　其他放射性药物

3.4.1　人类多克隆免疫球蛋白(HIG)

　　人类多克隆免疫球蛋白是无抗原的特异性 IgG,可以用 ^{99m}Tc 或 ^{111}In 标记,已经有学者提出用于检测急性和亚急性炎症/感染性病变;而且 HIG 为人源性,不会出现过敏反应。此外,市售的 HIG 是试剂盒。使用 ^{111}In 仍有缺点: ^{111}In 的使用会引起相对很高的放射性负荷,产生的 γ 线对体内成像而言是次优,不容易制备而且价格昂贵。鉴于其半衰期短,容易制备和相对价格低廉, ^{99m}Tc 是更有力的替代方法。炎性组织中 HIG 摄取的机制目前尚不清楚。纵观各种假设,血管渗透力的增加是其积聚的主要机制[72,73]。然而,有进一步结合的机制描述如浸润细胞表达的 Fc 受体、细胞外基质蛋白和细菌。现已证实,HIG 在为检测关节和骨的炎症和感染性病变、发热和未知原发灶的研究进行的肺部炎症成像中十分有效。

3.4.2　氟脱氧葡萄糖(FDG)

　　活化的淋巴细胞、单核细胞和粒细胞中 FDG(2'-脱氧-2'-氟-D-葡萄糖)的浓聚基于这些细胞只有在突发性代谢激活后使用葡萄糖作为能源物质。FDG 由葡萄糖转运蛋白介导穿过细胞膜进行运输。^{18}F 是物理半衰期为 1 小时 50 分的正电子发射体。细胞内 FDG 随后由己糖激酶磷酸化为 ^{18}F-FDG-6 磷酸盐, 磷酸化的分子仍然留在细胞内与进入糖酵解循环的磷酸化葡萄糖形成对照。但是, ^{18}F-FDG 是炎性/感染性疾病的非特异性示踪剂,并且在所有糖分解活性高的细胞中都显示摄取,因此会有假阳性结果出现。近期使用 ^{18}F-FDGPET(^{18}F-氟脱氧葡萄糖正电子发射断层成像)的研究表明,尽管费用较高,在不同的炎性/感染性病变进行成像的研究结果很有前景[74]。

3.4.3　^{67}Ga-柠檬酸盐

　　^{67}Ga-柠檬酸盐可以用于感染和炎性成像发现于 1971 年。^{67}Ga-柠檬酸盐以离子形式与循环转铁蛋白结合成使用为铁离子类似物, ^{67}Ga-柠檬酸盐通过转铁蛋白受体(CD71)进入细胞,稳定地存在于细胞中。急性炎症的条件下,由于局部血管渗透性增加,炎症部位有 ^{67}Ga-柠檬酸盐渗出,渗出后以高亲和力与白细胞分泌的乳铁蛋白或低铁环境中微生物产生的铁载体结合[75]。可大致估算出,泌尿系统排泄注射总剂量的 25%,其余的滞留在骨组织中、骨髓、肝脏和软组织。但是放射性药物物理半衰期较长(78 小时),有高能量的 γ 线,不利于核素成像,而且会造成很高的射线吸收剂量。放射性药物的使用主要涉及对慢性骨髓炎、肺部感染和未知原发灶的发热(FUO)的研究。

3.4.4 人类自体白细胞

放射性标记的白细胞被认为是核医学炎症成像技术的"金标准"。由于这些自体白细胞仅在激活后才会迁移到炎性部位形成聚集，因此它们有高度特异性。静脉内注射后，由于嗜中性粒细胞浸润的高摄取，放射性核素在正常肺组织和血池中被快速清除[76]。放射性标记的白细胞首先黏附到血管内皮细胞，之后通过内皮细胞和基膜迁移到炎性病灶。因此，这些放射性标志物是白细胞浸润的特异性标志物，但并不是细菌污染的特异性标志物。肾脏、膀胱和小肠未见 ^{111}In-白细胞的排泄，因此整个腹部是定位感染或炎性病变的极佳部位。与其相反的是，给药之后几分钟之内白细胞释放 ^{99m}Tc-HMPAO，每小时肾排泄上升到注射剂量的 7%。但是，^{111}In-喹啉半衰期长达 67 小时，辐射能量为 173keV 和 247keV，会造成额外的放射性负担，而 ^{99m}Tc 半衰期较短，为 6 小时，γ 辐射能量为 140keV，较为理想。进行标记前必须将白细胞与血细胞分离，否则亲脂性的 ^{111}In/^{99m}Tc 会不加选择地标记每种细胞。

3.4.5 白蛋白纳米胶体

正如其名，白蛋白纳米胶体是白蛋白衍生的 30~80nm 直径的小颗粒。由于血管通透性增加引起的非特异性渗出导致 ^{99m}Tc-纳米胶体漏出到炎性组织，随之而来的是内皮网状系统中巨噬细胞的吞噬作用引起的聚集[77]。给药后全部研究通常在 1 小时之内可以完成，其特点为快速血流清除率和满意的早起靶向背景比率。此技术简便易行，费用不高。

3.4.6 J001X

J001X 是非高热产生的酰化多聚半乳糖苷，由肺炎克雷伯杆菌非致病菌属的蛋白聚糖膜纯化得到。J001X 选择性耦联 CD11b，单核细胞、NK 细胞和巨噬细胞表达的补足受体 3 以及在巨噬细胞和单核细胞上表达的脂多糖受体 CD14，J001X 可与激活状态的巨噬细胞完美结合。原则上，^{99m}Tc-J001X 可以进行炎性病灶成像，因为这些都是以巨噬细胞招募为特征的。放射性标记的 J001X 已经用于一些实验性动物研究，包括狒狒慢性铍中毒引起的牙槽炎和炎性淋巴结、猪的炎性病变和兔的关节炎模型[78]。

3.4.7 奥曲肽

1994 年正式引进生长激素抑制素类似物 ^{111}In 标记的奥曲肽（奥曲肽®），其用于多种生长激素抑制素受体阳性肿瘤和组织的可视化已被广泛接受。生长激素抑制素受体表达于正常和活化的淋巴细胞和巨噬细胞。一项研究将 ^{111}In-奥曲肽用于结节病、曲霉菌病、肺结核和韦格肉芽肿患者[79]，^{111}In-奥曲肽给药后获得全身成像，结果显示所有研究对象的肉芽肿瘤位置清晰可见。耦联 [111]In-奥曲肽的肉芽肿性炎症的位置也经体外放射自显影所证实。相反,奥曲肽对于慢性炎症的检测潜力,金黄色葡糖球菌动物模型的研究引起了大鼠病灶,说明 [111]In-奥曲肽并不适用于实验性浓重的检测,浓聚量比对照组 ^{111}In-HIG 更低,随着时间的推移并无滞留。

3.4.8　脂质体

脂质体是微型的脂质小泡,通常为了增加溶解性、达到选择性沉积或减少毒性的目的用于载药。脂质体会快速地被内皮网状(RES)细胞摄取。脂质体是 [99m]Tc 放射性标记的,而且已经用于检测感染性和炎性疾病[80,81]。空间稳定的脂质体已有固定配方,表现为 RES 摄取率降低、半衰期更长、肿瘤和感染部位的定位增强。一些使用 [111]In 和 [99m]Tc 标记脂质体的研究在不同的小动物模型中证明其能作为感染性和炎性疾病的核素检测,例如大鼠局部感染和兔的实验性结肠炎。

3.4.9　亲和素-生物素

亲和素属于蛋白质家族,存在于两栖动物、爬行动物和鸟类的卵中;链霉素亲和素由金黄色葡萄球菌产生,同样是这一家族的一部分。亲和素和链霉素亲和素(MW 64-60kDa)有 4 个位点与生物素以高亲和力(Kd=10[15])结合。生物素,又名维生素 H,是用不同种类的放射性材料进行放射性标记的低分子量混合物。亲和素-生物素系统已经用于体内单克隆抗体标记进行放射免疫诊断肿瘤。放射性标记的生物素已经累积到与链霉素亲和素不可逆结合的炎性组织,未结合的生物素由肾脏快速清除,仅有极少部分累积在正常组织[84,85]。但它们属于异源性,而且可以引起免疫反应,目前尚无证据证明亲和素或链霉素亲和素有毒。

亲和素-生物素系统已经用于研究急性感染的动物模型,累积在感染灶的量大于 ^{111}In-HIG。这种方法的主要优势是增加了靶向组织放射性示踪剂的浓度,有良好的靶向背景比,而且可以早期采集图像。

4　动物模型

在任何一种新型放射性药物的开发过程中,体内检测都是一个重要的、不可避免的步骤,因为其代表了体外特异性检测和临床评估之间的联系。动物模型中在评估候选示踪剂的早期阶段,可以提供有关其生物分布、毒性、排泄路线和程度、宿主和微生物之间的相互作用以及其体内特异性的有效信息。此外,动物数据连同动物模型的可靠性是临床评估新型放射性药物指导方针的先决条件。重要的是要强调,动物模型对人类病理过程模拟得越真实,使用获得的数据作为后续人类研究起始点的可能性越大,即使由于受体多样性、不同物种示踪剂的动力学和生物分布等不同因素其预测值可能较低。因此,在即将开发的放射性药物的过程中,为了得到可靠结果证明临床阶段的通过是否合理,最优模型的选择是十分关键的。选择并非易事,因为感染性和炎性疾病模型有很多,且表现出不同的优点和不足,如大腿肌模型是最常用和最方便的感染成像模型和筛选工具之一,但这是非常人工的条件,几乎不可能在人类身上得到验证。基于这些发现,为了选择和设计合理的模型,研究人员应该记住病理的本质和过程,值得注意的是,没有一种完美的模型可以依照研究目的的不同而设计。在这里,我们报告了一些可以用于成像研究的感染性和炎性模型的例子。

4.1　大腿肌肉模型

　　大腿肌肉模型广泛用于评价体内放射性药物对细菌的特异性,同时提供一种简便易行且用途多样化的筛选工具。1940 年,作为药代动力学试验模型是其诞生标志[86],但是这种模型同许多其他用于不同目的的模型一样也适用于感染性成像,它是基于对动物大腿或腓肠肌脓肿的诱发。感染灶可以在麻醉状态下通过注射 1:1 自体血液溶液和处于生长期的目标微生物的生理盐水获得。感染后 24 小时通过触诊评估感染灶的情况,因为局部肿胀就是一种证据,或者通过抽吸从肌肉中的液体样品,可以培养成琼脂平板。补充实验中,逐渐长大的脓肿可以固定在一边,染色后在显微镜下观察,并对菌株进行鉴定。建立无菌对照组仅注射生理盐水,而建立无菌性炎症注射热杀伤细菌或酵母聚糖会引起粒细胞或松节油浸润,引起病理性充血的增加。常用于感染动物的微生物如金黄色葡萄球菌、肺炎链球菌、流感嗜血杆菌、大肠杆菌、肺炎克雷伯菌、铜绿假单胞菌和白色念珠菌。这种感染模型是最简单常见的,而且可在不同种属如小鼠、大鼠和兔中多次快速复制,既不需要外科手术、也不需要专门的房屋或动物的转交。这种感染病模型变异性低且重复性好,而且在利用小鼠建立模型费用会大大降低。然而,模型的反对者认为,这种由持续性 CFU 感染得到的感染速度太快,除了像脓性肌炎这样非常少见的感染类型,其他感染性疾病并不是自然条件下形成的[87]。

4.2　心内膜炎模型

　　感染性心肌炎是在诊断和治疗上很有挑战性的一类疾病,以特异的病原体和宿主组织相互作用为特征,宿主组织通过坏血症血栓形成导致潜在的瓣膜和心肌组织受损,以及血栓降解后微生物播散引起的败血症状态。其中一个已开发的模型是基于在麻醉下,通过右侧颈动脉将聚乙烯导管插入左心室诱导的主动脉瓣血栓形成(肌肉注射氯胺酮盐酸盐 15mg/kg)。将动物仰卧,沿着气管右侧切开,暴露颈动脉以缝合丝线进行绷带包扎。为了标记通过导丝引入导管的动脉位置,绷带的上游应置夹将移走导丝后的导管夹住固定。移走夹子后进一步插入导管直到遇阻,这时表明导管尖端距离主动脉半月尖点仅有几毫米[88];或者可以连接测压计检查导管位置[89]。导管末端仍然位于血管外可以折叠,使用丝线缝合,实验结束后保持导管处于原位。为了得到由血小板沉淀和损伤区域纤维化触发的非细菌性血栓心内膜炎典型的无菌性疣状赘生物的形成来损伤瓣膜,这个过程是很有必要的。术后 24 小时,目标微生物可以通过静脉注射与血小板相互作用形成无菌赘生物的细菌进行接种。这一模型的其他变种可直接通过导管接种细菌,也可以术后直接移出,但是这种情况远不能与临床患者相比。计数每克疣状赘生物的菌落形成单位(CFU)可以检测感染情况,但通常动物会遭受到与人类心内膜炎患者相应的典型症状,如发热、贫血、血细胞培养阳性、外周栓子和二次败血症。此模型既用于兔又可以由于大鼠,前者疣状赘生物更大,价格更高,后者易于掌控,价格更低。随着物种之间差异的限制应用,成熟的心内膜炎与人类感染过程很接近。导管引起损伤的病理生理只与人工瓣膜感染相关,不同于人类易患感染性心内膜炎的事件。最终,引起动物菌血症的更多,且以单菌种为特征,而导致人类心内膜炎异质性更高且有不同的无菌性疣状赘生物。

4.3 组织笼流体模型

药代动力学研究中,组织笼模型是人类设备植入特征最好的复制模型之一。聚四氟乙烯的多空圆筒植入到皮下,然后往笼内直接注射细菌培养液。手术过程十分简便,麻醉状态下,只需切开皮肤,解剖浅筋膜空间,植入笼子并用金属夹闭合伤口。术后几周组织液开始聚集到笼内,可以吸出作为无菌对照组。同时粒细胞也开始"抢占"笼子,但可能由于持续暴露于笼的惰性表面,其吞噬活动受限和低氧代谢。组织学上表现为血管丰富的肉芽肿组织,包括淋巴细胞、成纤维细胞和胶原纤维。这时,可以注射细菌并开始在笼内繁殖。虽然建立此模型的最初目的不同,但由于具备很多优点,已成为很有前景的放射性药物筛选工具。如上所述,主要的是此模型与人类感染过程极度相似,价格较低易于建立。不同物种如小鼠、大鼠、兔和豚鼠都可以使用,而且无须特别的饲养和照料。总之,它也有自身的缺陷,因为大多数设备满足了机械性能,在血液中而不是皮下,靠近骨或脑组织。

4.4 炎性肠病模型

炎性肠病模型(IBD)是一组炎性症状,可以影响胃肠道,最有代表性的疾病是克罗恩病(CD)和溃疡性结肠炎(UC)。

4.4.1 溃疡性结肠炎

将 50% 含三硝基苯磺酸(TNBS)的乙醇进行结肠内给药极易引发急性结肠炎。首先应麻醉小鼠,以便顺利将套管或导管直接置入肠内,将液体输送至腔内。数秒后可以移除套管，给药后 24~48 小时小鼠会发展成急性结肠炎[90,91]。对照组给予盐水或 50% 乙醇。从组织学上可以在灌注部位和灌注部位与直肠间的部分结肠观察到大面积的黏膜坏死(溃疡)。黏膜下层开始水肿，出现大量透壁粒细胞浸润[92]。或者将小鼠 5 天的饮用水加入 5% 溶液(wt/vol)的葡聚糖硫酸钠(DSS)可诱发慢性结肠，之后可将溶液替换成正常饮用水继续饲养 11 天。最初，小动物会发展为以体重下降和排泄物变稀为典型症状的急性结肠炎，第二阶段急结肠炎会变为慢性，而且症状有所减轻。炎性标志物的体外评估可以确定持续存在的局部和系统性的炎症反应。DSS 破坏了结肠上皮细胞，引起溃疡、黏膜损伤、细胞因子和其他炎性介质的产生，随后会发生白细胞浸润，整个过程代表了人类病程[93]。尽管症状相似，但其机制不同，而且 DSS 模型并非众所周知，因此研究人员分析其他研究的数据时应时刻谨记这一点。这些模型的复制性很好，但是同一组小动物的变异度很高，主要取决于动物对炎性刺激的反应性[95]。与之前模型相比，进展性结肠炎的动物患腹膜炎的概率大大增加，这一点可以通过加速病程来避免。总之，即使无法代表人类病程的复杂程度，这些模型也为研究疾病的要点提供了有效的工具。

4.4.2　克罗恩病

据 Kosiewicz 等描述，SAMP1/Yit 鼠是一种小肠炎症模型，在无任何化学、免疫或遗传机制的情况下代表了 CD 发展成为自发的慢性回肠炎的特征[96]。克罗恩病小鼠病变部位的 T 细胞产生 IFN-γ，并且可以通过这些细胞向正常受体的小鼠传播疾病。20 周龄的小鼠会自发产生回肠炎，外显率达 100%，随着时间过去，病情严重性有所进展，特征为主要出现在小肠的间断的有肉芽肿炎性病变。CD 的其他典型症状也同时存在，如肠黏膜结构的改变、肠壁增厚、炎性区域的小肠上皮细胞群的表型改变。最终，很大程度上受体小鼠的疾病可以通过给予抗 TNF-α 消除重要的与人类克罗恩病相似的症状，因此使得这一模型比其他模型更加真实可靠。

4.5　动脉粥样硬化模型

常规动脉粥样硬化的高胆固醇血症模型是通过喂养家兔高胆固醇饮食 8 周得到的。通过血液分析监测胆固醇水平，光学显微镜和免疫染色分别观察细胞外脂质沉积渗透动脉瓣膜病变和成纤维细胞。一个广泛运用到的模型是载脂蛋白 E 缺乏小鼠(ApoE$^{-/-}$)，3 个月时整个血管即可自发脂纹(巨噬细胞聚集)，1 岁以内出现冠状动脉闭塞，喂食高脂饮食可以加快动脉硬化速度。这代表了一种快速进展期动脉粥样硬化的最理想的早期模型，但局限于在体内监测整个进程的随访或动脉粥样硬化的消退，因此需要在不同时间点处死动物。关于这一点，MRI 技术的发展代表了一种有前景的工具，可以非侵入性的监测动脉粥样硬化病变程度[97]。LDLr$^{-/-}$ApoB100/100 小鼠是另一种建立在普通饮食组的模型，钙化性大动脉瓣膜狭窄是一种病理过程，与动脉粥样硬化有相似的特征和危险因子,以及表现出如脂质沉积、炎症、细胞反应和基质重塑等类似的病理过程[98]。如果持续给动物高胆固醇饮食,它们会出现严重的高脂血症和脂肪性肝炎,会降低生存力。这一模型发展为稳定的高胆固醇血症,血清胆固醇水平为271mg/dL,随后收缩期动脉瓣膜孔口直径会减少50%。这两种基因工程性小鼠模型与人类症状有很多共同点,包括已被广泛研究的肥胖,因此当计划研究动脉粥样硬化时这种转基因动物模型仍会作为首选。

4.6　诱发炎症的动物模型

炎症的研究过程呈一种延迟型超敏反应(DTHR),涉及人体多种共同的自身免疫紊乱机制,可以使用半抗原光敏处理动物腹部皮肤引起接触性超敏反应(CHSR)。使用5%的 2,4,6-三硝氯苯(TNCB)溶解到丙酮和橄榄油的混合物中,1 周后,用 1%TNCB 激发小鼠一只耳朵的双侧可以引起急性 TNCB 特异性 CHSR,再次将其溶解到丙酮和橄榄油的混合物中。每 48 小时重复给一次 TNCB,直到给药 13 次,即可诱发慢性皮肤炎症。一只耳激起 CHSR 后可以进行炎症程度的评估,测量方式为第一次 TNCB 激发之前测量耳部的厚度,随后每次耳部激发 12 小时后再测量一次[99]。组织结构上来讲,急性炎症反应中发现的典型变化的存在,如密集的真皮层中性粒细胞和淋巴细胞浸润,以及表皮下脓肿形成可以在第一次 TNCB 激发 12 小时后通过检查耳部组织、苏木精-伊红染色得以确认。慢性 TNCB 特异性炎症应表现为棘皮症和角化过度的症状。总体炎症过程血管化程度高,在核素试验中会引起非特异性放射性药物摄取,因此需要找到例如使用竞争性试验评价示踪剂的特异性等有效手段避免这种情况。

4.7　关节炎(RA)模型

胶原诱发的关节炎模型是诱导模型中最有名的。这一模型通过福氏完全佐剂的 II 型胶原(C II)引起的免疫反应,在易感菌株如 DBA/1、B10.Q 和 B10.R III 是可复制的。由于 B 细胞和 T 细胞的免疫力需要对抗自体 C II,注射到体内的 C II 显然应源自牛或猪等不同种属,并且尽可能地进行纯化以免假阳性或弱关节炎源性事件。以上提及的模型是众所周知的,复制性强,与人类疾病有很多相似之处。除此之外,现已开发出在重症综合性免疫缺陷 (SCID) 小鼠活检皮下移植人体软骨这一种杂交的动物/人类系统。随后可以从风湿滑膜组织中分离出人类成纤维细胞,注射到血液中,继而侵犯移植的软骨,并不依赖 B 细胞和 T 细胞的刺激。前者为发生在人类疾病中的主要事件提供了一个整体观,而后者标记了长期 RA 病程中成纤维细胞的作用,表明即使没有炎性刺激,成纤维细胞仍是有害的。强调这一观点是很重要的,因为此模型更适合研究靶向关节炎的细胞成分。

5 炎性和感染性小动物成像

5.1 单光子发射计算机断层成像技术(SPECT)

通过 SPECT 使用不同的放射性药物对不同的炎性和(或)感染性动物模型已进行了大量研究。这些研究主要关注了在小动物模型中对于新型放射性药物特异性和灵敏度的评估。以下将讨论一些实例。

5.1.1 炎性成像的 SPECT

TNBS 诱发结肠炎的小鼠模型为评价核素技术研究人员进行了一项实验,目的是在三硝基苯磺酸(TNBS)诱发 Balb/c 鼠结肠炎模型中评估淋巴细胞行径[100]。将 0.5~2mg TNBS 溶解在 40%乙醇溶液中,使用乙烯基导管放置到距肛门 3cm 的位置后进行直肠给药,以此诱发结肠炎。对照组小鼠进行同样的处理,但注射生理盐水(NaCl 0.9%)。¹¹¹In–羟基喹啉体外标记小鼠脾细胞后注射到 TNBS 结肠炎组或对照组。代表了转染细胞的特异性放射物摄取,在腹部注射 ¹¹¹In–羟基喹啉淋巴细胞后 4 小时、24 小时和 48 小时,由连续专用动物平面显像和小孔径 SPECT 进行判断(图 22.1)。

检测到注射了敏化淋巴细胞的小鼠结肠炎模型的可视摄取最高。对净化结肠切除样本进行平面小孔径核素,结果显示,注射敏化淋巴细胞的结肠炎小鼠有很清晰的摄取,对照组无摄取或仅有少量摄取。SPECT 横断面层面显示,与对照组相比,注射敏化淋巴细胞的 TNBS 结肠炎受体小鼠有显著的更高的平均摄取($P<0.01$)。敏化淋巴细胞(TNBS)TNBS 结肠炎受体小鼠比对照组有更高的摄取率($P<0.01$)。组织学评分证实了 TNBS 组确实存在结肠炎。

本研究总结了 TNBS–敏化淋巴细胞的归巢可以通过动物小孔径 SPECT 的方法进行体内评估。

闭塞/再灌注损伤的啮齿动物模型

近期有研究表明,⁹⁹ᵐTc–HYNIC–膜联蛋白 V 小动物 SPECT 放射性核素成像可以在短暂性左侧大脑中动脉(MCA)管腔内螺纹闭塞的啮齿动物模型中,追踪多克隆抗体提高抗 FasL 的神经保护疗法的治疗反应[101]。

对于小动物模型而言,要进行斯普拉格–杜勒鼠的颈中线切口后分离左侧颈动脉及分支,确认颈总动脉、颈外动脉和翼腭动脉后结扎。将无涂层的 30mm 长的 3–0 尼龙单丝缝合线插入颈内动脉,直视下继续进针,置于距分支 19~20mm 处以夹闭 MCA 开口。闭合处缝合线放置 120 分钟。之后将动物复原,MCA 发生 24 小时或 6 天进行成像,在 1

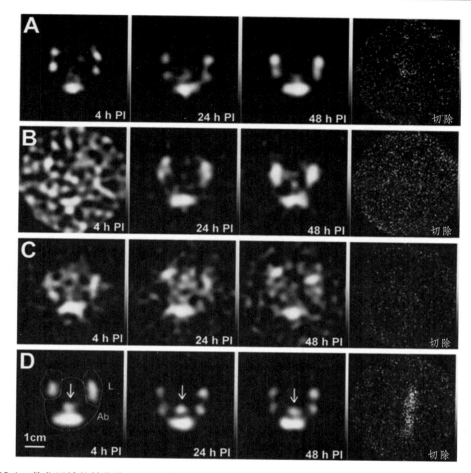

图 22.1　骨盆区域的轴位孔 SPECT 断面。(a)(NaCl 供体/生理盐水受体)、(b)(TNBS 捐赠者/生理盐水接受者)、(c)(NaCl 供体/TNBS 受体)和(d)(TNBS 捐赠者/TNBS 接受者)4、24 和 48 小时 p.i. 在 4 小时图像(d)上,对小鼠的身体轮廓进行了勾勒,并对腹部(Ab)和四肢(L)进行了识别。在右侧通道中显示了相应的结肠切除术标本的平面核素图。观察到特定的结肠摄取,并通过阳性切除标本进行了证实(d)。(Reproduced from Bennink et al.[100])

天或 7 天后将动物安乐死。[99m]Tc 放射性标记人重组膜联蛋白 V,放射化学纯度调至 92%~97%,特异性活性为 100~200μCi/μg。给予 185~370MBq 的 ^{99m}Tc-HYNIC-膜联蛋白 V,开始成像前 1 小时进行阴茎注射。SPECT 图像的注射前数据(重建数据为 643)记录为 1mm 孔径的小孔准直器记录到 64×64 图像矩阵,30 秒一进阶,每阶 3°,360°旋转。

　　第 6 天,与对照组(n=8)相比,给予抗体组(n=5)病灶内摄取膜联蛋白 V 明显更低,如图 22.2 所示。图像数据的感兴趣区(ROI)分析证实了处理组每一个大脑半球的总体病灶内活性比对照组明显更低。24 小时后,与对照组(n=3)相比,抗体处理组(n=3)

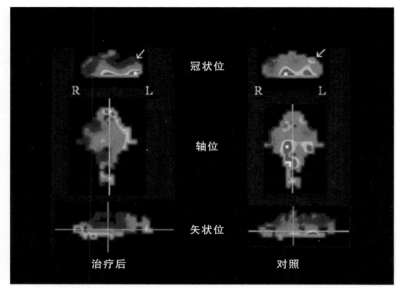

图 22.2   小动物 SPECT 图像，左 MCA 闭塞/再灌注损伤 6 天后获得，图像显示抗体处理和对照组动物，整个脑部有异常增加的多个吸收点，呈分散分布。伪彩色图像表示膜联蛋白 V 活动；白色/红色像素=示踪剂吸收值最高，蓝色/黑色像素=示踪剂吸收最低。(Reproduced from Blankenberg et al. [101])

的左侧和右侧大脑半球病灶内对膜联蛋白 V 的摄取都明显下降，分别为 92% 和 75%。24 小时后处理组的中脑和后颅窝对膜联蛋白 V 的摄取比对照组明显降低。

此研究指出 ^{99m}Tc 标记的膜联蛋白 V 小动物 SPECT 放射性核素成像可以检测早期神经元缺血性损伤，同时可监测局部缺血脑损伤啮齿动物模型抗 FasL 抗体的治疗效果。

DSS 诱发炎症性肠病(IBD)的小鼠模型

近期的一项研究对人类炎症性肠病的 Balb/c 小鼠模型中黏膜 CD4 阳性细胞进行了体内成像[102]。这一模型由口试葡聚糖硫酸钠(DSS)建立而来。进行成像研究时小鼠分为 3 组：对照组无 DSS，饮用水中给予 3%DSS 建立轻度结肠炎组，饮用水中 5%DSS 建立中度结肠炎组。使用 ^{111}In 标记抗鼠 CD4(克隆 YTS 177)的大鼠多克隆抗体，特异性活性为 82.6+16.9MBq/mg。成像前 48 小时将 34.26+0.26MBq 的 ^{111}In 标记的 CD4 抗体经鼠尾静脉注射到小鼠体内。小动物成像单光子发射计算机断层成像伽马相机(X-SPECT;伽马美迪卡，北岭，加拿大)使用 2mm 小孔准直器(旋转 360°，64 投射，15 秒/投射，82×82 成像矩阵)。

图 22.3 中，注射 5%DSS 小鼠的矢状位图像和特异性抗体摄取区域由红色表示最

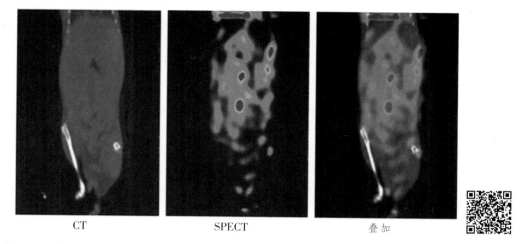

CT　　　　　　　SPECT　　　　　　叠加

图 22.3　使用 CT、SPECT 和 SPECT-CT 叠加获得的 5%DSS 处理小鼠成像的举例。(Reproduced from Kanwar et al.[102])

大摄取。比较每组结肠中标记抗体的量(微居里/毫克);随着 DSS 剂量的增加,结肠的活性也更大。AMIDE 软件分析重建的 SPECT-CT 结肠摄取率(CUR)图像结果表明,所有组间都存在统计学差异。结肠炎的程度和范围与 SPECT-CT 图像相关,CUR 与结肠长度、全部淋巴细胞、组织学评分和全部 CD4+T 细胞的相关性通过回归分析得到结果。除了结肠长度($P<0.05$),所有分析结果都有明显差异。由细胞总数、CD4+T 细胞数和组织病理学评估结果说明,^{111}In 标记的抗 CD4 抗体位于结肠炎症区域,并与病理程度相关。

　　DSS 诱发结肠炎的小鼠模型表明 SPECT-CT 成像可以用于定位炎症并进行定量评估。

5.1.2　SPECT 的感染性成像

小鼠感染模型(金黄色葡萄球菌和肺炎克雷伯杆菌)

　　另一项研究使用放射性标记的人类中性粒细胞的抗菌多肽——人中性粒细胞多肽-1(HNP-1),建立了小鼠感染疾病模型(金黄色葡萄球菌和肺炎克雷伯杆菌),借以评价细菌性感染成像的潜能[103]。作者在该研究中使用了两种小鼠模型。

　　大腿肌肉模型:约 $1×10^6$ 菌落形成单位(CFU)的金黄色葡萄球菌或肺炎克雷伯杆菌团注到右侧大腿肌肉。5 分钟后静脉注射 ^{99m}Tc-HNP-1(0.8 MBq)或 ^{99m}Tc-IgG(0.8 MBq)作为对照组。

　　腹膜模型:腹膜肺炎克雷伯杆菌感染模型用于定量示踪剂与感染部位细菌和白细胞的结合。即约 $1×10^6$CFU 的肺炎克雷伯杆菌注射到小鼠腹腔,5 分钟后注射 ^{99m}Tc-

HNP-1(0.8 MBq)或 ^{99m}Tc-IgG(0.8 MBq)作为对照组。

在不同的间期，核素成像获得了有关感染部位(金黄色葡萄球菌或肺炎克雷伯杆菌)和不同器官 ^{99m}Tc-HNP-1 的清除和累积的综合信息；^{99m}Tc-IgG 为对照。注射示踪剂 4 小时后获取 5 分钟的图像。注射 ^{99m}Tc-HNP-1 5 分钟后已经得到金黄色葡萄球菌或肺炎克雷伯肺炎杆菌病灶的图像，靶向大腿肌肉(包含细菌)和无靶向(对侧)大腿肌肉(T/NT)比率为 1.3 甚至更高。注射示踪剂 4 小时后获得相似的 ^{99m}Tc-IgG 的 T/NT，表明 ^{99m}Tc-HNP-1 的细菌局灶成像比 ^{99m}Tc-IgG 的代谢速度更快。^{99m}Tc-HNP-1 与细菌结合约是与白细胞结合 1000 倍。尽管腹膜的细菌数量比白细胞低 1000 倍，与对照组 ^{99m}Tc-IgG 相比，^{99m}Tc-HNP-1 与细菌结合与示踪剂累积之间仍有显著的相关性。该研究表明 ^{99m}Tc-HNP-1 的核素现象可以很快地对细菌感染进行可视化成像。

5.2 正电子发射断层成像(PET)

5.2.1 FDG PET 的骨感染成像

对于炎性刺激的反应，巨噬细胞、粒细胞和白细胞等免疫细胞的葡萄糖代谢增加，最终提高了放射性标记的葡糖糖类似物 ^{18}F-FDG 在炎症部位的摄取。^{18}F-FDG PET 是骨感染成像的有力工具，但由于正常骨折愈合，可能会有假阳性结果。正常骨愈合与急性炎症期有关，^{18}F-FDG PET 很难与骨感染相鉴别。一些鼠类 ^{18}F-FDG PET 成像研究已经开始解决这一问题[104-106]。有学者通过外科手术摘取一段左腿骨建立了骨髓炎兔模型试验，金黄色葡萄球菌感染骨组织，之后使用移去的骨短或骨接合剂进行骨的再填充。代表正常骨愈合的对照组也进行了同样的手术处理，但使用生理盐水代替细菌溶液注射到骨组织内。术后 3 周，FDG PET 在愈合骨和感染骨中都表现出示踪剂的高摄取，处理部位和对侧骨的摄取率分别为 2.4±0.3 和 3.9±1.7[107]。但是在 6 周时，愈合骨的 FDG 摄取几乎接近正常水平(摄取率为 1.3±0.5)，而感染骨的示踪剂摄取仍然很高(摄取率为 4.2±1.0)。在术后第 1 天、第 8 天、第 15 天、第 22 天和第 29 天对动物进行了检查发现，这一动物模型相似的 FDG PET 研究中也得出了有可比性的结果[104]。感染后第 1 天，愈合骨和感染骨对 FDG 的摄取都有所增加，而直到 15 天后 X 线才可以检测到溶骨性病变。从第 15 天开始，愈合骨中示踪剂摄取降低，因此，FDG PET 可以辨别感染骨与普通愈合骨。此外，67%~89%的感染动物在术后第 8~29 天，区域淋巴结 FDG 摄取都有增加。相反的是，一只未感染动物仅在单个时间点(第 8 天)观察到淋巴结中 FDG 摄取增加。这些结果表明，在鉴别骨髓炎和普通骨折愈合方面，FDG PET 是一种很引人注意的工具。术后 2~3 周，骨髓炎可以通过 FDG PET 图像可视化分析而诊断，其灵敏度、特异性、准确性、阳性预测值和阴性预测值都最少在 93%。

现已证实，FDG PET 在监测为治疗或预防骨感染注入的骨科材料的有效性方面是很有帮助的。因此,生物可降解的骨传导骨缺损填充物,包括抗菌药环丙沙星,在骨髓炎兔模型中进行了试验[105]。金黄色葡萄球菌感染骨组织两周后,手术移除了感染骨病灶中的碎骨片,并填充释放环丙沙星的骨科复合物,或给予对照组无抗菌药物的复合物。6 周后,假手术组动物的骨病变表现出非常高的 FDG 摄取(SUV 1.7±0.9)。与此相反的是, 释放环丙沙星骨传导缺损填充物动物组, 有显著降低的 FDG 摄取(SUV 0.6±0.2),接近阴性对照组的普通骨摄取。处理组动物 FDG 摄取减低,与骨感染的成功根除和恢复有相关性。

使用类似的方法,FDG PET 用于检测生物可吸收性环丙沙星浸染骨钉的有效性[108]。环丙沙星浸染骨钉或对照组不锈钢钉都被金黄色葡萄球菌污染后植入兔胫骨的近侧。对照组动物植入无污染的骨钉。术后 6 周,与无污染的对照组相比,植入污染不锈钢钉的动物组在移植部位表现出明显的 FDG 摄取增加 (SUV 分别为 0.76±0.34 和 0.52±0.07)。另一方面,金黄色葡萄球菌污染的生物可吸收性环丙沙星浸染骨钉组的 FDG 摄取并未引起任何增高 (与无污染骨钉相比 SUV 分别为 0.44±0.10 和 0.59± 0.10)。感染的不锈钢骨钉的 X 线图像有明显的骨感染迹象,而浸染骨钉并无此征象。

这些例子说明 FDG PET 不仅可以在骨感染的小动物模型中研究成像方法的诊断价值,还能评价新型骨科材料。

5.2.2　抗生素的 PET 成像

喹诺酮类是一类抗生素,作用是抑制细菌的 DNA 螺旋酶和拓扑异构酶-Ⅳ。这类抗生素的代表包括环丙沙星[109]、氟罗沙星[110]、洛美沙星[111]和曲伐沙星[112],都已经被标记了 ^{18}F 用于 PET 成像。已经发表了将 ^{18}F-氟罗沙星和 ^{18}F-曲伐沙星用于感染疾病的小动物模型中的示踪剂评估[113,114]。在大腿肌肉注射大肠杆菌的斯普拉格——杜勒鼠和新西兰大白兔中对标记了的复合物进行研究。^{18}F-氟罗沙星在所有动物的给药剂量为 10mg/kg,体外生物分布(大鼠)或 PET 成像(兔)确定组织分布[115]。这些研究表明,所有颅外组织都可获得足够高的药物浓度,达到抗菌活性。脑部药物浓度低,意味着 CNS 毒性可能性小。两种动物的感染肌肉对放射性标志物的摄取与对照组肌肉相比并无显著差异,尽管应强调使用的是标志物的药理学浓聚而不是示踪剂剂量。一项 ^{18}F-曲伐沙星的比较研究也得出了相似的结果。将两者一并考虑,这些动物研究和一些人类研究都标明放射性标记的喹诺酮类的 PET 成像是非侵入性确定药物药代动力学参数的有力工具。虽然已发表了小动物感染性疾病模型中放射性标记的喹诺酮类无示踪剂剂量的研究,仍然要继续探究这些放射性标记的抗生素是否适用于感染性疾病的成像。

5.2.3　疱疹病毒感染的 PET 成像

疱疹病毒是引起脑炎最常见的原因。病毒胸苷激酶是疱疹病毒感染成像一个很有吸引力的靶标，因为此酶只在病毒复制时表达。目前，一些示踪剂适用于单纯疱疹病毒胸腺激酶的活性成像[115]，随后，病毒胸腺激酶可以特异性磷酸化这些示踪剂。Bennett和同事们已经证明，用 PET 和 2'-氟代-5-[124]I 代-1-β-D-阿糖呋喃脲嘧啶（[124]I-FIAU）对有复制能力的单纯疱疹病毒 1 型进行成像是可行的[116]。他们将病毒颗粒注射到大鼠侧面的皮下肿瘤中，而且能用 [124]I-FIAU PET 清晰地看到 HSV-感染的肿瘤，对照组肿瘤则无此表现。示踪剂摄取与 HSV-1 剂量及病毒注射与 PET 成像的间隔有关（因此结果是与病毒复制有关）。这些结果表明，[124]I-FIAU PET 可能对疱疹病毒感染的检测及溶瘤细胞病毒的癌症治疗监测有帮助[117]。

　　疱疹病毒的一个重要特征是初次感染后对中枢神经系统的感染具有潜伏期。初次感染和疱疹病毒的再激活可能会偶发疱疹性脑炎。阿昔洛韦衍生物 9-[(3-[18]F-氟代-1-羟基-2-丙氧基)甲基]鸟嘌呤（[18]F-FHPG）和 9-[(4-[18]F-氟代-3-（羟甲基）丁基]鸟嘌呤（[18]F-FHBG）分别是抗病毒药物更昔洛韦和喷昔洛韦放射性标记的类似物。[18]F-FHPG 和 ^{18}F-FHBG 作为潜在的 PET 示踪剂，已经在单纯疱疹性脑炎的小动物模型中用于检测 HSV 在脑内的复制情况并进行了研究[118,119]。因此，鼻腔接种 HSV-1 感染的大鼠一周内就被诱发出严重的单纯疱疹性脑炎。体外放射自显影和连续的代谢物分析表明，[18]F-FHPG 选择性地聚集在感染脑的局部区域，在感染灶被病毒磷酸化[117]。尽管感染脑组织的摄取很低，在同一个动物模型的体外分布和 PET 成像中观察到 ^{18}F-FHBG 的类似选择性聚集（图 22.4）[118]。[18]F-FHPG 和 ^{18}F-FHBG 都是亲水性示踪剂，几乎不能穿透完整的血脑屏障，但当血脑屏障被感染性疾病和炎症破坏时可能进入大脑。但是，[18]F-FHBG PET 成像研究不能证明 HSV-感染的脑组织经过图像分析后有任

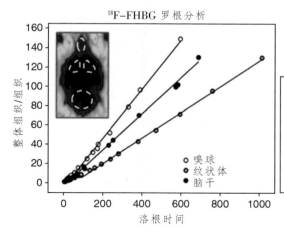

脑区	分布体积
嗅球	0.267 ± 0.015
额叶皮质	0.226 ± 0.039
纹状体	0.149 ± 0.005
中脑	0.166 ± 0.023
脑干	0.248 ± 0.055
小脑	0.190 ± 0.012

图 22.4　HSV 脑炎感染大鼠的大脑各结构对于 ^{18}F-FHBG 摄取的图解 Patlak 分析。相应的 PET 图像在图标插入中有描述。[18]F-FHBGPET 获得了不同脑区的不同分布体积，与病毒迁移有很好的相关性。

何示踪剂摄取的增加,可能是由于脑部的低摄取和成像方法的技术限制,例如部分容积效应和外部效应。

作为成像方式的另一种选择,可以利用脑部 HSV 感染的免疫应答作为成像靶标[119]。病毒侵犯脑组织后激活了大脑的巨噬细胞、小胶质细胞,伴随着小胶质细胞线粒体的外周苯二氮䓬受体(PBR,也称转运蛋白受体)表达增加。健康脑的 PBR 表达低,但在神经炎症时表达上调。已研制出一些用于 PBR PET 成像的示踪剂,其中 11CPK1195 [(R)–N–甲基–(1–羟甲基)–1–(2–氯苯基) 异喹啉–3–甲酰胺] 使用最频繁 [120]。使用 11CPK1195 和其他示踪剂对 PBR 进行 PET 成像,应用在研究单纯疱疹性脑炎大鼠模型中小胶质细胞的活性[119]。HSV–感染大鼠的 PET 成像和体外分布研究表明嗅球、额叶皮质、顶叶/颞叶/枕叶皮质、小脑和脑干对 11CPK1195 的摄取增加(图 22.5)。免疫组化结果表明,增加的示踪剂摄取与活化小胶质细胞的体内分布有很好的相关性。

综上所述, 这些研究都指出使用特异性示踪剂对疱疹病毒感染成像是可行的,但似乎不能充分地穿透血脑屏障进入脑内以进行脑部感染性疾病成像。活化小胶质细胞中 PBR 的 PET 成像是适用于监测脑部感染的替代方法。

5.3　其他成像方法

可以使用 MRI、光学和 US 等其他成像手段对感染性和(或)炎性疾病进行成像。

5.3.1　MRI

关于动脉粥样硬化,Fayad 等[97]是第一个在 apoE−/−小鼠上使用非侵入性高分辨力

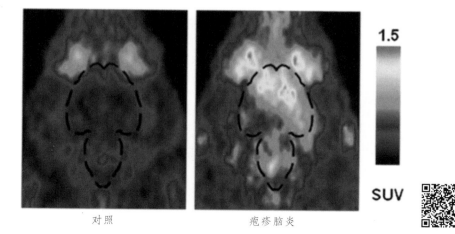

图 22.5　7 天前对照组大鼠和滴鼻感染了 HSV–1 大鼠大脑的 ¹¹C–PK11195 PET 成像。黑色虚线勾勒出大脑轮廓。在嗅球、额叶皮质、脑干和小脑的示踪剂摄取增加,与病毒迁移模式相符。

MRI 描述动脉粥样硬化病变的团队。动物模型与上文提及的相同;这是一种缺乏载脂蛋白 E 的小鼠,即使给予正常饮食也会自发性形成动脉粥样硬化。在获得图像后处死小鼠,并准备组织进行组织学分析。两位不同研究员分别对同一只小鼠的 MRI 和组织病理切片图像进行相关性分析。作者发现,可以通过识别病变(观察者无先前背景知识)识别出野生型动脉和动脉粥样硬化小鼠,得到了与组织病理发现高度一致性的结果。因此得出结论,MRI 可以成为研究动脉粥样硬化和提高对此病的认识、诊断和治疗的工具。尽管这项研究的结果很有前景,他们还发现了一些局限性,如心动周期时的血管移动和呼吸运动会产生一系列的伪影,导致图片质量下降(图 22.6)。后续还有很多人继续了该研究,想要找到一种程序或提高技术的灵敏度和准确性,可以在不处死小鼠的情况下,在不同时间点随访动脉粥样硬化事件。

Alsaid 等[121]进行了一项实验,尝试使用两个不同的门控技术的结合评估高分辨力 MRI 的可行性和性能。他们测试了双传感器的心动和呼吸门控,同时使用 ECG 和呼吸传感器信号以及解调 ECG 的单传感器心动呼吸门控;其目的是尽可能地避免伪影,并选出最佳程序。该研究使用了 apoE⁻ 小鼠模型,进行了 2–T 水平的 MRI,梯度设置为 180mT/m,二维(2D)梯度回波(GE)序列获得图像。在主动脉根和颈动脉起始处得到了动脉粥样硬化斑块的高分辨力的 MRI 图像,指出尽管使用解调 ECG 的单传感器心动呼吸门控比其他方法略有优势,所有的门控系统都能在胸部很好地观察病变且避免了伪影。

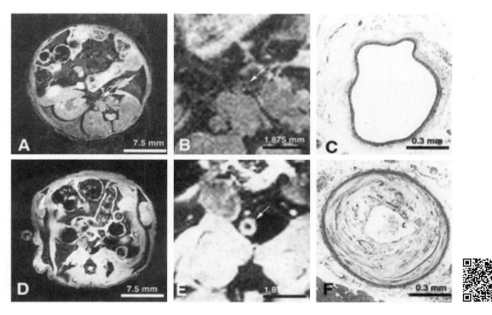

图 22.6 正常小鼠主动脉组织(a,b,c)和严重动脉粥样硬化小鼠主动脉(d,e,f)的 MRI 成像和组织学检查。(Reproduced from Fayad et al. [97])

5.3.2　US

Clavel 等[122]想要确认是否可以使用超声诊断在前文提及的胶原蛋白诱导的小鼠模型中准确地检测到关节炎病变,即使小鼠的体积限制了超声的使用,但超声检查方法对于同一动物,可能是一种非常有帮助的非侵入性随访疾病的检查方法,在很多疾病中需要定期检查。

使用多普勒超声和 B 型超声获取图像后,处死小鼠并收集腿部用于组织学研究,以便与使用超声图像和临床评估所获得的结果相比较。结果表明,即使无法直接观察到 RA 特征性软骨结构的改变, 使用 US 对小鼠关节炎进展情况进行随访是很有可能的,同时可以确定区分关节炎五级的参数。最终他们认为,US 表现出很多优点,如成本低、无不良反应、准确性高,辅助以多普勒分析后,可以对关节血管形成和新生血管等疾病的病理过程提供有效信息。

5.3.3　光学成像

感染

即使光学成像不像 MRI、SPECT 和 PET/CT 那样发达, 但使用有荧光报告基团的分子探针可以通过光学成像来显示细菌。

Leevy 等[123]使用包含合成锌(Ⅱ)二甲基吡啶胺(Zn–DPA)配合物作为亲和基团,可以选择性地连接到细菌膜表面的外部阴离子的光学分子探针,该探针包含了发射波长在 650~900nm 的近红外(NIR)荧光团连接到亲和基团,可以在厚度为 2cm 以上的组织内传导。该团队使用该探针对大腿肌肉小鼠模型中的细菌感染进行了靶向荧光成像。小鼠感染了金黄色葡萄球菌和大肠埃希菌,他们发现可以辨别感染和非感染的肌肉组织。此外,他们发现用另一种不同的亲和基团作为对照组,无法检测到感染组织的荧光信号。无论如何,需要进行更多的研究以验证这项技术的可靠性,因为 NIR 光的范围已经限制了穿透性,只能允许喉、皮肤和泌尿道等部位的感染进行成像。

炎症

由于 RA 主要影响了手关节和足关节,Simon 等[124]提出,使用标记白细胞的光学成像可以成为新型的替代成像方式,避免了深部组织的成像问题。为了证明这一假设,他们在大鼠上诱导关节炎模型,注射标记 DiD 的自体白细胞,即一种亲脂性碳氰标志物,吸收窗位于 650~900nm。可的松可以减轻炎症反应,分别对可的松处理组和未处理组获取图像,研究者发现前者的关节中有标记白细胞的聚集,而后者的信号显著降低。研究者综合结果认为,相较之前的研究,这样基于供体抗原的标记方法灵敏度更高,但由于染色技术未通过临床允许,他们的研究只是这项技术发展的开端。此外,也有一些局限性,包括无法了解哪种细胞亚群迁移到了关节,以及所检测关节中的荧光信号是否确实是由于原始标记细胞所发出的荧光信号(图 22.7)。

6 由动物实验结果推断到人类研究

尽管由动物实验数据推断到人类身上的过程十分困难,并受到特别关注,那么在炎症/感染领域则是难上加难。但是,不同分子或不同类别的给定分子运用到动物的临床前筛查是必要的。因为,尽管在标记分子的质量和特性的考虑可以在理论基础上进行先验实验或通过体外实验获得数据,但最有效的信息只能通过在体实验中标记探针的生物分布进行研究。

理论考量可以选择连接分子的同位素,并选择相应的标记方法。同位素选择的影

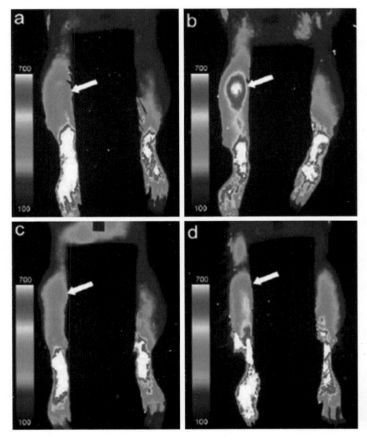

图 22.7 感染自体白细胞标记 DiD 的大鼠关节光学成像,DiD 是一种亲脂性蓝青色标志物, 吸收窗位在 650~900nm。(a,b)诱导右膝关节炎。(c,d)可的松治疗关节炎。(a,c)注射 DiD 标记的白细胞前和(b,d)注射 4 小时后。(Reproduced from Simon et al. [124])

响因素包括分子和同位素的半衰期(应尽量一致)、成像方式的选择(PET、SPECT)、分子的生化结构(分子量、结构、S–S 键的存在等)、同位素和分子之间间隔区的必要性(或连接物)、分子对氧化/还原化学物质的灵敏度等。这些考量点可能有助于做出正确选择,为研究的下一步节约时间。

可获得的体外信息与对照组执行时的特性类型有关,包括标记有效性、标记探针在不同情况下的稳定性(在生理盐水、血浆、室温或 37℃ 中,与不同同位素螯合剂的激发等)、化合物结构的生化质量控制(十二烷基硫酸钠聚丙烯酰胺凝胶电泳、快速薄层层析法、高效液相线色谱法、质谱法等)、免疫活性分数检验、细胞结合实验(包括未标记探针替换实验和斯卡查德图分析)、细胞生物实验和组织或细胞的放射自显影等手段。这些检测可以确定靶点探针的结构、稳定性、结合亲和性/活性,同时对可能使用的探针提供最初数据。

最终,动物研究提供了生物分布、新陈代谢和药代动力学的相互作用。当进行这些实验时必须考虑到动物的不同性别、年龄、物种和健康状况给出的不同反应。影响最大的是动物对食物和水的摄取、实验过程中的体温控制、心跳和呼吸频率、麻药类型和持续时间、宿主对诱发感染的反应。所有这些因素极难控制,从小动物到人类的过度也是很困难的。

在将小动物结果推断到人类时要做一些其他关于解剖的考虑,例如器官的深度及其与其他由于代谢原因,可能对标记探针高摄取器官的距离。例如,小鼠或大鼠的胰腺损伤,几乎无法使用经肾代谢的放射性药物进行观察,但在人体上可能会发生不同情况;与之相反的是,高度血管化组织(如心内膜)的感染,由于小鼠心跳速率和肝脏代谢的加快,使用短半衰期探针可以在小鼠上观察病变而不能应用于人体。

最后一项要点是,我们必须考虑在小动物上诱发的感染比人类本身疾病更严重、范围更广,且啮齿类动物对感染的反应比人体对感染的反应更不同。在啮齿类动物中,细菌接种引发高度血管损伤、水肿和巨噬细胞浸润。而人体中,感染潜伏期几乎没有血管现象,水肿不明显,多数为粒细胞浸润。不同物种的细胞因子/趋化因子对炎性/感染性物质的反应也不同,产生的免疫球蛋白也不尽相同。

总之,尽管动物数据很重要,当推断到人体上时需要十分谨慎,尤其是出于生理和病理原因进行的炎性/感染性疾病的研究。

7　总结

小动物作为炎性/感染性疾病模型在临床研究领域被频繁使用。其中,由于小鼠成本低、可能为不同的人类疾病提供合适的模型、生产速度快,是放射性药物研究的最初选择。研究者现已确定了小鼠的基因序列,因此可以使用基因敲除鼠作为不同人体异常情况的模型。人类肿瘤移植瘤小动物模型已在炎症成像领域使用多年,因此,这些小动物模型在放射性药物研究中起到了关键作用。

现已提出，与传统炎性成像药物如人类自体白细胞相比，大多数用于炎症成像的放射性药物的特异性和炎症部位对药物的摄取机制都有所不同。放射性标记的细胞因子和 mAbs 代表了一种诊断慢性炎性疾病过程的可靠工具，此外，放射性标记的抗体和抗菌多肽的引入使得炎症/感染成像领域具有高度特异性和准确性。PET、SPECT 和其他多模态等精尖技术提高了核素成像质量，在给定模型中也可以快速有效地筛选不同的标记分子，因此，为临床前放射性标记探针的筛选提供了有力工具，同时可以预测探针在人体的生物分布和临床应用。

致谢：作者要感谢 Lori Camillo Sforza 对本章撰写的帮助，感谢 ISORBE 提供的有效信息、PhD 论文和其他有关话题的科学文献。

参考文献

1. Signore A, Chianelli M, D'Alessandria C, Annovazzi A (2006) Receptor targeting agents for imaging infection/inflammation: where are we now? Q J Nucl Med Mol Imaging 50: 236-242
2. Lecchi M, Ottobrini L, Martelli C, Del Sole A, Lucignani G (2007) Instrumentation and probes for molecular and cellular imaging. Q J Nucl Med Mol Imaging 51(2):111-126
3. Ohlerth S, Scharf G (2007) Computed tomography in small animals - Basic principles and state of the art applications. Vet J 173:254-271
4. Pirko I, Fricke ST, Johnson AJ, Rodriguez M, Macura SI (2005) Magnetic resonance imaging, microscopy, and spectroscopy of the central nervous system in experimental animals. NeurRx 2:250-264
5. Tournebize R, Doan BT, Dillies MA, Maurin S, Beloeil JC, Sansonetti PJ (2006) Magnetic resonance imaging of Klebsiella pneumoniae-induced pneumonia in mice. Cell Microbiol 8:33-43
6. Artemov (2003) Molecular magnetic resonance imaging with targeted contrast agents. J Cell Biochem 90:518-524
7. Corot C, Petry KG, Trivedi R, Saleh A, Jonkmanns C, Le Bas JF, Blezer E, Rausch M, Brochet B, Foster-Gareau P, Balériaux D, Gaillard S, Dousset V (2004) Macrophage imaging in central nervous system and in carotid atherosclerotic plaque using ultrasmall superparamagnetic iron oxide in magnetic resonance imaging. Invest Radiol 39:619-625
8. Pirko I, Ciric B, Johnson AJ, Gamez J, Rodriguez M, Macura S (2003) Magnetic resonance imaging of immune cells in inflammation of central nervous system. 44: 463-468
9. Choy G, Choyke P, Libutti S (2003) Current advances in molecular imaging: non-invasive in vivo bioluminescent and fluorescent optical imaging in cancer research. Mol Imaging 2:303-312
10. Luker GD, Luker KE (2008) Optical imaging: current applications and future directions. J Nucl Med 49:1-4
11. Rao J, Dragulescu-Andrasi A, Yao H (2007) Fluorescence imaging in vivo: recent advances. Curr Opinion Biotechnol 18:17-25
12. Zacharakis G, Kambara H, Shih H, Ripoll J, Grimm J, Saeki Y, Weisleder R, Ntziachristos V (2005) Volumetric tomography of fluorescent proteins through small animals in vivo. Proc Natl Acad Sci 102:18252-18256
13. Ntziachristos V, Ripoll J, Wang LV, Weisleder R (2005) Looking and listening to light: the evolution of whole body photonic imaging. Nat Biotechnol 23:313-320
14. Doyle TC, Burns SM, Contag CH (2004) In vivo bioluminescence imaging for integrated studies of infection. Cell Microbiol 6:303-317

15. Engelsman AF, van der Mei HC, Francis KP, Busscher HJ, Ploeg RJ, van Dam GM (2009) Real time noninvasive Monitoring of contaminating bacteria in a soft tissue implant infection model. Inc Biomed Mater Res Part B: Appl Biomater 88B:123-129

16. Zhao X, Hilliard LR, Mechery SJ, Wang Y, Bagwe RP, Jin S, Tan W (2004) A rapid bioassay for single bacterial cell quantitation using bioconjugated nanoparticles. Proc Natl Acad Sci 101:15027-15032

17. Hennig A, Florea M, Roth D, Enderle T, Nau WM (2007) Design of peptide substrates for nanosecond time-resolved fluorescence assays of proteases: 2,3-diazabicyclo[2.2.2]oct-2-ene as a noninvasive fluorophore. Anal Biochem 360:255-265

18. Sood R, Domanov Y, Kinnunen PK (2007) Fluorescent temporin B derivative and its binding to liposomes. J Fluoresc 17:223-234

19. Gee KR, Kang HC, Meier TI, Zhao G, Blaszcak LC (2001) Fluorescent Bocillins: synthesis and application in the detection of penicillin-binding proteins. Electrophoresis 22:960-965

20. Chatziioannou AF (2005) Instrumentation for molecular imaging in preclinical research. Micro-PET and micro-SPECT. Proc Am Thorac Soc 2:533-536

21. Rahmin A, Zaidi H (2008) PET versus SPECT: strengths, limitations and challenges. Nucl Med Commun 29:193-207

22. Shoghi KI, Welch MJ (2007) Hybrid image and blood sampling input function for quantification of small animal dynamic PET data. Nucl Med Biol 34:989-994

23. Beekman F, van der Have F (2007) The pinhole: gateway to ultra-high-resolution three-dimensional radionuclide imaging. Eur J Nucl Med Mol Imaging 34:151-161

24. Franc BL, Acton PD, Mari C, Hasegawa BH (2008) Small-animal SPECT and SPECT/CT: important tools for preclinical investigation. J Nucl Med 49:1651-1563

25. Chianelli M, Mather SJ, Martin-Comin J, Signore A (1997) Radiopharmaceuticals for the study of inflammatory processes: a review. Nucl Med Commun 18(5):437-455

26. Conti F, Priori R, Chimenti MS, Coari G, Annovazzi A, Valesini G, et al (2005) Successful treatment with intraarticular infliximab for resistant knee monarthritis in a patient with spondylarthropathy a role for scintigraphy with ^{99m}Tc-infliximab. Arthritis Rheum 52 (4):1224-1226

27. Tsopelas C, Penglis S, Ruskiewicz A, Bartholomeusz DL (2006) Scintigraphic imaging of experimental colitis with technetium-99m-infliximab in the rat. Hell J Nucl Med 9(2):85-89

28. D'Alessandria C, Malviya G, Viscido A, Aratari A, Maccioni F, Amato A, et al (2007) Use of a 99m-Technetium labeled anti-TNFα monoclonal antibody in Crohn's Disease: in vitro and in vivo studies. Q J Nucl Med Mol Imaging 51:1-9

29. Malviya G, D'Alessandria C, Lanzolla T, Lenza A, Conti F, Valesini G, Scopinaro F, Dierckx RA, Signore A (2008) 99m-Technetium labeled anti-TNFα antibodies for the therapy decision making and follow-up of patients with rheumatoid arthritis. Q J Nucl Med Mol Imaging 52Suppl 1(2):13

30. Malviya G, Lagàna B, Signore A, Dierckx RA (2008) Radiolabeled peptides and monoclonal antibodies for therapy decision making in inflammatory diseases. Curr Pharm Design 14(24):2401-2414

31. Zhang M, Yao Z, Zhang Z, Garmestani K, Talanov VS, Plascjak PS, et al (2006) The Anti-CD25 Monoclonal Antibody 7G7/B6, Armed with the α-Emitter ^{211}At, Provides Effective Radioimmunotherapy for a Murine Model of Leukemia. Cancer Res 66(16): 8227-8232

32. Choi CW, Lang L, Lee JT, Webber KO, Yoo TM, Chang HK, et al (1995) Biodistribution of 18F- and 125I-labeled anti-Tac disulfide-stabilized Fv fragments in nude mice with interleukin 2 alpha receptor-positive tumor xenografts. Cancer Res 55(22):5323-5329

33. Martins FPP, Gutfilen B, DE Souza SAL, DE Azevedo MNL, Cardoso LR, Fraga R, et al (2008) Monitoring rheumatoid arthritis synovitis with 99mTc-anti-CD3. Br J Radiol 81: 25-29

34. Malviya G, D'Alessandria C, Trotta C, Massari R, Soluri A, Scopinaro F, Dierckx RA, Signore A (2008) Radiolabeled-Visilizumab, a humanized anti-CD3 monoclonal antibody, for in vivo targeting of human CD3+ lymphocytes. Eur J Nucl Med Mol Imaging 35Suppl 2:S142

35. Kinne RW, Becker W, Schwab J, Horneff G, Schwarz A, Kalden JR, et al (1993) Comparison

of 99Tcm-labeled specific murine anti-CD4 monoclonal antibodies and nonspecific human immunoglobulin for imaging inflamed joints in rheumatoid arthritis. Nucl Med Commun 14(8):667-675

36. Zhang C, Hou G, Han J, Song J, Liang T (2007) Radioiodine Labeled Anti-MIF McAb: A Potential Agent for Inflammation Imaging. Mediators Inflamm 2007:50180

37. Jamar F, Chapman PT, Manicourt D-H, Glass DM, Haskard DO, Peters AM (1997) A comparison between ^{111}In-anti-E-selectin mAb and [99]Tcm-labeled human non-specific immunoglobulin in radionuclide imaging of rheumatoid arthritis. Brit J Radiol 70:473-81

38. Stopar TG, Mlinaric-Rascan I, Fettich J, Hojker S, Mather SJ (2006) 99mTc-rituximab radiolabeled by photo-activation: a new non-Hodgkin's lymphoma imaging agent. Eur J Nucl Med 33:53--59

39. Malviya G, Laganà B, Milanetti F, Del Mastro C, Familiari D, Dierckx RA, Scopinaro F, D'Amelio R, Signore A (2008) Use of 99m-technetium labeled Rituximab for imaging of patients with chronic inflammatory diseases. Eur J Nucl Med Mol Imaging 35Suppl 2:S142

40. Kjaer A, Lebech AM, Eigtved A, Hojgaard L (2004) Fever of unknown origin: prospective comprison of diagnostic value of ^{18}F-FDG PET and ^{111}In-granulocyte scintigraphy. Eur J Nucl Med Mol Imaging 31:622-626

41. Vicente AG, Almoguera M, Alonso JC, Heffernan AJ, Gomez A, Contreras PI, Martin-Comin J (2004) Diagnosis of orthopedic infection in clinical practice using Tc-99m sulesomab (antigranulocyte monoclonal antibody fragment Fab'2). Clin Nucl Med 29:781-785

42. van der Laken CJ, Boerman OC, Oyen WJ, van de Ven MT, van der Meer JW, Corstens FH (1998) Imaging of infection in rabbits with radioiodinated interleukin-1 (alpha and beta), its receptor antagonist and a chemotactic peptide: a comparative study. Eur J Nucl Med 25: 347-352

43. Van der Laken CJ, Boerman OC, Oyen WJG, Van der Ven MTP, Claessens RAMJ, Van der Meer JWM, Corstens FHM (1996) Different behaviour of radioiodinated human recombinant interleukin-1 and its receptor antagonist in an animal model of infection. Eur J Nucl Med 23:1531-1535

44. Chianelli M, Parisella MG, Visalli N, Mather SJ, D'Alessandria C, Pozzilli P, Signore A (2008) IMDIAB study group. Pancreatic scintigraphy with 99mTc-interleukin-2 at diagnosis of type 1 diabetes and after 1 year of nicotinamide therapy. Diabetes Metab Res Rev 24(2): 115-122

45. Signore A, D'Alessandria C, Lazzeri E, Dierckx R (2008) Can we produce an image of bacteria with radiopharmaceuticals? Eur J Nucl Med Mol Imaging 35(6):1051-1055

46. Signore A, Chianelli M, Toscano A, Monetini L, Ronga G, Nimmon CC, et al (1992) A radiopharmaceutical for imaging areas of lymphocytic infiltration: 123I-interleukin-2. Labeling procedure and animal studies. Nucl Med Commun 13(10):713-722

47. Chianelli M, Signore A, Fritzberg AR, Mather SJ (1997) The development of technetium-99m-labeled interleukin-2: a new radiopharmaceutical for the in vivo detection of mononuclear cell infiltrates in immune-mediated diseases. Nucl Med Biol 24(6):579-86

48. Chianelli M, Mather SJ, Grossman A, Sobnak R, Fritzberg A, Britton KE, Signore A (2008) (99m)Tc-interleukin-2 scintigraphy in normal subjects and in patients with autoimmune thyroid diseases: a feasibility study. Eur J Nucl Med Mol Imaging 35(12):2286-2293

49. Hay RV, Skinner RS, Newman OC, Kunkel SL, Lyle LR, Shapiro B, et al (1997) Scintigraphy of acute inflammatory lesions in rats with radiolabeled recombinant human interleukin-8. Nucl Med Commun 18:367-378

50. Gratz S, Rennen HJ, Boerman OC, Oyen WJ, Corstens FH (2001) Rapid imaging of experimental colitis with (99m)Tc-interleukin-8 in rabbits. J Nucl Med 42:917-923

51. Van der Laken CJ, Boerman OC, Oyen WJG, Van de Ven MPT, Laverman P, Van der Meer JWM, Corstens FHM (1997) Targeting inflammation with radiolabeled interleukin-1 and other cytokines in various mouse models. Nucl Med Commun 18:478

52. Annovazzi A, D'Alessandria, Bonanno E, Mather SJ, Cornelissen B, Van de Wiele C, et al (2006) Synthesis of 99mTc-HYNIC-interleukin-12, a new specific rediopharmaceutical for imaging T lymphocytes. Eur J Nucl Med Mol Imaging 33(4):474-482

53. Hartung D, Petrov A, Haider N, Fujimoto S, Blankenberg F, Fujimoto A, et al (2007) Radiolabeled Monocyte Chemotactic Protein 1 for the detection of inflammation in experi-

mental atherosclerosis. J Nucl Med 48(11):1816-1821

54. Blankenberg FG, Tait JF, Blankenberg TA, Post AM, Strauss HW (2001) Imaging macro-phages and the apoptosis of granulocytes in a rodent model of subacute and chronic abscesses with radiolabeled monocyte chemotactic peptide-1 and annexin V. Eur J Nucl Med 28(9): 1384-1393

55. Virgolini I, Kurtaran A, Leimer M, Smith-Jones P, Agis H, Angelberger P, et al (1997) Inhalation scintigraphy with Iodine-123-labeled interferon g-1b: pulmonary deposition and dose escalation study in healthy volunteers. J Nucl Med 38:1475-1481

56. Shatten C, Pateisky N, Vavra N, Ehrenbock P, Angelberger P, Sivolapenko G, Epenetos A (1991) Lymphoscintigraphy with 123I-labeled epidermal growth factor. Lancet 337:395-396

57. Dickson KM, Bergeron JJ, Philip A, O'Connor-McCourt M, Warshawsky H (2001) Localization of specific binding sites for ^{125}I-TGF-beta1 to fenestrated endothelium in bone and anastomosing capillary networks in enamel organ suggests a role for TGF-beta1 in angio-genesis. Calcif Tissue Int 68:304-315

58. Brouwers AH, Laverman P, Boerman OC, Oyen WJG, Barrett JA, Harris TD, et al (2000) A 99mTc-labeled leukotriene B4 receptor antagonist for scintigraphic detection of infection in rabbits. Nucl Med Commun 21:1043-50

59. van Eerd JE, Oyen WJ, Harris TD, Rennen HJ, Edwards DS, Liu S, et al (2003) A bivalent leukotriene B4 antagonist for scintigraphic imaging of infectious foci. J Nucl Med 44: 1087-1091

60. van Eerd JE, Laverman P, Oyen WJ, Harris TD, Edwards DS, Ellars CE, et al (2004) Imaging of experimental colitis with a radiolabeled leukotriene B4 antagonist. J Nucl Med 45:89-93

61. Oyen WJ, Boerman OC, Brouwers FM, Barrett JA, Verheugt FW, Ruiter DJ, Corstens FH, van der Meer JW (2000) Scintigraphic detection of acute experimental endocarditis with the technetium-99m labeled glycoprotein IIb/IIIa receptor antagonist DMP444. Eur J Nucl Med 27:392-399

62. Rusckowski M, Qu T, Pullman J, Marcel R, Ley AC, Ladner RC, Hnatowich DJ (2000) Inflammation and infection imaging with a 99mTc-neutrophil elastase inhibitor in monkeys. J Nucl Med 41:363-374

63. Welling MM, Paulusma-Annema A, Balter HS, Pauwels EK, Nibbering PH (2000) Technetium-99m labeled antimicrobial peptides discriminate between bacterial infections and sterile inflammations. Eur J Nucl Med 27:292-301

64. Welling MM, Hiemstra PS, van den Barselaar MT, Paulusma-Annema A, Nibbering PH, Pauwels EK, Calame W (1998) Antibacterial activity of human neutrophil defensins in experimental infections in mice is accompanied by increased leukocyte accumulation. J Clin Invest 102(8):1583-1590

65. Rusckowski M, Gupta S, Liu G, Dou S, Hnatowich DJ (2004) Investigations of a (99m) Tc-labeled bacteriophage as a potential infectionspecific imaging agent. J Nucl Med 45:1201-1208

66. Sarda L, Saleh-Mghir A, Peker C, Meulemans A, Cremieux AC, Le Guludec D (2002) Evaluation of 99mTc-ciprofloxacin scintigraphy in a rabbit model of Staphylococcus aureus prosthetic joint infection. J Nucl Med 43:239-245

67. Singh AK, Verma J, Bhatnagar A, Ali A (2003) Tc-99m Labeled Sparfloxacin: A Special Infection Imaging Agent. World J Nucl Med 2:103-109

68. Martin-Comin J, Soroa V, Rabiller G, Galli R, Cuesta L, Roca M (2004) Diagnosis of bone infection with 99mTc-ceftizoxime. Rev Esp Med Nucl 23: 357.

69. Singh AK, Verma J, Bhatnagar A, Sen S, Bose M (2003) Tc-99 isoniazid: a specific agent for diagnosis of tuberculosis. World J Nucl Med 2:292-305

70. Causse JE, Pasqualini R, Cypriani B, Weil R, Van der Valk R, Bally P, et al (1990) Descomps. Labeling of Ethambutol with 99mTc; using a new reduction procedure. Pharmacokinetic study in the mouse and rat. Int J Rad Appl Instrum(A) 41:493-506

71. Lupetti A, Welling MM, Mazz U, Nibbering PH, Pauwels EKJ (2002) Technetium-99m labeled fluconazole and antimicrobial peptides for imaging of Candida albicans and Aspergillus fumigatus infections. Eur J Nucl Med 29:674-679

72. Nijhof MW, Oyen WJG, van Kampen A, Claessens RA, van der Meer JW, Corstens FHM (1997) Evaluation of infections of the locomotor system with indium-111-labeled human IgG

scintigraphy. J Nucl Med 38:1300-1305

73. Oyen WJG, Claessens RAMJ, van der Meer JWM, Rubin RH, Strauss HW, Corstens FHM (1992) Indium-111-labeled human nonspecific immunoglobulin G: a new radiopharmaceutical for imaging infectious and inflammatory foci. Clin Infect Dis 14:1110-1118

74. Beckers C, Jeukens X, Ribbens C, Andre B, Marcellis S, Leclercq P et al (2006) ^{18}F-FDG PET imaging of rheumatoid knee synovitis correlates with dynamic magnetic resonance and sonographic assessment as well as with the serum level of metalloproteinase-3. Eur J Nucl Med 33(3):275-280

75. Sohn M, Jones B, Whiting JJ et al (1993) Distribution of gallium-67 in normal and hypotransferrinemic tumour-bearing mice. J Nucl Med 34:2135-2143

76. McAfee JG, Thakur ML (1976) Survey of radioactive agents for the in vitro labeling of phagocytic leucocytes. I Soluble agents. II Particles. J Nucl Med 17:480-492

77. Liberatore M, Clemente M, Turilli AP, Zorzin L, Marini M, Di Rocco E et al (1992) Scintigraphic evaluation of disease activity in rheumatoid arthritis a comparison of technetium-99m human non-specific immunoglobulins, leucocytes and albumin nanocolloids. Eur J Nucl Med 19:853-857

78. Diot P, Le Pape A, Nolibe D, Normier G, Binz H, Revillard JP, Lasfargues G, Lavandier M, Lemarie E (1992) Scientigraphy with J001X, a Klebsiella membrane glycolipid, for the early diagnosis of chronic berilliosis: Results from an experimental model. Br J Int Med 49:359-364

79. Vanhagen PM, Krenning EP, Reubi JC, et al (1994) Somatostatin analogue scintigraphy in granulomatous diseases. Eur J NuclMed 21:497-502

80. Boerman OC, Storm G, Oyen WJG, et al (1995) Sterically stabilized liposomes labeled with ^{111}In to image focal infection in rats. J Nucl Med 36:1639-1644

81. Dams ETM, Oyen WJG, Boerman OC, et al (1998) Tc-99m-labeled liposomes to image experimental colitis in rabbits: Comparison with Tc-99m-HMPAO-granulocytes and Tc-99m-HYNIC-IgG. J Nucl Med 39:2172-2178

82. Akhtar MS, Khan ME, Khan B, Irfanullah J, Afzal MS, Khan MA, et al (2008) An imaging analysis of 99mTc-UBI (29-41) uptake in S. aureus infected thighs of rabbits on ciprofloxacin treatment. Eur J Nucl Med Mol Imaging 35:1056-1064

83. Signore A (2007) Radiolabelled interleukin-2 for in vivo imaging of activated T-lymphocytes. PhD thesis. University of Groningen, The Netherlands. ISBN-13: 978-90-9021462-7

84. Ruscowski M, Paganelli G, Hnatowich DJ, Magnani P, Virzi F, Fogarasi M, DiLeo C, Sudati F, Fazio F (1996) Imaging osteomyelitis with streptavidin and indium-111-labeled biotin. J Nucl Med 37:1655-1662

85. Samuel A, Paganelli G, Chiesa R, Sudati F, Calvitto M, Melissano G, Grossi A, Fazio F (1996) Detection of prosthetic vascular graft infection using avidin/indium-111-biotin scintigraphy. J Nucl Med 37:55-61

86. Eagle H, Fleischman R, Musselman AD (1950) The bactericidal action of penicillin in vivo: the participation of the host, and the slow recovery of the surviving organisms. Ann Intern Med 33:544-571

87. Adams EM, Gudmundsson S, Yocum DE, Haselby RC, Craig WA, Sundstrom WR (1985) Streptococcal myositis. Arch Intern Med 145(6):1020-1023

88. Perlman BB, Freedman LR (1971) Experimental endocarditis. II. Staphylococcal infection of the aortic valve following placement of a polyethylene catheter in the left side of the heart. Yale J Biol Med 44(2):206-213

89. Rouzet F, Dominguez Hernandez M, Hervatin F, Sarda-Mantel L, Lefort A, Duval X, Louedec L, Fantin B, Le Guludec D, Michel JB (2008) Technetium 99m-labeled annexin V scintigraphy of platelet activation in vegetations of experimental endocarditis. Circulation 117(6):781-789

90. Teng X, Xu LF, Yhou P, Sun M (2009) Effects of trefoil peptide 3 on expression of TNF-alpha, TLR4, and NF-kappaB in trinitrobenzene sulphonic acid induced colitis mice. Inflammation 32(2):120-129

91. Bai A, Lu N, Guo Y, Chen J, Liu Z (2009) Modulation of inflammatory response via alpha2-adrenoceptor blockade in acute murine colitis. Clin Exp Immunol 156(2):353-362

92. Oyen et al (1997) Scintigraphic evaluation of experimental colitis in rabbits. J Nucl Med

38(10):1596-1600

93. Bennink RJ, Hamann J, de Bruin K, ten Kate FJ, van Deventer SJ, te Velde AA (2005) Dedicated pinhole SPECT of intestinal neutrophil recruitment in a mouse model of dextran sulfate sodium-induced colitis. J Nucl Med 46(3):526-531

94. van Montfrans C, Bennink RJ, de Bruin K, de Jonge W, Verberne HJ, Ten Kate FJ, van Deventer SJ, Te Velde AA (2004) In vivo evaluation of 111In-labeled T-lymphocyte homing in experimental colitis. J Nucl Med 45(10):1759-1765

95. Melgar S, Gillberg PG, Hockings PD, Olsson LE (2007) High-throughput magnetic resonance imaging in murine colonic inflammation. Biochem Biophys Res Commun. 355(4): 1102-1107

96. Kosiewicz MM, Nast CC, Krishnan A, Rivera-Nieves J, Moskaluk CA, Matsumoto S, Kozaiwa K, Cominelli F (2001) Th1-type responses mediate spontaneous ileitis in a novel murine model of Crohn's disease. J Clin Invest 107(6):695-702

97. Fayad ZA, Fallon JT, Shinnar M, Wehrli S, Dansky HM, Poon M, Badimon JJ, Charlton SA, Fisher EA, Breslow JL, Fuster V (1998) Noninvasive in vivo High-Resolution Magnetic Resonance Imaging of atherosclerotic lesions in genetically engineered Mice. Circulation 98: 1541-1547

98. Weinreb DB, Aguinaldo JG, Feig JE, Fisher EA, Fayad ZA (2007) Non-invasive MRI of mouse models of atherosclerosis. NMR Biomed 20(3):256-264

99. Pichler BJ, Kneilling M, Haubner R, Braumüller H, Schwaiger M, Röcken M, Weber WA (2005) Imaging of delayed-type hypersensitivity reaction by PET and 18F-galacto-RGD. J Nucl Med 46(1):184-189

100. Bennink RJ, van Montfrans C, de Jonge WJ, de Bruin K., van Deventer SJ, te Velde AA (2004) Imaging of intestinal lymphocyte homing by means of pinhole SPECT in a TNBS colitis mouse model. Nucl Med Biol 31:93-101

101. Blankenberg FG, Kalinyak J, Liu L, Koike M, Cheng D, Goris ML, Green A, Vanderheyden JL, Tong DC, Yenari MA (2006) 99mTc-HYNIC-annexin V SPECT imaging of acute stroke and its response to neuroprotective therapy with anti-Fas ligand antibody. Eur J Nucl Med Mol Imaging 33:566-574

102. Kanwar B, Gao DW, Hwang AB, Grenert JP, Williams SP, Franc B, McCune JM (2008) In vivo imaging of mucosal CD4+ T cells using single photon emission computed tomography in a murine model of colitis. J Immunol Methods 329:21-30

103. Welling MM, Nibbering PH, Paulusma-Annema A, Hiemstra PS, Pauwels EKJ, Calame W (1999) Imaging of Bacterial Infections with 99mTc Labeled Human Neutrophil Peptide-1. J Nucl Med 40:2073-2080

104. Jones-Jackson L, Walker R, Purnell G, McLaren SG, Skinner RA, Thomas JR et al (2005) Early detection of bone infection and differentiation from post-surgical inflammation using 2-deoxy-2-[18F]-fluoro-D-glucose positron emission tomography (FDG-PET) in an animal model. J Orthop Res 23(6):1484-1489

105. Koort JK, Makinen TJ, Suokas E, Veiranto M, Jalava J, Knuuti J et al (2005) Efficacy of ciprofloxacin-releasing bioabsorbable osteoconductive bone defect filler for treatment of experimental osteomyelitis due to Staphylococcus aureus. Antimicrob Agents Chemother 49(4):1502-1508

106. Makinen TJ, Lankinen P, Poyhonen T, Jalava J, Aro HT, Roivainen A (2005) Comparison of 18F-FDG and 68Ga PET imaging in the assessment of experimental osteomyelitis due to Staphylococcus aureus. Eur J Nucl Med Mol Imaging 32(11):1259-1268

107. Koort JK, Makinen TJ, Knuuti J, Jalava J, Aro HT (2004) Comparative 18F-FDG PET of experimental Staphylococcus aureus osteomyelitis and normal bone healing. J Nucl Med 45(8):1406-1411

108. Makinen TJ, Veiranto M, Knuuti J, Jalava J, Tormala P, Aro HT (2005) Efficacy of bioabsorbable antibiotic containing bone screw in the prevention of biomaterial-related infection due to Staphylococcus aureus. Bone 36(2):292-299

109. Langer O, Mitterhauser M, Brunner M, Zeitlinger M, Wadsak W, Mayer BX et al (2003) Synthesis of fluorine-18-labeled ciprofloxacin for PET studies in humans. Nucl Med Biol 30(3):285-291

110. Livni E, Babich J, Alpert NM, Liu YY, Thom E, Cleeland R et al (1993) Synthesis and bio-

distribution of 18F-labeled fleroxacin. Nucl Med Biol 20(1):81-87

111. Tewson TJ, Yang D, Wong G, Macy D, DeJesus OJ, Nickles RJ et al (1996) The synthesis of fluorine-18 lomefloxacin and its preliminary use in human studies. Nucl Med Biol 23(6): 767-772

112. Babich JW, Rubin RH, Graham WA, Wilkinson RA, Vincent J, Fischman AJ (1996) 18F-labeling and biodistribution of the novel fluoro-quinolone antimicrobial agent, trovafloxacin (CP 99,219). Nucl Med Biol 23(8):995-998

113. Fischman AJ, Babich JW, Alpert NM, Vincent J, Wilkinson RA, Callahan RJ et al (1997) Pharmacokinetics of 18F-labeled trovafloxacin in normal and Escherichia coli-infected rats and rabbits studied with positron emission tomography. Clin Microbiol Infect 3(1):63-72

114. Fischman AJ, Livni E, Babich J, Alpert NM, Liu YY, Thom E et al (1992) Pharmacokinetics of 18F-labeled fleroxacin in rabbits with Escherichia coli infections, studied with positron emission tomography. Antimicrob Agents Chemother 36(10):2286-2292

115. Buursma AR, Rutgers V, Hospers GA, Mulder NH, Vaalburg W, de Vries EF (2006) 18F-FEAU as a radiotracer for herpes simplex virus thymidine kinase gene expression: invitro comparison with other PET tracers. Nucl Med Commun 27(1):25-30

116. Bennett JJ, Tjuvajev J, Johnson P, Doubrovin M, Akhurst T, Malholtra S et al (2001) Positron emission tomography imaging for herpes virus infection: Implications for oncolytic viral treatments of cancer. Nat Med 7(7):859-863

117. Buursma AR, De Vries EFJ, Garssen J, Kegler D, van Waarde A, Schirm J et al (2005) [^{18}F] FHPG positron emission tomography for detection of herpes simplex virus (HSV) in experimental HSV encephalitis. J Virol 79(12):7721-7727

118. Doorduin J, De Vries EFJ, Dierckx RA, Klein HC (2007) PET imaging of herpes simplex encephalitis in rats. J Labelled Cmp Radiopharm 50 Suppl 1:S60

119. Doorduin J, Klein HC, Dierckx RA, James M, Kassiou M, de Vries EF (2009) [(11) C]-DPA-713 and [(18)F]-DPA-714 as New PET Tracers for TSPO: A Comparison with [(11) C]-(R)-PK11195 in a Rat Model of Herpes Encephalitis. Mol Imaging Biol doi: 10.1007/ s11307-009-0211-6

120. Doorduin J, de Vries EF, Dierckx RA, Klein HC (2008) PET imaging of the peripheral benzodiazepine receptor: monitoring disease progression and therapy response in neurodegenerative disorders. Curr Pharm Des 14(31):3297-3315

121. Alsaid H, Sabbah M, Bendahmane Z, Fokapu O, Felblinger J, Desbleds-Mansard C, Corot C, Briguet A, Crémillieux Y, Canet-Soulas E (2007) High-resolution contrast-enhanced MRI of atherosclerosis with digital cardiac and respiratory gating in mice. Magn Reson Med 58(6): 1157-1163

122. Clavel G, Marchiol-Fournigault C, Renault G, Boissier MC, Fradelizi D, Bessis N (2008) Ultrasound and Doppler micro-imaging in a model of rheumatoid arthritis in mice. Ann Rheum Dis 67(12):1765-1772

123. Leevy WM, Gammon ST, Jiang H, Johnson JR, Maxwell DJ, Jackson EN, Marquez M, Piwnica-Worms D, Smith BD (2006) Optical imaging of bacterial infection in living mice using a fluorescent near-infrared molecular probe. J Am Chem Soc 128(51):16476-16477

124. Simon GH, Daldrup-Link HE, Kau J, Metz S, Schlegel J, Piontek G, Saborowski O, Demos S, Duyster J, Pichler BJ (2006) Optical imaging of experimental arthritis using allogeneic leukocytes labeled with a near-infrared fluorescent probe. Eur J Nucl Med Mol Imaging 33(9):998-1006

第 **23** 章

小动物分子成像在基因表达中的应用

June-Key Chung, Hyewon Youn, Joo Hyun Kang, Keon Wook Kang

1 引言

分子影像学的最新研究进展使我们能在分子水平和组织解剖水平观察活体内细胞和亚细胞的生命活动[1]。它通过结合分子生物学和生物医学影像学技术,对细胞活动进行分子–基因成像。这种非凡的技术引起了分子细胞生物学及相关领域研究者的广泛关注。通过多个不同领域如基因学、药理学、化学、物理学、工程学和医学的相互融合,分子影像学在生物过程的可视化、定性和定量分析中取得了显著的研究进展。

J.-K. Chung (✉)
Department of Nuclear Medicine, Cancer Research Institute, Tumor Micro-environment Global
Core Research Center, College of Medicine, Seoul National University, Seoul, South Korea
e-mail: jkchung@snu.ac.kr

H. Youn
Department of Nuclear Medicine, Cancer Research Institute, Tumor Micro-environment Global
Core Research Center, College of Medicine, Seoul National University, Seoul, South Korea

Cancer Imaging Center, Seoul National University Hospital, Seoul, South Korea
e-mail: hwyoun@snu.ac.kr

J.H. Kang
Molecular Imaging Research Center, Korea Institute of Radiological and Medical Science,
Seoul, South Korea
e-mail: kang2325@kirams.re.kr

K.W. Kang
Department of Nuclear Medicine, Cancer Research Institute, College of Medicine,
Seoul National University, Seoul, South Korea
Institute of Radiation Medicine, Medical Research Center, Seoul National University,
Seoul, South Korea
e-mail: kangkw@snu.ac.kr

尤其是可控性基因递送技术以及基因表达载体系统的发展显著促进了各种用于可视化研究的报告基因的产生,如氯霉素乙酰转移酶基因(CAT)[2]、β-半乳糖苷酶基因(lacZ)[3]、荧光素酶基因[4]和荧光蛋白基因[5]。按照惯例,一般是由携带目的基因和报告基因的重组质粒,借助报告基因表达实验来监测目的基因的表达。但是,这种方法不能直接用于活体研究,因为报告基因表达的蛋白无法发出足够强度的光以实现动物体内的无创性成像,因此常需借助多种不同的技术以监测活体内的基因表达。图像信号在特定部位集聚、放大,使活体内基因表达的定位、定量分析以及重复探测成为可能[6,7]。目前,我们已尝试利用更有效的策略,结合放射-药理学和物理学方法来克服活体基因表达检测过程中所遇到的困难。多种放射标记的小分子化合物及顺磁性分子探针被研发出来,并用于特异性蛋白和磁共振信号的显像,这些研究成果对无创性分子影像的发展起到了巨大的促进作用[8,9]。最近有文章在介绍分子影像学的概念中回顾了这些研究方法[10,11]。

分子影像学的发展得益于相关成像设备和成像材料的迅速发展,如对比增强剂、探针、配体和报告基因的构建。小动物模型在那些很难甚至是不可能在人体上实现的疾病研究中具有显著优势。重复观察是非侵入式小动物成像的优点之一,它可动态显示疾病发生、发展的过程,并为其提供准确的定位信息。多模态成像技术包括 micro CT(计算机断层成像)、micro SPECT(单光子发射计算机化断层显像)、micro PET(正电子发射断层显像)、micro MRI(磁共振成像)、micro US(超声)以及不同的荧光和生物发光成像技术,均可应用于小动物成像。近来,一些成像技术的分辨率可达到细胞水平[13],这些成像技术的发展促进了不同成像方法的融合,如 PET/CT、SPECT/CTT PET/MR[14,15]。应用最新研发的多模态图像融合设备即可在一次成像期间同时获得组织解剖和分子活动的更精确定位信息。相对于单一模态的分子成像而言,多模态成像具有显著的优势,它可更清楚地显示细胞、功能及形态学的改变。

分子和基因水平的改变常优先于生化、生理和结构改变。解剖形态的改变可通过传统的成像技术如 CT、MRI、US 及核医学来显示。生化及生理的改变可通过 PET、SPECT、MRI 来监测。分子基因成像为显示疾病早期过程中出现的分子、基因水平的改变提供了更多的选择。监测小动物体内基因表达的分子成像方法在广义上分为直接成像和间接成像(表 23.1)。直接成像方法常借助特异的靶点及靶向靶点的探针,靶点和探针之间的相互作用与图像信号强度直接相关。合成的放射标记反义寡核苷酸探针可被用于直接成像,以显示内源基因在转录水平的表达情况。

报告基因技术是一种间接成像方法,被广泛应用于细胞生物学的研究,也是目前活体内基因表达检测中最常使用的方法。报告基因是一种编码可被检测的蛋白或参与被标记探针代谢的基因标志物。这些标志物是检测特异性启动子及位于特异性启动子或增强子下游的相关因子的活性的重要工具。许多基因不只有一个启动子,某些疾病

表 23.1　可用于小动物体内基因表达可视化的分子成像方法

直接成像

靶点	探针	成像技术	参考文献
生物标志物(如葡萄糖转运体)	^{18}F–FDG	核医学	[18–20]
受体	抗体	核医学,MRI	[22,23]
	微抗体	核医学	[24]
	亲和体	核医学	[25]
	多肽配基	核医学,MRI	[26–28]
	多肽配基	核医学,光学	[29]
mRNA、蛋白	合成的小分子示踪剂		
	反义寡核苷酸	核医学	[30–33]
	适配体	核医学,光学	[34]
受体、转运体、生物标志物	顺磁性氧化铁 SPIO、MION	MRI	[43,44]

间接成像(报告基因成像)

报告基因	探针/对比剂	成像技术	参考文献
荧光蛋白	GFP,RFP	光学	[46,47]
酶类报告蛋白			
荧光素酶		光学	[48–51]
HSV1–TK	^{18}F–FEAU、FHBG、^{124}I–FIAU 等	核医学	[52,53,55–58]
酪氨酸酶	顺磁性氧化铁	MRI	[84,85]
受体种类			
D2R	^{18}F–FESP	核医学	[59–62]
SSTr	^{123}I–、^{124}I–、^{131}I–、^{99m}Tc–奥曲肽	核医学	[63,69–75]
hNET	^{123}I–、^{124}I–、^{131}I–MIBG、^{11}C–麻黄碱	核医学	[76–79]
转铁蛋白	顺磁性氧化铁	MRI	[82]
铁蛋白	顺磁性氧化铁	MRI	[86,87]
LRP	H^+	MRI	[88]
转运体种类			
NIS	^{123}I–、^{124}I–、^{131}I–、^{99m}Tc–O_4	核医学	[64–68]

可能具有特异的启动子。将成像的报告基因置于这些特异性启动子的下游,即可动态监测这些启动子的活性以及基因的表达情况。启动子–基因复合物在细胞中大量表达报告蛋白,通过检测这些报告蛋白的特异性信号就可为检测细胞内报告基因的表达提供间接信息。多种分子成像技术,包括光学成像、核医学成像、磁共振成像,均可被用于

报告基因成像。鉴于报告基因成像系统能反应细胞内部分分子的生物活动过程,它可用于基因治疗和成像。

2 直接成像在小动物分子成像中的应用

在小动物分子成像中,可利用特异的靶点以及靶点特异性的探针,借助核医学、光学和磁共振成像技术对基因表达进行直接成像。探针分布的部位与浓度与其和靶点之间的相互作用密切相关。在标志物成像中,特异性探针分子的代谢示踪反映了疾病在分子水平的病理过程。其他可用于直接成像的分子探针还包括受体的特异性配体、抗原的特异性抗体及抗体片段(如微抗体、亲和体等)和人工合成的小分子示踪剂。近年来,人们已研发出多种人工合成的小分子示踪剂用于基因表达的可视化研究,如靶向特异性 mRNA 或蛋白的反义寡核苷酸或适配体探针(图 23.1)。

2.1 生物标志物成像

生物标志物成像可用于观察特定分子改变所引起的下游效应。生物标志物成像一个很好的实例是利用恶性肿瘤葡萄糖利用率和糖酵解水平升高的特点进行成像[17]。这种成像策略利用一种放射性标记的葡萄糖同位素(2'-氟-2'-脱氧葡萄糖-[18F]FDG)作

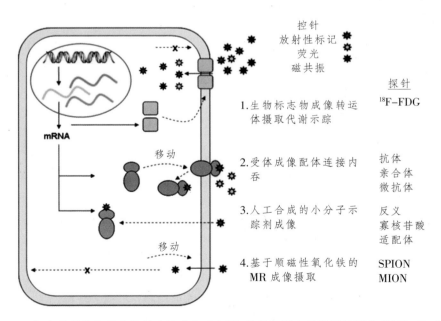

图 23.1 靶向特异性探针介导的直接成像示意图,星状符号表示放射性同位素标记的、荧光或者磁共振探针。

为探针,通过正电子发射断层成像(PET),显示葡萄糖转运水平和己糖激酶活性的升高。^{18}F-FDG PET 已广泛应用于临床肿瘤诊断和疗效监测。

然而,生物标记成像显示的是多种蛋白或信号通路共同作用的结果。对于 ^{18}F-FDG PET 而言,葡萄糖的代谢是由多种不同类型的细胞外信号来调节,如 PI3 激酶/Akt 通路、mTOR、c-kit 和 Hif-1α 的激活[11]。然而,^{18}F-FDG 是基于以前研发的放射性标记的探针的优势而开发,其全身 PET 成像在临床肿瘤诊断和抗肿瘤治疗疗效监测中的应用最为广泛。特别是在监测治疗反应方面,生物标志物成像已广泛应用于新研发药物的疗效评估[18-20](图 23.2)。

2.2　受体成像

由于探针发出的信号增强强度与其和特异性靶点的相互作用密切相关,因此人们正致力于提高探针的灵敏度和特异性,以实现特异性受体显像。由于同样的原因,在过去的 20 年中常通过对特定受体的抗体进行放射性标记来观察受体的分布。然而,应用传统放射性标记的抗体存在非特异性结合,再加上较大粒径所引起的渗透缓慢和清除时间长等问题,导致其背景信号较高。近来,基因工程合成的抗体小片段,如微抗体或

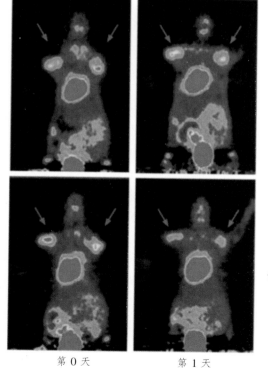

安慰剂

依维莫司

第 0 天　　　　第 1 天

图 23.2　应用 FDG-PET 进行肿瘤生物标志物成像,以评估 mTOR 抑制剂依维莫司的疗效。(Reprinted with permission from [18])

亲合体，被引入成像探针的合成，以减小粒径分布，并增加其与受体的亲和力[21]。此外，粒径较小的放射性标记的多肽配体也可用于特定受体显像。此外，目前检测灵敏度已取得了较大的进步，这为成像探针的设计提供了更多的选择，如荧光探针或基于顺磁纳米粒子的探针。

酪氨酸激酶 HER-2 在大多数乳腺癌中过表达，放射标记的 HER-2 单克隆抗体是肿瘤受体靶向成像的一个较好的实例[22]。钆耦合的 HER-2 特异性抗体已被成功用于 HER-2 受体的磁共振分子成像[23]。HER-2 单克隆抗体衍生出多种小片段抗体。其中的一个变体抗 p185^{HER2} 微抗体对 p185^{HER2} 显示出较高的亲和力并能被机体快速清除。但是，结果表明，这类探针在小鼠活体内的肿瘤靶向效果不如体外实验[24]。亲和体分子是从噬菌体库而不是抗体库里筛选出来的。一种新型的称作 $(Z_{her2:4})_2$ 的亲和体分子对 HER-2 具有良好的亲和力，经伽马照相机成像可清楚地显示移植瘤小鼠体内肿瘤[25]。

放射标记的糖化 RGD 多肽被用于靶向 $\alpha_v\beta_3$ 整合素，$\alpha_v\beta_3$ 整合素在肿瘤血管细胞高表达，并在肿瘤的转移和血管生成中起到重要作用[26,27]。最近，利用 RGD 多肽进行多种成像或多模态成像引起了研究者们的广泛关注。Kiessling 等报道了一种 RGD 标记的超小超顺磁性氧化铁（USPIO），它可用于 MRI 成像，并在肿瘤移植小鼠模型的肿瘤血管部位明显聚集[28]。还有研究者尝试使用 RGD 多肽进行多模态成像，并通过生物发光成像、荧光成像、γ 线闪烁照相以及 SPECT 成像方法观察到 RGD 多肽在肿瘤部位的特异性分布[29]。

2.3 人造小分子示踪剂成像

与靶 mRNA 或蛋白质特异性结合的人工小分子示踪剂的发展为直接成像提供了另一种策略，这些人工小分子示踪剂包括放射性标记的反义（或适配子）寡核苷酸探针（RASON）。借助 γ 相机和 PET 成像，一些高效的 RASON 可用于内源性基因表达的检测。据报道，靶向人端粒酶反转录酶（hTERT）、增生细胞核抗原（PCNA）、多重耐药基因-1（MDR-1）mRNA 的 ^{99m}Tc-RASON 已成功应用于移植瘤小鼠模型中。最新研究中的寡核苷酸类分子，即适配体，几乎可与所有靶点相结合，如蛋白质、肽、抗体以 DNA、RNA 等小分子，为用于靶向特异性成像的分子探针的合成提供了更为广泛的选择。MUC-1 特异性适配体是适配体靶向成像的一个较好实例，其效果已在大多数肿瘤模型中得到验证[34]。然而，RASON 成像仍存在一些严重的局限性，例如背景活性高、示踪剂递送效率有限以及稳定性差。

放射性示踪剂介导的直接成像策略的进一步发展需依赖于针对靶点分子的特异性探针。最近的研究显示，将细胞穿透肽（CPP）与寡核苷酸探针的联合应用可改善该类示踪剂的跨膜递送效率，且利用寡核苷酸修饰也可增强该类示踪探针的长期稳定性。带正电的 CPP，如 TAT(转录反式激活因子)蛋白转导域和富含精氨酸/赖氨酸的多肽结构域，被用来耦联多肽，以促进寡核苷酸等小分子向细胞内递送[35,36]。已有研究使用锁核酸(LNA)或肽核酸(PNA)等寡核苷酸类似物进行结构修饰[36,37]，可防止核酸酶对寡核苷酸的酶促降解(图 23.3)。

2.4　基于顺磁性氧化铁的 MRI 成像

近来，超顺磁性氧化铁探针被用来提高活体 MRI 的分辨率。这一策略是利用超顺磁性氧化铁(SPIO)纳米颗粒的 T2 MRI 成像增强效应来进行可视化研究[38]。临床批准使用的 SPIO 含有氧化的 Fe^{2+} 和 Fe^{3+} 离子核心，表面被羧基右旋糖酐包裹。大量氧化态的离子可被装载到纳米颗粒内，微米级氧化铁大颗粒(MPIO)即可实现这个目的[39]。特别是，顺磁氧化铁已成功应用于高空间分辨率的单核-巨噬细胞介导的肝脏成像和干细胞示踪[40,41]。在基因表达成像中，顺磁性氧化铁与靶向性多肽、寡核苷酸耦联，已得到了广泛应用[42,43]。尽管氧化铁纳米颗粒的潜在毒性仍是其广泛应用所面临的挑战，最近研究表明，SPIO 可安全用于间充质干细胞示踪中，且对细胞的生存活性及分化能力均无明显影响[44]。

3　用于小动物分子成像的报告基因成像

虽然最初设计的报告基因已被广泛应用于细胞生物学，但近年来技术的发展可直接实现活体内基因表达与调控的可视化研究。位于特定启动子下游的报告基因是一种编码易体外检测的蛋白质的基因标志物，这些基因标志物成为检测特异性启动子活性的工具。它参与被标记探针的代谢[6]，当它位于特异性启动子以及特异性启动子/增强序列的下游时可检测这些元件的活性。利用这些启动子调控成像报告基因即可动态观察启动子的活性[45]。

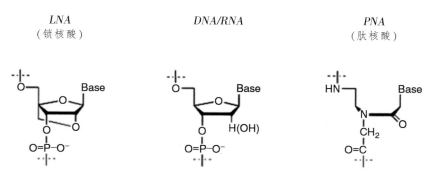

图 23.3　一些寡核苷酸类似物的结构：锁核酸和肽核酸。

3.1　光学报告成像

　　与其他成像方式相比，荧光和生物发光成像等光学成像技术的主要优点是简单、方便、成本低，用户体验更佳。另一个优势，尤其是生物发光成像，对于检测低水平的基因表达具有高灵敏度。已用于体外的各种光学报告基因产物，可在活动物模型中检验相同的生物学假设。将荧光和生物发光报告基因与单基因产物相结合可利用其体外荧光发光和体内生物发光的优势，为分析基因表达提供更高的分辨率(图 23.4)。

　　虽然光学成像方式的关键组成部分之一是检测设备的灵敏度，近来，其灵敏度已得到了极大的提高。电荷耦合元件(CCD)摄像机是一种应用光电阴极捕获光子，并将光子转换成电子放大的检测装置。最后使用荧光屏将放大的电子转换成光子以完成最终的检测。为减少热噪声，这种装置可以被冷却到−120℃。本系统在整个可见光和近红外波长范围内敏感。然而，蓝色、绿色、黄色的波长范围内的光易被哺乳动物组织吸收，红色或更长波长的光则是体内活体光学成像的第一选择。

3.1.1　基于荧光蛋白的报告基因系统

　　最近，基于荧光蛋白的报告基因系统被广泛用于体外基因表达、定位、运动和蛋

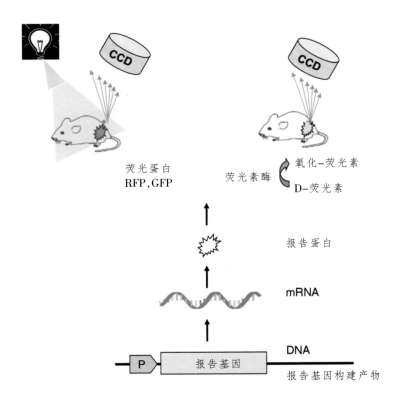

图 23.4　利用光学成像技术监测基因表达的启动子−报告基因构建策略。P 是启动子/增强序列。

白-蛋白间相互作用的监测中[5]。用于成像的荧光蛋白被外部光源的激发后发射出光，并能被体外检测。荧光蛋白的亮度受多种因素影响，包括折叠、成熟、消光系数、量子产率和蛋白质的光稳定性。因此，已研发出多种从天然荧光蛋白衍生的基因产物，以实现更好的成像。

绿色荧光蛋白已被广泛应用于分子细胞生物学中，大多数绿色荧光蛋白变体都来自光谱转移变异[5,46]。合成的变体如增强型绿色荧光蛋白(eGFP)可提高荧光的稳定性和强度。一批通过遗传修饰的红色荧光蛋白(RFP)也已被开发，以克服其四聚体毒性和不完全成熟等局限性。由于许多野生型荧光蛋白具有四聚体结构，可导致聚合及毒性，多种基因工程突变型 RFP 具有较长的发射波长。Tsien 研究小组合成明亮、低毒、更适合用于哺乳动物细胞的 RFP。具有明亮荧光和较高光稳定性的、单体或串联二聚体的四聚体荧光蛋白已被开发，并被命名为如 mPlum、mCherryand 和 tdTomato[46,47]。

然而，在活体小动物成像中荧光报告成像有很大的局限性，如需要外部光源，且随目标位置深度增加其荧光强度指数衰减。此外，荧光成像的灵敏度和特异性常受内源性组织自体荧光干扰，产生大量的背景信号。因此，需适当应用选择性过滤器或光谱分析法以减少获得的图像中自发荧光的干扰。

3.1.2　基于生物发光蛋白的报告系统

在各种各样的报告基因中，荧光素酶是唯一不需要外部光源激发而发光的报告基因。由于哺乳动物组织本身不发出大量的光，荧光素酶成像相比荧光成像能提供较低的背面信号。荧光素酶家族主要存在于某些细菌、海生甲壳动物、鱼类和昆虫体内。萤火虫荧光素酶(FLuc)和 Renilla 荧光素酶(RLuc)是最常用的荧光素酶基因，其相应的底物是荧光素和腔肠荧光素。

美国萤火虫——Photinu spyralis 体内天然的荧光素酶，产生的光具有较宽的发射光谱，其波峰为 560nm，可发出 600nm 以上的光，使其适用于活体成像。Luc 报告基因可通过密码子优化改性以提高其在哺乳动物细胞中的表达。删除过氧化物酶体靶向序列可提高其在胞浆中的表达水平，同时替换某些氨基酸能使其发射波长向 600nm 以上的红色区域偏移[48]。最近，为增高其表达水平并减少异常转录，人们通过人源性密码子的优化合成了一种的荧光素酶 Fluc2。其天然底物,D-荧光素[D-(-)-2-(6'-羟基-2'-苯并噻唑基)氮酮-4-羧酸],可通过 Mg-ATP 依赖的反应过程转化为氧化荧光素。这些荧光素酶在氧存在的条件下通过酶-特异性底物的氧化而产生可见光，同时需要 ATP 作为一个额外的辅助因子进行荧光素酶成像。据报道，用于体内给药时荧光素无毒，并可较好地分布在移植瘤小鼠全身(通常是腹腔注射，也可采用静脉途径)，甚至可穿过血脑屏障和胎盘屏障。在小鼠模型中，荧光素酶反应在注射后 20 分钟达到高峰。

另一种常用的荧光素酶来自水母，由于其发射峰值为 480nm 的蓝光而在活体内的应用受限。萤火虫和 RLuc 因其使用不同的底物且发出不同的光谱而不同。因此，RLuc 常被用于 FLuc 表达的标准化。基于这两种荧光素酶生物发光系统因其发光速度快、荧光素和荧光素酶的短半衰期等优点，为监测基因的转录活性提供了一种合适的方法[49,50]。

最初是通过细菌感染模型进行活体生物发光成像研究[51]，即将从土壤细菌发光杆菌中提取的一组基因引入沙门菌。细菌荧光素酶 Lux 操纵子是由同一启动子下游的 5 种多顺反子的基因组成，分别命名为 Lux A、B、C、D、E。Lux A 和 B 编码细菌荧光素酶基因的异源二聚体，其他基因编码合成酶的底物如脂肪酸还原酶复合物。Lux 操纵子也可被重组和优化。被标记的细菌可在小鼠模型中检测并显示感染部位。还原型黄素单核苷酸（FMNH2）可作为细菌荧光素酶底物，其发射峰值为 490nm[48,51]。

对于小动物的全身成像，生物发光报告基因比荧光成像灵敏度高，背景发光或自发光强度低，因此得到了越来越广泛的应用。然而，光学成像系统的最根本问题在于其光子的衰减。每厘米组织中大约损失 90% 的生物发光信号，因此，通过 CCD 相机检测的光子强度可能不按比例或不能充分反映小动物内部器官内源性报告基因的表达[48]。

3.2　核医学报告成像

许多发射正电子和 γ 线的放射性核素已被用于疾病诊断和治疗。PET 扫描仪产生的是正电子发射所形成的图像，如 ^{18}F、^{11}C 和 ^{124}I。为了临床常规应用 γ 线发射器的平面图像和断层扫描，传统的 γ 照相机和 SPECT 已经被经常使用。^{131}I、^{123}I、^{111}In 和 ^{99m}Tc 是 γ 线源。对于小动物研究，现已研发了几种用于核医学成像的小动物成像仪器，以满足基础研究所要求的空间分辨率水平。最近商业化的微 PET 扫描仪分辨率已达到约 $2mm^3$，新开发的微 SPECT 系统有针孔准直器以实现高分辨率成像[7]。用于核医学成像的各种正电子和 γ 线发射探针和报告基因已被研制出来，但考虑每个方案的优点和缺点，在特定的情况下必须选择特定方案（图 23.3）。

3.2.1　单纯疱疹病毒胸苷激酶（HSV-tk）系统

作为基于放射性核素的分子成像的报告基因，HSV1-tk 已得到最为广泛的应用，并且可作为靶向基因治疗的治疗性自杀基因。表达的病毒胸苷激酶（TK）将胸苷磷酸化为胸苷酸，然后由许多细胞激酶将其二和（或）三磷酸化。这些磷酸化的化合物可以作为核酸复制的抑制剂，阻断 DNA 的聚合，从而导致细胞死亡。与哺乳动物 TK 不同的是，HSV1-tk 可使改性的胸苷类似物磷酸化，如 ^{18}F 标记的 2'-氟代-2'-脱氧-1-β-D-阿糖呋喃-5-碘尿嘧啶（FIAU）。磷酸化的 FIAU 不能穿过细胞膜，被保留在细胞内。PET 可通过检测报告探针发射的正电子来观察 HSV1-tk 基因的表达，其报告探针通常为磷酸化的 FIAU 标记 ^{18}F。放射性报告探针的累积反映 HSV1-tk 酶的活性，它代表

HSV1-tk 基因的表达情况。

研究中常用作 HSV1-tk 的底物有两种[6,52]，它们是嘧啶核苷衍生物和阿昔洛韦衍生物。嘧啶核苷衍生物的结构类似于天然的胸苷，用于 HSV1-tk 成像，与阿昔洛韦衍生物相比，它的灵敏度更高。嘧啶核苷衍生物包括 FIAU、2'-氟代-2'-脱氧-5-甲基-1-β-D-阿糖呋喃-尿嘧啶（FMAU）和 2'-氟代-2'-脱氧-5-乙基-1-β-D-阿糖呋喃-尿嘧啶（FEAU）。利用高灵敏度的 PET 和 SPECT，用放射性同位素标记这些药物可制成探针，用来监测 HSV1-tk 表达[53-56]。因为 HSV1-tk 对底物的特异性不高，它能磷酸化阿昔洛韦衍生物。阿昔洛韦衍生物已被应用于 HSV1-tk 报告基因成像。研究发现，与老药相比，新研发的抗疱疹药物，如 [18]F 标记阿昔洛韦（ACV）、更昔洛韦（GCV）、喷昔洛韦（PCV）和 9（4-氟代-3-羟基甲基丁基）-鸟嘌呤（FHBG）能更好地积累于 HSV1-tK 转染细胞过程中[55]（图 23.5）。

有 6 个氨基酸被替换的突变型 HSV1-tk（HSV1-sr39tk）已被开发。在稳定转染 HSV1-sr39tk（c6-stb-sr39tk1+）的 C6 大鼠脑胶质瘤细胞对 ^{18}F PCV 的摄取增高。其肿瘤细胞摄取比 C6 细胞对野生型 HSV1-tk 摄取高 3.7 倍[57]。通过哺乳动物稳定转染细胞，筛选和选择出的敏感克隆体比更昔洛韦敏感 43 倍，比阿昔洛韦敏感 20 倍。这种突变型 HSV1-tk 酶应用氟化阿昔洛韦作为底物比嘧啶核苷衍生物似乎更有效。HSV1-

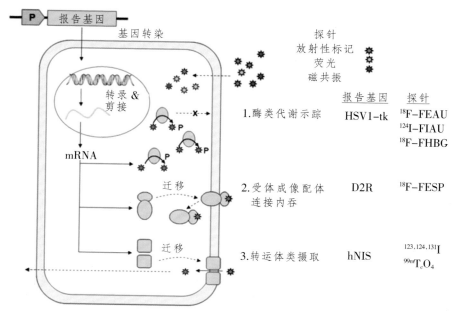

图 23.5　用于核医学成像的 3 种报告基因表达示意图。星状符号指放射性同位素标记的底物（酶）、配体（受体）或放射性同位素本身（转运体的类型）。

sr39tk/F–^{18}F HBG 提供了更有效的 PET 报告基因/探针,同时具有更高的灵敏度和选择性。^{18}F FHBG 显示出良好的药代动力学特征,不穿越血脑屏障(BBB),并具有快速的肾清除率[58]。

3.2.2　多巴胺 2 受体(D2R)系统

由于大多数胸苷激酶底物不能迅速穿越血脑屏障,因此迫切需要研发一种新的报告基因/探。采用 D2R 作为成像报告基因和 ^{18}F-氟乙基螺环哌啶酮(FESP)作为放射性标记探针的多巴胺 D$_2$ 受体(D2R)系统已经出现[59]。在纹状体和垂体中发现的 D2R 是由 415 个氨基酸组成的 7 跨膜结构域蛋白[60]。除了 FESP 能通过 BBB,研究指出在表达 D2R 的细胞中聚集的放射性 ^{18}F FESP 所发出的 PET 信号可对 D2R 表达进行定量分析[61]。然而,该系统由于 D2R 的异位表达具有潜在的问题。由于与其他受体的竞争,D2R 受体不能在细胞膜上高表达,同时 D2R 可被内源性天然配体占据。此外,当配体激活 D2R,cAMP 的细胞水平可能会受到影响,这可能会激发许多意想不到的信号转导通路。为了防止这种情况发生,不会激活这些信号通路的 D2R 突变株已被开发[62]。

3.2.3　钠碘转运体(NIS)系统

由于传统的 PET 报告基因成像需要复杂的底物和昂贵的 PET 设备，亟须开发简单、便宜的系统[63]。钠碘转运体(NIS)基因系统,是利用钠离子在膜两侧的浓度梯度驱动碘的摄取,现已证明是最简单和最适用的报告系统[64,65]。甲状腺细胞中,钠离子梯度是由钠钾钾泵保持(Na$^+$–K$^+$ATP 酶)产生和维持。通过特定的转运体——NIS,一个碘和两钠同时进入细胞。除了碘，其他几种阴离子也可通过 NIS 转运，按转运效率排序为 ClO$_4$>ReO$_4$>I$^-$≥SCN>ClO$_3$>NO$_3^-$。高锝酸盐(TcO$_4$)和高铼酸盐(ReO$_4$)也可通过 NIS 转运,这些阴离子的放射性形式(^{99m}Tc 或 ^{188}Re)等在核医学成像与放射性核素治疗中也起到重要作用。在 1996 年,Dai 和 Carrasco 首次在大鼠中发现 NIS 基因,人类的等位基因(hNIS)与大鼠的 NIS 有 84%同源[66]。hNIS 基因由 15 个外显子和 14 个内含子组成,编码一个 3.9κb mRNA,最终翻译出 643 个氨基酸。NIS 是一种含有 13 个跨膜结构域的内源性膜蛋白,具有胞外的 N–末端结构域和胞内羧基域。细胞膜表面 NIS 的含量与培养细胞中 NIS 蛋白的总量成正比,放射性碘摄取也与 NIS 蛋白总量成正比[67]。

由于放射性碘、^{99m}Tc 等多种探针均可用于 NIS 报告基因系统，且代谢途径清楚,NIS 作为成像报告基因时有许多的优点。与 D2R 或使用放射性配体的 HSV1-tk 系统不同,由于 NIS 直接使用放射性碘或 ^{99m}Tc,因此没有相关的标记稳定性问题。此外,由于碘在大多数组织中不代谢，而且除了钠内流外无不良影响,NIS 对细胞的 ganr2 较小。低免疫活性的人源基因的有效性是 NIS 的另一个重要优点。由于 NIS 基因在细胞表面表达，报告探针易到达细胞。重要的是，由于大多数核医学科易具备 γ 相机、

SPECT、放射性碘和 ^{99m}Tc，NIS 报告基因显像可能更方便快捷。然而，NIS 也有局限性。NIS 在正常的甲状腺、胃及尿路中为高浓度，可造成图像判读困难。NIS 系统也受到放射性核素从细胞内快速流出的影响，但与甲状腺过氧化物酶基因共转染可提高靶细胞内放射性碘的浓聚[68]。

3.2.4 生长抑素受体(SSTr)系统

生长抑素受体(SSTr)是具有 7 个跨膜结构域的 G-蛋白耦联受体。6 种 SSTr 基因中，SSTr2 主要局限于垂体中表达[69]。生长抑素能与所有 hSSTr 亚型结合并具有高亲和力，生长抑素类似肽——奥曲肽与 hSSTr2 结合的亲和力最高，而与 hSSTr1、hSSTr3、hSSTr4 和 hSSTr5 结合的亲和力较低[70]。已开发出多种放射性标记的奥曲肽，如 ^{123}I 标记 Tyr3-奥曲肽[71]、^{94m}Tc Tyr3-奥曲肽[72]以及 ^{111}In DTPA-D-苯丙氨酸奥曲肽[73,74]。利用腺病毒作为载体，通过 ^{111}In DTPA-D-苯丙氨酸奥曲肽成功实现了表达人 SSTr2 的卵巢癌移植瘤的体内、外监测[75]。

然而，正常组织内也有 hSSTr2 的表达，并且在许多正常组织中细胞内配体结合 hSSTr2 后产生的潜在干扰是该系统的主要缺陷。通过在 hSSTr2 基因的胞外 N 端融合流感病毒的血凝素(HA)序列已成功构建一种新的表位标记受体模型，它不存在于正常组织内 hSSTr2 基因的胞外 N 端[76]。因此，HA 表位可作为识别基因转移的特异性标志物。

3.2.5 人类去甲肾上腺素转运体(hNET)系统

人去甲肾上腺素转运体(hNET)是一种跨膜蛋白，在肾上腺素能神经末梢参与去甲肾上腺素类似物入胞的转运。结合 ^{123}I、^{131}I MIBG 和 ^{11}C 麻黄碱，它已被用于心肌交感神经分布和神经嵴肿瘤的临床成像[77]。作为报告基因的 hNET 的主要优势是其基因小(<2kb)，使其容易并插入载体的表达框[78]。再者，该系统不具有免疫原性，且其放射性探针具有较高的安全性。此外，在注入 ^{124}I MIBG 后，示踪剂在基因转染的肿瘤内清除缓慢，可产生"延迟显像"。据报道，在裸鼠异种移植模型中，^{131}I MIBG 在表达 hNET 的肿瘤内的聚集较对照组高 10 倍。

然而，灵敏度低和动态范围窄是该系统的缺点。此外，每个受体分子只可保留一个报告探针分子，因此阻碍了信号放大。hNET 作为报告基因的可行性可通过 ^{11}C 麻黄素评估，只有 1/3 的 hNET 转换的肿瘤可实现可视化。至少需要 104 个已转换的 T 细胞才能通过 SPECT 或 PET 实现 T 细胞注射肿瘤后的可视化研究[79]。

3.2.6 雌激素受体配体(ERL)系统

由 Furukawa 等利用 ^{18}F 标记的雌二醇(FES)和人雌激素受体配体(hERL)结合域，设计了一个新报告基因成像系统[80]。该系统是基于 FES 可进入脑等多种组织。除了子宫、卵巢以及乳腺外，内源性 hERL 的表达水平相对较低，这是该系统的主要优势。缺失 N 端的激活和 DNA 结合域，hERL 将失去与目标 DNA 结合的能力，不能作为转录因子用于报告基因成像。在人类乳腺癌中雌激素受体浓度和 FES 的肿瘤摄取有很好的相关性[81]，而且当雌激素受体表达水平在 3pmol/mg 蛋白时，可实现体内细胞的可视化研究。

3.3   磁共振报告成像

最近开发的高特斯拉微 MRI 装置使其具有更高的小动物成像分辨率(约 50μm)[12]。尽管 MRI 在报告基因成像方面仍不成熟，但是许多研究正致力于开发新的 MRI 报告基因，以对分子之间的相互作用进行显像，如特异性 MRI 对比剂与特定的表面受体结合，酶官能团的裂解介导的质子交换以及与金属蛋白或 MRI 对比剂相结合[82,83]。

3.3.1   转铁蛋白受体系统

转铁蛋白易与铁结合，载铁的转铁蛋白可快速结合转铁蛋白受体。转铁蛋白受体–转铁蛋白–Fe 复合物通过受体介导的内吞作用进入细胞。随后，铁通过酸性环境从内涵体释放，而释放的铁降低 T2 MRI 信号。作为一个报告基因，转铁蛋白基因被克隆并转染入靶细胞，转铁蛋白受体基因的表达水平升高。研究已证实，应用超顺磁性氧化铁可成功对转铁蛋白受体的表达进行 MR 成像[82]。

3.3.2   酪氨酸酶/铁蛋白系统

作为 MRI 报告基因的另一种类型，铁结合金属蛋白如酪氨酸酶和铁蛋白的应用已被推广[84-86]。酪氨酸酶参与黑色素的生物合成，黑色素对铁有较高的亲和性。人类酪氨酸酶编码基因通过铁诱导的 T1 高，已成功实现小鼠成纤维细胞的体外成像[84]。铁蛋白作为铁的储存库，在 MRI 报告成像中具有重要作用[85]。利用腺病毒作为载体已成功实现转铁蛋白基因的递送，并在大鼠脑胶质瘤异种移植模型中得到验证[86]。

3.3.3   LRP 系统

克隆技术的迅速发展促使新报告基因的结构产物的研发。非金属、可生物降解的 MRI 报告基因编码高赖氨酸蛋白(LRP)是基因工程所从事的报告基因中一个潜在家族的原型，可表达具有频率选择性对比的人工蛋白[87,88]。内源性对比剂是基于酰胺质子或 LRP 与水质子间的转移，而这种质子交换减少了 MRI 信号强度。表达 LRP 的移植瘤和对照组中 MRI 信号强度的变化不同表明 LRP 是一个潜在的 MRI 报告基因[88]。

4　小动物分子成像的多模态成像

　　由于每种成像技术都有其独特的优点和缺点,因此,发展多模态报告基因系统和兼容多种成像技术的探测器至关重要。PET/生物发光成像是最适合多模态成像的技术,因为 PET 可进行 3D 成像,并可对报告基因的表达进行定量分析,而光学生物发光成像技术操作简便,可快速产生 2D 图像,且具有较高的灵敏度[89]。目前,研发的多模态成像设备逐渐增多,如 microPET/microCT 和 micro SPECT/microCT[90],且可同时进行光学成像以及核医学成像的仪器正在研发。这些多模态设备整合了不同成像技术的优点,为无创性生物发光报告基因显像提供了一种方便、灵敏的成像方式。

　　为构建多模态报告基因系统,常需结合多种成像策略,以表达多个报告基因(图23.6)。基因组大部分的 DNA 可在转录水平或翻译后水平参与基因表达的调控。许多基因包含多个启动子,而特定启动子的活性可能与疾病过程相关。研究者对这些特定的启动子特别感兴趣。其首要原因是,它们是与病理过程相关的分子行为的一部分,其次,它们可用作基因治疗的特异性启动子。

　　根据研究目的可选用双启动子或共注射的方法,但这两种方法中报告基因表达水平相对较低,且不可调控。应用最为广泛的策略是双顺反子法。该方法是在两个基因序列之间插入内部核糖体插入位点(IRES),然后这两个基因会被转录到一个 mRNA 中,并翻译成两种蛋白。然而,含有 IRES 系统的双顺反子法的两个转基因表达不平衡,第二个基因表达水平较低[91,92]。另一种多报告基因协同表达的方法是通过 2A 多肽使核糖体从一个密码子跳跃至下一个密码子[93,94]。多种病毒通过 2A 多肽介导蛋白的剪切,包括口蹄疫病毒(F2A)、马鼻炎 A 病毒、猪捷申病毒–1(P2A)和明脉扁刺蛾 β 四体病

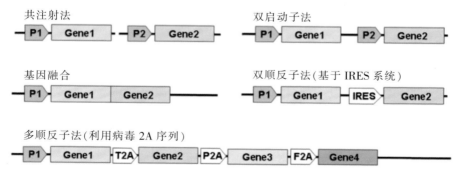

图 23.6　监测基因表达的启动子–报告基因构建策略。P1、P2 是启动子/增强子序列;Gene1、Gene2 是两种报告基因;内部核糖体插入位点(IRES);来自口蹄疫病毒(F2A)、马鼻炎 A 病毒、猪捷申病毒–1(P2A)和明脉扁刺蛾 β 四体病毒(T2A)的核糖体跳跃性 2A 多肽。

毒（T2A）。2A 多肽共有基序极其罕见，可通过核糖体跳跃机制发挥剪切样活性。它影响正常肽键的形成而不影响其他基因的翻译。目前，2A 多肽已被证实可在体内、外条件下同时启动 4 个蛋白表达[94]。

另一个多模态成像策略是利用融合基因载体，即将两个基因进行连接使其编码序列在同一个阅读框内，以生成一种蛋白。两个报告基因，如 fLuc 和 GFP 或其他颜色偏移变量之间形成的融合基因可进行双模态光学成像。这种成像策略通常被用来监控体外的生物学过程。因为人工合成的 eGFP 基因和其他报告基因的融合，如 fLuc 或 NIS 基因，已取得了成功，并被证实不改变单个基因的功能属性，因此嵌合融合基因或双顺反子载体法可通过多种多模态成像技术，如生物自发光成像和荧光成像、microPET 和荧光成像、microPET 和生物自发光成像，以及 microPET、荧光和生物自发光三模态成像来监测报告基因的表达，并对报告基因表达进行无创性成像[95-98]。

5 小动物分子成像的应用

5.1 通过靶向基因表达监测基因治疗疗效

将分子影像与基因治疗相结合可实时评估基因治疗的疗效，且成像报告基因与治疗基因向连接已成为监测活体内治疗基因表达的常用方法。例如，当前体药物达到有效浓度时，HSV1-tk 可对靶细胞进行杀伤（自杀基因疗法）。HSV1-tk 基因表达的位置和程度可通过 ^{18}F FEAU、FHBG 或 ^{124}I FIAU 作为示踪剂的 PET 成像进行反复监测[52,56,57]。NIS 表达系统已用于甲状腺癌显像，并对 ^{131}I 在肿瘤细胞内浓聚有促进作用。NIS 也被作为外源性治疗基因，在一定药物浓度的 ^{131}I 或者 ^{188}Re 存在的条件下杀死靶细胞（放射性核素基因治疗）。外源性 NIS 基因的表达可通过放射性碘和 ^{99m}Tc 标记的高锝酸盐进行检测[65,67,68]。

5.2 监测内源基因的表达

多个研究者设计出特异的报告基因产物，并将其命名为"顺式启动子/增强子报告基因系统"，该系统可在其上游启动子/增强子元件的调控下和特定的转录因子结合。一旦启动子/增强子元件因内源性基因产物的表达或激活而被激活，即可显示报告基因的表达，从而进行可视化研究。利用顺式启动子/增强子报告基因能对细胞内特异性信号转导通路和核受体激活等生物学事件进行显像。

内源性 p53 基因是一种重要的抑癌基因，其可视化研究是内源基因表达成像的一个很好的例子[98,99]。在该研究中，我们使用了 p53RE-hNIS 报告基因系统，其 hNIS 报告基因的表达受一种合成的 p53 增强子响应性元件（p53RE）调控。阿霉素可增强内源性

p53 基因的表达。与空白对照组相比,阿霉素处理的细胞内集聚更多的 ^{125}I。用这些细胞构建的移植瘤经阿霉素治疗后,肿瘤内放射性核素浓聚也会增加(图 23.7)。

5.3　细胞内生物行为的可视化研究

至于 TGF-β 受体成像,常需构建一种启动子调控的并含有 Smad 结合位点的 HSV1-tk/GFP 融合反转录病毒报告基因载体。当 TGF-β 与其受体结合后,特定的细胞内信号转导通路被激活并产生多种 Smad 蛋白。利用含报告基因的肿瘤细胞构建小鼠移植瘤模型后即可进行活体成像。注射 TGF-β 后,^{124}I FIAU 成像可靶向显示肿瘤组织,表明肿瘤细胞内存在 Smads 蛋白并启动了 TGF-β 信号转导。

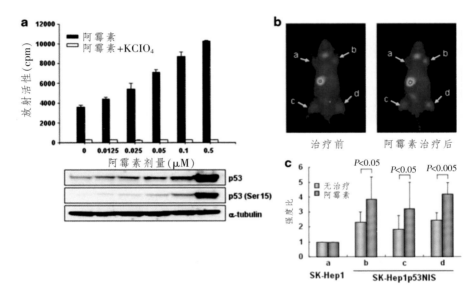

图 23.7　阿霉素治疗后表达 p53RE-Hnis 的 SK-Hep1 细胞(SK-Hep1p53NIS)内 p53 基因的表达量和放射碘累积量之间的关系。(a)阿霉素治疗后,以一种剂量依赖性方式诱导 p53RE-hNIS 的表达。24 小时后,细胞内 ^{125}I 的摄取量随阿霉素剂量的增加而增加。通过免疫印迹实验分析 SK-Hep1p53NIS 细胞内 p53 的表达总量及活化 p53(p53-Ser15)蛋白表达水平和它们对阿霉素剂量的依赖关系。阿霉素以剂量依赖的方式增加 SK-Hep1p53NIS 细胞内 p53 的表达总量和活化 p53 蛋白的表达水平。(b)内源性 p53 激活的核素显像。在 4 个不同部位向裸鼠体内注入肿瘤细胞,以构建裸移植瘤模型:1× 10^7 SK-Hep1(a,阴性对照组);SK-Hep1p53NIS(b,5×10^6;c,1×10^7;d,2×10^7)。7 天后,对同一只小鼠在阿霉素(2mg/kg)治疗前、后进行 ^{99m}Tc-高锝酸盐的 2D 核素显像。结果显示,阿霉素治疗后,实验组肿瘤(SK-Hep1p53NIS)的 ^{99m}Tc-高锝酸盐摄取量较对照组肿瘤(SK-Hep1)明显增加。(c)阿霉素治疗前后 SK-Hep1p53NIS 和 SK-Hep1 种植瘤小鼠（n=5）的信号强度比。当这些小鼠经过阿霉素治疗后,SKHep1p53NIS 种植瘤小鼠的 ^{99m}Tc-高锝酸盐摄取量明显高于 SK-Hep1 移植瘤小鼠($P<0.05$)及无阿霉素处理的 SK-Hep1p53NIS 移植瘤小鼠(*,$P<0.05$,Modified from [99])。

　　我们课题组利用含有核糖体进入位点（IRES）的顺式增强子报告基因系统，也成功获得了雌激素和视黄酸核受体的活性显像[100,101]。将 NIS 和荧光素酶基因与 IRES 连接，可在顺式作用视黄酸响应元件（RARE）的调控下同时表达两个报告基因。核素成像和生物发光成像结果显示视黄酸处理后 ^{125}I 的摄取和生物发光强度增加（图 23.8）。

5.4　监测肿瘤及转移瘤

　　报告基因表达介导的无创性成像为了解小动物体内肿瘤的进展、转移和治疗效果提供了良好的评价方法。报告基因成像可直接监测每个动物体内肿瘤原发灶的大小和肿瘤进展速度的差异。该种成像策略也可用来观察转移瘤，以及反复监测选用治疗方案的个体反应。此外，根据观察结果可调整治疗方案，并观察这些改变所引起的效果。

　　通过动物模型，利用 γ 相机系统、放射碘或 ^{99m}Tc 以及 NIS 基因表达可简单方便地监控肿瘤治疗方案的疗效。我们发现，细胞内累积放射性碘活性和存活的肿瘤细胞数目之间具有良好的相关性（$R^2=0.99$）[102]。与肿瘤重量相比，放射性活性可能在反映存活的肿瘤细胞数量方面具有更高的准确性，因为肿瘤组织内包含免疫细胞、坏死、纤维组织以及癌细胞。此外，我们小组研发了一种受 UbC 启动子调控的、携带钠碘同向转运体（hNIS）基因的慢病毒载体系统，该系统可在体内、外条件下稳定、长期表达报告基因，并通过移植瘤模型证实了 ^{131}I 介导的放射碘基因治疗对肿瘤具有明显的治疗效果[103]。

5.5　评估细胞治疗

　　小动物分子成像也可用来监测免疫细胞和干细胞的体内分布情况。利用光学荧光素酶生物发光成像对靶 T 细胞进行显像已应用于胶原诱导的关节炎[104]和试验性的自身免疫性脑脊髓炎[105]等自身免疫性疾病的研究。另外，损伤部位干细胞或前体细胞的移植已用于多种疾病的治疗。一旦干细胞经体循环或局部注射后，它们可向病变部位迁移并增殖。细胞移植的 3 个重要因素，即细胞追踪、细胞生存能力及细胞数目，可应用分子成像进行动态监测[106]。例如，利用 HSV1-tk 和荧光素酶基因进行报告基因显像可无创性监测移植后大鼠胚胎心肌母细胞的位置、数字和生存时间[107]。应用 NIS 和荧光素酶基因还可观察神经干细胞的迁移过程[108]。利用神经元特异性烯醇酶（NSE）启动子调控的 NIS-Luc 基因已成功实现了神经干细胞向神经细胞方向分化和功能成熟的可视化研究[109]。最近，应用大动物模型进行临床转化研究已成功用来评估其临床应用的可能性。虽然活体成像结果显示在猪心脏内移植间充质干细胞会引起炎症征象[110]，这种初步研究可为未来临床试验提供宝贵的信息。

5.6　检测药物治疗的靶点及其预临床实验

　　小动物基因表达成像技术为识别药物治疗的靶点和预临床实验提供了一种全新

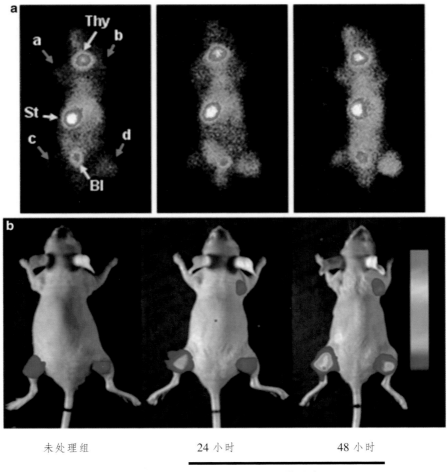

未处理组　　　24 小时　　　48 小时

ATRA 处理后

图 23.8　利用 NIS 介导的 ^{99m}Tc 聚集成像（a）和荧光素酶介导的生物发光成像（b）无创、动态监测 SK-HEP1 和 SK-RARE/NL 移植瘤裸鼠模型对 RA 药物的反应。将 SK-HEP1（a，1×10^7 野生型）和 SK-RARE/NL（b，1×10^6；c，1×10^7；d，1×10^8）肿瘤细胞种植于雄心裸鼠体内。在口服全反式维 A 酸（ATRA）治疗前和治疗 24 小时或 48 小时后对裸鼠进行一系列 γ 相机 2D 成像（Thy 甲状腺，St 胃，Bl 膀胱）。首先，通过皮下注射的方式建立 SK-HEP1（a，8×10^6 个 SK-HEP1 细胞）和 SK-RARE/NL（b，1×10^6 个细胞；c，4×10^6 个细胞；d，8×10^6）异种移植瘤模型，每组各 3 只雄性裸鼠。皮下注射 3 天后，通过腹腔注射的方式向小鼠注射荧光素，20 分钟后进行活体成像（未治疗组）。口服 ATRA 处理后，对小鼠进行再次成像，在 24 小时和 48 小时时小鼠荧光素酶的表达水平具有时间依赖性。经体循环注射 ATRA 24 小时和 48 小时后，药物治疗组肿瘤 ^{99m}Tc 吸收和生物发光图像信号强度较未治疗组明显升高[100]。

的研究方法。它可无创性显示内源基因的表达和细胞内不同的生物学现象,如信号转导、核受体的激活和蛋白–蛋白之间的相互作用等,对药物的研发具有重要的影响。目前基于合适的报告基因或成像探针的成像策略可为多种具有生物活性的基因产物的生物学行为提供表达水平、时间及持续时长方面的信息。当监测药物对细胞的治疗效果时应当谨慎考虑适当探针及调控报告基因表达的启动子的选择。报告基因表达成像已成为预临床实验中监测皮下、原位或腹膜内肿瘤模型肿瘤生长和抑制的一种有效手段[111,112]。例如,我们曾报道,阿霉素等引起的基因毒性应激,通过激活 NF–κB 来增强转基因的表达,活性强的病毒启动子(巨细胞病毒启动子)可识别并结合 NF–κB 基因的增强子区域[113]。

6　总结

分子影像学所取得的显著研究成果证实了它的潜在研究意义和应用价值。今后应致力于成像设备的持续改进、新靶点和基因的探索以及探针的改进,而多模态成像探针的发展将促进小动物成像等实验室研究向临床应用方面转化。此外,特定疾病动物模型的建立、靶向特异性分子探针和报告基因的研发是另一个重要的研究方向。因此,多学科研究团队间的综合研究至关重要,其交流与合作是分子影像学取得成功的必要条件。

总之,分子影像学包含了蛋白、代谢、细胞的生物活动以及基因成像。目前,已研发出多种成像探针和报告基因,并成功实现了从基础研究到临床应用的转化[114,115]。小动物分子成像具有独特的研究价值,它能通过对特定生物学过程以及肿瘤特性的定性分析,加深我们对疾病进展过程中一些重要生物学途径的认识,并为其临床应用(如疾病诊断、分期、筛选治疗靶点、监测治疗效果和评估预后)搭建了桥梁。

致谢:这项工作受韩国教育部科学与技术(MEST)提供的韩国科学与工程基金会(KOSEF)基金(No. 20090065586)资助,同时也受韩国教育部科学与技术提供的韩国国家研究基金会(NRF)基础科学研究项目(R13–2002–025–03001–02008)资助。

参考文献

1. Blasberg RG, Gelovani-Tjuvajev J (2002) In vivo molecular-genetic Imaging. J Cell Biochem Suppl 39:172–183
2. Overbeek PA, Chepelinsky AB, Khillan JS, Piatigorsky J, Westphal H (1985) Lens-specific expression and developmental regulation of the bacterial chloramphenicol acetyltransferase gene driven by the murine alpha A-crystallin promoter in transgenic mice. Proc Natl Acad Sci USA 82:7815–7819
3. Forss-Petter S, Danielson PE, Catsicas S, Battenberg E, Price J, Nerenberg M, Sutcliffe JG (1990) Transgenic mice expressing beta-galactosidase in mature neurons under neuron-

specific enolase promoter control. Neuron 5:187–197

4. Yu YA, Timiryasova T, Zhang Q, Beltz R, Szalay AA (2003) Optical imaging: bacteria, viruses, and mammalian cells encoding light-emitting proteins reveal the locations of primary tumors and metastases in animals. Anal Bioanal Chem 377:964–972

5. Shaner NC, Steinbach PA, Tsien RY (2005) A guide to choosing fluorescent proteins. Nat Methods 2:905–909

6. Tjuvajev JG, Stockhammer G, Desai R, Uehara H, Watanabe K, Gansbacher B, Blasberg RG (1995) Imaging the expression of transfected genes in vivo. Cancer Res 55:6126–6132

7. Gambhir SS, Barrio JR, Phelps ME, Iyer M, Namavari M, Satyamurthy N, Wu L, Green LA, Bauer E, MacLaren DC, Nguyen K, Berk AJ, Cherry SR, Herschman HR (1999) Imaging adenoviral-directed reporter gene expression in living animals with positron emission tomography. Proc Natl Acad Sci USA 96:2333–2338

8. Brown RS, Leung JY, Fisher SJ, Frey KA, Ethier SP, Wahl RL (1996) Intratumoral distribution of tritiated-FDG in breast carcinoma: correlation between Glut-1 expression and FDG uptake. J Nucl Med 37:1042–1047

9. Ichikawa T, Hogemann D, Saeki Y, Tyminski E, Terada K, Weissleder R, Chiocca EA, Basilion JP (2002) MRI of transgene expression: correlation to therapeutic gene expression. Neoplasia 4:523–530

10. Min JJ, Gambhir SS (2004) Gene therapy progress and prospects: noninvasive imaging of gene therapy in living subjects. Gene Ther 11:115–125

11. Serganova I, Mayer-Kukuck P, Huang R, Blasberg R (2008) Molecular Imaging: Reporter Gene Imaging. Handb Exp Pharmacol 185 Pt 2:167–223

12. Kang JH, Chung JK (2008) Molecular-genetic imaging based on reporter gene expression. J Nucl Med 49 Suppl2:164S–79S

13. Hoffman JM, Gambhir SS (2007) Molecular Imaging: the vision and opportunity for radiology in the future. Radiology 244:39–47

14. Townsend DW, Carney JP, Yap JT, Hall NC (2004) PET/CT today and tomorrow. J Nucl Med 45 Suppl1:4S–14S

15. Pichler BJ, Judenhofer MS, Catana C, Walton JH, Kneilling M, Nutt RE, Siegel SB, Claussen CD, Cherry SR (2006) Performance test of an LSO-APD detector in a 7-T MRI scanner for simultaneous PET/MRI. J Nucl Med 47:639–647

16. Meera I, Makoto S, Mai J, et al. (2005) Application of molecular imaging in cancer therapy. Curren Cancer Ther 5:607–618

17. Warburg O (1956) On the origin of cancer cells. Science 123:309–314

18. Cejka D, Kuntner C, Preusser M, Fritzer-Szekeres M, Fueger BJ, Strommer S, et al. (2009) FDG uptake is a surrogate marker for defining the optimal biological dose of the mTOR inhibitor everolimus in vivo. Br J Cancer 100:1739–1745

19. Ma WW, Jacene H, Song D, Vilardell F, Messersmith WA, Laheru D, et al. (2009) [18F]fluoro-deoxyglucose positron emission tomography correlates with Akt pathway activity but is not predictive of clinical outcome during mTOR inhibitor therapy. J Clin Oncol 27:2697–2704

20. McLarty K, Fasih A, Scollard DA, Done SJ, Vines DC, Green DE, et al. (2009) 18F-FDG small-animal PET/CT differentiates trastuzumab-responsive from unresponsive human breast cancer xenografts in athymic mice. J Nucl Med 50:1848–1856

21. Wu AM, Senter PD (2005) Arming antibodies: prospects and challenges for immunoconjugates. Nat Biotechnol 23:1137–1146

22. Blend MJ, Stastny JJ, Swanson SM, Brechbiel MW (2003) Labeling anti-HER2/neu monoclonal antibodies with In-111 and Y-90 using a bifunctional DTPA chelating agent. Cancer Biother Radiopharm 18:355–363

23. Artemov D, Mori N, Ravi R, Bhujwalla ZM (2003) Magnetic resonance molecular imaging of the HER-2/neu receptor. Cancer Res 63:2723–2727

24. Olafsen T, Kenanova VE, Sundaresan G, Anderson AL, Crow D, Yazaki PJ, et al. (2005) Optimizing radiolabeled engineered anti-p185HER2 antibody fragments for in vivo imaging. Cancer Res 65:5907–5916

25. Steffen AC, Orlova A, Wikman M, Nilsson FY, Ståhl S, Adams GP, et al. (2006) Affibody-mediated tumour targeting of HER-2 expressing xenografts in mice. Eur J Nucl Med Mol Imaging 33:631–638

26. Haubner R, Wester HJ, Weber WA, Mang C, Ziegler SI, Goodman SL, et al. (2001) Noninvasive imaging of alpha(v)beta3 integrin expression using F-18 labeled RGD-containing glycopeptide and positron emission tomography. Cancer Res 61:1781–1785

27. Wadas TJ, Deng H, Sprague JE, Zheleznyak A, Weilbaecher KN, Anderson CJ. (2009) Targeting the alphavbeta3 integrin for small-animal PET/CT of osteolytic bone metastases. J Nucl Med 50:1873–1880

28. Kiessling F, Huppert J, Zhang C, Jayapaul J, Zwick S, Woenne EC, et al. (2009) RGD-labeled USPIO inhibits adhesion and endocytotic activity of alpha v beta3-integrin-expressing glioma cells and only accumulates in the vascular tumor compartment. Radiology 253: 462–469

29. Edwards WB, Akers WJ, Ye Y, Cheney PP, Bloch S, Xu B, Laforest R, Achilefu S. (2009) Multimodal imaging of integrin receptor-positive tumors by bioluminescence, fluorescence, gamma scintigraphy, and single-photon emission computed tomography using a cyclic RGD peptide labeled with a near-infrared fluorescent dye and a radionuclide. Mol Imaging 8:101–10

30. Dewanjee MK, Ghafouripour AK, Kapadvanjwala M, Dewanjee S, Serafini AN, Lopez DM, et al. (1994) Noninvasive imaging of c-myc oncogene messenger RNA with indium-111-antisense probes in a mammary tumor-bearing mouse model. J Nucl Med 35:1054–1063

31. Liu M, Wang RF, Zhang CL, Yan P, Yu MM, Di LJ, et al. (2007). Noninvasive imaging of human telomerase reverse transcriptase (hTERT) messenger RNA with 99mTc-radiolabeled antisense probes in malignant tumors. J Nucl Med 48:2028–2036

32. Zhang YR, Zhang YX, Cao W, Lan XL. (2005) Uptake kinetics of 99mTc-MAG3-antisense oligonucleotide to PCNA and effect on gene expression in vascular smooth muscle cells. J Nucl Med 46:1052–1058

33. Fan C, Hnatowich DJ. (2008) Preparation and quality control of 99mTc labeled MDR1 oligonucleotide DNAs. Sheng Wu Yi Xue Gong Cheng Xue Za Zhi 25:712–715

34. Pieve CD, Perkins AC, Missailidis S. (2009) Anti-MUC1 aptamers: radiolabelling with (99m)Tc and biodistribution in MCF-7 tumour-bearing mice. Nucl Med Biol 36:703–710

35. Abes R, Arzumanov AA, Moulton HM, Abes S, Ivanova GD, Iversen PL, et al. (2007). Cell-penetrating-peptide-based delivery of oligonucleotides: an overview. Biochem Soc Trans 35:775–779

36. Lebleu B, Moulton HM, Abes R, Ivanova GD, Abes S, Stein DA, et al. (2008). Cell penetrating peptide conjugates of steric block oligonucleotides. Adv Drug Deliv Rev 60:517–29

37. Karkare S, Bhatnagar D (2006) Promising nucleic acid analogs and mimics: characteristic features and applications of PNA, LNA, and morpholino. Appl Microbiol Biotechno 71:575–586

38. Bulte JW, Arbab AS, Douglas T, Frank JA (2004) Preparation of magnetically labeled cells for cell tracking by magnetic resonance imaging. Methods Enzymol 386:275–299

39. Hinds KA, Hill JM, Shapiro EM, Laukkanen MO, Silva AC, Combs CA, Varney TR, Balaban RS, Koretsky AP, Dunbar CE (2003) Highly efficient endosomal labeling of progenitor and stem cells with large magnetic particles allows magnetic resonance imaging of single cells. Blood 102:867–872

40. Kostura L, Kraitchman DL, Mackay AM, Pittenger MF, Bulte JW (2004) Feridex labeling of mesenchymal stem cells inhibits chondrogenesis but not adipogenesis or osteogenesis. NMR Biomed 17:513–517

41. Rief M, Wagner M, Franiel T, Bresan V, Taupitz M, Klessen C, et al. (2009) Detection of focal liver lesions in unenhanced and ferucarbotran-enhanced magnetic resonance imaging: a comparison of T2-weighted breath-hold and respiratory-triggered sequences. Magn Reson Imaging 27:1223–9

42. Zhang CY, Lu J, Tsourkas A. (2008) Iron chelator-based amplification strategy for improved targeting of transferrin receptor with SPIO. Cancer Biol Ther 7:889–95

43. Wen M, Li B, Ouyang Y, Luo Y, Li S (2009) Preparation and quality test of superparamagnetic iron oxide labeled antisense oligodeoxynucleotide probe: a preliminary study. Ann Biomed Eng 37:1240–50

44. Liu ZY, Wang Y, Liang CH, Li XH, Wang GY, Liu HJ, Li Y. (2009) In vitro labeling of mesenchymal stem cells with superparamagnetic iron oxide by means of microbubble-enhanced

US exposure: initial experience. Radiology 253:153–9

45. Blasberg RG, Tjuvajev JG (2003) Molecular-genetic imaging: current and future perspectives. J Clin Invest 111:1620–1629

46. March JC, Rao G, Bentley WE (2003) Biotechnological applications of green fluorescent protein. Appl Microbiol Biotechnol 62:303–315

47. Shaner NC, Lin MZ, McKeown MR, Steinbach PA, Hazelwood KL, Davidson MW, Tsien RY (2008) Improving the photostability of bright monomeric orange and red fluorescent proteins. Nat Methods 5:545–551

48. Contag, CH and Bachmann MH (2002) Advances in in vivo bioluminescence imaging of gene expression. Annu Rev Biomed Eng 4:235–260

49. Bhaumik S, Gambhir S (2002) Optical imaging of renilla luciferase reporter gene expression in living mice. Proc Natl Acad Sci USA 99:377–382

50. Contag PR, Olomu IN, Stevenson DK, Contag CH (1998) Bioluminescent indicators in living mammals. Nature Med 2:245–247

51. Contag CH, Contag PR, Mullins JI, Spilman SD, Stevenson DK, Benaron DA. (1995) Photonic detection of bacterial pathogens in living hosts. Mol Microbiol 18:593–603

52. Abbruzzese JL, Schmidt S, Raber MN, Levy JK, Castellanos AM, Legha SS, Krakoff IH (1989) Phase I trial of 1-(2′-deoxy-2′-fluoro-1-beta-D-arabino furanosyl)-5-methyluracil (FMAU) terminated by severe neurologic toxicity. Invest New Drugs 7:195–201

53. Chitneni SK, Deroose CM, Fonge H, Gijsbers R, Dyubankova N, Balzarini J, Debyser Z, Mortelmans L, Verbruggen AM, Bormans GM. (2007) Synthesis and biological evaluation of an I-123 labeled bicyclic nucleoside analogue (BCNA) as potential SPECT tracer for VZV-tk reporter gene imaging. Bioorg Med Chem Lett 17:3458–3462

54. Kim JS, Lee JS, Im KC, Kim SJ, Lee DS, Moon DH (2007) Performance measurement of the microPET Focus 120. J Nucl Med 48:1527–1535

55. Kang JH, Chung JK (2008) Molecular-genetic imaging based on reporter gene expression. J Nucl Med Suppl 2:164S–79S

56. Cui L, Yoon S, Schinazi RF, Sommadossi JP (1995) Cellular and molecular events leading to mitochondrial toxicity of 1-(2-deoxy-2-fluoro-1-beta-D-arabinofuranosyl)-5-iodouracil in human liver cells. J Clin Invest 95:555–563

57. Black ME, Newcomb TG, Wilson HMP, Lobe LA (1996) Creation of drug-specific herpes simplex virus type 1 thymidine kinase mutant for gene therapy. Proc Nat Acad Sci USA 93:3525–3529

58. Gambhir SS, Bauer E, Black ME, Liang Q, Kokoris MS, Barrio JR, et al. (2000) A mutant herpes simplex virus type 1 thymidine kinase reporter gene shows improved sensitivity for imaging reporter gene expression with positron emission tomography. Proc Natl Acad Sci USA 97:2785–2790

59. MacLaren DC, Gambhir SS, Satyamurthy N, Barrio JR, Sharfstein S, Toyokuni T, et al. (1999) Repetitive, noninvasive imaging of the dopamine D2 receptor as a reporter gene in living animals. Gene Ther 5:785–791

60. Missale C, Nash SR, Robinson SW, Jaber M, Caron MG (1998) Dopamine receptors: from structure to function. Physiol Rev 78:189–225

61. Bahn MM, Huang SC, Hawkins RA, Satyamurthy N, Hoffman JM, Barrio JR, et al. (1989) Models for in vivo kinetic interactions of dopamine D2 neuroreceptors and 3-(2'-[F-18] Fluoroethyl)spiperone examined by positron emission tomography. J Cerebral Blood Flow Metab 9:840–849

62. Liang Q, Gotts J, Satyamurthy N, Barrio J, Phelps ME, Gambhir SS, et al. (2002) Noninvasive, repetitive, quantitative measurement of gene expression from a bicistronic message by positron emission tomography, following gene transfer with adenovirus. Mol Ther 6:73–82

63. Rogers BE, Zinn KR and Buchsbaum DJ (2000) Gene transfer strategies for improving radiolabeled peptide imaging and therapy. Q J Nucl Med 44:208–223

64. Dai G, Levy O, Carrasco N (1996) Cloning and characterization of the thyroid iodide transporter. Nature 379:458–460

65. Chung JK (2002) Sodium/iodide symporter; its role in nuclear medicine. J Nucl Med 43:1188–1200

66. Smanik PA, Lui Q, Furminger TL, Ryu K, Xing S, Mazzaferri EL, et al. (1996) Cloning of the human sodium Iodide symporter. Biochem Biophys Res Commun 226:339–345

67. Vadysirisack DD, Shen DH, Jhiang SM (2006) Correlation of Na⁺/I⁻ symporter expression and activity: implications of Na⁺/I⁻ symporter as an imaging reporter gene. J Nucl Med 47:182–190

68. Huang M., Batra RK, Kogai T, Lin YQ, Hershman JM, Lichtenstein A, et al. (2001) Ectopic expression of the thyroidperoxidase gene augments radioiodide uptake and retention mediated by the sodium iodide symporter in non-small cell lung cancer. Cancer Gene Ther 8:612–618

69. Rogers BE, McLean SF, Kirkman RL, Della Manna D, Bright SJ, Olsen CC, et al. (1999) In vivo localization of [¹¹¹In]-DTPA-D-Phe1-octreotide to human ovarian tumor xenografts induced to express the somatostatin receptor subtype 2 using an adenoviral vector. Clin Cancer Res 5:383–393

70. Woltering, E. A., O'Dorisio, M. S., and O'Dorisio, T. M. (1995) The role of radiolabeled somatostatin analogs in the management of cancer patients. In: V. T. DeVita, Jr., S. Hellman, and S. A. Rosenberg (eds.), Principles and Practice of Oncology, Ed. 4, Vol. 9, pp. 1–16. Philadelphia: Lippincott-Raven

71. Krenning EP, Bakker WH, Breeman WA, Koper JW, Kooij PP, Ausema L, et al. (1989) Localisation of endocrine-related tumours with radioiodinated analogue of somatostatin. Lancet 863:242–244

72. Roger BE, Parry JJ, Andrews R, Cordopitis P, Nock BA, Maina T. MicroPET imaging of gene transfer with a somatostatin receptor-based reporter gene and Tc-94m Demotate 1. J Nucl Med 46:1889–1897

73. Bakker WH, Albert R, Bruns C, Breeman WA, Hofland LJ, Marbach P, et al. (1991) [¹¹¹In-DTPA-D-Phe1]-octreotide, a potential radiopharmaceutical for imaging of somatostatin receptor-positive tumors: synthesis, radiolabeling and in vitro validation. Life Sci 49:1583–1591

74. Van Den Bossche B, Van de Wiele C. (2004) Receptor imaging in oncology by means of nuclear medicine: current status. J Clin Oncol 22:3593–3607

75. Roger BE, Chaudhuri TR, Reynolds PN, Della Manna D, Zinn KR.(2003) Non-invasive gamma camera imaging of gene transfer using an adenoviral vector encoding an epitope-tagged receptor as a reporter. Gene Ther 10:105–114

76. Buursma AR, Beerens AMJ, de Vries EFJ, van Waarde A, Rots MG, Hospers GA, Vaalburg W, Haisma HJ. (2005) The human norepinephrine transporter in combination with C-11-m-hydroxyephedrine as a reporter gene/probe for PET of gene therapy. J Nucl Med 46:2068–2075

77. Moroz MA, Serganova I, Zanzonico P, Ageyeva L, Beresten T, Dyomina E, Burnazi E, Finn RD, Doubrovin M, Blasberg RG. (2007) Imaging hNET reporter gene expression with I-124 MIBG. J Nucl Med 48:827–836

78. Doubrovin MM, Doubrovin ES, Zanzonico P, Sadelain M, Larson SM, O'Reilly RJ. (2007) In vivo imaging and quantitation of adoptively transferred human antigen-specific T cells transduced to express a human norepinephrine transporter gene. Cancer Res 67:11959–11969

79. Haberkorn U, Altmann A, Mier W, Eisenhut M. (2004) Impact of functional genomics and proteomics on radionuclide imaging. Seminars Nucl Med 34:4–22

80. Furukawa T, Lohith TG, Takamatsu S, Mori T, Tanaka T, Fujibayashi Y. (2006) Potential of the FES-hERL PET reporter gene system – basic evaluation for gene therapy monitoring. Nucl Med Biol 33:145–151

81. Mintun MA, Welch MJ, Siegel BA, Mathias CJ, Brodack JW, McGuire AH, Katzenellenbogen JA. (1988) Breast cancer: PET imaging of estrogen receptors. Radiology 169:45–48

82. Koretsky A, Lin Y-J, Schorle H, Jaenisch R. (1996) Genetic control of MRI contrast by expression of the transferrin receptor. In: Proceedings of the International Society of Magnetic Resonance Medicine 4:69

83. Louie AY, Huber MM, Ahrens ET, Rothbächer U, Moats R, Jacobs RE, et al. (2000) In vivo visualization of gene expression using magnetic resonance imaging. Nat Biotechnol 18: 321–325

84. Weissleder R, Simonova M, Bogdanova A, Bredow S, Enochs WS, Bogdanov A Jr. (1997)

MR imaging and scintigraphy of gene expression through melanin induction. Radiology 204:425–429

85. Alfke H, Stoppler H, Nocken F, et al. (2003) In vitro MR imaging of regulated gene expression. Radiology 228:488–492

86. Cohen B, Dafni H, Meir G, Harmelin A, Neeman M. (2005) Ferritin as an endogenous MRI reporter for noninvasive imaging of gene expression in C6 glioma tumors. Neoplasia 7:109–117

87. Genove G, DeMarco U, Xu H, Goins WF, Ahrens ET. (2005) A new transgene reporter for in vivo magnetic resonance imaging. Nat Med 11:450–454

88. Gilad AA, McMahon MT, Walczak P, Winnard PT Jr, Raman V, van Laarhoven HW, et al. (2007) Artificial reporter gene providing MRI contrast based on proton exchange. Nat Biotechnol 25:217–219

89. Ottobrini L, Ciana P, Biserni A, Lucignani G, Maggi A (2006) Molecular imaging: a new way to study cellular processes in vivo. Mol Cell Endo 246:69–75

90. Goertzen AL, Meadors AK, Silverman RW, Cherry SR (2002) Simultaneous molecular and anatomical imaging of the mouse in vivo. Phys Med Biol 47:4315–4328

91. Yu X, Zhan X, D'Costa J, Tanavde VM, Ye Z, Peng T, et al. Lentiviral vectors with two independent internal promoters transfer high-level expression of multiple transgenes to human hematopoietic stem-progenitor cells. Mol Ther 2003;7:827–838

92. Osti D, Marras E, Ceriani I, Grassini G, Rubino T, Vigano D, et al. Comparative analysis of molecular strategies attenuating positional effects in lentiviral vectors carrying multiple genes. J Virol Methods 2006;136:93–101

93. Szymczak AL, Vignali DA. Development of 2A peptide-based strategies in the design of multicistronic vectors. Expert Opin Biol Ther 2005;5:627–638

94. Szymczak AL, Workman CJ, Wang Y, Vignali KM, Dilioglou S, Vanin EF, et al. Correction of multigene deficiency *in vivo* using a single 'self-cleaving' 2A peptide-based retroviral vector. Nat Biotechnol 2004;22:589–594

95. Dubey P, Su H, Adonai N, Du S, Rosato A, Braun J, Gambhir SS, Witte ON. (2003) Quantitative imaging of the T cell antitumor response by positron-emission tomography. Proc Natl Acad Sci USA 100:1232–1237

96. De A, Lewis XA, Gambhir SS (2003) Noninvasive imaging of lentiviral-mediated reporter gene expression in living mice. Mol Ther 7:681–691

97. Ray P, De A, Min JJ et al. (2004) Imaging tri-fusion multimodality reporter gene expression in living subjects. Cancer Res 64:1323–1330

98. Doubrovin M, Ponomarev V, Beresten T, Balatoni J, Bornmann W, Finn R, et al. (2001) Imaging transcriptional regulation of p53-dependent genes with positron emission tomography in vivo. Proc Natl Acad Sci USA 98:9300–9305

99. Kim KI, Chung JK, Kang JH, Lee YJ, Shin JH, Oh HJ, et al. (2005) Visualization of endogenous p53-mediated transcription in vivo using sodium iodide symporter. Clin Cancer Res 11:123–128

100. So MK, Kang JH, Chung JK, Chung JK, Lee YJ, Shin JH, et al. (2004) In vivo imaging of retinoic acid receptor activity using a sodium/iodide symporter and luciferase dual imaging reporter gene. Mol Imaging 3:163–171

101. Kang JH, Chung JK, Lee YJ, Kim KI, Jeong JM, Lee DS, et al. (2006) Evaluation of transcriptional activity of the oestrogen receptor with sodium iodide symporter as an imaging reporter gene. Nucl Med Commun 27:773–777

102. Shin JH, Chung JK, Kang JH, Lee YJ, Kim KI, So Y, et al. (2004) Noninvasive imaging for monitoring of viable cancer cells using dual-imaging reporter gene. J Nucl Med 45: 2109–2115

103. Kim HJ, Jeon YH, Kang JH, Lee YJ, Kim KI, Chung HK, et al. (2007) In vivo long-term Imaging and radioiodine therapy by sodium iodide symporter gene expression using a lentiviral system containing ubiquitin C promoter. Cancer Biol Ther 6:1130–1135

104. Nakajima A, Seroogy CM, Sandora MR, Tarner IH, Costa GL, Taylor-Edwards C, et al. (2001) Antigen-specific T cell-mediated gene therapy in collagen-induced arthritis. J Clin Invest 107:1293–1301

105. Costa GL, Sandora MR, Nakajima A, Nguyen EV, Taylor-Edwards C, Slavin AJ, et al. (2001)

Adoptive immunotherapy of experimental autoimmune encephalomyelitis via T cell delivery of the IL-12 p40 subunit. J Immunol 167:2379–2387

106. Acton PD, Zhou R (2005) Imaging reporter genes for cell tracking with PET and SPECT. Q J Nucl Mol Imaging 49:349–360

107. Wu JC, Chen IY, Sundaresan G, Chen IY, Sundaresan G, Min JJ, et al. (2003) Molecular imaging of cardiac cell transplantation in living animals using optical bioluminescence and positron emission tomography. Circulation 108:1302–1305

108. Sheikh AY, Lin SA., Cao F, Cao Y, van der Bogt KE, Chu P, et al. (2007) Molecular imaging of bone marrow mononuclear cell homing and engraftment in ischemic myocardium. Stem Cells 25:2677–2684

109. Hwang DW, Kang JH, Jeong JM, Chung JK, Lee MC, Kim S, et al. (2008) Noninvasive in vivo monitoring of neuronal differentiation using reporter driven by a neuronal promoter. Eur J Nucl Med Mol Imaging 35:135–145

110. Lyngbæk S, Ripa RS, Haack-Sørensen M, Cortsen A, Kragh L, Andersen CB, et al (2008) Serial noninvasive in vivo positron emission tomographic tracking of percutaneously intra-myocardially injected autologous porcine mesenchymal stem cells modified for transgene reporter gene expression. Circ Cardiovasc Imaging 1:94–103

111. Minn AJ, Kang Y, Serganova I, Gupta GP, Giri DD, Doubrovin M, et al. (2005) Distinct organ-specific metastatic potential of individual breast cancer cells and primary tumors. J Clin Invest 115:44–55

112. Lyons SK, Lim E, Clermont AO, Dusich J, Zhu L, Campbell KD, et al. (2006) Noninvasive bioluminescence imaging of normal and spontaneously transformed prostate tissue in mice. Cancer Res 66:4701–4707

113. Kim KI, Kang JH, Chung JK, Lee YJ, Jeong JM, Lee DS, et al. (2007) Doxorubicin enhances the expression of transgene under control of the CMV promoter in anaplastic thyroid carcinoma cells. J Nucl Med 48:1553–1561

114. Ambrosini V, Quarta C, Nanni C, Pettinato C, Franchi R, Grassetto G, et al (2009) Small animal PET in oncology: the road from bench to bedside. Cancer Biother Radiopharm 24:277–285

115. O'Connor JP, Carano RA, Clamp AR, Ross J, Ho CC, Jackson A, et al (2009) Quantifying antivascular effects of monoclonal antibodies to vascular endothelial growth factor: insights from imaging. Clin Cancer Res 15:6674–6682

第24章

小动物分子成像在药物开发中的应用

Gang Niu, Xiaoyuan Chen

1 引言

    成功研发一种新药是一项艰巨的任务,缩短开发时间和降低成本至关重要。在大量资金投入之前,快速确定有前途的候选药物是加速药物发现和开发进程的一个重要因素。分子成像的目的就是在人体及其他生物体系统的分子和细胞水平精确地显示、表征和测量生物学过程[1]。通过把分子成像探针引入传统诊断成像技术,研究人员可以确定疾病不同阶段指示性标记分子的表达。新的成像探针、方法及先进成像设备的引进显著地加快了药物发现和开发的进程。各种新发现的融合创造出了对活体,特别是对小动物更加敏感、更具特异性和更高分辨率的检测方法。这将推动大范围内的探索发现活动,例如靶向生物学、化合物筛选、药物动力学(PK)和药效动力学(PD)在动物疾病模型中的评估,及最终的临床试验。本章中,我们将总结和评价多种先进的小动物成像技术在药物开发过程中的应用。

G. Niu
National Institute Biomedical Imaging and Bioengineering (NIBIB), NIH,
Bethesda, MD, USA
e-mail: niug@mail.nih.gov

X. Chen (✉)
National Institute of Biomedical Imaging and Bioengineering (NIBIB),
National Institutes of Health (NIH), Bethesda, MD, USA
e-mail: chenx5@mail.nih.gov

2　药物开发概述

如图 24.1 所示，在临床前期研究中评估的平均有 10 000 种化合物，约 5 种化合物进入临床实验，约 1 种化合物获得 FDA 批准[2]。在美国，一种新化合物从合成到批准销售的平均时间是 14.2 年，可以划分为临床前期开发、Ⅰ期测试、Ⅱ期测试、Ⅲ期测试及 FDA 批准[3]。根据 2001 年对 10 家制药公司的调查估算，将药物推进到申请 FDA 审批的程度需成本约 8.02 亿美元，2013 年为 19 亿美元[4]。因此，在现代药物的发现和开发过程中，需要时间和花费都实现最小化。

早期药物开发包括从靶标确定到临床前期开发的几个阶段[5]。目前，药物开发过程中最重要的一步就是确定靶标，尤其是在后基因组时代，潜在的蛋白质靶标成千上万，远超出尚在研究中而序列仍未知的区区几百种蛋白质靶标。现代药物发现的关键部分是蛋白质功能小分子调节器的确定，以及把它们转化成高含量的引导系列的过程。接下来是确定靶标，通常是采用许多蛋白质组学方法，如二维凝胶分离蛋白质混合物，然后进行质谱分析(2D-MS)、mRNA 转录表达谱及功能筛选[6]。很多情况下，针对特定疾病选定靶标开发新药的过程通常涉及高通量筛选(HTS)，其中，大量化学品库被测试是否可以和靶标相互作用[7]。经过 HTS 后，如果这些化合物拥有共同的化学特征，那么可以开发一种或更多种药效基团。先导化合物的某些特征如分子的亲缘性、特异性及药代动力学特征，通过构效关系(SAR)可以得到改进[8,9]，结构可以由核磁共振(NMR)谱或高通量 X 线晶体摄像确定[10]。

HTS 之后通常是从目标化合物到先导化合物的后续阶段，包括确定目标化合物、暴露目标化合物、生成先导化合物和优化先导化合物[11]。确定目标化合物将使用在 HTS

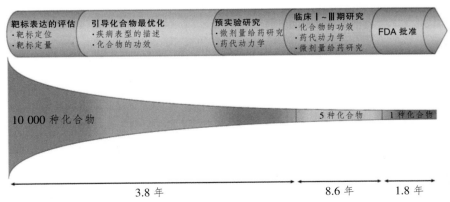

图 24.1　药物的开发过程。(Reproduced with permission from [23])

时进行的相同测定重新测试化合物,以及确定针对所选靶标活性的替代测定,并生成剂量反应曲线来计算半数最大抑制浓度(IC50)及半数最大有效浓度(EC50)。一旦确定具有可接受亲缘性及选择性的化合物,接着就要明确这些化合物的物理特性,如可溶性、pKa、logP(分配系数的对数)及通过单层 Caco-2 细胞的通道。每个参数都很关键,且可能是特定候选药物失败的原因。然后,研究药物在肝细胞中的代谢,随后进行毒理学研究。目标化合物确定后,将根据前面测试得到的特征选择几种化合物簇,分析药物间的相互作用,然后测定候选药物在啮齿类动物及其他物种的吸收、分布、代谢及排泄(ADME——药物代谢动力学)。进一步的表征包括放射性标记候选药物并进行全身放射自显影和毒物动力学、血浆和组织药物浓度变化与毒性的相关性。此时,候选药物进入临床试验,Ⅰ期临床试验是确定健康志愿者的候选药物安全剂量,Ⅱ期临床试验中给予病患志愿者候选药物以评估疗效及研究其副作用,Ⅲ期临床试验将进一步检测有效性及远期副作用。如下一部分所述,小动物分子成像可用于药物开发过程的各个阶段,这有助于降低损耗率并在开发早期即选出最有希望的候选药物。

3　小动物分子成像

　　实验用小动物包括啮齿类、鸟类、蛇类及其他头部或体径<5cm 的动物。其中,小鼠由于容易接近、容易饲养、繁殖周期短、容易进行转基因操作一直是生物药学研究中首要的动物模型。人类与小鼠基因组具有高度同源性,因此,了解另一种哺乳动物的完整基因序列能够以空前速度和高度特异性来构建人类疾病的相关动物模型[12]。此外,已经确定和描述了多种人类遗传性疾病的特异性基因,同时也构建了相应突变的转基因动物模型,用于研究基因突变对发育、免疫、宿主反应及其他代谢性疾病的影响[13,14]。原位异种移植模型为肿瘤提供了一种更加符合生理条件的微环境[15]。到目前为止,啮齿类动物模型在候选药物的药代动力学及效果方面提供了最佳推测。

　　小动物是药物开发的几个步骤的先决条件,这些步骤包括确定靶标及随后的药效学、药代动力学研究和毒性研究。一般来说,药物代谢动力学信息及治疗终点的实验室分析需要组织或体液样本。血浆和肿瘤样品可以用一系列试验进行评估,如 northern 和 western 印迹法、酶联免疫吸附试验(ELISA)、免疫组化、实时聚合酶链反应(RT-PCR)和基因芯片。然而,用于识别局部而非整体蛋白质表达减少的传统免疫组化技术由于选择偏倚及低灵敏度都限制了此类研究的可行性[16]。因此,人们越来越关注在药物发现过程中非侵袭性功能及分子成像技术的使用。最近肿瘤药物发现从传统细胞毒性药剂到作用于特异分子靶点的新药剂的转变尤其重要[5]。后期药物更可能是细胞抑制性的,而非细胞毒性的,这意味着通过减小肿瘤体积[17,18]来评估抗肿瘤活性的传统方法可能不再适用或不全面[19]。例如,临床实验中的成像终端,如 RECIST 标准(实体肿瘤的反应评价标准)依据是以解剖结构的改变来评估抗肿瘤药物的效果,其中,进展定义为肿瘤长径增加20%[20]。但是,分子成像技术检测到的生理学变化早于解剖学变化,对疗效评估更敏感[21]。

分子成像通常利用特异性分子探针及组织固有特征作为图像对比度来源,从而提供理解综合生物学、早期发现和描述疾病以及评估治疗[22]。通过增加采集定量数据的次数,成像技术可以产生大量高质量实验数据,并指导组织采样用于后续的生物化学或组织学分析,最终快速、有力地联合各种分析。通过在多个时间点对动物进行全身成像,研究人员可以更好地了解疾病病理学、药物代谢动力学及动物活体内发生的生物分子过程的其他方面。图像可以同时提供生理条件下的结构和功能信息,模仿临床中观察到的情况。另外,在不同时间点对同一个活体动物进行非侵袭性、重复性实验可以减少统计学差异、所需动物数量及费用[23]。从图像获得的药物代谢动力学知识可以连续监测候选药物的分布情况,而不仅仅是未代谢组分的血浆瞬时浓度,后者与候选药物在起作用部位的浓度几乎没有关系。在药物开发早期使用分子成像可以:①确定特异性分子靶点;②提供有关最佳生物剂量及PK/PD关系的信息;③提供活体中化合物的PD评估[24]。这些信息将有助于回答药物发现及开发过程中的一些关键问题,尤其是靶向治疗。例如,随着抗癌策略更加针对确定的分子靶点,即需要及时获知与分子靶点是否表达、化合物对这种靶点的选择与结合、两者相互作用有关的信息。

因此,小动物分子成像已经开始在识别新靶点、确定体内靶点、促进药物开发以及如果证明化合物不具有所需作用机制和合适的PK、PD特性则尽早停止化合物开发中扮演重要角色。接下来在简要讨论几种常用的分子成像模式后,我们将说明小动物分子成像在药物发现、开发过程中扮演角色的几个重要方面。

各种小动物模型的优点在本书其他章节介绍。一般来说,临床常规使用的大多数诊断技术在实验研究中有对应物,包括计算机体层成像(CT)、正电子发射体层成像(PET)、单光子发射体层成像(SPECT)、磁共振成像(MRI)和超声。此外,几种成像方法更适合于小动物,例如光学成像(生物自发光成像和荧光成像)、光声成像和活体内显微镜[22]。对于亚临床评估,成像方法必须对小动物(主要在$10\sim100\mu m$至毫米级的范围)具有足够的空间分辨率和检测生物化学活动(主要从毫克分子到纳克分子级别),以及随时间出现的临床相关小变化的敏感性。每种成像方法都有各自的优缺点,一种成像方法的选择或几种技术的联合取决于面对的特定生物学问题。通常,不同的成像技术更加互补而非相互竞争[23]。因此,许多结合两种或更多方法的混合系统可以通过商业渠道购买以获得协同优势,而其他系统也在积极开发中[25-27]。计算机软件和算法的发展允许不同成像模式的同步配准[28]。小动物成像专用扫描仪的持续发展和广阔应用使成像技术间的认知和分子测量顺利传递,从而促进临床转化。

4　SAMI 在药物开发中的应用

4.1　靶点识别/确认

　　药物开发中的靶点确定阶段旨在阐明研究中潜在机制的病生理学。例如,肿瘤发生过程中表皮生长因子受体(EGFR 或 HER-2)的过表达、血管生成过程中 VEGF/VEGFR 的过表达、组织缺氧过程中低氧诱导因子-1(HIF-1a)的表达或前列腺癌中前列腺特异性膜抗原(PMSA)的过表达。分子成像能实现特异性靶点的活体检测,包括评估靶点的存在以及靶点暂时性空间分布的定量。靶点可以是一种关键蛋白或与某种病理过程相关的特异性通路[29]。例如,表皮生长因子受体 2(HER-2)是一种细胞膜表面受体酪氨酸激酶[30]。HER-2 过表达会增加细胞增殖、锚地非依赖性细胞生长、细胞迁移及侵袭性[31-33]。已在 30% 的乳腺癌和卵巢癌中检测到 HER-2 过表达[34],而且与侵袭性及预后不良的特性有关[35]。由于其在致癌作用及肿瘤进展的重要作用,HER-2 作为特异性抗体的癌症治疗目标进行仔细深入的研究, 包括曲妥珠单抗(Herceptin,Genentech,Inc.,San Francisco,CA)[12]和帕妥珠单抗(Omnitarg,rhu mAb-2C4,Genentech)[36],以及小分子酪氨酸激酶抑制剂(TKI)如 Lapatibib[37]。用 ^{111}In 标记的小鼠单克隆抗体 SV2-61r 识别细胞外 HER-2,裸鼠体内的 HER-2 阳性肿瘤用伽马相机可以良好地定位[38]。动物模型中 HER-2 在肿瘤的表达,可用 ^{125}I($t_{1/2}$=59.4 天)和 ^{111}In($t_{1/2}$=67.2 小时)标记的抗体[39,40]进行 SPECT 成像,以及用 ^{68}Ga($t_{1/2}$=68 分钟)抗体片段进行 PET 成像[41,42]。

　　另一个例子是内皮生长因子及受体(VEGF/VEGFR),已经被确定为癌症治疗的抗血管生成靶点。VEGF 或 VEGFR 靶向分子成像探针的发展可以作为一种评估抗血管生成疗法和更好地理解 VEGF/VEGFR 在许多血管生成相关疾病中作用和表达的新范例。由于 VEGF 的可溶性及更具动态变化的特性,对 VEGF 的表达成像非常困难。更加合理的设计是使用放射标记的 VEGF 异构体来进行 VEGFR 表达的 SPECT 或 PET 成像。通过 SPECT 成像,重组人类 VEGF$_{121}$ 被 ^{111}In 标记用于股动脉切除致单侧后肢缺血兔模型中缺血组织的鉴别[43]。VEGF$_{121}$ 还通过一种"适配/对接"方法被 ^{99m}Tc 标记,经测试在小鼠乳腺癌的肿瘤摄取量达约 3%ID/g[44,45]。Cai 等用 ^{64}Cu 标记 VEGF$_{121}$ 用于肿瘤血管生成和 VEGFR 表达的 PET 成像[46]。微型 PET 成像显示 ^{64}Cu-DOTA-VEGF$_{121}$ 在 VEGFR-2 高表达的高度血管化小 U87MG 肿瘤中有快速、特异、显著的摄取(约 15% ID/g),但是在 VEGFR-2 低表达的大 U87MG 肿瘤中摄取显著降低(图 24.2)。该实验还证明了 VEGFR 表达在肿瘤恶化过程中的动态特性, 即使相同的肿瘤模型,VEGFR 表达水平在不同阶段可以截然不同。^{64}Cu-DOTA-VEGF$_{121}$ 使 VEGFR 体内表达可视化的成功应该可以实现这种示踪剂对肿瘤血管生成成像的临床转化和指导靶向 VEGFR

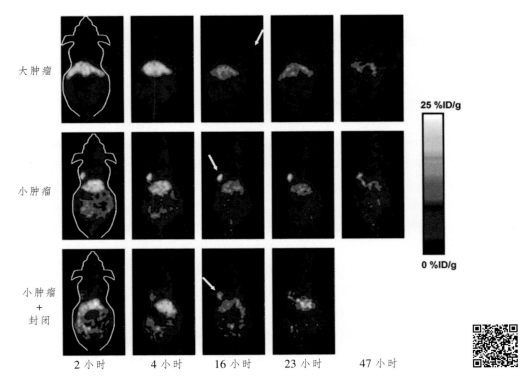

图 24.2　负荷大或者小 U87MG 瘤小鼠静脉注射 5~10MBq ^{64}Cu–DOTA–VEGF$_{121}$ 后的连续微型 PET 扫描。注射 100μg VEGF$_{121}$ 30 分钟后注射 ^{64}Cu–DOTA–VEGF$_{121}$ 的小鼠被认为是"小肿瘤+封闭"。(Reproduced with permission from [46])

的癌症治疗。所有 VEGF–A 亚型均可以与 VEGFR–1、VEGFR–2 结合[47]。目前为止的成像实验报道中，由于大多数示踪剂都是基于 VEGF 亚型，因此很少能实现 VEGFR–1 和 VEGFR–2 的特异性。最近，使用 DNA 重组技术产生的 VEGF$_{121}$（VEGF$_{DEE}$）D63AE64AE67A 突变体开发出一种 VEGFR–2 特异性 PET 示踪剂。^{64}Cu–DOTA–VEGF$_{DEE}$ 的肾脏摄取明显低于 ^{64}Cu–DOTA–VEGF$_{121}$，根据免疫荧光染色可知啮齿类动物肾脏高表达 VEGFR–1[48]。放射性同位素标记的抗 VEGF 抗体、VEGF 的 SPECT 或 PET 成像也已进行[49]。动物全身 PET 成像研究显示出高的肿瘤–背景对比[50]。

　　整合素是与血管生成有关的细胞黏附分子家族，主要使用基于 RGD 的成像探针进行研究。放射性碘标记 RGD 多肽的首次体内应用揭示了受体特异性肿瘤摄取，但是主要由肝胆进行消除，而导致肝脏和小肠的高放射性浓度[51]。因此，对一些改进放射性卤素标记多肽药物代谢动力学的措施进行研究，包括连接糖基团、亲水性氨基酸和聚乙二醇（PEG）[52–54]。除了放射性卤素 RGD 多肽，还开发了各种放射性金属示踪剂，包括被 ^{111}In、^{99m}Tc、^{64}Cu、^{90}Y、^{188}Re 及 ^{68}Ga 标记的多肽[55–58]。它们大多数是基于环五肽，并通过

赖氨酸的 γ 氨基功能在不同螯合系统中结合,例如 DTPA,四肽序列 H-Asp-Lys-Cys-Lys-OH,1,4,7,10-四氮杂十二烷-N-N"N"-N'"-乙底酸(DOTA)和 1,4,7-叠氮酸钠-1,4,7-乙底酸(DOTA)。虽然所有这些化合物都表现出高受体亲和性、选择性和特异性肿瘤累积,但大多数的药物代谢动力学仍然需要改善[59]。因此,已经开发出的多聚 RGD 多肽用来提供具有更好的靶向能力和通过整合素依赖细胞内吞通路而有更高细胞摄取的更有效的拮抗剂[60]。其基本原理在于整合素 $\alpha_v\beta_3$ 和含 RGD 的 ECM 蛋白之间的相互作用涉及整合素群的多价结合位点。我们组已经开发出一系列 ^{18}F 或 ^{64}Cu 标记的多聚 RGD 多肽用于 PET 成像,使用 PEG 化或多价化来改善肿瘤靶向效果和药物代谢动力学[56,61-64]。^{18}F-FB-E[c(RGDyK)]$_2$(简写为 ^{18}F-FRGD2)主要在肾脏排泄,并且在同样的动物模型中肿瘤摄取几乎是单聚体 ^{18}F-FB-c(RGDyK)的两倍[61,62]。微型 PET 扫描在 6 个肿瘤异种移植模型中量化的肿瘤摄取与 SDS-PAGE 放射自显影术检测的整合素 $\alpha_v\beta_3$ 表达水平对应关系良好。以四聚 RGD 多肽为基础的示踪剂 ^{64}Cu-DOTA-E{E[c(RGDfK)]$_2$}$_2$ 比对应的单聚或二聚 RGD 类似物表现出明显更高的受体亲和性,并显示出血液清除快、代谢稳定性高、主要经肾脏排泄及明显的受体介导肿瘤摄取,且在异种移植荷瘤鼠有良好的对比度(图 24.3)[65]。

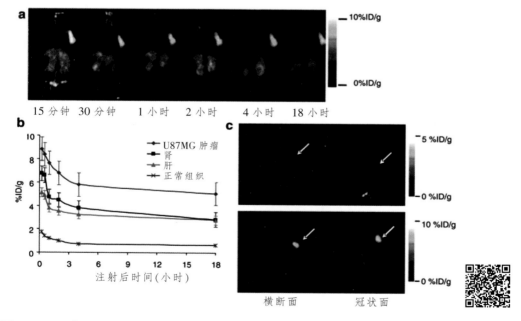

图 24.3　(a)荷人 U87MG 肿瘤的裸鼠注射 9.1MBq ^{64}Cu-DOTA-E{E[c(RGDfK)]$_2$}$_2$ 15 分钟、30 分钟、1 小时、2 小时、4 小时、18 小时后衰减校正的全身冠状微型 PET 图像。(b)由多时间点微型 PET 实验获得的时间-放射性活度曲线。(c)以 9.3MBq 为剂量注射 ^{64}Cu-DOTA-E{E[c(RGDfK)]$_2$}$_2$ 同时注射(上)或不注射(下)10mg/kg c(RGDyK))的小鼠肿瘤摄取情况的比较。(Reproduced with permission from [65])

目前，已有大量直接拮抗许多已知靶点的成像探针库，而且分子成像可以为药物开发确认许多靶点。然而，对于相对比较新的靶点，这种直接的方法需要合成新的成像探针，且需要单独表征其与靶点相互作用的灵敏度和特异性。这通常是比较耗费人力、财力和时间的[23]。对于目前可用的成像探针，未来仍需要许多研究来改善体内稳定性、靶点亲和性/特异性及药物代谢动力学。另外一个关键问题是定量成像比定性成像令人满意得多。尽管普遍认为非侵袭性成像结果与靶点表达水平有关，但这种假设并没有经过广泛的确认。在大多数报道中，研究的两种肿瘤模型一种作为阳性对照，另一种作为阴性对照。这种相互关系对于评估靶点表达水平和进一步治疗检测应用是决定性的，因为它应该是足够理想可以在每个患者个体实现定量而非定性检测靶点表达水平的变化[66]。

可替代的间接方法也可以被用于直接成像不可能或有困难实现的情况。实现这一目标的一种常见的方法即为融合蛋白，通常由融合一种可被检测的报告基因与靶标获得。然后治疗过程中靶标的表达或改变则可以通过测量报告基因的表达来评估。例如，Mayer-Kuckuk 等[67]已结融合了二氢叶酸还原酶（DHFR）和一种 PET 报告基因即单纯性孢疹病毒 1 胸苷激酶（HSV1-tk），来编码一种融合蛋白 DHFR-HSV1-tk。在异种移植模型中，使用抗叶酸制剂后融合蛋白增加可以用 ^{124}I-FIAU，2'-氟代-2'-脱氧-1-β-D-arabinofuranosyl-5-[^{124}I]（HSV1-tk 的底物）作为 PEI 成像探针实现可视化。这是一个药物诱导基因表达变化可经报告基因间接成像的例子。这种方法可以被用于测试不同 DHFR 治疗的效果。

4.2 药物代谢动力学终端的检测

药物代谢动力学研究药物在体内对靶点的生物化学和生理学效果及药物作用机制。治疗效果对于每一种药物的候选药物都是需要解答的关键问题之一[68]。分子成像可以提供评估药效的信息。例如，实体瘤常以糖利用高、肿瘤细胞增殖、组织缺氧伴持续血管生成及凋亡逃逸为特点[69]。靶向肿瘤生物学这些特征的化合物，其影响可经分子成像技术选择性实现可视化[23]。实例包括用 FDG PEI 对葡萄糖运输、代谢进行成像和用 FLT PET 评估增生。另外，一些成像方法可以针对一种特定的通路或单分子靶点来评估特殊药物。

4.2.1 FDG 及 FLT PET 的代谢及增生成像

糖代谢加快是在肿瘤组织观察到的一种表型或功能改变[70]。肿瘤细胞由于糖酵解酶，尤其是己糖激酶表达增加而具有较高的糖酵解。FDG 是一种典型的 PET 放射性药物，被誉为核医学的"世纪分子"[71]。作为一种葡萄糖类似物，FDG 进入细胞的方式与葡萄糖类似，是通过细胞膜上的特殊葡萄糖转运蛋白转化成 FDG 6-磷酸，从而与葡萄糖代谢成一定比例地被捕获进入细胞[72]。由于特定肿瘤 FDG 的摄取量直接与存活细胞的数量有关，FDG-PET 成像为几种癌症在恶性病患者的临床治疗提供了高特异性和灵敏度。然而，机体多种多样的组织和过程，包括炎症细胞和巨噬细胞都具有较大的糖代谢率，因此比正常组织积累 FDG 的量更高，这也就解释了在 FDG PET 成像数据中看到的假阳性率[71]。

　　FDG PET 已经被广泛应用于监测临床前期和临床中放疗及化疗的治疗反应[73,74]。使用小动物 PET、胃肠道间质瘤(GIST)异种移植瘤中的 FDG 摄取在使用伊马替尼治疗后 24 小时明显减少，这和治疗反应是相关联的[75]。在一项评估 FDG PET 在监测人类非小细胞肺癌(NSCLC)异种移植模型化疗效果的应用实验中，使用单剂量丝裂霉素(MMC)和长春碱(VLB)后对肿瘤 FDG 摄取及体积进行测量。化疗后肿瘤体积明显减小，且和 FDG 摄取比对照组明显减低有关，最早出现在第一天[76]。如图 24.4 所示，U87MG 人类恶性胶质瘤皮下异种移植瘤用一种针对 c-Met 的抗体 CE-355621 进行处理，FDG 小动物 PET 在药物处理后 3 天就可见 FDG 积累明显被抑制，早于药物处理后 7 天才出现的肿瘤体积增长抑制[77]。用 B16F10 小鼠黑色素瘤模型，Dandekar 等[78]评估了 FDG 小动物 PET 研究的可重复性。FDG 小动物 PET 鼠异种移植研究以很低的变化实现重复，表明连续小动物 PET 实验也许能以合理的准确性来测量肿瘤的治疗反应。

　　有丝分裂率增加、细胞增殖及分化差被认为是加速恶性组织生长的主要因素。分子成像探针被设计成用于特异性检测增殖，其中[18F]氟-L-胸苷(FLT)是细胞增殖成像最广泛的研究用示踪剂。FLT 转运进入细胞与胸苷通路相似，并被胸苷激酶 1(TK-1)磷酸化成 FLT-5'-单磷酸盐。FLT 磷酸盐不能透过细胞膜、抵抗降解、在细胞内代谢受

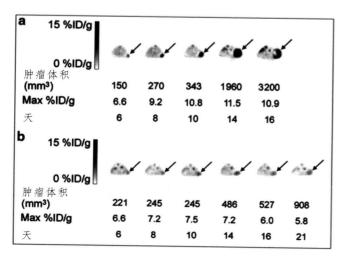

图 24.4　U87MG 裸鼠异种移植（箭头所示）的典型轴向 ^{18}F-FDG 微型 PET 图像。第 7 天给予 CE-355621 或对照媒介。(a)在典型对照组异种移植鼠中，^{18}F-FDG 积累量随时间增加而增加。(b)在典型药物处理组异种移植鼠中第 8～21 天的 ^{18}F-FDG 积累量与第 6 天基线水平相似。(Reproduced with permission from [77])

限。从静息态进入增生期细胞内 TK–1 水平升高几倍并在 S 期消失[79]。因此，放射标记胸苷类似物提供了 DNA 合成及肿瘤细胞增殖测量。一些其他放射标记核苷酸类似物也被开发用于测量 DNA 合成，包括[18F]氟尿嘧啶核苷和 2'–[18F]氟–5–甲基–1–β–O–arabinofuranosyluracil（FMAU）[80]。

尽管糖代谢增加是肿瘤的特征之一，但也与其他多种过程相关，而细胞增殖是肿瘤特异性的。另外，特定抗癌药被设计成阻止细胞分裂但许多都不一定导致细胞死亡。因此，肿瘤细胞增殖也许只是终止而不伴有任何肿瘤能量代谢的明显改变。例如，FLT PET 已经被用于测量铂化合物治疗放疗致纤维肉瘤 1（RIF–1）鼠导致的早期白细胞郁积和细胞毒性。尽管缺乏肿瘤体积的变化，24 小时 18F–FLT 摄取的下降与评估免疫组化的细胞增殖减少有关[81]。FLT 微型 PET 小鼠肿瘤异种移植研究也被证明变化性有限、可重复[82]。FLT PET 的缺点包括肿瘤摄取低、胸苷代谢通路和摄取不同、对恶性病的特异性尚未证实，这些都不利于它表明肿瘤增殖[83]。

4.2.2 血流成像及其与抗血管药物的关联

血管生成指的是心血管成形的过程。它已经被公认为肿瘤生长病理生理学和转移的一个关键因素[84]。抗血管生成和抗血管药物被深入研究用于肿瘤治疗。传统上，肿瘤血管生成和抗血管生成治疗已经用例如测量循环血管生成标志物、微血管密度（MVD）组织学评估等方法进行评估。与此相反，成像可以提供一种检测肿瘤内部及周围血管生成的非侵袭性方法和功能信息。

如上文所述，超声（尤其微泡对比剂增强超声）是一种确定肿瘤微血管血流量及血流速度的有价值的成像方法[62]。特别的，动态增强对比超声扫描（DCE–US）使检查可以重复，提供形态和功能双重分析。US 模式，基于对比剂非线性特性产生的第二谐波信号，在快速注射对比剂后，通过对肿瘤内对比剂摄取动力学的定量提供肿瘤血流入口[85]。一些被认为是肿瘤血流指标的定量参数，如峰值强度（PI）或时间–PI，可被从对比剂摄取的时间–强度曲线提取出来[86]。使用 DCE–US，肿瘤脉管系统破坏药剂 AVE8062 的抗肿瘤效果在负荷黑色素瘤的裸鼠被评估[87]。

使用 15O–氧及相关示踪剂的 PET 实验可以提供对局部血流和血管容积循环参数的直接生理学测量[88]。动态增强对比 MRI（DCE–MRI）也被确定可以研究肿瘤内血管生成，尤其是对抗血管生成治疗的反应。由肿瘤血管漏出的 MRI 对比剂导致对比剂"快进快出"，可以进行肿瘤微循环的功能性分析[89]。DCE–MRI 可与低分子量对比剂（LMCM）如钆–二亚乙基三胺–五乙酸（Gd–DTPA）或大分子对比剂（MMCM）如钆共轭人血白蛋白（Gd–HSA）一起完成[90]。

K^{trans}、K_{ep}、fpV 和 v_e 是由一个双间隔通用动力学模型推导出的标准输出参数，该模型是最被广泛接受的模型，且容易由基本原理推导而得[91]。K^{trans} 表现了对比剂从血液到小间隙的转移率,K_{ep} 是逆向速率常数,表现逆流。fpV 是血浆体积分数,与整个组织体积相关,v_e 是部分血管外、细胞外漏出体积。这些参数可以用数字描述或形成颜色编码图像。

已知 DCE-MRI 参数与血管渗透性有关, 因此与肿瘤组织内血管生成有关[92]。DCE-MRI 可用于证明给药后早期的抗血管生成效果, 可预测如肿瘤体积变化等传统治疗反应参数。准确检测对治疗的血管生成反应的能力意味着药物疗效可以在治疗非常早期时被确定,从而无反应患者可被发现并及时改变治疗方案[93]。

DCE-MRI 最早可以在 PTK/ZK(一种 VEGF 受体酪氨酸激酶抑制剂)治疗后 2 天发现对治疗的反应,表现为钆对比剂媒介曲线(AUGC)下面积明显减小[94]或渗透性参数明显减小[95],这些也可以预测后续反应。LMCM DCR-MRI 在使用抗血管药物 AG-013736(一种 VEGF、PDGF、c-Kit 受体酪氨酸激酶抑制剂)和 SU5416(一种 VEGFR-2 酪氨酸激酶的选择性抑制剂)活性的患者还表现出明显的渗透性值下降[96]。尽管在用于分析 DCE-MRI 数据的准确动力学模型上仍然缺乏一致性,各种方法间的差异常常是边缘的。因此,DCE-MRI 作为实验新抗血管生成和抗血管治疗中检测临床反应的可选成像技术快速脱颖而出。

不同于 LMCM,MMCM 尺寸的增大使其扩散性下降,K^{trans} 值也许能更准确地反应肿瘤内的渗透性[89]。MMCM 还可以给出对肿瘤血液量更准确的评估,因为它们是极好的血池试剂。例如,SU6668 是一种口服的血管生成受体酪氨酸激酶,如血管内皮生长因子受体 2(Flk-1/KDR)、血小板衍生生长因子(PDGF)受体和成纤维细胞生长因子(FGF)受体的小分子抑制剂。随着检测到肿瘤边缘和中心的血管渗透性分别平均下降 51% 和 26%,DCE-MRI 清楚地发现 SU6668 对肿瘤脉管系统的早期效果(处理后 24 小时)。平均部分血浆容积的大量减少在肿瘤边缘(59%)和中心(35%)也被观测到(图 24.5)[97,98]。

4.2.3　组织缺氧成像

缺氧被发现存在于许多疾病状态,且缺氧程度与卒中、心肌缺血等缺血事件的功能恢复高度相关。在实体瘤中,由于供应生长肿瘤的血管提供的氧不够充足而导致缺氧。肿瘤缺氧是治疗反应、无复发生存、整体预后的一个重要决定因素[99]。传统的侧脸组织中氧分压的“金标准”是使用 pO_2 电极[100],这种方法有侵袭性且受限于容易进入肿瘤。为了避免侵袭性及缺乏代表性的问题,PET 的方法被发展使得具有解剖分辨率的肿瘤缺氧体内地图成像成为可能[101,102]。

目前, 组织缺氧 PET 示踪剂成像的首要方法是使用有限吸收且以还原态存在于细胞内的化合物[103]。最常被研究的放射性示踪剂是 ^{18}F 标记的硝基咪唑派生物,包括 ^{18}F-氟硝基咪唑(FMISO),^{18}F-氟阿拉伯糖苷(FAZA)和 ^{18}F-氟代红霉素肟硝基咪唑

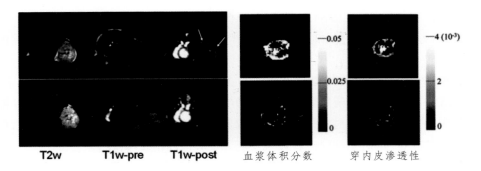

| T2w | T1w-pre | T1w-post | 血浆体积分数 | 穿内皮渗透性 |

图 24.5　SU6668 处理动物前（上排）和 24 小时后（下排）的 T2w、T1w-pre 和 T1w-post 像。T2w，轴位 T2 加权 RARE 像；T1w-pre 和 T1w-post 像，注射 Gd-DTPA-白蛋白前及 50 分钟后获取的轴位 T1 加权 GRE 像。kPS，穿内皮渗透性。（Reproduced with permission from [97]）

（FETNIM）（图 24.6）。^{18}F-FMISO 通过被动扩散进入细胞，在胞内被硝基还原酶降解后困在组织氧分压下降的细胞内。当氧气在普通氧化细胞内是充足的时，亲体化合物通过再氧化快速再生并参与代谢而不累积。但是在缺氧细胞内，低的氧分压会阻止 ^{18}F-FMISO 代谢物的再氧化。由于 FMISO 只在具有功能性硝基还原酶的缺氧细胞中累积，因此坏死细胞中没有累积[104]。已经有许多用 ^{18}F-FMISO 摄取直接测量氧气的实验，^{18}F-FMISO 的摄取程度在肾细胞癌及头颈部癌症与直接 pO_2 组织学测量有关[105,106]。^{18}F-FMISO 已经用于人类肿瘤体内缺氧成像和检测常规治疗效果[107,108]。^{18}F-FMISO 还被用于包括脊髓缺氧和心肌缺氧的非肿瘤学系统[12,109]。

尽管 ^{18}F-FMISO 仍然是缺血的最广泛的研究用放射性示踪剂，但距离理想缺血示踪剂尚远。主要问题是缺氧组织有限的摄取率和摄取程度，例如它需要 2~4 小时才能达到成像所需的足够靶标/背景比[103]。因此，其他化合物包括二代硝基咪唑类也已经被合成用于缺氧成像。^{18}F-FAZA 和 ^{18}F-FETNIM 都证明有与 ^{18}F-FMISO 相当的肿瘤内摄取且通过动物模型的肾脏系统可以从血液、内脏和肌肉组织中快速清除[110,111]。然而，也有报道指出 ^{18}F-FAZA 与 ^{18}F-FMISO 相比肿瘤/血液比较低[112]。另一种 ^{124}I（$t_{1/2}$=4.2天）标记的基于硝基咪唑的化合物半乳糖苷（IAZGP）已经在晚一儿点的时间点，如给药后 1~2 天，产生出相当高的肿瘤/背景对比[113]。

2-硝基咪唑-EF5[2-（2-硝基-1H-间二氮茂-1-yl）-N-（2,2,3,3,3-五氟丙基酯）乙酰胺]是另一个缺氧标记的例子，在体内具有恒定的生物分布和稳定的结构[114]。拮抗 EF5 的高度特异性单克隆抗体（mAbs）及其加合物已被合成，允许了大量临床相关活检技术[115]。一种 EF5 的 3-单氟类似物 EF1 被以 ^{18}F 标记[116]用于在缺氧性 Morris 7777（Q7）肝癌和含氧性 9LF 胶质瘤模型中进行缺氧成像[117]。结果证明，以 ^{18}F-EF1 进行 PET 成像可以在啮齿类动物实现缺氧肿瘤和含氧肿瘤的区分。^{18}F-EF5 也被合成

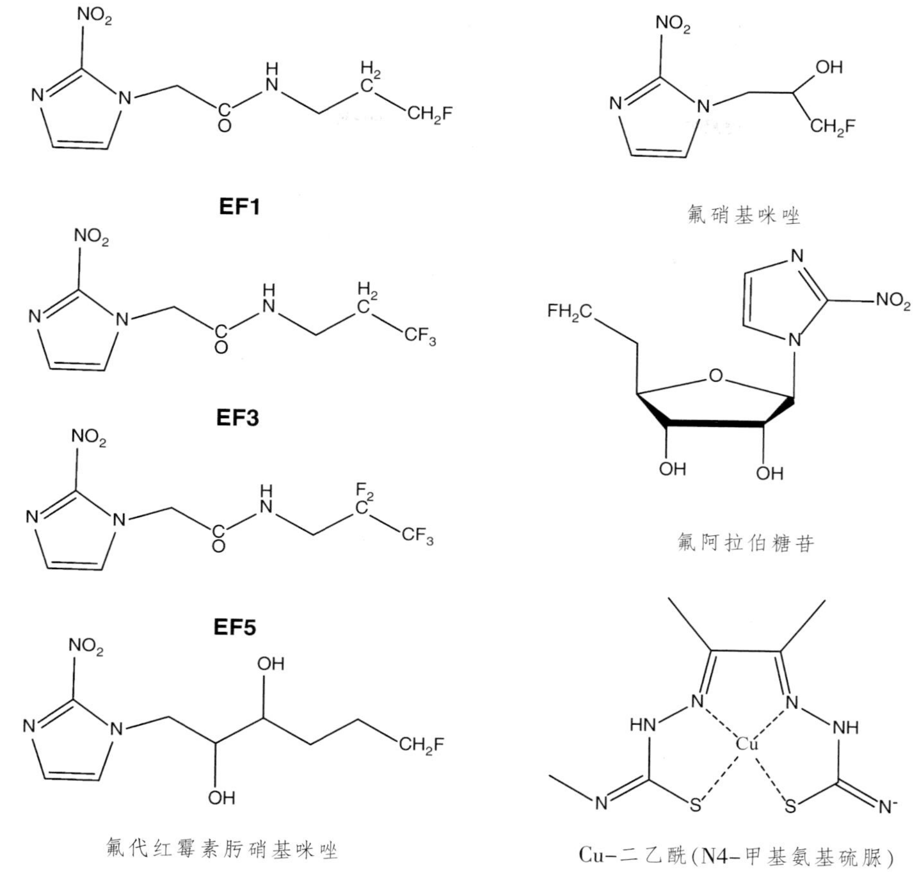

EF1

氟硝基咪唑

EF3

EF5

氟阿拉伯糖苷

氟代红霉素肟硝基咪唑

Cu–二乙酰(N4–甲基氨基硫脲)

图 24.6　缺氧敏感探针的结构示意图。

用于一个鼠肿瘤模型的 PET 成像[113]。当最终的肿瘤/肌肉比(基于伽马计数)大于 2 时，注射后(p.i.)60 分钟很容易看到肿瘤。另一种氟化依他硝唑化合物 EF3 成功以 ^{18}F 标记用于 PET 缺氧评估[119]。体外药物代谢动力学和生物分布研究证明 ^{18}F–EF3 可以很好地替代 ^{18}F–FMISO 用于肿瘤缺氧检测[120]。但是，最近一项由表明 Dubois 等进行的比较研究 ^{18}F–EF3 的肿瘤最大摄取量与 ^{18}F–FMISO 相比尽管在 p.i.4 小时时达到接近水平，但在 p.i.2 小时时明显更低[121]。EF5 及其类似物的极性较低将导致较长的药物半衰期，进而使其与含氧细胞结合而减慢非代谢标志物从正常组织的排泄。

　　一种用于组织缺氧成像的被评估备选化合物是 Cu–二乙酰 (N4–甲基氨基硫脲)(Cu–ATSM)[36]。缺氧对 Cu–ATSM 选择性的机制及相关复合物被认为涉及一种原始的细胞内质子耦联还原反应，生成一种铜(I)，然后在具有高氧分压的细胞进行再氧化并从流出或由配合基分离，在具有低氧分压的细胞的细胞铜被滞留[122]。^{60}Cu–ATSM 已显示可以预测小规模临床研究中放射治疗的结果[123,124]。最近,一种 Cu-ATSM-葡萄糖 (ATSE/A-G)已经被合成用于改善例如肝脏、肾脏高摄取等生物分布特性[125]。体内 PET 显示 ^{64}Cu-ATSE/A-G 保留了缺氧选择性并与 ^{64}Cu-ATSM 相比特性有所改善,从 ^{64}Cu-ATS 主要在肝脏小肠变为 ^{64}Cu-ATSE/A-G 主要在肾脏[125]。

4.2.4 细胞凋亡成像

细胞凋亡,或程序性细胞死亡,被公认为一种主动调控机制,与细胞增殖在功能上相反,但是在组织塑形和保持组织大小、预防疾病方面两者互补且有重要作用[126]。移植排斥、心肌或大脑梗死、神经退化病变等以细胞死亡过度为特征[127]。但是肿瘤中程序性细胞死亡数与细胞增殖相比低太多,或者凋亡完全未激活[128]。大多数化疗药导致肿瘤细胞死亡主要是通过凋亡减少,且广泛认为对抗癌治疗的抵抗性涉及突变,后者导致细胞增殖失控和控制凋亡的机制受到抑制[129]。因此,与现在使用的形态学测量方法相比,凋亡反应成像可以提供相当快的方法来预测癌症化疗效果[130]。在心血管医药方面,凋亡成像在处理心肌梗死、不稳定型动脉粥样硬化斑块和心脏同种异体移植排斥大有裨益[131]。

磷脂酰丝氨酸暴露是凋亡中一项近乎普遍的事件,发生于凋亡刺激几个小时之内,并在等离子膜的细胞外表面具有一种容易结合且非常丰富的靶点(每个细胞有数百万个结合位点)[132]。由于对凋亡细胞的高度亲和力、无免疫原性及缺乏体内毒性,膜联蛋白 V 是凋亡检测及成像的主要探针[130]。膜联蛋白 V 共轭连接一种双功能烟酸类似物 hydrazinonicotinamide(HYNIC)后用 ^{99m}Tc 标记以探测体内凋亡[133]。在抗脂肪酸合成酶抗体诱导的大量肝细胞凋亡模型中,^{99m}Tc-HYNIC-膜联蛋白 V 在肝脏的摄取比对照组在 1 小时和 2 小时时分别增加 134%和 304%。在一个大鼠心脏同种异体异位移植模型中,移植排斥由凋亡介导,所有同种异体移植心脏在移植后 5 天很容易用 ^{99m}Tc-HYNIC-膜联蛋白 V 成像实现可视化。第三是一种肿瘤异种移植模型,其凋亡由化疗药环磷酰胺引起。给药后 20 小时,^{99m}Tc-HYNIC-膜联蛋白 V 的放射活度在给药肿瘤比未处理动物的对照值明显增加 78%[133]。这些实验与该团队其他研究[134,135]一起证明了 ^{99m}Tc-膜联蛋白 V 用于体内与凋亡相关 PS 表达成像的可行性。由另一种化疗药紫杉醇引起的凋亡也导致 ^{99m}Tc-膜联蛋白 V 表现出容易被闪烁扫描技术实现可视化的摄取增加[136]。除了膜联蛋白 V,突触结合蛋白 I 的 C2A 定义域[137]和一种基于噬菌体展示的小分子肽[138]也表现出与磷脂酰丝氨酸的结合亲和力,可作为有潜力的凋亡成像剂。由膜联蛋白 V 衍生得到的成像剂还通过用于不同放射性核素、荧光素多模态凋亡成像的特殊位点标记 DNA 重组方法引入一种短 N 末端肽被进一步精炼[139-141]。

除了磷脂酰丝氨酸暴露,细胞凋亡蛋白酶激活和线粒体膜电势崩溃也是凋亡特征[139]。细胞凋亡蛋白酶在实现细胞死亡过程中发挥主要作用,且固有的(线粒体的)和非固有的(死亡受体的)凋亡通路最终都激活几个效应器凋亡蛋白[142]。凋亡蛋白-3 是一种关键效应器凋亡蛋白,它识别和黏附许多细胞蛋白(多聚 ADP 核糖聚合酶)、核纤层蛋白等都有的 DEVD(天冬氨酸-谷氨酸-缬氨酸-天冬氨酸)肽序列[144-146]。大多数研究利用荧光成像和生物自发光成像,这适于细胞和小动物研究。但是,临床转化是受限的。靛红(1-H-吲哚-2,3-二酮)被认为是凋亡蛋白 3 的抑制剂,通过高产量筛选和进一步结构优化发现高效衍生物靛红磺胺类, 在 2~6nm 范围内具有凋亡蛋白 3 和 7 的抑制效果[147]。实现放射标记靛红凋亡成像的潜能,一些团队开发了 [18]F 标记的药剂作为假定的已激活凋亡蛋白 3 水平 PET 成像示踪剂[148-150]。使用一种 [18]F 标记的靛红磺胺类似物 ^{18}F-WC-II-89, 微型 PET 成像实验显示环乙酰亚胺处理鼠相对未处理对照鼠肝脏高摄取放射示踪剂(图 24.7)[151]。另一种凋亡成像方法以线粒体膜电势崩溃为靶标,这也是凋亡的主要事件[142]。基于磷离子的放射标记探针显示预计的疾病体外细胞摄取随着线粒体电势降低,而体内这些探针在心脏和肾脏显示最高摄取[152,153]。

4.2.5　特殊下游靶点成像

FDG/FLT PET 和 DCE MRI 对大范围的抗肿瘤和抗血管药物具有通用价值。分子成像方法也被发展只用于有限的一些化合物。一个好的例子是热休克蛋白 90(HSP90)客户蛋白对 HSP90 抑制剂的反应。HSP90 是促进初期多肽适当折叠、保证蛋白-蛋白相互作用在基础条件下多产的分子伴侣的关键成分[154]。HSP90 抑制的下游效应影响广泛的使癌细胞恶性特征成为可能的信号过程。因此,HSP90 抑制剂具有广谱抗癌活性。另外,对治疗引起的相关 HSP90 客户蛋白的改变的分析可作为 PD 终点用于评价 HSP90 抑制剂的治疗反应。

人类表皮生长因子受体 2(HER-2)已经被确定为 HSP90 的客户端,且 HER-2 依赖 HSP90 维持其在包括在内质网(ER)的成熟过程和在细胞膜上作为受体的整个受体周期的稳定性。HSP90 失活 2 小时内 HER-2 就被耗尽[155]。一种正电子发射体

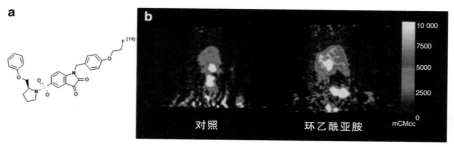

图 24.7　(a)靛红磺胺类类似物 ^{18}F-WC-II-89 的结构。(b)[18]F-WC-II-89 的生物分布在对照鼠(左)和环乙酰亚胺处理鼠(右)的全身微型 PET 图。(Reproduced with permission from [153])

镓-68($t_{1/2}$=68 分钟)标记的曲妥珠单抗(赫赛汀,针对 HER-2 的人化抗体)F(ab')2 片段已经通过用 HSP90 抑制剂 17-烯丙基胺格尔德霉素(17-AAG)来评估 HER-2 的降解。基于微型 PET 定量,HER-2 表达在 17-AAG 处理后 24 小时的动物减少几乎 80%[41]。在一项随后的实验中,肿瘤对 17-AAG 处理的反应用 ^{68}Ga-DOTA-F(ab')2-曲妥珠单抗和 ^{18}F-FDG PET 进行评估。处理后 24 小时内,HER-2 PET 检测到明显的 HER-2 减少,而 ^{18}F-FDG PET 摄取几乎没有变化。这表明使用 ^{68}Ga-DOTA-F(ab')2-赫赛汀的 HER-2 PET 可以为肿瘤对 17-AAG 处理的早期反应提供精确的信息[42]。

表皮生长因子受体(EGFR),HER 家族的另一成员,也被确定为 HSP90 的客户端[156,157]。用 ^{64}Cu($t_{1/2}$=12.7 小时)标记的西妥昔单抗(爱必妥;C255;英克隆和布里斯托尔-迈尔斯施贵宝)处理的荷瘤小鼠的 EGFR 表达定量 PET 成像显示肿瘤的 ^{64}Cu-DOTA-西妥昔单抗摄取与 Western blotting 定量的 EGFR 表达水平有良好的线性关系(r^2=0.80)[158]。定量微型 PET 显示 ^{64}Cu-DOTA-西妥昔单抗在未处理肿瘤中具有突出的肿瘤活度积累,但在 17-AAG 处理肿瘤 24 小时后摄取明显降低。免疫荧光染色和 Western blot 都证实 17-AAG 处理的肿瘤组织 EGFR 表达水平明显降低。结果表明,这种方法也许在检测 EGFR 阳性癌症患者对 HSP90 抑制剂 17-AAG 的治疗反应有价值[159]。

另一个例子是丝氨酸/苏氨酸激酶 Akt。Akt 作为许多上游信号通路汇聚的信号中心发挥作用[160]。由于 Akt 及其上游调节器在一些癌症形式中发生失调,它们成为药物介入的有前途的靶标[161,162]。Zhang 等[90]已经构建出一种生物发光 Akt 受体,包括一种 Akt 共识底物肽和一个与磷酸化氨基酸残基(FHA2)在侧面由萤火虫荧光素酶受体分子 N 末端(N-Luc)和 C 末端(C-Luc)结构域结合的结构域。具备这种受体结构,Akt 在体外培养细胞和异种移植肿瘤中的活性作为对受体酪氨酸激酶的抑制或激活、磷酸肌醇 3-激酶的抑制或者对 Akt 的直接抑制的反应,可以被定量、动态检测。体内研究结果表明这项技术可以促进动物模型中药物 PD 的决定。另外,这个平台也许可以扩展到癌症中的其他关键激酶。

靶向一种特异性治疗反应的成像探针也已经被研究。例如,为了确定重组多肽是否可以用于抑制治疗后快速区分有反应和无反应癌症,Han 等[163]设计了一系列开创性实验。用一个基于 T7 噬菌体的随机多肽库进行 6 轮体内生物淘汰后,一种 HVGGSSV 多肽被分离出来,作为接受放疗和 VEGF 受体酪氨酸激酶抑制剂治疗的,从 Lewis 肺癌到 GL261 肿瘤的主要序列。该多肽被 Cy7 标记,近红外(NIR)成像揭示 HVGGSSV 多肽可以区分有反应和无反应肿瘤(图 24.8)[163]。另外,已经确定多肽结合增加的数量和癌症的反应性之间存在一种直接关系。因此,这种多肽实现了快速、非侵袭性药效动力学反应的评估,并保证了加速药物开发、最小化对患者无效治疗的持续时间。

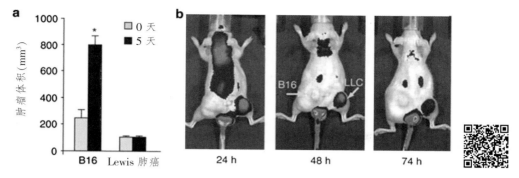

图 24.8　Lewis 肺癌肿瘤被植入右后肢,B16F0 肿瘤被植入同一只小鼠的左后肢。两种肿瘤都用 SU11248 处理,且连续 5 天给予 3Gy 照射。(a)肿瘤体积在第 0 天和第 5 天被测量。首次处理后 4 小时,Cy7 标记的 HVGGSSV 多肽被灌输,NIR 成像被用于研究与经处理肿瘤结合的多肽。(b)图像所示为首次处理后标示时间时获取的小鼠 NIR 像。(Reproduced with permission from [163])

4.3　基因治疗相关的基因表达成像

　　基因治疗是一项探索使用核酸(DNA 或 RNA)治疗或预防疾病的正在发展中的技术。基因治疗有几种方法,包括在突变基因的背景上强迫表达治疗基因(基因加法)、用一种健康基因替代引起疾病的突变基因(基因替换)、失活或"敲除"功能紊乱的突变基因及向机体引入一种新基因帮助预防或对抗疾病[164]。为了把治疗基因导入患者靶细胞,一种合适的分子载体或基因传送工具,通常称作载体,会被使用。针对细胞类型的特异性靶向对于有效载荷和基因表达都可以通过生物分布和转导成像分别可视化。另外,治疗结果也可以通过非侵袭性成像方法进行检测。转导成像显示出转基因调解的蛋白产物,然而生物分布成像显示的是基因递送载体的实际全身分布[165]。评估体内颗粒动力学和转基因表达以生成基因递送和表达的精确图像非常重要[166]。基因表达的分子成像通常使用称为"成像报告基因"的特定基因来实现。报告基因可以被用于研究基因表达中涉及的启动子/增强子原件(固有的和可诱导的),以及通过使用融合内源性启动子及报告基因的转基因来研究内源性基因表达[167]。在一些情况下,治疗基因本身就是报告基因,且可以直接成像,例如 HSV-1 胸苷激酶(HSV1-tk)[168]和钠碘转运体(NIS)[169]。没有用于功能图像分析的配体或基板的大多数其他治疗基因的表达如果和报告基因的表达有关联就可以被研究[170]。通常,具有表达载体的治疗基因会被报告基因替代或融合。报告基因的空间和时间表达通过多种非侵袭性成像方法可以实现可视化和量化。分子成像的快速发展,尤其是在基因表达成像领域,将极大地有助于一些基因治疗需求且很可能有助于这种有希望的治疗方法获得成功[171]。

　　例如,热休克蛋白启动子,尤其是 HSP70 启动子,因其可被热诱导且有效已经普遍用于基因治疗[172]。通过向肿瘤细胞引入自杀基因，如在 HSP 启动子控制下编码胸苷激酶(TK)或胞嘧啶脱氨酶(CD)的基因，一系列治疗肿瘤的研究已经完成[173,174]。绿色荧光蛋白(GFP)作为报告基因已被广泛用于评估由 HSP70 启动子驱动的基因表达的空间和时间控制[175-178]。在使用 GFP 作为报告基因的显微镜加热阶段，HSP70 表达动力学在培养的牛主动脉内皮细胞(BAEC)被连续成像。用在 HSP70 启动子控制下表达 HSP70–GFP 融合蛋白的 DNA 载体转染 BAEC。HSP70–GFP 融合蛋白的动力学情况与内源性 HSP70 一致[179]。

编码 TK 的报告基因的表达可以被如 2'–脱氧–2'–氟代–β–D–阿糖腺苷–5–碘代尿嘧啶(FIAU)、阿昔洛韦派生物如 9–[4–氟代–3–(羟甲基)丁基]鸟嘌呤(FHBG)等嘧啶核苷派生物探测。用 PET 成像，已经观察到由 HSP70 家族的成员之一 Grp78 启动子驱动的 HSV1–tk 自杀基因在体内的发展中肿瘤的自发激活及其在作为对照方法的光动力学疗法(PDT)中的激活[174]。NIS 负责碘的生理摄取。NIS 也可以浓缩高锝酸盐(TcO_4^-)、溴化物(Br^-)和高铼酸盐(ReO_4^-)。使用相应的放射性核素，NIS 基因表达可以通过 SPEC 或 PET 成像实现可视化[180]。Che 及其同事已经构建了一种反转录病毒载体，pQHSP70/hNIS–IRES–eGFP(pQHING70)，包含了由一种可诱导的人 HSP70 启动子控制的 hNIS–IRES–eGFP 双受体基因。稳定的放射性示踪剂摄取与 eGFP 荧光、HSP70 蛋白的比例在广泛的表达水平得到证实，包括通过不同的加热水平。局部应用加热可以有效诱导体内 hNIS 和 eGFP 的基因表达，且这种表达可以被荧光、核医学和微型 PEI 有效成像[181]。

天然特蛋白受体可以浓缩机体的天然铁达到能被 MRI 检测的数量级，从而成为一种精妙的 MRI 受体基因。这种方法被用于无任何外加配体、非侵袭性成像大鼠脑内病毒转导。Genove 等[182]使用腺病毒递送铁蛋白转基因进入特定宿体组织，并成像摄取内源性铁而变为超顺磁性的细胞。在这里，过表达的铁蛋白受体被一种具有铁氧化酶活性的储铁分子鼠类铁蛋白的重链成像，用于体内基因表达的 MRI 检测[183]。

4.4 药物代谢动力学的评估

小动物成像实验获得的信息在配体合成/优化阶段可以非常有帮助，尤其在阐明候选药物的药物代谢动力学方面。药物代谢动力学成像要求候选药物以几种方法标记，通常是放射性标记，但是越来越多使用荧光标记或用大分子进行磁性标记。除了 PET 中用 ^{11}C 放射性标记候选药物的同一个位点，在几乎所有情况下，必须牢记研究的不是候选药物，而是类似物。中枢神经系统(CNS)药物可以被标记且在个体动物体内示踪以判定血脑屏障(BBB)的通透性。候选药物的定量动力学评估可用 PET 进行，可以计算描述组织提取、受体特异性结合、非特异性结合和(或)酶变换的相关比率常数。成像得到的药物代谢动力学知识可以连续检测候选药物的情况，而不仅是未代谢成分的瞬时血浆浓度,后者也许和候选药物在预期作用部位的浓度关联很小。这就是 CNS 药物的真实情况,其大脑和血浆动力学总有偏差,而对于肿瘤药,其肿瘤灌注异质性显示出损伤处剂量不均匀或不充分,但在外周样品没有这种情况。药效动力学信息,例如候选药物对组织的效果,通过小动物成像也容易获得。抗血管生成治疗的关键是血流中的变化可以被 PET、MRI 或超声扫描评估。药物与药物的相互作用可以用探测多药抵抗(MDR)调节器影响下 MDR 泵活性的放射性示踪剂研究。所有这些信息都可以用于迭代的方式来进行先导化合物结构提纯。随后的先导物生成阶段目标是合成先导化合物、具有改进效能的新类似物、减少的非靶标活动、物理化学/代谢特性暗示合理的体内药物动力学。而先导物优化是通过对达到结构凭经验进行修改和(或)当可获得靶标的结构信息时应用基于结构的设计完成。先导物优化过程的关键部分包括遵守实验用动物的合适的"药物样"属性而优化先导化合物,在药物代谢动力学(PK)实验中测量吸收、分布、代谢和排泄(ADME)。这非常重要,因为药物发现计划中频繁的失败是次优的 PK 特性,当新药首次在完整的动物进行测试[184]。

对药物吸收、分布、代谢和排泄(ADME)动力学的研究是任何药物开发过程的重要组成部分。药物代谢动力学差是药物失败的一个主要原因。按照惯例,PK 研究通过高效液体色谱分析(HPLC)和一种合适的检测方法,如紫外线、质朴分析法或者如果药物被放射性同位素如氚标记时用放射性计数测量药物的血浆浓度。由于其极高的灵敏度(低至 10~12mol/L),定量 PET 成像也提供关于药物在扫描仪视野范围内的疾病和正常组织的动力学、剂量学和分布信息,以及关于肝胆、肾脏清除的信息。小动物 PET 扫描仪可以对小的啮齿类、犬类或灵长类动物模型进行扫描来显示候选化合物以及在应用于人体之前改善成像范式。许多药物可以用 ^{11}C 或 ^{18}F 标记而不影响或极小地影响化合物的化学/物理化学特性,从而非侵袭性地检测药物的生物分布[185,186]。

基于 PET 成像,普通的药物代谢动力学参数可以被量化并计算,包括放射性峰值(C_{max})、达放射性峰值时间(t_{max})、放射性–时间曲线下面积(AUC)、摄取[标准化摄取值(SUV)]以及药物在各种组织中相对于在血液中的特性。关于摄取、分布和清除的其他重要动力学参数也可以从组织数据的数学模型中推导得出,例如从血浆到组织的清除(K_1)、从组织到血浆的清除(K_2)、选择性结合(K_3)、通透性–结果表面积(PS 结果)、从血浆到组织的网格单向性汇集常数(血液组和织的分配)[187]。在大多数 PET 药物代谢动力学实验中,只计算药物的示踪数。也许以结合适当的药理学剂量与放射性示踪剂为构想进行实验来获得更精确的药物代谢动力学信息作为药理学剂量也是必要的。

举例来说,氟罗沙星是一种用于治疗尿路感染、皮肤及软组织感染、消化道感染和慢性支气管炎急性细菌性发作的有前途的氟喹诺酮[188]。为了评估其药物代谢动力学,^{18}F–氟罗沙星被合成,且表现出与商业出品产品完全相同的物理性质、化学性质和抗菌活性。^{18}F–氟罗沙星的药物代谢动力学用正电子发射体层成像技术(PET)和组织放射性测量在健康的和感染的动物进行检测[189,190]。类似的方法在人体也适用[191]。另一个例子，1,3-Bis-(2-氯乙基)-1-亚硝基脲（BCNU），一种亲脂性烷基化药，是治疗大脑内神经胶质瘤的最有效药物之一。用 PET 成像的药物代谢动力学实验证明动脉内给予 ^{11}C-BCNU 获得的肿瘤内药物浓度比静脉内给药获得的水平平均高 50 倍[192]。$VEGF_{121}$/rGel 是一种 VEGFR-2 特异性融合毒素，是由 $VEGF_{121}$ 连接 G_4S 链组成的重组植物毒素白树毒素[193]。我们团队使用 $VEGF_{121}$/rGel 在小鼠模型中治疗原位恶性胶质瘤。治疗前，进行用 ^{64}Cu 标记的 $VEGF_{121}$/rGel 的微型 PET 成像来评估肿瘤靶向效果和药物代谢动力学。我们发现 ^{64}Cu-DOTA-$VEGF_{121}$/rGel 知道注射后 48 小时都表现出高的肿瘤积累/滞留和高的肿瘤-背景对比。基于 ^{64}Cu-DOTA-$VEGF_{121}$/rGel 的体内药物代谢动力学，每隔一天给予 $VEGF_{121}$/rGel 用于治疗原位 U87MG 恶性胶质瘤[128]。

另一个有前途的应用使用放射免疫成像（RII）来定位放射免疫轭合物（RIC）的生物分布，并计算有效放射免疫治疗（RIT）的剂量。用于剂量学计算的 ^{90}Y 的生物分布典型的获取方式是通过替代的放射金属 ^{111}In，因为 ^{90}Y 不发射光子。^{111}In 的半衰期几乎和 ^{90}Y 的完全相同，发射 171 和 245keV 2 种 γ 线，像 ^{90}Y 一样容易合并到相同的螯合剂中。基于以上原因，^{111}In 被认为是一种极好的 ^{90}Y 类似物。例如，FDA 认可的 RIC 替伊莫单抗（Zevalin™，BiogenIDEC）用 ^{90}Y 标记来治疗非霍奇金淋巴瘤（NHL），且需要使用 ^{111}In-替伊莫单抗来生成肿瘤和正常器官的图像用于剂量学和生物分布研究[194]。然而，已有报道指出 ^{111}In-曲妥珠单抗与 ^{86}Y-曲妥珠单抗在骨的摄取并不平行，因而也许不能为 RIT 的临床应用准确预测 ^{90}Y 在骨的积累水平[147,195]。所以，^{86}Y 放射性同位素 PET 提供的定量信息可以为 ^{90}Y RIT 估算更准确地吸收剂量[147]。也有报道说，^{99m}Tc-MAb 轭合物显示出与 ^{186}Re-MAb 轭合物类似的药物代谢动力学行为，因而可被用于预测 ^{186}Re 标记 MAb 的定位及为个体患者进行剂量预测[196]。

4.5　细胞转运治疗的成像

以治疗为目的的干细胞的开发，包括细胞治疗和再生医学，正成为制药研究的一个主要领域。例如，骨髓细胞已经被用于再生梗死心肌[197,198]，基于间充质干细胞（MSC）的癌症治疗非常有前途[199]。非侵袭性监测治疗用细胞的分配、迁徙和终点将促进细胞治疗的发展。细胞可以通过移植/植入前将标志物引入细胞内或细胞上并被直接标记，该标志物与细胞稳定地结合或附着。例如，Aicher 等[200]用 ^{111}In-喹啉标记内皮和造血祖细胞，通过针孔准直器只用 5% 放射性的注射剂量就可以容易地在心脏显示出相较于伪手术操作对照组，局部缺血致心脏摄取的增加。^{64}Cu-丙酮醛-bis-（N4-甲基氨基硫脲）（^{64}Cu-PTSM）也被用于在体外标记细胞进行小鼠细胞转运的体内正电子发射体层技术（PET）成像研究。图像表明鼠尾静脉注射标记 C6 的细胞运输至肺和肝。另外，在

一只输入 ^{64}Cu-PTSM 标记淋巴细胞 3.33 小时的小鼠体内清楚地检测到放射性的短暂脾积累[201]。^{18}F-HFB[202]和 ^{18}F-FDG[203]作为标志物标记间充质干细胞用于体内 PET 成像也被进行研究。放射性核素直接标记的细胞只能确定灌注干细胞的短期循环和归巢特性，因为成像信号随着放射衰减而减弱，或随着细胞分裂和散布而更加分散[77,201]。除了放射性核素标记，铁氧化物微粒或全氟化碳纳米指针也可以用于 MRI 成像标记细胞[204,205]。Amado 和同事们在球囊闭塞左前降支(LAD)引起的心肌梗死(MI)后 3 天心内注射铁氧化物标记的 MSC。铁氧化物标记的细胞造成低强化区域，第 8 周信号仍保持有 42%[206]。相较于放射性核素成像，MRI 的主要优点是高组织分辨率。但是，MRI 目前缺乏基于放射性核素标记(SPECT/PET)的灵敏度，这限制了其对小数量细胞的探测（被检测需要>105 细胞)[204]。另外，直到巨噬细胞清除细胞碎片前的几天内一直有信号形成，检测到的信号不一定表明细胞是存活或死亡[207]。

　　另一种可供选择的细胞转运成像方法依赖于移植前转入细胞的成像报告基因的表达，其可被相应的成像方法成像，根据注射适当的探针或底物包括光学成像、SPECT/PET 或 MRI。用萤火虫荧光素酶(fLuc)或海肾荧光素酶(rLuc)的生物发光成像(BLI)已经被用于监测 MSC 的致瘤转变和示踪 MSC 的在各种疾病模型的分布，包括肿瘤模型、急性肾损伤、组织工程构建、基因疾病和血管生成[199,208,209]。MSC 已经用单纯疱疹病毒 1 胸苷激酶(HSV1-tk)报告基因转染成功[30]。HSV1-tk+MSC 在肿瘤基质的移植和增殖用 ^{18}F 标记的 9-(4-氟代-3-羟甲基丁基)-鸟嘌呤(^{18}F-FHBG)PET 成像进行检测。人钠碘同向转运体(hNIS)也被用作报告基因成像干细胞转运。Hwang 等用的携带 NIS 的 MSC 慢病毒载体(MSC-NIS)进行感染和用 ^{99m}Tc-高锝酸盐进行伽马摄像机闪烁扫描术，显示 MSC-NIS 在聚合物支架上比不种植在支架上摄取更高[210]。

　　和直接标记法相比，基于报告基因的细胞成像促进了活细胞的纵向测量。另外，用组织特异性启动子，如胶原 α1 类型 1 启动子(Col2.3)对成骨分化有特异性，移植干细胞的终点和分化也可以被评估。但是，也存在一些与报告基因成像有关的问题，包括低转染率、随着时间发生基因沉默以及转染可能对标记干细胞的增殖和分化潜能的影响。最近，Li 等对报告基因和铁微粒标记用于活体示踪人胚胎干细胞(hESC)进行了对照实验。用携带 fLuc 和 GFP 融合报告基因的慢病毒转染后，hES 细胞在移植到小鼠后肢之前又标记了超顺磁性铁氧化物微粒。纵向磁共振成像(MRI)显示持续的 MRI 信号长达 4 周。而同期 hESC 的生物发光信号则显著增强。这些数据表明报告基因对监测细胞活性来说是更好的标记，而铁微粒标记则是用 MRI 进行高分辨率细胞定位探测的更好选择[211]。另一项对照实验也显示，fLuc BLI 报告基因成像与菲立磁标记细胞的 MRI 相比，是移植细胞存活更准确的测量方法[212]。

5 总结和展望

小动物分子成像正更加广泛地作为非侵袭性工具用于药物开发和药物筛选。与评估 PK/PD 的传统方法相比,分子成像具有一些主要优势。体内实验对分子成像终端的使用,而不是耗时的传统解剖和组织学,大幅度减少了工作量。此外,由于成像是非侵袭性的,能对单个动物进行纵向实验,也提供了更精确的统计相关数据。发展肿瘤血管生成的新型多模态分子成像探针已经具有显著进步。小分子、多肽、模拟肽、蛋白质及抗体已经被用于小动物肿瘤模型 PET、SPECT、磁共振成像、近红外荧光和超声成像的放射性同位素、超顺磁性纳米颗粒、荧光染料、量子点及微泡标记。因此,分子成像技术的一个重要优势就是可以连接临床前期和临床实验,以发展具有最佳靶向特异性、药物代谢动力学和效果的候选药物。

另外,FDA 的探索性试验性新药(eIND)机制将允许更快地首次用于人体的研究。相较于耗时的传统方法,用新型成像探针进行的微剂量研究为早期评估在健康志愿者的药物代谢动力学和安全情况提供了一个机会。这种快速的初始临床研究将明确地加速由动物试验到临床应用的转化,也促进药物的发现过程。而且,近 10 年来分子成像领域日新月异,其在药物开发和筛选的价值也得到制药公司更广泛的认可。由于灵敏度和用途广泛,PET 是目前药物发现和开发中占主要优势的成像方法。用碳、氧、氟标记将最小化化学结构的变化,甚至保持结构完全相同。因此成像探针的生物分布完全可以模拟药物分布。即使药物靶标与成像靶标不同,仍然可以用成像结果作为一种有用的替代来测试药物在特定剂量时的效果。基于这些原因,普遍预计在不久的将来,分子成像将经常应用于药物开发过程的许多步骤。

尽管小动物分子成像已经是药物开发中一个具吸引力的工具,但在这个相对较新的领域仍存在一些挑战。首先,成像基于定量,解释说明仍然需要精确化以更准确地反映靶标的表达或活性。例如,通过图像反映的某一区域成像探针的积累主要与靶标表达、探针-靶标间的相互作用有关。但是,其他因素例如血流、探针的脉管外形成已经间质压力也会起影响作用。因此,多种分子成像方法需要的对图像更加准确地解释很关键,以期完全取代对 PK 参数和 PD 终点评估的传统抽样方法。为了实现这一目标,必须开发具有最佳特异性和靶点分子亲和力的探针。另外,仍需要成像技术灵敏度和空间/时间分辨率的进一步提高。再者,也需要先进的定量算法与模型。另一个小动物成像结果从啮齿类直接转化人的障碍是物种特异性差异,如细胞色素-P450 酶的差异[213]。有时基因敲除小鼠具有表型差异,这也许会造成推断人类疾病的困难。"人化小鼠"模型的引用也许能缓解这种情况。"人化小鼠"体内的正常或异常人体组织在临床角度仍保持有人体生物学功能。它仍然是小鼠,却维持与人体组织完全相同的生物功能,如免疫功能[214]。NOD/Shi–*scid IL2rγ*null(NOG)小鼠[215],一种作为人化小鼠基础的极好的免疫缺陷小鼠,现在被用于研究人体造血、先天和后天免疫、自身免疫、传染病、癌症生物学及再生医学[216]。人化小鼠也许可以作为"临床前期"的桥梁用于临床应用之前动物模型到人类细胞、组织的数据转换。

　　下一步,但不是最后,挑战在于继续发现和开发成像探针。尽管开发显像剂和开发药物看起来相似,这两个过程很不相同。显像剂必须在体内成像实验期间清楚显示感兴趣区(ROI)区别其以外的区域从而获得良好的目标/非目标对比,而药物的生物分布结果很小,只要对非目标位置的结合无毒且在目标位置保持有活性即可[217]。对于成像探针开发而言,必须开始不同学科研究人员间的协作。这些努力包括由细胞/分子生物学识别并确定分子成像靶点,由药剂师/放射化学家合成并表征成像探针,由医学物理师/数学家开发高灵敏度/高分辨率的成像设备/混合仪器以及开发更好的算法来进一步提高给定成像装置的信号–噪声比。学术研究者、临床医生、制药行业及管理代理之间紧密的合作关系对促进成像探针的进一步发展、应用分子/功能成像方法在治疗期间及治疗后预测和评估药物疗效、推动分子成像引导的干预方案快速进入临床、加速药物开发都很有必要。

　　致谢：这项工作由国家生物医学成像和生物工程研究所 (NIBIB)(R21 EB001785)、国家癌症研究所(NCI)(R21 CA102123,P50 CA114747,U54 CA119367 和 R24 CA93862)、 国防部 (DOD)(W81XWH–04–1–0697,W81XWH–06–1–0665,W81XWH–06–1–0042 和 DAMD17–03–1–0143) 以及国防部前列腺博士后奖学金(G. Niu)支持。

参考文献

1. Mankoff DA (2007) A definition of molecular imaging. J Nucl Med 48:18N, 21N.
2. Zambrowicz BP, Sands AT (2003) Knockouts model the 100 best-selling drug--ill they model the next 100? Nat Rev Drug Discov 2:38-51.
3. Dimasi JA (2001) New drug development in the United States from 1963 to 1999. Clin Pharmacol Ther 69:286-96.
4. DiMasi JA, Hansen RW, Grabowski HG (2003) The price of innovation: new estimates of drug development costs. J Health Econ 22:151-85.
5. Seddon BM, Workman P (2003) The role of functional and molecular imaging in cancer drug discovery and development. Br J Radiol 76 Spec No 2:S128-38.
6. Butcher SP (2003) Target discovery and validation in the post-genomic era. Neurochem Res 28:367-71.
7. MacBeath G, Schreiber SL (2000) Printing proteins as microarrays for high-throughput function determination. Science 289:1760-3.
8. Andricopulo AD, Montanari CA (2005) Structure-activity relationships for the design of small-molecule inhibitors. Mini Rev Med Chem 5:585-93.
9. Ertl P, Schuffenhauer A (2008) Cheminformatics analysis of natural products: lessons from nature inspiring the design of new drugs. Prog Drug Res 66:217, 219-35.
10. Montelione GT (2001) Structural genomics: an approach to the protein folding problem. Proc Natl Acad Sci U S A 98:13488-9.

11. Smith A (2002) Screening for drug discovery: The leading question. Nature 418:453-459.
12. Gregory SG, Sekhon M, Schein J, Zhao S, Osoegawa K, Scott CE, et al. (2002) A physical map of the mouse genome. Nature 418:743-50.
13. Polites HG (1996) Transgenic model applications to drug discovery. Int J Exp Pathol 77:257-62.
14. Zhang W, Feng JQ, Harris SE, Contag PR, Stevenson DK, Contag CH (2001) Rapid in vivo functional analysis of transgenes in mice using whole body imaging of luciferase expression. Transgenic Res 10:423-34.
15. Perez-Soler R, Kemp B, Wu QP, Mao L, Gomez J, Zeleniuch-Jacquotte A, et al. (2000) Response and determinants of sensitivity to paclitaxel in human non-small cell lung cancer tumors heterotransplanted in nude mice. Clin Cancer Res 6:4932-8.
16. Massoud TF, Gambhir SS (2007) Integrating noninvasive molecular imaging into molecular medicine: an evolving paradigm. Trends Mol Med 13:183-91.
17. Miller AB, Hoogstraten B, Staquet M, Winkler A (1981) Reporting results of cancer treatment. Cancer 47:207-14.
18. Therasse P, Arbuck SG, Eisenhauer EA, Wanders J, Kaplan RS, Rubinstein L, et al. (2000) New guidelines to evaluate the response to treatment in solid tumors. European Organization for Research and Treatment of Cancer, National Cancer Institute of the United States, National Cancer Institute of Canada. J Natl Cancer Inst 92:205-16.
19. Gelmon KA, Eisenhauer EA, Harris AL, Ratain MJ, Workman P (1999) Anticancer agents targeting signaling molecules and cancer cell environment: challenges for drug development? J Natl Cancer Inst 91:1281-7.
20. Padhani AR, Ollivier L (2001) The RECIST (Response Evaluation Criteria in Solid Tumors) criteria: implications for diagnostic radiologists. Br J Radiol 74:983-6.
21. Hoekstra CJ, Hoekstra OS, Stroobants SG, Vansteenkiste J, Nuyts J, Smit EF, et al. (2002) Methods to monitor response to chemotherapy in non-small cell lung cancer with 18F-FDG PET. J Nucl Med 43:1304-9.
22. Massoud TF, Gambhir SS (2003) Molecular imaging in living subjects: seeing fundamental biological processes in a new light. Genes Dev. 17:545-80.
23. Willmann JK, van Bruggen N, Dinkelborg LM, Gambhir SS (2008) Molecular imaging in drug development. Nat Rev Drug Discov 7:591-607.
24. Price P, Jones T (2002) Molecular imaging: what picture does it paint for future oncology? Drug Discov Today 7:741-3.
25. Beyer T, Townsend DW, Brun T, Kinahan PE, Charron M, Roddy R, et al. (2000) A combined PET/CT scanner for clinical oncology. J Nucl Med 41:1369-79.
26. Even-Sapir E, Lerman H, Lievshitz G, Khafif A, Fliss DM, Schwartz A, et al. (2003) Lymphoscintigraphy for sentinel node mapping using a hybrid SPECT/CT system. J Nucl Med 44:1413-20.
27. Catana C, Wu Y, Judenhofer MS, Qi J, Pichler BJ, Cherry SR (2006) Simultaneous acquisition of multislice PET and MR images: initial results with a MR-compatible PET scanner. J Nucl Med 47:1968-76.
28. Loening AM, Gambhir SS (2003) AMIDE: a free software tool for multimodality medical image analysis. Mol Imaging 2:131-7.
29. Druker BJ, Tamura S, Buchdunger E, Ohno S, Segal GM, Fanning S, et al. (1996) Effects of a selective inhibitor of the Abl tyrosine kinase on the growth of Bcr-Abl positive cells. Nat Med 2:561-6.
30. Schechter AL, Hung MC, Vaidyanathan L, Weinberg RA, Yang-Feng TL, Francke U, et al. (1985) The neu gene: an erbB-homologous gene distinct from and unlinked to the gene encoding the EGF receptor. Science 229:976-978.
31. Tan M, Yao J, Yu D (1997) Overexpression of the c-erbB-2 gene enhanced intrinsic metastasis potential in human breast cancer cells without increasing their transformation abilities. Cancer Res. 57:1199-205.
32. Bacus SS, Ruby SG, Weinberg DS, Chin D, Ortiz R, Bacus JW (1990) HER-2/neu oncogene expression and proliferation in breast cancers. Am J Pathol. 137:103-11.
33. Wiercioch R, Balcerczak E, Byszewska E, Mirowski M (2003) Uptake of radiolabelled herceptin by experimental mammary adenocarcinoma. Nucl Med Rev Cent East Eur 6:99-103.

34. Traish AM, Wotiz HH (1987) Prostatic epidermal growth factor receptors and their regulation by androgens. Endocrinology 121:1461-7.

35. Solit DB, Zheng FF, Drobnjak M, Munster PN, Higgins B, Verbel D, et al. (2002) 17-Allylamino-17-demethoxygeldanamycin induces the degradation of androgen receptor and HER-2/neu and inhibits the growth of prostate cancer xenografts. Clin Cancer Res 8:986-93.

36. Agus DB, Akita RW, Fox WD, Lewis GD, Higgins B, Pisacane PI, et al. (2002) Targeting ligand-activated ErbB2 signaling inhibits breast and prostate tumor growth. Cancer Cell 2:127-37.

37. Konecny GE, Pegram MD, Venkatesan N, Finn R, Yang G, Rahmeh M, et al. (2006) Activity of the dual kinase inhibitor lapatinib (GW572016) against HER-2-overexpressing and trastuzumab-treated breast cancer cells. Cancer Res. 66:1630-9.

38. Saga T, Endo K, Akiyama T, Sakahara H, Koizumi M, Watanabe Y, et al. (1991) Scintigraphic detection of overexpressed c-erbB-2 protooncogene products by a class-switched murine anti-c-erbB-2 protein monoclonal antibody. Cancer Res 51:990-4.

39. Orlova A, Magnusson M, Eriksson TL, Nilsson M, Larsson B, Hoiden-Guthenberg I, et al. (2006) Tumor imaging using a picomolar affinity HER2 binding affibody molecule. Cancer Res 66:4339-48.

40. Tolmachev V, Nilsson FY, Widstrom C, Andersson K, Rosik D, Gedda L, et al. (2006) 111In-benzyl-DTPA-ZHER2:342, an affibody-based conjugate for in vivo imaging of HER2 expression in malignant tumors. J Nucl Med 47:846-53.

41. Smith-Jones PM, Solit DB, Akhurst T, Afroze F, Rosen N, Larson SM (2004) Imaging the pharmacodynamics of HER2 degradation in response to Hsp90 inhibitors. Nat Biotechnol 22:701-6.

42. Smith-Jones PM, Solit D, Afroze F, Rosen N, Larson SM (2006) Early tumor response to Hsp90 therapy using HER2 PET: comparison with ^{18}F-FDG PET. J Nucl Med 47:793-6.

43. Sollars V, Lu X, Xiao L, Wang X, Garfinkel MD, Ruden DM (2003) Evidence for an epigenetic mechanism by which Hsp90 acts as a capacitor for morphological evolution. Nat Genet 33:70-4.

44. Blankenberg FG, Mandl S, Cao YA, O'Connell-Rodwell C, Contag C, Mari C, et al. (2004) Tumor imaging using a standardized radiolabeled adapter protein docked to vascular endothelial growth factor. J Nucl Med 45:1373-80.

45. Backer MV, Levashova Z, Patel V, Jehning BT, Claffey K, Blankenberg FG, et al. (2007) Molecular imaging of VEGF receptors in angiogenic vasculature with single-chain VEGF-based probes. Nat Med

46. Cai W, Chen K, Mohamedali KA, Cao Q, Gambhir SS, Rosenblum MG, et al. (2006) PET of vascular endothelial growth factor receptor expression. J Nucl Med 47:2048-56.

47. Dayton PA, Pearson D, Clark J, Simon S, Schumann PA, Zutshi R, et al. (2004) Ultrasonic analysis of peptide- and antibody-targeted microbubble contrast agents for molecular imaging of alphavbeta3-expressing cells. Mol Imaging 3:125-34.

48. Wang H, Cai W, Chen K, Li ZB, Kashefi A, He L, et al. (2007) A new PET tracer specific for vascular endothelial growth factor receptor 2. Eur J Nucl Med Mol Imaging

49. Nagengast WB, de Vries EG, Hospers GA, Mulder NH, de Jong JR, Hollema H, et al. (2007) In vivo VEGF imaging with radiolabeled bevacizumab in a human ovarian tumor xenograft. J Nucl Med 48:1313-9.

50. Collingridge DR, Carroll VA, Glaser M, Aboagye EO, Osman S, Hutchinson OC, et al. (2002) The development of [^{124}I]iodinated-VG76e: a novel tracer for imaging vascular endothelial growth factor *in vivo* using positron emission tomography. Cancer Res 62:5912-9.

51. Haubner R, Wester HJ, Reuning U, Senekowitsch-Schmidtke R, Diefenbach B, Kessler H, et al. (1999) Radiolabeled alpha(v)beta3 integrin antagonists: a new class of tracers for tumor targeting. J Nucl Med 40:1061-71.

52. Haubner R, Wester HJ, Weber WA, Mang C, Ziegler SI, Goodman SL, et al. (2001) Noninvasive imaging of $\alpha_v\beta_3$ integrin expression using ^{18}F-labeled RGD-containing glycopeptide and positron emission tomography. Cancer Res 61:1781-5.

53. Haubner R (2006) $\alpha_v\beta_3$-integrin imaging: a new approach to characterise angiogenesis? Eur J Nucl Med Mol Imaging 33 Suppl 1:54-63.

54. Chen X, Park R, Shahinian AH, Bading JR, Conti PS (2004) Pharmacokinetics and tumor retention of ^{125}I-labeled RGD peptide are improved by PEGylation. Nucl Med Biol 31:11-9.

55. Noiri E, Goligorsky MS, Wang GJ, Wang J, Cabahug CJ, Sharma S, et al. (1996) Biodistribution and clearance of ^{99m}Tc-labeled Arg-Gly-Asp (RGD) peptide in rats with ischemic acute renal failure. J Am Soc Nephrol 7:2682-8.

56. Chen X, Hou Y, Tohme M, Park R, Khankaldyyan V, Gonzales-Gomez I, et al. (2004) Pegylated Arg-Gly-Asp peptide: [64]Cu labeling and PET imaging of brain tumor alphavbeta3-integrin expression. J Nucl Med 45:1776-83.

57. Dijkgraaf I, Liu S, Kruijtzer JA, Soede AC, Oyen WJ, Liskamp RM, et al. (2007) Effects of linker variation on the in vitro and in vivo characteristics of an ^{111}In-labeled RGD peptide. Nucl Med Biol 34:29-35.

58. Li ZB, Chen K, Chen X (2008) (68)Ga-labeled multimeric RGD peptides for microPET imaging of integrin $\alpha_v\beta_3$ expression. Eur J Nucl Med Mol Imaging 35:1100-8.

59. van Hagen PM, Breeman WA, Bernard HF, Schaar M, Mooij CM, Srinivasan A, et al. (2000) Evaluation of a radiolabelled cyclic DTPA-RGD analogue for tumour imaging and radionuclide therapy. Int J Cancer 90:186-98.

60. Boturyn D, Coll JL, Garanger E, Favrot MC, Dumy P (2004) Template assembled cyclopeptides as multimeric system for integrin targeting and endocytosis. J Am Chem Soc 126: 5730-9.

61. Chen X, Tohme M, Park R, Hou Y, Bading JR, Conti PS (2004) Micro-PET imaging of $\alpha_v\beta_3$-integrin expression with 18F-labeled dimeric RGD peptide. Mol Imaging 3:96-104.

62. Hughes MS, Marsh JN, Zhang H, Woodson AK, Allen JS, Lacy EK, et al. (2006) Characterization of digital waveforms using thermodynamic analogs: detection of contrast-targeted tissue *in vivo*. IEEE Trans Ultrason Ferroelectr Freq Control 53:1609-16.

63. Chen X, Park R, Tohme M, Shahinian AH, Bading JR, Conti PS (2004) MicroPET and autoradiographic imaging of breast cancer alpha v-integrin expression using [18]F- and ^{64}Cu-labeled RGD peptide. Bioconjug Chem 15:41-9.

64. Chen X, Liu S, Hou Y, Tohme M, Park R, Bading JR, et al. (2004) MicroPET imaging of breast cancer alphav-integrin expression with ^{64}Cu-labeled dimeric RGD peptides. Mol Imaging Biol 6:350-9.

65. Wu Y, Zhang X, Xiong Z, Cheng Z, Fisher DR, Liu S, et al. (2005) microPET imaging of glioma integrin $\alpha_v\beta_3$ expression using ^{64}Cu-labeled tetrameric RGD peptide. J Nucl Med 46:1707-18.

66. Cai W, Niu G, Chen X (2008) Imaging of integrins as biomarkers for tumor angiogenesis. Curr Pharm Des 14:2943-73.

67. Mayer-Kuckuk P, Banerjee D, Malhotra S, Doubrovin M, Iwamoto M, Akhurst T, et al. (2002) Cells exposed to antifolates show increased cellular levels of proteins fused to dihydrofolate reductase: a method to modulate gene expression. Proc Natl Acad Sci U S A 99:3400-5.

68. Workman P (2003) How much gets there and what does it do?: The need for better pharmacokinetic and pharmacodynamic endpoints in contemporary drug discovery and development. Curr Pharm Des 9:891-902.

69. Hanahan D, Weinberg RA (2000) The hallmarks of cancer. Cell 100:57-70.

70. Warburg O (1956) On the origin of cancer cells. Science 123:309-14.

71. Vallabhajosula S (2007) (18)F-labeled positron emission tomographic radiopharmaceuticals in oncology: an overview of radiochemistry and mechanisms of tumor localization. Semin Nucl Med 37:400-19.

72. Sols A, Crane RK (1954) Substrate specificity of brain hexokinase. J Biol Chem 210: 581-95.

73. Ichiya Y, Kuwabara Y, Otsuka M, Tahara T, Yoshikai T, Fukumura T, et al. (1991) Assessment of response to cancer therapy using fluorine-18-fluorodeoxyglucose and positron emission tomography. J Nucl Med 32:1655-60.

74. Berlangieri SU, Brizel DM, Scher RL, Schifter T, Hawk TC, Hamblen S, et al. (1994) Pilot study of positron emission tomography in patients with advanced head and neck cancer receiving radiotherapy and chemotherapy. Head Neck 16:340-6.

75. Prenen H, Deroose C, Vermaelen P, Sciot R, Debiec-Rychter M, Stroobants S, et al. (2006)

Establishment of a mouse gastrointestinal stromal tumour model and evaluation of response to imatinib by small animal positron emission tomography. Anticancer Res 26:1247-52.

76. Tian M, Zhang H, Higuchi T, Oriuchi N, Inoue T, Endo K (2004) Effect of mitomycin C and vinblastine on FDG uptake of human nonsmall-cell lung cancer xenografts in nude mice. Cancer Biother Radiopharm 19:601-5.

77. Tseng JR, Kang KW, Dandekar M, Yaghoubi S, Lee JH, Christensen JG, et al. (2008) Preclinical efficacy of the c-Met inhibitor CE-355621 in a U87 MG mouse xenograft model evaluated by 18F-FDG small-animal PET. J Nucl Med 49:129-34.

78. Dandekar M, Tseng JR, Gambhir SS (2007) Reproducibility of 18F-FDG microPET studies in mouse tumor xenografts. J Nucl Med 48:602-7.

79. Sherley JL, Kelly TJ (1988) Regulation of human thymidine kinase during the cell cycle. J Biol Chem 263:8350-8.

80. Shields AF (2003) PET imaging with 18F-FLT and thymidine analogs: promise and pitfalls. J Nucl Med 44:1432-4.

81. Leyton J, Latigo JR, Perumal M, Dhaliwal H, He Q, Aboagye EO (2005) Early detection of tumor response to chemotherapy by 3'-deoxy-3'-[18F]fluorothymidine positron emission tomography: the effect of cisplatin on a fibrosarcoma tumor model in vivo. Cancer Res 65:4202-10.

82. Tseng JR, Dandekar M, Subbarayan M, Cheng Z, Park JM, Louie S, et al. (2005) Reproducibility of 3'-deoxy-3'-^{18}F-fluorothymidine microPET studies in tumor xenografts in mice. J Nucl Med 46:1851-7.

83. Dimitrakopoulou-Strauss A, Strauss LG (2008) The role of ^{18}F-FLT in cancer imaging: does it really reflect proliferation? Eur J Nucl Med Mol Imaging 35:523-6.

84. Folkman J (2002) Role of angiogenesis in tumor growth and metastasis. Semin Oncol 29: 15-8.

85. Lassau N, Lamuraglia M, Chami L, Leclere J, Bonvalot S, Terrier P, et al. (2006) Gastrointestinal stromal tumors treated with imatinib: monitoring response with contrast-enhanced sonography. AJR Am J Roentgenol 187:1267-73.

86. Li PC, Yang MJ (2003) Transfer function analysis of ultrasonic time-intensity measurements. Ultrasound Med Biol 29:1493-500.

87. Lavisse S, Lejeune P, Rouffiac V, Elie N, Bribes E, Demers B, et al. (2008) Early quantitative evaluation of a tumor vasculature disruptive agent AVE8062 using dynamic contrast-enhanced ultrasonography. Invest Radiol 43:100-11.

88. Miller KD, Soule SE, Calley C, Emerson RE, Hutchins GD, Kopecky K, et al. (2005) Randomized phase II trial of the anti-angiogenic potential of doxorubicin and docetaxel; primary chemotherapy as Biomarker Discovery Laboratory. Breast Cancer Res Treat 89:187-97.

89. Padhani AR (2003) MRI for assessing antivascular cancer treatments. Br J Radiol 76 Spec No 1:S60-80.

90. Zhang C, Jugold M, Woenne EC, Lammers T, Morgenstern B, Mueller MM, et al. (2007) Specific targeting of tumor angiogenesis by RGD-conjugated ultrasmall superparamagnetic iron oxide particles using a clinical 1.5-T magnetic resonance scanner. Cancer Res 67:1555-62.

91. Tofts PS, Brix G, Buckley DL, Evelhoch JL, Henderson E, Knopp MV, et al. (1999) Estimating kinetic parameters from dynamic contrast-enhanced T_1-weighted MRI of a diffusable tracer: standardized quantities and symbols. J Magn Reson Imaging 10:223-32.

92. Padhani AR, Husband JE (2001) Dynamic contrast-enhanced MRI studies in oncology with an emphasis on quantification, validation and human studies. Clin Radiol 56:607-20.

93. Barrett T, Brechbiel M, Bernardo M, Choyke PL (2007) MRI of tumor angiogenesis. J Magn Reson Imaging 26:235-49.

94. Liu G, Rugo HS, Wilding G, McShane TM, Evelhoch JL, Ng C, et al. (2005) Dynamic contrast-enhanced magnetic resonance imaging as a pharmacodynamic measure of response after acute dosing of AG-013736, an oral angiogenesis inhibitor, in patients with advanced solid tumors: results from a phase I study. J Clin Oncol 23:5464-73.

95. Thomas AL, Morgan B, Horsfield MA, Higginson A, Kay A, Lee L, et al. (2005) Phase I study of the safety, tolerability, pharmacokinetics, and pharmacodynamics of PTK787/ZK 222584

administered twice daily in patients with advanced cancer. J Clin Oncol 23:4162-71.

96. Medved M, Karczmar G, Yang C, Dignam J, Gajewski TF, Kindler H, et al. (2004) Semiquantitative analysis of dynamic contrast enhanced MRI in cancer patients: Variability and changes in tumor tissue over time. J Magn Reson Imaging 20:122-8.

97. Marzola P, Degrassi A, Calderan L, Farace P, Crescimanno C, Nicolato E, et al. (2004) In vivo assessment of antiangiogenic activity of SU6668 in an experimental colon carcinoma model. Clin Cancer Res 10:739-50.

98. Faccioli N, Marzola P, Boschi F, Sbarbati A, D'Onofrio M, Pozzi Mucelli R (2007) Pathological animal models in the experimental evaluation of tumour microvasculature with magnetic resonance imaging. Radiol Med (Torino) 112:319-28.

99. Tatum JL, Kelloff GJ, Gillies RJ, Arbeit JM, Brown JM, Chao KS, et al. (2006) Hypoxia: importance in tumor biology, noninvasive measurement by imaging, and value of its measurement in the management of cancer therapy. Int J Radiat Biol 82:699-757.

100. Stone HB, Brown JM, Phillips TL, Sutherland RM (1993) Oxygen in human tumors: correlations between methods of measurement and response to therapy. Summary of a workshop held November 19-20, 1992, at the National Cancer Institute, Bethesda, Maryland. Radiat Res 136:422-34.

101. Foo SS, Abbott DF, Lawrentschuk N, Scott AM (2004) Functional imaging of intratumoral hypoxia. Mol Imaging Biol 6:291-305.

102. Vikram DS, Zweier JL, Kuppusamy P (2007) Methods for noninvasive imaging of tissue hypoxia. Antioxid Redox Signal 9:1745-56.

103. Laking GR, Price PM (2003) Positron emission tomographic imaging of angiogenesis and vascular function. Br J Radiol 76 Spec No 1:S50-9.

104. Lee ST, Scott AM (2007) Hypoxia positron emission tomography imaging with 18f-fluoromisonidazole. Semin Nucl Med 37:451-61.

105. Lawrentschuk N, Poon AM, Foo SS, Putra LG, Murone C, Davis ID, et al. (2005) Assessing regional hypoxia in human renal tumours using ^{18}F-fluoromisonidazole positron emission tomography. BJU Int 96:540-6.

106. Zimny M, Gagel B, Dimartino E, Hamacher K, Coenen HH, Westhofen M, et al. (2006) FDG-a marker of tumour hypoxia? A comparison with [18F]fluoromisonidazole and pO(2)-polarography in metastatic head and neck cancer. Eur J Nucl Med Mol Imaging 33:1426-31.

107. Koh WJ, Rasey JS, Evans ML, Grierson JR, Lewellen TK, Graham MM, et al. (1992) Imaging of hypoxia in human tumors with [F-18]fluoromisonidazole. Int J Radiat Oncol Biol Phys 22:199-212.

108. Rasey JS, Koh WJ, Evans ML, Peterson LM, Lewellen TK, Graham MM, et al. (1996) Quantifying regional hypoxia in human tumors with positron emission tomography of [18F]fluoromisonidazole: a pretherapy study of 37 patients. Int J Radiat Oncol Biol Phys 36:417-28.

109. Markus R, Reutens DC, Kazui S, Read S, Wright P, Pearce DC, et al. (2004) Hypoxic tissue in ischaemic stroke: persistence and clinical consequences of spontaneous survival. Brain 127:1427-36.

110. Sorger D, Patt M, Kumar P, Wiebe LI, Barthel H, Seese A, et al. (2003) [F-18] Fluoroazomycinarabinofuranoside ([18FAZA) and [F-18]Fluoromisonidazole ((FMISO)-F-18): A comparative study of their selective uptake in hypoxic cells and PET imaging in experimental rat tumors. Nuclear Medicine and Biology 30:317-326.

111. Gronroos T, Bentzen L, Marjamaki P, Murata R, Horsman MR, Keiding S, et al. (2004) Comparison of the biodistribution of two hypoxia markers [F-18]FETNIM and [F-18]FMISO in an experimental mammary carcinoma. European Journal of Nuclear Medicine and Molecular Imaging 31:513-520.

112. Piert M, Machulla HJ, Picchio M, Reischl G, Ziegler S, Kumar P, et al. (2005) Hypoxia-specific tumor imaging with F-18-fluoroazomycin arabinoside. Journal of Nuclear Medicine 46:106-113.

113. Ziemer LS, Evans SM, Kachur A, Shuman AL, Cardi CA, Jenkins WT, et al. (2003) Noninvasive imaging of tumor hypoxia in rats using the 2-nitroimidazole F-18-EF5. European Journal of Nuclear Medicine and Molecular Imaging 30:259-266.

114. Koch CJ (2002) Measurement of absolute oxygen levels in cells and tissues using oxygen sensors and 2-nitroimidazole EF5. Methods Enzymol 352:3-31.
115. Evans SM, Jenkins WT, Joiner B, Lord EM, Koch CJ (1996) 2-Nitroimidazole (EF5) binding predicts radiation resistance in individual 9L s.c. tumors. Cancer Res 56:405-11.
116. Kachur AV, Dolbier WR, Jr., Evans SM, Shiue CY, Shiue GG, Skov KA, et al. (1999) Synthesis of new hypoxia markers EF1 and [18F]-EF1. Appl Radiat Isot 51:643-50.
117. Evans SM, Kachur AV, Shiue CY, Hustinx R, Jenkins WT, Shive GG, et al. (2000) Noninvasive detection of tumor hypoxia using the 2-nitroimidazole [18F]EF1. J Nucl Med 41:327-36.
118. Dolbier WR, Jr., Li AR, Koch CJ, Shiue CY, Kachur AV (2001) [18F]-EF5, a marker for PET detection of hypoxia: synthesis of precursor and a new fluorination procedure. Appl Radiat Isot 54:73-80.
119. Josse O, Labar D, Georges B, Gregoire V, Marchand-Brynaert J (2001) Synthesis of [18F]-labeled EF3 [2-(2-nitroimidazol-1-yl)-N-(3,3,3-trifluoropropyl)-acetamide], a marker for PET detection of hypoxia. Bioorg Med Chem 9:665-75.
120. Mahy P, De Bast M, Leveque PH, Gillart J, Labar D, Marchand J, et al. (2004) Preclinical validation of the hypoxia tracer 2-(2-nitroimidazol-1-yl)- N-(3,3,3-[18F]trifluoropropyl)acetamide, [18F]EF3. Eur J Nucl Med Mol Imaging 31:1263-72.
121. Dubois L, Landuyt W, Cloetens L, Bol A, Bormans G, Haustermans K, et al. (2008) [18F]EF3 is not superior to [18F]FMISO for PET-based hypoxia evaluation as measured in a rat rhabdomyosarcoma tumour model. Eur J Nucl Med Mol Imaging
122. Vavere AL, Lewis JS (2007) Cu-ATSM: a radiopharmaceutical for the PET imaging of hypoxia. Dalton Trans:4893-902.
123. Dehdashti F, Grigsby PW, Mintun MA, Lewis JS, Siegel BA, Welch MJ (2003) Assessing tumor hypoxia in cervical cancer by positron emission tomography with 60Cu-ATSM: relationship to therapeutic response-a preliminary report. Int J Radiat Oncol Biol Phys 55:1233-8.
124. Dehdashti F, Mintun MA, Lewis JS, Bradley J, Govindan R, Laforest R, et al. (2003) In vivo assessment of tumor hypoxia in lung cancer with 60Cu-ATSM. Eur J Nucl Med Mol Imaging 30:844-50.
125. Bayly SR, King RC, Honess DJ, Barnard PJ, Betts HM, Holland JP, et al. (2008) In Vitro and In Vivo Evaluations of a Hydrophilic 64Cu-Bis(Thiosemicarbazonato)-Glucose Conjugate for Hypoxia Imaging. J Nucl Med
126. Henson PM, Hume DA (2006) Apoptotic cell removal in development and tissue homeostasis. Trends Immunol 27:244-50.
127. Schoenberger J, Bauer J, Moosbauer J, Eilles C, Grimm D (2008) Innovative strategies in in vivo apoptosis imaging. Curr Med Chem 15:187-94.
128. Hsu AR, Cai W, Veeravagu A, Mohamedali KA, Chen K, Kim S, et al. (2007) Multimodality molecular imaging of glioblastoma growth inhibition with vasculature-targeting fusion toxin VEGF121/rGel. J Nucl Med 48:445-54.
129. Evan GI, Vousden KH (2001) Proliferation, cell cycle and apoptosis in cancer. Nature 411:342-8.
130. Lahorte CM, Vanderheyden JL, Steinmetz N, Van de Wiele C, Dierckx RA, Slegers G (2004) Apoptosis-detecting radioligands: current state of the art and future perspectives. Eur J Nucl Med Mol Imaging 31:887-919.
131. Wolters SL, Corsten MF, Reutelingsperger CP, Narula J, Hofstra L (2007) Cardiovascular molecular imaging of apoptosis. Eur J Nucl Med Mol Imaging 34 Suppl 1:S86-98.
132. Boersma HH, Kietselaer BL, Stolk LM, Bennaghmouch A, Hofstra L, Narula J, et al. (2005) Past, present, and future of annexin A5: from protein discovery to clinical applications. J Nucl Med 46:2035-50.
133. Blankenberg FG, Katsikis PD, Tait JF, Davis RE, Naumovski L, Ohtsuki K, et al. (1998) In vivo detection and imaging of phosphatidylserine expression during programmed cell death. Proc Natl Acad Sci U S A 95:6349-54.
134. Blankenberg FG, Naumovski L, Tait JF, Post AM, Strauss HW (2001) Imaging cyclophosphamide-induced intramedullary apoptosis in rats using 99mTc-radiolabeled annexin V. J Nucl Med 42:309-16.
135. Blankenberg FG, Robbins RC, Stoot JH, Vriens PW, Berry GJ, Tait JF, et al. (2000)

Radionuclide imaging of acute lung transplant rejection with annexin V. Chest 117:834-40.

136. Yang DJ, Azhdarinia A, Wu P, Yu DF, Tansey W, Kalimi SK, et al. (2001) In vivo and in vitro measurement of apoptosis in breast cancer cells using ^{99m}Tc-EC-annexin V. Cancer Biother Radiopharm 16:73-83.

137. Zhu X, Li Z, Zhao M (2007) Imaging acute cardiac cell death: temporal and spatial distribution of ^{99m}Tc-labeled C2A in the area at risk after myocardial ischemia and reperfusion. J Nucl Med 48:1031-6.

138. Shao R, Xiong C, Wen X, Gelovani JG, Li C (2007) Targeting phosphatidylserine on apoptotic cells with phages and peptides selected from a bacteriophage display library. Mol Imaging 6:417-26.

139. Tait JF (2008) Imaging of apoptosis. J Nucl Med 49:1573-6.

140. Tait JF, Smith C, Levashova Z, Patel B, Blankenberg FG, Vanderheyden JL (2006) Improved detection of cell death in vivo with annexin V radiolabeled by site-specific methods. J Nucl Med 47:1546-53.

141. Yagle KJ, Eary JF, Tait JF, Grierson JR, Link JM, Lewellen B, et al. (2005) Evaluation of ^{18}F-annexin V as a PET imaging agent in an animal model of apoptosis. J Nucl Med 46:658-66.

142. Riedl SJ, Shi Y (2004) Molecular mechanisms of caspase regulation during apoptosis. Nat Rev Mol Cell Biol 5:897-907.

143. Grutter MG (2000) Caspases: key players in programmed cell death. Curr Opin Struct Biol 10:649-55.

144. Angres B, Steuer H, Weber P, Wagner M, Schneckenburger H (2008) A membrane-bound FRET-based caspase sensor for detection of apoptosis using fluorescence lifetime and total internal reflection microscopy. Cytometry A

145. Ray P, De A, Patel M, Gambhir SS (2008) Monitoring caspase-3 activation with a multimodality imaging sensor in living subjects. Clin Cancer Res 14:5801-9.

146. Coppola JM, Ross BD, Rehemtulla A (2008) Noninvasive imaging of apoptosis and its application in cancer therapeutics. Clin Cancer Res 14:2492-501.

147. Lovqvist A, Humm JL, Sheikh A, Finn RD, Koziorowski J, Ruan S, et al. (2001) PET imaging of ^{86}Y-labeled anti-Lewis Y monoclonal antibodies in a nude mouse model: comparison between (86)Y and (111)In radiolabels. J Nucl Med 42:1281-7.

148. Sunkuk K, Shi K, Houston JP, Wei W, Qingping W, Chun L, et al. (2005) Imaging dose-dependent pharmacokinetics of an RGD-fluorescent dye conjugate targeted to $\alpha_v\beta_3$ receptor expressed in Kaposi's sarcoma. Mol Imaging 4:75-87.

149. Kopka K, Faust A, Keul P, Wagner S, Breyholz HJ, Holtke C, et al. (2006) 5-pyrrolidinylsulfonyl isatins as a potential tool for the molecular imaging of caspases in apoptosis. J Med Chem 49:6704-15.

150. Smith G, Glaser M, Perumal M, Nguyen QD, Shan B, Arstad E, et al. (2008) Design, synthesis, and biological characterization of a caspase 3/7 selective isatin labeled with 2-[^{18}F]fluoroethylazide. J Med Chem 51:8057-67.

151. Zhou D, Chu W, Rothfuss J, Zeng C, Xu J, Jones L, et al. (2006) Synthesis, radiolabeling, and in vivo evaluation of an 18F-labeled isatin analog for imaging caspase-3 activation in apoptosis. Bioorg Med Chem Lett 16:5041-6.

152. Min JJ, Biswal S, Deroose C, Gambhir SS (2004) Tetraphenylphosphonium as a novel molecular probe for imaging tumors. J Nucl Med 45:636-43.

153. Madar I, Ravert H, Nelkin B, Abro M, Pomper M, Dannals R, et al. (2007) Characterization of membrane potential-dependent uptake of the novel PET tracer ^{18}F-fluorobenzyl triphenylphosphonium cation. Eur J Nucl Med Mol Imaging 34:2057-65.

154. Nollen EA, Morimoto RI (2002) Chaperoning signaling pathways: molecular chaperones as stress-sensing 'heat shock' proteins. J Cell Sci 115:2809-16.

155. Citri A, Alroy I, Lavi S, Rubin C, Xu W, Grammatikakis N, et al. (2002) Drug-induced ubiquitylation and degradation of ErbB receptor tyrosine kinases: implications for cancer therapy. Embo J 21:2407-17.

156. Murakami Y, Mizuno S, Uehara Y (1994) Accelerated degradation of 160 kDa epidermal growth factor (EGF) receptor precursor by the tyrosine kinase inhibitor herbimycin A in the endoplasmic reticulum of A431 human epidermoid carcinoma cells. The Biochemical journal 301 (Pt 1):63-68.

157. Sakagami M, Morrison P, Welch WJ (1999) Benzoquinoid ansamycins (herbimycin A and geldanamycin) interfere with the maturation of growth factor receptor tyrosine kinases. Cell

Stress Chaperones 4:19-28.

158. Cai W, Chen K, He L, Cao Q, Koong A, Chen X (2007) Quantitative PET of EGFR expression in xenograft-bearing mice using ^{64}Cu-labeled cetuximab, a chimeric anti-EGFR monoclonal antibody. Eur J Nucl Med Mol Imaging 34:850-858.

159. Niu G, Cai W, Chen K, Chen X (2008) Non-Invasive PET Imaging of EGFR Degradation Induced by a Heat Shock Protein 90 Inhibitor. Mol Imaging Biol 10:99-106.

160. Lemmon MA, Schlessinger J (1994) Regulation of signal transduction and signal diversity by receptor oligomerization. Trends Biochem Sci 19:459-63.

161. Hennessy BT, Smith DL, Ram PT, Lu Y, Mills GB (2005) Exploiting the PI3K/AKT pathway for cancer drug discovery. Nat Rev Drug Discov 4:988-1004.

162. Kondapaka SB, Singh SS, Dasmahapatra GP, Sausville EA, Roy KK (2003) Perifosine, a novel alkylphospholipid, inhibits protein kinase B activation. Mol Cancer Ther 2:1093-103.

163. Han Z, Fu A, Wang H, Diaz R, Geng L, Onishko H, et al. (2008) Noninvasive assessment of cancer response to therapy. Nat Med 14:343-9.

164. Miller AD (1990) Progress toward human gene therapy. Blood 76:271-8.

165. Kootstra NA, Verma IM (2003) Gene therapy with viral vectors. Annu Rev Pharmacol Toxicol 43:413-39.

166. Kristian Raty J, Liimatainen T, Unelma Kaikkonen M, Grohn O, Airenne KJ, Yla-Herttuala S (2007) Non-invasive Imaging in Gene Therapy. Mol Ther 15:1579-86.

167. Massoud TF, Singh A, Gambhir SS (2008) Noninvasive molecular neuroimaging using reporter genes: part I, principles revisited. AJNR Am J Neuroradiol 29:229-34.

168. Liang Q, Nguyen K, Satyamurthy N, Barrio JR, Phelps ME, Gambhir SS, et al. (2002) Monitoring adenoviral DNA delivery, using a mutant herpes simplex virus type 1 thymidine kinase gene as a PET reporter gene. Gene Ther 9:1659-66.

169. Niu G, Krager KJ, Graham MM, Hichwa RD, Domann FE (2005) Noninvasive radiological imaging of pulmonary gene transfer and expression using the human sodium iodide symporter. Eur J Nucl Med Mol Imaging 32:534-40.

170. Niu G, Anderson RD, Madsen MT, Graham MM, Oberley LW, Domann FE (2006) Dual-expressing adenoviral vectors encoding the sodium iodide symporter for use in noninvasive radiological imaging of therapeutic gene transfer. Nucl Med Biol 33:391-8.

171. Wunderbaldinger P, Bogdanov A, Weissleder R (2000) New approaches for imaging in gene therapy. Eur J Radiol 34:156-65.

172. Rome C, Couillaud F, Moonen CT (2005) Spatial and temporal control of expression of therapeutic genes using heat shock protein promoters. Methods 35:188-98.

173. Blackburn RV, Galoforo SS, Corry PM, Lee YJ (1998) Adenoviral-mediated transfer of a heat-inducible double suicide gene into prostate carcinoma cells. Cancer Res 58:1358-62.

174. Dong D, Dubeau L, Bading J, Nguyen K, Luna M, Yu H, et al. (2004) Spontaneous and controllable activation of suicide gene expression driven by the stress-inducible grp78 promoter resulting in eradication of sizable human tumors. Hum Gene Ther 15:553-61.

175. Huang Q, Hu JK, Lohr F, Zhang L, Braun R, Lanzen J, et al. (2000) Heat-induced gene expression as a novel targeted cancer gene therapy strategy. Cancer Res 60:3435-9.

176. Vekris A, Maurange C, Moonen C, Mazurier F, De Verneuil H, Canioni P, et al. (2000) Control of transgene expression using local hyperthermia in combination with a heat-sensitive promoter. J Gene Med 2:89-96.

177. Borrelli MJ, Schoenherr DM, Wong A, Bernock LJ, Corry PM (2001) Heat-activated transgene expression from adenovirus vectors infected into human prostate cancer cells. Cancer Res 61:1113-21.

178. Guilhon E, Quesson B, Moraud-Gaudry F, de Verneuil H, Canioni P, Salomir R, et al. (2003) Image-guided control of transgene expression based on local hyperthermia. Mol Imaging 2:11-7.

179. Wang S, Xie W, Rylander MN, Tucker PW, Aggarwal S, Diller KR (2008) HSP70 kinetics study by continuous observation of HSP-GFP fusion protein expression on a perfusion heating stage. Biotechnol Bioeng 99:146-54.

180. Niu G, Gaut AW, Ponto LL, Hichwa RD, Madsen MT, Graham MM, et al. (2004) Multimodality noninvasive imaging of gene transfer using the human sodium iodide symporter. J Nucl Med 45:445-9.

181. Che J, Doubrovin M, Serganova I, Ageyeva L, Beresten T, Finn R, et al. (2007) HSP70-

inducible hNIS-IRES-eGFP reporter imaging: response to heat shock. Mol Imaging 6:404-16.

182. Genove G, DeMarco U, Xu H, Goins WF, Ahrens ET (2005) A new transgene reporter for in vivo magnetic resonance imaging. Nat Med 11:450-4.

183. Cohen B, Dafni H, Meir G, Harmelin A, Neeman M (2005) Ferritin as an endogenous MRI reporter for noninvasive imaging of gene expression in C6 glioma tumors. Neoplasia 7:109-17.

184. Workman P (2001) New drug targets for genomic cancer therapy: successes, limitations, opportunities and future challenges. Curr Cancer Drug Targets 1:33-47.

185. Halldin C, Gulyas B, Farde L (2001) PET studies with carbon-11 radioligands in neuropsychopharmacological drug development. Curr Pharm Des 7:1907-29.

186. Fischman AJ, Alpert NM, Rubin RH (2002) Pharmacokinetic imaging: a noninvasive method for determining drug distribution and action. Clin Pharmacokinet 41:581-602.

187. Aboagye EO, Price PM, Jones T (2001) In vivo pharmacokinetics and pharmacodynamics in drug development using positron-emission tomography. Drug Discov Today 6:293-302.

188. Machka K, Braveny I (1987) Comparative in vitro activity of RO 23-6240 (fleroxacin), a new 4-quinolone derivative. Eur J Clin Microbiol 6:482-5.

189. Fischman AJ, Livni E, Babich J, Alpert NM, Liu YY, Thom E, et al. (1992) Pharmacokinetics of ^{18}F-labeled fleroxacin in rabbits with Escherichia coli infections, studied with positron emission tomography. Antimicrob Agents Chemother 36:2286-92.

190. Rubin RH, Livni E, Babich J, Alpert NM, Liu YY, Tham E, et al. (1993) Pharmacokinetics of fleroxacin as studied by positron emission tomography and [^{18}F]fleroxacin. Am J Med 94:31S-37S.

191. Fischman AJ, Livni E, Babich JW, Alpert NM, Bonab A, Chodosh S, et al. (1996) Pharmacokinetics of [^{18}F]fleroxacin in patients with acute exacerbations of chronic bronchitis and complicated urinary tract infection studied by positron emission tomography. Antimicrob Agents Chemother 40:659-64.

192. Tyler JL, Yamamoto YL, Diksic M, Theron J, Villemure JG, Worthington C, et al. (1986) Pharmacokinetics of superselective intra-arterial and intravenous [^{11}C]BCNU evaluated by PET. J Nucl Med 27:775-80.

193. Veenendaal LM, Jin H, Ran S, Cheung L, Navone N, Marks JW, et al. (2002) In vitro and in vivo studies of a VEGF121/rGelonin chimeric fusion toxin targeting the neovasculature of solid tumors. Proc Natl Acad Sci U S A 99:7866-71.

194. Wiseman GA, Kornmehl E, Leigh B, Erwin WD, Podoloff DA, Spies S, et al. (2003) Radiation dosimetry results and safety correlations from ^{90}Y-ibritumomab tiuxetan radioimmunotherapy for relapsed or refractory non-Hodgkin's lymphoma: combined data from 4 clinical trials. J Nucl Med 44:465-74.

195. Garmestani K, Milenic DE, Plascjak PS, Brechbiel MW (2002) A new and convenient method for purification of ^{86}Y using a Sr(II) selective resin and comparison of biodistribution of ^{86}Y and ^{111}In labeled Herceptin. Nucl Med Biol 29:599-606.

196. van Gog FB, Visser GW, Klok R, van der Schors R, Snow GB, van Dongen GA (1996) Monoclonal antibodies labeled with rhenium-186 using the MAG3 chelate: relationship between the number of chelated groups and biodistribution characteristics. The Journal of nuclear medicine 37:352-362.

197. Orlic D, Kajstura J, Chimenti S, Jakoniuk I, Anderson SM, Li B, et al. (2001) Bone marrow cells regenerate infarcted myocardium. Nature 410:701-5.

198. Strauer BE, Brehm M, Zeus T, Kostering M, Hernandez A, Sorg RV, et al. (2002) Repair of infarcted myocardium by autologous intracoronary mononuclear bone marrow cell transplantation in humans. Circulation 106:1913-8.

199. Wang H, Chen X (2008) Imaging mesenchymal stem cell migration and the implications for stem cell-based cancer therapies. Future Oncol 4:623-8.

200. Aicher A, Brenner W, Zuhayra M, Badorff C, Massoudi S, Assmus B, et al. (2003) Assessment of the tissue distribution of transplanted human endothelial progenitor cells by radioactive labeling. Circulation 107:2134-9.

201. Adonai N, Nguyen KN, Walsh J, Iyer M, Toyokuni T, Phelps ME, et al. (2002) Ex vivo cell labeling with ^{64}Cu-pyruvaldehyde-bis(N4-methylthiosemicarbazone) for imaging cell trafficking in mice with positron-emission tomography. Proc Natl Acad Sci U S A 99:3030-5.

202. Ma B, Hankenson KD, Dennis JE, Caplan AI, Goldstein SA, Kilbourn MR (2005) A simple

method for stem cell labeling with fluorine 18. Nucl Med Biol 32:701-5.

203. Drevs J, Hofmann I, Hugenschmidt H, Wittig C, Madjar H, Muller M, et al. (2000) Effects of PTK787/ZK 222584, a specific inhibitor of vascular endothelial growth factor receptor tyrosine kinases, on primary tumor, metastasis, vessel density, and blood flow in a murine renal cell carcinoma model. Cancer Res 60:4819-24.

204. Bulte JW, Kraitchman DL (2004) Iron oxide MR contrast agents for molecular and cellular imaging. NMR Biomed 17:484-99.

205. Partlow KC, Chen J, Brant JA, Neubauer AM, Meyerrose TE, Creer MH, et al. (2007) ^{19}F magnetic resonance imaging for stem/progenitor cell tracking with multiple unique perfluorocarbon nanobeacons. Faseb J 21:1647-54.

206. Amado LC, Saliaris AP, Schuleri KH, St John M, Xie JS, Cattaneo S, et al. (2005) Cardiac repair with intramyocardial injection of allogeneic mesenchymal stem cells after myocardial infarction. Proc Natl Acad Sci U S A 102:11474-9.

207. Pearl J, Wu JC (2008) Seeing is believing: tracking cells to determine the effects of cell transplantation. Semin Thorac Cardiovasc Surg 20:102-9.

208. Degano IR, Vilalta M, Bago JR, Matthies AM, Hubbell JA, Dimitriou H, et al. (2008) Bioluminescence imaging of calvarial bone repair using bone marrow and adipose tissue-derived mesenchymal stem cells. Biomaterials 29:427-37.

209. Vilalta M, Degano IR, Bago J, Gould D, Santos M, Garcia-Arranz M, et al. (2008) Biodistribution, long-term survival, and safety of human adipose tissue-derived mesenchymal stem cells transplanted in nude mice by high sensitivity non-invasive bioluminescence imaging. Stem Cells Dev 17:993-1003.

210. Hwang do W, Jang SJ, Kim YH, Kim HJ, Shim IK, Jeong JM, et al. (2008) Real-time in vivo monitoring of viable stem cells implanted on biocompatible scaffolds. Eur J Nucl Med Mol Imaging 35:1887-98.

211. Li Z, Suzuki Y, Huang M, Cao F, Xie X, Connolly AJ, et al. (2008) Comparison of reporter gene and iron particle labeling for tracking fate of human embryonic stem cells and differentiated endothelial cells in living subjects. Stem Cells 26:864-73.

212. Chen IY, Greve JM, Gheysens O, Willmann JK, Rodriguez-Porcel M, Chu P, et al. (2008) Comparison of Optical Bioluminescence Reporter Gene and Superparamagnetic Iron Oxide MR Contrast Agent as Cell Markers for Noninvasive Imaging of Cardiac Cell Transplantation. Mol Imaging Biol

213. Schellens JH, Malingre MM, Kruijtzer CM, Bardelmeijer HA, van Tellingen O, Schinkel AH, et al. (2000) Modulation of oral bioavailability of anticancer drugs: from mouse to man. Eur J Pharm Sci 12:103-10.

214. Nomura T, Tamaoki N, Takakura A, Suemizu H (2008) Basic concept of development and practical application of animal models for human diseases. Curr Top Microbiol Immunol 324:1-24.

215. Cao T, Leroux-Roels G (2000) Antigen-specific T cell responses in human peripheral blood leucocyte (hu-PBL)-mouse chimera conditioned with radiation and an antibody directed against the mouse IL-2 receptor beta-chain. Clin Exp Immunol 122:117-23.

216. Pearson T, Greiner DL, Shultz LD (2008) Humanized SCID mouse models for biomedical research. Curr Top Microbiol Immunol 324:25-51.

217. Pomper MG, Lee JS (2005) Small animal imaging in drug development. Curr Pharm Des 11:3247-72.

第 25 章

多模态分子成像:展望未来

Habib Zaidi, Abass Alavi

1 多模态成像:临床视角

　　在过去的几十年里,医学影像学取得了重大进展,对许多疾病的评估趋于现代化,且精确度很高。1973 年,X 线 CT 的出现开启了结构成像的新时代,多年来,这种强有效成像模式的不断改良进一步增加了其临床应用的数量[1]。该项技术对临床实践有着深远影响,事实证明,几乎在所有疾病中均具有价值,尤其是在需要手术干预以优化患者管理的情况下。继 CT 之后,MRI 凭借其高软组织对比度,在神经系统及肌肉骨骼肌系统疾病的诊断中成为焦点[2,3]。对于几乎所有的神经系统疾病而言,MRI 已成为且仍然是检出及准确描述潜在疾病的最佳方法。同样,MRI 对许多肌骨系统疾病的特征描述具有其卓越价值,因为其高空间和对比度分辨率能够改善该器官系统中的病变检测能力。

　　尽管这两种非常强大的结构成像方式自出现以来就发挥着关键作用,但临床实践也证明 CT 和 MRI 仅能描述疾病后期征象相关的改变,因此,这些技术对疾病早期缺乏灵敏度。目前很明显,在分子水平上的细胞代谢变化是疾病活动的早期迹象。所以,这些改变的早期检出可以佐证结构成像模式无法检测到的细微异常。值得强调的是,分子水平的改变可能或不可能被视为结构异常,而前一种情况可能延迟于疾病过程开

H. Zaidi (✉)
Department of Radiology & Medical Informatics, Geneva University Hospital,
Geneva, Switzerland
e-mail: habib.zaidi@hcuge.ch

A. Alavi
Division of Research, Department of Radiology, University of Pennsylvania,
Philadelphia, PA, USA
e-mail: abass.alavi@uphs.upenn.edu

始后的数周或数月。同样,在完成治疗干预后的一段时间内,治疗后发生的变化在影像上亦不可察觉。鉴于某些治疗策略可能面临失败,应终止并用替代疗法代替,这种延误会对许多严重疾病的最优管理产生不利影响,如癌症、心脏疾病、中枢神经和骨科疾病。因此,有必要改善结构成像方式的局限性。

基于示踪原理的分子成像技术[4],如 SPECT 和 PET,已经克服了结构成像技术的许多缺点。例如,利用正电子发射示踪剂的 PET 证明是一种非常强大的成像方式,可提供早期疾病检出所需的精确的空间和对比度分辨率,从而实施快速的治疗干预。由于 PET 能够提供疾病活动的准确定量技术以及高精度和可重复性,成为分子成像方式的一种选择。

宾夕法尼亚大学的研究人员引入的 ^{18}F-脱氧葡萄糖(FDG)开创了医学成像的新时代,在过去的 30 年中已经扩展到许多研究领域[5]。虽然这些科学家最初引入这种物质是为了研究神经精神类疾病,但在其推出后不久,FDG 就显然成为评估肿瘤疾病活动性的有效标志物。目前,FDG-PET 常规用于多种恶性肿瘤的诊断、疾病分期、疗效评估以及复发的检出。然而,FDG 并不是检测肿瘤的特异性示踪剂,它可在各种环境中可被炎性细胞摄取,因此能够用于评估感染、炎症、动脉粥样硬化、血栓形成及肌肉疾病[6]。

混合成像意味着使用单一成像仪器获得两个单独或可以融合的数据集。在过去的 20 年里,SPECT 或 PET 扫描仪已经与作为一种混合单元的 CT 进行组装,可以利用两种方式在全球范围内进行大量的临床研究。该方法允许将两种仪器产生的图像相互融合或并排,以在 CT 实现不同解剖部位分子异常精准定位的可视化。同样,PET 和 MRI 图像可以通过电子融合以在 MRI 上精确定位那些 PET 上检测到的异常。近几年来,PET/MRI 不同配置的设备实现了商业化,预计对许多疾病的诊断具有价值[7-9]。因此,有必要对各种临床和研究环境中 PET、CT 和 MRI 的联合应用进行综述,以了解它们在当前及未来临床实践中的潜在作用。

根据过去 10 年的经验,混合成像在管理患有多种疾病的患者中影响巨大,也可以提高临床科学家对各种疾病的研究水平。大量的科学报告显示,SPECT 或 PET 与 CT 结合能够提供任何一种技术单独成像所无法实现的宝贵信息。另外,与使用单一成像技术相比,混合成像减少了模棱两可的结果。数十年来,医生们习惯使用不同设备在不同时期生成的图像进行判读。现在,随着混合成像组合设备的推出,主要工作都集中在开发用于图像配准的软件系统,使其实现科研及临床上不同器官的图像融合。这在诸如大脑的器官中具有特别的价值,使器官的解剖标志实现结构与功能图像的精确融合。然而,随着专用仪器混合成像的广泛应用,这种方法的作用将会减小,对于脑、骨盆、头颈部和肌肉骨骼系统的 PET/MRI 联合使用更是如此。

需要指出的是,由于采集功能图像与结构图像时人体的生理活动是持续存在的,所以这两组图像的完美配准可能是不可行的。例如,CT 能够在短时间内得到身体大部分图像，而 PET 却需要较长时间完成图像采集，因此，呼吸运动和肠道收缩可能会妨碍两组图像的完美配准。值得庆幸的是，随着软件功能的改进，近来这种生物学因素的影响已降至最低。

还应强调的是，结构和功能图像的融合比单独功能成像需要更精确的量化。结构成像联合功能技术的使用能够校正部分容积效应。此外，对癌症和其他疾病日益全面的疾病活动评估引起了医学界极大的兴趣。通过产生部分容积校正的定量数据和功能/结构技术测量的体积，可以全面评估疾病负担，准确描述发病后不同时间的疾病活动度、疾病遵循的自然病程以及治疗效果。

2　亚临床多模态成像的前景

除了 PET 作为临床工具表现出的巨大应用潜力外，该技术还用于生物医学研究，涉及癌症、心血管疾病和神经系统疾病等与人类疾病相关的活体小实验动物模型中许多分子过程的可视化及示踪。随着转基因和基因敲除小鼠用于构建人类疾病模型，多模态小动物分子成像变得越来越重要；构建人类疾病模型的数量及重要性的不断增加，特别是啮齿类动物（小鼠和大鼠），能够提供独特的信息且具有高分辨率和高灵敏度的多模态分子影像技术正变得越来越普遍和不可或缺。多模态成像具有多模态组合，以及连续或同时记录从 SPECT、PET、CT、MRI、光学、荧光和生物发光成像收集的补充信息的能力，而这些信息有益于涉及实验动物的基础研究[10]。

放射化学/放射药学以及与分子/细胞生物学创新性结合的示踪剂生产技术方面的最新进展使设计特异性分子成像探针成为可能，这种探针可以选择性地靶向分子途径且在小动物活体以无创性方式直观研究疾病过程[11]。小鼠模型在制定哺乳动物生物学和人类疾病的当代概念方面发挥着举足轻重的作用，从而能够进行评估新型诊断和治疗策略的大规模研究[12,13]。此外，利用转基因和基因敲除技术进行基因处理，使动物模型能够准确模拟人类生物学和生化过程成为可能。目前，小鼠模型可用于模拟人类主要类型癌症的发展。同样，神经学[14]和心血管[15]研究中小动物分子成像的潜在价值也是公认的。转基因和基因敲除小鼠的无限可能性，使之在生物医学研究中发挥着关键作用。目前，转基因啮齿动物用于有关遗传、分子和细胞生物学以及各种疾病的基础研究[16]。除了推进对疾病自然状态的研究外，体内亚临床成像分析可指导人类疾病治疗新策略的发现和设计。

在过去的 20 年里，在小动物成像仪器方面进行了许多有价值的研究和开发工作，从而设计出了具有亚毫米级空间分辨率和高灵敏度的尖端系统。最新进展表明，借助于当前小动物成像单元的物理性能，我们正接近可实现的内在物理性能。这促使新型突破性策略和方法的研究与概念设计，与现有技术相比，性能提高且费用相同或更低。

随着更多的分子靶向成像剂的开发,小动物分子成像仪器的使用预计将持续增长。如图25.1所示,在PUBMED中有超过70 880条相关网络术语。在临床成像背景下支持多模态成像需求的论点对于小动物成像同样有效,分子和结构成像结合的预期优势有据可查[10]。

3 多模态亚临床成像的挑战

生物医学研究中的亚临床多模态成像面临的挑战超出了临床环境,这些挑战代表该技术固有的局限性。首先,亚临床成像通常在实验室而不是临床设施中进行,因此在可行性、用户满意度和运行成本方面有更多要求。其次,专用小动物扫描仪必须具有卓越的高空间分辨率和高灵敏度,以达到提高小病灶检出率及在一小时内(啮齿类动物麻醉的安全时间)采集数据的可能性。此外,高灵敏度可以减少动物体内放射性示踪剂的注射量,从而降低辐射剂量,在很大程度上改变模型特性或致死率[17]。

小动物成像所面临的关于设计和构建微米级水平误差和分辨率/灵敏度方面的挑战还没有确切定论。为了解决在学术和商业环境中克服新型、具有创新性的PET设计理念和技术的实施与运行,研究者们进行了许多有价值的研究。许多体系还未用来克服当前可推进多模态小动物成像技术的挑战[18]。与临床仪器相比,小动物扫描仪的重要优势在于体积小,且支持新的检测模块,以合理成本实施和评估设计理念和创新性

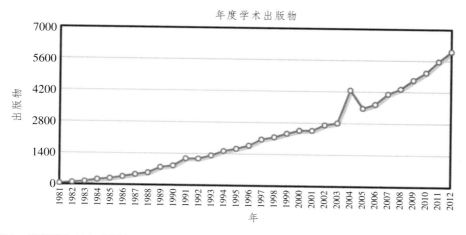

图25.1 不断增加的年度同行评审出版物报告显示,研究者对亚临床研究中小动物分子成像技术的兴趣日益增长。此图基于PubMed使用以下主题词进行的查询:"动物""老鼠"或"大鼠"和"正电子发射断层摄影术""单光子发射计算机断层摄影术"或"PET"或"SPECT"。依据MEDSUM创建的时间线:由斯洛文尼亚卢布尔雅那大学医学院生物信息学研究所(IBMI)Galsworthy, MJ. Hosted创建的一种在线MEDLINE汇总工具(www.medsum.info)。

重建策略(见第 4~8 章)。

当不同的成像方式相结合时,须权衡以避免意外问题。例如,顺序双模态 PET/CT 扫描仪获取两种图像与两台设备并行获取数据相比需要的时间更长。额外费用和复杂性可能对系统操作和资金产生不便,且混合系统的尺寸可能远大于预期。每种模式中主体的精确定位对于图像配准至关重要,这会受到多种物理及仪器相关因素的影响。若依据其中的模态及能量进行处理也会产生显著的串扰,进一步降低图像质量和定量精度。就小动物成像而言, 由市场主导的多种显像模式相结合的扫描仪并不总能得到科学论证和理由的支持。相反,是由用户来决定哪些有用,哪些需要市场来满足他们。

小动物设备的日常使用还有许多其他需要解决的问题(见第 18 章),包括处理动物以提供各种大量人类疾病的啮齿类动物模型、优化利用麻醉和加热、提供易于得到的动物、检测生理指标(如心率、体温、呼吸或血压)、研究过程中的水化、实现亚毫米级可重复定位、处理跨模式间标准图像处理格式的缺失(如类似于 DICOM 应用于临床成像)以及与使用免疫受损动物、具有生物危害和传染性物质相关的安全性问题[10]。多模式亚临床系统最有可能的主要挑战是,添加更多的选项会增加扫描架尺寸,进一步限制动物的大小,特别是在监测啮齿动物状态和干预措施,或需要血液采样时,这是一个相关问题。由于动物的生理支持得到了广泛的采用和支持,新的系统为引进生理和视频监控进行了精心设计[19]。

4　总结和展望

本书关于多模态小动物分子影像的热门话题中,我们介绍了一些最具创新性的新方法,通过采用最先进的分子影像技术从单一模式到联合两种或三种不同的成像方式的扫描系统进行生物医学研究。详细描述了亚临床多模态活体成像及其在生物医学研究中作用的当前趋势和新视角,阐述了未来前景、研究趋势及面对的挑战,并讨论了进一步的研究方向。

基于单光子或正电子化合物示踪原理的分子成像技术的,SPECT 或 PET 包含身体被检查部位有限的解剖信息,从 CT 或 MRI 得到的相应结构影像信息结合能够增强这些信息。虽然其他方法,包括超声和内镜成像技术也在探索中,但本书并未涉及。功能成像(SPECT、PET)和其他成像模式(CT、MRI、超声和光学)相结合的组合体开创性设计仍有空间,并且鉴于目前活跃的研究者们的想象力和创造力,亚临床多模态成像的前景极其光明。

对于转化分子成像技术而言,这是一个激动人心的时代。在过去的 20 年中,关于多模态小动物成像技术发展和使用的论文发表数量一直稳步增长,促使本书对这个动态变化的领域进行编译。小动物成像仪器的发展非常迅猛,随着新技术、新方法的出现以及研究人员的无限想象力，我们有理由相信，在不久的将来，这一领域将更快地向前发展。尽管本书和其他同行评审期刊总结了所取得的显著成就，但仍有进一步的研究空间。目前，小动物成像仪器和定量成像技术不乏挑战和机遇。希望在这个有限的空间，能够让读者了解该领域的最新发展及其在亚临床环境中的潜在应用。我们在本书的编辑过程中获益匪浅，希望读者也有相同的体验。

总之，多模态小动物分子影像学是一个重要的研究热点，许多研究小组活跃其中，预计在未来几年分子影像学将有望取得进展。

致谢：这项工作由瑞士国家科学基金（SNSF 31003A–125246）支持。

参考文献

1. G. N. Hounsfield (1979) Nobel lecture: Computed medical imaging. Available at http://www.nobelprize.org/nobel_prizes/medicine/laureates/1979/hounsfield-lecture.pdf
2. P. Mansfield (2003) Nobel lecture: Snap-Shot MRI. Available at http://www.nobelprize.org/nobel_prizes/medicine/laureates/2003/mansfield-lecture.html
3. P. C. Lauterbur (2003) Nobel lecture: All Science is Interdisciplinary—from Magnetic Moments to Molecules to Men. Available at http://www.nobelprize.org/nobel_prizes/medicine/laureates/2003/lauterbur-lecture.html
4. G. C. de Hevesy (1944) Nobel lecture: Some applications of isotopic indicators. Available at http://www.nobelprize.org/nobel_prizes/chemistry/laureates/1943/hevesy-lecture.pdf
5. A. Alavi, M. Reivich (2002) Guest editorial: the conception of FDG-PET imaging. Semin Nucl Med 32:2-5
6. B. Hesse, A. Alavi (2011) Editorial [Hybrid Imaging]. Curr Med Imaging Rev 7: 167-168
7. H. Zaidi, N. Ojha, M. Morich, et al. (2011) Design and performance evaluation of a whole-body Ingenuity TF PET-MRI system. Phys Med Biol 56: 3091-3106
8. G. Delso, S. Furst, B. Jakoby, et al. (2011) Performance measurements of the Siemens mMR integrated whole-body PET/MR scanner. J Nucl Med 52: 1914-1922
9. P. Veit, C. Kuehle, T. Beyer, et al. (2005) Whole-body PET/CT tumour staging with integrated PET/CT- colonography: technical feasibility and first experiences in patients with colorectal cancer. Gut 55: 68-73
10. D. B. Stout, H. Zaidi (2008) Preclinical multimodality imaging in vivo. PET Clin 3: 251-273
11. H. Zaidi, B. Hasegawa: Overview of nuclear medical imaging: physics and instrumentation. In Quantitative analysis in nuclear medicine imaging. H. Zaidi, Ed. Springer, New York, 2006. pp 1-34
12. S. S. Gambhir (2002) Molecular imaging of cancer with positron emission tomography. Nat Rev Cancer 2: 683-693
13. R. Weissleder (2006) Molecular imaging in cancer Science 312: 1168-71
14. A. H. Jacobs, H. Li, A. Winkeler, et al. (2003) PET-based molecular imaging in neuroscience. Eur J Nucl Med Mol Imaging 30: 1051-1065
15. I. Y. Chen, J. C. Wu (2011) Cardiovascular molecular imaging: focus on clinical translation. Circulation 123: 425-443
16. D. Tuveson, D. Hanahan (2011) Translational medicine: Cancer lessons from mice to humans Nature 471: 316-317
17. T. Xie, H. Zaidi (2013) Monte Carlo-based evaluation of S-values in mouse models for positron-emitting radionuclides. Phys Med Biol 58: 169-182
18. C. S. Levin (2012) Promising new photon detection concepts for high-resolution clinical and preclinical PET. J Nucl Med 53: 167-170
19. K. Herrmann, M. Dahlbom, D. Nathanson, et al. (2013) Evaluation of the Genisys4, a bench-top preclinical PET scanner. J Nucl Med 54: 1162-1167

索 引

共同交流探讨 提升专业能力

 扫描本书二维码，获取以下正版专属资源

高清彩图
查看本书配套高清图集，提高你的阅读效率

交流社群
加入本书专属读者社群，学习探讨专业话题

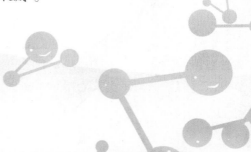

扫码添加**智能阅读向导**
助你实现高效阅读

◀◀◀◀◀◀◀◀◀◀

操作步骤指南

① 微信扫描左侧二维码，选取所需资源。

② 如需重复使用，可再次扫码或将其添加到
微信"📦收藏"。